최신 CT영상기술학

- 이론 및 QC편 -

김문찬 지음

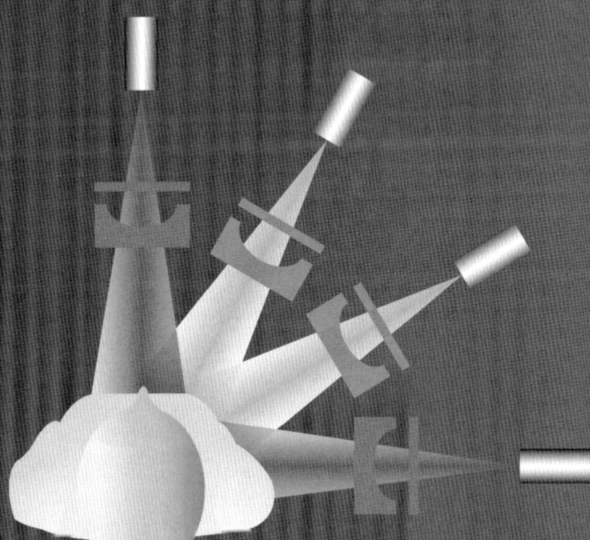

청구문화사

머리말

최근 들어 의학에 관련된 학문과 전자공학의 급격한 발전은 의료기술의 첨단화를 가속하고 있으며, 특히 CT기술의 진보는 해마다 눈부신 변모를 거듭해 나가고 있다. 실제로 1972년 최초의 두부전용 CT 장치가 소개된 이래 지난 35여년간 CT분야는 비약적인 발전을 거듭해오고 있다. 돌이켜 보건대, 1990년대 전반기에 도입된 Spiral CT가 진단영상 분야에 미쳤던 효과는 실로 컸었으며, 1999년 이후 상용화된 Multi-detector 나선형 CT는 또 다시 진일보된 CT 시스템으로 영상진단의 수준을 더 한층 높였다. 더불어 2007년 초에는 Tube의 일회전에 40mm를 Cover하는 64 슬라이스 CT 시스템에서 더 나아가 Dual Energy를 이용하는 CT 기술이 선보였으며, 256 슬라이스 장치의 상용화도 눈앞으로 다가오고 있다.

이에 따라 새로운 CT 시스템의 적용과 최신기술 습득은 기존의 CT를 운영하고 있는 방사선사나 의료영상 관련 업무를 수행하고 있는 전문인에게도 거역할 수 없는 현실이 되었으며 그에 적합한 교재의 필요성도 한층 더 절실해졌다.

이러한 점을 감안하여 본 교재의 전반부에서는 CT에 관련된 기초적인 이론 분야와 최신 기술을 각 장치 제조사별로 구분하여 기술함으로써 본인이 운영하고 있는 CT장치를 보다 쉽게 이해하고 적용할 수 있도록 하였다. 그리고 후반부에는 최근 관심은 많으나 접근이 쉽지 않은 CT 장치의 질적 특성 및 성능관리, CT검사로 인한 방사선량의 구체적 예시와 다양한 방법으로의 선량측정법에 관한 내용을 체계적으로 보완 서술하여 임상 근무자들의 검사 및 운영업무에 실질적인 도움이 되도록 하였으며, CT를 공부하는 학생들이 쉽게 이해할 수 있도록 하였다.

저자는 CT에 관심을 갖고 있는 동료 방사선사 및 임상 근무자들의 피부에 와닿는 내용으로 본서를 구성하고자 하였고 후배들에게 도움이 되길 바라는 마음으로 집필하였다. 최선을 다하고자 하였으나 여전히 미흡한 부분들이 있으리라고 생각된다. 이러한 점들은 앞으로 지속적으로 선배 동료 제현들의 조언을 받아 계속 수정 · 보완해 나갈 것을 다짐하며 각별한 관심과 조언을 기대하는 바이다.

끝으로 "최신 CT영상기술학 임상편"에 이어 "최신 CT영상기술학 이론 및 QC편"이 출판되기까지 물심 양면으로 도움을 아끼지 않았던 삼성서울병원 CT실 동료들, 격려를 아끼지 않는 아내 문지영과 아들 성훈, 그리고 각종 데이터를 아낌없이 제공해주신 여러분들께 머리 숙여 깊이 감사드리며, 특히 어려운 여건에서도 본서의 출판을 위해 힘써 주신 청구문화사 이상태 사장님과 임직원들께 심심한 감사를 드린다.

2007년 4월
김문찬 識

차 례

1

기초이론

1 기초이론

1. CT의 개념 이해

1) 일반 방사선영상의 한계성

기존의 일반방사선영상(general radiography)은 X-선 tube로 부터 발생된 X-선을 인체에 투과시켜 감약된 X-선을 증감지를 통해 빛으로 변환시켜 필름에 노광시킨다. 최근에 소개된 디지털 일반방사선영상은 섬광체를 사용하여 빛으로 변환시키거나 또는 섬광체없이 직접 X-선을 검출기로 받아 영상을 형성하는 원리를 이용한다.

이러한 일반방사선영상 획득기법은 3차원적으로 이루어져 있는 구조물을 투영시켜 필름 등에 평면적으로 중첩하여 영상화한다. 이로 인해 미세한 감약차이를 갖는 구조나 겹쳐져 나타나는 부위의 해부학적인 위치나 상호관계의 규명이 쉽지 않다. 특히 조직의 감약차이가 크지 않는 부분에서는 대조도의 차이가 작아 식별이 불가능하다. 이를 해결하기 위한 방편으로 측방향이나 사방향 촬영을 이용하지만 중복으로 인한 문제는 여전히 해결될 수가 없다. 그림 1-1은 이러한 구조물 중복현상의 예를 보여준다.

또 다른 한계성은 1976년 Marshall에 의해 제기되었으며 그림 1-2에 나타낸 바와 같이 뼈와 연부조직, 그리고 공기처럼 X-선 감약치가 균일하지 않은 물질로 구성되어 있으며 동일한 두께를 갖는 물질(a)와 두께가 서로 다르고 균일한 감약치를 갖는 물질로 이루어진 피사체(b)의 구별이 일반방사선 촬영상에서는 어렵다는 점이다.

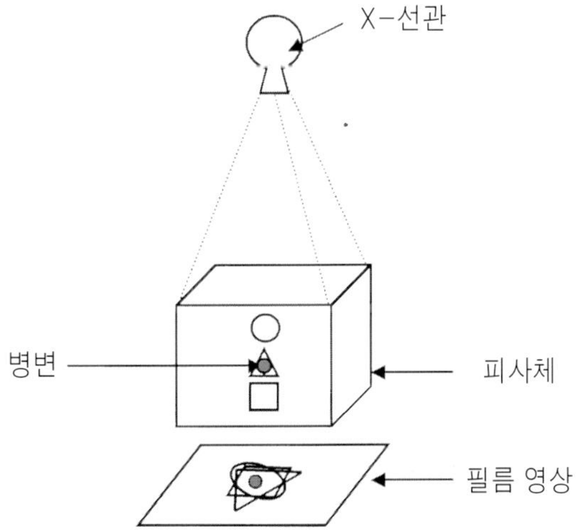

그림 1-1 일반방사선 영상에서의 구조물 중복현상의 예

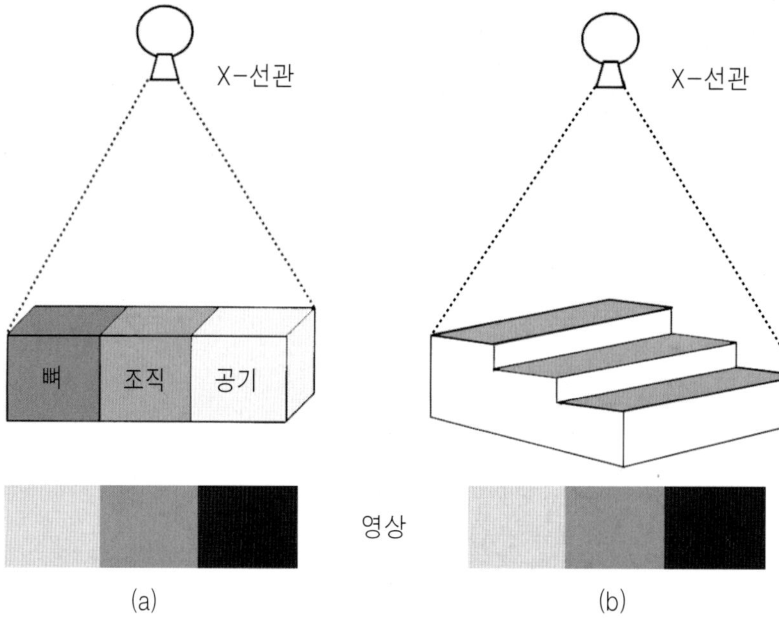

그림 1-2 일반방사선 영상에서 발생되는 동일한 농도로 나타나는 질적인 한계

2) 단층영상(tomography)의 한계

앞에서 언급한 일반방사선촬영의 문제를 다소 극복하기 위해 1921년 Bocage에 의해 원리가 고안되었고, 1948년 Abreu에 의해 실용화된 단층촬영은 인체의 장축과 평행한 방향의 단층상을 얻는 기법이다.

이는 마주 보게 위치된 X-선관과 필름을 목적하는 층(layer section)을 중심으로 일정한 궤도로 등속 이동시키며 X-선을 노출한다. 이때 피사체의 원하는 단층면만을 선택적으로 명료하게 영상화시키며 그 외의 상하층을 blurring시켜 제거하는 원리이다(그림 1-3 참조).

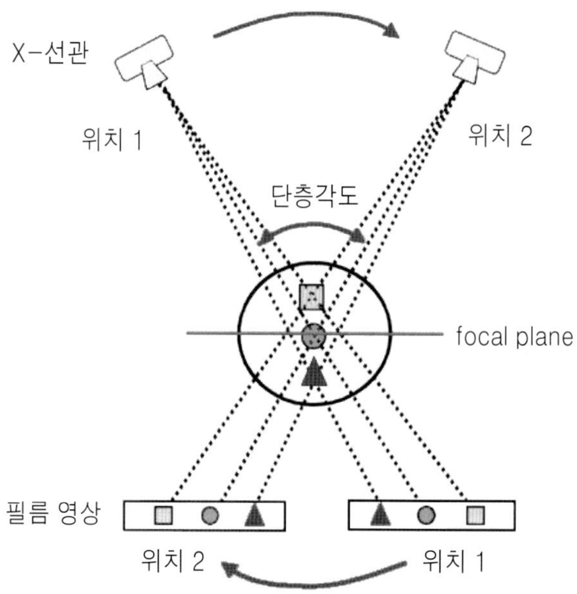

그림 1-3 단층영상법의 원리

이러한 단층촬영법은 일반방사선촬영법에서 나타나는 겹쳐진 구조물을 분리하여 영상화하는 문제는 다소 극복되었으나 보고자 하는 부위의 영상에서도 발생되는 blurring을 없앨 수는 없으며 X-선속의 확산(open geometry)으로 인한 산란선 발생은 대조도를 저하시키는 문제를 야기시켰다. 또한 검출기로서의 필름은 낮은 대조도분해능으로 인해 인체 내 미세한 선흡수계수 차이를 갖는 연부조직을 구별하여 영상화하는 것은 무리가 있었으며 일단 대조도 차이를 필름에 기록한 영상은 변화가 불가능하다.

3) 컴퓨터단층영상법의 개요

이러한 일반방사선영상과 단층영상의 한계를 극복하기 위한 방법으로 개발된 컴퓨터단층영상법(computed tomography; CT)은 기존의 단층영상법과 컴퓨터를 결합한 것으로 인체 각 조직의 감약계수 차이를 이용하여 영상을 얻는다.

인체를 여러 각도에서 투과한 X-선을 검출하여 인체단면에 대한 흡수치를 컴퓨터를 이용하여 재구성하는 것으로, X-선속이 인체의 횡단면을 통과함으로서 목적하는 횡단면의 상하에 위치한 구조물이 중첩되어 나타나는 문제를 제거하였다. 그리고 콜리메이션을 통해 얇은 선속이 영상화 될 구조물의 횡단면만을 통과시킴으로써 산란선의 발생을 최소화하여 영상의 대조도를 향상시킨다. 또한 환자를 투과한 X-선속이 환자의 반대편에 위치한 검출기에 도달하는데, 검출기는 조직 대조도의 미세한 차이를 측정할 수 있으며 검출기의 데이터 신호는 컴퓨터로 보내져 영상으로 재구성되어 모니터에 표시된다(그림 1-4 참조).

다시 정리하면, 컴퓨터단층영상법은 고식적인 단층영상에서 사용되는 필름 대신에 검출기를 사용하고 X-선관과 영상수용체인 검출기의 회전범위를 넓혀(보통 360° 회전) 인체의 장축에 수직방향이며 일정한 두께를 갖는 횡단면 영상을 얻는다. 검출기에서는 인체의 횡단면을 투과한 후 감약된 X-선을 획득하여 빛신호로 변환한다. 이를 전기신호로 바꾸어 디지털 신호화한 후 컴퓨터로 보내어 수학적 알고리즘을 이용하여 영상을 재구성한다.

또한 컴퓨터에서는 조직간의 미세한 감약차이를 크게 강조하여 대조도를 향상시키거나 여러 가지의 영상처리를 추가하여 목적하는 구조물의 가시능을 혁신적으로 향상시킬 수 있으며, imager를 통하여 하드카피하거나 디지털 데이터의 형태로 타 시스템에 전송 또는 보조기억매체에 저장할 수 있는 시스템이다. 그림 1-5는 일반방사선영상, 단층영상, CT영상을 비교하여 나타낸 것이다.

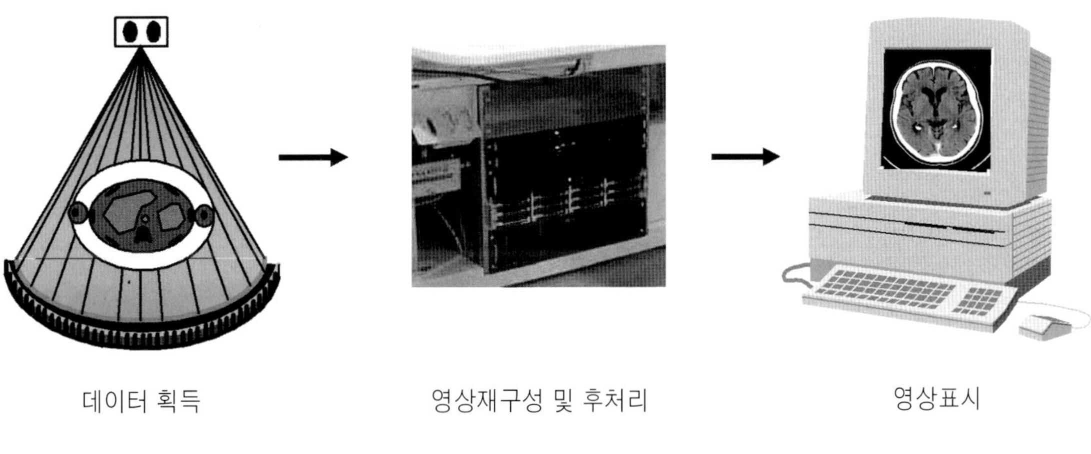

그림 1-4 컴퓨터 단층영상법의 기본 원리

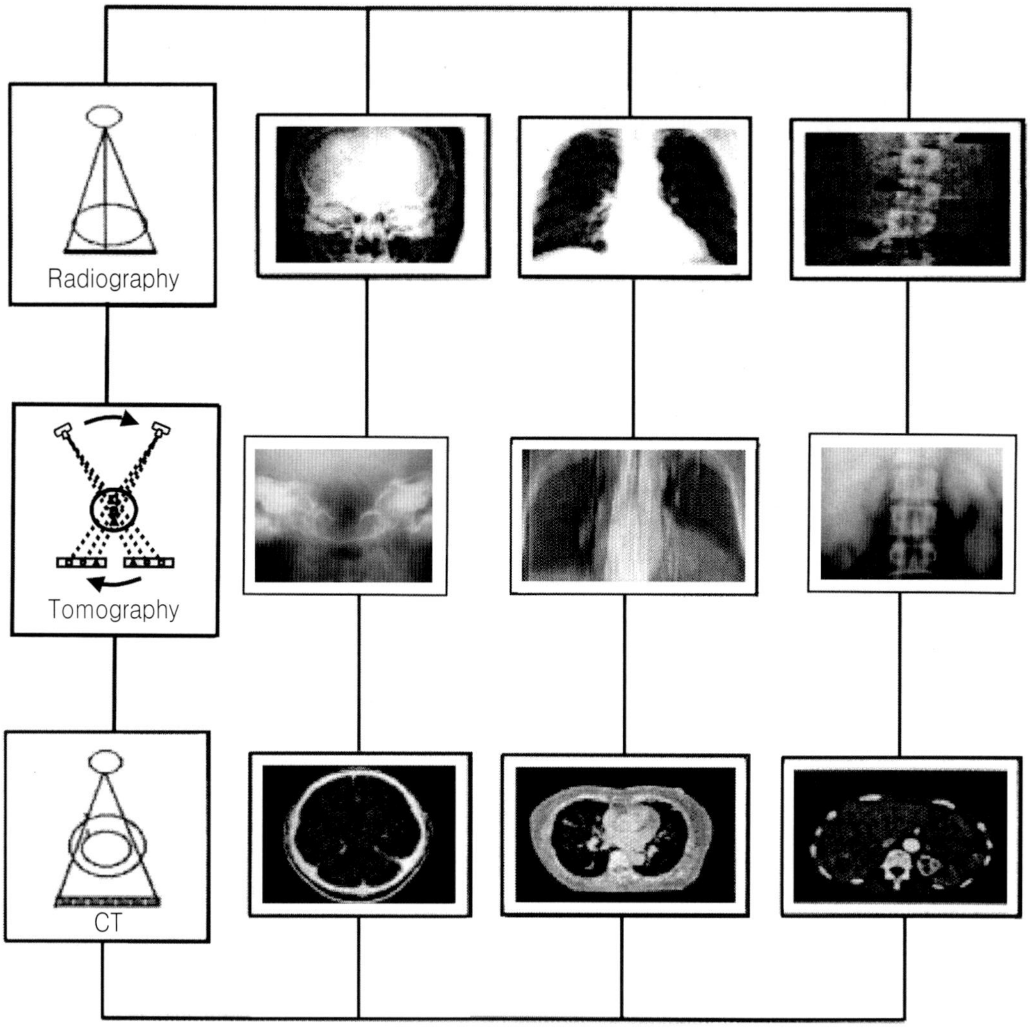

그림 1-5 일반방사선영상, 단층영상, 그리고 CT영상의 비교

2. CT의 특성

1) 고관전압 기법의 적용

CT에서는 고화질의 영상을 얻기 위해 보통 120kVp와 140kVp 사이의 고관전압이 사용되며 투과력 향상과 산란선의 감소를 위해 필터링과 콜리메이션이 추가된다. 다음과 같은 이유에서 고관전압을 사용한다.

(1) X-선 스펙트럼을 고에너지 레벨로 이동시켜 피사체의 투과력을 증가시켜 detector에 도달하는 X-선량을 증가시킴으로써 검출효율을 최대화시킨다.
(2) 감약계수의 차가 심한 물질 사이의 감약 차이를 상대적으로 감소시킨다. 즉, 연부조직에 대한 뼈 등의 대조도를 감소시켜 관용도가 넓은 영상을 얻게 한다.
(3) 각 조직의 감약계수의 변동을 줄인다.
(4) 선속의 경화작용으로 인한 아티팩트의 발생을 감소시킨다.
(5) 측두골 부위와 같이 감약계수가 높은 물질과 낮은 물질이 인접해 있는 경우에 급격한 감약계수 차이로 인해 발생되는 아티팩트의 발생을 감소시킨다.

2) 일반적인 특성 및 장점

CT영상은 우수한 해상능과 조직의 감약계수 분해능을 바탕으로 양질의 해부학적 정보를 제공한다. CT영상의 강점의 하나인 감약계수 분해능(대조도분해능)이 우수한 이유는 필터와 콜리메이션 시스템의 적용으로 산란선을 감소시켜 화질의 감소를 방지하고 얇은 두께의 단면영상을 얻음으로써 조직의 중복 정보를 감소시킬 수 있으며 우수한 검출 시스템과 영상처리기능에 기인된다.

최근의 전자기술과 컴퓨터 기술의 발달에 따라 스캔 시간의 급격한 단축으로 동일 부위의 multi-phase study와 소프트웨어의 향상으로 해부학적인 정보 외에도 기능적인 정보의 제공이 가능해졌으며 호흡이나 움직임에 의한 아티팩트가 최소화된 영상의 획득이 가능해졌다.

X, Y-축 해상능 뿐만 아니라 isotropic voxel의 적용으로 Z-축 해상능이 향상됨에 따라 multi-planar reformation 영상도 횡단면 영상과 거의 동일한 질의 영상을 얻을 수 있으며 3차원 영상화 소프트웨어를 통한 입체적인 영상을 재구성할 수 있다. 이러한 기술적인 향상에 힘입어 CT검사는 종래의 신경외과적인 검사에서 벗어나 흉부와 복부 진단검사의 주축이 되고 있으며 혈관계통의 진단에도 중요한 몫을 차지하고 있다. 이를 바탕으로 한 CT의 일반적인 장점은 다음과 같다.

(1) 스캔 시간의 단축으로 1회의 조영제 주입으로 multi-phase 검사가 가능하다.
(2) 영상의 농도가 CT number에 대응하여 나타나므로 ROI 기능이나 픽셀 분석기능을 통해 정량적인 진단을 할 수 있다.
(3) 혈관계통의 검사에서 기존의 고식적 혈관조영술에 비해 침습성이 적고 검사 소요시간이 짧다.
(4) 심한 외상환자, 응급환자, MRI검사가 불가능한 폐쇄성 공포증환자, 신체내 금속성 물질 부착자도 검사가 가능하다.
(5) 다양한 검사 소프트웨어의 개발로 양질의 다방면의 검사와 3차원적인 영상화, perfusion 검사, 가상내시경 검사 등이 가능하다.
(6) 우수한 대조도분해능과 영상처리 기능으로 미세한 병변의 감별이 용이하다.

3) 제한점

(1) 타 검사에 비해 방사선 피폭이 많다. 더구나 얇은 단면두께의 적용과 multi-phase study의 경향으로 더욱 많은 피폭이 우려된다.
(2) 고가의 장치로 인해 검사비가 상대적으로 고가이다.
(3) 조영제 사용검사의 경우 부작용의 위험이 따른다.
(4) 많은 개선이 있었지만 감약계수 차가 큰 물질이 인접해 있는 skull base나 temporal lobe 등의 경우 아티팩트의 발생은 영상의 화질을 저하시킨다.
(5) 감약계수가 큰 금속이나 바륨 등의 물질이 존재할 경우 직선형의 아티팩트를 발생시킨다.

3. 역사적 배경

1) CT의 발전사

1960년대 Oldendorf 등에 의해 인체를 투과한 X-선 영상을 흑화도의 차이에서 벗어나 광자수의 차이를 도입하면 보다 세밀한 영상의 흡수차이를 얻을 수 있다는 CT의 개념이 최초로 도입되었다.

그 후 1971년 물리학자 G. Housnfield와 의사 J. Ambrose는 41세 여성환자의 뇌종양 진단을 위해 CT장치를 성공적으로 임상에 적용하였으며, 많은 응용과정을 거쳐 1972년 최초의 두부전용 CT 장치인 EMI사의 Mark I이 개발되었다. 그리고 1974년에는 전신용 CT장치가 개발되었다. 이러한 공로로 1979년 영국의 G. Housnfield와 미국의 Allan Cormack은 노벨 의학상을 수상하였다.

1980년에는 Boyd에 의해 dual detector array를 가지며 기존의 X-선관을 없애고 전자총에서 만들어지는 전자선빔을 target ring에 부딪히게 하여 X-선을 발생시키는 원리를 이용한 전자선빔 CT(electron beam CT; EBT)가 개발되어 관상동맥을 비롯한 심장계통의 CT 영상화가 가능해졌다.

1991년에는 slip ring 기술을 도입한 나선형 CT(single detector helical 또는 spiral CT)가 개발되었다. 그 후 1992년 Elscint사에 의해 dual detector 나선형 CT가 개발되었으나 범세계적으로는 호응을 얻지는 못했으며, 1998년 들어 8개 또는 12개의 detector array를 가진 나선형 CT(4 슬라이스 MDCT)가 개발되어 한번의 노출로 최대 4개의 영상획득이 가능해졌으며 1회의 조영제 주입으로 전신 혈관의 CT angiography가 가능해졌다.

2002년 후반기에는 24개 또는 40개의 detector array를 가진 나선형 CT장치가 개발되어 한번의 노출로 최대 16개의 영상획득이 가능해졌으며, 2006년 이후 64개의 영상획득장치가 사용화되고 있다.

국내에는 1977년 최초로 경희대 의료원에 두부전용 CT장치가 설치되어 가동되었으며, 1993년 초에 single detector 나선형 CT가 서울대학병원에 최초로 도입되었다. 1995년 이후 경북대학병원을 비롯하여 2대의 전자선빔 CT가 도입되어 가동되었으나 기술적, 환경적 문제로 인해 폐기되었다. 이후 multi-detector의 개발과 발전으로 2006년에는 tube의 일회전에 최대 64개의 영상획득이 가능한 장치가 도입되어 대형병원에서 주로 사용되고 있다(그림 1-6, 7, 8 참조).

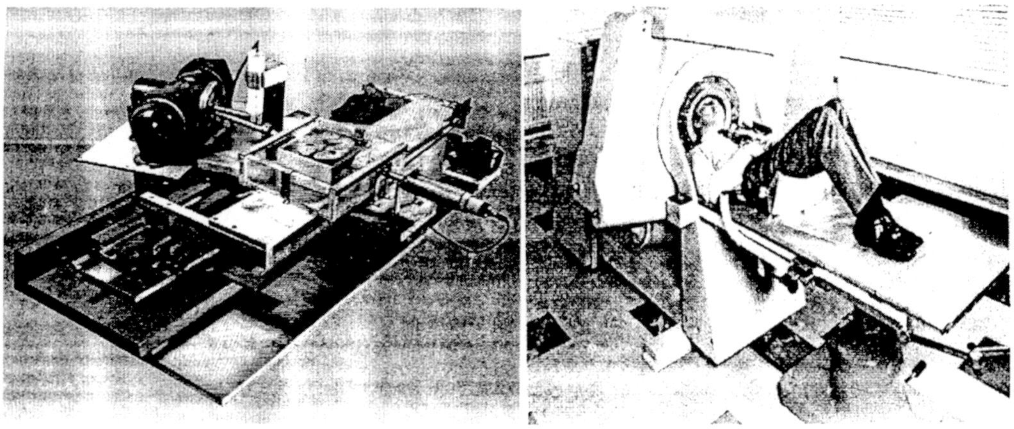

(a) (b)

그림 1-6 Housfield에 의해 실험용으로 사용된 lathe bed scanner(a)와 EMI사에서 개발된 최초의 두부전용 CT장치

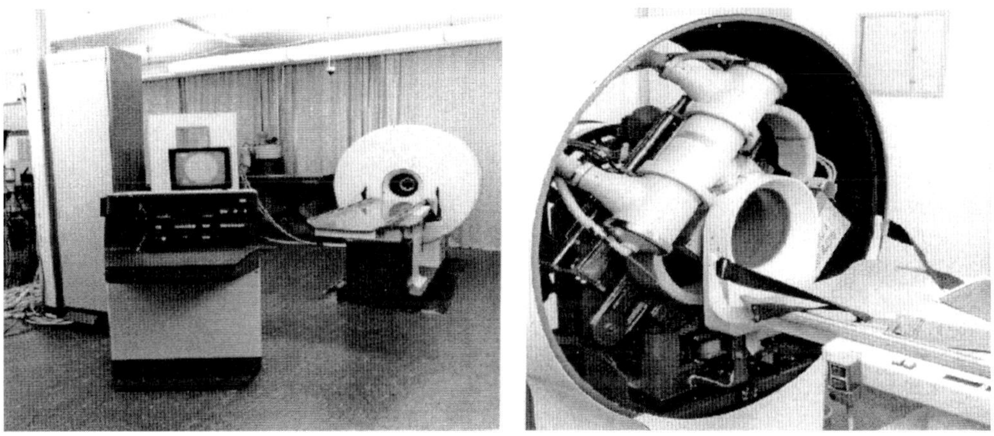

그림 1-7 1974년에 개발된 Siemens사의 Siretom 모델의 두부전용 장치
(영상획득 시간이 7분이며, 80×80의 매트릭스와 25cm의 scan field를 가지며 공간분해능은 1.3 mm(4lp/cm)임)

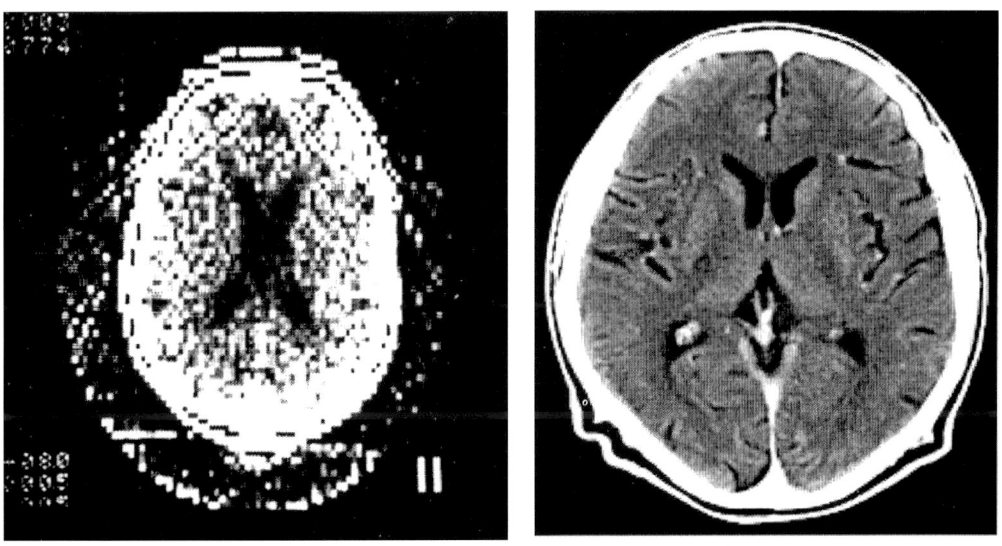

(a) 1972년, 80 매트릭스,
4분의 scan time, 8 gray levels image

(b) 2002년, 512 매트릭스,
0.5초의 scan time, 256 gray levels image

그림 1-8 개발초기와 최근의 brain CT영상의 비교

2) 명칭

CT의 명칭은 여러 가지가 사용되고 있으나 국내에서는 보통 computed tomography, 전산화단층촬영 또는 컴퓨터단층촬영으로 불리고 있으며, 외국에서는computerized tomography, computer aided tomography(CAT), computer assisted tomography, computerized axial tomography, computed transmission tomography(CTT) 라는 명칭도 사용되고 있다.

4. Scanning geometry

1) 개요

Scanning geometry(data acquisition geometry)란 X-선을 발생시켜 인체에 투과시키는 형태와 감약된 X-선 에너지를 검출기에서 획득하는 방식을 일컫는 용어이다. 이는 CT의 발달과정과 밀접한 관계를 가지고 있어 세대(generation)와 비슷한 의미로 사용되기도 한다.

CT data acquisition geometry는 크게 4가지 유형으로 구분이 가능하다.

Parallel beam geometry, fan beam geometry, helical scanning geometry 그리고 electron beam geometry 이다. CT장치의 단순한 분류는 이러한 scanning geometry, 장치의 움직임 그리고 detector의 수를 기초로 하여 이루어지고 있다(표 1-1 참조). 즉, 개발 초기의 EMI CT는 단일 선속을 제공하는 X-선관과 2개의 검출기가 마주보고 위치하여 직선 및 회전운동을 하며 스캔하는 방식이 사용되었으며 한 슬라이스를 얻는데 5분여 정도가 소요되었다. 그러나 최근의 MDCT 장치는 부채형의 넓은 선속(fan beam)과 20~30열로 구성되어 있는 detector array가 마주보고 위치하여 회전운동을 하는데, 1개의 detector array는 1,000개 이상의 detector 소자로 이루어져 있으며 2006년 말 현재 0.4초의 한 스캔에 최대 64개의 슬라이스를 얻을 수 있는 정도로 발전하였다.

2) Parallel beam geometry

1세대 CT장치에서 채택된 parallel beam geometry는 서로 평행한 일련의 X-선들이 피사체를 투과하여 projection profile을 얻어내는 방법이다. 개발 초기의 두부전용 CT장치에서 사용되었으며 갠트리 내에는 2개의 detector가 콜리메이션이 매우 잘된 X-선 빔을 방출하는 X-선관과 마주보고 위치하고 있다.

표 1-1 CT장치의 발전과정을 보여주는 세대분류

	X-선관과 detector 운동	선 속	detector 수
1세대	회전/직선운동	단일 연필형	1~2
2세대	회전/직선운동	좁은 부채형	20~60
3세대	회전/회전운동	넓은 부채형	300~1,000
4세대	회전/고정	넓은 부채형	1,200~4,000
EBT	전자총, 고정/고정	넓은 부채형 전자선속	1,296
MDCT	회전 또는 고정/회전	넓은 부채형	10,000~40,000

X-선관과 detector가 그림 1-9의 (a)와 같이 직선 운동시에 X-선을 노출하고 직선운동이 끝난 후 다음 노출을 위해 1° 정도 회전한다. 이러한 운동을 환자 주위로 180°까지 반복하여 각 방향에서의 데이터를 획득한다. 이러한 스캔 방법을 rectilinear pencil beam scanning이라고도 명명되며 한 슬라이스를 얻기 위해 약 5분의 시간이 필요하였다.

유냉식의 냉각법을 사용하는 고정양극관의 X-선관이 사용되었으며, 검출기에서의 균일한 데이터 획득을 얻기 위해 물을 채운 백(water bath)을 설치하였다.

3) Fan beam geometry

(1) 2세대 장치

1세대 장치의 결점을 보완하고자 하는 목적에서 개발된 2세대 CT장치는 fan beam geometry에 기초하였으나 여전히 직선 운동과 회전 운동을 탈피하지는 못했다. 단지, 단일선속(pencil beam)이 아닌 좁은 부채형 선속(narrow fan beam)을 사용하고 수십 개의 검출소자를 사용하였다.

그림 1-9의 (b)와 같이 2세대의 장치는 1세대의 장치와 마찬가지로 직선운동과 회전운동을 하지만 1세대의 1° 정도 회전에 비해 10° 정도로 넓게 하여 180°까지 반복하여 스캔한다.

2세대 역시 고정양극관의 X-선관이 사용되었으나, 유냉식이 아닌 수냉식의 냉각법을 채택하였으므로 냉각장치가 필요하였다. 2세대 장치에서는 부채형 선속의 사용으로 1세대에 비해 영상의 질적 향상과 더불어 스캔 시간이 많이 단축되었으나 한 슬라이스를 얻기 위해서는 약 1분이 필요하였다. 그러나 부채형 선속의 사용으로 산란선이 증가되었으며 이를 줄이기 위해서 나비형 필터(bowtie filter)가 사용되기 시작하였다.

(2) 3세대 장치

현재 임상에서 범용적으로 사용하고 있는 rotating fan beam geometry에 기초한 장치이다. 환자를 가운데 두고 X-선관과detector가 마주보고 위치한 상태에서 360° 회전하면서 스캔한다. 수 백 개(200~900개)의 detector element가 사용되어 영상의 해상능이 향상되었으며, 한 영상을 얻기 위한 스캔시간이 1~10초로 단축되었다. 이로 인해 움직임이나 호흡에 의한 아티팩트의 감소를 가능케 하였다.

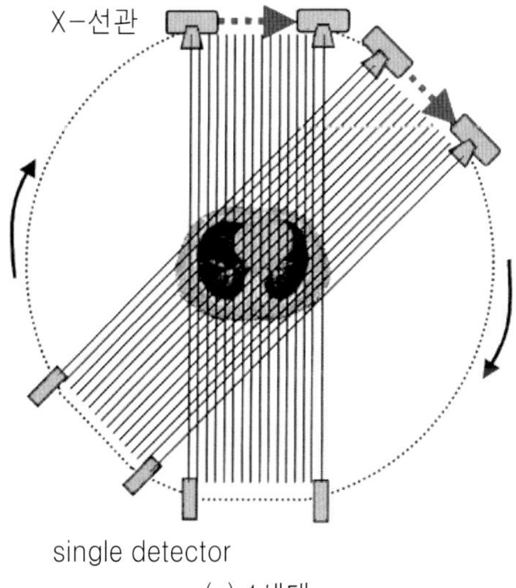

(a) 1세대

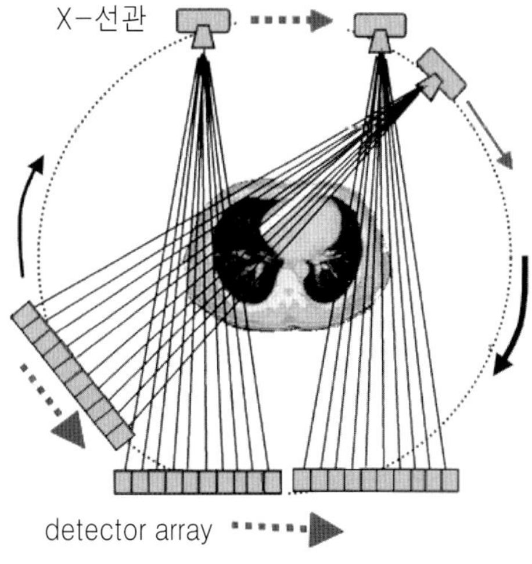

(b) 2세대

그림 1-9 1세대 및 2세대 CT장치의 scanning geometry

2세대의 장치와는 달리 넓은 부채꼴 선속(40°~50°)을 사용하며 회전양극 X-선관을 사용하며 장치 제조사에 따라 유냉식 또는 수냉식의 냉각 시스템이 사용된다. 개발 초기의 3세대 장치에서는 X-선 발생방식이 펄스방식의 장치가 사용되었으나 현재는 거의 대부분이 연속(continuous) X-선을 사용하고 있다.

그림 1-10의 (a)에 나타낸 바와 같이 고식적인 3세대 CT장치에서는 스캔시 X-선관에 연결된 고압케이블이 감기는 것을 방지하기 위해서 한번은 시계방향으로, 또 한번은 반시계 방향으로 회전하면서 스캔하여 projection profiles을 획득한다.

3세대 CT장치의 특성은 detector의 형태가 타원형의 곡선을 가지므로 X-선관에서 detector에 이르는 선속의 거리가 일정하며 이로 인해 영상재구성에 유리한 면으로 작용한다. 그러나 360° 회전에 의한 스캔 방식으로 인해 검출기와 X-선관이 직선적으로 유지되지 않으면 영상에 원형의 아티팩트(ring artifact)가 발생한다. 그리고 초기 장치에서는 제논 가스 검출기가 많이 사용되었으나 최근 장치에서는 scintillation crystal detector가 사용되며, 검출기에서의 균일한 데이터의 획득을 위해 bowtie 필터가 사용된다.

(3) 4세대 장치

4세대 CT장치의 beam geometry는 rotating fan beam geometry와 nutating fan beam geometry의 두 종류로 구분된다.

Rotating fan beam geometry는 그림 1-10의 (b)에 나타낸 바와 같이 고정되어 있는 원형의 검출기 내에 X-선관이 위치하며, 데이터 획득시 X-선관만 회전운동을 한다. Wide fan beam geometry를 가지며 1,000~5,000개의 detector elements를 갖는다.

그림 1-11에 나타낸 바와 같이 fan beam의 꼭대기는 각 검출소자의 위치와 일치되며, 두개의 fan beam은 두개의 view 세트를 의미한다. X-선관이 회전궤도 내의 한 지점에서 다른 지점으로 이동할 때 하나의 ray가 검출기의 한 지점과 다른 한 지점을 때린다. 이러한 ray는 3세대 장치와는 달리 동시에 발생되지 않고 X-선관의 회전궤도에 따른 검출기의 한 지점과 다른 지점에서 순차적으로 발생된다.

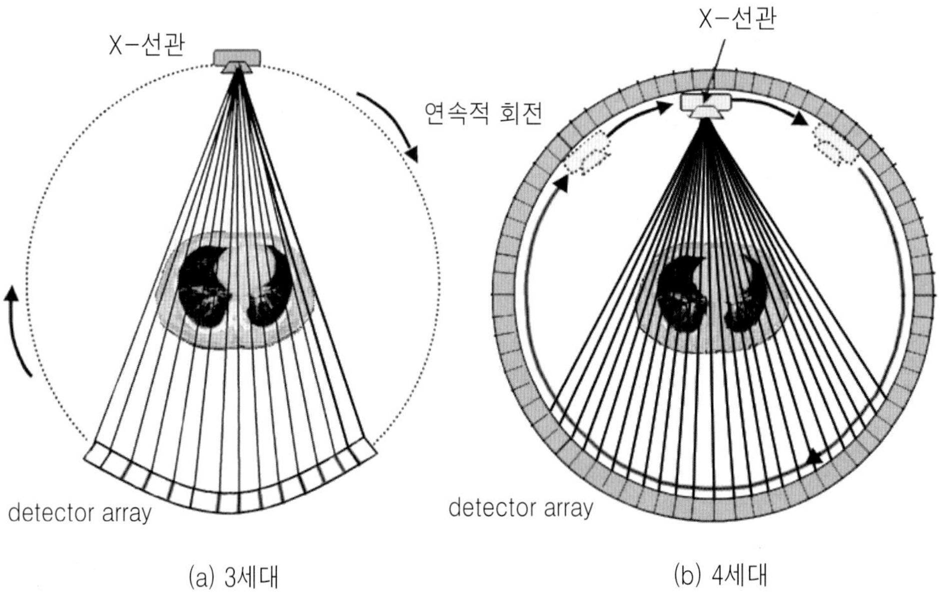

그림 1-10 3세대 및 4세대 CT장치의 scanning geometry

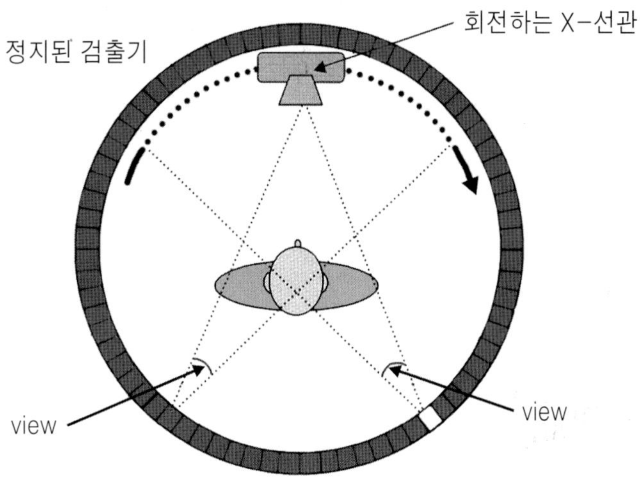

그림 1-11 4세대 CT장치의 데이터 획득을 위한 view의 생성

1975년 AS & E사의 Jay Stein에 의해 고안되었으며 rotating fan beam geometry를 갖는 최초의 4세대 CT장치는 600개의 검출소자로 구성된 검출기를 가졌다. View당 512개의 ray로써 5초 스캔으로 600 view를 얻었다. 4세대 장치에서는 360°의 normal scan시 view의 수는 검출소자의 수에 의해 결정된다. 최근의 4세대 CT장치는 5,000개 이상의 검출소자를 갖고 있다.

일반적으로 4세대 장치는 X-선관의 부하를 줄이기 위해 3세대 장치보다 넓은 경사도의 fan beam을 사용한다. Wide fan beam의 채택과 X-선관의 관성질량을 작게함으로써 4세대 장치는 기존의 3세대 장치보다 훨씬 짧은 스캔이 가능하였다.

Nutating fan beam geometry는 검출기가 경사진 상태에서 X-선관의 회전운동으로 데이터를 획득하는 geometry이다. 기본원리는 다음과 같다. X-선관이 detector ring 바깥에서 회전한다. 즉, X-선관이 회전하면 detector ring이 경사지므로 fan beam이 X-선관의 반대쪽 끝에 위치한 detector array를 때린다. 이때 X-선관에 가장 가까운 detector는 X-선빔의 경로의 바깥으로 이동된다. 그러므로 fan beam의 꼭대기(이는 결국 X-선관을 의미함)가 nutating detector ring의 외부에 위치하게 된다. 여기서 nutating이란 용어는 그림 1-12에 나타낸 바와 같이 스캔으로 데이터를 획득하는 동안 detector ring의 경사운동(tilting action)을 의미한다. 이러한 nutating fan beam

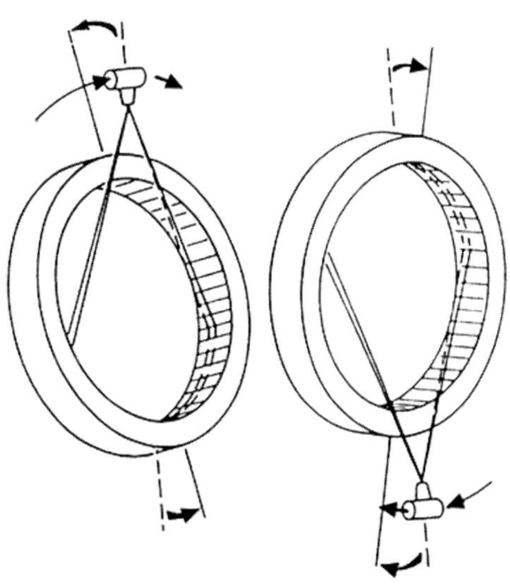

그림 1-12 4세대 CT장치의 nutating detector ring과 fan beam geometry

geometry를 채택한 CT장치는 앞에서 설명한 rotating fan beam geometry에서 피할 수 없는 문제인 tube와 피사체 사이의 거리 근접으로 인해 산란선이 증가하고 환자피폭선량이 증가되며 영상이 확대되는 단점을 제거할 수 있다.

Nutating 기법을 사용한 4세대 CT장치 EMI사의 모델 7,000에서 최초로 채택되었으며 Toshiba사와 Siemens사의 CT장치에서 채택하고 있다.

결론적으로 4세대 CT장치는 3세대 장치와 동일하게 X-선관은 회전을 하지만 검출기는 갠트리 내에 원형으로 고정되어 있는 상태에서 스캔을 하며 scintillation crystal detector가 주로 사용된다.

4) Helical scanning geometry

기존의 고식적 CT에서는 외부에 있는 변압기에서 발생시킨 고압을 고압 케이블을 통해 갠트리 내의 X-선 tube에 고압을 전달시켜 X-선을 발생시킨다. 그러나 고압 케이블이 tube와 detector의 회전에 제한을 가하여 연속적인 회전이 불가능하여 interscan delay(ISD)를 발생시키고 스캔 시간의 단축에 한계를 보였다.

이러한 장치의 구조적 한계점을 극복하기 위한 방법으로서 slip ring 기술을 이용하는 나선형 스캔 방식의 CT가 개발되게 되었다. 즉, slip ring과 brush를 통해 동력 및 데이터를 전달하는 방식을 이용하고, 외부의 고압케이블을 제거함으로써, 높은 열용량의 X-선 tube가 나선형으로 연속적인 회전을 하면서 X-선을 조사하는 동안, 환자의 테이블도 동시에 일정한 속도로 움직이는 상태에서 연속적인 볼륨데이터를 얻는다.

단축된 스캔 시간으로 복부나 흉부 등 움직임이 많은 부위와 스캔 범위가 넓고 조영제가 peak enhancement를 이루는 짧은 시간 동안에 스캔이 시행되어야 하는 혈관조영 CT검사에서 유용한 기법이다.

가장 최근에 개발된 CT데이터 획득방법이며 현재의 CT장치의 주된 기류를 이루고 있는 helical 또는 spiral scanning geometry는 tube와 detector가 마주보고 위치한 상태에서 360° 회전하면서 스캔하는 3세대 장치 뿐만 아니라 갠트리 내 360° 전체에 고정되어 있는 detector ring 내에서 tube가 회전하는 방식인 4세대 장치에서도 적용하고 있는 geometry이다(그림 1-13 참조). Helical scanning에 관한 자세한 내용은 제4장 spiral CT 및 multi-detector CT편을 참고하기 바란다.

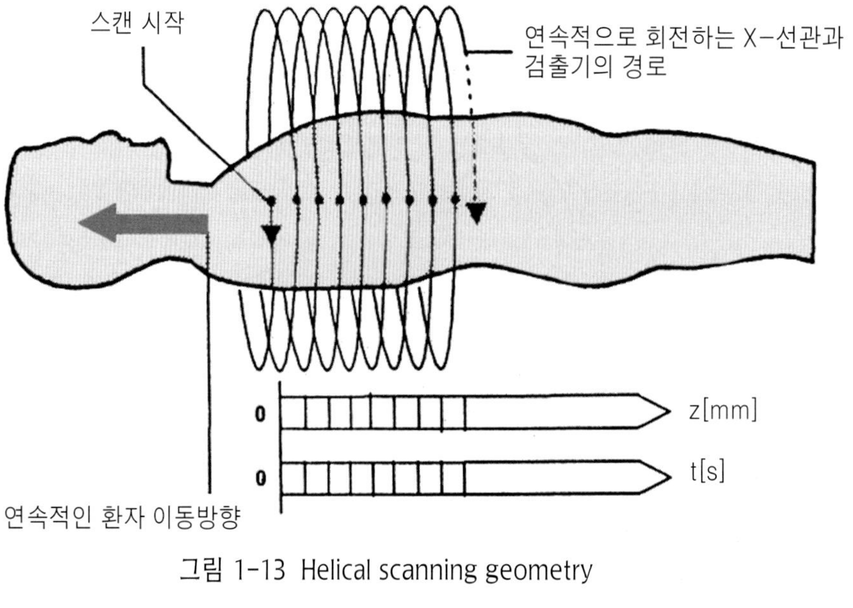

그림 1-13 Helical scanning geometry

5) Electron beam scanning geometry

전자선빔 CT장치에서 도입된 방식이다. 고압의 전자총에서 전자선빔을 발생시켜, 진공상태가 유지된 집속코일에서 sub-milimeter 크기의 spot으로 focusing하고 전자장을 갖는 편향코일(deflecting coil)에 의해 전자선 빔을 편향시킨 후 이를 4개로 구성된 target ring에 부딪히면 각 target ring에서 X-선이 발생된다. 발생된 X-선은 30°의 부채꼴 선속(fan beam geometry)으로 환자를 투과하여 2개의 detector array에서 검출하는 geometry이다. Ematron사에서 개발되었으며 ultrafast CT 라고도 불린다. 혹자들은 다음 절에서 설명하는 dynamic spatial reconstructor와 같이 5세대 CT장치라고 구별하기도 한다.

일회의 스캔에 1 슬라이스를 얻는 single slice scan, 일회의 스캔에 최대 8 슬라이스를 얻을 수 있는 multi-slice scan 그리고 나선형 스캔과 동일한 개념인 continuous volume scan이 가능하다. 0.05~0.1초의 짧은 스캔시간으로 인해 호흡이나 움직임에 의한 아티팩트가 없는 영상을 얻을 수 있어 움직임이 많은 장기인 심장계통이나 혈류검사(blood flow measurement) 등에 유용하다. 자세한 내용은 제5장 전자선빔 CT를 참고하기 바란다.

6) Dynamic spatial reconstructor(DSR)

Mayo clinic 생화학 연구센터에서 1975년에 설치되었으며 특별하게 연구용으로 제작된 고속 스캔용 CT장치이다. DSR은 10msec의 짧은 시간에 초당 30개의 영상을 획득하는 빠른 시간해상능(temporal resolution)을 갖고 있어 움직이는 장기의 볼륨데이터 획득이 가능하고 심혈관과 흉부계통의 기능적인 측면의 검사를 가능케 하고자 하는 목적에서 개발되었다.

DSR은 스캔 장치, 재구성 장치, 데이터 분석장치의 3개의 주된 장치로 구성되어 있다. 그림 1-14에 나타낸 바와 같이 160°의 arc를 이루는 반원형의 array에 14개의 X-선관이 정렬되어 있다. X-선관의 반대편에는 14개의 isocon TV 카메라로 구성된 비디오 영상화 시스템이 있다. 각 TV 카메라는 X-선관 맞은 편에 위치되어 있다.

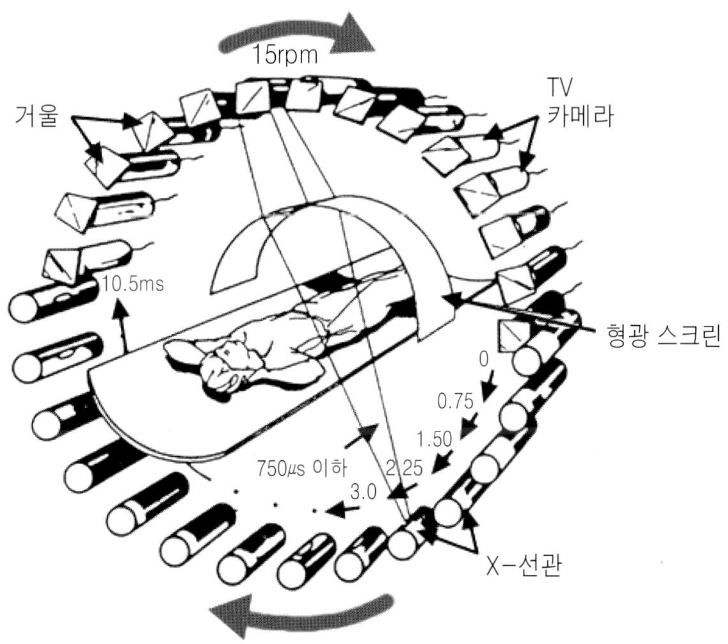

그림 1-14 DSR의 영상획득 geometry

하나의 X-선관에서 발생된 X-선이 환자를 투과하면 형광스크린에 영상이 형성되고 마주보고 있는 TV 카메라에 순차적으로 저장된다. 하나의 X-선관과 TV 카메라가 데이터 수집하기 위해 환자 주위를 회전하며 10msec당 14영상의 비율로 영상을 획득하는데 이러한 비율은 초당 60회 반복된다. 결과적으로 초당 840개의 비디오 영상이 얻어지며 비디오 디스크에 저장된다. 그 후 디지털화 과정을 거쳐 컴퓨터에서 단면영상을 재구성하거나 3차원 영상으로 재구성한다.

5. CT영상화 4단계

진단에 필요한 CT영상을 얻기 위해 필요한 기본적인 과정은 크게 4단계로 구분된다. 이는 X-선을 발생시키는 과정, 환자를 투과하고 감약된 데이터를 검출시스템에서 획득하는 과정, 획득된 데이터를 재구성하고 진단에 필요한 영상으로 처리하는과정, 그리고 이를 모니터로 표시하거나 하드카피 하는 과정이다(그림 1-15 참조). 그 외에 부수적인 과정으로는 장치에서 얻어진 최초의 형태에서 다른 형태로 변화시키는 후처리(post-processing)와 영상을 저장하거나 타 시스템으로 전송하는 과정이 이루어진다.

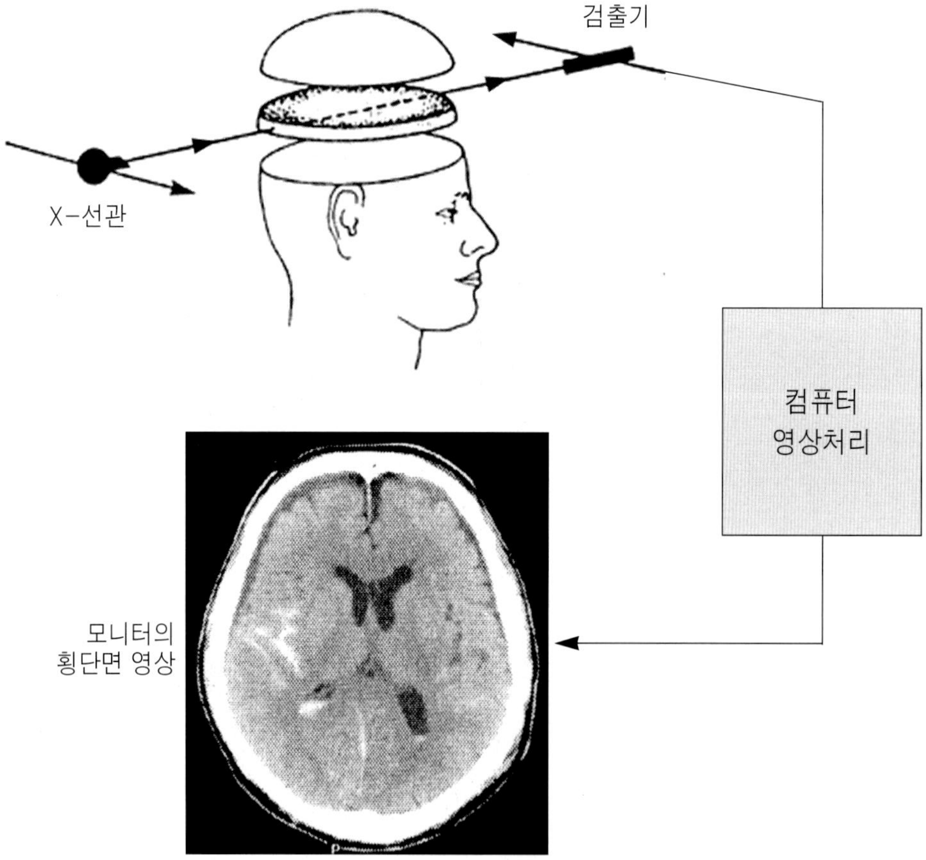

그림 1-15 CT영상화의 기본개념

1) X-선의 발생

CT에서의 X-선 발생과정은 일반 X-선의 발생과정과 동일하다. 즉, 음의 전하를 갖는 필라멘트를 가열하여 열전자를 방출시키면 양의 전하를 가진 회전양극의 타케트에 부딪히며 열과 X-선이 발생된다. 이때 전자의 이동속도는 빛의 1/2 정도에 해당된다.

2) 감약 데이터의 획득

환자를 투과하고 산란된 후 감약된 X-선은 detector에 검출된다. 대표적인 검출시스템으로는 detector array와 데이터 획득장치(data acquisition system; DAS)로 구성된다. 이러한 검출시스템의 기능은 감약된 X-선을 포획하고, 이를 아날로그 형태인 전자신호로 변환시키며(그림 1-16 참조), 이를 증폭시킨 후 ADC를 통해 디지털 신호로 변환하여 컴퓨터 장치로 전송한다.

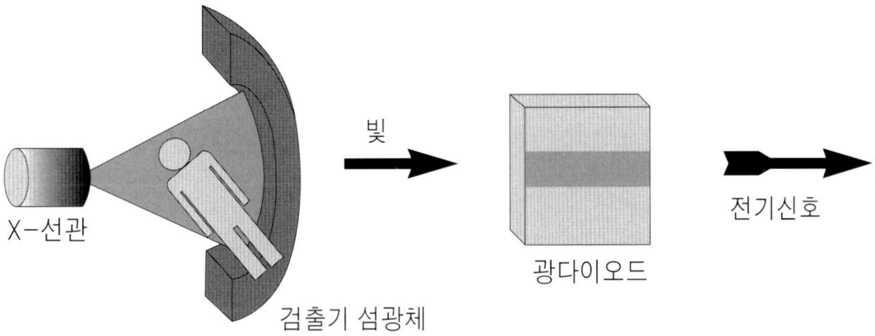

그림 1-16 아날로그 데이터의 획득 모드

3) 영상의 처리

영상 프로세서에서는 DAS에서 전달받은 디지털 신호를 전처리(pre-processing)하고 영상재구성 처리와 필터링 처리를 시행한다.

4) 영상의 표시

매트릭스는 영상을 나타내는 전체 픽셀수를 정하는 의미하며, 각각의 픽셀은 고유 주소를 갖고 있고 흡수선량치를 CT number로 기억하고 있다. 또한 각 픽셀이 갖는 CT number를 모니터상에 밝고 어두운 정도로 표시한다. CT영상을 표시하는 가장 흔한 장치는 CRT 및 LCD 모니터이며, 모니터에서는 영상의 해상능을 증가시키기 위해 약간의 수정이 가해진다.

인간의 눈으로는 약 20 단계의 음영만 구별이 가능하다. 그러나 CT시스템에서는 약 4,000개의 다른 Hounsfield값을 갖지만 모니터는 단지 256 단계의 음영만 표시가 가능한데 이런 제한성을 극복하기 위해서 gray scale이 모니터에 사용된다.

영상표시 시스템에는 각각의 gray level에 어떤 값의 HU값이 부여되며 이 값은 window width에 의해 결정되어진다. 즉, 물의 감약계수 값을 0으로 하여 −1,000HU는 공기, +1,000HU는 뼈나 조영제와 같이 감약값이 큰 물질을 나타내며, +2,000에서 +4,000HU는 금속과 같이 감약값이 매우 큰 물질을 나타낸다. 모니터에 나타나는 gray scale은 HU값이 클수록 밝은 음영으로, HU값이 작을수록 어두운 음영으로 표시된다.

6. Attenuation과 CT number

1) X-선 감약

감약(attenuation)이란 X-선이 물질을 투과하는 과정에서 흡수되거나 산란되어 X-선속의 강도가 감소되는 것을 의미하는데 이 과정에서 많은 양의 광자가 흡수되며 나머지는 산란된다.

X-선의 감약 정도는 X-선이 피사체를 투과함에 따른 광자의 변화를 지수관계로 표시하는 Lambert-Beer의 법칙에 따라 이루어진다. 여기서 X-선의 강도는 X-선 광자의 수(quantity)와 X-선 광자의 에너지(quality)를 곱하여 표시한다.

CT는 X-선 투과로 인해 조직에서 이루어진 감약 정보를 이용하여 슬라이스 영상으로 재구성하는 것이며 이 과정은 매우 복잡하며 고 난이도의 물리와 수학 그리고 컴퓨터 과학을 통해 이루어진다.

CT에서의 감약에 영향을 미치는 요소로는 일반 X-선검사와 마찬가지로 사용된 X-선 광자 에너지, 조직의 밀도, 조직의 원자번호, 물질의 단위중량 당 전자수(electrons/gram) 등이다. CT를 비롯한 X-선검사에서는 연부조직의 직경이 추가로 4~6cm 증가됨에 따라 두 배의 감약이 이루어진다. 그러므로 뚱뚱한 환자의 경우 노출량을 현저히 증가시켜야한다.

2) 단색방사선과 다색방사선

방사선은 단색방사선(homogeneous radiation)과 다색방사선(heterogeneous radiation)의 두 종류로 구분되는데 각각의 방사선이 어떻게 감약되는 가를 아는 것은 CT를 이해하는데 중요한 요소가 된다.

균질한 선속의 모든 광자는 동일한 에너지를 갖는 반면에 불균질한 선속의 광자는 각각 다른 에너지를 갖는다.

Hounsfield가 CT장치를 개발하였을 당시 그는 초기의 연구에서 homogeneous beam인 감마선을 사용했는데 이는 지수 함수적으로 감약을 나타내는 Lambert-Beer의 법칙의 요구를 만족하였기 때문이며 투과와 관계된 감약은 다음과 같이 나타내진다.

$$I = I_o e^{-\mu x}$$

여기서 I는 투과후의 강도, I_o는 원래 강도, e는 자연대수의 베이스이며, μ는 선감약계수, X는 피사체의 두께(cm)이다.

CT에서는 얼마만큼의 감약이 발생하였는가를 의미하는 선감약계수에 관심을 갖는데, 이는 cm^{-1}의 양적인 측정값이다.

그림 1-17은 균질한 방사선의 감약을 나타낸다. 흡수체의 각 부분에서 동일한 양 만큼씩 감약이 발생되는데 즉, 1cm의 단면에서 광자의 양은 20%씩 감소된다. 1,000개의 광자를 갖는 초기 선속의 강도가 410개의 광자로 감소된 것을 알 수 있다. 그러나 균질한 선속의 감약에서는 선속의 질(에너지)는 변화하지 않는다. 즉, 최초의 에너지가 80keV였다면 투과된 후의 에너지도 80keV이라는 것이다. 균질한 선속을 갖는 monochromatic radiation(또는 monoenergetic radiation)은 동일한 에너지의 X-선 광자들로만 구성되어 있으므로 강도의 저하 즉, 감약은 X-선 광자수의 감소로 표시한다. 반면에 polychromatic radiation은 다양한 에너지의 X-선 광자로 구성되므로 polychromatic radiation의 감약은 monochromatic radiation보다 훨씬 복잡하여 단순한 지수곡선을 그리지는 않으며 선감약계수를 결정하기 위해서는 몇 가지의 가설과 수정을 필요로 한다.

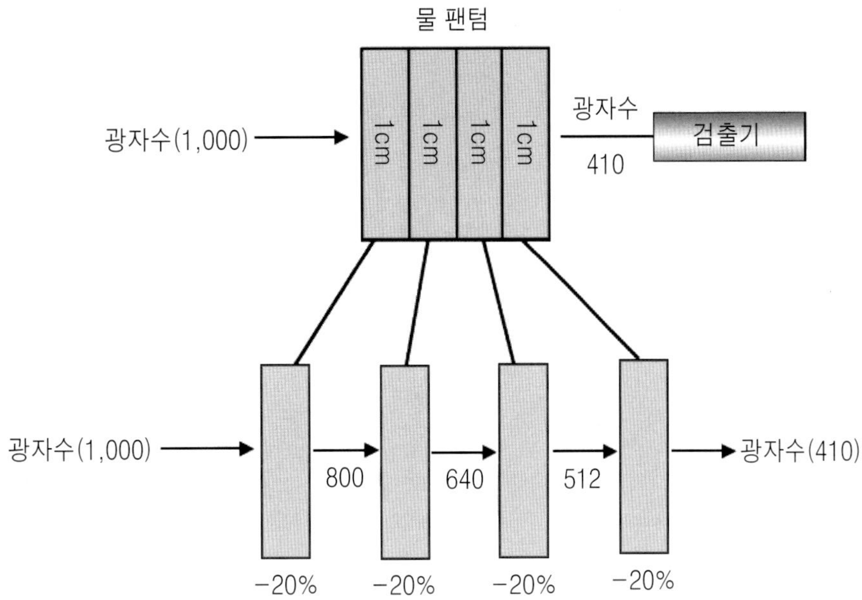

그림 1-17 단색방사선(homogeneous radiation)의 감약

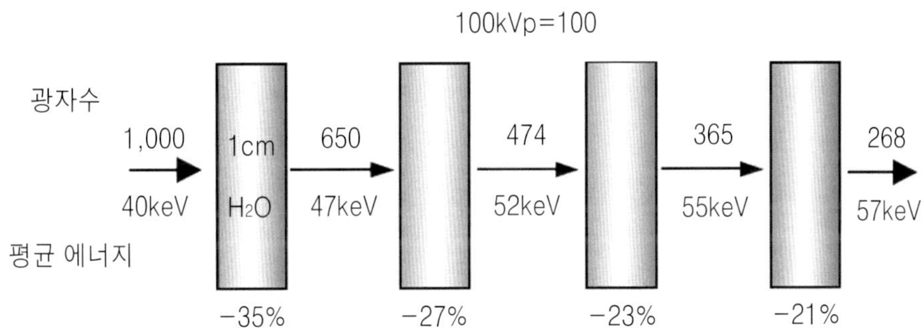

그림 1-18 다색방사선(heterogeneous radiation)의 감약

불균질한 선속을 갖는 polychromatic radiation은 kVp에 따라 가장 강력한 X-선 광자 에너지가 결정된다. 일반적으로 polychromatic radiation의 평균 에너지는 최대 에너지의 1/2 내지 1/3 정도이다.

그림 1-18에 나타낸 바와 같이 초기에 40KeV의 평균 에너지를 갖는 1,000개의 광자가 물팬텀을 투과한 후 57KeV의 에너지로 증가되고 288개의 광자로 감소되며, 가장 앞에 위치한 1cm 두께의 물 팬텀에서 광자의 감약이 많으며 순차적으로 적어지는 것을 알 수 있다. 즉, polychromatic radiation은 동일한 두께의 물질을 통과하면서 X-선 광자의 수가 감소할 뿐 아니라 낮은 에너지의 광자가 흡수되어 투과한 X-선속은 높은 에너지의 광자들로 구성되어 투과력이 증가되는 질적인 변화를 함께 일으킨다. 이를 선속경화현상(beam hardening effect)이라 한다(그림 1-19 참조).

공식 $I = I_0 e^{-\mu x}$는 균질의 방사선에서 적용되고 비균질의 방사선에는 적용되지 않는다. CT는 비균질의 방사선을 사용하고 있으므로 이를 위의 공식을 만족할 수있는 균질한 방사선으로의 근사화가 필요하다.

감약은 흡수와 산란의 결과로 발생되는데 CT에서도 일반 X-선과 마찬가지로 광전효과(photoelectric effect)에 의해 감약되거나 콤프턴 효과(compton effect)에 의해 감약 또는 산란된다. 그러므로 총 감약은 다음의 식으로 나타낼 수 있다.

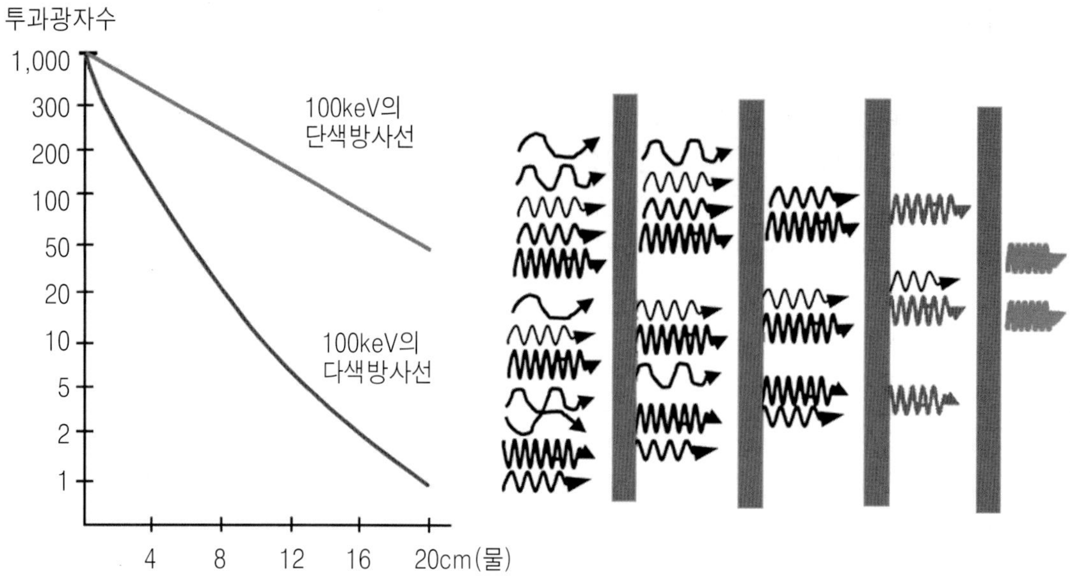

그림 1-19 Polychromatic radiation에서의 선속경화현상

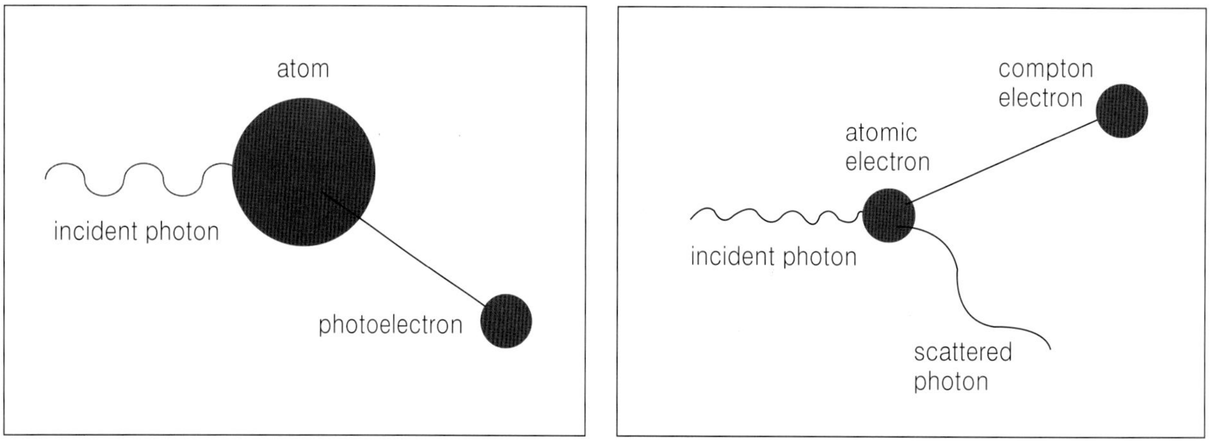

그림 1-20 광전효과와 콤프턴 효과

$$I = I_o\, e^{-(\mu_p + \mu_c)^x}$$

여기서 μ_p는 광전효과에 의한 선감약계수이며 μ_c는 콤프턴 효과에 의한 선감약계수를 의미한다.

광전효과는 그림 1-20에 나타낸 바와 같이 X-선광자를 모두 흡수하며 주변부의전자를 방출시킨다. 1983년에 발표된 Morgan의 연구에 의하면 뼈나 조영제와 같이 원자번호가 높은 물질에서 주로 발생하며 연부조직이나 낮은 원자번호를 갖는 물질에서는 미미한 정도이다.

반면에 콤프턴 효과는 자유전자와 에너지가 적은 산란광자를 방출시킨다. 콤프턴 효과는 연부조직에서 발생되며 농도의 차이는 콤프턴 상호작용의 차이를 나타내게 한다. 부연하면 광전효과는 선속의 에너지에 의해 좌우되나 콤프턴 효과는 에너지가 증가함에 따라 큰 변화가 없다고 한다.

다시 말하면, X-선 영상의 형성은 환자를 투과한 X-선 광자가 환자를 투과하는 도중에 감약된 광자에 관한 정보가 어우러져 나타난다. 만약 모든 X-선 광자가 환자를 투과하였다면 필름은 검게 될 것이고, 모든 X-선 광자가 감약되었다면 필름은 희게 될 것이다. 따라서 우리가 매일 보고 있는 필름의 대조도는 인체 조직간의 감약 차이에 따라 결정되는 것이다. CT장치에서는 이러한 감약치의 분포를 CT number로 표시한다.

3) 선감약계수(linear attenuation coefficient)

일정한 두께의 물질을 투과할 때 흡수 또는 산란되는 X-선 광자의 수를 측정하는 것으로 로 표시하며 단위는 cm^{-1}이다. 이는 monochromatic radiation에서만 적용되며, X-선속의 에너지와 물질의 종류에 따라 일정하다. 감약된 광자의 수 N는 다음 공식으로 나타내진다.

$$N = N_0 {}^{-\mu x}$$

여기서 N_0는 원래 광자(incident photon)의 수, e는 자연대수의 베이스이다. μ는 조직의 선감약계수이며 이는 엄밀하게 말하면 광전효과에 의한 선흡수계수와 콤프턴 효과에 의한 선흡수계수를 합한 것이다. 그리고 X는 흡수체의 두께(cm)이다.

방사선이 투과한 인체조직의 단면은 균질한 물질로 이루어져 있지 않고 각각의 감약치가 다른 여러 물질로 구성되어있다. 이러한 경우 CT에서 얻어지는 조직의 단면은 각각의 선감약계수를 갖는 작은 영역의 물질들로 구성되어 있으므로 그림 1-21과 같이 표현될 수 있으며 각 단면에서의 감약에 의한 실질적인 광자의 수는 다음 식에 의해 결정된다.

$$N = N_0\, e^{-(\mu 1+\mu 2+---+\mu n)x}$$

표 1-2에서 60KeV에서의 여러 조직의 선감약계수를 나타내었다. 여기서 나타낸 값들은 사용되는 필터에 따라 다소 차이가 있음을 알아야 한다. 참고로 표에는 나타나 있지 않지만 60KeV에서의 백질, 회백질, 혈액 그리고 뇌척수액의 선감약계수는 각각 $0.213cm^{-1}$, $0.212cm^{-1}$, $0.208cm^{-1}$, 그리고 $0.207cm^{-1}$이며 뼈도 밀도에 따라 약간 다른 값을 갖는다.

4) 반가층

조사한 X-선속의 강도를 반으로 감소시키는데 필요한 물질의 두께를 반가층(half value layer; HVL)이라 말하며, X-선의 질을 나타내는 지표로 사용된다. 이는 위의 식에서 $N = N_0/2$일 때의 x를 다음과 같이 간단히 구할 수 있다.

$N_0/2 = N_0\, e^{-\mu X}$ $1/2 = e^{-\mu X}$ $\log 1/2 = -\mu x$ $\log(1/2) = -\mu x$ $x = 0.693/\mu$

표 1-3은 Toshiba사 Aquilion 64 모델에서 wedge filter에 따른 각 관전압에서의 반가층을 나타낸 것이다.

표 1-2 60keV와 73KeV에서 여러 조직의 선감약계수

(단위 : cm^{-1})

인체조직	60KeV	73KeV
뼈	0.612	0.474
물	0.223	0.190
연부조직	0.218	0.200
근육	0.216	0.198
지방	0.189	0.171
공기	0.0003	0.0002

표 1-3 Toshiba사 Aquilion 64 모델에서 wedge filter에 따른 각 관전압에서의 반가층

wedge filter	80kVp	100kVp	120kVp	135kVp
crescent 500mm	3.4mm Al	4.2mm Al	5.2mm Al	6.0mm Al
crescent 320mm	4.2mm Al	5.2mm Al	6.2mm Al	7.0mm Al
dose reduction(DR) 500mm	6.4mm Al	7.8mm Al	8.8mm Al	9.6mm Al

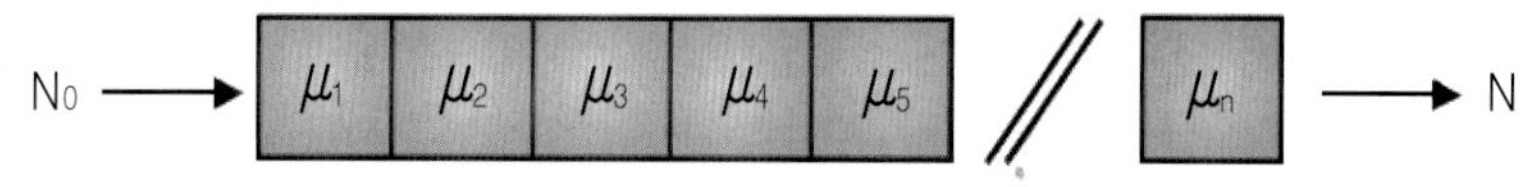

그림 1-21 CT단면을 이루는 각 구성물질의 감약에 의해 얻어지는 광자의 수

5) 질량감약계수

선감약계수는 물질의 물리적 상태에 따라(예를 들면 물, 얼음, 수증기 등) 일정하지 않은데 비해, 질량감약계수(mass attenuation coefficient)란 선감약계수를 물질의 밀도로 나눈 것(μ/p)으로, 물리적 상태에 관계없이 일정한 값을 가지도록 한 것이다. 단위는 cm^2/g이다.

6) CT number

재구성된 영상에서의 각 픽셀은 수치인 CT number로 할당된다. CT number는 슬라이스를 이루는 조직들의 선감약계수와 연관되며, 여러 생체조직의 상대적인 선감약계수를 물을 기준으로 하여 나타낸 수치로서 다음의 식으로 표시한다.

$$\text{CT number} = k\,\frac{(\mu t - \mu w)}{\mu w}$$

여기서 μt는 조직의 감약계수, μw는 물의 선감약계수, K는 확대정수(contrast factor 또는 scaling factor)이다.

초기의 EMI CT장치에서는 K값이 500이었는데 이를 EMI number라고 부르며, CT number 당 0.2%의 contrast scale을 나타낸다. 하지만 현재 사용 중인 대부분의 장치에서는 1,000의 값을 가지며 확대정수가 1,000인 장치에서의 CT number 값을 Hounsfield number라고도 부른다. Hounsfield scale은 선흡수계수를 EMI scale보다 더욱 정밀하게 표현하는데 이는 CT number 당 0.1%의 contrast scale을 나타내기 때문이다.

그림 1-22는 Hounsfield scale과 EMI scale에서 인체 각 조직의 CT number의 분포를 보여준다.

표 1-4 물과 얼음, 수증기의 선감약계수와 질량감약계수

	선감약계수(cm^{-1})	질량감약계수(cm^2/g)	밀도(g/cm^3)	$1g/cm^2$의 두께
물	0.214	0.214	1	1cm
얼음	0.196	0.214	0.917	1.09cm
수증기	0.000128	0.214	0.00598	1,670cm

CT number는 물의 감약계수를 기준으로 하여 상대적으로 설정된 값이므로 Hounsfield scale에서 물의 CT number는 항상 0이고, 뼈와 공기는 각각 +1,000과-1,000이다.

선감약계수는 방사선 에너지를 포함한 몇 가지의 요인에 의해 영향을 받는다. 예를 들어, 물의 선감약계수는 60keV에서 0.206cm^{-1}, 84KeV에서 0.180cm^{-1}, 그리고 122KeV에서는 0.166cm^{-1}으로 차이를 보인다.

CT number가 다음의 공식에 나타낸 바와 같이 감약계수에 기초되어 계산될 수 있으므로 이는 광자 에너지 역시 CT number에 영향을 미치는 것을 의미한다.

$$\ln I_0/I = \int \mu(E,x)dx$$

여기서 E는 광자에너지를 나타내며, 선속의 에너지 변화에 따라 감약계수가 변화되는 것을 알 수 있다.

1981년 Zatz의 연구에 의하면, 원래 CT number는 27cm의 물을 투과한 230kVp의 유효에너지인 73KeV를 기초로 하여 계산되었으며, 73KeV에서 물의 선감약계수는 0.19cm^{-1}이며 CT number는 이 값을 사용하여 계산되었다고 한다. 예를 들면, 뼈의 선감약계수가 0.38cm^{-1}이고 CT 장치의 확대상수가 1,000이면 물과 뼈의 CT number는 다음과 같이 계산된다.

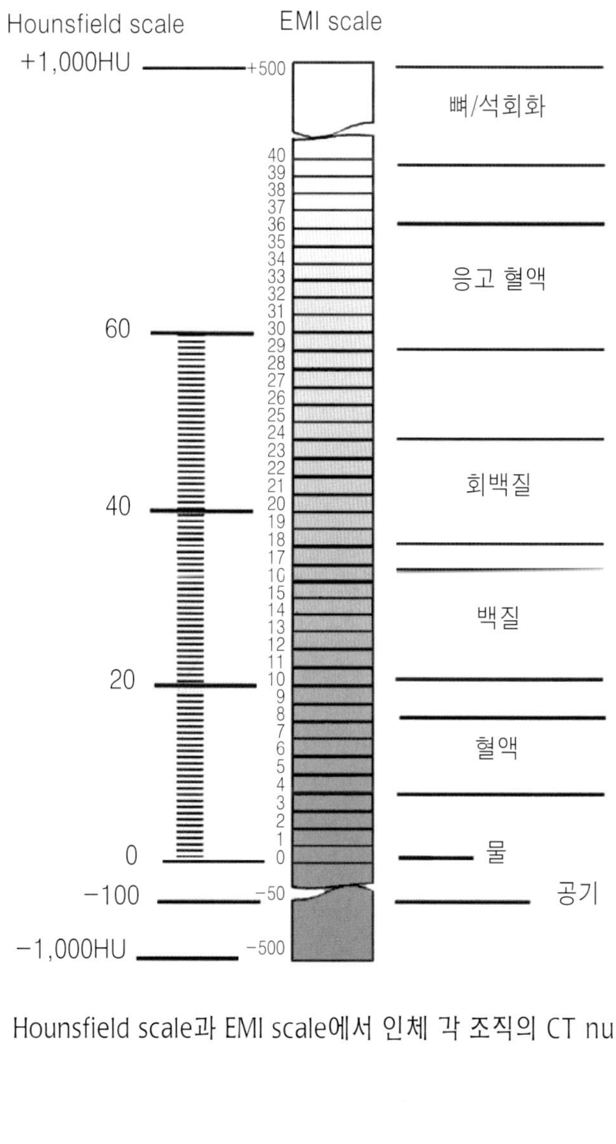

그림 1-22 Hounsfield scale과 EMI scale에서 인체 각 조직의 CT number의 분포

표 1-5 인체 각 조직 및 기관의 Hounsfield 값

조직	CT number	조직	CT number
뼈(피질)	250 이상	림프절	45±10
뼈(수질, pulp)	130±100	췌장	40±10
갑상선	70±10	신장	30±10
간	50±10	지방	-100±10
근육	45±5	혈액	40±10
비장	45±5	응고된 혈액	80±10

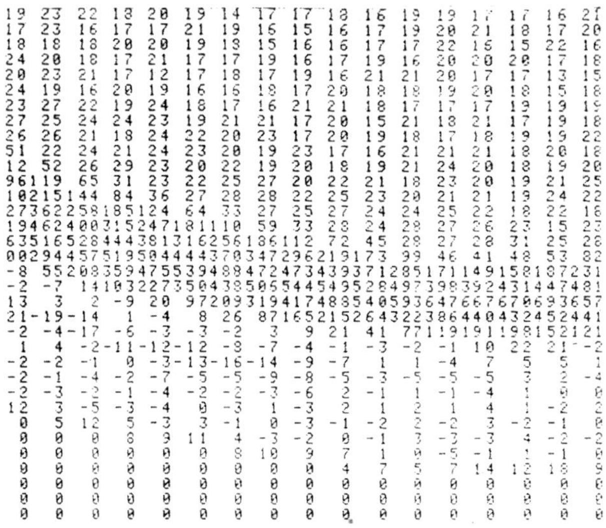

그림 1-23 컴퓨터 처리 후의 CT number를 계산하여 얻은 수치적인 영상

$$CT_{bone} = k\ \frac{(\mu_{bone} - \mu_{water})}{\mu_{water}} = \frac{1{,}000(0.38-0.19)}{0.19} = 1{,}000$$

$$CT_{water} = k\ \frac{1{,}000(0.19-0.19)}{0.19} = 0$$

표 1-5는 GE사에서 제공된 인체 각 조직의 Hounsfield 값이다.

Hounsfield scale을 채택한 장치에서의 CT number와 gray scale의 관계를 그림 1-24에 나타내었다. 상부의 +1,000은 흰색, 하부의 -1,000은 검은색으로 나타나며 그 사이의 모든 값들은 여러 가지 음영의 단계(shade of gray)를 나타낸다.

CT number와 shade of gray 사이의 관계는 변화될 수 있으며 일반적으로 사용되는 용어인 windowing으로 불리는데 이에 대해서는 다음에 언급하기로 한다.

그림 1-25는 scan data가 image data로의 변환을 나타낸 것이다. 이는 투과후 감약된 measurement data를 CT number라고 불리는 디지털 수치로 변환시키는 과정인 영상재구성 과정을 포함한다. 하나의 view는 수백개 내지 수천개의 ray로 이루어진다. 최근의 CT장치에서는 뼈보다 감약계수가 높은 금속 등의 표시를 위하여 물을 0로 하고 reference values를 -1,024에서 +3,071

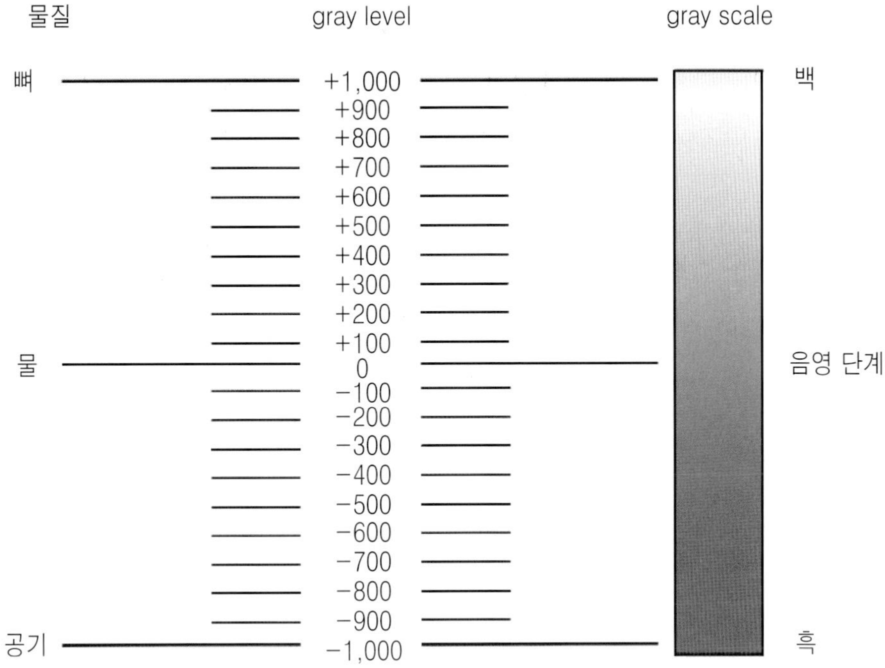

그림 1-24 Hounsfield scale 에서의 CT number와 gray scale의 관계

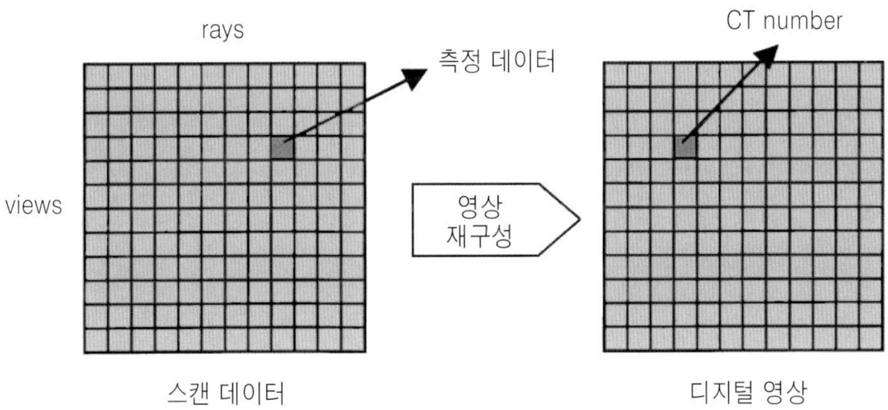

그림 1-25 Transmitted measurement data가 영상재구성 과정을 통해 CT number로 구성된 디지털 영상으로의 변환을 나타내는 모형도

까지 확대시킨 extended scale을 적용하고 있다. 이러한 장치에서는 최소 −1,024에서 최대 +3,071의 HU값을 표시해 낸다.

그림 1-26은 Siemens사의 Somatom plus 4 모델에서 채택한 최소 −10,240HU에서 최대 +30,710HU까지 확대시킨 extended scale에서의 대퇴골두의 영상이다. 타원형의 ROI 부분의 평균 CT number가 6,374HU를 나타내고 있다.

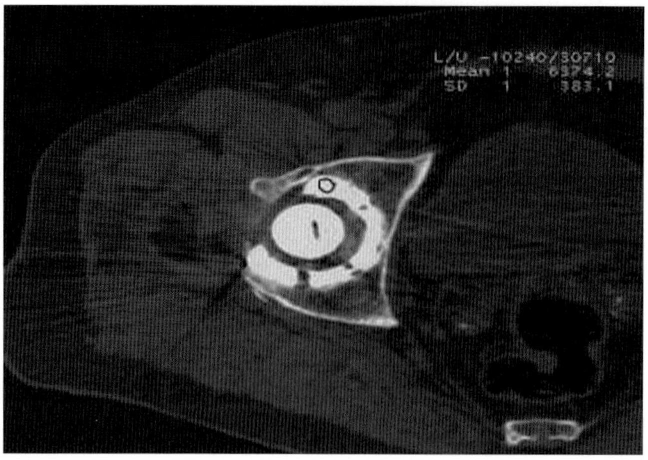

그림 1-26 최소 -10,240HU에서 최대 +30,710HU까지 확대시킨 extended scale을 적용하여 대퇴골두의 금속물질을 선명히 나타낸 영상

7. 데이터 획득

데이터 획득(data acquisition)은 스캔으로 X-선이 환자를 투과하여 감약된 데이터를 검출하는 과정부터 CT 영상을 얻어내기 까지의 체계적인 정보의 수집을 의미한다. CT에서의 데이터 획득방법은 크게 슬라이스 단위(slice by slice)의 획득과 체적 데이터의 획득으로 구분되며 실제 환자의 검사에서는 장치의 특성에 따라 이를 응용한 방법들이 이용되고 있다.

1) 데이터 획득방식

(1) 슬라이스 단위의 데이터 획득

① Axial scan

영상재구성 시간이 긴 오래된 버전의 고식적인 CT장치에서 주로 사용하는 슬라이스 단위의 데이터 획득의 대표적인 방법이다. 종래의 conventional scan 방법이며, 환자 테이블이 고정되어 있는 상태에서 X-선관이 환자 주위를 회전하면서 한 단면의 데이터를 획득한다.

하나의 스캔이 끝나면 X-선관의 회전이 멈춰지고 환자 테이블의 위치가 이동된 후 다음 스캔이 이루어진다. 이러한 과정의 연속을 통해 한번 노출에 한 스캔씩 모든 스캔 부위가 완료될 때까지 계속적인 데이터 획득을 시행한다. 이러한 스캔 기술을 "step and shoot scan technology"라고 명명되기도 한다.

② Cluster scan

일종의 그룹 스캔으로 그림 1-27의 (b)에 나타낸 바와 같이 스캔할 전체 부위를 몇 개의 그룹으로 나누어 그룹 사이에 환자가 호흡을 할 수 있도록 inter-group delay(IGD)를 설정한다. 보통 IGD는 10~15초 정도가 적절하다.

(2) 체적데이터(volume data) 획득

이는 비교적 최근에 가능해진 나선형 스캔을 통한 데이터 획득방법이며 고압케이블 대신 slip ring 기술을 이용하여 전압과 데이터를 전송한다.

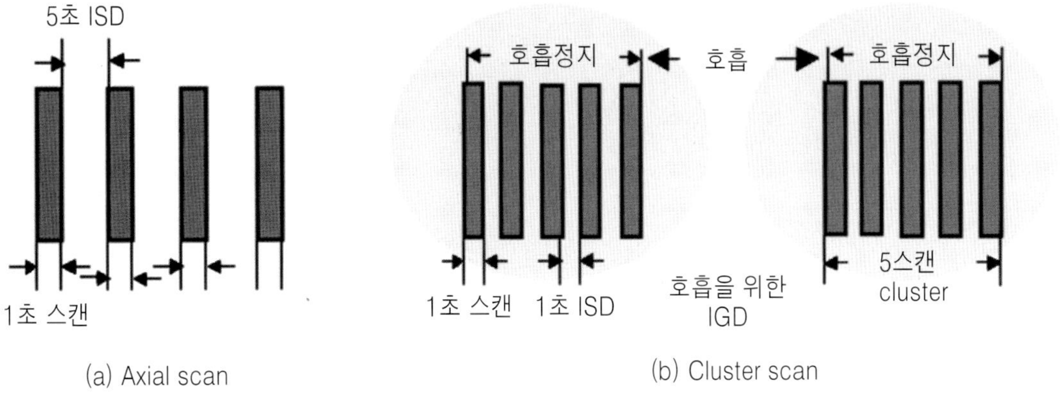

그림 1-27 슬라이스 단위의 획득 방법

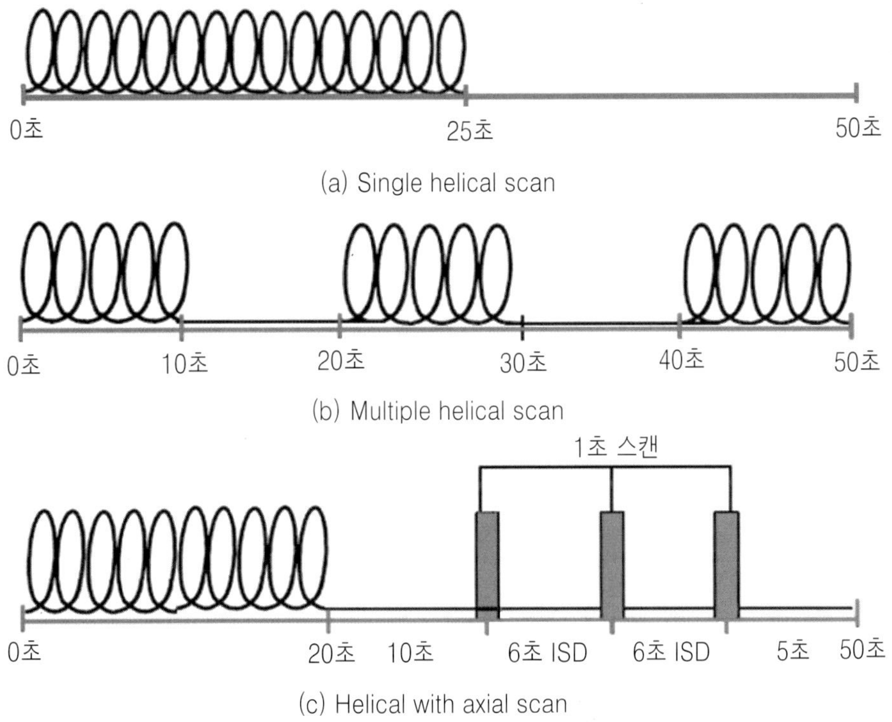

그림 1-28 나선형 스캔에 의한 체적 데이터 획득

연속적인 나선형(helical 또는 spiral) 스캔을 통해 일회의 노출에 하나의 영상을 얻기 보다는 고속의 스캔으로 인해 부분 또는 전체 조직의 연속적인 데이터를 얻는다. 연속적인 체적 데이터의 획득으로 인해 슬라이스 단위의 획득방법과는 달리 원하는 임의의 위치에서 데이터 획득이 가능하다.

실제 임상검사에서는 single helical, multiple helical, helical with axial scan 등이 응용되어 사용된다. 이를 이용한 나선형 CT검사법에 대해서는 제4장에서 자세히 다루어진다.

(3) Cine scan

동일한 위치에서 임의의 시간 간격을 두고 연속 스캔하는 방법으로 stationary dynamic scan 이라고도 불린다. CT혈관조영검사(CT angiography)에서 원하는 부위에 조영제를 peak enhancement시키기 위한 delay time 설정을 목적으로 하거나 조영제의 급속주입후 조직이나 병변의 조영증강 상태를 관찰하기 위해 cine scan이 주로 사용된다(그림 1-29 참조).

Cine scan에 의한데이터 획득은 주로 갠트리의 회전시 부분적인 데이터 값을 취하는 partial scan 또는 half scan이 선택 사용된다.

(4) Dynamic scan

Scan mechanism의 발전과 신속한 데이터 처리기술의 덕분으로 1초 이하의 스캔 타임이 가능해졌으며 환자테이블이 움직이는 동안 연속적인 스캔이 시행되고 있다. 최근의 multi detector 나선형 CT의 개발로 dynamic scan의 적용이 거의 없어졌지만, 그 이전의 conventional CT장치에서는 fast scan의 대표적인 적용이 dynamic scan이었다.

Dynamic scan에는 두 가지로 구분이 가능하다. 앞에서 언급한 cine scan과 동일한 개념으로 사용되는 동일한 레벨에서 임의의 시간 간격을 갖고 연속적으로 스캔을 시행하는 single level dynamic scan이 있다. 이는 테이블이 움직이지 않는 상태에서 스캔을 시행한다고 해서 stationary dynamic scan 이라고도 부르며 주된 적용분야는 혈관계의 순환(circulatory dynamics) 분석, 가성혈관과 진성혈관의 구별이나 동맥류의 진단을 위한 CT혈관조영술, 시간 차에 따른종양의 특성 진단에 이용된다.

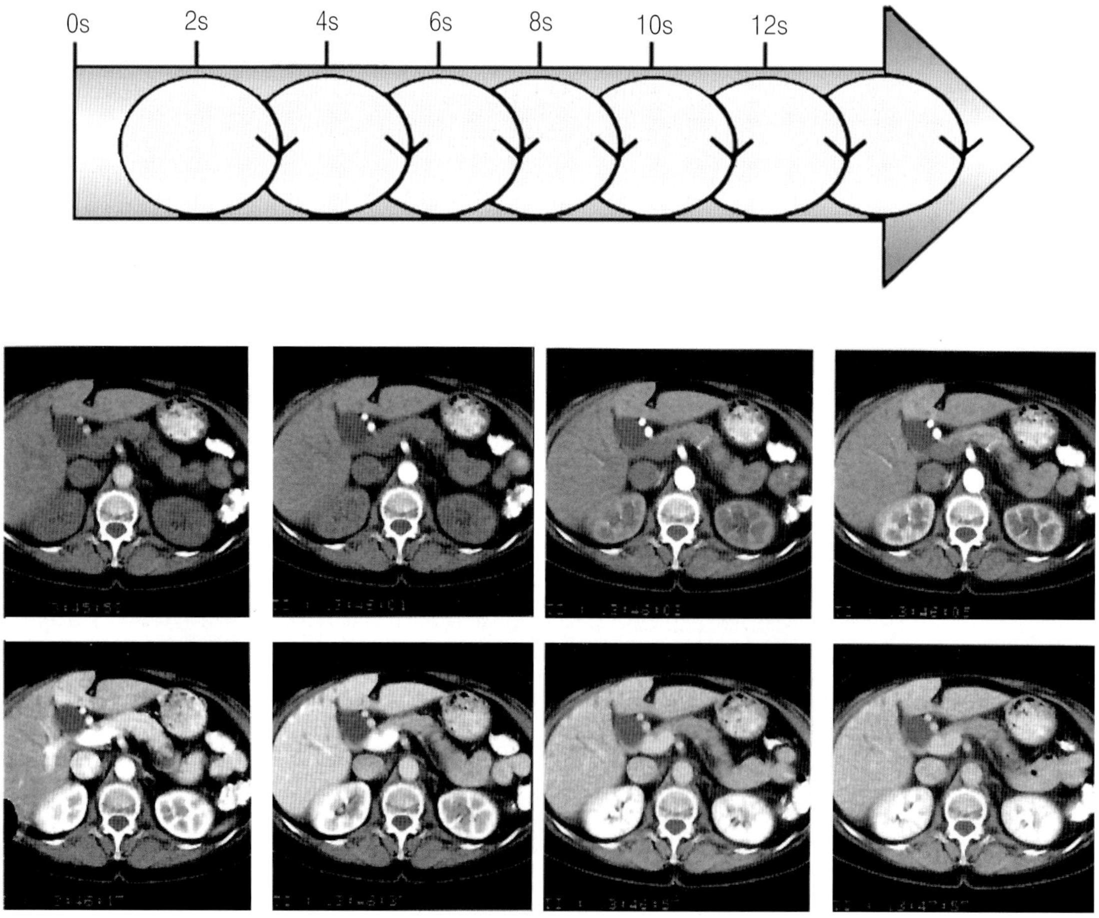

그림 1-29 복부의 cine scan

다른 하나는 incremental dynamic scan이다. 이는 조영제가 주입되고 테이블이 움직이는 상태에서 single breath hold 기법과 fast scan으로 여러 개의 횡단면 영상을 얻는다. 이 방법은 작은 종양의 감지, 혈관과 종양과의 관계파악에 유용하다.

(5) Normal scan, partial scan, over scan

Normal scan은 X-선관의 360° 회전을 통해 하나의 영상을 획득하는 일반적인 스캔 모드이며 대부분의 CT검사에서 채택되고 있다.

Partial scan은 half scan 이라고도 불리며 약 225°의 회전으로 하나의 영상을 획득하는 스캔 모드이다. 이는 빠르게 움직이는 장기의 영상화나 dynamic scan시, 그리고 신속한 영상재구성이 요구되는 auto bolus tracking 소프트웨어 사용시 주로 채택된다.

반면에 over scan은 약 500°의 회전으로 하나의 영상을 획득하는 스캔 모드이다. 이는 SNR이 증가되고 대조도분해능이 향상되는 장점이 있으나 유효 슬라이스 두께가 약간 증가된다.

(6) Contiguous scan, overlapped scan, gapped scan

Contiguous scan은 보통 CT검사에서 가장 많이 사용되는 스캔 방법으로 슬라이스 두께와 간격을 동일하게 설정하여 각 단면이 중복되거나 단면 사이에 갭이 발생하지 않는 방법이다.

Overlapped scan은 슬라이스 두께를 슬라이스 간격 보다 크게 설정하여 각 단면이 중복되게 하는 것이며, conventional CT장치에서 2-D reformation이나 3-D construction시 질적 향상을 위해 시행되기도 한다. 이와는 반대로 슬라이스 두께를 슬라이스 간격 보다 작게 설정하여 스캔하는 것을 gapped scan이라 한다.

2) 총투과값(total measurement data, total penetration measurement, raw data set)

CT데이터 획득의 첫 번째 단계는 스캔이다. X-선관과 detector는 데이터 획득을 위해 환자 주위를 회전하면서 각 위치에서 환자를 투과한 X-선을 검출기가 측정해 낸다. 결과적으로 각각의 위치에서 투과측정값(penetration measurement data 또는 transmission value, measurement data로도 불림)은 다음의 식으로 계산할 수 있다.

$$\text{투과측정값} = \frac{I_0}{I}$$

여기서 I_0는 source에서의 X-선 강도, I는 detector에서의 X-선 강두이다.

이러한 투과값은 컴퓨터로 보내져 raw data로써 보관된다. 많은 양의 데이터인 투과값은 일반적으로 수백 개가 넘는 views로 만들어진다. 그리고 view는 각 angle에서의 하나의 데이터 세트로 설명되며 수십 내지 수백 개의 raysum으로 이루어진다(예를 들면, 1 view = 800 raysum).

여기서 한방향의 ray의 합을 raysum(또는 projection)이라 하며, 모든 raysum이 합하여 이루어지는 데이터를 sinogram이라 한다(그림 1-30 참조).

그러므로 하나의 영상을 만들기 위한 총 투과 측정값은 다음의 관계식에 의해 계산된다.

총 투과측정값(total measurement data) = view의 수 × 각 view에서의 raysum의 수

예를 들어, 360° 회전 방식에서 각 angle에서 1,000개의 views를 얻는 경우 raw data set를 구해보자. 하나의 view가 800 raysum이면 raw data 양은 800,000 raysum이 된다.

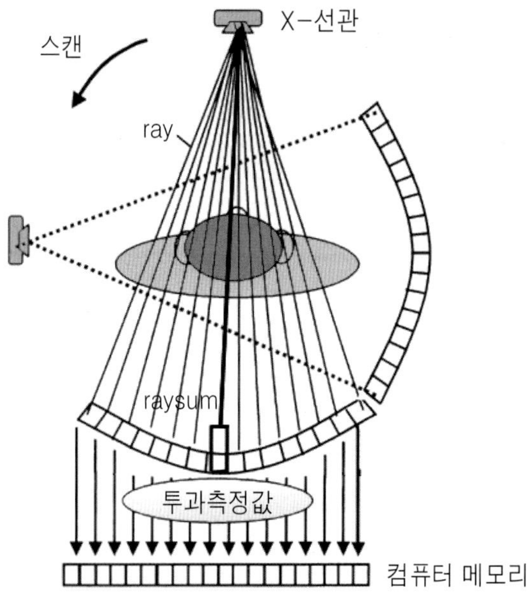

그림 1-30 Penetration measurement data의 개념

8. 데이터 처리

그림 1-31에서 CT영상화 작업을 수행하기 위해 필요한 하부조직 장치의 효율적인 구성과 이를 통한 데이터 처리(data processing)의 전반적인 흐름을 간단하게 보여 주고 있다. 이를 순서적으로 설명하면 다음과 같다.

① 먼저 방사선사는 환자를 테이블에 눕혀 갠트리 안에 위치시키고 조작대에서 필요한 스캔 파라메터를 설정한다.
② 장치의 소프트웨어는 스캔에 필요한 tube 회전속도와 테이블의 이동속도, 샘플링률과 슬라이스 두께 등을 조절한다.
③ X-선관은 데이터 획득의 첫 단계로 갠트리 안에 위치한 환자의 주위를 회전하며 각 방향에서 X-선을 투과시킨다.
④ 데이터 획득장치의 광 다이오드에서 감약 데이터를 수집한다.
⑤ 아날로그 신호의 디지털화, 대수화 처리, 데이터 증폭처리가 행해진다.
⑥ Reference detector 값의 감산처리와 bad detector 값의 평균화 처리와 같은 데이터 전처리를 시행한다.
⑦ 컴퓨터 메모리에서 measurement data를 raw data로 변환시킨다.
⑧ 소프트웨어는 데이터 교정을 시행한다.
⑨ 스캔하는 해부학적 위치와 특성에 따라 수학적인 필터를 사용하여 convolution 처리(알고리즘 처리)를 행한다.
⑩ Back-projector 또는 array processor에서 convolution된 raw data를 image data로 재구성한다.

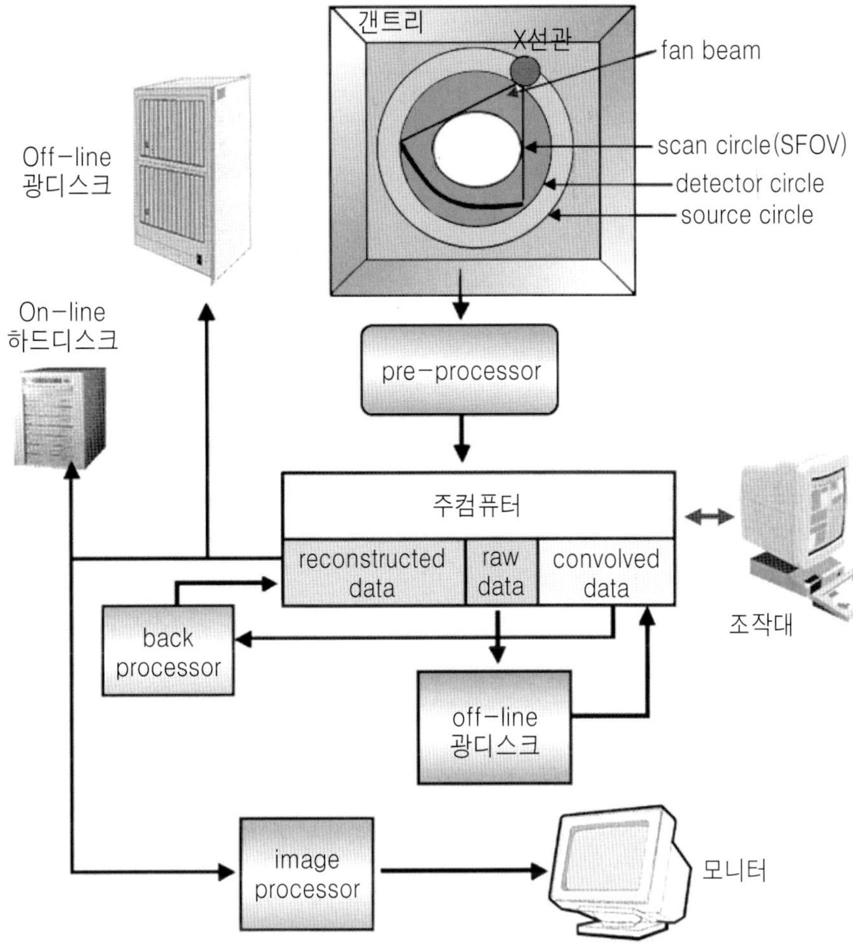

그림 1-31 CT장치의 주요 구성품과 이를 통한 데이터 흐름

⑪ Image data를 마그네틱 하드디스크에 단기 저장하고, 요구가 있을시 image processor를 통해 즉각적으로 모니터에 전시한다.

⑫ 필요에 따라 영상을 장기 저장 시스템인 보조기억매체에 저장하거나 타 시스템에 전송한다.

데이터 처리는 본질적으로 CT와 관련된 수학적인 원리에 연관된다. 앞에서 언급하였듯이 환자를 스캔하여 데이터 획득장치에서 수집된 투과값(measurement data)을 컴퓨터에서 raw data로 변화하고 저장한 후 이를 영상으로 재구성하고 모니터에서 눈으로 볼 수 있도록 한다.

이와 같은 데이터를 컴퓨터가 처리하여 영상으로 만들어내는 과정을 여기서 다시 크게 5단계로 구분하여 자세하게 설명하기로 한다.

첫번째 단계는 투과값을 raw data로 변화시키는 영상의 전처리(pre-processing)이다. 이 과정에서는 다음 단계인 영상재구성을 쉽게 하기 위해 필요한 데이터 교정(correction)과 약간의 형태 변화가 일어난다.

두번째 단계는 영상의 재구성(image reconstruction)이다. 이는 앞에서 나타낸 그림 1-25와 같이 투과측정값을 나타내는 scan data가 CT number라고 불리며 수치화된 디지털 영상으로 변환되는 과정이다. 투과값의 CT영상으로의 변환은 재구성 기법이나 재구성 알고리즘이라고 불리는 수학적인 과정에 의해 수행된다. 이러한 재구성 방법에 대한 설명은 제3장에 언급되어 있듯이 역투영법,

분석적 방법 등이 있다. 현재 대부분의 CT장치에서는 역투영법을 기초로 한 재구성법이 사용되고 있다.

세번째 단계는 재구성된 영상을 검사의 목적이나 해부학적 특성에 적절한 진단이 가능하도록 필터링하는 convolution 과정이다. 이는 일반 X-선검사에서 사용하는 하드웨어적인 필터가 아닌 수학적인 디지털 필터를 사용하여 standard, bone이나 soft tissue 알고리즘화 한다.

구형의 CT장치에서는 convolution 과정이 영상재구성 과정 다음에 이루어지지만, 컴퓨터 공학의 발전으로 빠른 속도의 영상처리가 수행되는 최근의 CT장치에서는 convolution 과정이 영상재구성 과정과 거의 동일한 시기에 수행된다. 이러한 연유로 환자 스캔 즉시 CT영상이 모니터에 나타나는 것이며, convolution 과정을 영상재구성 과정보다 앞서 시행된다고 하는 주장도 있다.

네번째 단계는 재구성된 디지털 영상을 저장하는 단계이다. 디지털 영상의 단기저장을위해 마그네틱 하드디스크에 보관되는 과정이다. 방사선사나 의사는 보관되어 있는 데이터를 불러내어 영상을 관찰할 수 있으며 각종 영상의 후처리를 시행할 수도 있다.

마지막 단계는 영상의 전시(디스플레이)이다. 이는 디지털 형태의 영상을 아날로그 형태의 영상으로 재변환한 후 모니터에 나타내는 과정이다. 영상의 전시는 영상의 관찰에 적절할 뿐 아니라 진단적인 가치가 겸비되어야 한다. 이에 대한 자세한 설명은 다음 절의 windowing과 제2장의 CT장치의 하드웨어 중 영상 전시장치에서 자세히 이루어질 것이다.

9. 영상의 표시와 windowing

앞에서 설명한 여러 과정을 통해 디지털 형태로 컴퓨터의 하드디스크에 보관되어 있는 CT영상을 눈으로 관찰하고 질병을 진단하기 위해서는 아날로그 신호인 gray scale 영상으로 변환되어야 한다. 이러한 변환을 위해서는 디지털/아날로그 변환기(DAC)가 필요하다.

1) Gray level

Gray level이란 디지털화 되어진 각 픽셀이갖는 흑백의 명암값을 의미한다. 두 개의 gray level을 갖는 영상은 단지 흑색과 백색으로 나타내어진다. CT장치에서 어떤 조직의 Hounsfield 값이 높으면 밝게 나타나고 Hounsfield 값이 낮으면 어둡게 나타난다.

2) Gray scale

Gray scale이란 흑백의 명암도(gray level)를 통해 얻어내는 단계적인 회색을 의미하며 gray scale image는 gray level로 이루어진 영상이다.

각 픽셀의 gray scale 값의 범위는 비트 수(bit depth)로 표현되며, CT영상은 단위 픽셀당 비트 수에 의해 특성화된다.

일반적인 CT장치에서의 gray scale은 12비트에 해당되는 4,096 단계(−1,000에서 3,095)를 가진다. 하지만 이를 표시해내는 시스템인 모니터나 laser imager의 경우 이를 축소하여 8비트에 해당되는 0에서 255까지의 256단계로 나타낸다.

3) Window width & level

(1) 정의

CT영상은 기본적으로 물과 뼈 그리고공기를 표준으로 하여 설정된 픽셀의 상대적인 선감약계수인 CT number를 사용하여 흑백의 여러 단계를 나타낸다고 하였다.

Window width란 흑백의 여러 단계인 gray scale로 표현할 수 있는 CT numbers의 범위이며, window level은 gray scale 의 중앙값이다. Window level이 낮으면 X-선 흡수치가 낮은 공기나 지방에 가까운 것을 잘 표시하며, 반대로 window level이 높으면 뼈와 같이 X-선 흡수치가 높은 물질을 잘 표시한다. 그림 1-32는 window width와 level의 개념을 단적으로 보여준다.

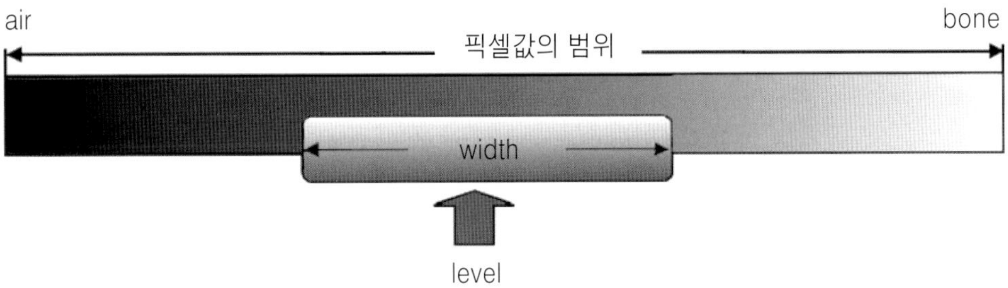

그림 1-32 Window width와 level의 개념

전시된 영상의 window width와 level을 조절함으로써 영상의 대조도를 변화시킬 수 있으며, 보통 조작대의 모니터 하부에 위치되어 있는 track ball이나 조절 손잡이에 의해 조절된다.

만약 관찰자가 모니터에서 영상을 2,000의 window width와 0의 level로 설정하였다면 영상의 전체적인 gray scale을 관찰할 수 있으나 연부조직의 작은 감약차이는 관찰하기가 어려워진다. 왜냐하면 인간의 시각능력은 단지 40단계 이상은 구별할 수 없기 때문이다. 이러한 이유에서 관심부위의 windowing이 필요한 것이다.

예를 들어 복부영상을 window width를 +300, window level을 0로 설정하였다면 영상에 나타나는 HU의 범위는 −150에서 +150이다. 그러므로 흡수치가 −150 보다 낮은 물질은 검게 나타나고, 흡수치가 +150 보다 높은 물질은 밝게 나타나며 149에서 +149 사이의 HU를 갖는 물질들은 흑과 백 사이의 레벨로 표시된다(그림 1-33 참조).

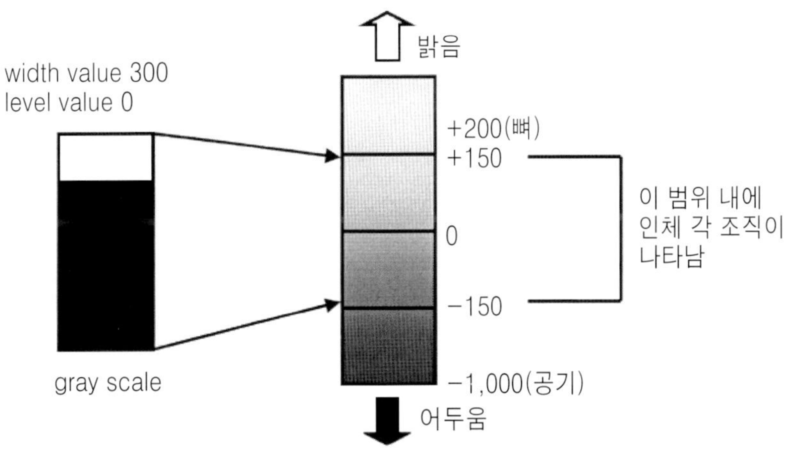

그림 1-33 Window width와 level 값의 표시

(2) Windowing이 영상에 미치는 영향

Window width는 영상의 대조도에 직접적인 영향을 미친다. Width를 넓게 설정하면(높이면) 표시되는 농도 범위(gray scale)가 커지며 영상의 대조도가 나빠진다. 그리고 해상도가 저하되며 적은 흡수차이를 나타내는 조직의 식별능이 저하된다.

이와 반대로 width를 좁게 설정하면(낮추면) 표시되는 농도 범위가 작아져 영상의 대조도가 좋아진다. 또한 적은 흡수차이를 나타내는 조직의 식별능이 향상된다.

Window level은 선감약계수, 흡수치, 농도와 직접적인 관련이 있다. 즉, 공기와 같이 선감약계수가 적은 조직을 관찰하고자할 때는 window level을 낮게 설정하고, bone과 같은 선감약계수가 큰 조직(X-선 흡수치가 높은 물질)을 관찰하고자 할 때는 level을 높게 설정한다.

그림 1-34는 window width와 level 변화에 따라 나타나는 영상의 차이를 보여준다. (a)는 level을 동일하게 설정한 상태에서 width를 200(좌)과 400(우)으로 차이를 둔 복부영상이며, (b)는 level을 -750으로 고정한 상태에서 width를 700(좌)과 1,500(우)로 차이를 둔 lung setting 영상이다. 그리고 (c)는 width를 동일하게 설정한 상태에서 level을 -100(좌상), +50(우상), +300(하)으로 차이를 둔 것이다.

(3) Window setting(window width/level)

Window setting은 먼저 주된 관심으로 보고자 하는 물질에 맞추어 window level을 설정한 후 window width를 설정하는 방법이 권고된다. 그러나 선감약계수가 특히 작거나 큰 물질(공기 또는 뼈)을 관찰하고자 하는 경우에는 window level을 선택한 후 적정한 농도를 얻기 위해 window width를 넓게 설정한다.

장치의 특성과 조영증강 정도 그리고 관찰자의 주관에 따라 차이는 있지만 영상의 정밀한 관찰을 위해 임상에서 일반적으로 사용되는 window setting은 다음과 같다.

- 뇌 실질조직(brain window setting) : Width 80~100 / Level 0~30
- 복부 연부조직 : 300~350 / 0~30
- 간의 narrow window setting : 70~100 / 50~80
- 흉부의 mediastinal(= thoracic) setting : 400~500 / 0~100
- Lung window setting : 1000~1500 / -700 ~ -1000
- Bone setting : 1000~2000 / 200~300
- Temporal bone setting : 3000~4000 / 300~400

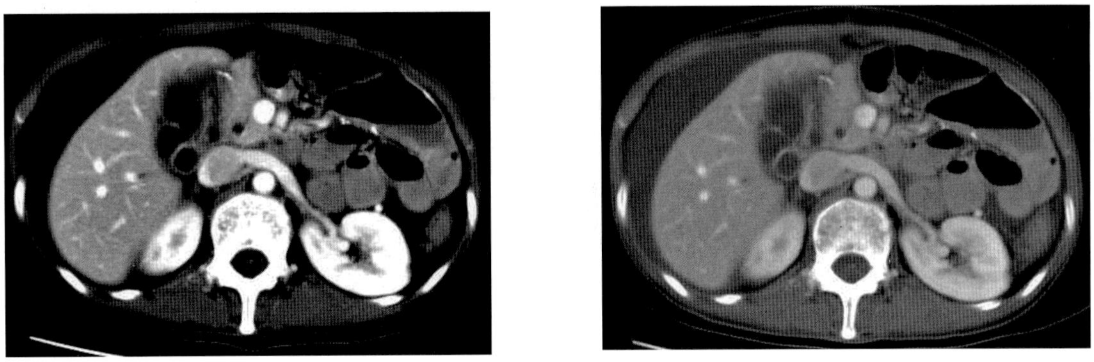

(a) 복부 영상의 window width의 변화(좌 : narrow window, 우 : broad window)

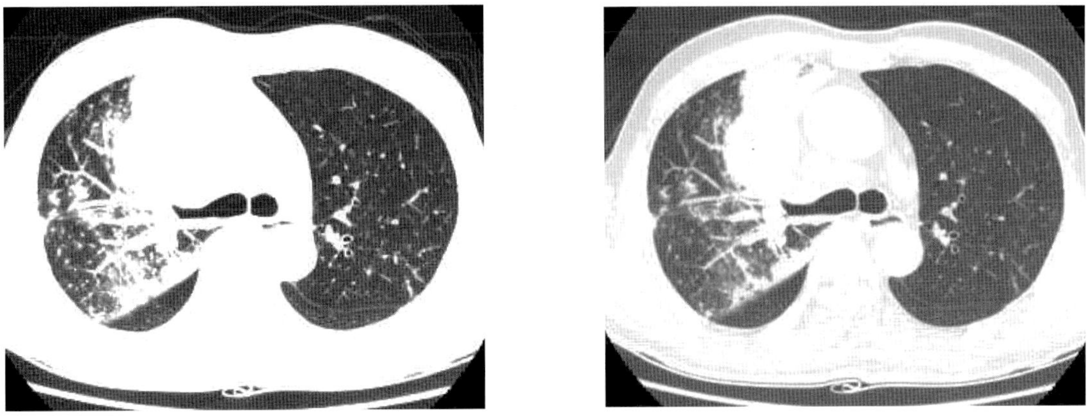

(b) 폐 영상의 window width의 변화

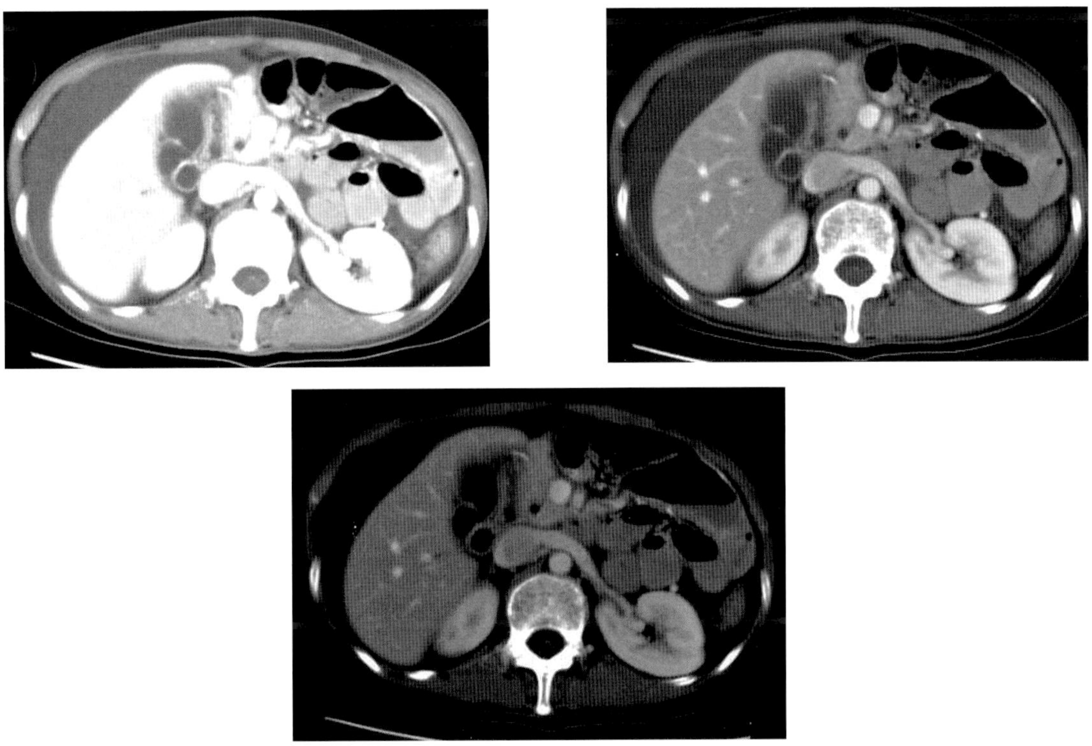

(c) 복부 영상의 Window level의 변화

그림 1-34 Window width와 level 변화에 따른 영상의 변화

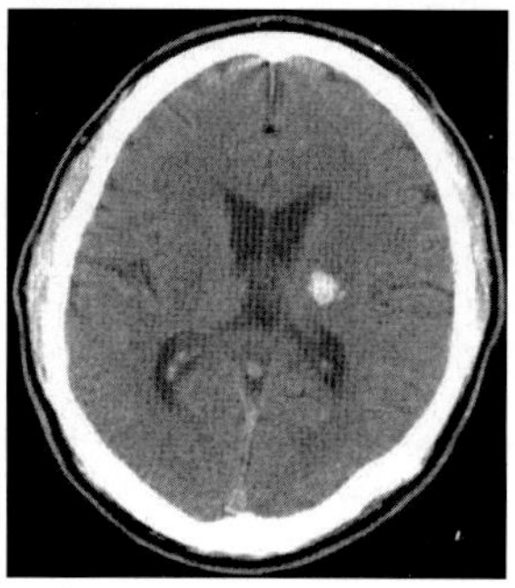

(a) Brain window

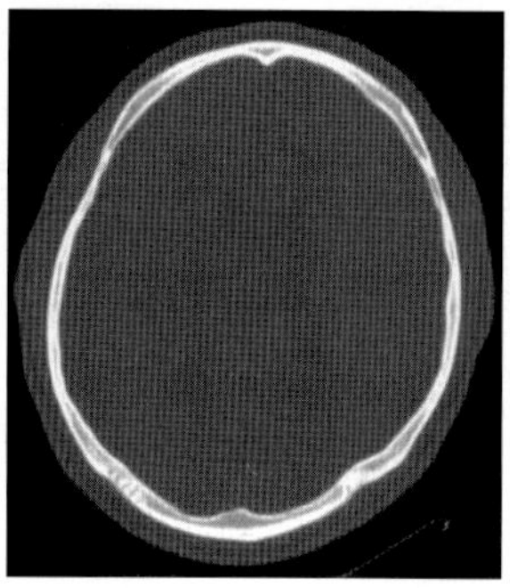

(b) Bone window

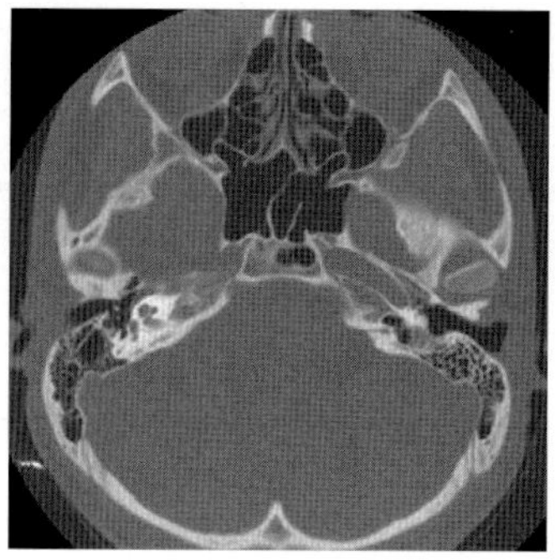

(c) Temporal bone window

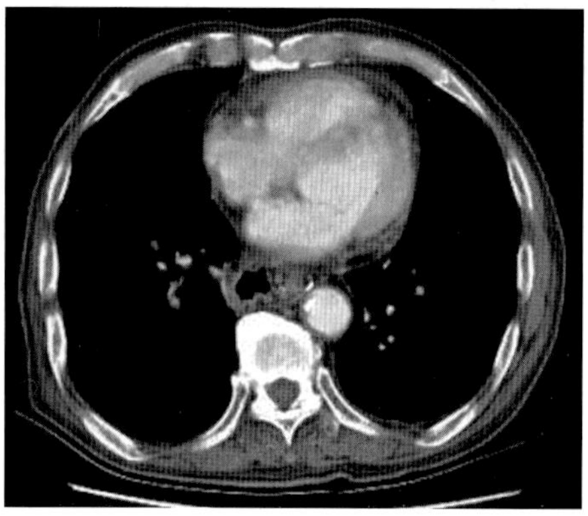

(d) Mediastinal window

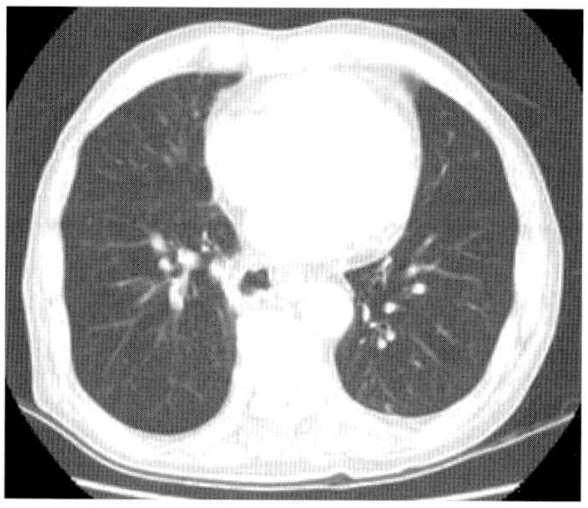

(e) Lung window

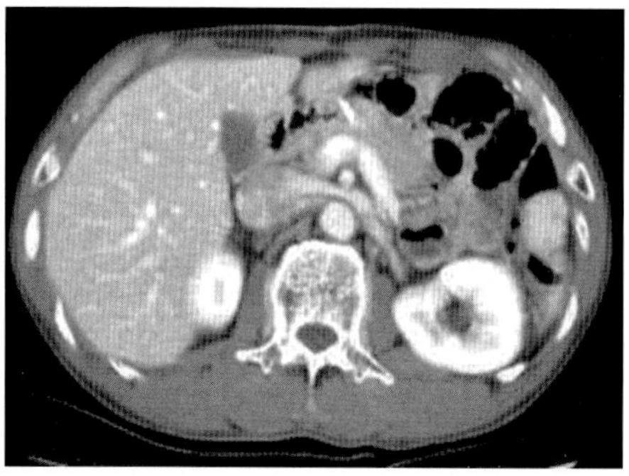

(f) Soft tissue window

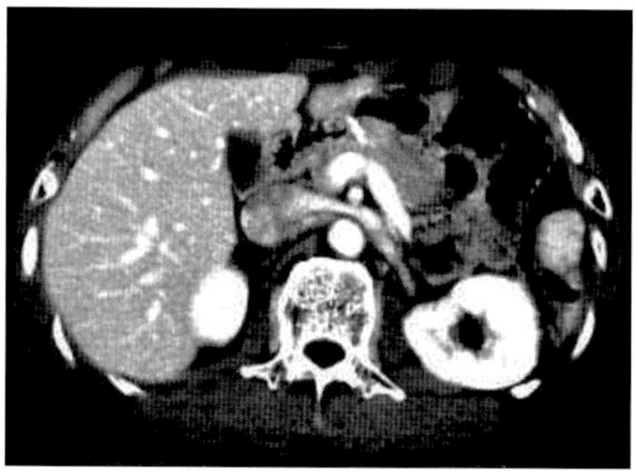

(g) Liver narrow window

그림 1-35 각 부위별 window setting의 예

10. CT영상화 포맷(format)

1) 슬라이스(slice)

X-선이 콜리메이터를 통과하여 투과된 피사체의 횡단면층을 슬라이스라고 한다.

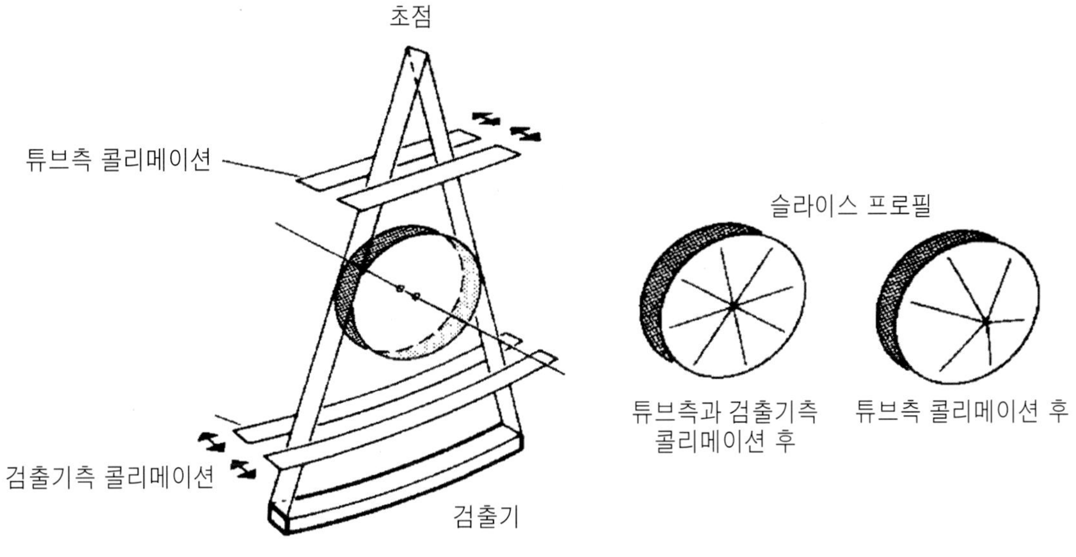

그림 1-36 슬라이스의 개념

2) 슬라이스 두께(slice thickness)와 슬라이스 간격(interval)

CT영상은 인체의 횡단면을 칼로 자르듯이 하여 영상을 만드는 것이 아니라 어느 정도의 두께를 갖고서 영상을 재구성한다. 장치에 따라 다르지만 보통 최저 1mm에서 최대 10mm의 슬라이스 두께를 선택하여 스캔할 수 있다. 이에 대해서는 다음 절의 선속의 콜리메이션에서 자세히 언급하기로 한다.

슬라이스 간격이란 space 또는 interval이라고 하며 한 슬라이스의 중앙에서 다음 슬라이스의 중앙까지의 거리를 의미한다. 슬라이스 간격은 1mm에서 수 십mm 까지 선택할 수 있다.

3) 픽셀, 매트릭스, 복셀

CT영상은 256×256, 320×320, 512×512와 같이 가로열과 세로열의 이차원적으로 정렬된 픽셀(pixel)의 배열을 의미하는 매트릭스(matrix)로 구성된다.

여기서 픽셀이란 picture element로써 영상을 구성하는 최소단위이며, 각 픽셀은 해부학적인 한 조각을 표현한다. 그러므로 픽셀의 크기가 적을수록 작은 크기를 갖는 조직의 해부학적 표현이 우수해진다.

픽셀은 영상 모니터에서 gray scale의 한 점으로 표시되며, 256×256 매트릭스인 경우 이는 총 65,536개의 픽셀의 배열을 의미한다. 픽셀의 크기(pixel size)는 다음의 식과 같이 매트릭스의 크기와 FOV로부터 계산되어 질 수 있다.

$$픽셀\ 크기 = \frac{\text{Scan FOV}}{매트릭스\ 크기 \times \text{Zoom factor}}$$

예를 들어, 512×512 매트릭스를 사용하여 스캔한 복부 CT영상의 DOV가 32cm인 경우 픽셀 크기는 32×10mm/512 = 0.625mm가 된다. 픽셀의 크기는 일반적인 CT장치에서 0.3~5.0mm의 범위를 갖는다.

가로열과 세로열의 이차원적으로 정렬된 픽셀의 배열을 의미하는 매트릭스의 크기는 256×256, 512×512, 1,024×1,024 등이 있다. CT검사시 방사선사에 의해 선택 가능하다. 하지만 대부분의 장치에서는 512×512 매트릭스로 단일화하여 사용하고 있으며, 일정한 field of view(FOV)에서 매트릭스가 증가하면 픽셀의 크기는 작아져 영상 단위의 크기가 작아지므로 영상의 해상능이 증가되는효과를 준다.

매트릭스에 대해서는 다음 절인 영상화 파라메터에서 추가로 언급하기로 한다.

스캔된 슬라이스는 복셀(voxel)이라고 불리는 체적 요소(volume element)로 분리되며, 횡과 종방향 외에 두께를 의미하는 깊이의 차원을 가진다. 또한 픽셀은 체적 요소인 복셀로 변형되며, 각 복셀을 투과한 방사선 정보는 컴퓨터 처리를 통해 각 픽셀에 대한 CT number로 계산되어 영상으로 표현된다. 복셀의 크기는 단면두께 뿐만 아니라 매트릭스의 크기와 FOV에 의해서도 결정된다(그림 1-37 참조).

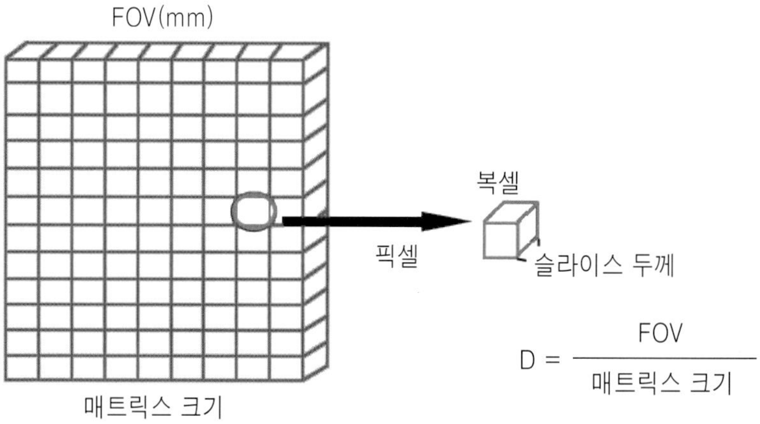

그림 1-37 픽셀과 복셀의 개념도

4) Scan data와 image data

Scan data는 raw data 라고도 불린다. 이는 환자를 투과하여 detector에 포획된 감약 데이터(measurement data) 또는 영상의 전처리가 끝나고 back projection이나 convolution 처리가 되지 않은 상태의 데이터이다. 반면에 image data란 우리가 눈으로 볼 수 있는 공간영역의 데이터이며 영상 재구성처리 후 CT number로 표현된 데이터이다.

그림 1-38은 필터보정 역투영법이 시행되기 전의 raw data와 재구성 후의 image data를 나타낸 것이다. 896개의 채널과 900개의 view를 갖는 CT시스템이라고 가정하면 raw data의 크기는 약 2MB의 데이터 양을 가지며(896×900view×2byte), image data의 데이터 양은 약 0.5MB가 된다(512×512×2byte).

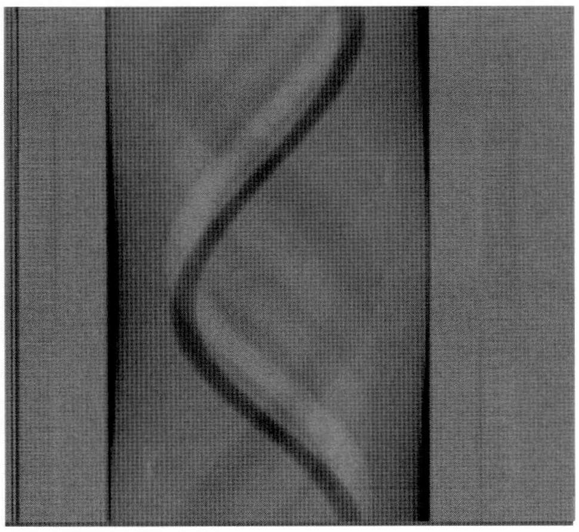

(a) Raw data(sinogram)

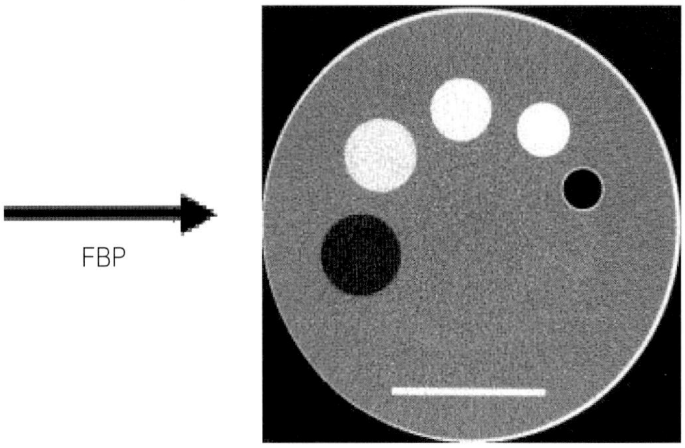

(b) Image data

그림 1-38 Raw data와 image data의 개념

5) Construction, Reconstruction, Reformation

Construction은 X-선관이 고정되어 있는 상태에서 slit 형태의 X-선을 노출하고 환자테이블이 이동하며 영상을 얻는 scout 영상과 같이 스캔 즉시 영상이 구성된다.

Reconstruction은 역투영법과 같은 재구성기법을 사용하여 각 방향에서 얻은 프로필 데이터를 중첩하고 필요없는 데이터는 삭제하여 횡단면(axial) 영상을 얻어내는 방법이다. 그리고 reformation은 재구성된 횡단면 영상을 이용하여 coronal이나 sagittal, oblique 영상 등으로 변환시키는처리이다.

6) ROI

Region of interest의 약자로 계측 등을 목적으로 영상에 설정되는 2차원의 영역을 의미한다. 원형, 타원형, 사각형, trace를 통해 구성할 수 있으며 ROI 설정을 통해 CT number나 노이즈의 측정이 가능하다.

7) Archive 및 remove

Archive란 scan data 및 image data를 데이터 보관장치 사이에서 전송 및 저장하는 기능을 총칭하는 용어이다. 이는 하드디스크의 데이터를 보조기억매체인 DVD나 MOD로 전송을 의미하는 save(= dump, store), 반대로 보조기억 장치에서 주기억 장치인 하드 디스크로의 전송을 의미하는 restore(= retrieve, load)로 양분된다. 그리고 remove(= delete)는 하드디스크에 있는 scan data 또는 image data를 삭제하는 기능이다.

11. 영상화 파라메터

CT장치의 궁극적인 목적은 최소의 선량과 환자에게 최소한의 불편을 초래하는 상태에서 정밀한 진단이 가능한 고화질의 영상을 만드는 것이다. 이를 위해서는 효율적으로 설계된 시스템 구성과 디자인 외에도 장치를 사용하는 방사선사와 의사의 기술적 특성이 필요하다. 여기서는 스캔에 관련된 중요한 파라메터에 관해 설명하기로 한다.

1) 선속 콜리메이션

선속 콜리메이션(beam collimation)은 X-선속의 실제 두께와 관련되며, 고식적 CT장치에서는 기본적인 슬라이스 두께로 정의된다. 그러므로 7mm 두께의 빔은 7mm 두께의 단면을 만들어 낸다.

CT검사시 콜리메이션 선택(슬라이스 두께)은 병변 감지의 민감도에 큰 영향을 미치므로 CT스캔 sequence에서 선정해야 하는 중요한 요소 중의 하나이다. 예를 들면, brain routine CT에서는 5mm 정도, spine CT에서는 2~3mm 정도, liver CT에서는 3~5mm 정도의 슬라이스 두께가 사용된다.

작은 크기의 병변을 관찰하고자 할 경우에 두꺼운 슬라이스 두께를 선택하면 volume averaging effect에 기인되어 병변이 감지되지 않을 수 있으므로 이는 잘못된 파라메터의 설정이다. 즉, 얇은 슬라이스 두께는 edge definition을 향상시키고 특히 bone 구조에서 공간해상능을 향상시켜 작은 병변의 감지능을 향상시키며, 다방향의 2차원적 reformation 영상 및 3차원 재구성영상의 질을 향상시킨다. 그리고 수술시 사용된 클립과 같은 고농도의 피사체에서 발생되는 직선형의 streak 아티팩트(partial volume artifact)를 줄이고 volume averaging 효과를 감소시켜 cross-plane resolution (Z-축 해상능)을 향상시킨다.

그림 1-39는 두꺼운 슬라이스 두께와 얇은 슬라이스 두께 설정시 작은 폐결절의 감지 여부를 나타낸 예이다. 그리고 그림 1-40은 제2경추 골절환자의 coronal reformation 영상이다. 1.0mm 두

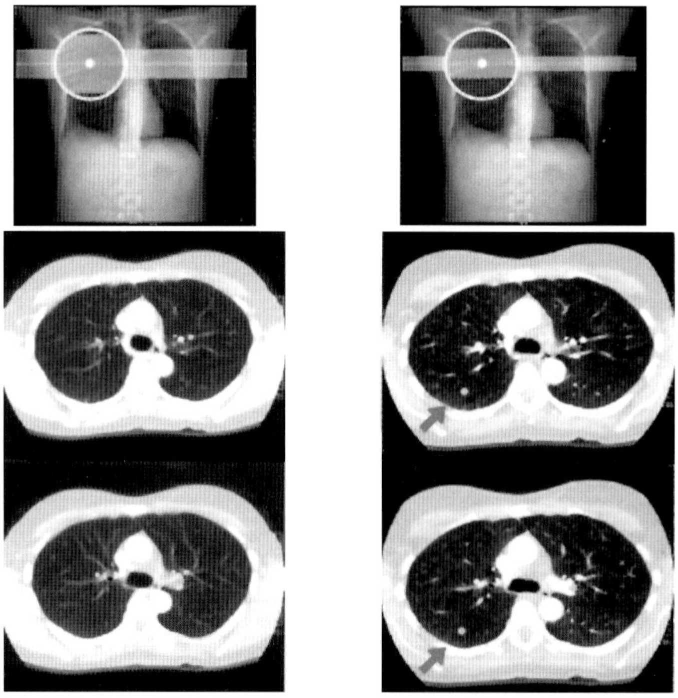

(a) 7mm (b) 3mm

그림 1-39 슬라이스 두께에 따른 작은 폐결절의 감지 여부

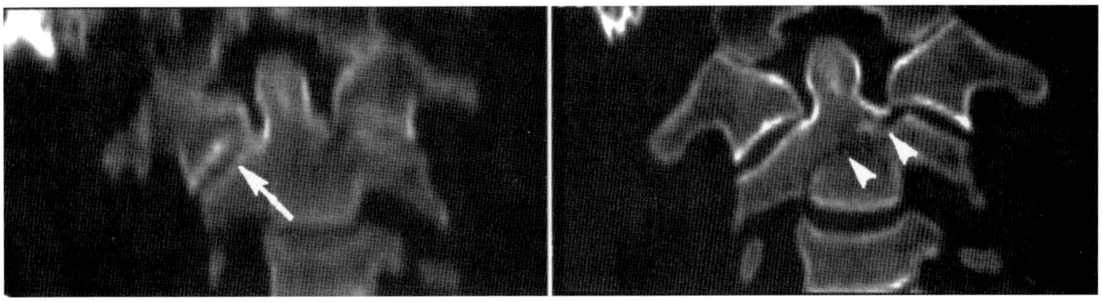

(a) 2.5mm (b) 1.0mm

그림 1-40 슬라이스 두께에 따른 coronal reformation 영상의 질적 차이

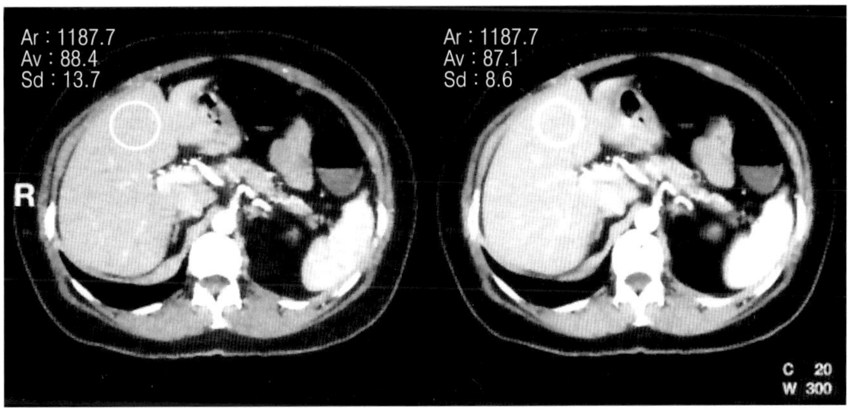

(a) 3mm (b) 10mm

그림 1-41 슬라이스 두께에 따른 영상의 입상성(graininess)과 노이즈

께의 횡단면 영상을 사용하여 재구성한 영상(b)에서는 2.5mm 두께의 영상(a)에서 화살표로 표시된 stair-step artifact가 보이지 않으며, 화살표 머리로 표시된 골절부위가 선명하게 구별된다.

그림 1-41에서 슬라이스 두께에 따른 영상의 입상성과 노이즈를 비교하였다. 그러나 고식적 CT 장치에서의 얇은 슬라이스 두께의 사용은 몇 가지 trade-offs가 있다.

첫째, 보고자 하는 전체부위를 스캔하려면 총 슬라이스 수가 많아지므로 스캔 시간과 재구성 시간이 오래 걸리게 된다. 예를 들어, 일반적인 복부 CT에서 간 상연에서 신장까지 30cm의 영역을 스캔할 경우 10mm의 콜리메이션을 사용시 30개의 슬라이스가 된다. 이때 한 영상을 얻고 다음 영상을 스캔하기 위한 위치로 이동하는데 까지 5초가 소요된다면 스캔에는 150초가 소요될 것이다.

하지만 간의 작은 병변을 감지하기 위해 2.5mm의 콜리메이션을 사용시 120개의 슬라이스가 되며 최소한 600초가 소요될 것이다. 이렇게 추가되는 스캔 시간은 쓸데 없는 낭비일 뿐만 아니라 환자의 호흡이나 움직임에 의한 영상의 질적 저하를 초래한다.

둘째, 얇은 슬라이스 두께는 양자 노이즈(quantum noise)에 의한 영향을 많이 받게 하여 영상의 질(특히, 대조도분해능)을 저하시킨다. Quantum mottle이라고 불리는 양자 노이즈란 영상을 만들기 위해 사용되는 광자의 수와 밀접한 관련이 있으며 많은 수의 광자가 사용되면 광자 노이즈는 적어지지만, 얇은 슬라이스 두께의 선정이나 노출조건의 잘못으로 조건이 부족할 경우에는 광자 노이즈를 증가시킨다.

복셀에 도달하는 광자의 수에 영향을 미치는 요인으로는 광자 노이즈 외에 슬라이스 두께, 픽셀 크기 또는 매트릭스가 해당된다.

슬라이스 두께는 복셀의 3차원적 요소 중의 하나에 해당되며, 횡단면 영상의 Z-축(환자의 종축)에서의 복셀의 윤곽을 그려낸다. 앞에서의 예처럼 10mm에서 2.5mm의 슬라이스 두께로 감소시키면 복셀의 볼륨을 75% 감소시키는 결과를 초래하며, 10mm 슬라이스 두께에 비해 복셀당 광자의 수가 1/4로 감소되는 것이다. 이로 인해 양자 노이즈는 2배 정도 증가되며 영상의 관찰시 대조도분해능이 감소된 것처럼 나타나며 상대적으로 미세한 감약차를 갖는 조직을 구별하는데 장해가 된다.

이에 관련되어 많은 관심을 가져야 할 부분이 선량이다. 대부분의 임상적인 상황에서 관전류나 관전압을 변화시키지 않는 한, 콜리메이션을 감소시키는 것은 비록 검사 소요시간을 증가시킨다고 할지라도, 환자가 받는 피폭선량의 심각한 변화를 초래하지는 않는다. 그러나 1mm 정도로 콜리메이션을 얇게 하면 환자가 받는 피폭선량은 증가한다. 이는 환자를 투과한 X-선의 일부가 detector에 도달하기 전에 환자 측 콜리메이터에 의해 막혀 산란되기 때문이다.

여기에서 우리가 알아야 할 사항은, 얇은 슬라이스 두께의 횡단면 영상을 사용하여 다방향의 reformation 영상을 재구성시 direct 스캔에 뒤지지 않는 고화질의 영상을 얻음으로써 추가적인 direct 스캔(환자의 자세를 변경시켜 갠트리에 위치시킨 후 시행하는 coronal 또는 sagittal scan)의 필요성을 없앤다. 이는 발생 가능한 피폭을 감소시키는 효과를 주는 것이다.

2) 관전류

mAs는 양자 노이즈와는 역으로 X-선 광자의 수에 직접적으로 관련된다. 그리고 mAs와 kVp의 산물인 heat unit는 X-선관의 양극에 부과된 에너지의 양을 반영한다.

CT검사시 mAs를 증가시킬수록 양자 노이즈의 감소로 대조도분해능이 증가된다. 그러나 X-선관의 양극에 열을 많이 발생시켜 부담을 주므로 전체 스캔 시간을 제한시키며, 냉각시간을 필요로 하기 때문에 스캔 볼륨 역시 제한된다. 또한 환자의 방사선 피폭을 증가시킨다.

앞에서 언급하였고 그림 1-42에 나타나 있듯이 연부조직의 대조도가 중요한 검사에서는 mAs를 높이는 것이 유용하며, 척추나 안면골과 같이 고대조도 피사체의 영상화에서는 mAs의 영향력은 다소 떨어진다. 그러므로 척추나 골부위의 검사시 흉복부나 뇌 CT검사에 비해 상대적으로 mAs를 적게 설정하는 것이 바람직하다.

또한 환자가 받는 선량은 물론 직선적으로 mAs에 영향을 받는다. 즉, mAs를 두 배로 증가시키면 환자가 받는 선량 역시 두 배로 증가된다.

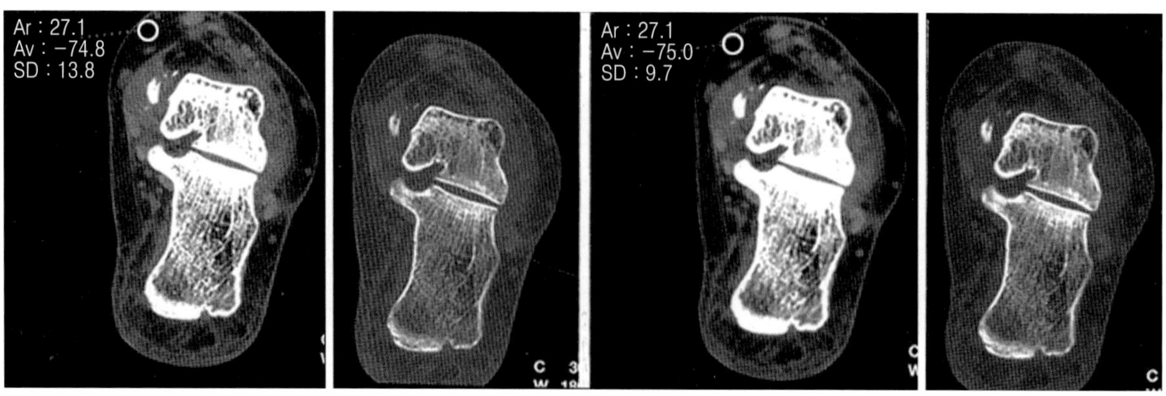

(a) 100mAs (b) 200mAs

1-42 사지 CT에서 mAs 차이에 따른 노이즈 특성

3) 관전압

보급형 CT장치에서는 대부분 120kVp의 관전압으로 고정되어 있는 경향이며, high-end CT장치에서는 80~140kVp의 범위에서 3~4개의 관전압 선택이 가능하다. 관전압 선택이 가능하면 검사 프로토콜의 설정시 유연성을 제공하고 환자의 선량조절이 용이한 장점이 있다.

대부분의 CT검사에서는 120kVp가 사용되며 posterior fossa 부위, high resolution lung CT, 매우 뚱뚱한 환자의 스캔에는 140kVp의 사용이 권장되며, bone mineral densitometry용 CT나 소아환자의 CT스캔에서는 80kVp 또는 100kVp의 사용이 권고된다.

(1) 관전압과 검출기 출력

관전압은 X-선속의 에너지 레벨을 반영하며 영상에 질적인 요소로 작용한다. 즉, 관전압을 증가시키면 방사선 스펙트럼이 고에너지 레벨로 이동되고 방사선의 감약이 저하되는데, 이는 bone과 조영증강된 조직에서 현저히 나타난다.

GE사의 데이터에 의하면 120kVp에서 25cm 직경의 물 팬텀을 통과한 X-선 투과력을 기준으로 할 때 80kVp를 사용하면 검출기에서 얻어지는 출력은 약 1/5에 해당되며, 140kVp를 사용하면 약 1.7배에 해당된다고 한다. 이는 X-선빔에 포함된 에너지 분포의 차이는 mA와 kVp의 곱으로 계산되는 X-선관의 출력(KW)에 비례하지 않는다는것을 의미한다. 다시 말하면, 동일한 출력에서 높은 관전압을 사용하는 것이 detector에 얻어지는 출력이 높으며 노이즈가 적은 영상을 얻어낸다는것이다(그림 1-43 참조).

그리고 X-선의 통과경로가 길수록 고관전압의 투과도가 저관전압에 비해 커진다. 즉, 선속의 에너지가 높을수록 환자에 대한 투과력이 커지므로 많은 수의 광자가 detector에 도달되며 양자 노이즈를 감소시킨다. 그러므로 shoulders, pelvis 등의 X-선 통과경로가 상대적으로 긴 CT검사에서는 고관전압의 사용이 효과적이다.

그림 1-44는 120kVp를 기준으로 하여 관전압을 변화시켰을 때 검출기의 출력을 비교한 것이며, 그림 1-45는 140kVp에서 물팬텀의 두께에 따른 출력을 비교한 것이다.

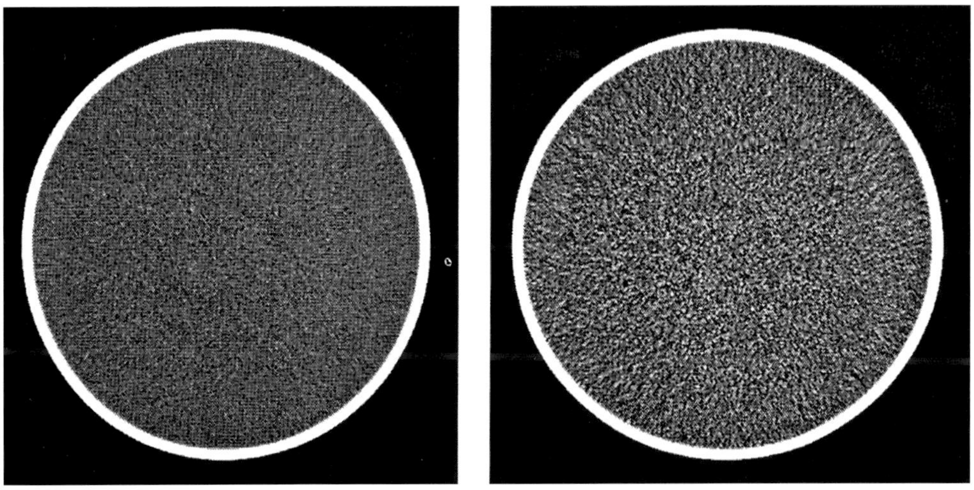

(a) 140kVp (b) 100kVp

그림 1-43 관전압 변화에 따른 노이즈 차이를 보여주는 팬텀영상

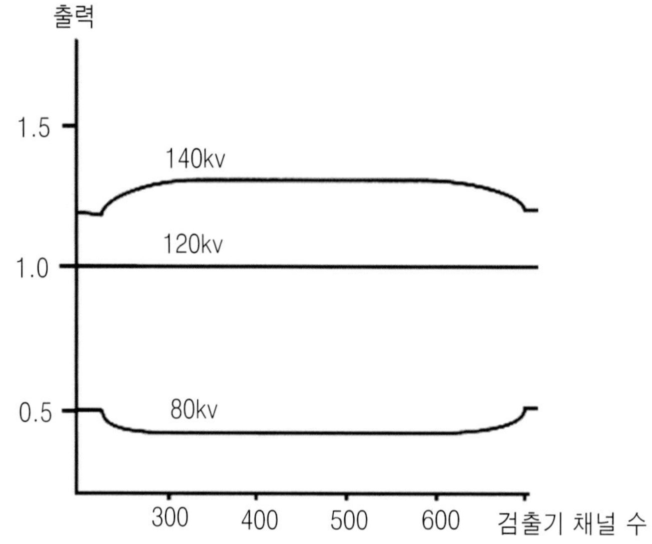

그림 1-44 관전압 변화에 따른 검출기 출력 비교(120kVp 기준)

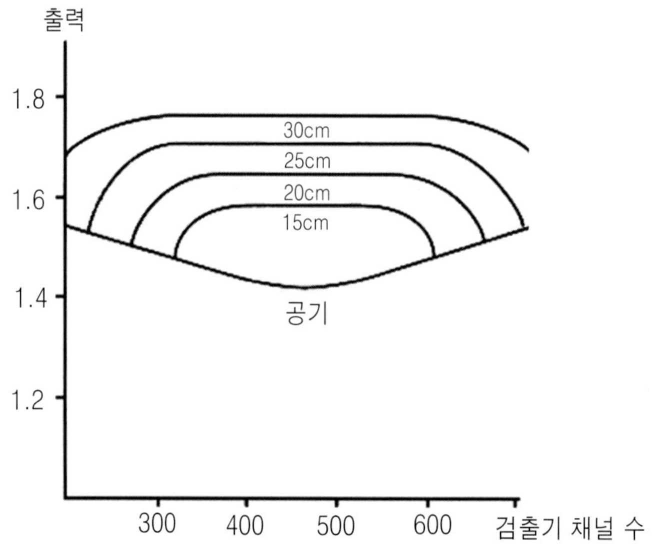

그림 1-45 140kVp에서 물 팬텀 두께에 따른 출력 비교

(2) 관전압과 대조도 증강효과

그림 1-46은 서로 다른 조영제 농도에서 관전압의 차이에 따른 CT number를 비교한 것이다. 그림에서 알 수 있듯이 저대조도 부위에서 120kVp 대신에 140kVp를 선택함으로써 야기되는 실질적인 문제는 없다.

인체 내 각 조직의 에너지 특성이 결과를 좌우하는 중요한 요인이기 때문에 더욱 우수한 저대조도 분해능 영상을 얻기 위해서는 고관전압이 효과적이다는 것에 대해서는 더욱 많은 연구가 필요하다. 그러므로 높은 관전압의 사용이 저대조도 분해능을 향상시킨다고 단정하는 것은 무리가 있다. 이는 어떤 해부학적 부위에서는 고관전압의 사용이 노이즈 감소효과를 통해 대조도분해능을 향상시키지만, 반면에 다른 면에서는 X-선 흡수차이를 감소시키므로 고관전압의 사용이 대조도를 저하시키는

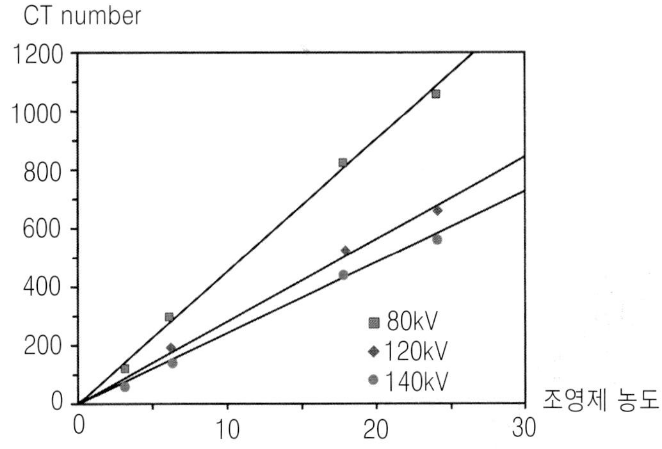

그림 1-46 관전압 변화에 따른 조영제 농도와 CT number의 비교(HiLight detector에서)

효과를 나타내기 때문이다. 또한 고관전압의 사용은 환자의 표면선량은 감소시키지만 전체적인 측면에서는 환자의 피폭선량을 증가시키는 요인이 된다.

4) 회전시간(rotation time)

회전시간이란 X-선관이 360° 일회전하는데 걸리는 시간을 의미한다. 고식적인 CT에서는 장치에 따라 차이는 있지만 보통 1초에서 4초까지 선택이 가능하며 2초의 회전시간을 선택하여 스캔하는 경우를 흔히 2초 스캔이라 부른다. 반면에 최신 MDCT에서는 X-선관을 연속 회전시키는 기술을 적용하여 회전시간을 획기적으로 단축시켜 0.4초 정도의 회전시간이 소요된다.

고식적 CT장치에서 긴 회전시간을 선택하는 경우의 장점은 mAs를 증가시킴으로써 대조도분해능을 증가시킬 수 있는 점이다. 그러나 스캔 도중 환자의 움직임이 발생될 수 있어 이로 인해 영상의 질이 저하될 수 있다.

5) Field of view(FOV)

데이터 수집과 영상 재구성되는 동안 매트릭스는 영상화 될 슬라이스에 맞는 scan FOV 위에 놓여진다. Scan FOV(스캔 범위, scan field of view)란 스캔 중 데이터를 획득하는데 사용되는 범위이며 이에 따라 effective detector의 수가 결정된다. 예를 들면, 25cm의 scan FOV는 중앙에 위치해 있는 400개의 detector element만 사용하여 영상을 획득하고, 50cm의 scan FOV는 600개의 모든 detector element만 사용하여 영상을 획득한다는 의미이다.

동일한 크기의 재구성 매트릭스(예, 512×512)를 사용하는 경우 SFOV를 작게 설정할수록 픽셀의 크기는 작아진다. 일반적으로 50cm의 SFOV에서는 픽셀 크기가 1.0mm이나, 25cm의 SFOV에서는 픽셀 크기가 0.5mm가 된다.

스캔 파라메터 설정시 피사체에 비해 작은 scan FOV를 설정하면 얻고자 하는 정보의 손실이 발생하며, 너무 크게 설정하면 산란선의 영향으로 영상의 질이 저하되므로 scout 영상에서 스캔 범위를 측정한 후 설정하는 것도 좋은 방법이다.

반면에 재구성 범위를 의미하는 display FOV(DFOV)는 모니터상에 나타나는 완성된 영상의 묘사 범위를 의미한다. 어떤 일정한 크기의 영상을 큰 DFOV를 사용한다면 모니터에 나타나는 영상의 크기는 작게 나타나고, 작은 DFOV를 사용한다면 픽셀 크기가 작아지고(예를 들어 13cm의 DFOV 사용 시 픽셀 크기는 0.25mm가 됨) 모니터에 나타나는 영상의 크기는 상대적으로 커진다.

방사선사는 스캔하는 중에 scan FOV나 스캔된 measurement data로 부터 재구성 범위(display FOV)를 설정한다(그림 1-47 참조).

Scan FOV는 장치에 따라 다소 차이는 있지만 직경이 25cm 정도인 small SFOV와 50cm 정도의 large SFOV가 있으며 최근의 장치는 50cm로 단일화 되어 있는 장치도 선보이고 있다. 임상에서 DFOV의 설정 방법은 수치적으로 입력하거나 원형의 영역으로 그려 설정하며, 크기는 SFOV와 동일하거나 작게 설정된다.

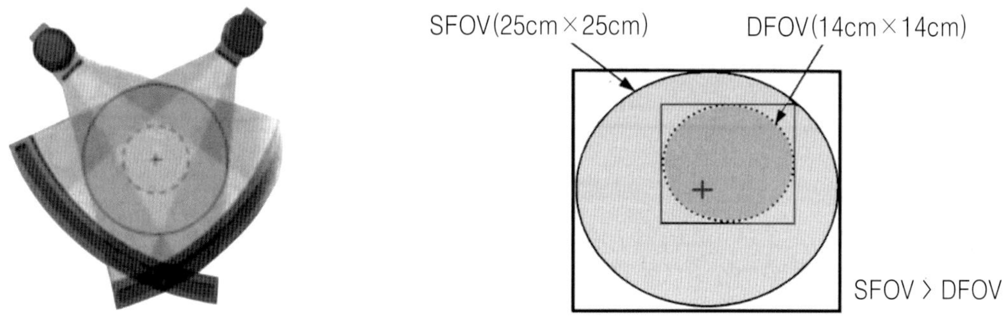

(a) Scan FOV (b) Display FOV

그림 1-47 Scan FOV와 display FOV

6) 재구성 알고리즘(reconstruction algorithm, reconstruction filter)

X-선관이 환자 주위로 360° 회전하는 과정에서 굉장히 많은 양의 데이터가 생성된다. 스캔 데이터(scan data)가 수집되면 영상재구성 과정의 일부로 생각할 수 있는 수학적인 필터링 알고리즘이 수행된다. 이러한 스캔 데이터를 image data로 변화시키는데 사용되는 수학적인 공식이 필터링 알고리즘 또는 재구성 알고리즘이다.

재구성 알고리즘은 인체의 여러 부위와 조직의 특성에 맞게 적합화 되어 있으며, CT장치의 제조사나 모델에 따라 많은 종류가 있다. 또한 명칭도 제조사에 따라 차이가 있다. 알고리즘은 크게 standard, bone, smoothing 알고리즘으로 분류되며 추가되는 목적이나 적용에 따라 세분화되기도 한다.

장치에 따라 다소 차이는 있지만 알고리즘 선택에 따라 일반적으로 데이터 처리시간의 차이는 나지 않으며 raw data가 존재하는 한 방사선사는 알고리즘을 변화시킨 영상을 다시 얻을 수 있다(그림 1-49 참조).

다음은 GE사의 재구성 알고리즘을 예로 들어 설명한다. Standard은 가장 널리 이용되며 필터링 처리를 거의 하지 않은 일반적인 특성을 갖는 알고리즘이다. 0.75mm 정도 크기의 구조를 선별할 수 있으며(0.75mm의 resolving power), brain이나 neck 등에 주로 사용한다.

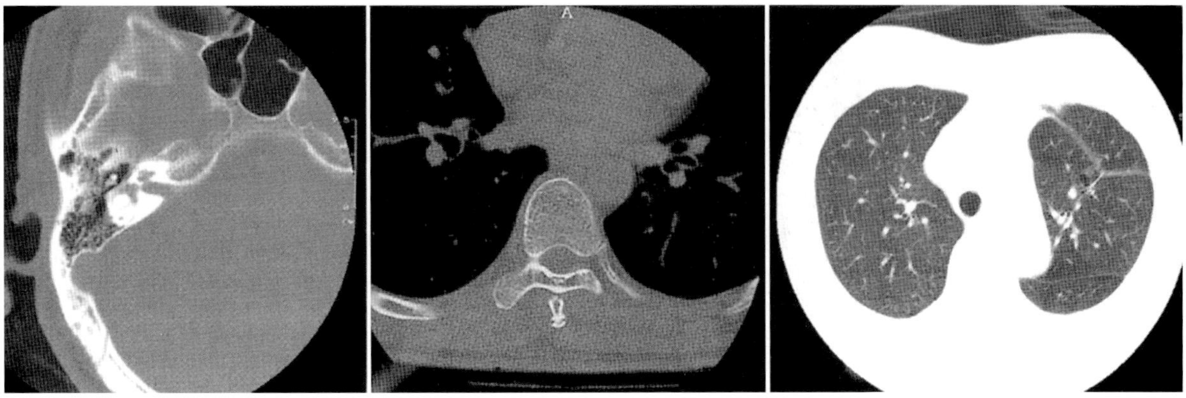

그림 1-48 고주파수 영역을 강조하는 알고리즘의 임상 적용 예

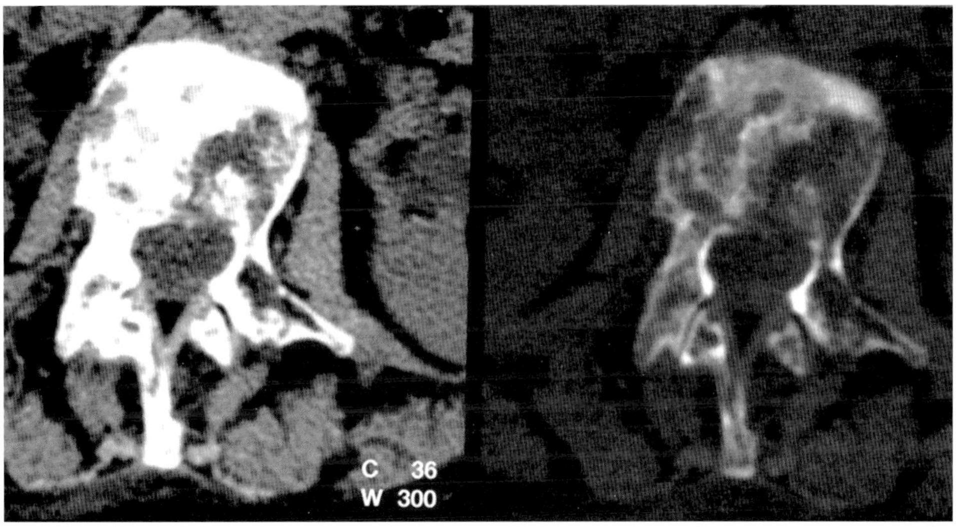

(a) Soft tissue 알고리즘

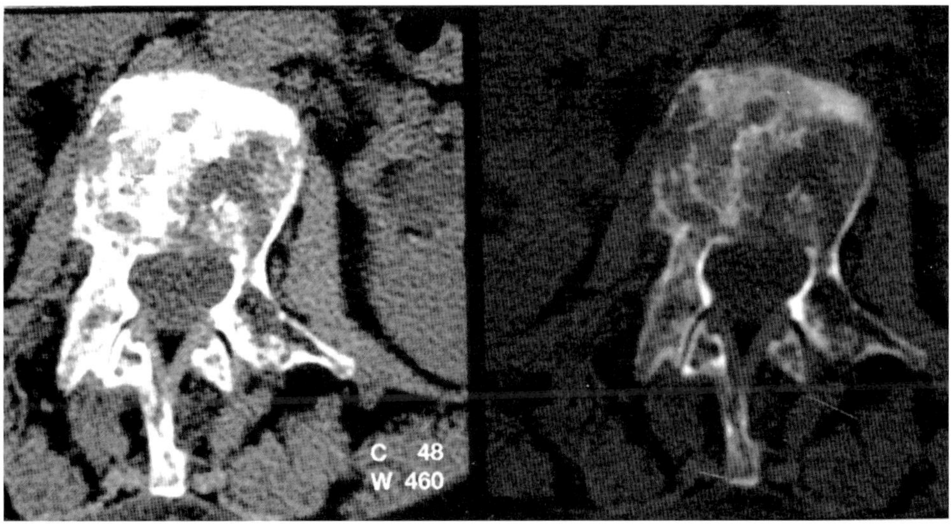

(b) Bone 알고리즘

그림 1-49 재구성 알고리즘에 따른 영상의 detail과 노이즈의 영향

Soft tissue로 명명되고 있는 smoothing 알고리즘은 복부와 같이 감약계수 차이가 적은 부위(low contrast objects)의 검사에 주로 사용된다. 다시 말해, 보다 나은 대조도분해능을 제공하는 smoothing 알고리즘은 standard와 같이 0.75mm의 resolving power를 가지나 연부조직의 미세한 감약계수 차이를 상대적으로 강조시키며 smooth한 영상을 얻어낸다. Low pass filter의 적용으로 영상의 노이즈를 감소시킨다(그림 1-49-(a) 참조).

Bone 알고리즘은 공간분해능이 가장 우수한 알고리즘 중의 하나이다. 0.5mm 정도 크기의 구조를 선별할 수있으며, bone의 해부학적 구조검사에 적합하며 high resolution lung CT 등에 주로 사용된다. High pass filter의 적용으로 bone의 margin을 선예화시켜 영상의 공간분해능을 증가시키나 노이즈를 많이 발생시키며 영상재구성 시간을 다소 증가시킨다(그림 1-49-(b) 참조).

그 밖에 edge, detail, lung 알고리즘이 있다. Edge 알고리즘은 bone과 같이 고주파수 영역(high frequency area)을 강조하는 고해상능 알고리즘이며, 특히 뼈와 공기가 인접하고 있는 미세한 구조물에서 발생하는 직선형의 아티팩트 발생을 감소시켜 temporal bone CT에 유용하다.

그리고 detail 알고리즘은 standard와 bone 알고리즘의 중간적인 특성을 갖는다. 즉, 해상능은 양호하나 노이즈도 증가되는 특성을 갖는다. 그러므로 연부조직과 척추골의 양쪽 관찰이 필요한 spine CT에 유용하다. 이와는 달리 standard, soft, high, ultrahigh 알고리즘 등으로 구별하는 장비도 있으며 수십 가지의 숫자(kernel)로써 구분하는 장비도 있다.

7) 해상능(resolution)

대부분의 CT장치에서는 small과 large의 두 개의 초점을 가지며, 초점의 크기는 영상의 해상능에 큰 영향을 미친다.

GE사의 CT장치와 같이 스캔하는 과정에서 노출조건에 따라 초점의 크기가 선택되는 장치가 있는 반면 Philips사의 장치에서는 스캔 파라메터의 하나로써 해상능을 선택하면 초점 크기가 설정된다.

즉, Philips사의 CT에서 사용되는 스캔 파라메터로서의 해상능이란 초점(focal spot)과 2차적인 콜리메이션에 연관되어 결정된다. 다시 말하면, Philips사의 나선형 CT에서는 standard, high, ultra-high의 3가지 resolution 설정이 가능하도록 되어 있으며, resolution 설정에 따라 초점 크기가 달라지도록 디자인되어 있으며, 이와는 별도로 재구성 알고리즘은 수 십 가지의 숫자로 세분화되어 있다.

그림 1-50에 나타낸 바와 같이 standard 해상능에서 high 해상능으로의 변환시에는 초점의 크기를 large에서 small로 바꾸어진다. 그리고 high 해상능에서 ultra-high 해상능으로의 변환시에는 초점의 크기는 small로 유지하고 환자를 투과한 감약 데이터를 콜리메이션하기 위해detector 앞에 콜리메이터를 설치시킨다. 이 콜리메이터는 선속을 프로필을 향상시키고 공간분해능을 20lp/cm까지 향상시키지만 detector의 흡수효율을 저하시키고 양자 노이즈는 증가되는부작용도 갖는다.

이 절에서 해상능은 중요한 스캔 파라메터로 작용한다고 하였다. 방사선사는 스캔이 시작되기 전에 해상능을 설정해야 하며 데이터가 수집된 이후에는 해상능을 변화시킬 수는 없다. 하지만 하드디스크에 raw data를 저장하고 있는 경우에는 재구성 알고리즘이나 display FOV를 변화시킬 수 있다.

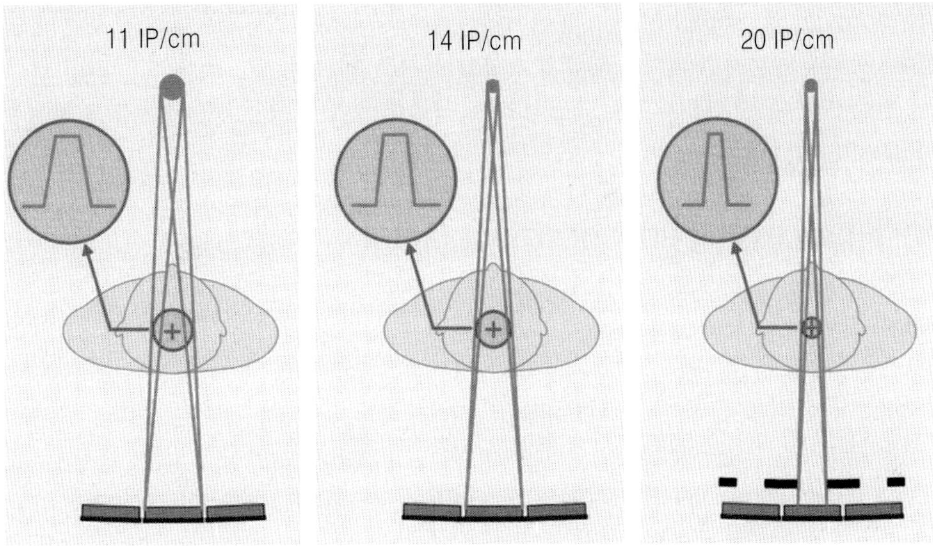

(a) Standard (b) High (c) Ultrahigh

그림1-50 Philips사에서 채택한 초점 크기에 따른 해상능 변화

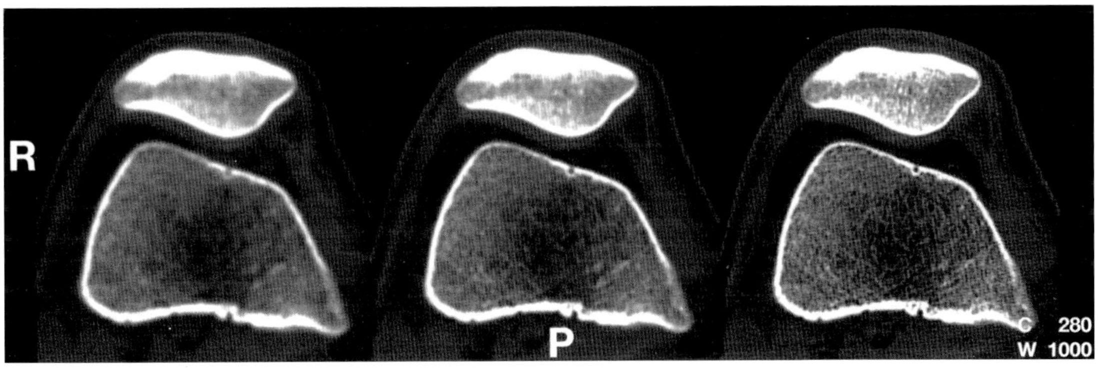

(a) Standard (b) High (c) Ultrahigh

그림 1-51 Philips사에서 채택한 해상능 파라메터에 따른 영상 detail 변화

8) 매트릭스

영상의 매트릭스(image matrix)는 픽셀의 수와 직접적으로 연관된다. FOV가 일정한 상태에서 매트릭스를 증가시키면 각 픽셀의 크기는 작아지고 영상의 detail은 향상된다.

그러나 여기서 명심해야 할 것은 공간분해능이 실지로는 3차원적인 개념이라는 것이다. 그러므로 매트릭스에 의해 횡단면 축의 해상능이 결정되지만 진정한 영상의 detail은 볼륨 개념인 총 복셀의 함수이므로 슬라이스 두께에 직접적으로 영향을 받는다는 점이다.

CT검사시 높은 매트릭스를 사용하면 컴퓨터에서 다루어지는 데이터의 양이 많아진다. 즉, 512×512 매트릭스에서 1,024×1,024 매트릭스로의 변화는 한 영상당 픽셀수가 262,144개에서 1,048,576개로 증가된다.

최근의 multi-detector 나선형 CT장치에서 검사당 영상수가 수백 개로 증가된 현실을 감안할 때 1,024×1,024 매트릭스의 사용은 영상재구성 시간과 데이터 전송 및 저장에 미치는 영향을 고려해야 할 필요가 있다. 그러므로 매트릭스의 선택은 픽셀 크기를 사용하는 재구성 알고리즘과 원하는 영상의 detail(공간분해능)과 매칭시키는 것이 권고된다.

9) Post-processing enhancement factor

몇 CT장치의 제조사에서는 스캔 파라메터를 설정한 후 영상처리 마지막 단계에서 적용하거나 아니면 재구성된 후의 영상을 대상으로 sharpening 또는 smoothing시키는 부가적인 영상처리 필터를 적용하고 있다. 이는 주로 계조처리(gradation)를 통해 시행되며, 보조기억장치에서 retrieve한 영상을 대상으로도 적용이 가능하다. 자세한 설명은 제3장을 참조하기 바란다.

그림 1-52는 soft tissue 알고리즘을 사용하여 영상을 재구성한 후 post-processing으로 계조증강(contrast enhancement)을 통해 영상을 강조한 예이다. (a)에서 (c)방향으로 증강강도를 높였다. 증강도가 높아질수록 soft tissue window에서 노이즈도 증가되고, lung window에서 detail과 선예도가 증가됨을 알 수 있다.

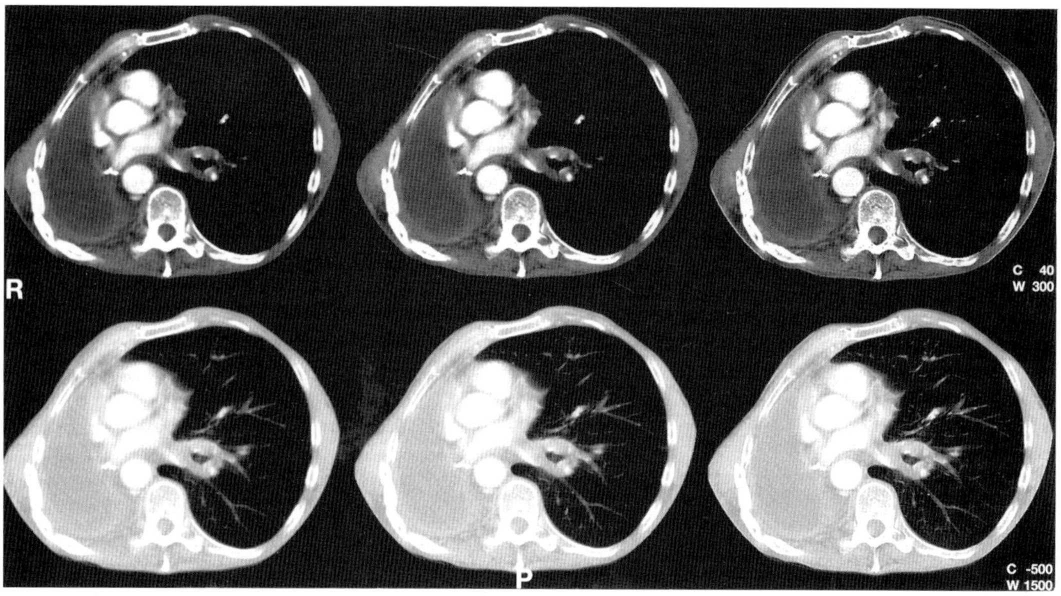

(a) (b) (c)

그림 1-52 영상재구성 후의 post-processing 과정인 계조증강 영상의 비교

12. CT의 발전방향

1) 평판형 검출기의 도입

스캔시간의 단축과 함께 tube 일회전에 더욱 많은 영상을 얻고 scan coverage의 확대가 가능한 volume imaging system으로 발전될 것이며 이를 위해 디지털 X-선 장치에서 사용되고 있는 평판형 검출기(flat panel detector)가 CT에 도입될 예정이다. 이러한 시스템에서 임상의 요구에 부응하는 양질의 영상을 얻기 위해서는 현재보다 월등히 우수한 detector와 0.2mm 정도 크기의 detector에 충분한 양의 X-선이 도달할 수 있는 균질한 X-선의 발생 시스템이 필요하다. 또한 넓은 부위의 X-선 노출로 인한 Z-축 방향의 왜곡현상인 cone beam artifact를 해결할 수 있는 알고리즘 역시 해결되어야 한다.

그림 1-53은 GE사에서 기존의 multi-detector 대신에 평판형 검출기를 채택하여 개발 중인 volume CT의 개념도이다.

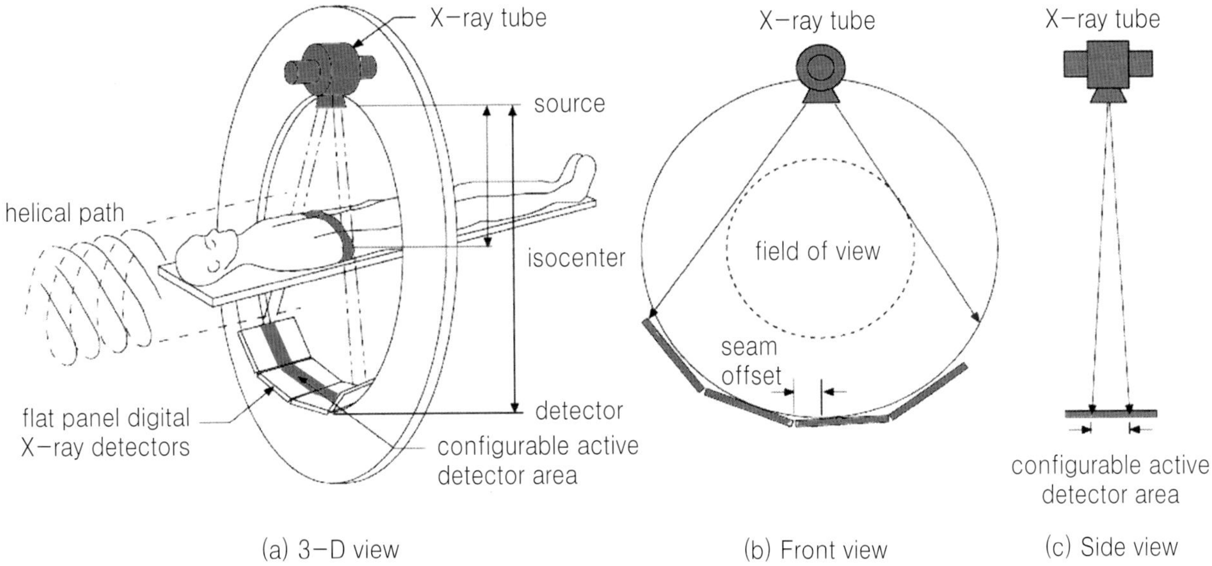

그림 1-53 평판형 검출기를 CT에 도입한 GE사의 volume CT의 개념도

2) Scan coverage의 확대

2007년 초 현재 상용 중인 64 슬라이스 MDCT의 경우 CT tube의 일회전에 최대 40mm의 coverage를 갖는다. 이는 perfusion CT나 cardiac CT 등에서 scan coverage가 부족한 실정이다.

각 장치 제조사에서는 128, 256 슬라이스의 CT를 준비하고 있으며, 특히 Toshiba사에서는 tube 일회전에 256 슬라이스 획득이 가능한 Prototype의 4차원 CT를 개발하여 임상적인 적용을 위해 준비 중이다.

3) Dual energy 영상의 이용

2007년 초 현재 Siemens사에서 개발된 dual source CT가 임상적으로 사용되고 있으며, 각 제조사에서도 dual energy 시스템의 개발에 박차를 가하고 있다. 하지만 이를 이용한 dual energy 영상에 대한 임상적 적용과 reference가 부족한 상태이다. 이에 대한 연구가 기대된다.

4) CT tube의 성능향상

Tube의 rotation time의 단축 노력이 계속될 것이며, 많은 양의 관전류의 사용이 가능해져야 하며, 더욱 균질한 X-선의 발생이 이루어져야 한다. 더불어 tube의 냉각효율을 더욱 향상시켜 스캔시 delay time을 줄이고 tube의 무리를 최소화시켜 수명을 연장시키야 한다. 일례를 들면, Siemens사에서 개발한 Straton tube의 경우 anode의 바깥쪽 넓은 부위를 윤활유로 직접 냉각시키는 방식을 도입하여 분당 5MHU의 냉각효율을 얻고 있다.

5) 영상의 질 향상

공간분해능의 향상이 요구되며 움직이는 부위의 검사나 scan coverage의 증가를 위해서는 temporal resolution의 향상을 필요로 하며 이를 뒷바침할 수 있는 기능적인 소프트웨어의 개발이 요구된다. 이를 통해 심장이나 혈관계통의 기능적인 검사(functional study)가 더욱 활성화될 것이며, PET 등의 기능적인 영상과의 융합에 관한 연구가 계속될 것이다.

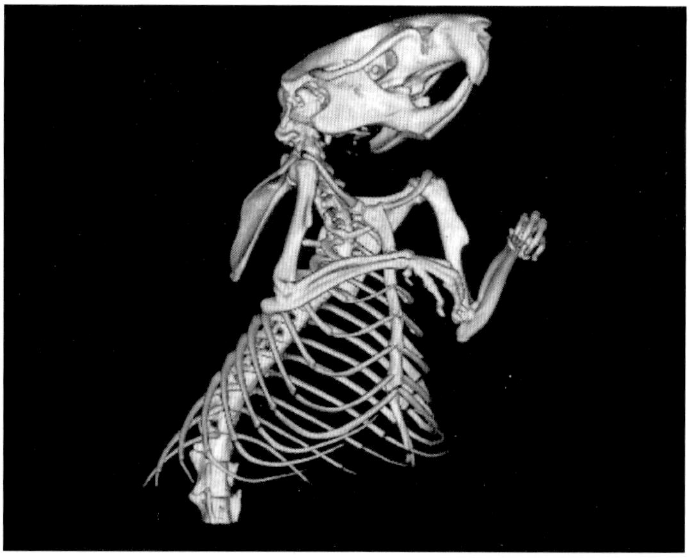

그림 1-54 270 마이크론의 isotropic resolution을 갖는 쥐의 3-D 영상(3.2cm의 DFOV)

6) Workstream의 향상

MDCT에서의 큰 문제 중의 하나는 영상수의 증가로 인해 처리속도 및 영상전송의 지연, 그리고 영상저장 공간의 문제이다. 즉, 많은 양의 영상을 재구성하고 각종 영상후처리를 위해서는 더욱 빠른 속도의 컴퓨터 시스템이 필요하며, 영상후처리 프로세스의 단순화가 요구된다.

현재의 시스템에서는 많은 수의 axial 영상이 재구성된 후 이를 이용하여 sagittal이나 coronal 영상을 reformation할 수 있다. 최근에 소개되는 Siemens사의 향상된 workstream에서는 불필요한 axial 영상의 재구성없이 몇 장의 axial 영상만으로 MPR영상을 얻을 수 있다.

이와 다소 차이는 있지만 GE사에서는 direct 3-dimensional 영상의 획득과 real time 3-D viewing(Direct 3-D 기법)이 출시되고 있으며, 각 장치 제조사별로 real time reconstruction 등 효율적인 데이터 관리를 위한 workstream의 개선에 관한 연구가 계속되고 있다.

7) Dose modulation 기술의 향상

영상의 질을 조절하면서 환자의 피폭선량을 감소시키는 기술(low dose solution)과 다양한 적용에 대한 연구, 그리고 노출조건의 자동화에 관한 연구가 계속될 것이다. 이에 대해서는 제4장 spiral 및 multi-detector CT편에서 소개하고 있는 dose modulation technology를 참조하기 바란다.

8) 동영상의 제공

DICOM 포맷의 정지영상 뿐만 아니라 동영상의 제공이 가능해 질 것이다. 또한 동영상 데이터의 경우 MPEG 등 여러 압축 알고리즘을 지원하여, 손쉽게 window media player로 재생시키는 등 데이터의 사용이 편리해질 것이다.

참고문헌

송군식, 김성문. Computed tomography. 전공의를 위한 방사선 물리학(서울아산병원 방사선과학 연수강좌) 1997; 245-258.

신명진. Attenuation. 전공의를 위한 방사선 물리학(서울아산병원 방사선과학 연수강좌) 1997; 35-41.

오문규, 임흥선, 박홍전. Spiral CT angiography에서 pitch와 algorithm 선택에 관한 연구. 대한방사선사협회지 제21권 제1호 1995; 566-569.

윤한식. Helical CT 시스템에 있어 slice sensitivity profile과 reconstruction resolution에 관한 연구. 대한방사선기술학회지 제2권 제1호 1997; 16-21.

정우진. Display of computed tomography. 대한전산화단층기술학회 1999년도 제2차 연수강좌 2002; 33-44.

최상희. Basic principles of helical CT : Emphasis on multiplanar image. Body helical CT from basics to clinical application(삼성서울병원 진단방사선과 연수강좌) 1996; 1-9.

Berland L. Practical CT : Technology and techniques. New York Raven press, 1987.

Brink JA, Heiken JP, Wang G et al. Helical CT : Principles and technical consideration. RadioGraphics vol.14 1994; 887-893.

Bushong SC. Radiologic science for technologists : physics biology and protection, 3rd edition. New York : The C.V. Mosby company, 1984: 378-386.

Claudia J Kasales, David T Mauger, Robert J Sefczek et al. Multiplanar image reconstruction and 3D imaging using a musculoskeletal phantom: Conventional versus helical CT. Journal of computer assisted tomography vol. 21(1) 1997; 162-169.

Crawford CR, King KF. Computed tomography scanning with simultaneous patient translation. Med Phys. Vol.17, 1990; 967-982.

Curry TS. Christensen' s physics of diagnostic radiology, 4th ed. Philadelphia, Lea & Febiger. 1990.

Douglas P Boyd, Dennis L Parker, Mitchell M Goodsitt. Principles of computed tomography. AJR vol.152 1989; 1355-1376.

Ernest J Wiesen, Floro Miraldi. Imaging principles in computed tomography. Computed tomography and magnetic resonance imaging of the whole body. 1992; 3-25.

Foley WD, Oneson SR. Helical CT: Clinical performance and imaging strategies. RadioGraphics vol.14 1994; 809-904.

Fu TY, Hayworth M. The digital image: Its structure, storage and transmission. The computer in radiology. Rockville MD, Aspen Systems Corporation. 1986; 95-123.

Gary T Barnes, A V Lakshminarayanan. Computed tomography: Physical principles and image quality considerations. Computed tomography. 1993; 1-20.

General Electric Medical System. GE 9800 Introduction book. 1984.

Gerrit J Kemerink, Rob J S Lamers, Guillaume R P Thelissen et al. CT densitometry of the lung: Scanner performance. Journal of computer assisted tomography vol.20 No.1 1996; 24-33.

Hounsfield GN. Potential uses of more accurate CTR absorption values by filtering. Am J Roentgenol vol.131 1978; 103-106.

Jay Cinnamon. Picker multi-slice volumetric spiral CT: Principle & applications. Picker international Inc. 1999; 9-26.

Kenneth D Hopper, Christine A Gouldy, Claudia J Kasales et al. The effect of helical CT on X-ray attenuation. Journal of computer assisted tomography. Vol.21 No.1 1997; 152-155.

Kenneth, D Hopper, Don Pierantozzi, Paul S Potok et al. The quality of 3D reconstruction from 1.0 and 1.5 pitch helical and conventional CT. Journal of computer assisted tomography. Vol.20 No.5 1996; 841-847.

Lincolon L Berland. Selectable scan parameters: Routine scanning & dynamic scanning. Practical CT technology and technique. New York, Raven press 1987: 45-76.

Lois E Romans. Computed tomography concepts. Introduction to computed tomography. Williams & Wilkins 1995; 3-67.

M. Prokop. Principles of CT, spiral CT, and multislice CT. Spiral and multislice computed tomography of the body. New York, Thieme 2004; 1-37.

Martin Soucek, Peter Vock, Martin Daepp et al. Spiral CT: A new volume scanning technique. Principles and methodlogy. Rontgenpraxis 1990; 3-10.

Martin Soucek, Peter Vock, Martin Daepp et al. Spiral CT: A new volume scanning technique. Clinical applications. Rontgenpraxis 1990; 11-22.

Mayo JR. High resolution computed tomography. Technical aspects. Radiol Clin North Am vol.29 1991; 1043-1048.

McCullough ED. Factors affecting the use of quantitative information from a CT scanner. Radiology vol.124 1977; 99-107.

Morgan CL. Basic principles of computed tomography. Baltimore, University Park Press. 1983.

Otto H Wegener. Techniques of computed tomography. Whole body computed tomography 2nd edition. Blackwell scientific publications 1992; 3-9, 81-95.

Perry Sprawls. CT image detail and noise. RadioGraphics vol.12 No.5 1992; 1041-1046.

Perry Sprawls. The principles of computed tomography image formation and quality. 1993; 1-9. Pizer SM, Mimmerman JB, Staab EV. Adaptive gray level assignment in CT scan display. J Comput Assist Tomogr vol.8 1984; 300-305.

Riederer SJ. The noise power spectrum in computer X-ray tomography. Phys Med Biol vol.23 1978; 446-454.

Robb RA, Morin RL. Principles and instrumentation for dynamic X-ray computed tomography. Philadelphia, Saunders. 1991; 634-668.

Ryuzo Sekiguchi, Masatora Haruno. Clinical applications of SureStart in the examination of the abdomen. Medical review No. 65. 1994; 6-11.

Siemens medical systems. Guide book of Somatom Plus-S: Whole body computed tomography scanner for volume scanning.

Sprawls P. Physical principles of medical imaging. Rockville, MD, Aspen 1993.

Stewart C. Bushong. Radiologic science for technologists: Physics, biology, and protection. The C.V. Mosby company. 2001; 392-410.

Sumith Nawaratne, Robert Fabiny, Joanne E Brien et al. Accuracy of volume measurement using helical CT. Journal of computer assisted tomography vol.21 No.3 1997;481-486.

Thng Choon Hua. Tan Kim Ping. Computed tomography. The asian-oceanian textbook of radiology. 2003; 57-70.

Tohki Y. The helical scanning technique. Toshiba Med Rev. 38, 1991; 1-6.

Van Bemmel JH, Musen MA. Medical imaging: Computed tomography handbook of medical informatics. Springer 1997; 133-137.

Wegener O H. Whole body computed tomography, second edition. Blackwell scientific publications 1994; 3-9: 565-580.

Yoshihiro Hiramatsu. Study on CT scanning technique. General Electric Medical Systems. 1998; 1-7, 20-26.

2

하드웨어 특성

2 하드웨어 특성

CT장치의 구성은 제조회사나 구입시의 사양에 따라 차이는 있지만 X-선을 발생시켜 환자를 투과한 영상 데이터를 획득하는 부분(imaging system)과 이를 프로세싱하는 영상처리부(컴퓨터 시스템), 재구성된 영상을 모니터나 laser imager에 나타내는 표시부로 나누거나, 영상저장 및 전송부를 추가하여 구분할 수 있다.

영상의 획득부에는 스캔을 시행하는 부분과 영상 데이터를 획득하는 부분이 이에 속하며 영상처리부에는 영상을 특성화하고 재구성하거나 이를 후처리하는 부분이다. 영상 표시부는 재구성된 영상을 디스플레이하거나 필름 등으로 하드카피하는 역할을 하며, 영상저장 및 전송부에서는 보조기억매체로 데이터를 백업 저장하거나 타 영상처리용 워크스테이션이나 PACS 등으로 전송하는 역할을 한다.

CT장치의 표준구성은 고전압 발생장치, X-선관 장치, 전압분배장치, 검출장치, 갠트리 및 환자테이블, X-선 제어 및 영상처리 장치, 사용자 조작대(콘솔) 및 워크스테이션 등으로 이루어지며 그 외에 조영제 자동주입기, imager 및 현상기, 환자 응급처치용 defibrillator 등이 필요하다.

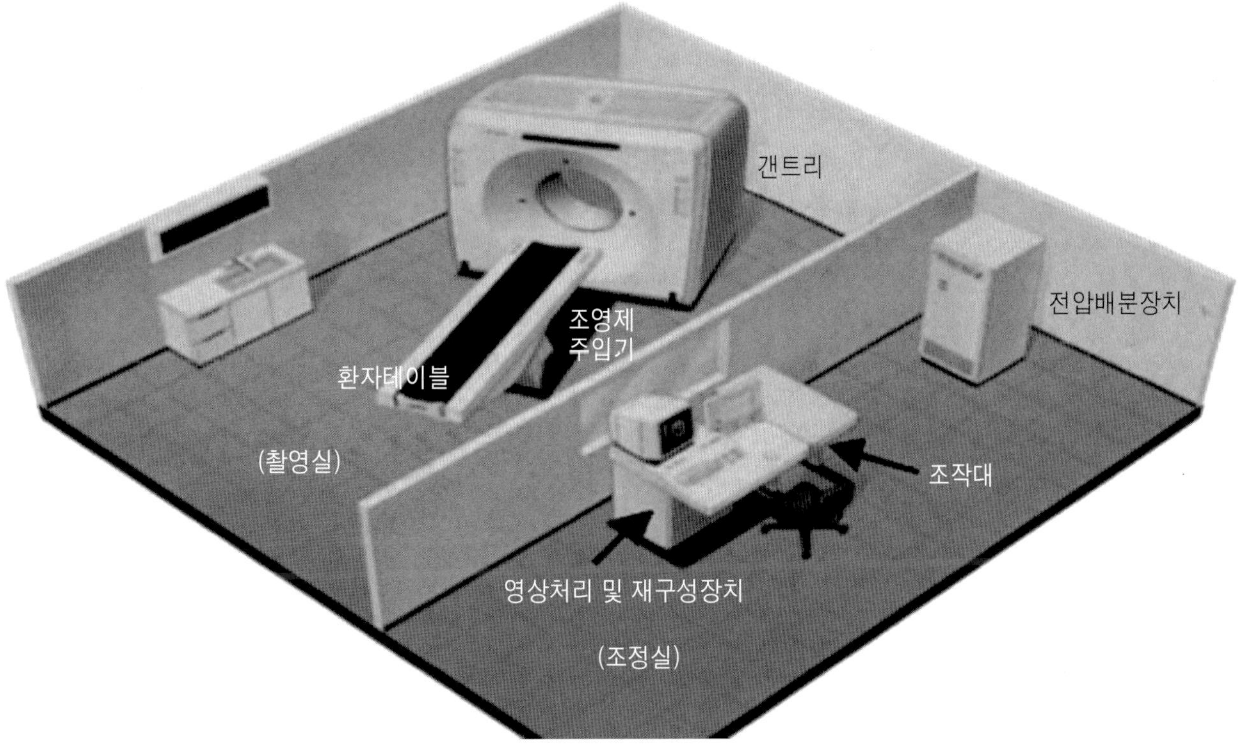

그림 2-1 일반적인 CT 장치의 기본 구성도

1. 영상획득장치

CT영상의 획득을 위해 필요한 부품으로는 generator, tube, 필터, 시준장치(collimator), PDU(power distribution unit), gantry, detector array, DAS(data acquisition system) 등이 있다.

1) Generator(X-선 고전압 발생장치)

Generator는 X-선 조사를 위한 위한 고전압을 생성시키는 장치이다. CT장치의 가동을 위해 외부로부터 인입되는 전압은 대부분의 제조사에서 380V 또는 480V를 요구하고 있으며, 타 시스템의 부하로 인해 전압의 변동이 없도록 단독전원이 권고되며 여러 장치와 공유되어 설치되는 경우에는 자동전압조절기(auto voltage regulator; AVR)의 설치가 고려되어야 한다. 또한 인입전압이 장치가 필요로 하는 전압과 차이가 날 경우 외부변압기(transformer)를 사용하여 승압 또는 감압이 요구된다.

CT장치에 사용되는 이상적인 generator는 그림 2-2에 나타낸 바와 같이 직접적이며 맥동이 없이 노출시간 내에 안정적인 X-선 발생 흐름을 가져야 한다. 또한 장치에서 필요로 하는 충분한 용량을 가지며, 소형이고 고주파수(high frequency)의 on board generator가 채택되고 있다. High frequency 기술은 전압의 정확한 제어가 가능하고 매우 신속한 ramp-up과 ramp-down이 가능하기 때문이다.

출력전압은 시스템에 따라 차이가 있지만 중급 CT모델에서는 34KW에서 50KW 범위의 출력을 가지며 generator의 출력을 tube의 출력과 일치시키거나 약간 높게 하고 있다. 하지만 최근의 64 MDCT를 예로 들면 GE사 LightSpeed VCT 모델에서는 최대 72KW의 출력이 가능하다.

장치에 따라 차이는 있지만 일반적으로 관전압은 80kVp, 100kVp, 120kVp 그리고 140kVp 중에서 선택사용이 가능하며, 중급 CT모델에서의 관전류는 40~400mA의 범위에서 선택이 가능하다. 하지만 GE사 LightSpeed VCT 모델에서는 10~800mA의 용량을 갖는다. 이러한 관전류의 확대 경향은 CT tube 회전시간의 단축과 깊은 연관을 갖는다. GE사 LightSpeed Pro 16 모델에서 kV의 accuracy는 평균 kV±3% 정도이며 mA accuracy는 평균 mA ±(5%+1.0mA) 또는 평균 mA ± 2mA 정도이다.

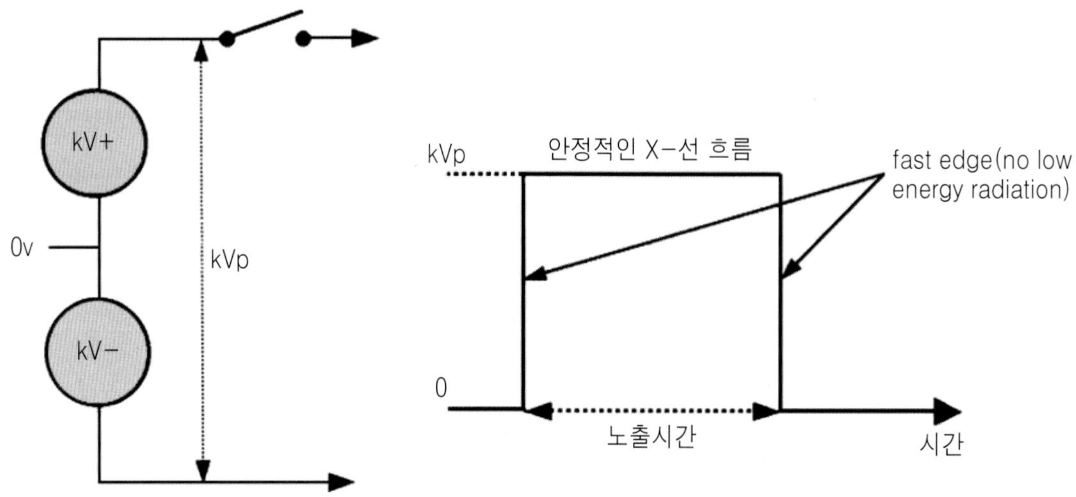

그림 2-2 이상적인 generator 특성

대부분의 CT장치에서는 120kVp 이상의 고관전압이 사용되는데 이는 피사체를 투과하여 검출기에 도달되는 X-선량을 증가시켜 detector의 반응성을 최대화시키기 위함이다. 그리고 연부조직에 대한 뼈의 대조도를 감소시키고 피사체 내의 심한 감약차이로 인해 발생 가능한 선속경화효과 등에 의한 아티팩트 발생을 억제하고, 연부조직 내의 근소한 감약계수 차이를 감지하기 위함이다.

Siemens사의 초기 CT모델에서 채택한 high voltage slip ring 방식의 나선형 장치에서는 갠트리 바깥에 설치되어 있는 generator에서 고전압으로 승압을 한 후 slip ring을 통해 tube에 전압을 인가한다. 하지만 최근에 도입되는 대부분의 CT모델에서는 low voltage slip ring 방식을 채택하고 있으며 이는 갠트리의 내부에 cathode 측 generator와 anode 측 generator가 분리되어 있으며 갠트리 내에서 승압이 이루어진다(그림 2-3의 (a) 참조). 하지만 최신 장치인 GE사의 LightSpeed Pro 16 및 LightSpeed VCT 모델에서는 기존의 bi-polar generator 방식과는 달리 mono-polar high voltage generator 방식이 도입되어 있다. JEDI high voltage generator로 불리는 mono-polar 방식은 하나의 generator(cathode 측, -150kV)로 구성되어 있으며 anode(0kV)가 접지의 역할을 한다.

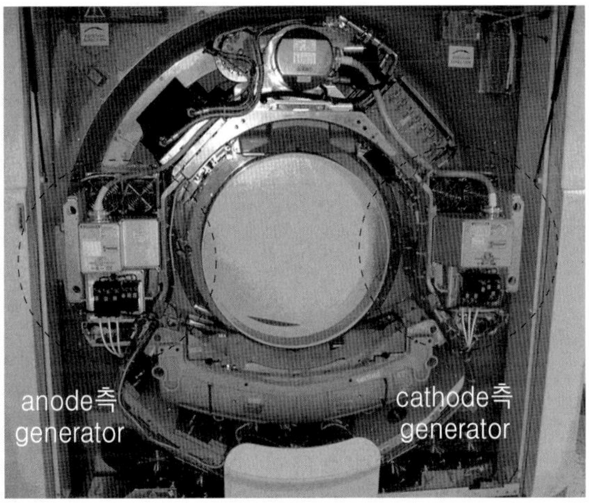

(a) Philips사 Brilliance 40 모델
(bi-polar HV방식)

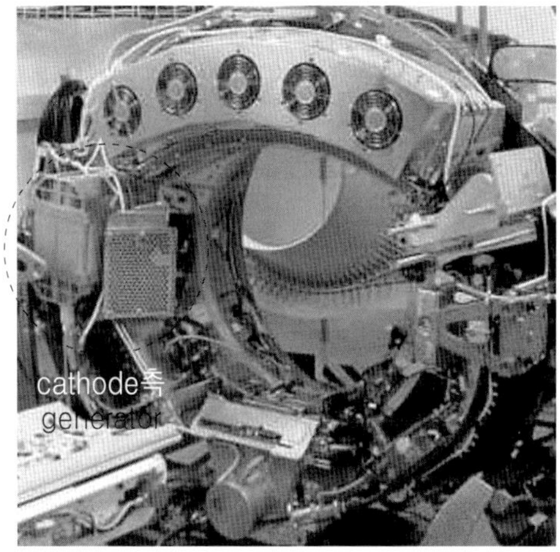

(b) GE사 LightSpeed VCT 모델
(mono-polar HV방식)

그림 2-3 갠트리 내의 generator 방식

2) 전압배분장치(power distribution unit; PDU)

제공되어진 주전원을 입력단으로 사용하여 CT장치의 각 구성요소인 환자테이블, 갠트리, 콘솔, SCU 등으로 전원을 배분하는 장치이다. 예를 들면 갠트리, 콘솔, 환자테이블, 워크스테이션 등의 가동을 위해 120V의 전원을 공급하며, SCU로는 208V의 공급이 행해진다.

GE사의 low voltage 방식의 나선형 CT장치의 전압배분 시스템을 예를 들어 설명한다. 그림 2-4에 나타내었듯이 380V나 480V의 외부 3상 교류전압이 인입되면 PDU를 통해 환자테이블과 콘솔, 그리고 영상의 프로세싱을 위한 컴퓨터로도 120V 정도의 직류전압이 전달되고 또한 X-선을 발생시키기 위한 고전압을 만들기 위해 550V(480~740V)의 직류전압이 slip ring으로 전달된다. Slip ring과 brush를 통한 전압은 갠트리 내의 양극(anode)측과 음극(cathode)측의 인버터(invertor)에 전달된다.

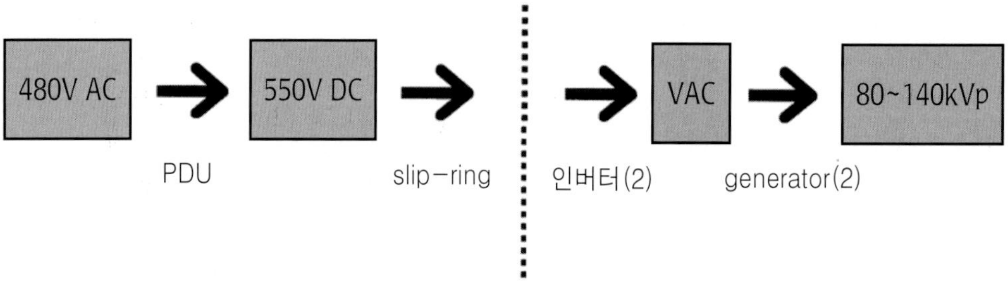

그림 2-4 GE사의 single detector 나선형 CT장치의 전력 흐름도

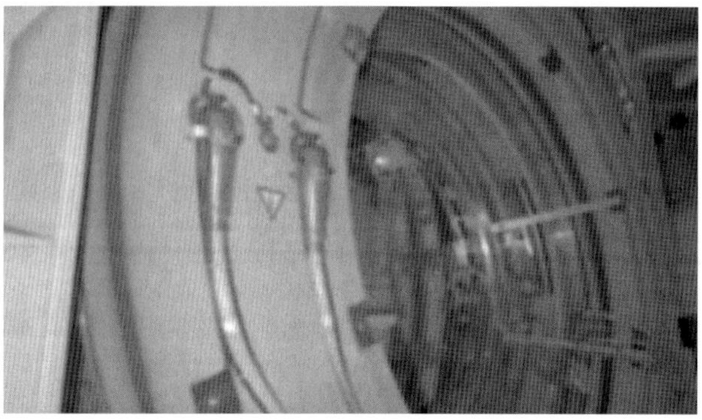

그림 2-5 갠트리에 연결된 고압케이블

인버터는 PDU로부터 입력된 저전압의 직류전원을 고주파의 교류전원으로 만들어 그 전원을 고전압 변압기(generator)의 1차측으로 사용하는 역할을 한다. 인버터의 구성은 작은 크기이며 고주파수 타입의 트랜지스터칩들로 구성되어 있으며 광섬유 다발을 통한 소프트웨어에 의해 조절되고 있다. 마지막으로 양극과 음극의 generator에서 고전위차를 발생시켜 80~140kVp의 X-선을 발생시킨다.

3) 갠트리(gantry) 및 환자테이블

갠트리는 스캔을 담당하는 부분으로 X-선관 장치와 detector 그리고 데이터 수집부(DAS)를 포함하며, 촬영에 필요한 각종 전기적, 기계적 기능을 제공하여 데이터 획득을 위한 동작을 제어한다. 그리고 환자테이블이 들어갈 수 있도록 직경이 약 60~75cm 정도의 구멍이 만들어져 있는 사각형으로 설계되어 있고, 각도를 주어 스캔할 수 있도록 그림 2-6과 같이 직각 방향에서 상하로 30° 정도의 각도로 경사를 줄 수 있으며 경사속도는보통 초당 1° 정도이다.

일반적인 CT장치에서 튜브의 초점과 detector 사이의 거리는 110cm, X-선관과 검출기의 회전중심인 isocenter와의 거리는 63cm 정도이며, 환자의 정확한 위치잡이를 위해서 레이저빔의 beam alignment light가 설치되어 있다. 갠트리의 회전 메커니즘은 제조사에 따라 direct drive 방식과 belt drive 방식으로 양분된다.

검사시 데이터 획득이 용이하도록 환자를 지지하는 테이블을 couch 또는 cradle이라고 부른다. 유압식이 주로 사용되며, ETC(enhanced table controller)에서 테이블의 상하 좌우의 움직임 속도를 조정한다.

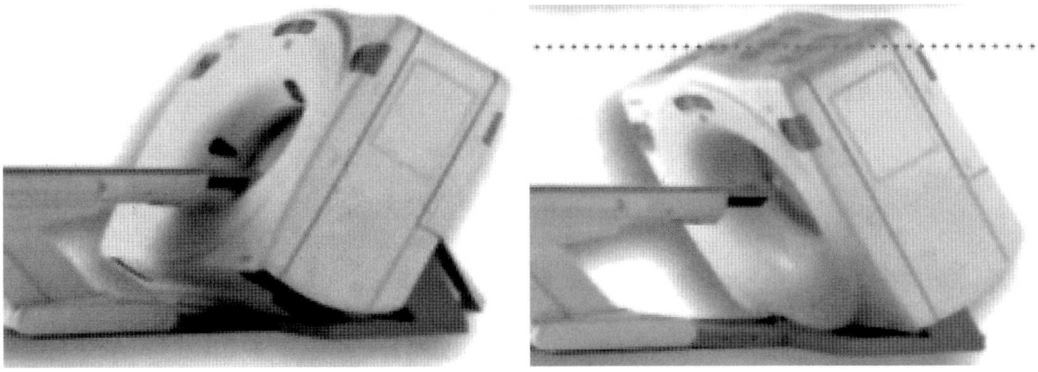

그림 2-6 갠트리의 상하 경사

그림 2-7은 GE사의 single detector 나선형 CT의 갠트리 내부와 테이블을 묘사한 것이다. 그림에서 ①은 CT tube, ②는 콜리메이터, ③은 tube controller, ④는 cathode 측 generator, ⑤는 detector이다. 그리고 ⑥은 DAS, ⑦은 anode 측 generator, ⑧과 ⑨는 컴퓨터이다.

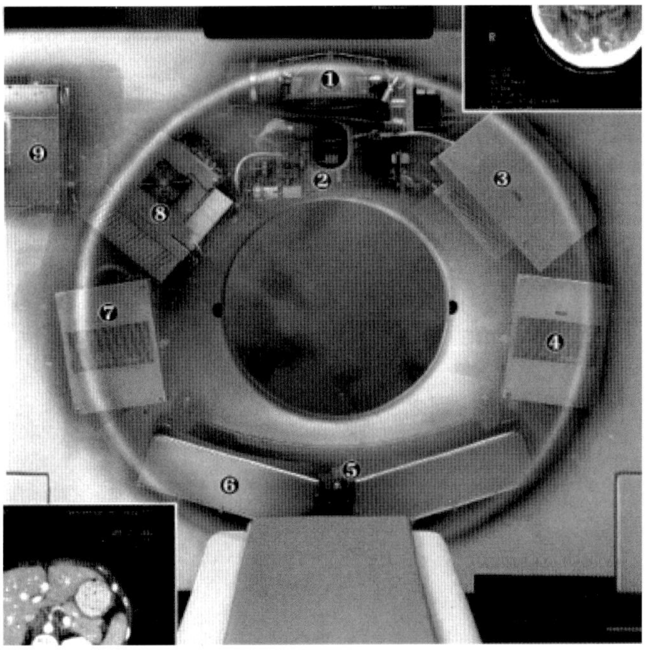

그림 2-7 Low voltage slip-ring 방식인 GE사의 single detector 나선형 CT의 갠트리 내부

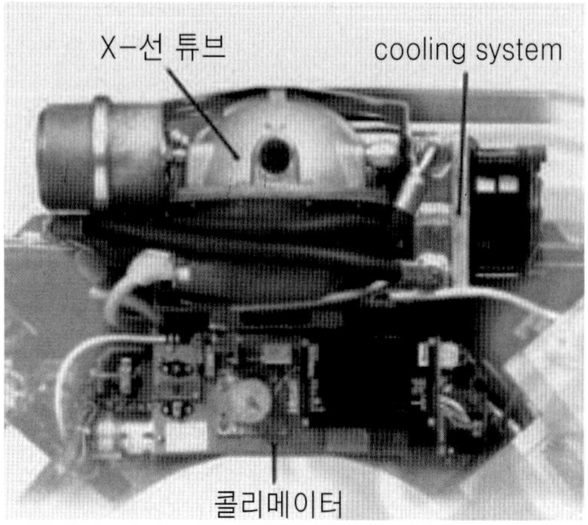

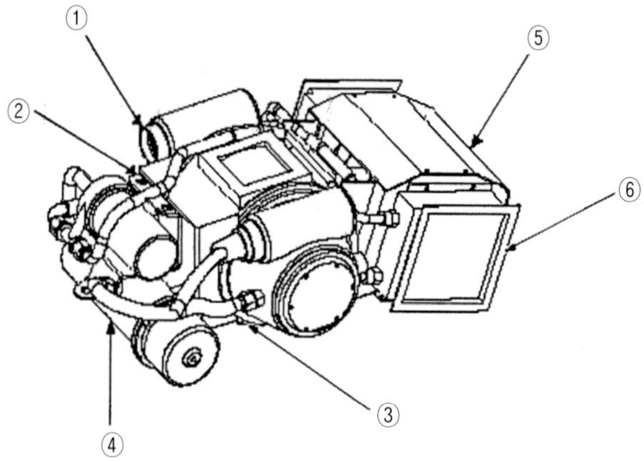

그림 2-8 일반적인 X-선관의 구성

4) CT tube(X-선관 장치)

(1) 구조

X-선관은 X-선 고압발생장치에서 가해진 고전압에 의해 X-선을 발생시키는 역할을 한다. X-선관 장치(X-ray assembly)는 X-선관으로 구성된 인서트와 외관을 이루는 하우징(알루미늄 합금제)으로 구성되어 외부의 냉각시스템과 연결되어 있다. 인서트의 내측은 X-선 누출을 방지하기 위해 얇은 납판으로 내장되어 있으며 중앙부에는 X-선 투과성이 좋은 에폭시 수지제의 방사구가 부착되어 있다. 그리고 X-선 방출 윈도우 앞에 콜리메이터가 위치되어 있다.

그림 2-8에 나타낸 바와 같이 일반적인 X-선관은 다음과 같이 구성된다. 고전압을 공급하는 연결 터미널인 고압케이블 연결구①, 필라멘트의 관전류 온도를 감지하고 회전자를 제어하는 등 고전압 발생장치로부터 제어를 받아 신호를 주고 받는 단자인 터미널부②, X-선빔이 방출되는 창인 윈도우③, X-선관 내부에서 발생한 열을 연속적으로 순환시키는 오일 순환펌프④, 가열된 오일을 공냉식 열교환기(라디에터가 내장되어 있음)로서 팬을 이용하여 냉각시키는 부분인 열교환기 및 팬⑤, 그리고 팬의 운전 중 먼지를 비롯한 이물질을 걸러내는 여과장치인 열교환기 필터⑥로 구성된다.

기존 CT장치에서는 tube 하우징과 냉각부인 열교환기 및 팬이 하나로 묶여져 있었으나 최근 high version 장치에서는 tube 하우징과 열교환기의 분리가 가능하도록 디자인되어 있어 고장발생시 별도로 수리 또는 교체작업이 이루어질 수 있다.

CT tube는 양극의 재질에 따라 금속(metal) 또는 흑연(graphite) 튜브로 구분될 수 있으며, 또는 제조회사의 명명에 따라 Dura tube, Straton tube, Performix tube 등으로 불려진다.

연속된 환자의 CT검사로 인한 발열에 의해 일어날 수 있는 tube의 손상을 예방하기 위해서는 순차적으로 행해질 일련의 scan sequence를 점검하는 소프트웨어 알고리즘에 의해 방지된다. 또한 하드웨어적으로 양극의 원반(디스크)을 그림 2-9의 (b)와 같이 특수하게 하여 열충격과 원심력의 영향을 최소화하며, 원반의 비틀림(warpping)과 패임(cracking)을 방지하도록 고안된 장치가 많다. (c)는 일반적인 진단용과 CT용 튜브의 양극 원반의 저지극 경사각의 감소율을 비교한 것이다.

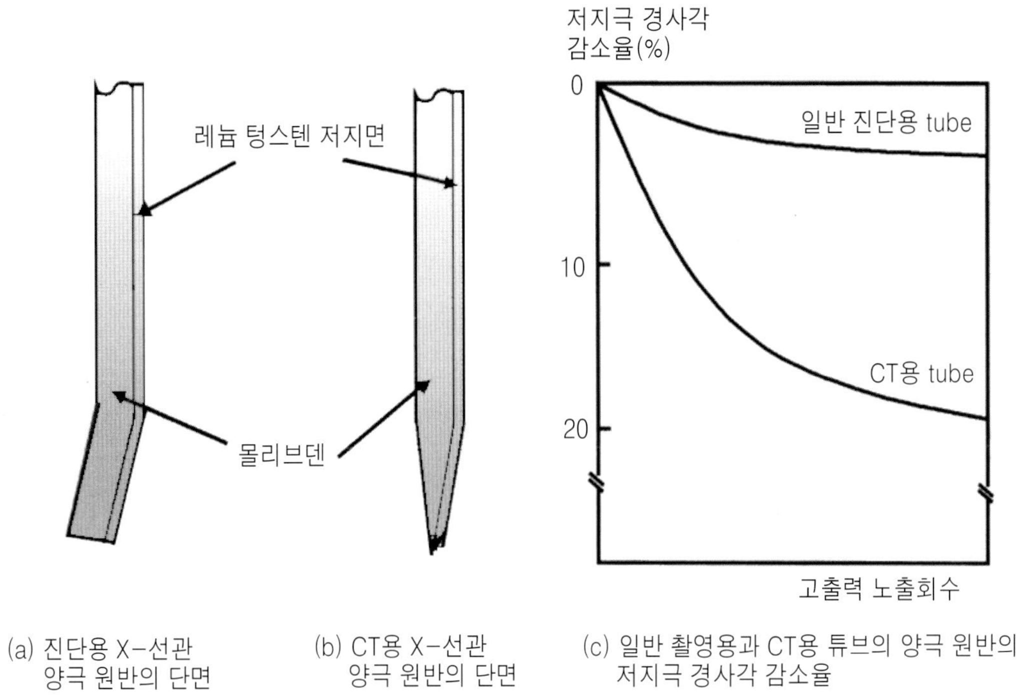

그림 2-9 일반진단 X-선관과 CT용 X-선관의 양극 원반 비교

(2) CT tube의 열분산

① 3상 고주파수 방식의 CT장치의 발열량

일반적으로 X-선관에서 발생되는 에너지의 1%가 X-선으로 변환되고 나머지는 양극에서 열로 바뀐다. 발생한 열의 약 10%만 스캔 도중에 발산되고 나머지 90%는 강제적으로 절연유를 냉각시키는 방법으로 발산시키고 있다. CT장치에서 발생되는 열량(quantity of heat)은 HU 단위를 사용하며 이는 다음과 같이 표시된다.

$$\text{KJ} = \text{KW} \times \text{초}$$

3상 고주파수 방식의 CT장치에서의 발열량은 다음과 같다.

$$\text{KHU} = 1.35 \times \text{KJ}$$

예를 들어, rotation time이 1초인 3상 고주파수 방식의 CT장치에서 120kVp와 200mA의 조건으로 스캔할 경우 한 슬라이스당 발생되는 열량은 1.35×24KW×1초= 32KHU가 된다.

② 열 축적용량

CT tube의 열 축적용량(heat storage capacity)은 그 장치가 연속적으로 스캔 할 수 있는 슬라이스 수와 나선형 스캔범위(helical scan coverage)에 직접적인 영향을 미친다. 일반적인 CT tube의 양극에서의 열 축적용량은 2~8MHU이며, 하우징에서는 3~6MHU 정도이다.

비교적 최근에 개발되어 MDCT에서 사용되고 있는 GE사 고효율의 CT tube(Performix tube)는 7.2MHU, Toshiba사의 Aquilion 64에 사용되는 MegaCool tube는 7.5MHU, 그리고 Philips사의 MRC 800 tube는 8.0MHU의 열 축적용량을 갖는다. 그리고 Siemens사의 Somatom Sensation 64 모델에서 사용되는 Straton tube의 경우 30MHU의 열 축적용량을 갖는다.

③ 열 분산율

Tube의 열 분산율(heat dissipation rate)은 보통 KHU/분으로 표시한다. 중급 CT장치에서의 열 분산율은 보통 양극에서 분당 400~900KHU 정도이며 하우징에서는 분당 300KHU 정도이다.

하지만 최신 high level의 MDCT에서는 1.4~5.0MHU의 열 분산율을 나타낸다.

④ 냉각방식(cooling system)

회전양극관에서의 주된 발열부는 저지극(target)이고, 회전자가 그 다음이다. 이를 효과적으로 냉각시키기 위해 CT tube에서는 관용기내의 냉각작용과 절연작용을 하는 절연유를 배출도관으로 뽑아내어 냉각시키고, 다시 관용기로 돌려보내는 과정을 되풀이한다. 이를 oil to air heat exchanger 방식 또는 유냉식이라고 한다.

기존의 회전양극관을 사용하는 유냉식 CT tube에서는 주 발열부인 저지극의 발열량이 양극 측으로 전도되는 것을 최소화하기 위해 cathode와 anode가 포함되어 있는 진공관 바깥에서 anode를 냉각시키는 방식(그림 2-10의 (a) 참조)이 사용되고 있었다. 하지만 최근의 CT tube에서는 진공관 바깥에서 냉각시키는 형태인 기존의 방식과는 달리 절연유가 anode에 직접 맞닿게 하는 direct oil cooling 방식(그림 2-10의 (b) 참조)을 도입하여 냉각효율을 더욱 향상시키고 있다.

이와는 별개로 tube 외부에서의 냉각을 위해 GE를 비롯한 장치 제조사에서는 팬 등을 이용하여 갠트리 내부와 외부의 공기를 순환시키는 공냉식 냉각법을 이용하고 있다. 반면에 Siemens의 경우 water chiller를 이용하여 차게한 공기를 tube 외부에 불어넣는 일명 수냉식 냉각시스템을 사용하고 있으며 이 경우 별도의 급수시설이 필요하다.

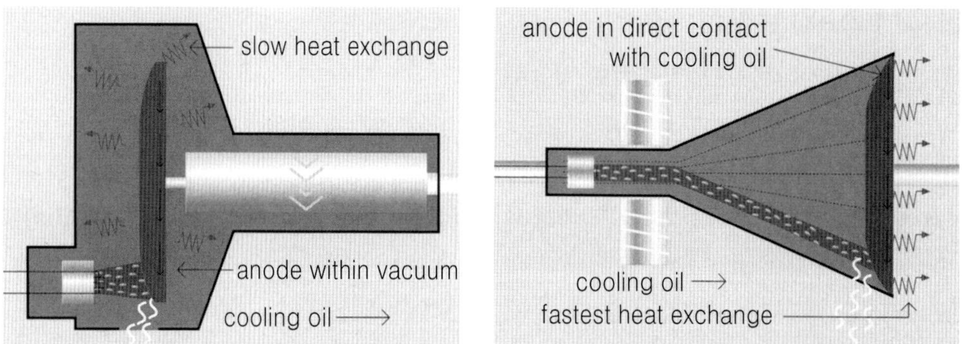

(a) 진공관 바깥에서의 cooling 방식　　(b) Direct oil cooling 방식

그림 2-10 진공관 바깥에서의 cooling 방식과 direct oil cooling 방식의 비교

(3) CT tube의 specification

관전류가 높은 X-선관의 사용은 대조도분해능(contrast resolution)이 높아지며 high signal의 획득이 가능해진다. 동일한 mAs에서 영상화 시간이 짧아지므로 움직임이 적은 영상을 얻을 수 있으며 검사 소요시간이 감소되므로 생산성이 높아진다.

회전자(rotor)의 회전수는 고식적인 CT장치에서는 일반적으로 low technique 사용시는 3,000rpm으로, 24KW(120kVp×200mA) 이상의 high technique을 사용하는 경우에는 9,000~10,000rpm 정도의 회전을 하고 있으나 나선형 장치에서는 10,000rpm 정도로 고정화시키는 추세이다.

이런 점에서 나선형 CT와 같이 고부하를 받는 CT용 X-선관이 구비해야 되는 조건으로는 양극의 열 축적용량이 커야 하며 cooling rate가 높아야 한다. 그리고 focal track loadability가 높아야 하며 수명이 길어야 한다. 또한 초점이 매우 작고 높은 관전류의 발생이 가능해야 하며 inter scan delay가 없이 신속한 검사가 가능해야 한다.

그림 2-11은 GE사의 single detector 나선형 CT tube의 내부구조와 열분산 시스템을 예로 들어 나타낸 것이다. 자세한 product data를 살펴보면, tube insert에서 3.5MHU(=2,600KJ)의 열 축적 용량을 가지며 양극의 최대 냉각율은 분당 820KHU(=607KJ)이다. 저지극 뒤에 16.5cm 두께의 흑연(graphite)을 부착시켰으며 7°의 target angle을 갖고 있다.

0.9mm×0.7mm 크기의 소초점 필라멘트는 2.2~3.5V와 4.4~6.5A가 필요하며 1.2mm×1.2mm 크기인 대초점 필라멘트는 6.7~9.5V와 5.4~6.5A의 특성을 갖는다. 최대 관전압은 140kVp이며 48KW(120kVp×400mA, 140kVp×340mA)의 최대정격을 가지며 operational speed는 180Hz이다. 회전자의 최대 회전속도는 9,600rpm이며 main winding과 secondary winding에서의 고정자(stator) 저항은 23옴(ohms)이다. 그리고 49°의 넓은 부채꼴 선속과 7°~12°의 target angle이 채택되어 있다.

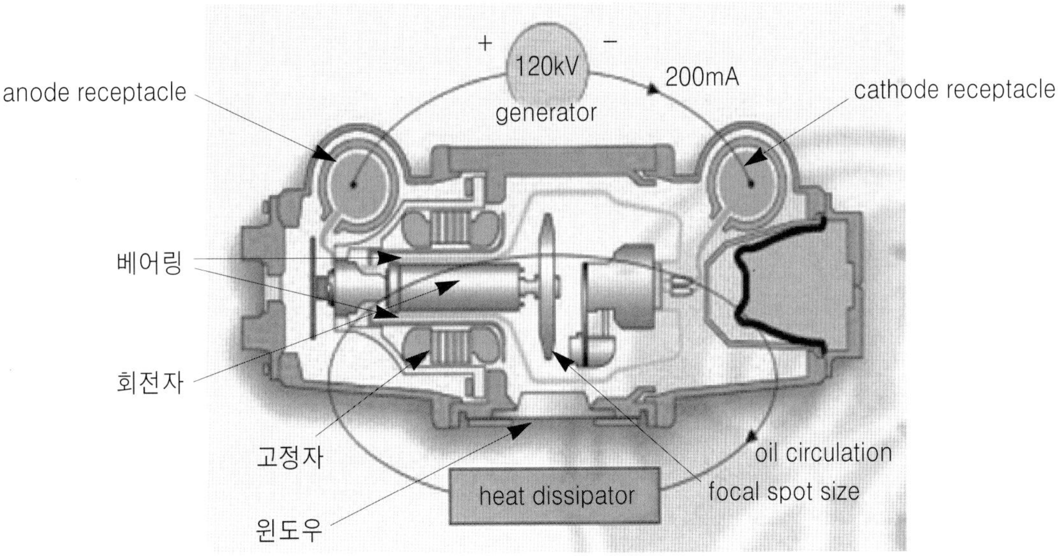

그림 2-11 CT용 회전양극 X-선관의 내부도

(4) 이중초점(dual focus)

X-선관은 양극의 형태에 따라 고정양극 X-선관과 회전양극 X-선관으로 구분되며, 음극의 형태에 따라 단일초점 X-선관과 이중초점 X-선관으로 분류한다. 현재 국내에서 사용되고 있는 대부분의 CT는 small focal spot과 large focal spot를 갖는 이중초점의 회전양극 X-선관이다.

대부분의 CT장치에 사용되는 X-선관은 진단용 X-선관과 크게 다른 점은 없으나 진단용에 비해 연속적인 노출로 인해 발열량이 높고, 고선예도의 영상을 얻기 위하여 소초점의 회전양극 X-선관을 사용한다.

초점의 크기는 집속체의 단면형상과 전극간 거리 및 필라멘트의 크기에 따라 설계된다. 초점이 작은 X-선관을 사용하면 기하학적인 음영이 적게 발생되어 선예하고 공간분해능이 우수한 영상을 얻을 수 있으며, 일차적인 콜리메이션이 효율적으로 이루어져 환자가 받는 extra-dose가 감소된다. 그러므로 소초점에서도 큰 전류를 흐르게 할 수 있는 X-선관이 요구된다. 실제 검사에서 소초점과 대초점의 선택은 공간분해능과 X-선 출력의 측면에서 선택된다.

이러한 초점의 크기는 IEC나 NEMA와 같은 규약에 의해 정의되며 장치의 제조회사와 모델에 따라 차이가 있지만 GE사 LightSpeed Ultra 16과 LightSpeed VCT의 경우 폭과 길이가 0.7mm×0.6mm(small), 0.9mm×0.9mm(large)이다. Philips사의 Brilliance 40(40 MDCT)의 경우 0.5mm×1.0mm(small), 1.0mm×1.0mm(large)이며, Toshiba사의 Aquilion 64(64 MDCT)의 경우 0.9mm×0.8mm(small), 1.6mm×1.4mm(large) 크기의 초점이 사용되고 있다.

그림 2-12는 anode 쪽에서 바라본 이중초점의 모습이다. 이중초점 시스템의 장점은 대초점을 사용시 high power를 얻음으로써 저대조도분해능이 향상되며, 소초점을 사용하면 콜리메이터의 반음영이 감소되어 공간분해능이 향상되며 환자의 피폭이 감소되는 효과를 얻는다. 일반적으로 chest routine CT, abdomen routine CT 등에서 대초점의 적용이 권고되며, 소초점의 사용이 필요한 부위로는 내이(inner ear) 등의 골구조나 폐야 등이 해당된다.

이중초점 CT tube를 채택한 각 제조사의 초점크기 선택기준은 다음과 같다. GE사 CT tube의 경우 초점크기는 관전류의 대소에 따라 장치에서 자동적으로 설정되는데 예를 들면, single detector의 HiSpeed Advantage 모델에 사용되는 tube(3.7MHU의 heat capacity와 최대 820KHU/min의 cooling rate를 가짐)의 경우 24KW 이하에서는 small focal spot이 사용되고 24KW 초과시에는 large focal spot이 사용된다. 하지만 LightSpeed Pro(업그레이드된 16 MDCT)와 LightSpeed VCT(64 MDCT)에서 사용되는 Performix Pro X-ray tube(8MHU의 heat capacity와 1,78MHU/min의 cooling rate를 가짐)에서는 사용 관전류가 335mA 이하까지 small focal spot이 채택된다.

Siemens사의 Somatom Sensation 16 및 64 모델에서는 small beam collimation을 사용시 small focal spot이 적용되고, large beam collimation을 사용시 large focal spot이 적용된다. 즉, Somatom Sensation 16 모델에서는 0.75mm의 detector element의 사용시 small focal spot이 선정되고 1.5mm의 detector element를 사용하면 large focal spot이 선정된다. 그리고 Somatom Sensation 64 모델에서는 0.6mm의 detector element의 사용시 small focal spot이 선정되고 1.2mm의 detector element를 사용하면 large focal spot이 선정된다.

반면에 Toshiba사의 16 및 64 MDCT의 경우 노출조건을 42KW(120kVp의 경우 350mA) 미만으로 설정하면 small focal spot이 선정된다. 이와는 달리 Philips사 CT에서는 선택하는 해상능(resolution)에 의해 focal spot의 크기가 결정된다. 16 및 40 MDCT의 예를 들면 standard 또는 ultrafast 알고리즘을 선택하면 large focal spot이 선정되고 detail, high, ultrahigh 알고리즘의 선택시 small focal spot이 선정된다.

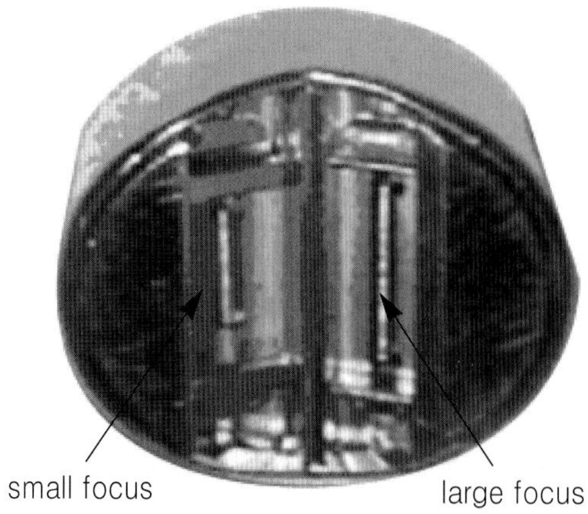

그림 2-12 X-선관내의 이중초점

(5) CT tube의 최신경향

회전양극관 tube에서 자주 파손되는 부분의 하나인 베어링 부위는 고진공이 필요하고 400° 이상의 고온이 발생되므로 금속 윤활제가 사용되고 있다. 기존의 많은 tube에서는 다축의 볼 베어링(ball bearing)을 사용하고 있으며 윤활을 위해 납이나 은 등의 얇은 막이 사용되고 있다. 이 막의 두께 관리가 부적당하면 베어링 사이의 마찰이 심해지고 회전속도의 저하와 초점의 온도상승을 야기시켜 전기적 불안정(아크 현상이나 저지극의 용융 등)을 일으킬 수 있다. 이러한 위험을 방지하기 위해서 Philips사의 MRC(maximus rotalix ceramic) tube에서는 볼 베어링 대신에 나선형의 홈 베어링(spiral groove bearing technology)을 채택하여 갠트리에서 발생되는 소음을 감소시키고 베어링의 마멸을 감소시켜 X-선관의 수명을 연장시킨다. 더불어 비교적 낮은 온도의 열저항을 유지시켜 약 50%의 열이 나선형 홈으로 전도되어 소멸시킴으로써(50%는 기존의 열방출 방식으로, 50%는 direct oil cooling 방식으로) 양극의 온도를 낮게 유지시키는데 도움을 주고 있다. 그림 2-13은 MRC tube의 홈 베어링 외관이다. 베어링의 길이를 기존의 볼 베어링에 비해 10배로 길게 하여 회전의 안정도와 focal spot의 정확도를 향상시켜 공간분해능을 향상시키는 효과를 얻는다. 또한 Philips의 CT tube에서는 X-축 방향으로 dynamic focal spot 기법을 사용하여 샘플링수를 2배로 높임으로써 해상능을 향상시키는 방법을 사용하고 있다(제6장 영상의 질 관련인자 참조).

그림 2-14는 Siemens사의 Sensation 64 모델에서 사용되고 있는 Straton tube의 외형이다. 0.33초의 rotation time을 지원하는 초소형이고 초경량 tube이다. Anode의 열 축적용량은 0.6MHU에 지나지 않지만 anode의 한쪽 면이 오일과 맞닿아 있는 직접 오일 냉각방식(direct oil cooling method)을 채택하였다. 이로 인해 진공관 바깥에서 냉각하던 기존의 방식으로는 1.7HHU/min 정도였던 냉각효율을 5MHU/mim 수준으로 향상시켰다. Siemens사의 자료로는 기존방식에서의 30MHU에 해당되는 열 축적용량이라고 한다.

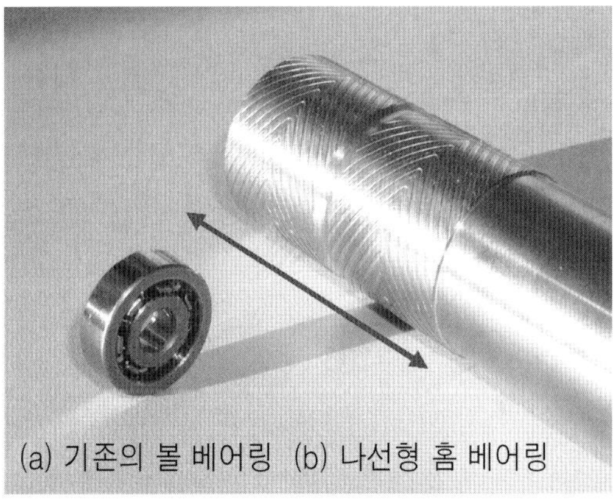

(a) 기존의 볼 베어링 (b) 나선형 홈 베어링

그림 2-13 Philips사의 MRC tube에서 채택한 나선형 홈 베어링의 외관

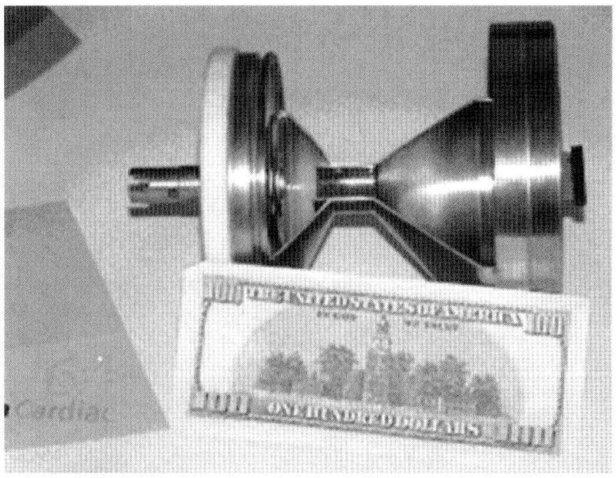

그림 2-14 Siemens사의 Straton tube의 외형

그림 2-15는 Toshiba사의 MegaCool tube를 나타낸 것이다. 7.5MHU의 열 축적용량과 1.4 MHU/min의 열 분산효율을 갖는다. 이는 GE사 LightSpeed VCT 모델과 동일한 방식으로, anode의 전위를 0(ground)로 하고 cathode의 전위를 최대 -150kV로 설정한다. 초점외 X-선의 발생시 이를 anode에서 흡수하는 것이 아니라 recoil electron에서 흡수하도록 하여 anode의 부하를 감소시킨다.

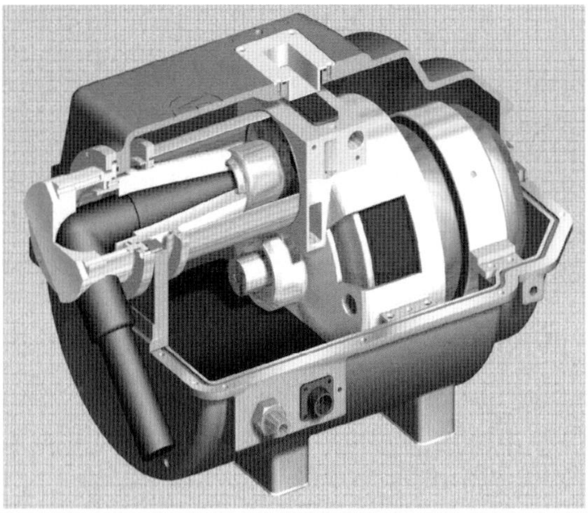

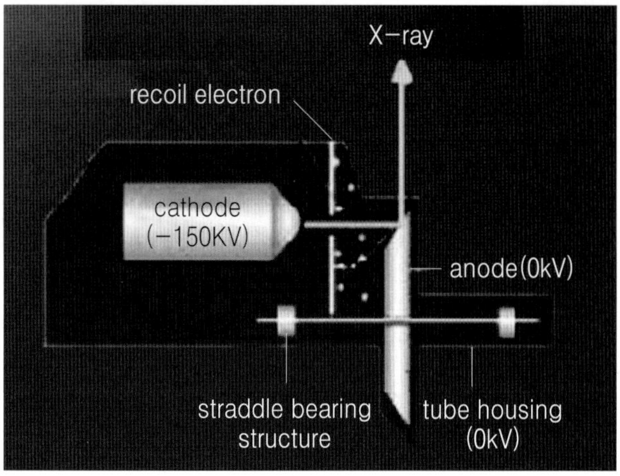

그림 2-15 Toshiba사 Aquilion 64모델에서 채택하고 있는 anode grounding tube인 MegaCool tube

5) 필터

CT에서 필터는 크게 두 가지로 생각할 수 있다. 하나는 CT장치의 구성품인 하드웨어적인 필터이며, 다른 하나는 영상의 질을 향상시키기 위해 사용되는 각종 수학적 필터이다. 수학적 필터는 각 제조사별로 다소 차이를 보이는데 자세한 내용은 제3장 영상재구성 및 기본처리의 부가적인 영상처리를 참조하기 바란다. 이 장에서는 하드웨어적인 필터에 대해 언급하기로 한다.

(1) 고유필터와 부가필터

필터의 역할은 두 가지로 분류되는데, 하나는 일반진단용 X-선관의 필터와 마찬가지로 균일한 선질을 얻기 위해 사용된다. 이에는 X-선관 안에 삽입되어 있는 고유필터(inherent filter)와 부가필터(added filter)가 해당되며, 저에너지의 X-선을 흡수함으로써 선속을 경화시켜 X-선속의 투과력을 증가시키며 환자가 받는 피부의 방사선 피폭을 감소시키는 역할을 한다. 상용되고 있는 CT용 X-선관의 고유필터는 120kVp에서는 1.0~1.5mm 알루미늄 등가물질, 140kVp에서는 2.7mm 알루미늄 등가물질이 사용되고 있다. 그리고 부가필터는 5mm 정도의 알루미늄 등가물질이 사용되고 있다.

(2) Beam shaping filter

다른 하나는 beam shaping을 위해 사용하는 필터이다. Beam shaping 필터는 환자를 통과한 빔의 위치에 관계없이 detector에서 균일한 X-ray field를 유지하기 위해 off-axis X-ray를 감약시킨다.

Beam shaping 필터는 가능한 스캔되는 피사체의 형태와 일치시키는 것이 좋으며, 초창기의 두부 전용의 1세대 CT장치에서는 정방형의 물주머니 필터를 사용하여 머리 전체를 감싸게 하였다. 하지만 2세대나 3세대 CT장치에서는 그림 2-16과 같이 나비 넥타이형의 bowtie 필터를 사용하고 있다.

Bowtie 필터는 경계부의 선량을 감소시키기 위해 피사체의 두께가 얇은 경계부는 필터가 두껍게 되어 있으며, 피사체를 투과한 선량이 detector에 균일하게 도달할 수 있도록 한다. 이를 통해 DAS의 동적범위(dynamic range)가 갖는 한계성을 감소시킴으로써 동적범위를 증가시키는 효과를 준다. 그리고 X-선 산란효과를 감소시키며, 환자의 표면선량을 약 50%까지 감소시키는 효과도 얻을 수 있다.

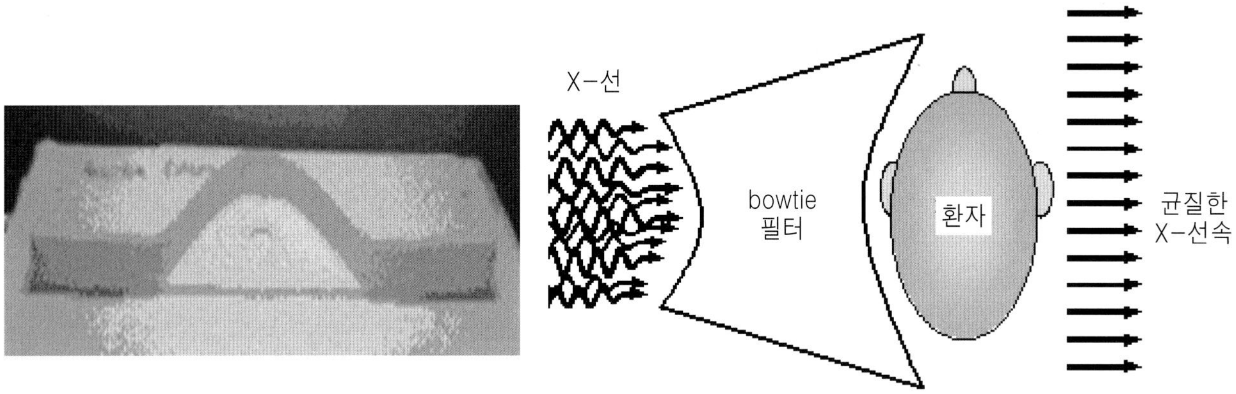

그림 2-16 Bowtie 필터의 외관과 기능

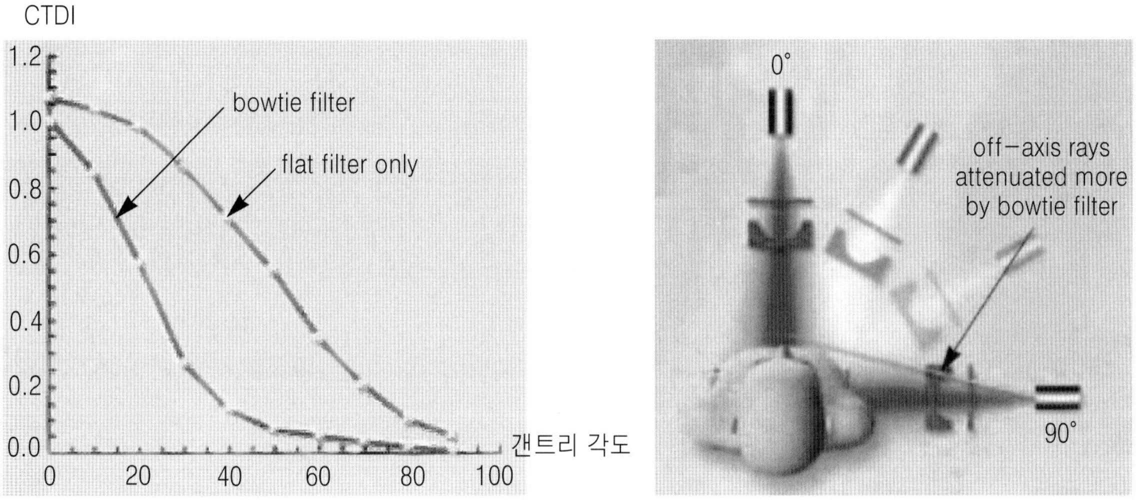

그림 2-17 GE사 bowtie filter 사용시 갠트리 각도에 따른 body phantom의 경계부 선량(표준화된 CTDI)

그러나 head와 body의 해부학적으로 크기가 다르므로 하나의 bowtie 필터로는 원하는 효과를 얻을 수 없다. 그래서 GE사의 최신 장치의 경우 하나의 standard bowtie 필터 외에 추가적으로 Smart Beam bowtie 필터를 사용하여 부가적인 선량감소 효과를 얻고 있다. SmartBeam bowtie 필터는 넓은 형태를 갖고 body scan에 적절하게 디자인되어 있으며 body scan시 프로토콜을 설정하면 자동적으로 선택된다. 반면에 standard bowtie 필터는 head와 같은 작은 크기의 해부학적 구조에 사용된다.

6) 콜리메이터

(1) 역할 및 종류

콜리메이터(시준장치)는 슬라이스 두께를 조절하며 CT number의 균일성 및 안정성을 증가시키는 역할을 한다. 다시 말해 산란선을 줄여 화질을 향상시키며 필요없는 부분의 방사선 피폭을 감소시킨다. 장치에 따라 다소 차이는 있지만 대개 0.5mm와 10mm 내에서 슬라이스 두께의 선택이 가능하며, 반음영(pneumbra)을 줄이기 위해서는 초점과 collimator 사이의 거리는 가능한 떨어져야 한다. 그리고 콜리메이터의 세격(slit) 방향을 X-선관의 장축에 수직으로 배치시키면 동일한 선속 면적에서의 강도차를 극소화시킬 수 있어(X-선관의 heel effect의 영향을 극소화 시킴) 데이터의 정확성을 높여 줄 수 있다.

시준장치는 다음과 같이 크게 두 가지로 분류된다.

고전적인 CT장치의 시준장치는 그림 2-18에 나타낸 바와 같이 슬라이스 두께를 조절하는 tube측 콜리메이터와 정확한 슬라이스 두께의 유지(복셀의 길이 결정)하며, 산란선을 감소시켜 화질의 저하를 방지하는 목적의 detector측 콜리메이터(post-patient collimator)로 구성된다.

하지만 최근의 MDCT장치에서는 detector측 콜리메이터를 없애고 소프트웨어적으로 콜리메이션하는 모델도 흔히 있다. 이의 대표적인 예로는 GE사 LightSpeed VCT 모델에서 사용되는 콜리메이터이며, 1개의 부가필터가 부착되어 있다(그림 2-19 참조).

그림 2-20은 2 콜리메이션 시스템과 1 콜리메이션 시스템의 구조를 비교한 것이다. 1 콜리메이션 시스템(no post-patient collimation system)에서는 X-선이 환자에게 조사되기 전에 좁은 선속이 유지되므로 환자선량이 감소되고 선속의 사용이 영상화에만 적절화되는 장점이 있다.

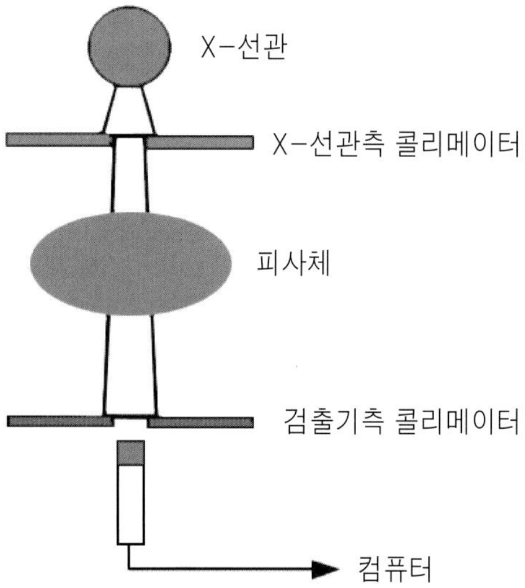

그림 2-18 일반적인 CT장치의 콜리메이션 시스템

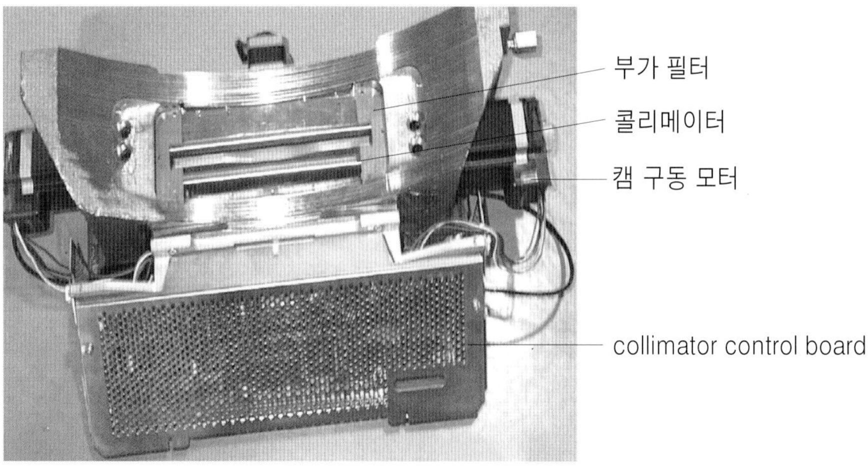

그림 2-19 콜리메이터의 외관(GE사 LightSpeed 시스템 VCT)

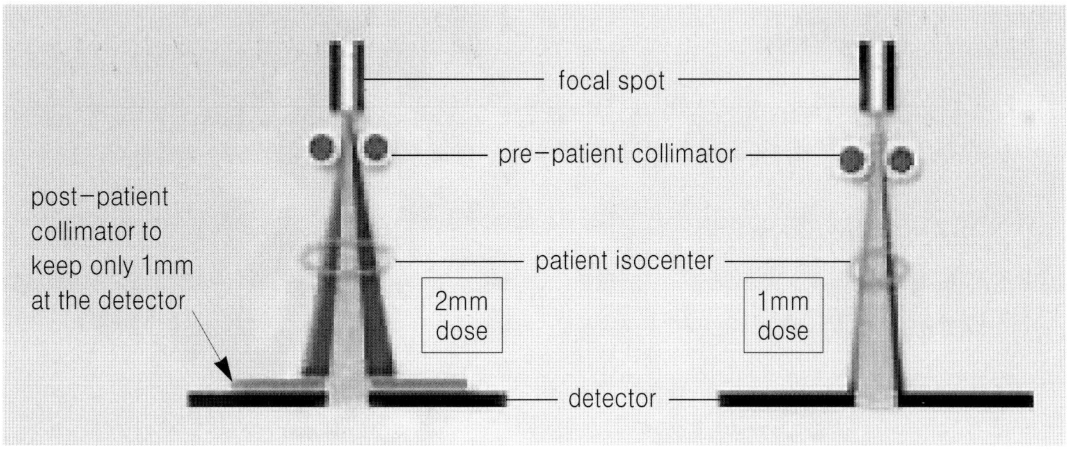

그림 2-20 2 콜리메이션 시스템과 1 콜리메이션 시스템의 구조 비교

(2) 선속의 조절단계

그림 2-21은 GE사 CT장치를 예로 들어 필터와 콜리메이션을 통해 선속의 조절이 이루어지는 단계를 나타낸 것이다.

첫번째 단계로 초점에서 발생된 X-선빔은 고유 및 부과필터를 거쳐 연선의 제거와 환자피폭의 감소가 이루어진다.

두번째 단계인 bowtie 필터에서는 피사체 경계부의 선속을 감약시켜 전반적인 X-선 노출의 균일화를 이룬다. 이는 detector saturation을 피하기 위해 피사체 두께의 차이를 보상하고 DAS의 동적 범위를 넓게 설정해야 하는(wide dynamic range) 제한을 다소 줄여주는 역할을 한다. 또한 환자의 표면선량을 감소시키는 효과도 얻는다. 그 다음에 거치게 되는 세번째 단계인 primary aperture에서는 부채꼴 선속의 각도를 형성하고(선속의 형태 결정) 저선량의 산란선을 제거하는 역할을 한다.

마지막 단계인 슬라이스 콜리메이터(미세 슬릿 콜리메이터)에서 슬라이스 두께가 결정되며 산란선이 감소된다. 이러한 선속조절 과정을 통해 환자에게 노출이 이루어진다.

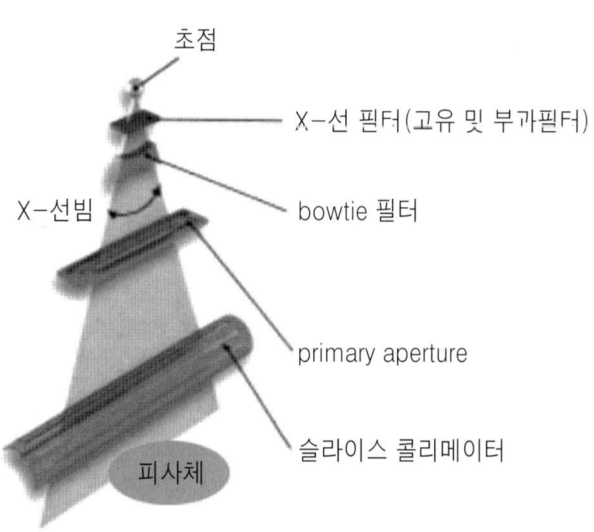

그림 2-21 GE사 CT장치의 필터링과 콜리메이션을 통한 선속조절 4단계

7) Slip ring과 brush

나선형 CT장치에서 동력전달 및 데이터 전달의 용도로 사용되는 slip ring과 brush에 대해서는 제 4장 spiral 및 multi-detector CT편에서 자세히 언급하기로 하고 여기서는 생략한다.

8) 검출장치(detector)

(1) Detector의 구성

환자를 투과한 X-선을 검출하는 장치로, 인체를 투과 감약된 X-선 광자 에너지를 섬광체(예를 들면, Lumex)를 통해 빛에너지로 변환시킨다. 빛신호는 1.8~2.3au 정도에 해당되며 최대 발광파장은 512~610nm 정도이다(일반적으로 400~900nm 범위에 속해야 함). 섬광체의 높은 광출력은 광자 변환효율을 향상시키고 SNR과 대조도분해능을 향상시키며 선량의 감소효과를 제공한다. 이후 빛신호는 반도체 다이오드를 거쳐 수십 nA의 전류(측정 가능한 전기신호)로 바꾸어지고, 수 개 내지 수십 개 채널의 데이터 케이블을 통해 data acquisition system(DAS, 컴퓨터 보드로 구성되어 있음)로 전송하는 작용을 한다.

Detector housing은 금속 재질로 되어 있으며 그림 2-23에 나타내 바와 같이 arc 모양을 하고 있는 것이 대부분이다. 그림에서 ①은 X-선을 받아들이는 수상면으로 수백 개의 셀로 구성되어 있다. ②는 16채널 데이터 케이블이며 수상면으로부터 받아들인 X-선 정보를 데이터 수집장치(DAS)로 전달하는 역할을 한다. ③은 히터 패드이며 정확한 영상획득을 위해 detector 내부의 온도를 일정하게 유지하는 역할을 하며 갠트리 내의 전원공급 장치로부터 제어를 받는다. 그리고 ④는 연결 커넥터인데 각 커넥터는 16개의 채널로 구성되어 있으며 데이터를 케이블을 통해 DAS로 전달하는데 사용된다.

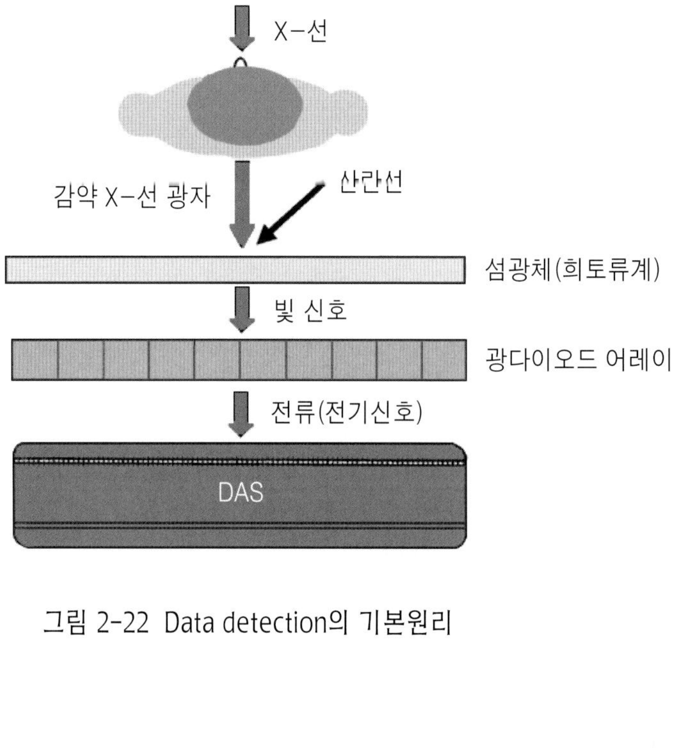

그림 2-22 Data detection의 기본원리

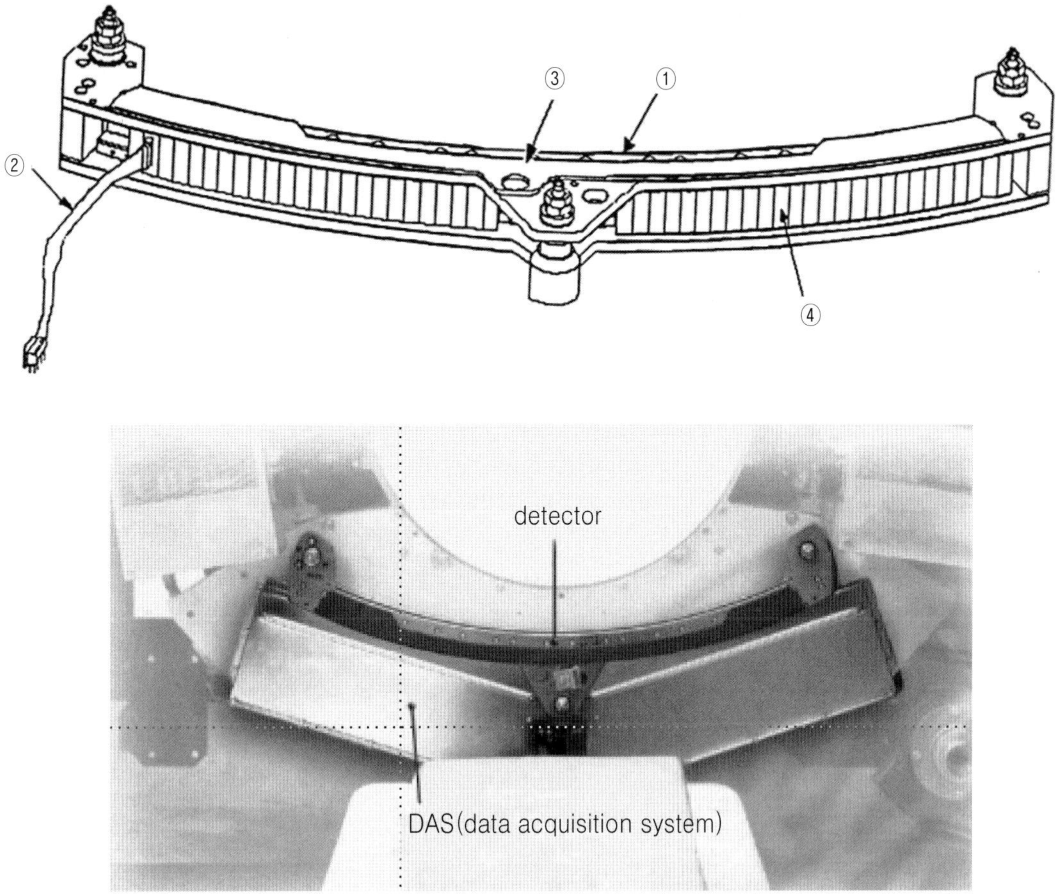

그림 2-23 Single spiral CT장치의 detector array와 DAS

일반적으로 3세대 CT장치의 detector element 수는 lower range scanner의 경우 400~600개, top range scanner의 경우 row 당 650~900개 정도이다. GE사의 3세대 single detector 나선형 CT장치의 예를 들면, 852개의 유효 데이터 소자(elements)와 12개의 기준소자(reference elements)로 구성되어 있다.

Reference cell은 유효 detector elements의 양쪽으로 6개씩 위치하여 환자를 투과하지 않고 공기를 통과하는 감약되지 않은 X-선만 검출하여 X-선 출력을 모니터하여, 입력신호의 변화가 있는 순간마다 exposure factor를 측정하여 이를 보정하는 역할을 한다.

그리고 그림 2-24는 GE사 HiLight CT detector의 구성과 신호흐름을 나타낸 것이다. Carbon window는 detector를 보호하는 역할을 하며, plate and wire grid는 산란선을 제거한다. 그리고 Lumex 섬광체는 X-선을 빛으로 변환시키며, 빛은 광다이오드에서 전기적인 부하(전기신호)로 바꾸어져 flex connector를 통해 DAS로 전달된다.

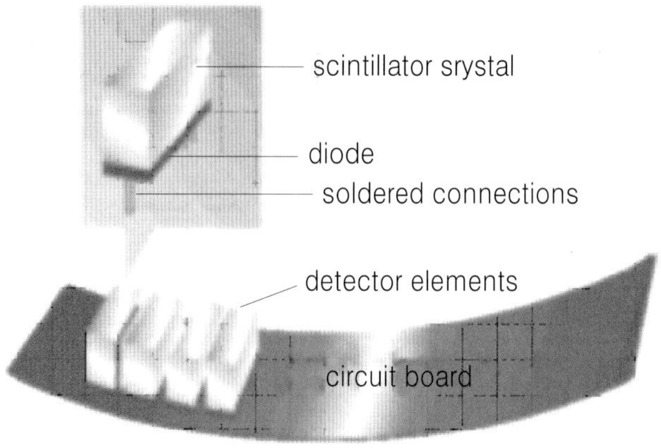

(a) 구 성

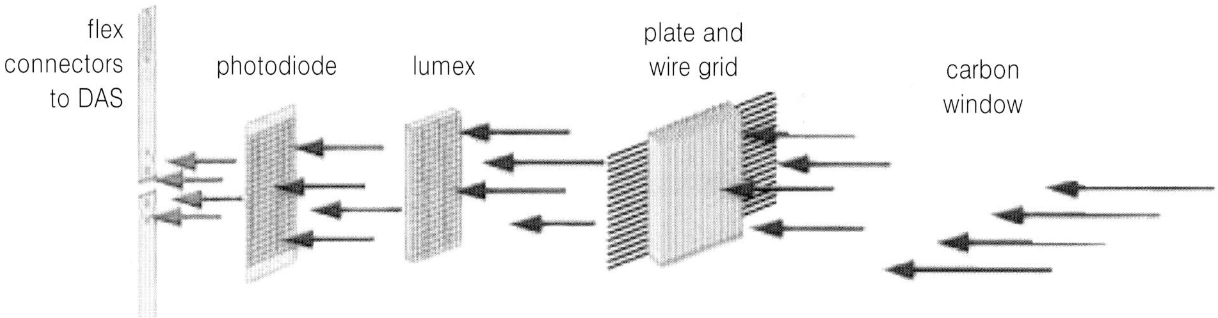

(b) 데이터 흐름도

그림 2-24 GE사 HiLight CT detector의 구성과 데이터 흐름도

(2) Detector의 구비조건

이상적인 CT detector가 갖추어야 할 가장 중요한 요소는 저선량으로 우수한 영상의 질을 획득해야 하며 세부적인 구비조건으로는 다음과 같다.

① 높은 흡수효율

저선량의 사용에도 주선속 에너지를 흡수하는 효율성(detection efficiency)이 좋아야 한다.

다시 말해, 입사되는 모든 X-선 광자가 전기신호로 변환되어 신호대잡음비(signal to noise ratio;SNR)가 우수해야 한다. 높은 검출효율은 많은 전기신호를 얻음으로써 tube에 미치는 부담을 줄이고 환자의 피폭을 감소시킨다. 또한 검출효율은 영상의 대조도분해능에 직접적인 영향을 미친다. 반대로 검출효율이 낮으면 SNR의 저하로 픽셀 노이즈를 증가시켜 영상의 질을 저하시키고 환자의 피폭을 증가시키는 요인이 된다.

② 넓은 동적범위(dynamic range)

넓은 동적범위는 saturation effect에 의한 아티팩트 발생을 없애며, 대조도분해능과 직접적인 연관을 갖는 저신호 영역에서의 데이터 검출을 가능케 한다.

③ 신속한 radiation shift

Radiation shift가 빨라야 한다. 다이오드에 도달하는 방사선 강도는 입사된 에너지와 섬광에 의해 결정된다. 형광체에 입사된 방사선 에너지가 광다이오드로 이동이 빠르게 이루어져야 하는데 이를 healing time 이라고도 하며 이상적인 시간은 수 초 정도이다.

④ 우수한 신호의 직선성

입력신호에 대해 출력신호의 직선성(linear response)이 좋아야 한다. 이는 변환된 전류가 투과된 X-선의 에너지에 정비례해야 함을 의미한다.

⑤ 일관성(consistency)과 재생성(reproducibility)

X-선 검출 결과의 일관성과 재생성이 우수해야 한다.

⑥ 최소한의 불감영역과 우수한 산란선 제거율

인접하는 검출소자 사이의 space에 의한 불감영역이 적어야 하며 산란선 제거율이 좋아야 한다. 이를 위해서는 측정 소자간의 오염(pollution)이 없어야 한다.

⑦ 짧은 잔광(afterglow)과 회복시간

잔광(afterglow)과 talk-over가 적어야 하며 회복시간이 짧아야 한다(fast response). 잔광은 대조도분해능에 영향을 미치며, talk-over는 공간분해능에 영향을 미친다.

예를 들면, Toshiba사나 Siemens사의 16 슬라이스 MDCT에 사용되는 scintillation diode ceramic detector의 잔광은 3ms와 50ms에서 각각 0.1% 이하, 0.002%이다. 그리고 약 3μs의 decay time을 갖는다. 이상적인 CT detector에서는 10μs 이하의 decay time을 가져야 한다.

그림 2-25는 CsI, 제논, 세라믹 detector 등의 decay time을 비교하여 나타낸 것이다. CsI의 decay time은 2μs 이하, lighting UFC(ultra fast ceramic)는 2μs 이하, $CdWO_4$는 10μs 이하 임을 알 수 있다.

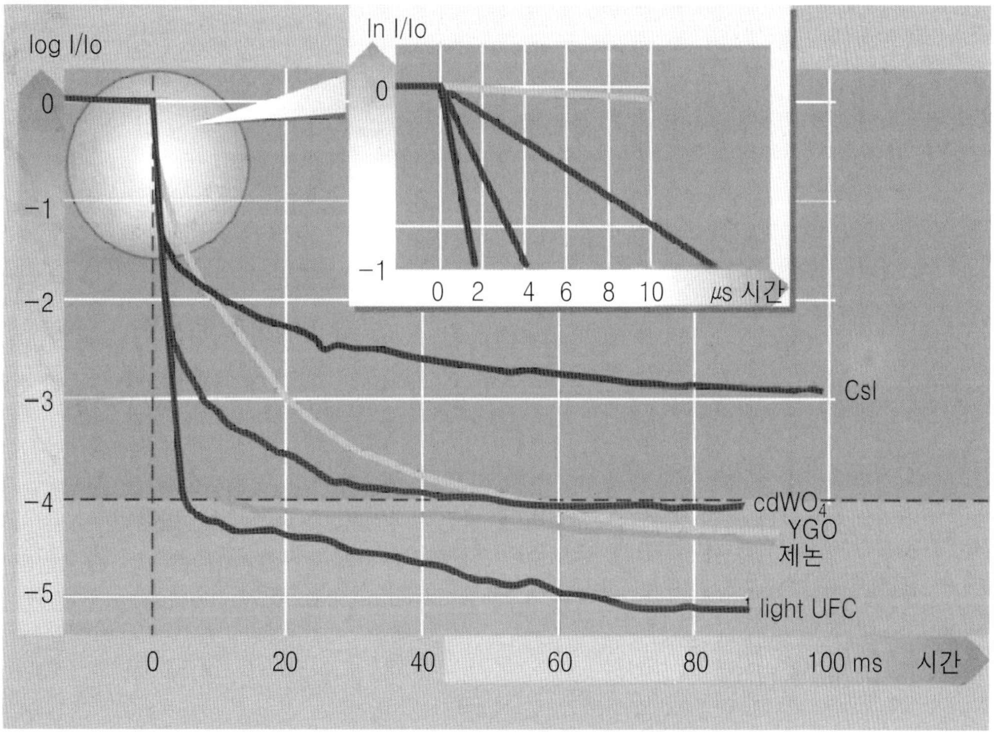

그림 2-25 여러 detector 물질의 decay time

⑧ 온도나 습도에 대한 안정성(stability)

온도나 습도 등에 대한 안정성(stability)이 높아야 된다. 안정성이 약하면 장비의 사용시간 경과에 따라 영상의 질적인 변화가 일어나 시스템 re-calibration 횟수가 많아지게 된다.

⑨ 많은 검출소자(cell)

검출소자의 수가 많아야 한다. 이는 영상의 공간분해능에 직접적인 연관을 미친다.

(3) Solid state CT detector 물질의 특성

최근의 CT장치에서 사용되고 있는 solid state CT detector 제조기법은 섬광체로 CsI, $CdWO_4$ 물질을 사용하는 단일결정 크리스탈 기법(single crystal technology)과 다결정체 세라믹 기법(polycrystalline ceramic technology)으로 구분된다. 상대적으로 최근에 개발되어 HiLight($(Y,Gd)_2O_3$: Eu)로 대표되는 다결정체 세라믹 기법의 특성은 CT detector에 적당하여 광범위하게 사용되고 있으며, 이는 wet chemical co-precipitation, 특수 침전법, 원자 레벨에서의 codoping 등의 기술로 인해 가능해졌다.

Solid state CT detector에 주로 사용되는 물질은 HiLight($(Y,Gd)_2O_3$: Eu), gadolinium oxysulfide(Gd_2O_2S : Pr, GOS라고도 함), cadmium tungstate($CdWO_4$)이다. 그 밖에 gadolinium gallium garnet($Gd_3Ga_5O_{12}$, GGG라고도 함)가 있다. 이러한 solid state CT detector의 성능을 좌우하는 질적 특성은 다음과 같다.

① Primary speed

Primary speed란 일정한 X-선 입력에 대한 응답으로 섬광체로부터 출력신호가 생성되는 시간을 의미한다. 또한 X-선 입력이 중지된 후 지수함수적으로 감쇄하는 출력신호의 감쇄시간이라고도 할 수 있다. Primary speed는 지수함수적으로 감쇄하는 출력의 첫번째 시간요소이며, detector 물질과 첨가물의 고유적인 특성에 의존되며 프로세싱이나 불순물에 실질적으로 영향을 받지 않는다.

Primary speed는 임상적으로 sub-second scanning 동안 고해상능을 유지하는데 중요한 요소이며, 특히 scan FOV의 주변부에서 방위각의 흐림(azimuthal blurring)이 발생되는 것을 방지할 수 있도록 충분히 빨라야 한다. 만일 primary speed가 너무 늦으면 skin-air interface와 같이 고대조도 경계부를 가로지르는 음영이 나타난다.

$(Y,Gd)_2O_3$: Eu로 이루어진 HiLight는 rare earth oxide 물질의 친족체이다. 현재 상용되고 있는 제품은 primary time이 약 10^{-3}초로 상대적으로 늦다. 그러나 이는 양질의 영상을 유지하면서 0.8초 스캔을 지원하기에는 충분히 빠르다고 입증되었다. 더불어 최근에 개발된 제품은 속도가 적어도 40% 빠르며 이는 0.5초 스캔을 지원하고 있다.

GOS 라고도 불리는 gadolinium oxysulfide(Gd_2O_2S : Pr)는 primary speed가 3×10^{-6}초로 매우 빠르며 0.5초 스캔을 지원할 수 있다. 그리고 cadmium tungstate($CdWO_4$)는 primary speed가 5×10^{-6}초로 매우 빠르며 0.5초 스캔을 지원할 수 있다. 이 물질은 single crystal detector technology에 주로 이용된다. 또한 GGG라고도 불리는 gadolinium gallium garnet($Gd_3Ga_5O_{12}$)는 primary speed가 14×10^{-5}초로 중 정도로 빨라서 detector 물질로는 가장 적절하지만 아직 상업적인 용도로 개발되지 않은 상태이다.

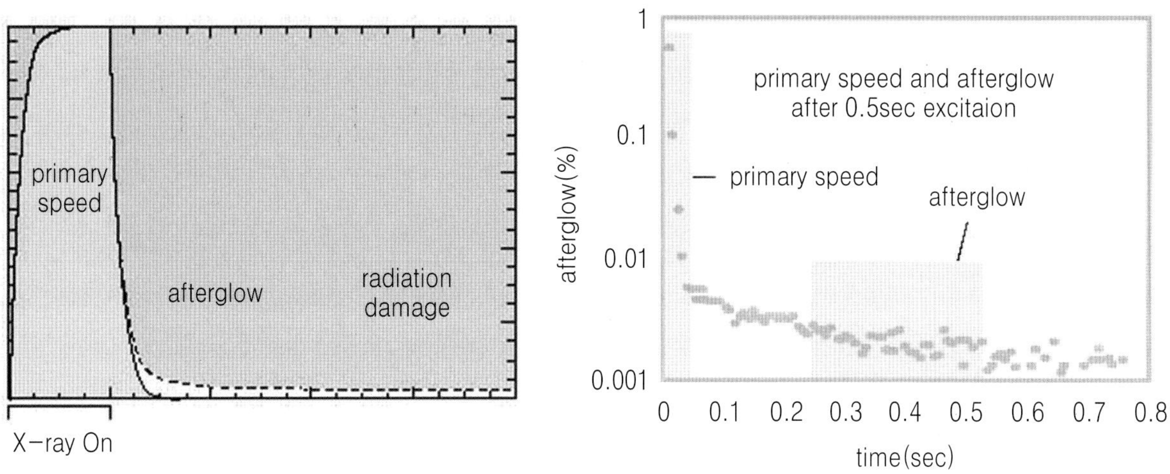

그림 2-26 지수함수적으로 감쇄를 보이는 detector 물질의 시간상수(primary speed와 잔상)

② 잔상(afterglow)

X-선 입력이 중지된 후 남아있는 신호를 의미하며, 지수함수적으로 감쇄하는 출력의 두번째 시간 요소이다. Primary speed는 X-선 신호가 중지된 후 바로 나타나는 화면에 영향을 미치는 반면, 잔상은 신호 중지 후 0.1~0.6초 후에 영상에 영향을 미친다. 잔상은 첨가물에 의해 긍정적인 영향을 받지만 제조과정의 불순물에 의해 극적으로 저하되며, 잔상을 교정하는 알고리즘이 있지만 예민하고 복잡한 과정이므로 뜻하지 않는 아티팩트를 발생시킬 수 있다.

잔상이 많은 섬광체는 아티팩트의 발생을 야기시킬 수 있으며, 잔상이 임상에 미치는 영향으로는 저감약 부위에서 고감약 부위로 침범하는 arcing artifacts를 나타낼 수 있으며, in-plane 공간분해능을 저하시킨다.

HiLight는 첨가제와 프로세싱 과정에 의존성을 가지나 잔상이 매우 낮다. Gadolinium oxysulfide는 원천적으로 잔상이 낮지만 새로운 형태로의 프로세싱 과정은 이를 더욱 낮게 만들 수 있다. 반면에 cadmium tungstate는 상대적으로 잔상이 높은 특성을 갖는다.

그림 2-27은 GOS와 HiLight detector의 잔상 특성을 비교한 것이다. GOS의 경우 낮은 정도의 잔상에 도달하기 위해서는 시간이 더욱 많이 필요하게 되며 detector의 출력신호 레벨을 저하시키는 요인이 된다.

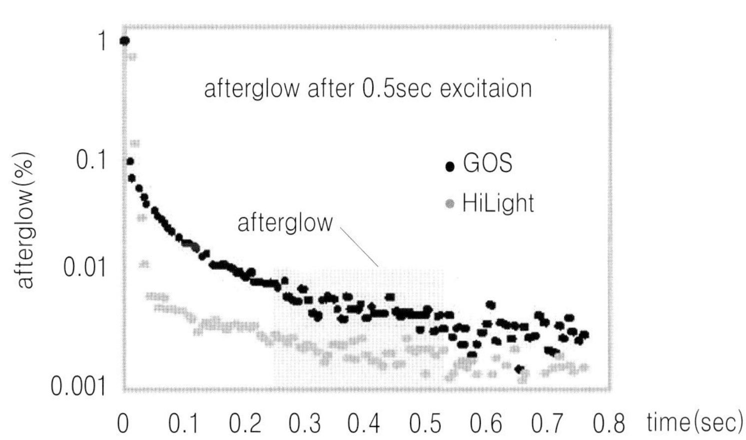

그림 2-27 GOS와 HiLight detector의 잔상 비교

③ Radiation damage

Radiation damage란 방사선 노출시 시간경과에 따른 물질의 darkening이다. 이는 일정 X-선 노출에서 출력이 증가되거나 변화를 보이며, Z-축 균일도의 변화를 야기시킨다. Radiation damage는 반투명(translucent) 물질에서 특히 잘 발생되며, 제조공정에서의 불순물과 변화에 영향을 받는다. Radiation damage는 낮을수록 좋으며, 높은 radiation damage가 임상적으로는 미치는 영향은 잦은 calibration을 필요로 하는 gain의 변화를 야기시키며 Z-축 균일도의 심한 변화를 초래한다. 이러한 결과로 Z-축을 따라 급속히 변화하는 해부학적 구조를 스캔시 rings이나 spots을 발생시킬 수 있다.

HiLight는 radiation damage가 매우 낮은 편이며, gadolinium oxysulfide는 보통 정도, 그리고 cadmium tungstate 는 매우 높은 편이다.

④ Z-축 균일도

Z-축 균일도란 인체의 종축 방향인 Z-축에 따른 detector의 레스폰스이다. Z-축 균일도는 Z-축에 따라 contiguous points에서 세밀하게 시준된 X-선 초점(source)으로 측정된다.

Z-축 균일도가 저하되면 슬라이스 두께 내에서 급격하게 변화되는 구조를 갖는 경우 중앙부에 spot과 ring artifacts가 발생된다. 예를 들면, skull의 둥그런 꼭대기 부분에서 center artifacts가 발생된다. 이는 특히 소아의 두부촬영에서 심각하며, 평평하고 안정적인 Z-축 프로필은 두부에서 양질의 질을 제공하는데 중요한 요소이다. 저하된 Z-축 균일도를 교정하는 것은 매우 어려운 일이다.

HiLight 물질은 Z-축 균일도가 우수하며 안정적이다. Gadolinium oxysulfide는 반투명 물질이므로 우수한 Z-축 균일도의 획득과 조절이 어려우며 제조공정에 매우 예민한 특성을 갖는다. 반면에 cadmium tungstate는 Z-축 균일도가 우수하지만 radiation damage가 매우 높아 불안정한 특성을 갖는다.

⑤ 투과도(transparency)

투명 물질은 산란이 거의 없어 빛을 투과시키기 좋으며, 대부분의 가시광선을 경로의 변화없이 투과시킨다. 이는 빛 광자들이 만들어진 곳에서부터 광다이오드까지 짧고 직선적인 경로로 투과됨을 의미하며, 자체적인 흡수와 radiation damage에 의해 나타나는 컬러 중앙부 사이의 상호작용이 적음을 의미한다.

반투명 물질에서는 가시광선이 만들어진 위치에서 광다이오드까지의 주행 과정에서 여러 번 산란된다. 이러한 긴 경로는 자체적인 흡수를 더욱 증가시켜 순수한 빛 출력을 감소시키며, radiation damage의 영향을 더욱 크게 받게 한다. 이로 인해 Z-축 균일도 역시 손상되는 결과가 된다. 그리고 비등방성의 광학적 특성을 갖는 크리스탈 구조는 투과도가 감소되는 경향이 있으며 제조공정에서의 결함으로 인한 잔여 기공이나 불순물 역시 투과도를 감소시킬 수 있다.

임상적인 의미에서 높은 투과도의 섬광체는 빛 출력을 높게 하고 SNR과 Z-축 균일도을 향상시키고, radiation damage를 감소시킨다. 반투과성의 detector 물질에서는 Z-축 균일도와 radiation damage의 조절이 어렵다.

그림 2-28은 4가지 detector 물질의 투과도를 비교한 것이다. HiLight 물질은 정육면체의 등방형 크리스탈 구조를 가지며 투명하다. Gadolinium oxysulfide(GOS)는 육각형의 크리스탈 구조를 가지며 광다이오드에서의 빛 수집력이 상대적으로 낮은 단지 투과성 물질이다. 반면에 cadmium tungstate($CdWO_4$)는 단사정(monoclinic)이며 투과도를 갖는다.

⑥ X-선 stopping power

X-선 stopping power는 140kVp의 관전압에서 98%의 X-선을 정지시키는데 필요한 섬광체 물질의 두께로 정의된다. X-선 전자를 정지시킬 때 섬광체는 빛을 발산하게 된다. 다른 요소들이 일정

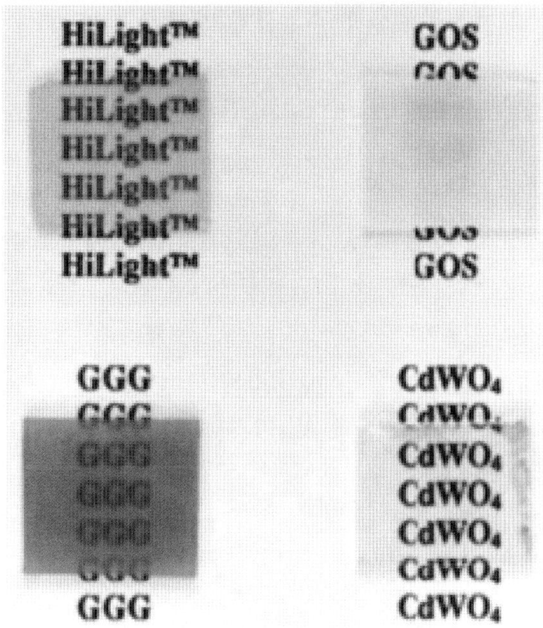

그림 2-28 4가지 detector 물질의 투과도 비교

한 상태에서 X-선 stopping power가 높을수록 섬광체 물질의 두께가 얇아지고 다이오드에서의 빛 출력이 커진다. HiLight의 X-선 stopping power는 3mm이며, gadolinium oxysulfide와 cadmium tungstate는 2mm이다.

⑦ 빛 출력(light output)

일정한 X-선이 입력될 때 섬광체에서 발생되는 상대적인 빛 신호를 의미한다. 빛 출력이 낮으면 얇은 슬라이스 두께에서, 환자의 크기가 큰 경우, 선량이 적은 경우 전자적 노이즈와 양자 노이즈가 많이 발생된다. 그리고 어깨나 골반부에서 streak 형태의 저신호 아티팩트가 발생된다. 이는 부분적으로 소프트웨어를 통한 교정이 가능하다.

CsI : Tl을 기준으로 할 때 gadolinium oxysulfide는 빛 출력이 510nm에서 80%로 가장 높으며, HiLight는 610nm에서 70%, cadmium tungstate는 530nm에서 30%의 빛 출력을 보인다.

⑧ 발광 스펙트럼

섬광체의 발광 스펙트럼은 일정 파장에서 빛 출력의 상대적인 강도를 의미한다. 적정한 전자신호를 출력하는 다이오드의 매칭과 함께 섬광체의 발광 스펙트럼은 detector 디자인의 유연성과 장기적인 안정성에 영향을 미친다. 그리고 X-선량 뿐만 아니라 광활성 영역(photo active range)에서의 섬광체의 발광은 detector 노화에 영향을 미칠 수 있다.

HiLight 물질의 스펙트럼 피크는 화학적으로 활동성이 적은 적색영역(610nm)으로 향하며 적색에 피크를 갖는 발광 스펙트럼은 장기적인 측면에서 detector의 안정성을 유지한다.

부착제는 detector 시스템에서 중요한 요소이다. 미래에는 접착제와 반사체를 사용하는 주조 화합물의 detector configuration이 선호될 것이다.

Gadolinium oxysulfide의 발광 피크는 청색(510nm)에 근접한다. 이는 미래에 선보일 복잡한 디자인의 detector configuration에 부합될 것이다. Cadmium tungstate은 발광 피크가 480nm이며 gadolinium oxysulfide와 같이 화학적으로 활성적이지 않는 물질이다. 또한 쉽게 쪼개지지 않는 특성을 갖는 단사정 크리스탈이므로 정밀한 표면구조를 갖는 양질의 섬광체 소자로 제조하기가 어렵다.

⑨ 다이오드 매칭(diode matching)과 상대 출력(relative output)

총 신호출력은 detector 물질의 발광 스펙트럼과 광 다이오드의 감도 스펙트럼이 얼마나 잘 결합되는(matching) 가에 많은 영향을 받으며, detector의 출력 스펙트럼이 광 다이오드의 감도 프로필에 가깝게 매칭될수록 결과적인 전기신호가 높아진다.

덩치가 큰 환자를 얇은 슬라이스 두께로써 스캔하는 경우 발생되는 저신호는 유효 빛 출력을 감소시킬 수 있다. 하지만 이는 우수한 저노이즈 DAS를 사용하면 극복될 수 있다.

X-선 검출과정과 X-선 에너지를 빛 에너지로 변환시키는 과정에서 양자함몰(quantum sink)이 발생된다. 다이오드 coupling은 이차적이지만 여전히 중요한 이슈가 되고 있다.

HiLight 물질의 다이오드 감도는 60%@610nm이며, gadolinium oxysulfide는 40%@510nm, 그리고 cadmium tungstate는 42%@480nm이다. 또한 HiLight 물질의 상대 출력은 60%×70% = 42%이며, gadolinium oxysulfide는 40%×80% = 32%이며 cadmium tungstate는 42%×30% = 13%이다.

⑩ 제조의 편이성(manufacturability)

Manufacturability에 영향을 미치는 요소는 많으며 제조공정의 전반적인 청결을 포함한다. 즉, 청결한 작업공간, batch size, 공정의 조절, 그리고 취급상의 특수한 관심 등이다. HiLight detector는 상대적으로 많은 양의 생산이 가능하며 나중에 제거되어야 할 부가제를 사용하는 중간단계가 없어 제조공정이 gadolinium oxysulfide에 비해 다소 단순하다.

앞에서 언급된 여러 특성들은 detector의 제조에서 중요하지만 그 중에 특히 radiation damage, 잔광, Z-축 균일도가 중요하다. 하지만 전반적인 detector quality는 중앙에 위치된 양질의 detectors와 가장자리에 위치된 detectors 사이에 얼마나 많은 차이(margin)가 있느냐에 좌우된다고 할 수 있으며, detector의 성능은 물질 고유의 특성과 제조 프로세스 사이의 균형에 의해 결정된다.

표 2-1은 solid state CT detector에 사용되는 gadolinium oxysulfide(GOS), cadmium tungstate, HiLight의 특성을 요약한 것이다.

표 2-1 Gadolinium oxysulfide(GOS), cadmium tungstate, HiLight detector 특성 비교

특성	HiLight	GOS	$CdWO_4$
primary speed		빠름	빠름
잔상	낮음	낮음	
radiation damage	낮음	높음	
Z-축 균일도	우수, 안정적		우수
투과도(transparency)	우수	보통(반투명)	우수
X-선 차단력		우수	우수
빛 출력(CsI : Tl 기준)	70%	높음(80%)	30%
발광 스펙트럼의 피크	610nm	510nm	480nm
다이오드 매칭	우수		
전자적인 출력	우수(42%)	32%	13%
제조의 편의성	간단	복잡	

(4) Detector의 제조과정

Siemens사의 cadmium tungstate($CdWO_4$) 재질을 사용한 UFC(ultra fast ceramic) detector의 제작과정을 간략히 소개하기로 한다.

매우 부드럽고 독성이 있는 cadmium tungstate에 물을 넣고 가열하여 용해시키며, 용해되는 동안 화학반응을 거쳐 침전되어 생성되는 새로운 물질을 건조시킨다. 세라믹 결정체로 변형시키기 위해 1,000°C가 넘는 고온에서 가루를 압축한다. 고정밀도를 갖는 톱을 사용하여 무결점의 얇은 두께의 작은 조각으로 자른다. 그리고 얇게 잘린 세라믹 슬라이스를 직사각형으로 잘라 평판형으로 제작한 후 입자의 손실을 막기 위해 반사 광택막을 입힌다. 건조되어진 조각들을 한데 모아 합치고 접착제를 사용하여 광다이오드에 붙인다. 완성된 세라믹 모듈(module)을 건조한 상태로 수 일 정도 보관하여 구조화시킨다. 그리고 세라믹이 결합된 광다이오드에 빛의 확산을 방지하는 산란선 방지판을 접착시킨다. 그 후 각 모듈의 기능을 분리시키고 서로 독립되어 있는 detector 조각들을 기술적으로 연결시킨다. 이를 위해 Siemens사에서는 "Plug & play 방식"을 사용하고 있다. 분리과정에서 특수 알고리즘을 사용하여 각 조각들에게 성능을 부여시키고 균일성을 갖게 한다. 최종적으로 아날로그/디지털 변환기에 선택된 모듈을 삽입한 후 detector에 말아 넣은 후 정밀한 CT데이터의 검출에 필요한 quality 테스트를 시행한다.

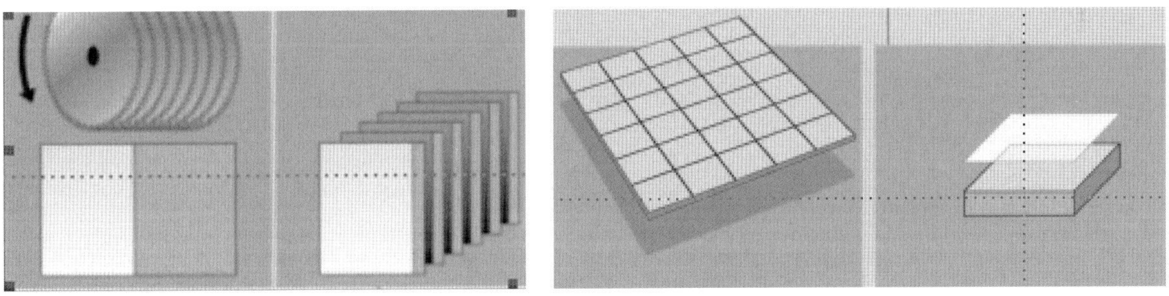

(a) 세라믹의 슬라이스화 (b) 평판형의 제작 (c) 반사 광택막의 도포

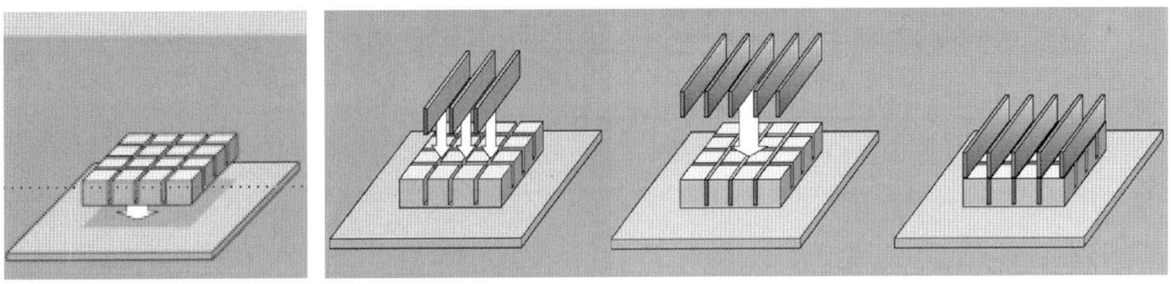

(d) 광다이오드에 세라믹 모듈의 부착 (e) 산란선 방지판의 설치

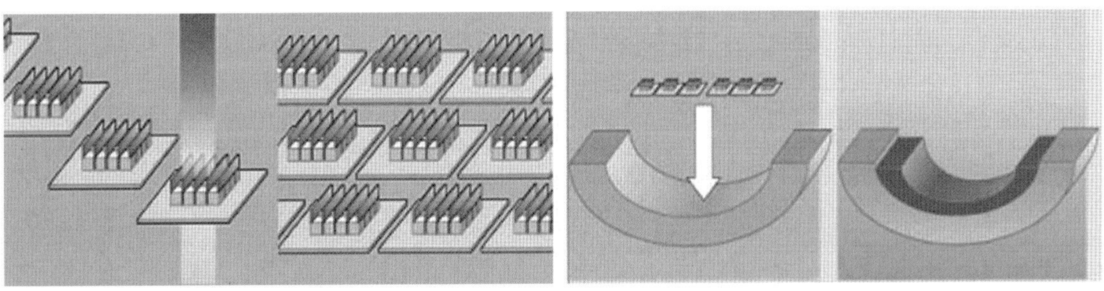

(f) 모듈의 분리 (g) Detector assembling

그림 2-29 Cadmium tungstate 재질을 사용한 UFC detector의 제작과정(Siemens사)

(5) Detector의 종류

① Scintillation crystal photomultiplier detector

그림 2-30과 같이 형광체와 dynode 구조를 갖는 광증배관으로 구성되며, 1세대 및 2세대, 그리고 초기의 4세대 CT장치에서 사용되었던 detector이다.

예전에는 NaI, CsI, CaF_2, BGo가 주로 형광체로 사용되었으나 최근에는 잔광이 적은 cadmium tungstate($CdWO_4$) 나 gadolinium-based ceramic, rare earth oxide가 많이 사용된다.

X-선을 검출하는 기본원리는 다음과 같다. 먼저 형광체에 X-선 광자가 입사하면 그 에너지에 비례한 빛을 발생하며, 형광체 표면에 도포된 고도의 반사물질에 의해 빛을 광증배관에 도달하게 한다.

광증배관(진공관)의 구조는 양극, 음극, dynode로 구성되어 있다. 광증배관의 앞쪽에 위치한 광음극(photocathode)에 빛이 입사하면 빛의 강도에 따라 광전자(photoelectron)를 방출하고, 발생된 광전자는 dynode에 입사하게 된다. Dynode에 전자가 입사 충돌하면 2차 전자를 방출하는데 첫번째의 dynode는 광음극보다 높은 전압을 갖고 각 순번대로 전압을 높게 하여 여러 번의 증폭작용을 거치는 동안 전자들이 증폭된다. 약 10개 dynode의 동일한 비율의 증폭으로 입력신호(형광체의 빛)의 강도에 비례한 출력신호(전기전류)를 발생시킨다.

Scintillation crystal photomultiplier detector의 특성은 다음에 언급되는 제논 가스 detectot에 비해 검출효율이 좋다(두께 2.5cm NaI 형광체의 효율은 약 100%에 가깝다). 하지만 detector의 크기가 크고 안정성이 저하되며, 방사선 강도의 차이에 따라 감응성이 정비례하지 못하므로 이용 선속의 에너지 범위에 제한이 있어 최근의 장비에서는 사용되지 않는다.

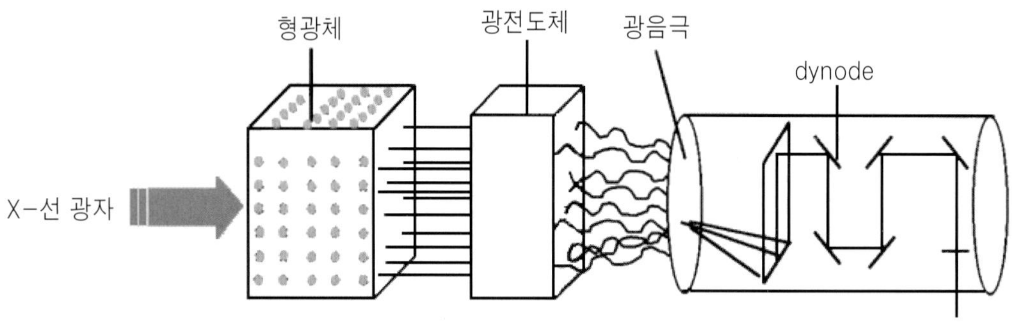

그림 2-30 Scintillation crystal photomultiplier detector의 구조

② 제논 가스 detector

검출효율의 향상을 위해 높은 원자번호를 갖고 고압(25기압)의 non-radioactive 제논 가스를 사용하며 그림 2-31의 (a)와 같이 비례계수관 내에 양극과 음극판을 설치하고 두 극판 사이에 고압의 제논 가스를 봉입한 구조를 갖는다. 보통 detector depth(chamber 길이)가 5cm 정도이다.

제논 가스 detector의 기본원리는 인체를 투과한 X-선 광자가 입사하면 전리함 내의 가스분자를 전리(ionization)시켜 전하를 갖는 이온(electrically charge particle)을 발생시키고, 발생된 마이너스 이온은 양극에, 플러스 이온은 음극에 포획된다. 포획된 전자는 전압의 조절 하에 X-선 에너지에 비례하여 출력전류(electrical charge carriers)를 발생시켜 전기신호로서 측정된다. 더불어 전극 자체에 의해 산란선의 제거효과가 이루어지므로 산란선 배척율이 우수하다.

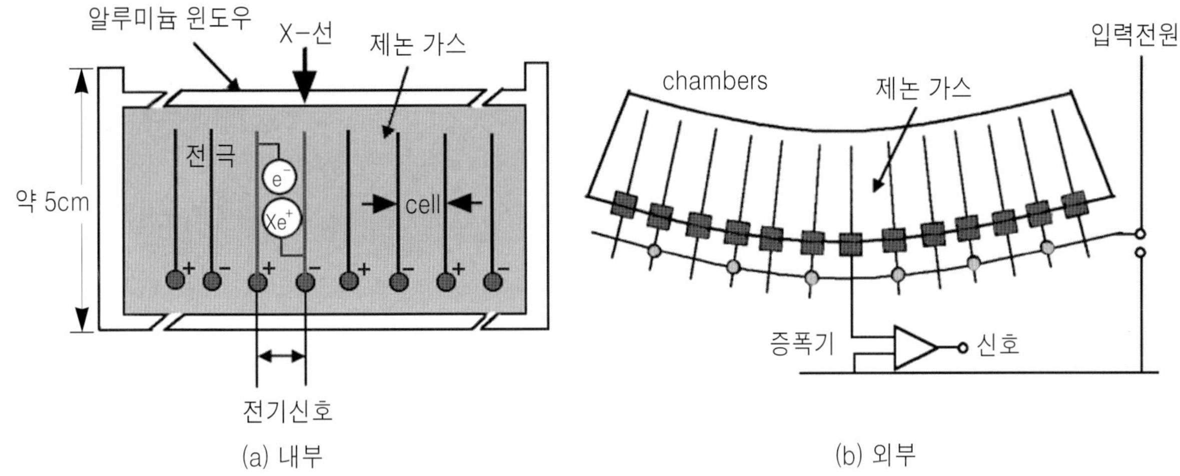

그림 2-31 제논 가스 detector의 내부(a) 및 외부구조(b)

제논 가스 detector의 장점으로는 금속 전극(metal electrodes)에 의해 하나의 검출 chamber가 각각 분리되는 형태를 가지므로 산란선 방지용 그리드의 역할을 한다. 즉, 뛰어난 방향성(directionality)으로 인해 산란선에 의한 화질저하가 거의 없다. 그리고 많은 섬광체에서 나타나는 잔광현상(afterglow effects)이 거의 없고, 기하학적 효율이 높으며 X-선속 강도에 영향을 받지 않는다. 하지만 상대적으로 가스 농도가 낮아 많은 X-선 광자가 검출되지 않고 통과하기 때문에 solid state detector에 비하여 검출효율이 저하된다. 이를 보완하기 위해서는 상대적으로 높은 노출조건이 필요하며, 제조과정에서 분자수의 증가를 위해 chamber의 길이를 가능한 길게 하는 것(8cm 정도의 제품도 있음)이 좋으며 이온쌍의 재결합을 돕기 위해 전극 간의 전압을 높게 한다. 또한 제논 가스 detector는 X-선관과 detector array의 방향이 기계적으로 고정된 3세대 장치에서만 사용이 가능하다.

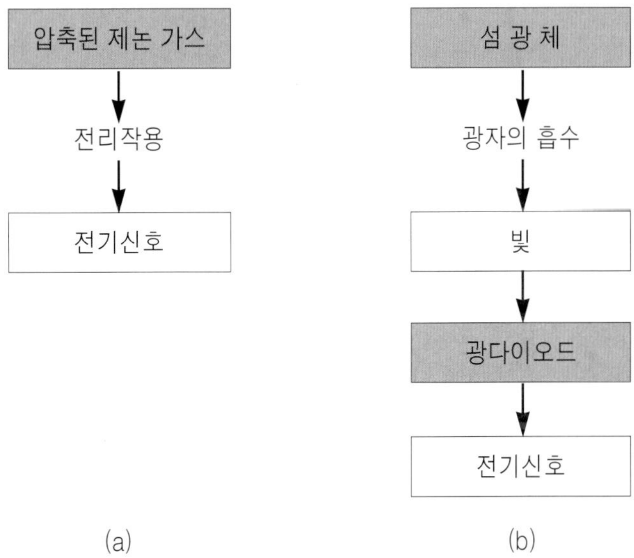

그림 2-32 제논 가스 detector(a)와 scintillation photodiode detector(b)의 기본원리

③ Scintillation crystal photodiode detector

Solid state detector(또는 잘못된 명칭이지만 반도체 detector로도 불림)라고 불리며, 기본구조는 그림 2-33과 같이 섬광체와 광다이오드(photodiode)로 구성된다. 제논 가스 검출기에서 있는 알루미늄 윈도우(aluminium enterence window)는 필요없지만 산란선을 억제하기 위해 additional measures가 필요하다. 이로 인해 흐림처리(vignetting)가 필요하며 이는 기하학적 손실을 발생시키는 요인이 된다.

광다이오드 표면에는 섬광 결정체인 scintillation crystal이 캡슐에 넣어져 있다. GE사의 HiLight detector의 예를 들면, cubic transparent isotropic crystal 구조의 섬광체를 가진다.

광다이오드로는 실리콘이 주로 사용되며 광 다이오드는 주형된 회로판 위에 장착되어 있다. 광 다이오드는 균일한 Z-축 응답을 가져야 하며, 스펙트럼이 섬광체의 최대 빛 신호출력에 적절하게 매칭되어야 한다.

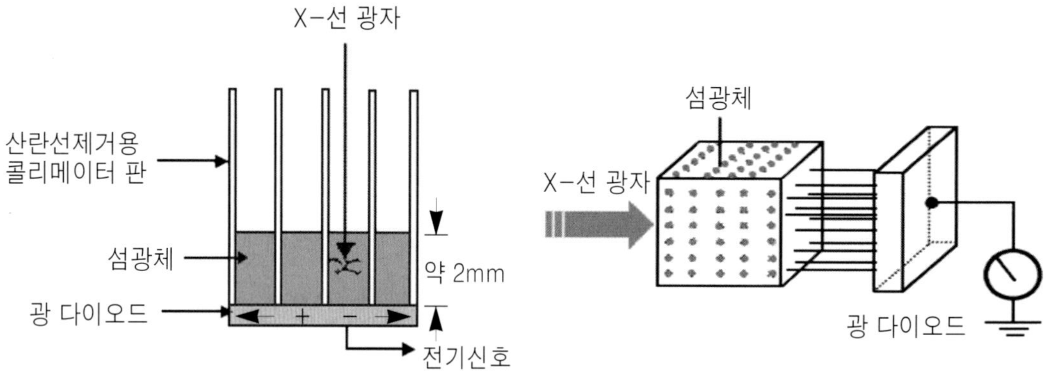

그림 2-33 Scintillation crystal photodiode detector 의 구조

Scintillation crystal photodiode detector에 사용되는 섬광체로는 cadmium tungstate($CdWO_4$), gadolinium oxysurfide(Gd_2O_2S : Pr,Ce), rare-earth ceramic이 있다.

발광효율과 X-선 검출효율이 각각 40% 정도인 cadmium tungstate에 비해 빛 출력과 광자 흡수효율이 우수한 rare-earth ceramic(발광효율 : 95% 이상, X-선 검출효율 : 95% 이상)이 주로 사용되고 있다. 그림 2-34는 다이오드의 출력 스펙트럼과 각 섬광체의 출력 스펙트럼을 나타낸 것으로 다른 섬광체에 비해 rare-earth ceramic 섬광체가 광다이오드의 출력 스펙트럼과 매칭되어 높은 광자효율을 나타내는 것을 알 수 있다.

최근에 개발되어 사용되는 GE사 multi-slice MDCT의 경우 사용되는 재질은 $(Y, Gd)_2O_3$: Eu, Pr이며, Siemens사의 경우 GOS라고 불리는 gadolinium oxysulfide이다. 그리고 Toshiba사의 경우 Gd_2O_2S : Pr이 사용된다.

Scintillation crystal photodiode detector의 형광체는 장치 제조사에 달라 다소 차이가 있는데, GE사의 예를 들면 detector 내부에 형광체인 세라믹 제재(rare earth oxide)인 lumex를 사용하여 입사된 X-선 광자를 빛으로 변환시키고 광 다이오드를 이용하여 빛을 다시 전기신호로 변환한다.

다시 말하면, 하나의 X-선 광자 에너지가 크리스탈에 흡수되면 그 양 만큼의 에너지를 갖는 가시광선 파장 정도의 빛(저에너지 광자)으로 변환된다. 빛으로 변환된 광자가 광 다이오드에 도달하면 A 정도의 전류(electrical charge carriers)가 흐르는데 이를 검출하는 것이다. 각 검출소자들은 1.0mm 간격으로 배열되어 있으며 유효 detector cell의 수는 scan FOV에 따라 변하는 방식을 사용한다.

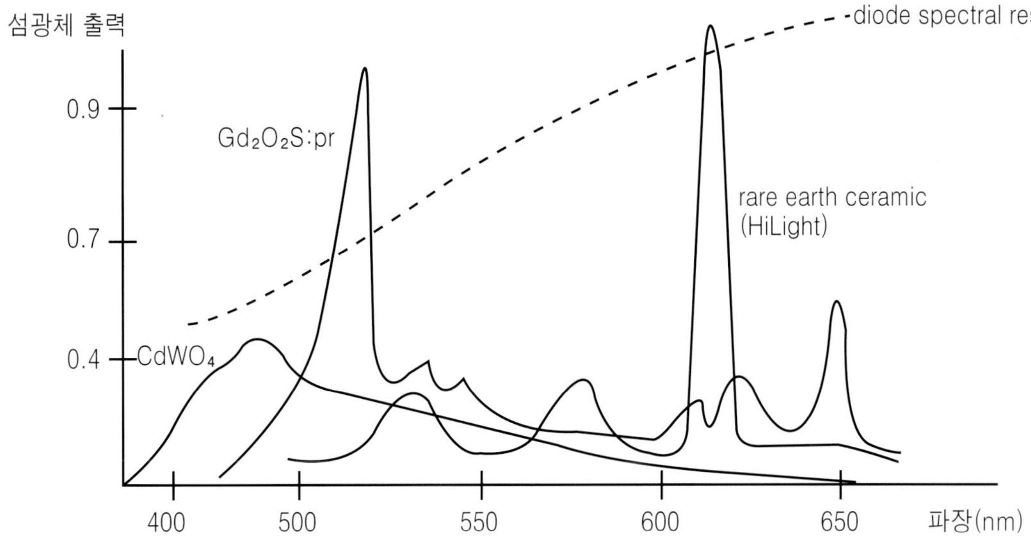

그림 2-34 다이오드의 출력 스펙트럼과 각 섬광체의 출력 스펙트럼과의 관계

Scintillation crystal photodiode detector는 최근에 사용되고 있는 3세대 또는 4세대의 최근 장치에 주로 사용되고 있으며, 검출효율(광자 흡수효율)이 80~95% 정도로 매우 높아 스캔시 상대적으로 낮은 노출조건의 사용이 가능하다. 하지만 각 검출소자들을 연속적으로 배열하기가 어려워 기하학적 효율은 낮은 편(GE사의 single spiral CT장치의 경우 약 80% 정도 임)이며 산란선에 의한 화질의 저하가 발생된다.

그림 2-35는 GE사에서 제공된 자료로, 형광체를 rare-earth ceramic을 채택한 scintillation crystal photodiode detector와 제논 가스 detector의 검출과정에서의 데이터 손실과 검출효율을 비교한 것이다. (b)에서 알 수 있듯이 제논 가스 detector에서는 알루미늄 윈도우(chamber 내외의 압력차이를 유지시키기 위해 두꺼운 알루미늄 윈도우를 사용 함)에서 많은 손실이 발생된다.

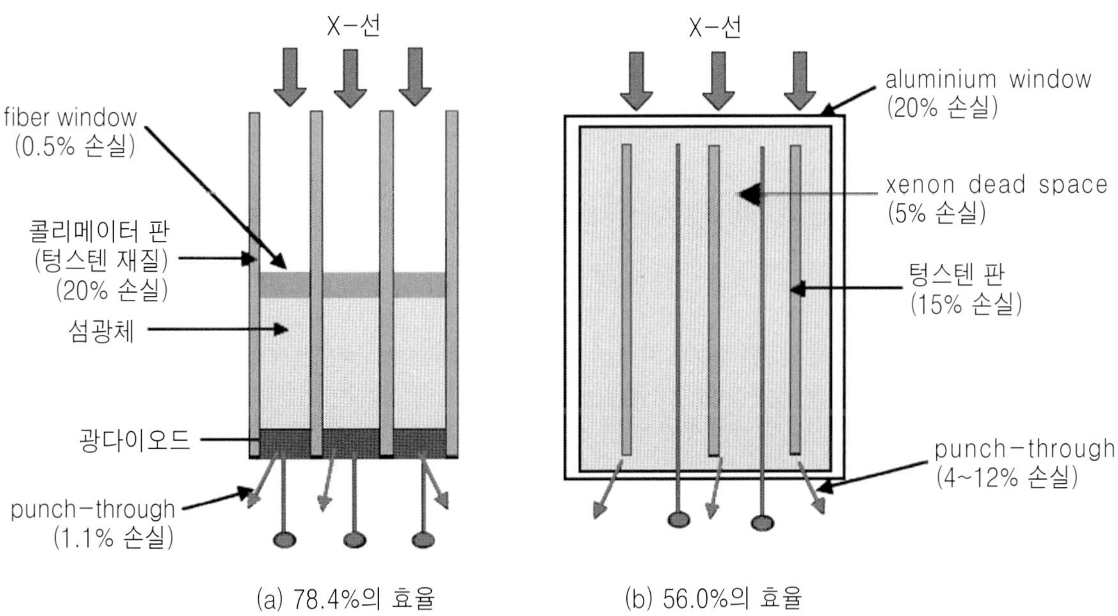

그림 2-35 Scintillation crystal photodiode detector(a)와 제논 가스 detector(b)의 효율비교

④ Multi-slice detector

1989년 나선형 CT가 처음 소개된 이후 1992년에는 한번의 노출로 최대 2개의 영상획득이 가능한 Elscint사의 dual-slice CT가 개발되었다. 그 후 1998년에는 4개의 영상획득이 가능한 multi-slice CT가 개발되었으며 이로 인해 0.5초 내지 1초의 tube 일회전에 4영상의 획득이 가능하게 되었다.

이의 대표적인 모델로는 직경이 동일하지 않은 8개의 row element를 채택한 adaptive array detector가 Siemens사(Somatom Volume Zoom과 Somatom Sensation 4 모델)와 Philips사에 의해 상품화되었으며, 16개의 균일한 직경을 가진 row element를 채택한 matrix detector(fixed array detector)가 GE사(LightSpeed Qxi 모델)에 의해 개발되어 사용되고있다. 그리고 Toshiba사에서는 총 34개의 detector row를 가진 시스템(Aquilion 4 모델)이 개발되었다. 이는 24개의 채널을 갖고, 중앙부에 0.5mm 두께를 갖는 4개의 row와 양쪽 주변부에 1mm의 두께를 갖는 30개 row로 구성되어 총 34개의 row를 가지므로 총 detector element 수는 33,296개 이다.

급속한 기술의 발달로 2001년 개발된 GE사의 LightSpeed Ultra 모델에서는 기존의 matrix detector를 업그레이드하여 최대 8개의 영상획득이 가능해졌으며, Toshiba사에서는 Aquilion 8 모델이 상품화되었다.

그리고 2002년 말에는 각 제조사에 따라 차이는 있지만 24개(GE사와 Siemens사) 또는 40개(Toshiba사)의 row element를 채택하고 adaptive array 방식의 detector를 사용하여 최대 16개의 영상획득이 가능한 CT가 개발되어 임상에 적용되기 시작하였다.

대표적인 예를 들면, Toshiba사의 Aquilion 16 모델의 경우 tube의 일회전에 0.5mm, 1mm, 2mm의 슬라이스 두께의 16개 영상획득이 가능하다. 그리고 GE사의 LightSpeed Ultra 16 모델과 Philips사의 Brilliance 16 모델의 경우 0.625mm, Siemens사의 Somatom sensation 16 모델의 경우 0.75mm 슬라이스 두께의 16개 영상획득이 가능하다. 더 나아가 2005년에는 tube의 일회전에 40개 또는 64개의 영상획득이 가능한 장치들이 선보이고있다. Philips사의 Brilliance 40 모델에서의 detector element의수는 34,944이다. 하지만 dynamic focal spot 기법의 적용으로 이의 두 배인 69,888개의 유효 detector element를 갖는 셈이 된다. 그리고 0.625mm 슬라이스 두께영상을 64개 획득 가능한 GE사의 LightSpeed VCT 모델에 사용되고 있는 V-Res detector의 경우 58,368개(64row×912)의 detector element를 갖는다.

이러한 MDCT의 주된 관심은 얇은 단면두께의 영상획득과 scan coverage의 확대로 신속한 CT 검사가 가능하며, 이를 통해 전신의 CT혈관조영검사를 확고하게 시행할 수 있고, 심장계통의 형태적 및 기능적 검사의 접근에 있다고 할 수 있다.

이러한 multi-slice CT 장치에 사용되는 평판형 다이오드 detector의 구조는 그림 2-36과 같이 4부분으로 구분된다. 검출기의 표면부에는 X-선 광자를 빛으로 변환시키는 섬광체(scintillator)가 있으며, 그 하부에는 빛을 전기신호로 변환시키는 광다이오드 어레이(photodiode array)가 있다. 그리고 채널의 조합과 채널 사이의 스위칭 기능을 담당하는 스위칭 어레이, 그리고 전기신호를 DAS로 전달하는 기능을 하는 커넥터로 이루어진다.

그리고 다이오드 detector는 섬광체, 광다이드 그리고 DAS 사이에 신호를 전달하는 목적의 wire의 위치에 따라 front illuminated photodiode와 back illuminated photodiode 방식으로 구분된다. 그림 2-37은 16 슬라이스 이하의 CT에서 사용되는 전통적인 front illuminated photodiode 방식의 detector 내부 구조도이다. 이에 대한 내용은 제4장 Spiral 및 multi-detector CT에서 자세히 기술하였으니 참고하기 바란다.

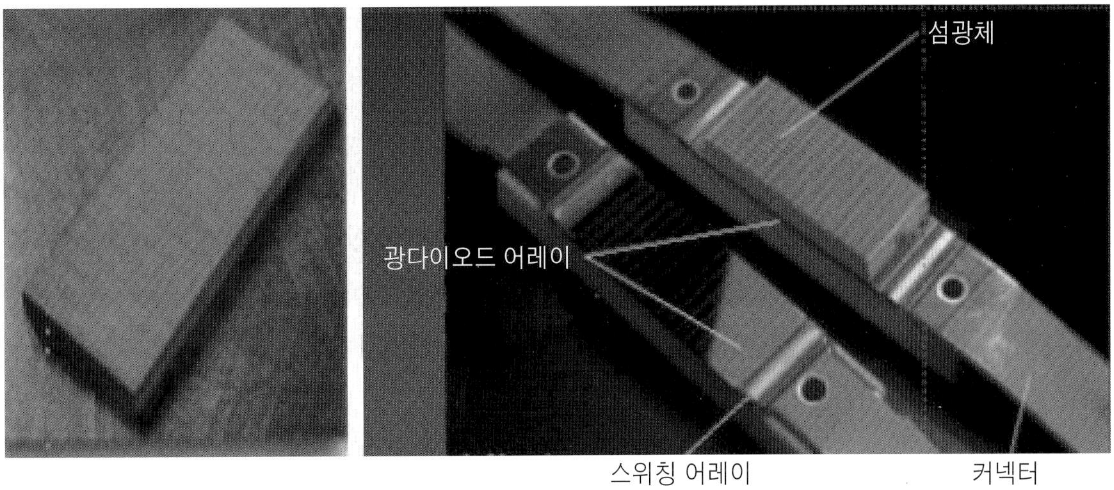

그림 2-36 GE사의 multi-slice detector의 구조

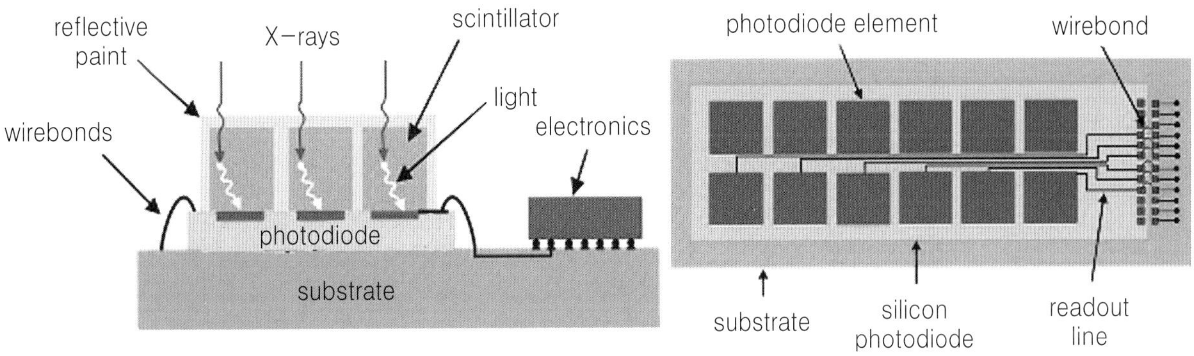

그림 2-37 전통적인 front illuminated photodiode 방식의 detector 내부구조

그림 2-38의 (a)는 single detector 나선형 장치에 사용되는 single slice detector이다. 예를 들어 5mm의 슬라이스 두께로 스캔시 모든 detector가 항상 active한 상태에서 영상획득이 이루어지며, 슬라이스 두께의 변경을 위해서는 콜리메이션을 변화시켜야 한다. (b)는 1회의 tube 회전으로 4개의 영상을 획득하는 multi slice detector이다. 앞에서 설명한 matrix detector의 일종이며 1.25mm의 직경을 갖는 균일한 크기의 16개의 row element를 갖는다.

2.5mm 두께의 4영상을 얻는 경우 중앙부에 위치한 8개 row element는 active한 상태로 유지되며 좌측의 4개와 우측의 4개 row element는 inactive한 상태로 유지되며, 5mm 두께의 4영상을 얻는 경우 16개의 모든 row element는 active 상태로 유지된다. 이러한 detector 디자인은 이론적으로 1.25mm 두께의 16개 영상을 얻을 수 있다.

Multi-slice detector의 가장 큰 장점은 스캔속도의 단축이다. 이로 인해 움직임이 없는 영상과 1회의 조영제 주입으로 또는 1회의 호흡중지로 모든 영상을 얻을 수 있어 혈관조영검사나 심장계통검사에 특히 유리하며 검사시간의 단축으로 환자 편의가 증가되고 생산성 향상의 효과도 얻을 수 있다.

즉, multi-slice CT장치로 1.25mm 두께의 4영상 획득방식은 1.25mm 두께의 스캔을 4회 시행하는 single slice CT스캔 방식에 비해 스캔 시간이 1/4로 줄어들고 CT tube의 부담을 줄여 cooling time이 없어진다. 5mm 두께의 1영상 획득방식보다 얇은 단면두께의 적용으로 부분체적효과에 의한 아티팩트 발생을 감소시키고 영상의 질을 향상시킨다.

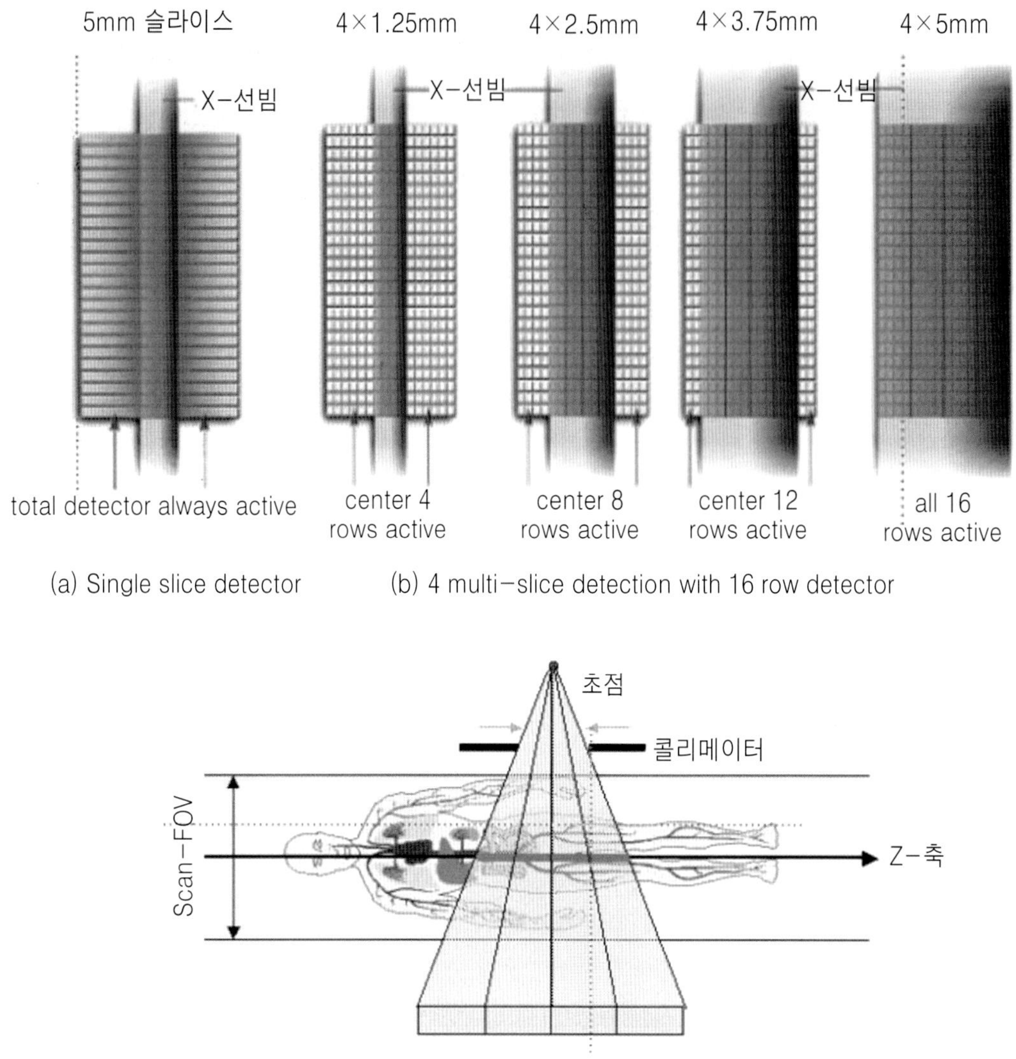

(c)Multi-slice detector와 tube의 일회전으로 4영상을 획득하는 개념도

그림 2-38 Single slice detector와 tube 일회전으로 최대 4개의 영상획득이 가능한 multi-detector 나선형 CT의 구조와 영상획득 개념

그림 2-39는 이러한 특성을 그림으로 표시한 것이며 그림 2-40은 4 슬라이스 MDCT에서 많이 채택된 matrix detector와 adaptive array detector의 구조와 영상획득을 보여주는 개념도이다. Hybrid type detector를 포함한 MDCT detector의 자세한 내용은 제4장 spiral 및 multi-detector CT을 참고하기 바란다.

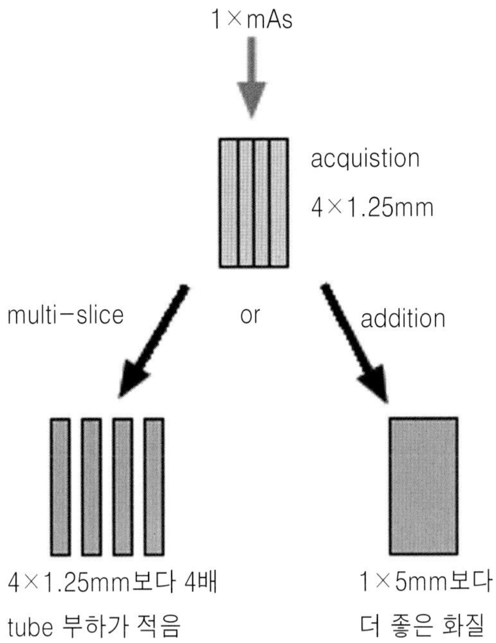

그림 2-39 Multiple thin image detection의 장점

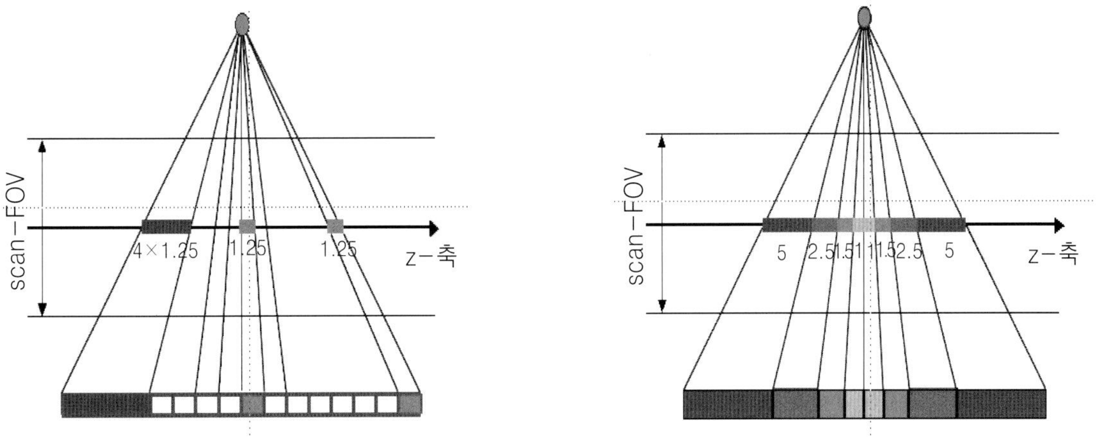

(a) Matrix detector(fixed array detector)

(b) Adaptive array detector

그림 2-40 Multi-slice detector의 두 유형

9) DAS(data acquisition system)

DAS는 detector array 뒤에 위치한 수십 개의 IC boards이며, detector에서 X-선 신호를 검출하여 출력하는 빛 신호를 받아 아날로그 형태인 전기신호로 변환하고 증폭한 후 ADC를 통해 디지털화하여 컴퓨터로 보내 영상을 만드는데 사용할 수 있는 정보로 변화시키는 전기적 하드웨어이다. 간단히 말해 동적범위는 detector 시스템에서 직선적인 응답으로 받아들여지는 신호의 범위로 정의된다. 이의 하단부는 시스템 노이즈에 의해 제한되며, 상단부는 saturation effect에 의해 제한된다.

DAS가 필요로 하는 조건으로는 동적범위(dynamic range)가 넓고 saturation effect(아티팩트)가 없어야 하며 증폭과정에서의 노이즈가 적어야 한다. 그리고 아날로그 신호에 정비례하여 디지털 신호를 발생시켜야 하며(직선성), 안정성이 높아야 한다.

최근의 high version CT장치에서는 1만대 1 정도의 동적범위를 갖는다. 그림 2-41에 나타낸 바와 같이 신호가 동적범위를 넘어서면 saturation effect에 의한 아티팩트가 발생되며 영상재구성 과정(back projection)에서 사용되는 데이터는 실제 광자의 양을 반영하지 못하게 된다. 즉, detector의 saturation을 피하기 위해 사용되는 bowtie 필터는 높은 감약계수와 낮은 감약계수를 갖는 피사체 간의 대조도 차이를 줄여줌으로써 동적범위를 넓게 설정해야 하는 DAS의 기능을 도와주는 역할을 한다.

그리고 최근의 CT장치에서는 획득되는 슬라이스 두께에 따라 동적범위가 자동으로 조절되도록 되어있다. 이로 인해 얇은 슬라이스 두께로 스캔시 gain(=동적범위)이 증가됨으로써 저선량으로 우수한 질의 영상획득이 가능해진다.

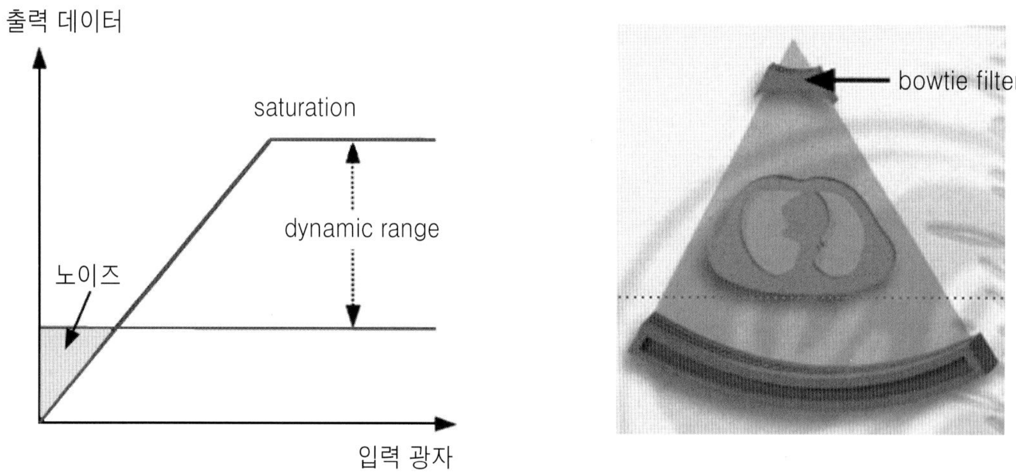

그림 2-41 DAS의 동적범위

DAS의 채널수는 제조회사와 모델에 따라 차이가 있지만 예를 들어보면, Toshiba사의 Aquilion 모델에서는 896개, Shimadzu사의 SCT TX 모델에서는 928개, 그리고 GE사의 HiSpeed advantage 모델에서는 744개의 채널을 갖고 있다. 그리고 GE사의 HiSpeed advantage 모델에서는 디지털화의 과정에서 pulsation rate(=sampling rate)는 984Hz를 사용한다.

하나의 슬라이스를 1초에 스캔하는 기법에서의 총 샘플링 view의 수는 984개가 되며, 2초 스캔 기법을 사용하는 경우는 9842 = 1,968개의 샘플링 view가 발생된다.

Tube의 일회전으로 16 영상을 얻을 수 있는 multi detector CT인 Toshiba사의 Aquilion 16 모델에서는 초당 1,800 view를 사용하며 GE사 LightSpeed VCT 모델의 경우 초당 2,800개의 view를 갖는다. DAS에서 읽혀진 모든 데이터는 1초 내에 컴퓨터로 전달된다.

그림 2-42는 GE사 LightSpeed VCT에서 사용되고 있는 V-Res detector 및 Volara DAS 모듈의 외관이다. Detector assembly는 57개의 detector module로 구성되어 있으며 고장시 개별적으로 교체가 가능하다. 또한 Philips사의 16 MDCT 이상의 장비에서 채택하고 있는 Tach chip을 내장한 DAS는 9mm×9mm의 소형 chip을 위치시켜 광 다이오드에서 발생된 신호에서 아날로그 신호로의 경유없이 디지털 포맷으로 직접 변환시키는 역할을 한다. 이는 수많은 데이터 세트로부터 쏟아져 나오는 데이터들을 효과적으로 획득하여 패키지로 묶어 전송하는 방식이다. Gigabit/sec의 빠른 데이터 처리속도를 가지고 있으며, 직접적인 신호변환으로 electronic noise를 감소시켜 선량 효율성을 최대화시키고 영상의 질을 향상시킬 수 있다. DAS의 자세한 원리에 대해서는 제4장을 참고하기 바란다.

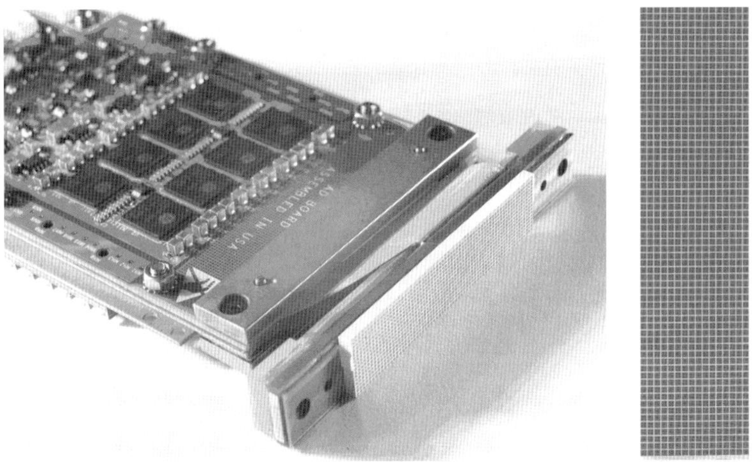

(a)

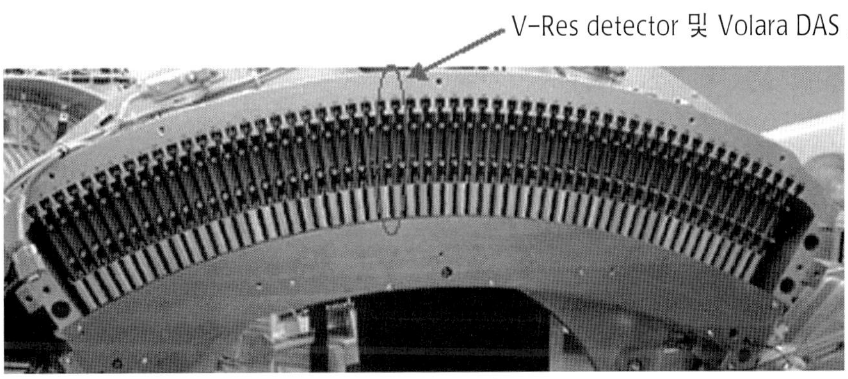

(b)

그림 2-42 GE사 LightSpeed VCT에서 사용되고 있는 V-Res detector 및 Volara DAS 모듈(a) 그리고 57개의 모듈이 장착되어 있는 detector의 internal front view(b)

2. 영상처리장치

1) 개요

Detector에서 검출되어 DAS에서 디지털 신호로 변환된 데이터는 영상처리를 위하여 컴퓨터로 전송된다. 컴퓨터에서는 알고리즘 처리(convolution 처리)와 영상재구성 기법을 통해 횡단면 영상을 얻어내고 이를 토대로 영상을 강조하는 처리나 multi-planar reformation 등의 각종 처리를 행한다. 또한 장치 내부의 전반적인 처리과정을 제어하고 운영에 관련되는 각종 데이터의 관리 등을 행한다.

영상처리장치(컴퓨터 시스템)는 일반적으로 입출력장치(input/output unit), 중앙처리장치(central processing unit; CPU), back-projector를 비롯한 array processor(AP), 인터페이스 장치, 저장장치 및 통신 하드웨어 등을 포함하며, 각 하드웨어가 특정한 작업을 시행하도록 하는 소프트웨어도 역시 포함한다. 이러한 컴퓨터를 포함한 영상처리 장치를 SCU(scan control unit)라고 부르는 장치도 있다.

SCU를 구성하는 요소로는 SRU(scan reconstruction unit)와 CPU로 구분 가능하다. SRU는 환자테이블과 갠트리, generator를 제어하고, raw data를 수집하며, 영상을 재구성하고, 만들어진 영상을 컴퓨터로 전송하는 역할을 한다.

최근의 CT장치는 SRU에서 영상을 재구성하는 동안 환자 스캔, 영상의 디스플레이 등의 작업이 동시에 가능하다. Single detector CT의 경우 하드디스크 내에 300~1,000개 정도의 raw data 보관이 가능하며, high version MDCT의 경우 수백 GB 정도의 raw data를 보유할 수 있다. 즉, Siemens사의 Sensation 64 모델의 경우 300GB, Philips사의 Brilliance 64 모델의 경우 108GB의 raw data 저장용량을 갖는다.

SRU의 중요한 부분인 processor의 종류 및 기능을 GE 장치의 한 모델을 예로 들어 설명하기로 하자.

영상처리에 관여되는 processor는 front-end processor, signal processor, back-projector processor의 3종류로 구분되는데, front-end processor(FEP)는 DAS로부터 입력된 scan 및 offset data를 받아들여 임시 저장하고 scan data의 front-end processing을 담당한다. 그리고 입력된 데이터의 형식을 지정하고 변환 및 에러를 체크한다. Signal processor는 대수화, normalization, calibration file의 수정 등의 전처리(pre-processing)와 convolution 처리를 수행한 후 데이터를 back-projector에 전송하는 역할을 한다. 마지막으로 back-projector processor는 signal processor로 부터 convolution된 데이터를 입력 받아 back-projection하고 post-processing한다. 이러한 영상재구성에 관계하는 여러 개의 processor를 총칭하여 array processor(AP), 그리고 영상을 디스플레이하고 axial 영상을 다방향으로 reformation하는 processor를 image processor(IP)라고 명명한다.

최신 CT장비의 CPU는 일반적으로 2GB 정도의 메모리를 갖는 시스템이 사용되며 컴퓨터 내부의 전반적인 제어와 부속적인 장치의 작동을 통제하는 역할을 한다. GE사 LightSpeed Pro 16의 경우 Linux host computer(HP x8000)의 사양을 살펴보면 Dual P4 Xeon 2.6Ghz의 CPU를 탑재하고 있으며 2GB의 메모리와 15krpm의 36GB disk를 탑재하고 있다.

Single board computer(SBC)는 환자의 scan 및 영상 생성의 제어를 담당하여 지원하고, AP와 disk 사이의 데이터 전송, calibration tools 등의 순서(queue)를 관리하는 기능을 한다.

Host interface board(HIB)는 SBC board상에 위치하며 AP와 연관되며, 영상재구성 및 전송속도를 향상시키는 역할을 한다. 그리고 transcard는 serial communicationline을 통해 전송된 데이터를 변형시키는 역할을 한다.

2) CT의 컴퓨터 영상처리 시스템의 아키텍쳐

최근 CT의 컴퓨터 영상처리 시스템의 아키텍쳐는 multi-processing을 가능하도록 하여 두 가지 이상의 작업이 동시에 가능케 한다. Multi-processing의 최종적인 목표는 처리속도를 신속하게 하거나 컴퓨팅 파워를 향상시키는 것이다.

CT장치에 사용되는 데이터 프로세싱 아키텍처는 장치 제조사에 의해 결정되며 pipeline processing, parallel processing, distributed processing의 3가지로 분류된다. Pipeline processing은 영상의 재구성과정에서 일어나는 영상의 전처리, convolution 그리고 back projection의 각 단계를 분리된 프로세서들에 할당하여 시행하는 방식을 취한다. Pipeline processing을 채택한 대표적인 장비로는 Siemens사의 Somatom plus이다. 이 장비는 32비트의 호스트 컴퓨터와 pipeline processing의 특성을 갖는 32비트의 multi-processor인 SMI(Siemens medical image processor)라고 불리는 영상처리 시스템을 갖고 있다.

9MB의 working memory와 Winchester disk를 사용하여 영상을 저장하는 시스템에서 SMI는 36MB의 메모리의 성능을 보여준다. 이러한 구조는 신속한 영상재구성이 가능하여 스캔이 끝나는 즉시 모니터에서 영상이 디스플레이 된다.

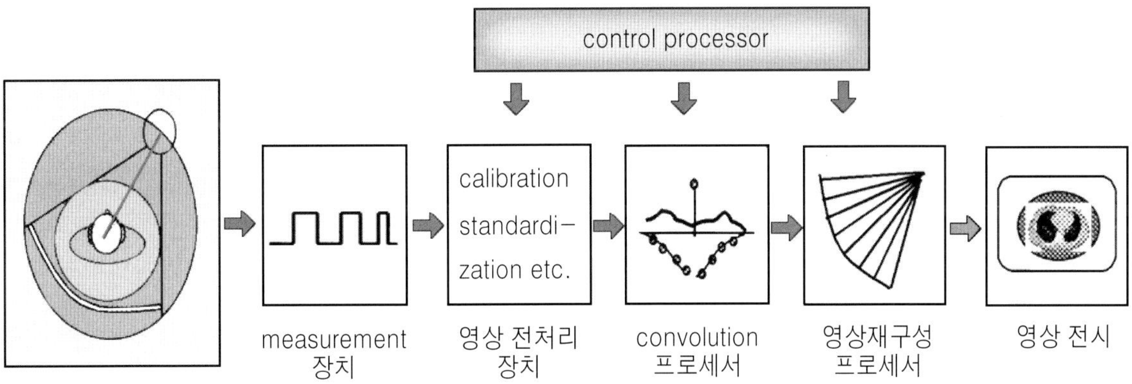

그림 2-43 Pipeline processing을 보여주는 CT의 컴퓨터 모형도

Parallex라고 불리는 parallel processing 아키텍처는 GE사의 CT Sytec 3000 시스템 등에서 사용된다(그림 2-44 참조). 이 구조는 시스템 버스에 의해 연결되어 있는 3개의 multitask 컴퓨터에서 환자 스캔, 영상 디스플레이, 데이터 프로세싱이 분배되어 행해진다. 이를 위해서는 빠른 계산속도를 갖는 고성능의 array processor가 필요하며 보통 2개의 array processor와 1개의 back projection processor가 사용된다.

Picker사의 PQ2000시스템에서 적용하고 있는 distributed processing 아키텍처는 array processor가 약 1,025 고속 퓨리에 변환으로 bulk reconstruction 작업을 하며, multiple pipeline 아키텍처를 갖는 back projector processor는 픽셀 당 80nsec의 pipeline 속도로 순차적으로 views를 통과시킨다. 또한 12개의 독립된 프로세서가 초당 40MB의 비율로 multi-bus에 의해 연결되어 있다. 그리고 laser imager와 모니터 키보드에 연결되어 있는 2개의 다른 프로세서 보드가 있다.

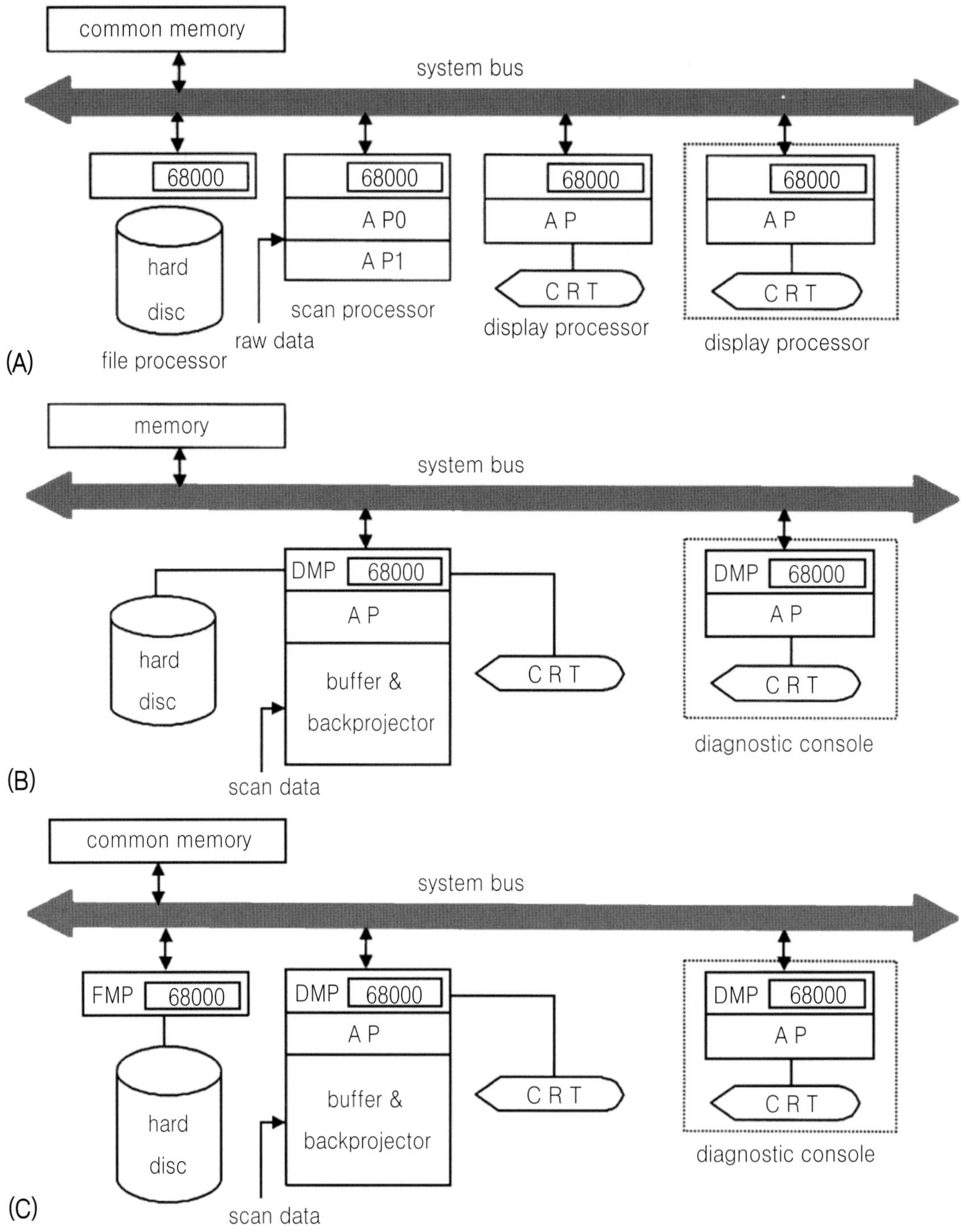

그림 2-44 Parallel processing을 보여주는 CT의 컴퓨터 아키텍처의 예

그림 2-45는 동시에 환자 스캔과 영상재구성, 디스플레이의 작업이 가능한 distributed processing 아키텍처를 나타낸 것이다. 장치의 인터페이스는 데이터 획득과 AD변환, 실시간의 대수변환의 역할을 하는 front end electronics를 제공한다. 32MB의 메모리는 source fans에서 detector fans으로 데이터를 분리하고 영상의 전처리를 시행하는 message passing memory (MPM)이다. 그리고 여러 개의 single board array processor가 있다.

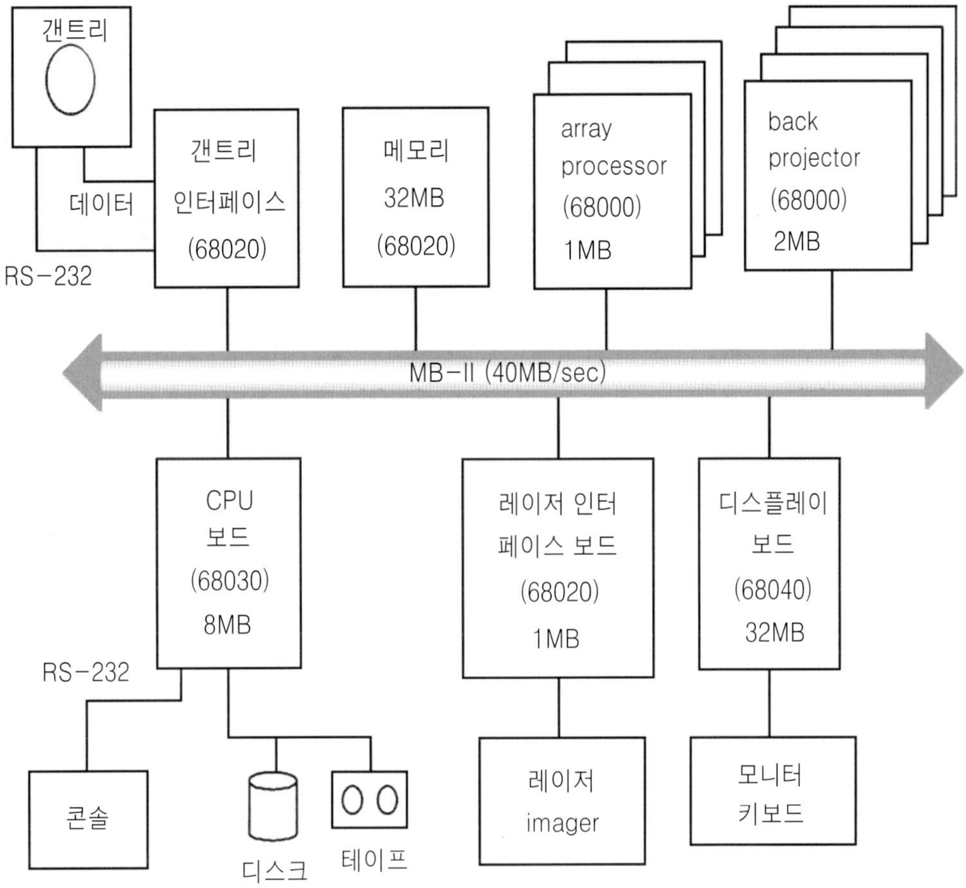

그림 2-45 Distributed processing 아키텍처의 Picker사의 PQ 2000 시스템

3) 입출력 장치

(1) 사용자 조작대(콘솔 console)

대표적인 입출력 장치로서 display controller(키보드와 마우스), image memory, DAC, 영상 모니터 등으로 구성된다. 환자 촬영을 위한 정보의 입력 및 각종 기능의 제어를 수행하며 데이터 및 영상을 처리, 해석, 저장하여 얻고자 하는 정보를 처리할 수 있도록 한다.

High version의 장치에서는 스캔하는 방사선사가 주로 사용하는 operating console과 스캔 후 영상재구성 등의 별도의 작업을 시행하기 위해 설치된 display console(또는 physician console, independent console)로 구분되기도 한다.

콘솔의 모니터는 256 단계의 gray level을 가지며 scanning, 영상 디스플레이, 데이터 관리 등의 입출력을 행한다.

16 슬라이스 MDCT인 GE사 LightSpeed Ultra 16의 사용자 조작대를 예로 들면, 64비트의 2GB RAM과 146GB 용량의 하드디스크가 배치된 SGI Octane 컴퓨터가 기본사양으로 장착되어 있으며, 업그레이드된 LightSpeed Pro 16의 경우에는 Dual P4 Xeon 2.6Ghz의 CPU를 탑재한 Linux host computer(HP x8000)가 장착되어 있다. 또한 LightSpeed Pro 16 모델에는 영상재구성에 관련하는 장치(이를 GE사에서는 Global recon engine(GRE)이라고 부름)는 3개의 node로 구성되어 있는

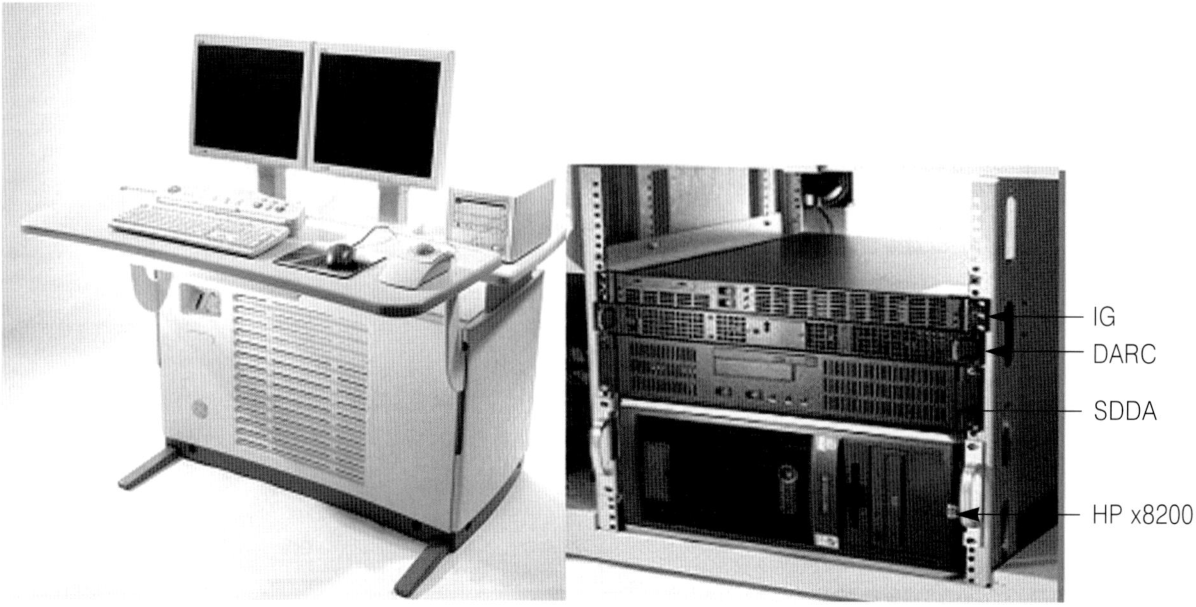

그림 2-46 GE사 LightSpeed Pro 16 모델의 사용자 조작대와 GRE 구조

데, 이는 data acquisition and recon control(DARC) node, image generator(IG) node, 그리고 scan data disk array(SDDA) node이다. 그리고 LightSpeed VCT 모델에는 IG가 3개로 구성되어 있다. 또한 Philips사 Brilliance 40 모델의 경우 host computer main memory가 4.0BG RAM을 갖는다.

(2) 워크스테이션

시스템에서 촬영한 후 재구성된 영상을 네트워크를 통해 전송받아 영상을 디스플레이하거나 2차원적 reformation 처리, 3차원 영상의 재구성처리, 하드카피 및 다른 장치로 데이터전송 기능을 한다.

최근의 CT장치에서는 워크스테이션에서 자체적으로 영상 데이터를 저장할 수 있는 시스템(CD, MOD 등)이 별도 부착되고 DICOM network capability가 가능할 뿐더러 multi-modality 간의 영상 합성 등 특수한 목적의 영상처리 소프트웨어를 워크스테이션에 설치하여 영상후처리 과정을 시행하는 경우가 많다.

CT장치에 선택적으로 구입되어 사용되는 워크스테이션은 해상도에 따라 1K와 2K 워크스테이션으로 구분되며, 1 LCD 모니터 시스템 또는 2 LCD 모니터 시스템으로 구축이 가능하다. 또한 gray scale 모니터와 컬러 모니터로 구분되며, portrait 형과 landscape형으로 구분된다. 그림 2-47은 1K의 해상도를 갖는 컬러 모니터의 landscape 워크스테이션이다.

최근의 워크스테이션은 multi-detector CT의 도입으로 많은 수의 영상을 신속하게 후처리 할 수 있으며 사용이 간편해야 한다. GE사의 Advantage workstation 4.0 version을 사양을 예를 들면, Sun Ultra 80 하드웨어와 4개의 450MHz)의 프로세서를 갖추고 있으며, 2GB의 RAM과 73GB의 하드디스크의 용량으로, 512 매트릭스의 영상을 120,000개 저장할 수있다. 최근의 advantage workstation 4.2 version(HP X8000 워커스테이션)의 경우 2×3.06GHz의 dual Xeon processor를 장착하고 있으며, 2GB의 RAM과 146GB(73GB×2개)의 하드디스크 용량을 갖는다. 그리고 Philips사의 Extended Brilliance workspace(Dell precision 650 워커스테이션) 역시 2BG의 RAM과 146GB의 하드디스크 용량을 갖는다. 이는 512 매트릭스의 257,121개 영상의 보관이 가능하다.

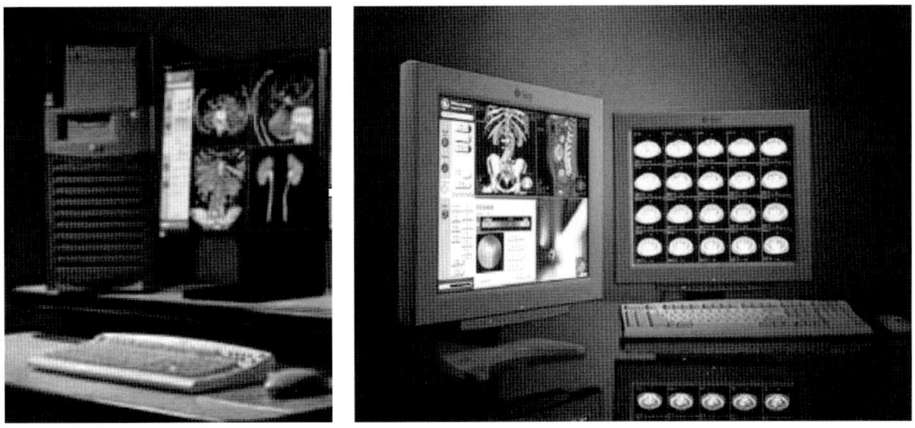

그림 2-47 GE사 컬러 워크스테이션

대부분의 워커스테이션에서는 DICOM 프린트가 가능하며 워크스테이션 자체에서 CD 드라이버가 부착되어 있어 자체적으로 보조 기억매체에 영상저장(DICOM CD writing)이 가능하다.

이외에 국내에 도입되어 CT영상의 후처리용으로 많이 사용되는 워크스테이션으로는 Siemens사의 Leonardo workstation, Vital images사의 Vitrea 2, TeraRecon사의 Aquarius workstation version 3.5, Infinit사의 Rapidia, 그리고 Voxel plus, Aze 등이 있다.

3. 영상전송장치

1) 네트워크

CT콘솔, 워크스테이션, 영상후처리 장치 그리고 PACS 시스템 사이에서의 영상전송을 위해서는 DICOM 3.0 버전의 영상 데이터 포맷과 Ethernet-based connectivity가 권고된다.

PACS로의 영상전송을 할 경우 CT장치의 출력영상이 DICOM 포맷 영상이면 MIU(modality interface unit)로 충분하나, 구형의 장치에만 해당되지만 DICOM 포맷이 아닌 제조사의 고유 영상 포맷으로 출력되는 경우에는 이를 DICOM 포맷으로 변환시켜주는 gateway가 필요하다.

SDCT에서의 네트워크 케이블은 Ethernet 10 Base T 또는 Ethernet 100 Base T로 충분하였지만(이는 16fps 정도의 DICOM transfer rate를 가짐), 최근의 64 MDCT 이상에서의 네트워크 구축시 데이터 전송의 원활을 위해서 기존의 100Mbps에서 벗어나 1Gbps의 UTP 또는 광 케이블이 필요하다.

2) MDCT의 최신 workstream

GE사의 워크스테이션 remote access 기능은 영상후처리를 위해 해당 워크스테이션 뿐만 아니라 사무실, 집에서 PC를 통해 자유롭게 워크스테이션에 접속하여 워크스테이션에서 할 수 있는 작업들을 수행할 수 있다. 그리고 Philips사의 Brilliance Portal 기능은 PC에 간단한 client-server 소프트웨어 설치로 CT콘솔에 저장되어 있는 영상의 디스플레이와 프로세싱이 가능하여 사용자가 어느 위치에 있던지 post-processing 작업을 할 수 있게 한다.

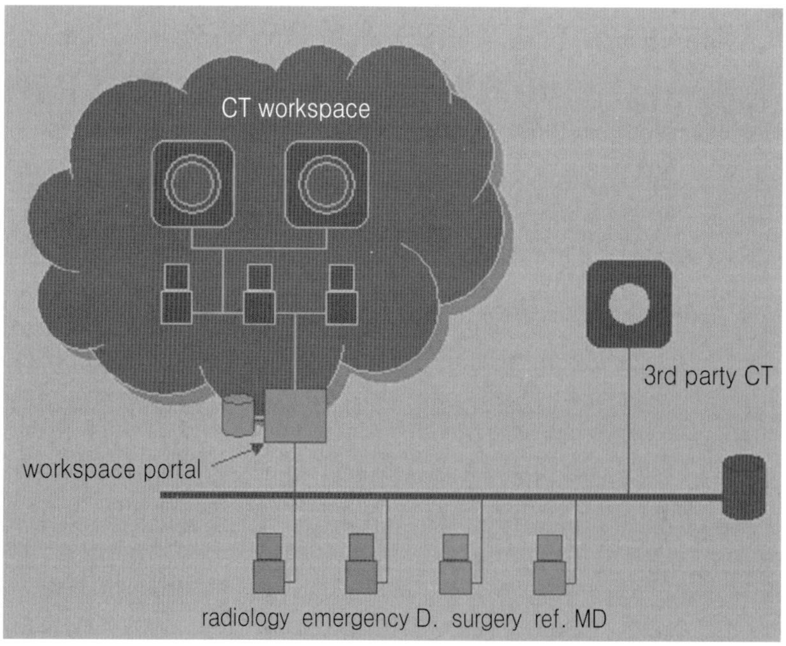

그림 2-48 Philips사의 Brilliance Portal의 개념도

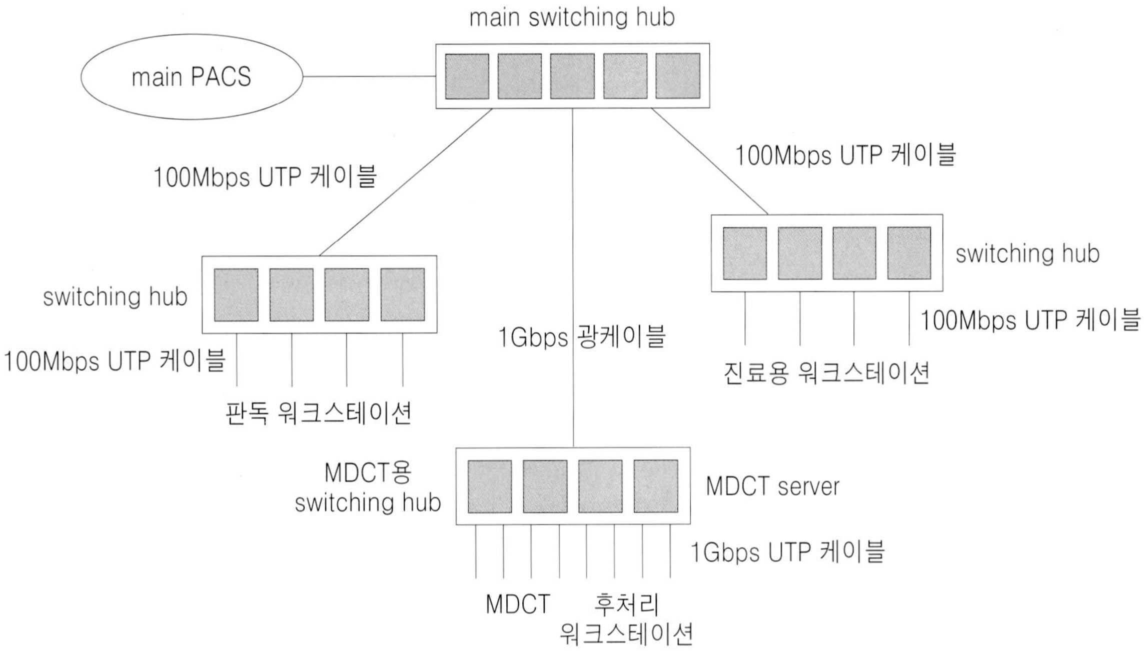

그림 2-49 MDCT용 mini PACS의 네트워크의 예

3) MDCT 전용 mini-PACS

최근 high version MDCT의 사용으로 thin slice thickness의 영상을 이용한 판독실 또는 영상후처리용 워크스테이션에서의 MPR 및 3차원 영상재구성의 필요성은 더욱 증가되었다.

막대한 양의 thin slice 데이터를 main PACS에 보관을 하려면 PACS의 용량의 증설이라는 비용적인 문제와 많은 데이터양으로 인해 PACS 시스템의 성능저하가 발생하게 된다. 이를 해결하기 위한 방법으로 MDCT에서 main PACS로 데이터를 전송하기 전에 많은 양의 thin slice 영상을 단기간 보관하는 MDCT 전용 mini-PACS 시스템 구축의 필요성이 대두되었으며, 많은 대형병원에서는 이를 구축하였거나 준비를 하고 있다.

여기서는 여러 대의 MDCT와 main PACS를 운영하고 있는 기존의 국내 대형병원에서 MDCT 전용 mini PACS를 구축하여 운영하고 있는 상황을 예로 들기로 한다.

MDCT 전용 mini PACS의 데이터 총저장용량은 3TB이며 이는 입력된 영상을 약 2주~4주 보관할 수 있는 용량이다. 입력된 순서에 따라 자동적으로 삭제되도록 하였으며, 특별히 장기저장이 필요한 경우를 대비하여 CT실에 DVD writer를 구비하였고 mini PACS에서 main PACS로도 영상전송이 가능하도록 하였다.

Coronary arteries를 비롯한 CT angiography, 척추 및 사지 CT, HR lung CT, neck CT, 최초로 시행하는 복부CT의 경우 thick slice 영상과 thin slice 영상을 동시에 얻도록 한다. Thin slice axial 영상을 이용하여 coronal 및 sagittal reformation을 시행한 후 reformation 영상과 thick slice axial 영상을 main PACS로 직접 전송한다. 그리고 thin slice 영상을 MDCT 전용 mini PACS로 전송함으로써 판독의사가 필요에 따라 MPR 및 3차원 영상재구성 작업이 가능토록 하고 있다.

또한 CT장치간의 데이터 전송 뿐만 아니라 동일 제조사의 MR 장치나 PET 장치와의 영상전송이 가능하도록 구축하는 것도 필요하다.

4. 영상저장장치

1) 개요

영상들이 컴퓨터의 디지털 저장장치에 기록될 때 어떤 형태를 가진 헤더가 있고 그 뒤에 연속해서 데이터들이 일렬로 배치된 형태의 파일로서 디스크에 저장된다. 파일 헤더의 역할은 ID 비트들, 영상의 해상능, 픽셀당 비트수, 컬러 맵 데이터, 저장기술 그리고 영상에 대한 설명과 같은 영상정보를 영상 프로세서에게 제공한다. 만일 영상파일의 헤더가 없다면 그 프로세서는 프로세싱 전에 미리 영상에 대한 정보를 갖고 있어야 한다. ID 비트들은 어떤 파일형식이 사용되었고 형식 명세의 어떤 개정판을 사용하였는지를 기록해 두어야 한다.

의료영상을 저장할 때는 분실을 방지하고 권한없는 사용자가 파일을 함부로 볼 수 없도록 하며, 질적 저하가 없는 영상을 신속하게 다시 불러내어 표시할 수 있어야 한다.

영상의 저장방법에는 아날로그 방식과 디지털 신호 저장방식이 있으며 디지털의 경우에는 비트맵(raster)으로 또는 벡터 표현방식으로 저장이 가능하다. 비트맵 저장방식(raster 저장방식)은 그 영상들의 모든 픽셀들을 기록한다. 예를 들면, 512×512 크기의 영상은 262,144개의 요소로 된 파일로 저장된다. 반면에 벡터 표현 저장방식은 영상을 선들과 모양들의 집합으로 묘사하며 raster 저장방식에 비해 훨씬 적은 크기의 파일로 저장이 된다. 예를 들면, 원을 가진 영상을 circle (50,50,40)과 같은 형태의 벡터형식으로 저장한다.

2) 저장장치

(1) 자기 하드디스크(magnetic hard disk)

CT장치에서는 주기억장치로 사용된다. 자화될 수 있는 기록물질로 양면이 코팅된 딱딱한 둥근판(레코드 디스크와 유사함)을 초당 3,000회 이상의 고속으로 회전시키고 그 위를 기록물질로 자화하거나 감지하는 헤드가 이동하면서 데이터를 기록하거나 읽는다.

구조는 자기를 코팅한 원판과 데이터를 읽고 쓰는 헤드, 그리고 access arm으로 이루어진다. 기록밀도 및 속도를 높이기 위해서 여러 장의 기록판을 동시에 회전시키고 여러 개의 헤드를 동시에 사용하는 방법이 사용된다. Access time은 디스크 원판의 고속회전으로 인해 30msec 이하로써 짧고 데이터 전송속도는 초당 10Mbit 이상으로 빠르다. 저장용량은 0.5~10GB 정도의 대용량이다. 단기간 저장에 적합하다.

(2) 광 디스크 드라이버(optical disk driver, magneto-optical disk driver)

CT에서 가장 광범위하게 사용되는 보조저장장치의 하나이며, 광 디스크의 기본구성은 디스크와 광 헤드, 모터, linear actuator로 이루어진다. 광 헤드는 반도체 레이저 다이오드, 거울과 렌즈 시스템, 광 검출기로 구분된다.

텔루르(tellurium) 합금된 디스크 표면에는 트랙안에 1㎛ 크기의 레이저 홈이 파여 있고 그 위에 기록층의 수직 자화막이 형성되어 있다. 레이저빔의 조사에 의해 디스크 표면이 가열되고 여기서 발생된 열은 쓰기 헤드의 금속성 결정을 느슨하게 만들어 이동할 수 있게 한다. 이러한 디스크의 가열과 외부자계에 의한 자화반응에 의해 데이터의 쓰기가 행해진다.

읽기는 강력한 레이저로 만들어진 데이터 트랙을 따라서 약한 레이저빔을 집중시키면 거울 및 렌즈 시스템은 특정한 방향의 빛이 결정체를 투과할 수 있도록 한 후 자화에 의해 빛을 편광시키고 편광면의 회전에 의해 발생되는 광량 변화와 편광 방향을 이용하여 디지털 정보를 읽는 것이다. 광디스크는 데이터 저장용량이 크며 취급 또한 쉽다. 보존수명은 약 10년인 장기저장매체이며 데이터 corruption에 대한 방어가 확실하다.

Access time은 약 300msec로써 자기디스크의 1/10 정도이고 일반적으로 1~9GB의 범위에 속한다. 예를 들면, GE사의 LightSpeed QXi 모델에 사용되는 양면으로 이루어진 광디스크의 총 저장용량은 2.3GB이다. 최근의 CT장치에 사용되는 광디스크의 저장용량은 4.1GB 또는 9.1GB 용량을 갖는다. 즉, 광 디스크는 기술의 발달로 인해 초창기의 제품에 비해 가격이 많이 내린 반면 저장용량은 증가되고 있는 추세이다. 광 디스크의 기록밀도를 향상시키기 위한 기술의 하나는 레이저 다이오드의 발진파장을 짧게 하는 방법이 이용된다. 1980년대 후반들어 제2 고주파를 발생시키는 SHG 소자의 개발로 기억용량의 향상이 두드러졌다.

직경이 5.75인치의 광디스크가 CT장치에서는 주로 사용된다. 광디스크의 데이터 전송속도는 약 300KB/초이고 optical juke box는 100개의 disks 까지 arrange 할 수 있다. 데이터의 기록이 일회만 가능한 WORM(write one, read many) 타입과 반복 기록이 가능한 erasable(WMRM) 타입으로 구분된다.

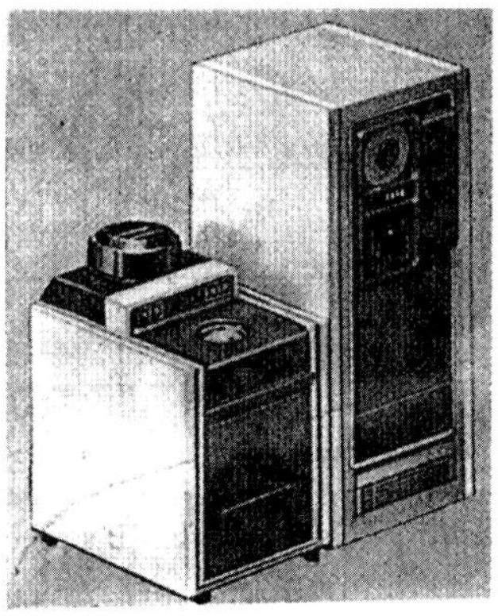

(a)

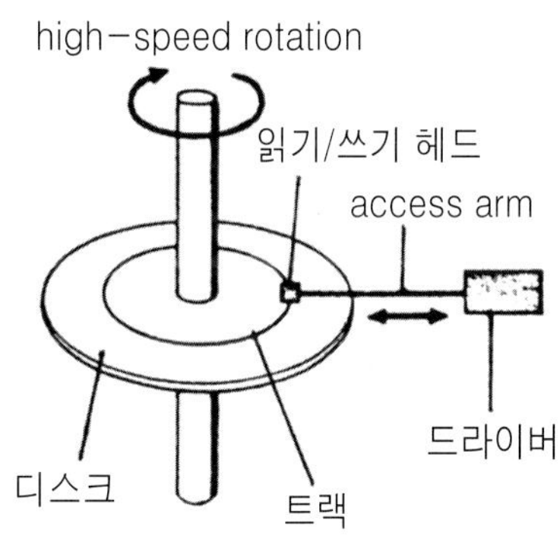

(b)

그림 2-50 자기 하드디스크와 자기 테이프 장치의 외관(a)과 자기 하드디스크의 내부구조(b)

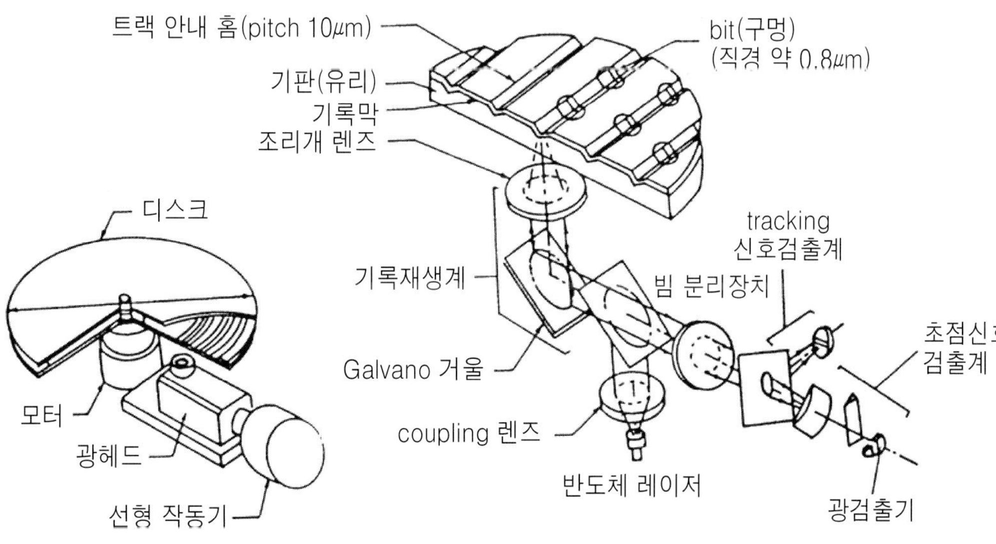

그림 2-51 광 디스크의 구조도

(3) Digital audio tape(DAT) 드라이버

DAT는 카트리지 테이프라고도 불리며 CT영상의 저장 외에 장치의 운영에 필요한 시스템 데이터의 저장에도 많이 사용되는 경제적인 저장매체이다. 저장용량이 약 1.3GB로 커서 512 매트릭스의 CT영상을 약 4,500개 저장이 가능하다.

어떤 CT장치에서는 보조기억장치로 광 디스크 드라이버와 DAT 드라이버를 같이 구축하는 경우도 있다. DAT는 4mm 또는 8mm 직경의 소형이 주로 사용되며 access time이 길며, 데이터 corruption 현상이 많이 발생된다. 또한 테이프의 긁힘과 데이터의 왜곡현상이 발생될 수 있는 단점이 있다.

(4) CD 드라이버

최근의 CT장치 또는 워크스테이션에서 영상저장이나 소프트웨어의 저장에 많이 사용되는 보조기억장치이다. CD는 의료영상의 저장 뿐만 아니라 여러 분야에서 많이 사용되는 가격이 저렴하고 650MB의 데이터 저장용량을 가지는 경제적인 저장매체이다.

(5) DVD 드라이버

카트리지 형태의 DVD는 양면 저장이 가능하며 총 9.1GB의 저장용량을 갖는 저렴한 저장장치로 최근 CT장치에 많이 도입되는 경향이다. 하지만 더욱 저렴한 가격의 bulk 타입 단면 저장용 DVD도 사용되고 있다.

(6) 자기 테이프(magnetic tape) 드라이버

오래된 CT기종에서 많이 사용되었던 원형의 보조기억장치이며 현재는 거의 사용되지 않고 있다. 자기 테이프는 플라스틱 테이프 양면에 자성 물질로 코팅되어 있으며 시작과 끝을 알려주는 라벨이 부착되어 있어 이를 통해 컴퓨터가 시작과 끝을 인지한다. 비교적 값싼 저장매체이고 순차적 처리에 적합하다. 의료영상 저장용 자기테이프는 폭이 0.5인치이며 720m의 길이와 9개의 자기 테이프 트랙을 가진다. Access time이 길며 보존수명(shelf life)이 약 2년 정도로서 짧고 저장용량은 40MB 내지 200MB 정도이다.

Tracking 기법은 직선형과 나선형이 있으며 폴리에스테르 베이스의 왜곡을 막기 위해 습도와 온도의 적정유지가 필요하다. 테이프와 기록헤드 사이의 기계적인 접촉에 의한 마모와 데이터의 질 저하(degradation)가 발생될 수 있다.

5. 영상표시장치

1) 소프트 디스플레이 장치

CT장치에서 사용되는 영상용 소프트 디스플레이(soft display) 시스템에는 CRT 디스플레이와 LCD 디스플레이가 있으며 그 외 영상표시가 아닌 텍스트용으로는 플라즈마 판넬 디스플레이(PDP)가 사용되고 있다.

(1) CRT 디스플레이

① 개요

CRT의 기본기술은 1950년 대에 확립되었으며, 그 후 라디오파를 통해 전달되는 동영상을 디스플레이하는 TV 수상기로서 널리 사용되어짐에 따라 CRT의 기술적 배경은 거의 완벽에 가까워졌다. 1980년 대에 이르러 CRT가 컴퓨터의 비디오 디스플레이 터미널로서 사용되면서 고선명도의 필요성과, 친숙한 사용자 인터페이스, 그래픽 워커스테이션의 발전, 그리고 computer-aided 디자인(CAD)은 CRT를 정밀도를 더욱 높여 오늘날의 수준으로 발전 가능케 하였다.

오늘날의 CRT는 전자총의 동적 초점과 함몰형의 캐소드를 적용하고 편향의 정확도, 그리고 영상신호 시스템의 대역을 넓힘으로써 디스플레이 픽셀 수가 증가되었다. 최근의 20인치 크기의 gray scale 모니터에서는 1,000×1,000에서 2,000×2,000 픽셀이 디스플레이되고 있으며, 의료영상의 표시용으로 사용되는 CRT는 종래의 TV 수상기에 비해 약 두 배 많은 1,049개의 주사선을 채택한 시스템이 주로 사용되고 있으며 특히 고화질을 필요로 하는 영상화 장치에서는 2,100개의 주사선을 채택한 시스템이 사용되고 있다.

또한 스캔 방식에서도 순차주사(non-interlaced scan mode)의 적용과 refresh rate(한 영상이 초당 디스플레이되는 수를 의미함)를 증가시킴으로써 화면의 명멸현상(깜빡거림, flickering)을 현저히 줄였다. 그리고 고휘도의 형광체 사용과 반사현상을 줄이는 필터(antireflection filter)와 dark face plate의 유리관을 사용함으로써 계조의 재현성을 크게 향상시켜 정상적인 밝기에서 영상 관찰 시 우수한 대조도를 제공하고 있어 대부분의 CT나 MR 장치의 모니터로 여전히 사용되고 있다.

② CRT의 구조 및 원리

CRT의 영상정보는 전자빔이 형광체에 주사되면 형광체로부터의 빛 방출에 의하여 디스플레이된다. CRT의 구조는 그림 2-52에서 나타내었듯이 전자총과 집속 및 편향장치(편향판 또는 편향코일) 그리고 형광체가 도포되어 있고 여러 부품들을 둘러 싸고 있는 진공유리관으로 구성되며, 빛 방출 소스인 전자총은 다시 음극과 양극, 제어격자로 구분할 수 있다. 음극은 원통의 윗부분에 금속 산화물을 도포한 캐소드와 그것을 가열하는 히터로 구성되는데, 내부의 전기코일에 의해 간접적으로 가열된 열전자를 방출시켜 전자를 발생시키고 전자구름을 형성케 한다. 양극은 CRT 모니터의 형광면에 가까이 있으며 CRT 카메라 양극의 250V보다 매우 높은 10,000V가 주어져 전자선을 고속으로 가속한다. 가속전자는 모니터의 형광면에 충돌하면서 많은 양의 백색 빛 광자를 방출하고 형광면 위의 휘점이 상하좌우로 이동하여 영상을 형성하게 된다.

원통전극의 꼭대기 면에 작은구멍을 뚫은 제어격자가 열차폐 원통의 외측에 위치하는데 이의 역할은 캐소드에 인가된 전압의 크기를 변화시켜 전자빔의 강도를 변화시키고 이를 통해 계조(gradation)를 조절한다. 이러한 과정을 통하여 영상을 이루는 각 점의 휘도가 조절되는 것이다.

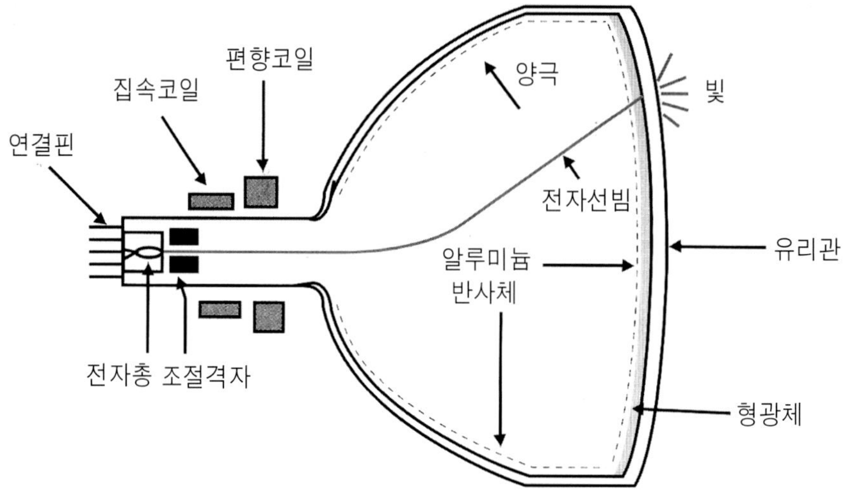

그림 2-52 CRT의 단면구조

영상의 밝은 부분은 CRT 모니터 전면에 있는 형광면에 많은 전자들이 작용한다는 의미이며 어두운 부분은 전자의 작용이 전혀 없다는 뜻이다.

또한 전자총에서 발사된 전자빔은 고전압에 이끌려 화면에 직진하기 때문에 아무 작용도 하지 않으면 화면 중앙의 형광체를 발광시킬 뿐이다. 따라서 전자빔을 주사의 순서대로 화면에 도달하도록 하려면 빔을 순차적으로 변화시켜 주어야 한다. 이 기능을 편향이라고 하며 서로 직각으로 배열된 수직 및 수평 편향판에 의해 행해진다.

전자빔은 Lorentz력에 의해 자계 내의 자속방향과 자신의 진행방향에 수직인 방향으로 힘을 받아 결과적으로 진행방향이 변하게 된다. 집속코일은 편향판과 같이 모니터의 경부에 위치하고 있으면서 CRT 카메라에서의 비디오 신호와 동기된 전자빔을 집속하는 역할을 한다.

③ CRT의 형광체

전자빔이 주사되면 발광하는 형광체는 linear crystal로 구성되어 있으며 측면확산을 줄이기 위해 유리관에 수직으로 정렬되어 있다. 또한 전자빔을 형광체쪽으로 투과시키고 발광된 빛을 전면으로 반사시키기 위해 금속의 얇은 알루미늄층(aluminum reflector)으로 뒷부분을 막아두고 있다.

일반적으로 5~10마이크로 입자의 입자를 포함하는데이는 이론적으로는 40lp/mm의 매우 높은 공간해상능을 나타내지만 실제로는 훨씬 낮은 해상능을 나타낸다.

④ CRT 영상의 질에 영향을 미치는 요소

CRT에 표시되는 영상의 질은 일반적으로 동적 범위, 선예도 그리고 노이즈 특성에 의해 표현된다. CRT 영상의 질에 관련되는 용어는 필름 영상과는 다소 다르게 언급되며 이러한 질적 특성은 전자총, 편향장치, 형광체 그리고 필터 등의 구성장치에 밀접한 관계를 갖는다. 다시 말하면, CRT의 특성은 형광체에 의한 빛 방출특성, 캐소드 전극에 의해 결정되는 계조 조절능력(gradation controllability), 그리고 편광장치에 의한 연속 스캔에 의해 좌우된다고 할 수 있다.

ⓐ CRT의 동적범위

CRT의 동적범위는 최대 휘도값과 최소 휘도값에 의해 좌우된다. 최대 휘도값은 전자빔의 강도를 증가시키거나 고휘도를 발생시키는 형광체를 사용함으로써 향상될 수 있다. 그러나 형광체를 높은 강도의 전자빔으로 여기시킨다 하더라도 형광체의 특성으로 인해 휘도가 일정하게 증가하지는 않는다. 이는 휘도 포화에 기인된다. 더구나 전자빔의 강도가 너무 높은 경우에는 형광체가 연소(burn out)되거나 선예도가 감소될 수 있으므로 이런 문제가 발생하지 않는 범위 내에서의 휘도 조절이 필수적이다.

CRT 표면으로부터의 빛 반사는 휘도가 낮은 경우에서 현저하게 표시가 난다. CRT 표면으로부터 나오는 외부 빛의 반사를 줄이기 위해서 dark face plate나 빛 반사 감소용 필터(anti-reflection filter)를 장착하거나 표면에서의 빛을 감소시키는 처리가 행해진다. 빛 반사 감소용 필터는 최대 휘도를 크게 감소시키지 않고 외부로부터 반사되는 빛을 감소시키기 때문에 대부분의 고선명도 CRT에서 사용되고 있다. 그러나 이러한 기술을 사용한다고 해서 빛 반사를 완전히 차단하기는 어렵다. 그러므로 동적범위를 넓게 하고 우수한 대조도로 영상을 디스플레이하기 위해서는 외부의 햇빛이나 실내조명 등으로 부터의 빛이 스크린에 직접 비춰지지 않도록 CRT의 위치설정이 중요하며 이러한 목적에서 CRT가 설치된 검사실을 가능한 어둡게 하는 것도 필요하다.

ⓑ CRT의 계조 및 선예도 특성

CRT의 계조특성은 휘도와 영상의 농도값의 관계를 통해 알 수 있으며, 휘도계를 사용하여 측정될 수있다. 실내 조명 하에서 빛 반사 감소용 필터를 사용함으로써 일반적인 필름으로 관찰할 경우와 비슷한 2.5의 동적범위를 얻을 수 있다. 여기서 2.5의 동적범위를 갖는 CRT는 최대농도가 2.5를 갖는 필름을 사용하는 것과 동일하다는 의미이다.

디지털 신호에 대한 휘도의 대수화 비율을 의미하는 CRT 디스플레이 함수는 비직선적인 특성을 가지는데 이는 계조테이블을 사용함으로써 조절될 수 있다.

CRT에서는 전기적 응답특성, 전자빔의 초점크기, 형광체층에서의 빛의 산란정도에 의해 선예도가 좌우된다. 일반적으로 형광체층에서 산란되는 빛이 염화은에서 산란되는 빛보다 많기 때문에 CRT의 선예도는 레이저 imager에 비해 저하된다. 그러나 많은 디스플레이 픽셀을 사용하는 고 해상능의 CRT(예를 들면, 1,000 주사선수와 20인치 크기)에서는 상대적으로 픽셀 크기가 큰 부위에서는 산란되는 빛의 영향이 적기 때문에 CRT의 형광체층과 염화은 필름에서 관찰되는 선예도의 응답 차이는 거의 없다.

CRT의 선예도에 영향을 미치는 중요한 요소 중의 하나인 전기적인 응답특성은 주사선의 수직방향 응답이 아니라 주사선의 응답에 단지 연관이 된다. 최근의 고해상능 CRT에서는 명멸현상을 줄이기 위해서 순차방식의 스캔 모드와 높은 refresh rate가 채택되고 있다.

전자빔의 초점 크기는 전자빔에 의한 영상확대, 편향각, 형광 스크린의 굴곡도에 의해 좌우된다. 일반적으로 초점의 크기는 CRT 디스플레이 중앙부에서는 작고, 주변부에서는 크고 왜곡되는 경향이 있다. 그러므로 CRT 표면 전체에서 왜곡이 적고 균일한 빔의 초점이 형성되도록 조절이 필요하다.

형광체 층에서의 빛 산란현상은 현휘효과라고 불린다. 형광체층은 흰색의 산란체로 구성되어 있으며 형광체로부터 방출되는 빛은 형광입자에 의해 산란되면서 CRT의 후면에 도착된다. 이런 이유에서 특히 저휘도의 미세신호가 고휘도 부위에 존재하면 저휘도 레벨은 주위의 형광체로부터 산란되는 빛에 의해 증가하는 경향이 있으며, 결과적으로 신호의 대조도가 감소하게 된다.

이러한 CRT의 선예도는 MTF로서 표시될 수 있다. CRT의 MTF를 측정하는 방법 중의 하나는 서로 다른폭을 갖는 흑백 패턴을 디스플레이하여 필름으로 하드카피한 후 마이크로 농도계로서 필름을 스캔하여 MTF를 얻는다. MTF를 계산하기 위하여 하드카피에 사용되는 필름의 MTF 기여(contribution)를 교정할 필요가 있다. 만일 마이크로 농도계가 없다면 망원 휘도계를 사용하여 CRT에 디스플레이된 흑백 패턴을 직접 측정하는 방법도 이용된다.

ⓒ 노이즈 특성

CRT 영상신호에 관계되는 외부적인 방해 요소인 노이즈는 CRT의 사용기간의 경과에 따라 주로 발생되나 공간적인 요소에 의해서도 발생된다.

필름 시스템에서의 고정된 노이즈 요소는 주로 필름의 입상성에 기인되며 그 외 광원 자체에서 발생되는 노이즈가 추가되지만, CRT에 비해 노이즈가 상대적으로 적다. 이와는 달리 CRT에서 공간적으로 변화되는 요소들을 관찰해보면 고정된 노이즈 요소들이 주로 형광체의 구조적 mottle 층으로 구성되는 것을 알 수 있다.

그 외 CRT의 고정된 공간적 노이즈 요소들로는 streaking, ringing, overshooting, undershooting 등의 아티팩트가 있으며 이들은 저대조도해상능을 저하시키며 전기적 응답특성에 따라 신호 레벨이 갑작스럽게 변하는 부분에서 관찰될 수 있다.

시간적으로 변화하는 CRT의 노이즈 성분은 깜빡거림(flickering)이 대표적이다. 깜빡거림 현상은 저대조도분해능을 저하시키며 영상 관찰자의 시력을 저하시키며 피로하게 만드는 원인이기도 하다. 이러한 깜빡거림 현상은 형광물질의 잔광과 CRT의 refresh rate에 의해 좌우된다. 즉, 사용되는 형광체의 잔광이 길수록, 그리고 refresh rate가 높을수록 CRT 디스플레이 상에서 나타나는 깜빡거림 현상이 적어진다.

실제로 잔광시간이 긴 형광체는 보통 휘도레벨이 낮으며 의료영상의 표시장치로는 부적합하다. 그러므로 잔광시간이 상대적으로 짧지만 휘도가 높은 형광체의 사용이 필요하게 된다. 이러한 문제를 종합적으로 해결하기 위해서는 높은 휘도의 형광체를 사용하고 refresh rate를 증가시킴으로써 깜빡거림을 감소시켜야 한다. 최근 기술적 진보로 인해 순차주사를 적용하고 70Hz를 넘는 refresh rate의 고해상능 CRT가 상용화되고 있다.

ⓓ 기타 영상의 질에 영향을 미치는 요소들

앞에서 언급한 여러 요소들 외에도 영상의 왜곡, 영상의 크기, 형광체의 색상 등이 CRT 영상의 질에 영향을 미친다. 영상이 왜곡되는 현상은 전자빔의 편향조절이 정확하지 못한 것에 기인되며 영상 디스플레이의 질적 향상을 위해서는 기하학적으로 정확한 조절이 필수적이다.

영상의 크기면에서는 20인치 이상의 CRT가 상품화되고 있으며 여러 종류의 색상을 갖는 형광체가 gray scale용의 CRT에 사용되고 있으며 약간 푸른빛을 함유하며 흰색의 빛을 방출하는 형광체가 의료영상의 표시에 종종 사용되고 있다.

ⓔ CRT의 QC

전체적인 측면에서 보면 CRT 영상의 질은 레이저 imager를 사용하는 필름 시스템에 비해 안정감이 다소 떨어진다.

CRT 영상의 QC를 위한 몇 가지 방법(대표적으로 휘도와 왜곡 측정)이 확립되어 있으며 신뢰할 수 있는 여러 연구가 계속 시행되고 있다. 레이저 imager와 마찬가지로 CRT 모니터의 관리를 위해서는 그림 2-53과 같은 CRT에 디스플레이 되는 built-in 방식의 테스트 패턴이 주로 사용된다.

휘도에 의해 해상능과 입상성의 저하는 발생 가능하다. CRT 모니터의 휘도 설정값의 정확도를 평가하기 위해 망원 휘도계를 사용하여 각 위치에서 휘도 측정이 가능한데 선예도(MTF)와 입상성(노이즈)이 양 방향에서 항상 동일하지 않기 때문에 수직과 수평방향의 휘도 측정이 필요하다.

휘도 측정을 위한 다른 방법으로는 CRT 표면을 필름으로 하드카피한 후 마이크로 농도계를 사용하여 농도를 추적 측정할 수 있으나 이 방법은 정확도가 다소 떨어지므로 권장되지는 않는다.

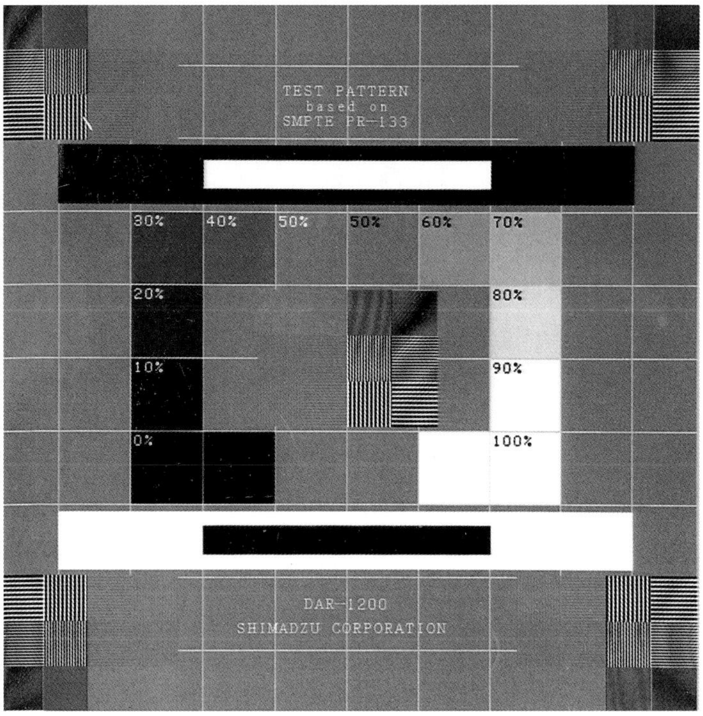

그림 2-53 SMPTE 패턴

CRT의 각 부분, 특히 중앙부와 주변부에서의 휘도의 불균일(non-uniformity)과 사용시간의 경과에 따른 휘도의 저하는 이러한 객관적인 방법을 사용하여 조심스럽게 관리되어야 한다. 휘도의 균일성 측정을 위해서는 모니터를 9등분으로 나누어 측정하여 비교하는 방법이 주로 사용된다.

시간경과에 따라 발생되는 휘도감소에 의한 CRT의 기능저하를 방지하기 위해서는 사용하지 않는 시간에는 전원을 off시키고, 형광체 표면의 연소(burning)를 피하기 위해서는 screen saver기능이 설치되어야 한다.

영상의 왜곡은 주로 편향(자장의 기울기 분포를 의미함)에 의해 좌우된다. 왜곡을 위한 측정은 적합한 테스트 패턴으로 필요한 경우에 행해져야 하며, CRT에 관련된 중요한 문제가 아니고 다른 요인에 의해 시스템에 문제가 발생시 이의 해결을 위한 조절이나 수리 과정에서도 최초 설정된 편향값은 가능한 변경시키지 않는 것이 추천된다.

(2) LCD 디스플레이

① 액정(liquid crystal)

액정이란 분자가 차지하는 위치와 분자 축방향이 오일과 같이 유동성을 지니면서 동시에 고체결정과 같은 광학적 특성을 지니는 물질이며, 등방성 액체상(isotropic liquid phase)과 고체 결정상(solid crystslline)의 중간상(mesomorphic phase 또는 mesophase)이다. 그림 2-54는 액정의 정의를 잘표현하고 있다. LCD에 요구되는 액정 특성으로는 넓은 동작온도 범위, 고속 응답, 저전압의 구동이 가능하며 넓은 시야각 특성과 고대조도를 나타낼 수있어야 하며 높은 신뢰성이 요구된다. TFT-LCD용 액정 화합물로는 비저항을 크게 하고 높은 전압 보지율을 나타내는 불소계의 액정화합물이 사용되고 있다.

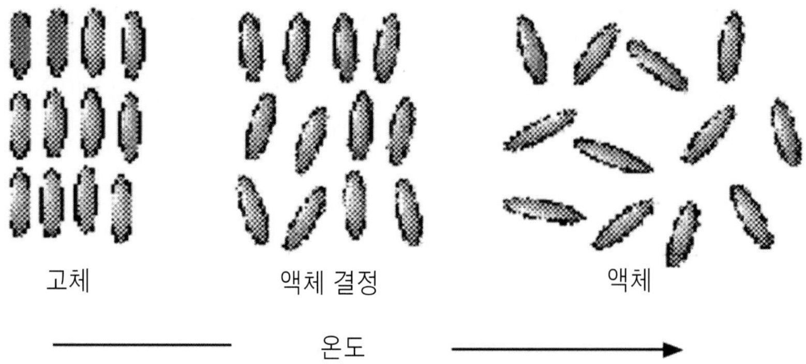

그림 2-54 액정의 정의

② LCD의 정의 및 종류

액체와 고체의 중간상인 액정물질의 전기 광학적인 성질을 이용한다. 즉, 액체와 같은 유동성을 갖는 유기분자인 액정이 결정체와 같이 규칙적으로 배열된 상태에서 외부전계에 의해 분자배열이 일시적으로 변화되는 성질을 이용하여 영상을 표시하는 장치이다.

LCD의 구조는 표면에 투명전극을 형성한 2장의 유리판 사이에 액정을 주입한 것으로 외부에서 전계를 가하여 액정을 회전시켜 빛을 통과시키거나 통하지 않게 하는 이른바 셔터기능을 이용한다. LCD는 하나 하나의 픽셀을 직접 구동하기 때문에 고품질의 화면표시가 가능하고 gray scale 뿐만 아니라 컬러영상의 디스플레이에도 사용이 가능하다. 필름이나 다이오드와 액정물질을 사용하는 LCD는 전력소모가 적고 10V 이하의 낮은 전압에서 동작이 되므로 직접 IC구동이 가능하며 구동전자 회로의 소형화가 가능하다. 또한 비광체로서 화면의 떨림이 없어 눈이 피로하지 않고 대조도 조절이 용이하여 다른 여러 평면형 디스플레이 장치에 비해 유리한 점이 많다.

LCD의 종류는 구동방식에 따라 시계나 전자계산기 등에 사용되는 세그멘트 모드(segment mode)와 비디오 표시나 데이터 표시에 사용되는 매트릭스 모드(matrix mode)가 있다. 점 매트릭스 스캔 시스템을 기초로 한 평면형 디스플레이에서 사용 중인 LCD 모드는 단순(simple, passive) 매트릭스 모드와 능동형(active) 매트릭스 모드로 구분된다.

③ TFT-LCD

TFT란 대표적인 능동형 매트릭스 모드의 하나이며, thin film transistor의 약어로 금속성 산화 반도체(metal oxide semiconductor, MOS)의 일종인 전계효과 트랜지스터(field effect transistor, FET)이다. 이는 유리판 위에 비결정 실리콘 등의 반도체 막을 형성시키고 여기에 FET 구조를 만든 것이다.

박막의 형성기술은 수 백 내지 수천 Å의 얇은 막을 절연판 상에 진공증착에 의해 형성하는 것으로 처음엔 CdS 등이 사용되었으나 현재는 비결정 실리콘막이 주로 사용되고 있다. TFT의 드레인과 소스층은 고농도의 비결정 실리콘으로 형성되고 절연층은 CVD(chemical vapor deposition)으로 형성된다.

TFT-LCD는 thin film transistor-liquid crystal display의 약어로 발광다이오드(LED)와 함께 TV나 의료영상의 표시장치로 사용된다. 박막 트랜지스터의 재료는 반도체 물질인 비결정 실리콘과 다결정(폴리크리스털) 실리콘 물질 등이 포함되며, top gate 구조와 인버턴트 구조가 있다.

그림 2-55는 능동형인 매트릭스 모드인 TFT-LCD의 구조를 나타낸 것이다. 액정 셀에는 끝이 봉해진 두 장의 유리판 사이에 액정이 들어 있으며 유리판 내면에는 TFT 매트릭스를 배치한 판과 차광층, 그리고 나타내고자 하는 상을 표시하기 위한 공통전극이 형성되어 있으며 이들 전극들은 외부단자에 전기적으로 연결되어 있다. TFT판에는 복수의 신호선과 주사선이 격자상으로 배치되어 그 것들의 교차점에 TFT와 픽셀전극이 접속되어 있다. TFT-LCD는 이런 두 장의 유리판으로 구성된 액정 셀의 위 아래에 편광판을 배치한 구조를 갖고 있다. 대부분의 능동형 TFT-LCD는 3개의 단자를 갖는 트랜지스터를 이용한다.

TFT LCD의 기본적인 동작원리는 단순 매트릭스 모드의 일종인 TN(twisted nematic) LCD와 큰 차이가 없다. 단지 TN LCD의 표시 정보량을 극복하는 방법으로서, 기존의 TN모드를 그대로 사용하면서 수동구동 대신에 능동 구동방법을 사용한다.

주어진 신호가 반투명의 전도체인 ITO(indium tin oxide)를 통해 각 dot에 그대로 가해지는 수동구동과는 달리 능동 구동방법은 각 dot 마다 전기적인 소자를 제조하여 각각의 픽셀을 직접 구동하기 때문에 대조도, 해상능, 시야각, 응답속도 등에서 우수한 특성을 갖는다.

액정 크리스털의 각각의 픽셀에는 조절 가능한 스위치가 있어 주기적인 전원 스위치의 on/off 신호로써 액정을 조절한다. 스위치가 켜있는 때에는 액정이 dynamic 메모리의 역할을 수행하여 신호를 지속시키며, 스위치가 닫히면 외부의 빛은 거의 흡수되어 광흡수형(투과형) 액정 크리스털에는 검게 나타난다. 일반적으로 액정용량의 시정수는 100ms 정도로서 통상의 비디오신호 필드 주기인 16.7ms에는 무리없이 지속이 가능하다.

영상신호는 신호선에 부여되고 TFT의 on/off를 제어하는 선택펄스는 주사선에 부여된다. 픽셀전극 및 공통전극은 투명 도전막이 사용되기 때문에 빛이 입사하면 각 픽셀에 투과율을 조정하는 light bulb로서의 기능을 하며, 직진하는 빛은 유리판에 부착된 편광판을 이용하여 LCD로 표시된다. 이러한 TFT-LCD의 기능은 CRT의 흰색을 갖는 금속물질의 형광체(metal backed phosphor)와 비교하여 볼 때 CRT와 같이 좋은 화질의 영상표시를 할 수 있고 의료 영상장치에서 요구되는 고화질의 유망한 영상표시 시스템으로 가능성을 인정받고 있으며 사용이 확대되고 있다.

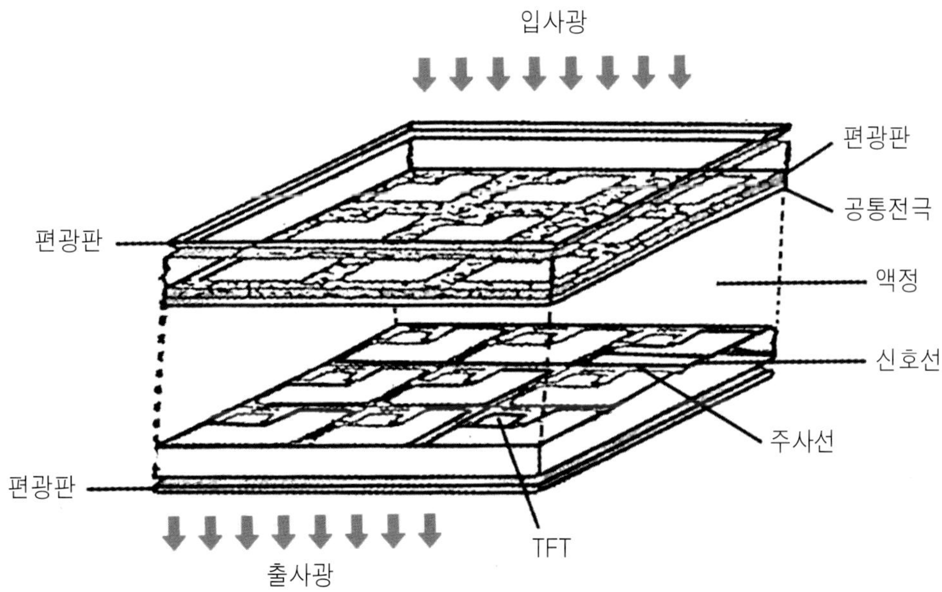

그림 2-55 TFT-LCD의 구조 및 동작 원리

(3) PDP 디스플레이

① 개요

플라즈마 디스플레이는 기본적으로 가스방전을 이용한 표시장치이다. 평면의 플라즈마 표시장치에 사용되는 방전가스는 He, Ne, Ar 또는 이들의 혼합기체를 사용하여 바탕기체(buffer gas)를 형성하게 하고 형광체를 발광시키는 진공 자외선의 소스로써 소량의 Xe가스를 혼합한다. 발생되는 플라즈마는 대기압에 가까운 고압력의 글로우 방전이며 전자온도는 0.8~1.0eV를 갖는다. 기술적인 측면에서 현재 사용되고 추진되는 플라즈마방식은 면방전형(surface discharge type)의 교류형 PDP가 주류를 이루고 있다.

② 기본구조 및 종류

Plasma display pannel(PDP)은 Ne-Ar 가스 내의 방전에 따라 발생하는 오렌지색의 발광을 이용하는 일종의 가스주입 방전관이다.

오랜 개발 역사를 통하여 PDP의 다양한 구조가 제안되고 발전되어 왔으나 기본 모델인 오렌지 PDP의 구조는 2매의 유리판 위에 각각 전극(방전 셀)군을 배치하고 상호 직교하도록 조합해서 직각형의 매트릭스 전극 군을 구성한다. 각각의 방전 셀에는 영상을 표시하기 위해 발광을 수반하는 표시전극(display electrode)과 스위치의 on/off를 통해 표시전극을 제어하는 신호전극(signal electrode, 어드레스)이 있다. 그리고 봉합된 2매의 유리판 사이에는 약 300~500Torr의 Ne-Ar 가스가 봉입되어 있다.

③ 직류형 PDP와 교류형 PDP의 특성

PDP는 인가전압에 따라 직류형 PDP와 교류형 PDP로 분류된다.

직류형 PDP는 전극이 방전공간에 노출되어 있고 직류전압으로 구동되는 것이다. 외부에서 양극과 음극사이에 전압이 인가되면 전자들이 음극에서 방출되어 양극으로 이동한다. 이때 전자들이 전자와 이온들을 무수히 증가시켜 전기방전을 일으키므로 직류전압이 인가되는 동안 플라즈마 방전은 계속된다.

직류형에서는 전극들이 방전공간에 노출된 상태로 존재하므로 전압 인가시 발생되는 전기방전에 노출되어 있다. 또한 직류형 PDP에서는 점(dot) 방전방식이 주로 사용되고 있으며, 구동회로는 간단하고 검정색 휘도가 낮고 대조도를 쉽게 올릴 수 있는 장점이 있지만 각 방전 셀 별로 전류제한을 위한 저항(장벽)이 필요하므로 구조가 교류형에 비해 복잡하다. 그리고 수명이 짧고 대형화에는 어려움이 있다. 지하철역에서 흔히 볼 수 있는 자동개찰구의 오렌지색 표시장치가 직류형이다.

교류형 PDP에서도 전압 인가로 인해 직류형과 마찬가지로 전자와 이온들이 생성되지만 전극을 둘러싸고 있는 유전체들이 캐패시터를 형성하므로 하전입자들이 일정량 이동된 후에는 전류가 멈추게 된다. 그리고 전극들이 기억작용을 하는 얇은 유전층(전매층, dielectric layer)에 의하여 덮여있기 때문에 전기방전에 노출되지 않는다. 교류형은 검정색 휘도가 높아 대조도가 직류형에 비해 저하되며 패널이 커질수록 교류전압이 증가하여 불필요한 전류가 증가하지만 구조적인 면에서 유리하다. 교류형에도 대향형(double substrate two electrode type)과 면방전형(surface discharge type)이 있으나 후발 기술인 면방전 교류형 PDP가 주류를 이루어 다용도의 비디오 모니터에 폭 넓게 사용되고 있다.

그림 2-56은 최근에 많이 사용되는 면방전 교류형 PDP의 구조적 특징을 나타낸 것이다. 패널 크기에 따라 수십만 내지 수백만 개 이상의 방전 셀이 매트릭스 구조로 배열되어 있다. 상부 유리판에 나란히 표시전극(display electrode, sustain electrode)과 주사전극(scan electrode, bus

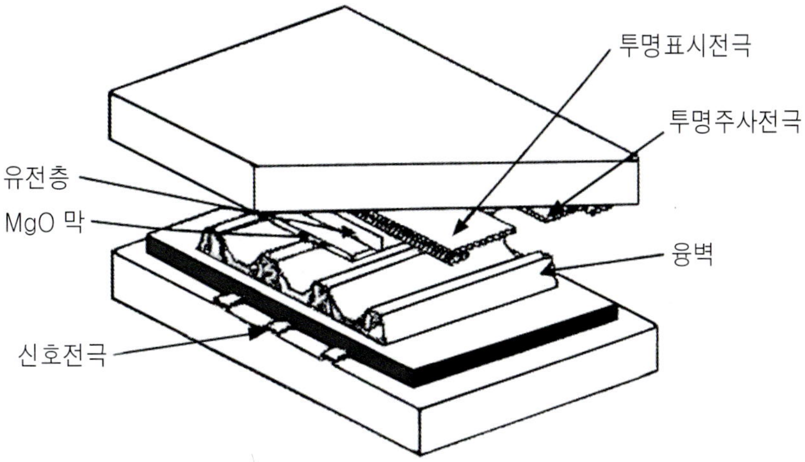

(a)

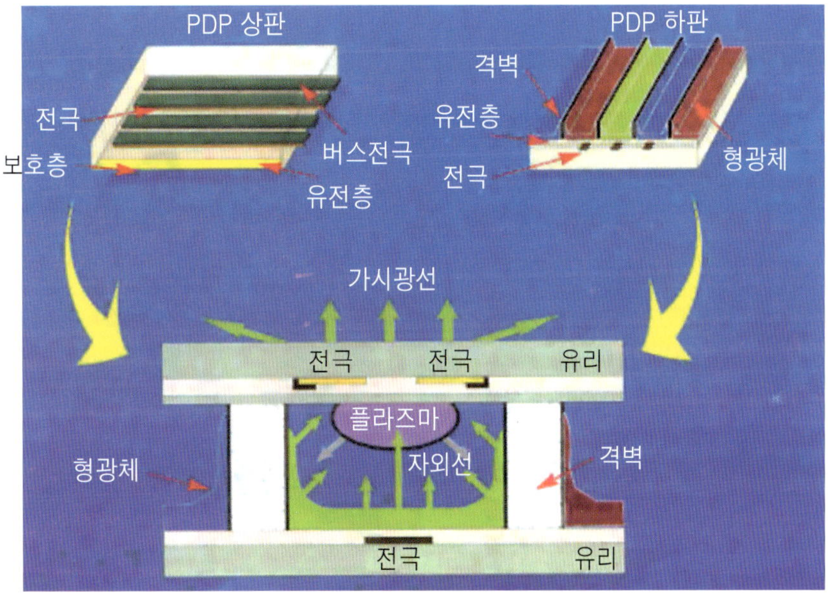

(b)

그림 2-56 면방전 교류형 PDP의 구조(a)와 빛 방출 모형도(b)

electrode)이 배치되고 하부 유리판에는 신호전극(signal electrode, address electrode)을 상판의 두 전극과 90° 교차하여 배치된다. 형광막은 반사형을 채용한다.

신호전극이 배치되어 있는 하부판 위에는 유전체층이 도포되어 있으며, 상하판 사이의 공간을 확보하기 위하여 130㎛ 높이의 융벽(격벽)을 설치한 다음 형광체를 융벽과 신호전극을 덮고 있는 유전체 위에 다시 도포한다. 융벽을 따라서 RGB에 해당되는 3개의 도포된 골이 하나의 픽셀을 이룬다. 투명 전극재료로는 ITO(indium tin oxide)가 사용되며 MgO 보호막은 플라즈마 방전시 낮은 이온 에너지가 표면에 부딪혔을 때 비교적 높은 이차전자를 발생시키는 특성을 가져 방전 플라즈마의 구동 및 유지전압을 낮추는 역할을 한다.

④ PDP의 동작 원리

영상표시는 매트릭스 같이 정렬되어 있는 전극들(작은 방전 튜브, cells)을 선택적으로 방전시켜 얻어지는 발광을 조절함으로써 행해진다. 액정 크리스털 셔터로서 back light를 on/off시켜 영상을 표시하는 LCD와는 달리 플라즈마 디스플레이는 두 유리체 사이에 봉입되어 있는 가스와 방전튜브로부터 방출되는 빛에 의해 작동되는 일종의 빛 방출(light emission) 타입의 영상표시장치이다.

PDP의 구동을 위해서는 LCD와 마찬가지로 하나의 전극 라인마다 스위치 소자가 필요하다. 예를 들면 400×640 dot 판넬에는 400개의 음극 드라이버와 640개의 양극 드라이버로 구성된다.

구동을 위해서 205V의 전압을 주어 음극 드라이버에 400개의 음극라인을 선순차주사하면 표시정보의 입력에 따라 양극 드라이버가 on되어 XY 매트릭스 상의 해당 교점의 음극과 양극간에 205V가 투입되어 방전이 생기며 표시점이 형성된다.

컬러 PDP의 동작원리는 종래의 오렌지색 PDP의 구동방식을 그대로 적용하며, Ne-Ar 혼합가스 대신에 자외선 방사효율이 큰 He-Xe계 혼합가스 중의 방전과 자외선에 의한 RGB 형광체의 발광과정에 기초를 두고 있다.

⑤ PDP의 특징

PDP는 구조가 간단하므로 제조를 위한 공정과정이 적으며 기존의 CRT 공정라인을 대체하여 사용할 수 있다. PDP는 각 셀에 트랜지스터 등 외부부품이 필요없이 자체 구조만으로 높은 대조도가 실현되며, 대화면이라도 단지 전극라인과 유리패널 격벽 등 자체부품만 크게 하면 대형제품의 구현이 가능하며, 경량, 그리고 박형화가 가능하다. 그리고 PDP는 자체발광 소자이므로 외부광이 필요하지 않고 내부 격벽으로부터 반사되는 빛이 시야각을 넓혀주기 때문에 160° 이상의 시야각을 갖는다. 또한 자계에 의한 왜곡이 없으며 수명이 긴 특성을 갖는다.

2) 하드카피 장치

초기 CT장치에는 line printer가, 구형 CT장치에서는 video imager가 사용되기도 했지만 현재 대부분의 CT영상의 하드카피 시스템으로는 multi-format의 습식 또는 건식 laser imager가 주로 사용되고 있다. 또한 컬러 프린터가 3차원 영상화를 비롯한 후처리용 워크스테이션에 연동되어 사용되는 경우도 많다.

(1) Laser imager

레이저 imager는 디지털 데이터를 직접 스캔하는 방식과 아날로그 신호로 재변환하여 거울을 통해 스캔(mirror scanning)하는 방식으로 구분된다. 또한 현재 일반화되어 사용 중인 습식레이저 imager와 건식 레이저 imager가 있으나 여기서는 습식 레이저 imager를 위주로 설명하기로 한다.

① 구조 및 원리

영상화 장비로부터 입력된 영상신호가 최종적인 필름영상으로 완성되는 습식 레이저 imager의 구조 및 원리는 그림 2-57과 같다.

습식 레이저 imager는 크게 레이저 스캔 시스템, 영상처리 시스템, 필름처리 시스템의 세 부분으로 구분한다. 레이저 스캔 시스템은 다시 광원 변조계, 주스캔계, 부스캔계로 구분된다.

광원변조계는 사용되는 레이저에 따라 He-Ne 레이저와, 음향 광변조기(acoustic optic modulator; AOM) 또는 반도체 레이저와 구동회로로 구성되며 영상 입력 신호량에 따라 레이저 빔의 강도를 변조한다. 일반적으로 이용되는 레이저 빔의 초점크기는 50~120μm이다.

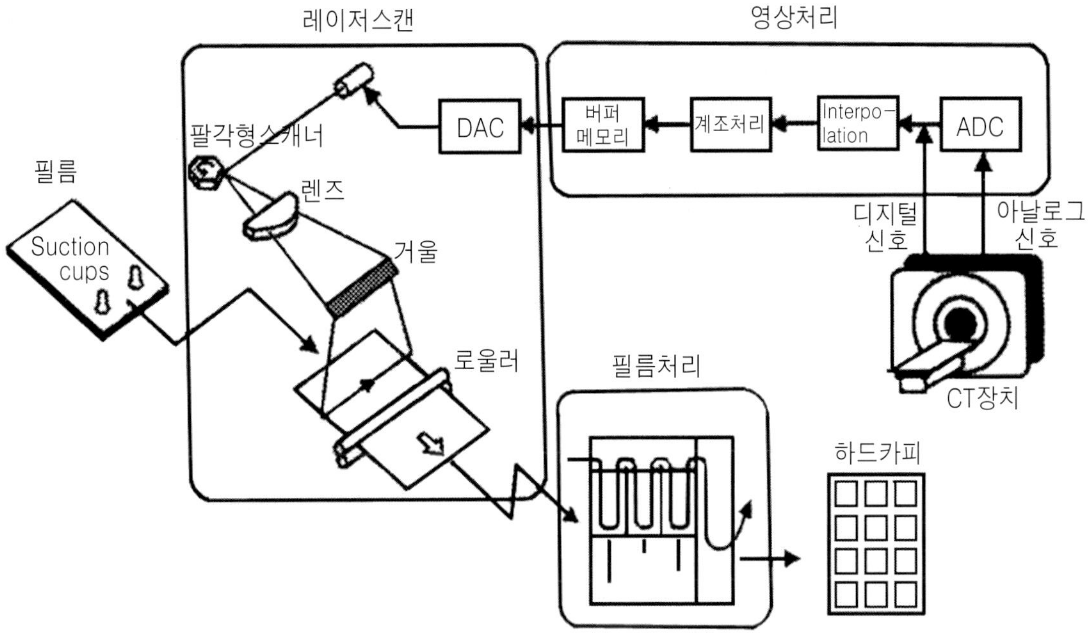

그림 2-57 습식형의 고체 반도체 laser imager의 구조

주스캔계는 팔각형 스캐너(polygonal scanner) 등의 광 편향기, 렌즈 그리고 거울 등으로 구성되며, 주된 역할은 변조된 레이저빔이 주사 방향으로 일그러지는 현상을 보정하고 농도를 균일하게 유지시켜 필름상에 집속시키는 역할을 한다. 그리고 부스캔계는 롤러, 드럼과 모터로 구성되며 필름을 주사선과 직교하는 방향으로 일정한 속도로 정밀하게 이동시킨다.

영상처리 시스템은 외부 인터페이스, 영상메모리 그리고 D/A 변환기 등으로 구성되며 CT, DSA 등의 각종 장비로부터 영상정보를 아날로그 또는 디지털 신호의 형태로 받아들이는 부분이다. 또 복수의 모달리티를 1대의 레이저 imager에 접속할 수도 있다.

필름처리 시스템은 필름 반송계와 현상계로 구분되며, 필름 반송계는 필름 세트부와 부스캔계를 연결시키는 기구 및 부스캔계와 필름 배출부를 연결하는 기구이다. 현상계는 필름의 특성에 따라 처리가 가능한 자동현상장치가 사용된다.

② 종류 및 장단점

습식 레이저 imager는 He-Ne 레이저 imager와 반도체 레이저 imager로 구분되며 이를 다음의 표 2-2로 나타내었다.

표 2-2 습식 레이저 imager의 종류 및 특성

구 분	He-Ne 레이저 imager	반도체 레이저 imager
발광파장	633nm	780~829nm
여기방법	방전	전류
장 점	-균일한 매질이므로 손실이 작아 공진기를 크게 하면 이득이 좋다. -출력이 작아도 연속발진이 가능하다. -발진파장의 수가 많아 간섭성이 적다.	-전류를 흘려 레이저 발진을 얻는다. -소형이며 신뢰성이 높다.
단 점	장치의 규모가 크다.	출력이 작다.
예민한 빛	적색	자외선

③ 레이저 필름 및 암실 안전등

레이저 imager용 필름은 쓰여지는 레이저빔의 파장에 충분한 감도가 있어야 하며, 레이저 빔의 파장에 의해 입상성과 농도 및 대조도의 재현성이 좌우된다.

발광영역이 적색까지 확장된 범정색성(panchromatic) 필름을 사용하며 레이저 필름의 민감도가 레이저빔의 파장에 맞는 것을 선택하여야 한다. 제조회사에 따라 차이가 있지만, 대체로 base의 색깔이 blue와 green 타입으로 구분되며 헬륨/네온 가스 레이저용은 633, 다이오드 레이저는 IR이라는 첨어가 붙는다. 대부분의 단면도포 레이저 필름은 최대 농도가 약 3.0 내지 3.5 정도이며 그림 2-58에서 보이듯이 약 500nm 정도의 녹색 파장에 감도가 상대적으로 약하므로 특수 처리된 녹색필터의 안전등을 사용하여야 한다. CT영상의 하드카피에 사용되는 레이저 imager용 필름은 그림 2-59의 (a)와 같이 유제가 단면 도포되어 있으며, 5개의 층으로 이루어져 있다.

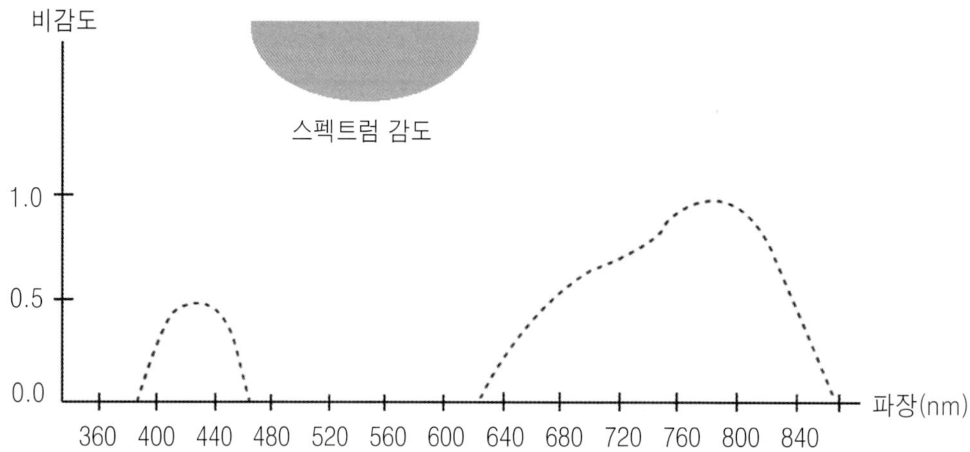

그림 2-58 레이저 필름의 안전등 특성

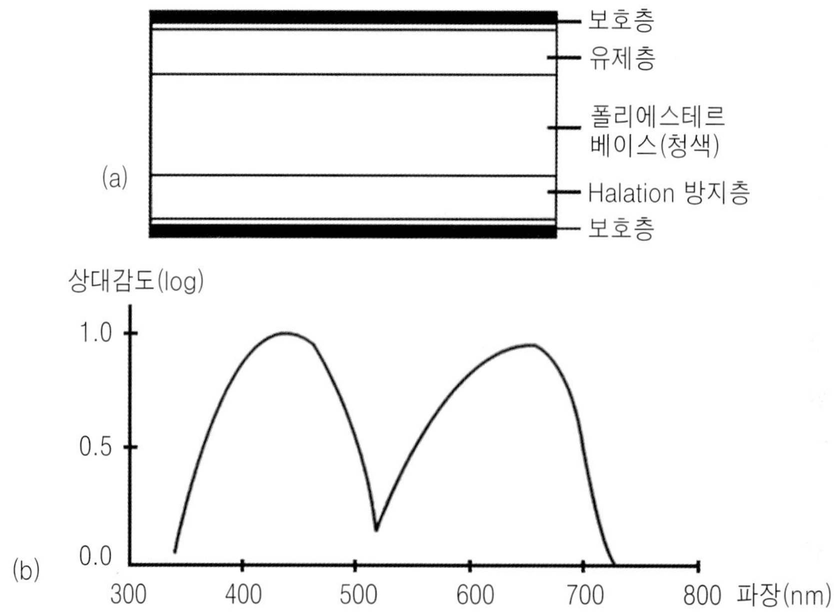

그림 2-59 He- Ne 타입의 laser imager용 필름의 구조(a)와 분광감도(b)

④ Laser imager의 일반적인 기능과 성능

장치의 성능 중에서 가장 중요한 화질에 대해서는 제조회사, 인터페이스 형식에 따라 차이가 있다. 최근 사용되고 있는 레이저 imager의 대표적인 기능과 성능은 다음의 표 2-3과 같다.

표 2-3 상용 레이저 imager의 일반적인 성능

레이저 광원	He-Ne(633nm) 또는 반도체(820nm, 780nm)
필름 크기	14 x 17, 11 x 14, 10 x 12, 8 x 10인치
포맷	1, 2, 4, 6, 9, 12, 15, 20, 24, 30, 35 등
bit depth	10~12 비트
농도조절	룩업 테이블의 선택에 따라 변화 가능 필름특성에 따라 변경이나 보정 가능
영상처리	영상 확대, smoothing/sharp 변환기능, negative/positive 반전기능, 흑백 선택 기능
processing time	45~90초
total cycle time	90~132초
board 처리	clear 또는 black
영상신호 인터페이스	비디오 또는 디지털 신호
모달리티 인터페이스	하나 또는 복수(최대 8개)
필름 세팅	supply 매거진 또는 매거진 없는 명실 방식
자동현상기 접속	receive 매거진 컨베이어 접속 또는 직접 연결방식

비디오 imager에 비해 레이저 imager는 대조도분해능이 우수하며 특히 영상수가 적을 경우에 공간분해능이 우수하다. 여러 가지 대조도 특성을 선택할 수 있으며, 영상의 왜곡이 없다. 그리고 복수의 모달리티와의 병렬접속이 가능한데, 이는 아날로그 신호 출력장치에서는 다수의 slot이 필요하며 디지털 신호를 출력하는 장치와의 인터페이스를 위해서는 다수의 디지털 보드가 필요하다.

또한 PACS의 출력 단말로써 사용이 가능하다. 최근에는 이더넷 네트워크 공유에 의한 복수의 영상장치와의 접속이 가능한 시스템도 많이 사용되고 있다. 그림 2-60은 DICOM 네트워크와 서버를 이용하여 여러 개의 모달리티와 레이저 imager를 접속한 예를 보여준다.

⑤ 레이저 imager의 화질 결정요소

레이저 imager를 통해 출력되는 영상의 질은 동적범위(dynamic range), 선예도, 노이즈의 특성에 의하여 표시되며 그림 2-61에 나타내었듯이 레이저 imager, 필름, 현상기의 특성에 의하여 결정된다.

ⓐ 동적범위

동적범위는 필름의 농도와 대조도 특성, 레이저빔의 강도 및 감약비, imager에서의 빛 감쇄, 주변 빛의 영향에 의해 좌우된다. 일반적으로 필름의 base 농도는 높으며 상기 요소들은 효과적으로 조절이 가능하다. 그러므로 실질적인 동적범위는 필름의 특성에 전적으로 의존된다. 레이저 imager에 사

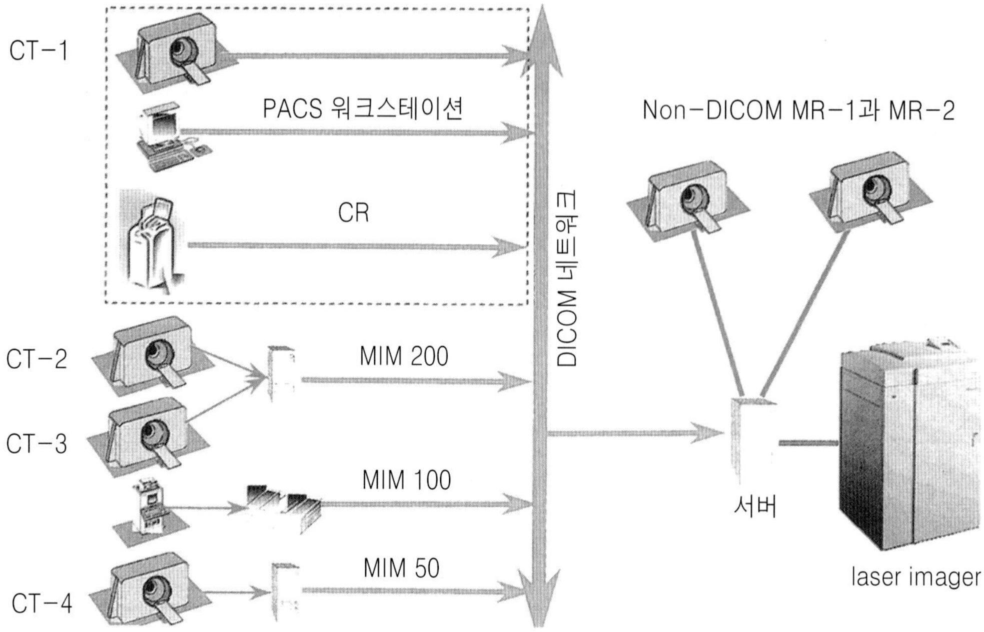

그림 2-60 네트워크화로 복수 영상장치와 laser imager간의 접속 예

용되는 필름의 최고농도 범위는 3.0~3.5이고 최저농도(필름 베이스+포그 레벨) 범위는 0.1~0.2이며 1,000 : 1 이상의 동적범위를 가진다.

레이저 imager용 필름은 S자 계조특성을 가진다. CRT에 디스플레이되는 영상과 유사한 필름영상을 출력하기 위하여, 레이저 imager는 룩업테이블을 사용하여 계조처리를 한다. 레이저 imager는 진단장치와 임상적 대상에 따라 선택이 가능한 여러 종류의 계조 특성곡선으로 구성된 룩업테이블을 보유한다.

ⓑ 선예도

영상 선예도는 필름에 도달하는 레이저빔의 초점크기와 산란되는 레이저빔에 좌우된다. 보통 레이저빔은 우수한 선예도를 위해 50~100㎛ 정도로 미세하게 시준된다. 강력한 레이저를 사용하기 때문에 고감도 필름을 필요로 하지는 않으나 1㎛ 보다 작은미세한 염화은(silver halide) 입자의 사용이 요구된다.

레이저빔과 같은 강한 빛이 필름의 유제층에 조사되면 염화은 입자에 완전히 흡수되지는 않고 일부는 유제층과 지지체를 투과한 후 반사하여 유제층의 염화은 입자를 재반응케 하여 영상의 흐림을 만든다. 이러한 현상을 halation이라 하며 결과적으로 선예도를 저하시킨다. 이러한 대책으로 필름에는 halation 방지층이 있다.

ⓒ 노이즈

노이즈는 주로 레이저 빔의 깜박거림과 같은 본래 노이즈와 필름의 입상성에서 비롯되는 노이즈로 구분된다. 광원 자체에 기인되어 발생되는 노이즈는 광학시스템에서 발생하는 빛의 강도를 조절함으로써 변화시킬 수 있으며 후에 레이저 imager에서 완전하게 조절되어진다.

필름의 입상성에 의하여 발생되는 노이즈는 가능한 염화은 입자를 미세하게 만듦으로 개선되어진다. 다시 말해, 레이저 imager의 영상화질은 주로 필름의 질에 의하여 결정되는데, 필름자체의 특성 즉, 특성곡선, 선예도, 입상성(RMS value, Wiener spectrum) 등을 정확하게 이해하는 것이 중요하다.

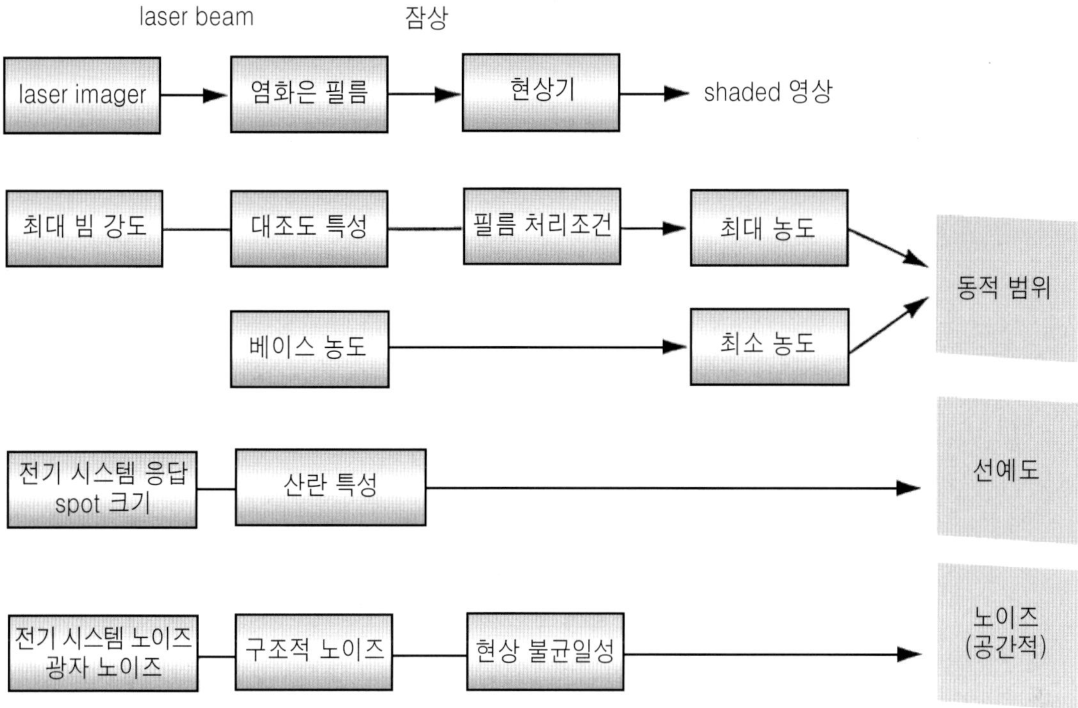

그림 2-61 Laser imager의 영상 화질의 결정 요소

(2) 건식 레이저 imager

① 개요

레이저 imager의 변천은 3단계로 나누어 볼 수 있다. 1984년에 최초로 개발된 1세대 레이저는 하나의 영상신호만 입력이 가능하였고, 하나의 장치에 2개 이상의 신호가 입력 가능한 2세대 장치에서는 아날로그 뿐만 아니라 디지털 신호의 입력도 가능하며 초기의 가스 튜브 레이저인 He-Ne 레이저에서 고체 반도체인 solid type의 레이저 광원으로 진보하였다. He-Ne 레이저 imager는 레이저의 광원에 해당되는 부분인 광모듈(optic module)의 정기적인 교체가 필요하였으나 반도체 레이저에서는 레이저 다이오드를 사용하여 반영구적이며 광원의 변함없는 성능도 유지하게 되었다.

기존의 2세대 습식방식은 imager와 현상기로 구성되는데 비해 3세대의 건식 레이저 영상장비는 필름 자체에 특수처리를 하여 현상기와 화학약품이 없이 필름만으로 영상을 출력하는 장치이다. 이러한 장치의 장점은 현상액, 정착액, 물, 전기, 폐액처리, 현상기 보수 및 유지비용이 절감되며 설치 시 배관공사, 환기공사가 필요없고 암실이 필요없다. 화학처리로 인한 악취 등이 없으며 정기적인 현상기 청소 및 관리가 필요없으므로 작업능률을 향상시켜 주며 폐액 배출이 없어서 이에 따른 환경이 개선된다.

3세대의 건식 imager에는 레이저를 사용하는 시스템과 thermal printhead나 잉크젯 방식 등 레이저를 사용하지 않는 시스템으로 구분된다. 2세대의 습식 레이저의 경우는 어느 제조회사나 기술적인 노하우의 차가 별로 없었지만 의료영상에 최초로 도입되는 건식 기술은 각 제조회사 별로 여러 방식으로 개발을 시도하였다. 구체적으로는 포토더모 그래픽(photothermographic) 방식, 열승화 및 열전사 방식 등의 기술이 해당되는데, Imation사와 Kodak사는 포토더모 그래픽 방식, Agfa사는 열승화 방식을 사용하고 있다.

최초의 건식 레이저는 Polaroid사에서 개발하여 상품화하였으나 이는 은염화상이 아닌 탄소입자를 함유한 필름을 사용하는 helios imager이며 국내에는 도입되지 않은 시스템이다. 여기서는 자세한 설명은 생략한다.

건식 레이저 imager에 요구되는 일반적인 사항은 필름 화질이 습식과 최소한 동일한 수준이어야 하며 진단 및 핵의학 등의 디지털 영상장비와 인터페이스가 가능하여야 한다. 현재 상용화된 시스템은 최대 8대의 영상장비와 연결이 되며 4개의 비디오 모드가 사용 가능하고, MOD와의 연결이 가능하다.

최근의 시스템은 확장기능을 대폭 늘리고 이더넷(ethernet) 네트워크 인터페이스가 가능하고 99개의 워크스테이션까지 네트워크로 연결하여 사용할 수 있는 장비도 출현하였다. 이러한 장비는 미래 지향적인 병원시스템에 적합하며 국내의 여러 대형병원에서 이를 준비하거나 진행하고 있다.

그림 2-62는 습식과 건식 레이저 imager의 처리과정과 내부구조를 모식적으로 보여준다.

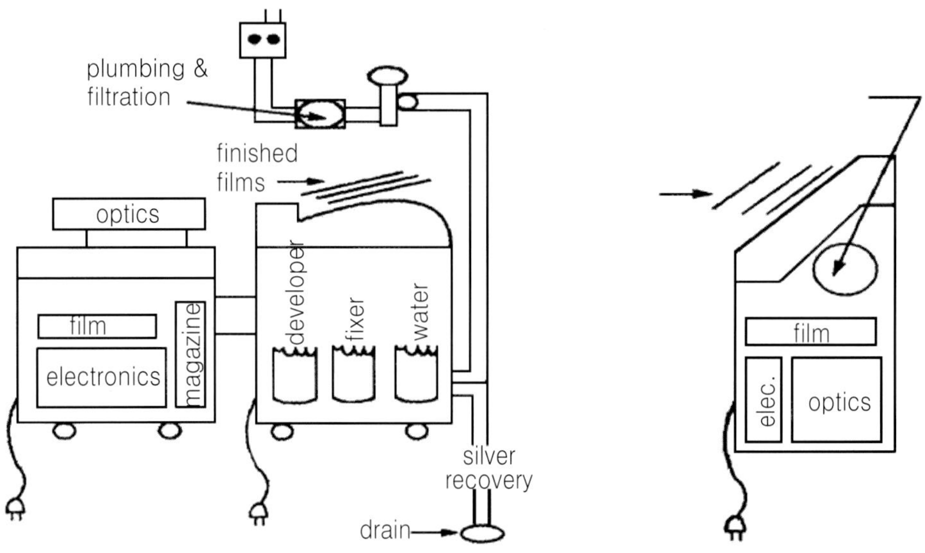

(a) 습식 레이저와 현상시스템 (b) 건식 레이저

그림 2-62 습식과 건식 레이저의 내부 모식도

② 포토더모그래픽 imager

1990년 대 후반에 상품화된 gray scale용 건식 레이저 imager이며, 빛에 예민하며 열에 의해 현상되는 특성을 갖는다.

원리는 기본적으로 습식과 동일한 레이저를 사용하며 노광된 필름에 전체적으로 열을 가해주면 레이저에 노광된 부분에 함유된 은이 발색하는 원리를 이용하여 은염화상을 얻는다. 필름은 silver soap으로 알려진 지방산(fatty acid)인 은염(silver salt)이 존재하며 소량의 은성분이 염화은(silver halide)으로 존재한다. Silver soap은 염화은과 같이 빛을 산란시키지 않기 때문에 비록 모든 은이 현상처리 후에 필름에 남기는 하지만, 필름은 거의 투명한 모양을 나타낸다. 그리고 습식과 거의 유사한 화질을 얻을 수 있으며 필름의 보관측면에서도 ANSI 권장사항인 섭씨 25°에서 100년간 보관이 가능하다. Imation사의 Dryview와 Kodak사의 Digital science 9000D가 상용되고 있다.

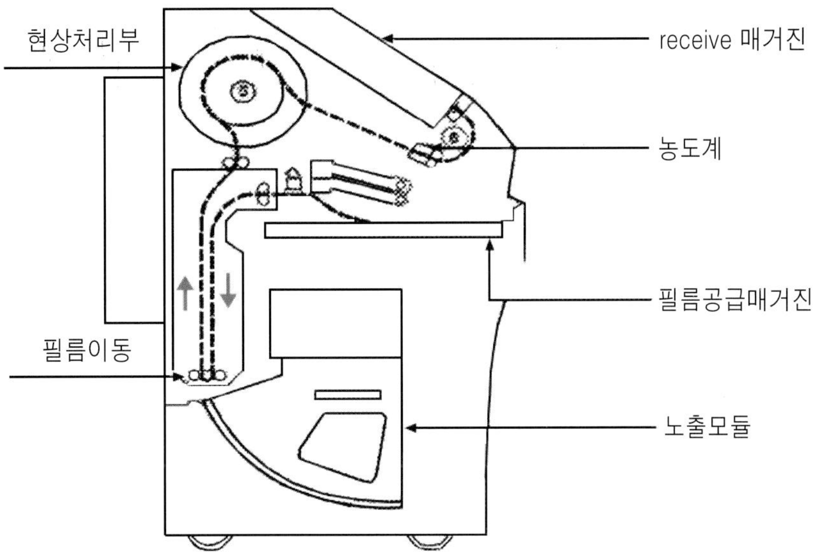

그림 2-63 포토더모 그래픽 imager의 작동을 보여주는 모형도

그림 2-63은 포토더모 그래픽 imager의 작동을 보여준다. Suction cup이 필름공급 매거진으로부터 필름을 픽업하여 필름 이동롤러에 위치시키면 필름 이동장치는 필름을 노출모듈로 운반한다. 자외선의 레이저 다이오드에 의해 필름이 노출되고 현상처리부로 옮겨진다. 필름이 현상처리부를 통과할 때 열에 의해 현상되며 스캔 농도계를 통과한 후 receiving 매거진에 모아진다. 농도계는 필름의 대조도와 농도 등의 파라메터들을 미리 선택하여 저장하는 기능을 한다.

③ 레이저 컬러 imager

레이저빔과 red, blue, yellow, black의 염료가 사용되어 고화질의 컬러영상의 표시를 가능케 하는 기술이다. 전용 광택지나 전용 투명지 뿐만 아니라 일반 복사용지의 사용도 가능케하여 상대적으로 소모품 비용을 감소시킨다. 최근 들어 CT, MR 등의 영상출력 외에 고화질의 영상합성 등의 영상표시에 사용이 증가하고 있다.

④ Thermal printhead 방식의 imager

Themal printhead 방식은 레이저를 사용하지 않고 열만으로 필름을 현상하는 방식이다. 쉽게 생각하면 팩스와 같은 것인데 필름이 금속물질이며 일렬로 늘어선 열소자 방출히터(themal printhead)를 지나가면 열을 받은 무문이 필름에 직접 닿아 열을 전날하여 발색하는 원리를 이용한다. 마치 빗으로 머리(필름)을 빗어내리는 것과 같다.

이러한 방식은 레이저를 사용하지 않기 때문에 구조가 간단하고 생산 가격이 저렴한 장점이 있으며 필름이 빛과는 무관하기 때문에 일상적인 빛에는 노광이 되지 않는다. 그러나 접촉식 헤드를 사용함으로써 헤드의 수명이 짧고 일정 기간이 지난 후 헤드의 교체가 필요하다. 또한 처리속도가 늦은 편이고 보관수명도 짧은 편이다.

Themal printhead 방식은 크게 gray scale 영상의 표시에 주로 사용되는 direct thermal 방식과 컬러영상의 표시에 주로 사용되는 염료열전사(dye diffusion thermal) 방식으로 구분된다.

Direct thermal 방식은 필름에 일렬로 늘어선 열소자 방출헤드가 필름과 직접 접촉하면서 영상화하는 방식으로 상용되고 있는 제품으로는 Agfa사의 Drystar 3000과 Fuji사의 FM-DP 2636이 이에 해당된다. 염료열전사 imager(dye diffusion thermal imager)는 이미 일반화되어 CT/MRI나 PET 컬러영상에 많이 사용되고 있는 장치로서 C, M, Y, B의 4가지 염료를 고체상태에서 열을 가하여 바로 기체상태로 변화시켜 필름이나 인화지의 표면에 뿌리는 방식이다. 컬러 리본으로부터 리시브 페이퍼에 염료를 전사시키는 기능에 기초하며, 열의 근원으로는 thermal head를 이용한다.

이 방식은 컬러를 구현할 수 있는 점이 최대의 장점이며 단점으로는 gray scale 표시용 imager에 비해 화질이 떨어지며, 필름 외에 염료를 포함한 카트리지나 리본 등이 필요하므로 소모품 비용이 높고 처리속도가 늦은 편이다.

그림 2-64는 염료열전사 영상화의 기본적인 원리와 imager의 외관을 나타낸 것이다. 컬러 리본은 일련된 색깔 블록으로 반복되게 정렬되어 있으며, 각각의 블록들은 프린트되는 영상을 포함하기에 충분한 양으로 이루어져 있다. 리본은 고무로 도포된 금속판 롤러에 의해 thermal head 가까이에 밀접하여 고정되어 있고, 롤러가 천천히 회전함에 따라 전기신호가 리본에 전달된다. 이리하여 완전한 영상은 노랗게 프린트되고 완전한 컬러영상으로 만들어지기 위하여 선홍색과 파란색의 염료가 덧칠된다. 단지 검정리본은 gray level 영상을 기록하는데 사용된다.

열전사 기록 시스템은 열전사 방식에 따라 2가지로 구분된다. 하나는 위에서 설명하였듯이 잉크리본에 흡수되어 있는 잉크가 thermal head를 통하여 리시브 페이퍼에 전사되는 방식이며, 다른 하나는 전기적인 전달을 이용하는 방식인데 이는 기록전극(recording electrode)을 통하여 잉크리본의 저항층에 전기를 전도함으로써 리본에 흡수되어 있던 잉크가 리시브 페이퍼로 전사된다.

또한 잉크재료의 기본특성에 의하여 구분되기도 하는데 안료와 왁스의 점성에 의한 열변화를 이용하는 열융합 방식(thermal fusion process)과 염료의 융합과 승화를 이용하는 염료전사 방식(dye transfer process)으로 구분된다.

염료전사 기록방식은 열융합 방식과 비교하여 볼 때 에너지 적용에 맞는 완만한 감마특성과 영상기록에 적절한 농도를 가지고 있고, 대조도 기록에 적합한 우수한 직선성이 있어 의료영상의 기록에 폭 넓게 사용된다.

염료전사 기록과정에서 영상은 일반적인 복사용 페이퍼에 전사될 수없고 표면에 염료를 수용할 수 있는 층이 포함된 페이퍼나 PET(polyethylene telephthalate) 필름이 사용된다. 필름의 수용층(receiving layer)은 염료영상을 수용해야 하고 프린트 후에 잉크리본으로부터 반출되어야 한다. 이 층은 용해되는 폴리에스터와 실리콘이 혼합된 것으로 필름을 도포함으로써 만들어진다. 수용체의 반대쪽 면은 프린터에 이동되는 메커니즘에 도움이 되도록 미끄럼 방지를 위한 물질로 도포되어 있다.

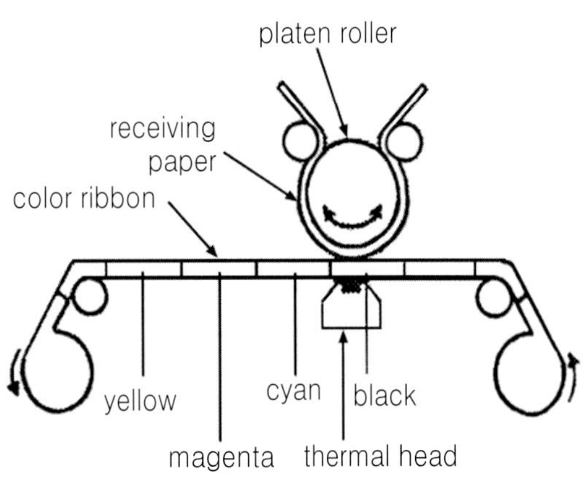

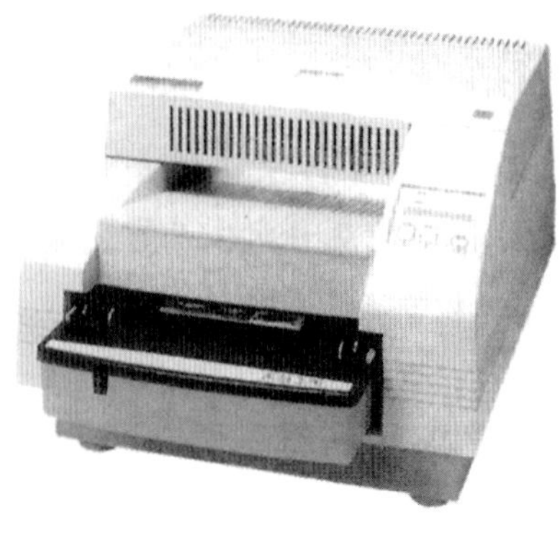

그림 2-64 염료 열전사 영상화의 원리 및 외관

(3) Imager의 선택시 고려사항

설치목적과 사용환경에 따라 차이는 있겠지만 imager의 선택에는 다음의 요소들이 포함되어야 한다. 우수한 화질의 제공은 물론 자동화된 화질의 보정이 가능해야 하며, 네트워크 확장이 가능하여 DICOM 네트워크 뿐만 아니라 PACS와의 접속, 그리고 DICOM이 지원되지 않는 기존의 영상화 장치와의 접속도 가능해야 한다. 특히 건식 imager에서는 출력되는 필름이나 페이퍼의 장기 보관이 가능하여야 하며 필름의 말림현상이 없어야 한다. 그리고 장비의 가격이 저렴하여야 하며 장비의 설치가 간편하고 관리가 쉬워야 한다. 그림 2-65는 두 종류의 건식 imager에서 뇌영상의 경계면 선명도와 모자이크 아티팩트 현상의 발생 유무를 비교한 것이다.

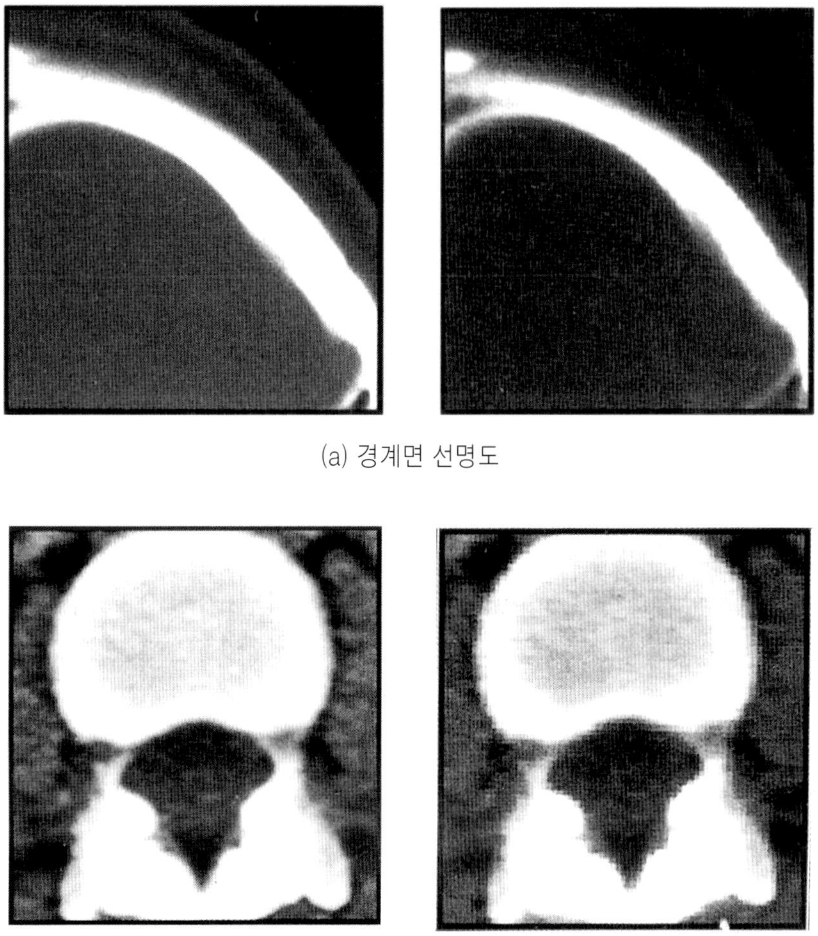

(a) 경계면 선명도

(b) 모자이크 아티팩트 현상

그림 2-65 두 종류의 건식 imager에서 영상의 경계면 선명도와 모자이크 아티팩트 현상의 발생 유무 비교

6. 기타 보조장치 및 기구

원활한 CT검사를 위해서는 CT스캐너 외에 조영제 주입기, 하드카피 시스템, 그리고 검사를 편안하고 정확하게 하기 위해서는 각종 액세서리들이 필요하다. 또한 조영제 등에 의한 부작용으로 인한 응급상황이 발생할 경우를 대비하여 산소 및 suction 장치, 심폐소생술이 가능한 defibrillator 등이 필요하다.

하드카피 장치에 대해서는 앞에서 설명하였으므로 이 절에서는 조영제 주입기와 defibrillator에 관해 서술하기로 한다.

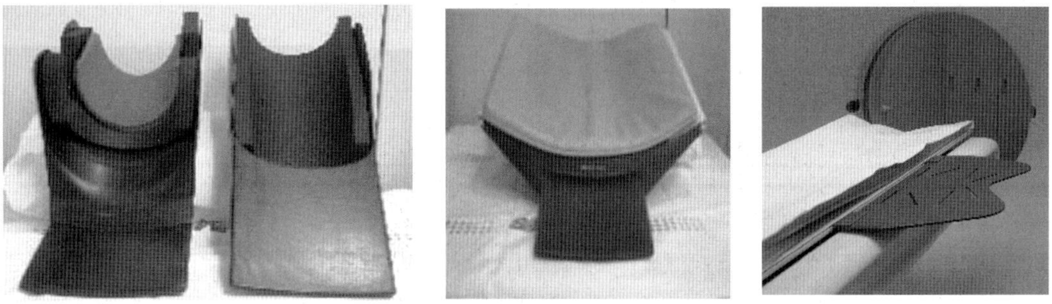

(a) Axial 및 coronal headholder (b) Tale extender (c) IV supportor

그림 2-66 CT검사에 필요한 보조기구들(GE사)

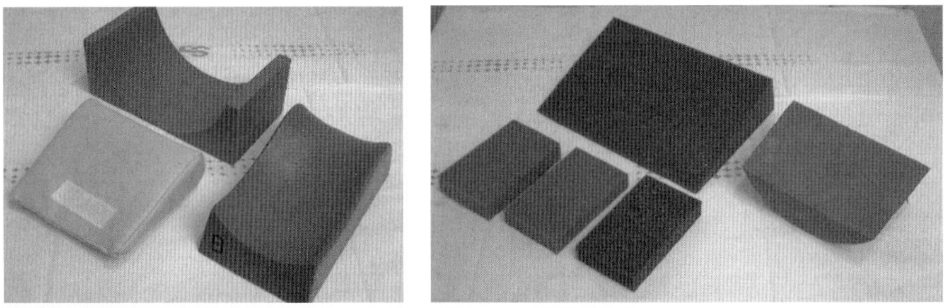

그림 2-67 Headrest 용 스폰지를 비롯한 각종 악세서리들

1) 조영제 주입기(auto injector)

나선형 CT장치의 보급으로 조영제 자동주입기는 정밀한 CT검사를 위한 필수적인 장치로 사용되어 왔으며, 근년에는 MDCT의 개발로 조영제와 생리식염수를 순차적 또는 동시에 희석시켜 주입할 수 있는 dual syringe injector가 많이 보급되고 있다.

최근의 CT용 injector는 소형화, 지능화되고 있다. 즉, 컬러 액정의 판넬로 표시되는 조작대와 syringe의 auto advance 및 조영제의 auto loading이 가능하며 가변주입(deceleration)으로 조영증강의 효과를 향상시킬 수 있다. 주변기기로 조영제와 생리식염수를 거치할 수 있는 integral IV pole, 반영구적인 syringe heater가 구비되어 있으며 각 환자당 injection data의 관리가 가능하다. 최대 주입압력은 325psi, 최대 주입속도는 10ml/초 정도된다. 많은 장치에서는 주입압력이 표시되며 6 phase로 구분 주입이 가능하다.

국내에서 많이 사용되는 dual syringe injector 제품으로는 Medrad사의 Stellant, Mallinckrodt사의 Optivantage DH, EZ EM사의 EmpowerCTA, 그리고 Nemoto사의 Dual shot injector가 있다.

국내 건강보험에는 syringe가 건강보험의 급여에 직접적으로는 포함되지 않으며 상대적으로 고가이지만 감염의 예방차원에서 syringe는 환자 한명 또는 수명단위로 교체되어야 하며, connecting tube와 needle은 매 환자당 교체 사용되어야 한다.

Syringe의 장착 방식에 따라 front loading 방식과 back loading 방식으로 구분되며, 또한 injector의 설치 위치에 따라 스탠드형, 천정형 그리고 벽부착형으로 구분된다. 그림 2-69는 최대 200cc의 조영제를 탑재할 수 있으며 최대 99초의 scan delay 설정이 가능한 dual syringe injector의 한 예이다. 그리고 그림 2-69는 EZ EM사의 조영제의 혈관외 유출(extravasation) 감지용 악세서리를 부착한 상태에서의 조영제 주입을 나타낸 것이다.

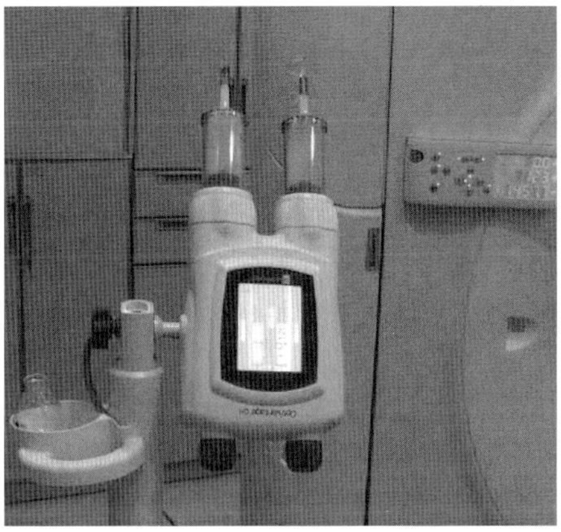

(a) Stand type dual injector

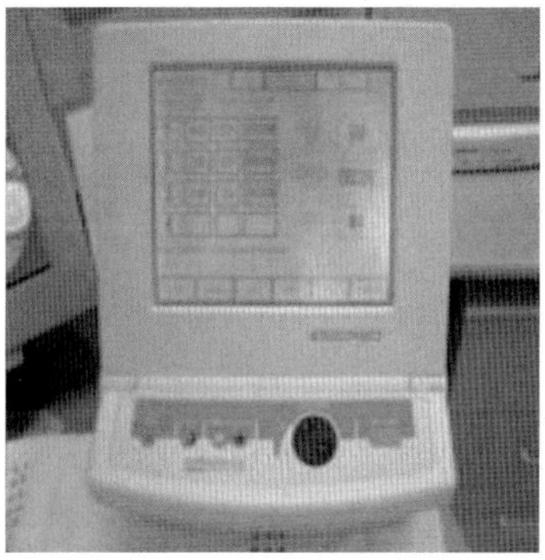

(b) 조정실에 설치된 판넬과 스위치

그림 2-68 CT용 조영제 자동주입기

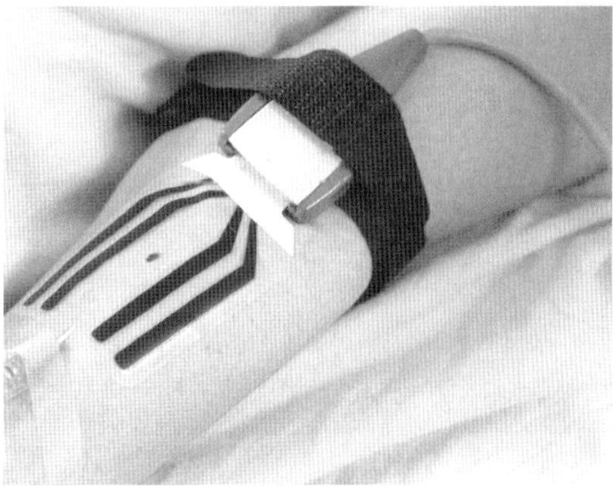

그림 2-69 조영제의 혈관외 유출 감지용 악세서리

2) Defibrillator

응급환자의 발생시 신속한 대처를 위해 defibrillator와 응급약품과 비품을 구비한 응급카트가 CT실에는 항상 구비되어 있어야 한다. 이 외에도 산소주입기와 suction기, 환자 모니터(patient monitor)와 pulse oximeter가 필요하다. Defibrillator의 사용법과 심폐소생술에 대해서는 임상편의 조영제와 환자 care 편을 참조하기 바란다.

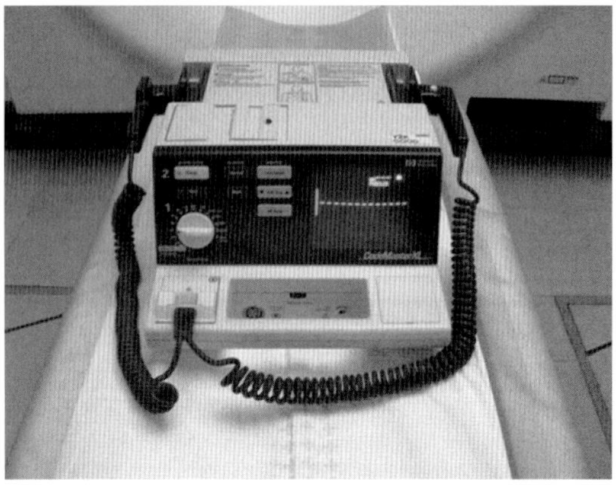

(a)

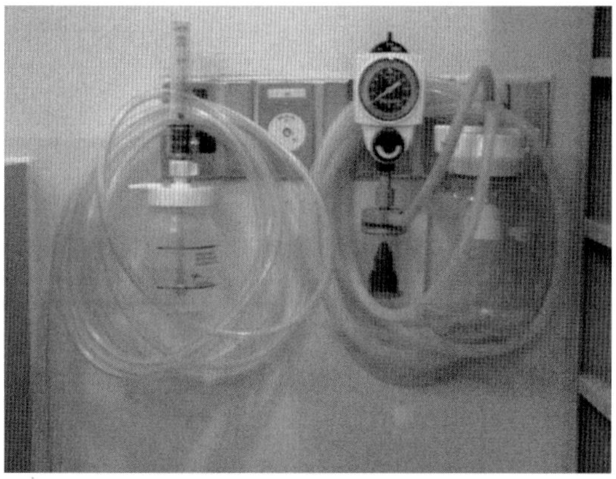

(b)

그림 2-70 심폐소생용 defibrillator(a)와 벽 부착형 산소주입기 및 suction unit(b)

참고문헌

김건중. 사진관찰대(view box)의 관리. 대한방사선사협회 진단용 방사선 안전관리 연수회(성능관리편). 1996; 115-133.

김희옥. Detector의 최신기술. 대한전산화단층기술학회지. 제5권 제2호 2003; 70-76.

김태현. Laser imager의 현황과 신기술. 대한디지털영상기술학회지. 제4권 제1호 1998; 18-24.

정환, 이완, 김문찬. 디지털 의료영상학. 정문각. 1999; 115-138.

오치훈. 임상용 PACS monitor의 성능분석. 대한디지털영상기술학회 2001 학술대회 연제집 138-161.

허준 편. 의료용 X선 화상 진단시스템의 기초. 한영무역 주식회사.

허준. 의료영상용 레이저 프린터. 대한방사선기술학회지. 제15권 제2호 1992.

최형식. New Trend: Laser camera networking. 대한디지털영상기술학회지. 제3권 제1호 1997; 24-33.

최은하, 조광섭. PDP(plasma display panel)플라즈마. http:/mulli.kps.or.kr/-pht/8-9/07. html. 1999.

Alvin A Liff, JA Sam Wilson. The black and white television system. Regents/Prentice hall. 1993; 25-68.

Bradley AC. Optical storage for computer. West Sussex, Ellis Horwood Ltd. 1989.

David M Parsons, Yongmin Kim, David R Haynor. Quality control of cathode-ray tube monitors for medical imaging using a simple photometer. Journal of digital imaging vol.8 No.1 1995; 10-20.

Dwyer SJ. Performance characteristics and image fidelity of gray scale monitors. RadioGraphics vol. 12 1992; 765-772.

Eichi Asai. New type optical disc image filming unit, OD-F624. Fuji computed radiography technical review. No. 5.

Ernst Ammann, Dr-lng Gunter Wiede, Dipl-lng. Generator and tubes in interventional angiology. RSNA categorical course in physics. 1995; 59-74.

Ethan J Halpern. A test pattern for quality control of kaser scanner and charge-coupled device film digitizers. Journal of digital imaging vol.8 No.1 1995; 3-9.

Food and Drug Administration. Diagnostic X-ray systems and their major components; Amendments to performance standard. final rule with 21 CFR part 1020. Federal register 1984; 49: 34, 698-714.

General Electric Medical System. HiLight the visible difference in CT. Milwaukee, General Electric Medical System. 1989.

General Electric Medical System. General hardware/detector configuration of LightSpeed QXi. Training in partnership: Operator reference manual 2000.

General Electric Medical System. LightSpeed Ultra 16 CT scanner system. Product data(Specification). Milwaukee, General Electric Medical System. 2002.

Hisatoyo Kato. Hard and soft copy image quality. RSNA Categorical course in Physics. 1995; 243-258.

James A Brink, William J Davros. Helical/Spiral CT technical principles. Helical/Spiral CT: A practical approach. McGraw-Hill Inc. 1995; 1-26.

Joel E Gray. Use of the SMPTE test pattern in picture archiving and communication systems. Journal of digital imaging vol.5 No.1 1992; 54-58.

John Rowlands, Safa Kasap. Amorphous semiconductors user in digital X-ray imaging. Physics today. November 1997.

Lincolon L Berland. Basic technological aspects of CT scanner. Practical CT technology and technique. New York, Raven press 1987: 9-37.

M J yaffe, JA. Rowlands. X-ray detectors for digital radiography. Phy Med Biol vol.42, 1997; 1-39.

Markus A Kirchgeorg, Mathias Prokop. Increasing spiral CT with postprocessing applications. European journal of radiology vol. 28 1998; 39–54.

Siemens medical systems. Somatom Sensation 16. Product information(Specification). 2002.

Stanley H Fox. A review of available solid state CT detector material. GE medical systems. 1997.

Tateno Y, Iinuma T, Takano M. Image recording. Computed radiography. Springer–Verlag 1987; 31–33.

Toshiba medical system. Aquilion: Advanced multi–slice CT system. Production information of Aquilion 16. 2002.

William J Davros, Robert K Zeman. Comparision of helical/spiral CT scanner. Helical/Spiral CT: A practical approach. McGraw–Hill Inc. 1995; 299–324.

Yoshihiko Kamei. Direction of volume imaging of the human body. Toshiba medical system. 2002.

3

영상처리 및 재구성

3 영상처리 및 재구성

1. Scan projection radiograph

1) 개념

CT검사시 axial scan을 시행하기 전에 스캔 범위와 방법을 계획하기 위해 scan projection radiograph(scout 영상)를 얻는다. 이러한 scan projection radiograph는 X-선관과 detector가 고정되어 있는 상태에서 환자테이블이 움직이면서 slit beam projection 형태로 얻어지며 검사부위와 목적에 따라 frontal projection(AP 또는 PA projection)과 lateral projection으로 얻는다(그림 3-1 참조).

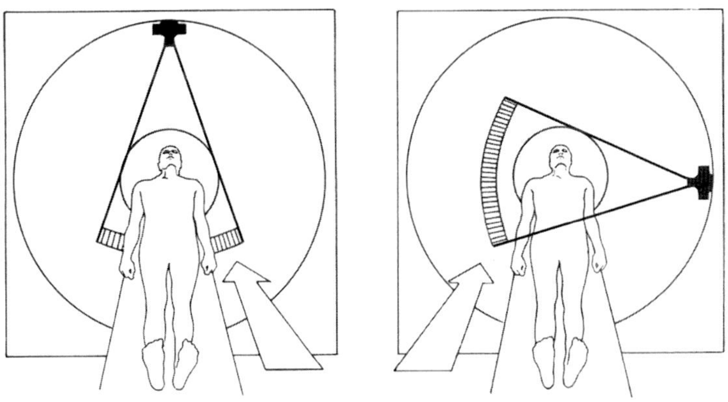

(a) X-선관과 검출기: 고정, 환자 : 등속도 운동

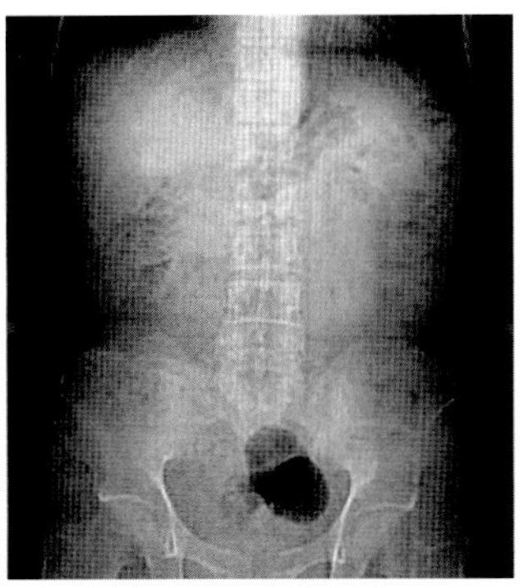

(b) Frontal projection

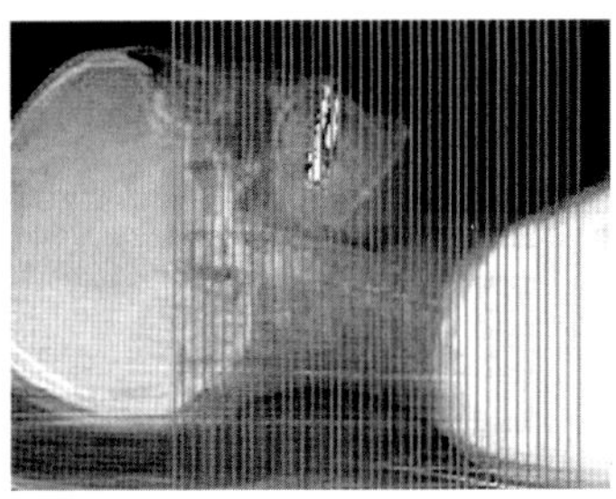

(c) Lateral projection

그림 3-1 Scan projection radiograph

일반적으로 두개부나 척추의 검사에서는 갠트리 경사각을 지정하기 위하여 lateral projection으로, 흉부나 복부의 CT검사에서는 frontal projection으로 scan projection radiograph를 얻는다. 하지만 더욱 정확한 재구성 영역을 지정하거나 환자선량 감소를 위한 dose modulation software의 적용을 위해 lateral projection과 frontal projection을 동시에 얻기도 한다.

필터보정 역투영법을 이용하여 재구성(reconstruction)되어 얻어지는 횡단면 영상과는 달리 scan projection radiograph는 장치의 프로세서에서 디지털 신호의 gray scale을 부여하여 스캔 즉시 영상이 만들어진다(construction). 이와 같은 영상을 scan projection radiograph, scout view, pilot view 또는 topogram, scannogram 등으로 불리며, 주로 스캔 범위와 display FOV 설정을 위해 사용되고 있다.

2) Scan projection radiograph의 형성

Scout 영상이 만들어지기 위해서는 그림 3-2에 나타낸 바와 같이 먼저 X-선관과 검출기가 고정되어 있는 상태에서 환자테이블이 일정한 속도로 움직이면서 스캔을 한다.

GE사 장치의 한 예를 들면 1.25mm의 effective aperture가 적용되며 테이블 이동속도는 초당 10cm 정도이며 테이블의 최대 이동거리는 160cm 정도이다. 검출기에서는 환자를 투과하여 감약된 X-선 신호를 받아 빛 신호로 변환한다. 그 후 빛 신호는 광 증배관(또는 다이오드 어레이)에서 아날로그 형태의 전기신호로 변환되고, 데이터 획득시스템(DAS)에서 디지털 신호로 변환되어 프로세서로 전달된다. 프로세서에서는 이에 gray scale을 부여하여 모니터에 나타낸다.

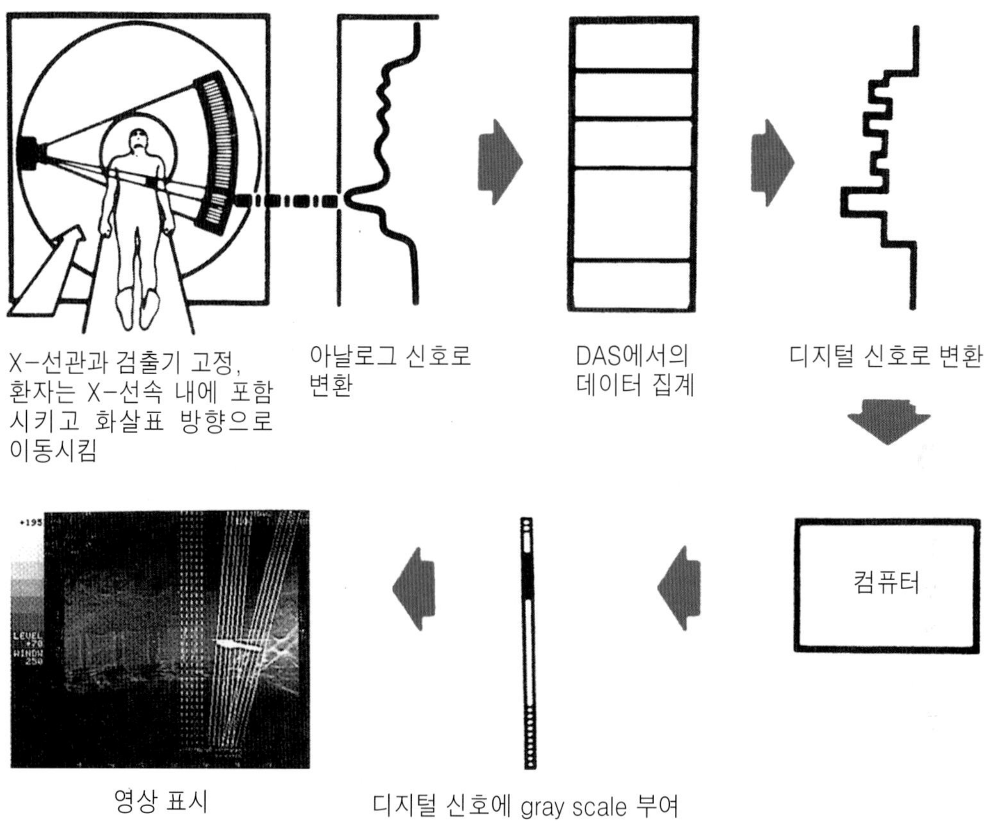

그림 3-2 Scan projection radiograph의 형성과정

그림 3-1에서 lateral projection으로 얻어진 scout 영상에서 표시된 직선들은 axial scan이 시행된 부위를 나타내는 것으로, 이렇게 선들이 나타나 있는 scout 영상을 cross-referenced scout 영상 또는 post-scout 영상이라고 한다.

2. Axial 영상

1) Projection과 sinogram

일반적인 CT scanning에서는 X-선이 조사야(scan field)에 위치된 해부학적 구조물을 360°의 회전하는 경로를 따라 연속적으로 투사한다. 피사체를 투과한 X-선의 강도(intensity), 소위 감약 프로필(또는 흡수 프로필)은 X-선 튜브와 함께 회전하는 검출기에서 측정된다. 이때 한 방향에서의 모든 ray의 합(이를 ray-sum이라고 함)을 projection이라고 한다. 그리고 모든 projection이 합하여 이루어지는 데이터를 sinogram이라고 한다. 그림 3-3은 projection과 sinogram을 나타낸 것이다. 일반적으로 영상당 projection 수는 lower range CT 장치에서 600~1,000개, 그리고 top range CT 장치에서는 1,000~1,800개 정도이다.

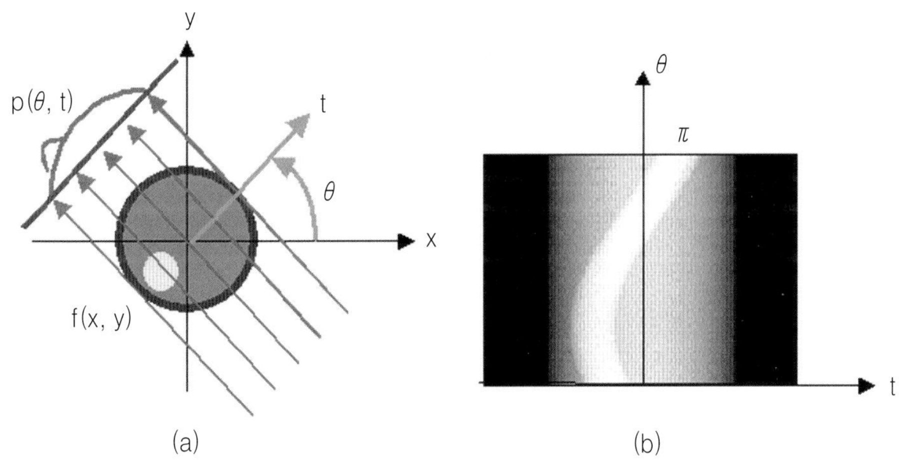

그림 3-3 Projection(a)과 sinogram(b)

2) 연속적인 회전을 통한 각 방향에서의 감약 프로필의 획득

일반적으로 사용되는 3세대 CT장치는 부채꼴 선속을 사용하여 X-선관과 검출기가 동시에 회전하는 scanning geometry를 채택하고 있다. 그림 3-4와 같이 X-선관과 검출기의 연속적인 회전으로 각 방향에서의 감약 프로필을 획득한다. 즉, 영상 당 1,800개의 projection 수를 얻는 장치의 경우 0.2°의 위치 변화에서 하나의 projection을 얻는 셈이 된다.

고식적 CT장치의 일반적인 스캔 기법에서는 360°의 정상 스캔시 갠트리(measurement system)는 초당 1회전의 속도로 회전한다. 그러나 360°의 X-선관 1회전에 2초가 소요되며 데이터를 획득하는 2초 스캔기법은 1초 스캔기법에 비해 검사소요 시간을 증가시키고 처리에 필요한 데이터 양을 많이 발생시키지만 샘플링의 정확도를 향상시키는 장점도 있다.

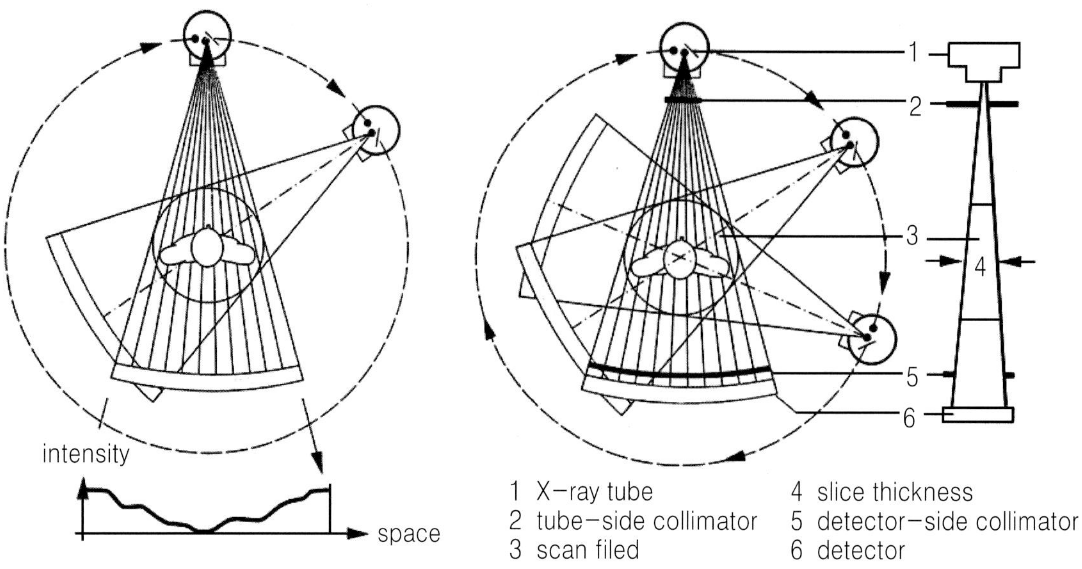

(a) 하나의 projection의 감약 프로필 (b) 획득장치의 연속적인 회전

그림 3-4 연속적인 회전을 통한 각 방향에서의 감약 프로필의 획득

3) Axial 영상의 형성

(1) 감약 데이터의 획득

DAS는 검출기에서 획득한 데이터를 증폭 후 디지털 신호로 변환시키는 시스템을 의미하며, 검출기와 integrated boards로 구성되며 검출기와 컴퓨터 사이에 위치한다. 또한 DAS는 data electronics과 동일한 의미로 사용된다.

데이터의 획득과정을 간단히 말하면, detector에서 환자를 투과한 후 감약된 X−선을 측정하여 빛 신호로 변환시켜 DAS로 보내면 DAS는 빛 신호를 받아 광 증배관을 통해 아날로그 형태인 전기신호로 바꾼다. 그리고 아날로그 디지털 변환기(ADC)에서 이를 디지털의 이진 데이터로 변환시키고, 이를 컴퓨터 메모리에 전송시키는 역할을 한다.

다시 말하면, DAS내에서 감약 데이터(measurement data)를 전기적인 에너지로 변환시키는데 이러한 전기신호는 너무 약해서 전치증폭기(pre−amplifier)에서 증폭과정을 거친다. 그 후 데이터는 다음 절에서 설명하는 대수변환(logarithmic conversion)이 되는데 이는 측정 데이터가 두께를 갖는 감약 데이터로 변화되는 것을 의미하며 pre−processing의 중요한 부분이다. 이 과정은 대수증폭기에서 행해진다. 이러한 과정을 거친 데이터는 아날로그 디지털 변환기로 옮겨져 디지털화되어 컴퓨터로 전송된다. 그림 3−5는 CT에서 DAS의 위치와 구성요소를 보여준다.

DAS에서 측정되어 영상재구성을 위한 가장 기초가 되는 데이터를 measurement data 또는 감약 데이터라고 한다. 하나의 영상을 형성하기 위한 총 measurement data는 유효(active) 검출소자 수에 초당 sampling 수를 곱하여 얻어진다.

예를 들면 852개의 유효 detector를 갖고 초당 sampling 수가 984개인 CT장치에서 48cm scan FOV로 2초의 scan time으로 body scan할 때 영상당 프로세싱 할 총 감약 데이터 수(total measurement 수)는 852×984×2 = 1,676,736가 된다.

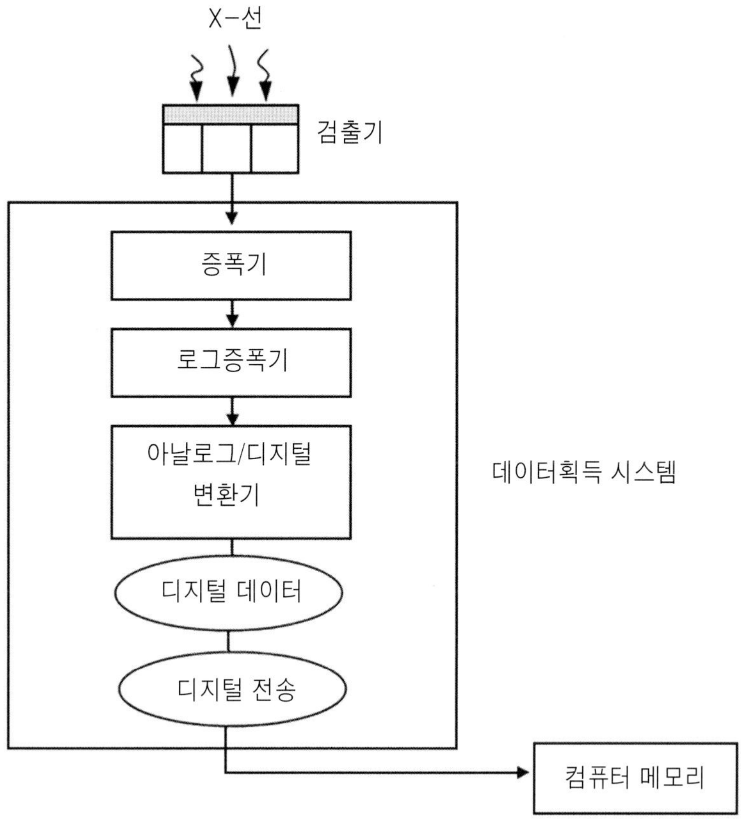

그림 3-5 DAS의 위치와 구성요소

(2) 아날로그 신호의 디지털 변환

① 디지털 신호

CT검출기에서 출력되는 전기신호는 아날로그 형태이며, 이와 같은 아날로그 정보원에 대한 디지털처리 시스템의 첫번째 과정은 아날로그 신호를 디지털 신호로 변환하는 것이다. 디지털 신호는 시간이 흐름에 따라 진폭이 이산적인 값을 갖는 신호로 정의된다.

이 변환된 신호는 여러 가지의 필요한 처리과정을 거친 후 디지털 아날로그 변환을 통해 다시 아날로그화 되어 모니터 또는 필름으로 하드카피되어 출력된다.

② 아날로그 신호의 디지털 변환과정

아날로그 신호의 디지털 변환은 입력되어지는 아날로그 신호를 3개의 분리된 과정을 통해 이루어진다. 즉, 시간 축 상에서의 이산화 조작인 표본화(sampling), 표본화된 진폭값을 일정한 이산값으로 변환시키는 과정인 양자화(quantization), 양자화된 디지털 값을 일정한 법칙에 따라 이진부호로 바꾸는 부호화(coding)에 의하여 행해진다.

일반적으로 양자화와 부호화는 같은 집적회로에서 수행되며, 기본적인 디지털 영상획득 소자로써 입력되어지는 아날로그 신호를 디지털로 변환시키는 역할을 하므로 이를 보통 A/D 변환기 또는 ADC라고 명명한다.

아날로그 신호의 디지털 변환과정을 설명하려면 적분을 생각하면 이해하기 쉽다. 어떤 신호가 입력되면 적분에서는 구간을 생각하는데 A/D 변환기에서는 적분의 구간에 해당되는 것이 샘플링 타임에 해당한다. 즉 적분에서 구간을 잘게 나누면 나눌수록 원래의 함수의 체적을 정확히 구할 수 있듯이 A/D 변환기에서도 표본화 타임이 빠르면 빠를수록 입력된 아날로그 신호값들을 정확히 얻을 수 있다.

Nyquist 정리에 의하면, 일반적으로 A/D 변환에서 입력 아날로그 신호에 포함된 최고주파수의 2배 이상이 되는 주파수로 샘플링 하여야만 노이즈가 없는 원래의 신호를 재현할 수 있다. 따라서 고주파 신호(음성보다 비디오 신호가 고주파임)일수록 고속의 A/D 변환기가 요구된다.

다음의 과정은 짧은 표본화 간격으로 이산화된 값들이 어떤 단계에 해당하는지를 알아야 한다. 아날로그 영상신호가 입력될 때 표본화에 의해 어느 한 시점의 아날로그 값을 얻지만 이 값과 정확히 일치하는 디지털 값으로의 변환은 사용하는 A/D 변환기의 비트수에 따라 단계가 결정된다. 예를 들어 3비트의 A/D 변환기를 사용하면 2의 n승 (n: 비트 수)에 의해 8단계의 신호로 나눌 수 있다. 즉 표본화한 값을 컴퓨터가 알 수 있는 이진수로 표시되는 디지털 값으로 나타내기 위해서 샘플링한 값을 A/D 변환기의 단계에 매칭시켜는 작업을 해야 하는데 이 과정을 양자화라고 한다. 이때 ADC가 갖는 출력 이진수의 비트 수가 많을수록 ADC의 해상능이 높다고 말하며, 해상능이 높다는 것은 양자화 단계가 더욱 세분화되어 원래의 신호에 더욱 가까운 디지털 값을 갖는다는 뜻이다.

마지막 과정은 양자화에 의해 어느 단계의 값인지 알았으면 부호화를 해 주어야 한다. 부호화란 A/D 변환기에 의해 나누어진 단계 값을 이진화하는 작업이며 이러한 부호화 과정을 마쳐야만 비로소 컴퓨터에 저장할 수 있다.

결론적으로 A/D 변환은 아날로그 신호에 대해 샘플링 주기의 결정, 양자화, 부호화의 과정을 거쳐 디지털 신호로 바꾸는 것이다. 그림 3-6은 이러한 세 단계의 의미를 간략하게 나타낸다.

예를 들어 어떤 CT장치가 있다고 하자. 이 장치에는 8 비트의 A/D converter가 장착되어 있고 입력신호가 100MHz인 CT영상이라고 하면, 우선 샘플링 주파수는 Nyquist 정리에 의해 최소 200MHz 이상이 될 것이다. 그래야 다시 아날로그 신호로 변환할 때 원래의 신호를 복원할 수 있기 때문이다.

주기 = 1/주파수이므로 1/(2001000000) = 0.000000005초에 한 번씩 값을 얻을 것이다. 또한 8비트이므로 양자화 레벨은 256(0~255 단계) 레벨이 된다. 이것은 영상의 검고 흰 정도를 256단계로 나누어 놓은 것으로 생각하면 된다.

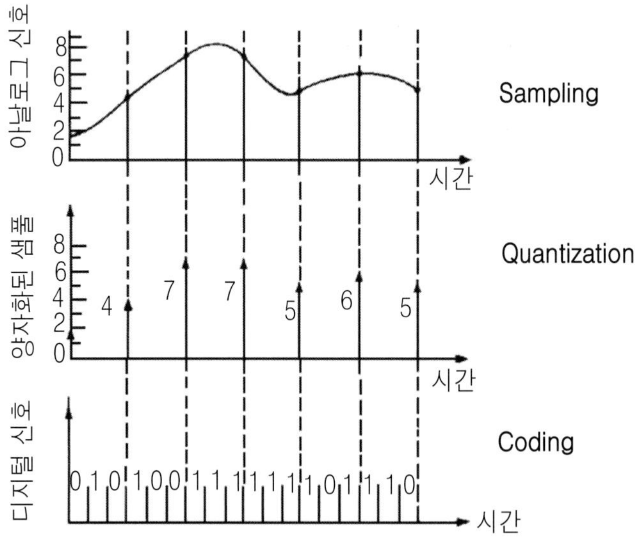

그림 3-6 아날로그/디지털 변환의 세 과정

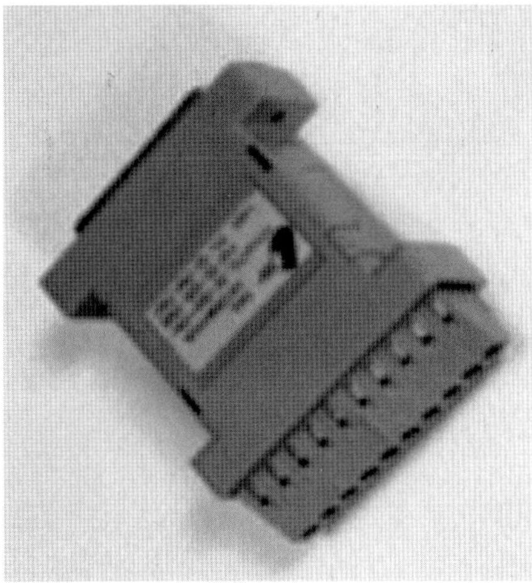

그림 3-7 ADC의 외관

얻어진 영상의 한 점의 값이 10이라는 레벨에 속한다면 이 값을 부호화하여 00001010(10진수로 10)이라는 이진수의 디지털 값으로 표시될 것이다.

③ ADC의 변환방식

아날로그 측정값을 디지털로 바꾸는 장치들은 디지털 영상획득의 핵심을 이룬다. 이런 장치들 가운데 가장 일반적인 것이 ADC이다. ADC란 이런 변환장치들을 통칭하는 일반 개념이긴 하지만, 여기서는 특정 전압을 이진표현의 디지털 값으로 바꾸는 특정한 전자소자를 거론한다. 주로 사용되는 ADC로는 몇 가지 변환방식이 있으나 가장 고속의 변환방식이며 일반적으로 사용되는 방식이 병렬형 A/D 변환기이다. 이는 입력전압을 모든 변환요소들에게 동시에 적용시켜 이 요소들에서 출력되는 것들로부터 직접 디지털 출력을 받아내는 것이다.

이 ADC는 입력신호 범위가 좁은 신호(예를 들면, 비디오 신호)를 매우 빠른 속도로 디지털 처리하는데 적합하며, 빠른 속도로 인해 번개 AD변환기(flash AD converter)라고 불린다. 비록 빠르긴 하지만 이 방식은 출력된 데이터가 10비트를 넘기게 되면 장치가 매우 비싸고 복잡해진다.

(3) 영상의 전처리

DAS에서 획득된 measurement data(또는 DAS data라고도 불림)로 부터 최종적인 횡단면 영상으로 변환되는 pipe-line적인 영상처리는 그림 3-8에 나타내었듯이 크게 영상의 전처리(pre-processing), convolution, 역투영법의 3단계로 구성되며, 영상의 후처리(post-processing)는 필요에 의해 부가적으로 사용자에 의해 행해진다.

영상의 전처리는 모든 디지털 영상화 장치에서 적용되는 처리이며 영상재구성의 첫 단계이다. CT 장치에서의 전처리는 각 projection으로 부터 얻어진 measurement data의 profile 값들은 필요한 형태로 변환시키는 처리이며, 이는 장치의 calibration 파일에 이미 수록되어 있는 데이터와 비교되어 행해진다.

여기에는 대수처리(logarithm), 표준화(normalization), offset과 calibration 파일의 교정, 그리고 선속경화 현상(beam hardening effect)에 기인되어 물리학적으로 파생되는 신호강도의 편차의 수학적 교정(correction)이 행해진다.

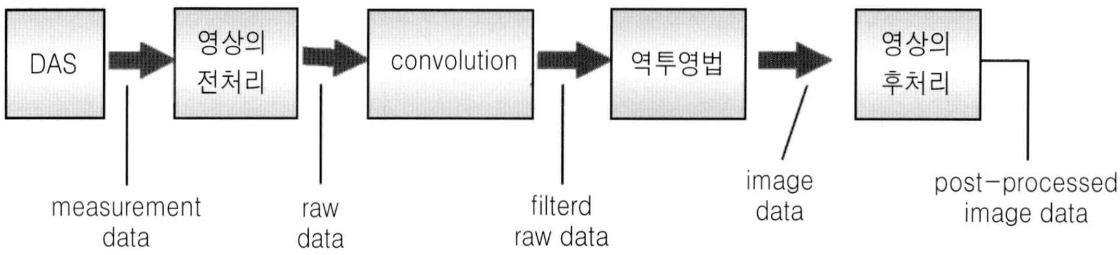

그림 3-8 횡단면 CT영상의 형성단계

Measurement data는 전처리 과정을 통하여 raw data로 변환되며 이러한 raw data는 scan data 라고도 불린다. 비록 raw data는 image data에 비해 많은 양이지만 보조기억장치에 저장될 수 있고 추후의 영상 재구성을 위해 불러낼 수도 있다.

(4) Convolution

Convolution은 필터함수(filter function)로써 감약 프로필을 convolve하는 수학적인 프로세스이다. 쉽게 생각하면, 재구성되는 영상의 blurring을 제거하며 영상의 선예도(definition)와 노이즈에 많은 영향을 준다.

Convolution에 사용되는 필터함수를 convolution kernel이라고도 부르며 기본적인 형태는 그림 3-9와 같다. 그리고 convolution을 알고리즘(algorithm), 필터링(filtering)이라고도 부른다. 또한, 영상처리학적인 측면에서의 convolution은 공간영역에서 픽셀값을 변형시키는 영상처리이며, 출력 픽셀값이 처리하고자 하는 입력영상 픽셀의 주위 작은 영역의 픽셀값에 의해 영향을 받는 local 처리의 일종이다. 수행되는 기본과정은 그림 3-10과 같다.

출력영상에서 P_5의 새로운 값은 입력영상의 P_5픽셀과 그 주위 픽셀들의 가중 평균값에 의하여 계산된다. 평균값은 convolution kernel이라고 하는 픽셀그룹을 사용하여 계산되며, kernel에서의 각 픽셀은 하나의 가중요소(convolution 계수)이다.

일반적으로 kernel 크기가 3×3인 매트릭스가 흔히 사용되지만, 필요로 하는 처리형태에 따라서 다른 크기의 convolution kernel이 사용될 수 있으며, 이런 경우에는 가중요소 역시 달라진다.

Convolution은 convolution kernel의 이동에 의하여 각 픽셀 단위로 수행된다. 입력영상의 각 픽셀과 인접한 픽셀들 그리고 convolution kernel은 해당되는 출력 픽셀값을 계산하는데 이용된다. 다

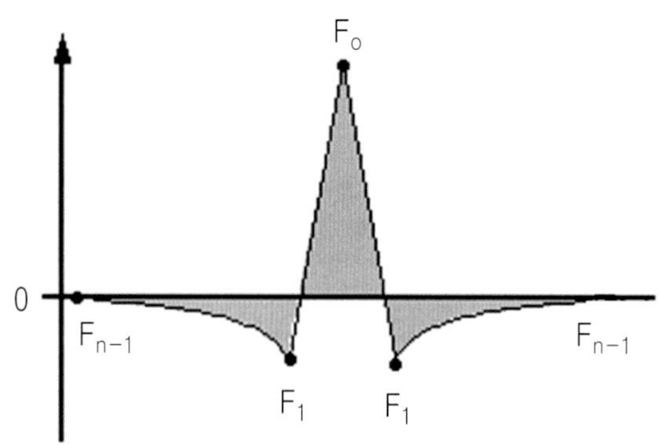

그림 3-9 Convolution kernel의 기본적인 형태

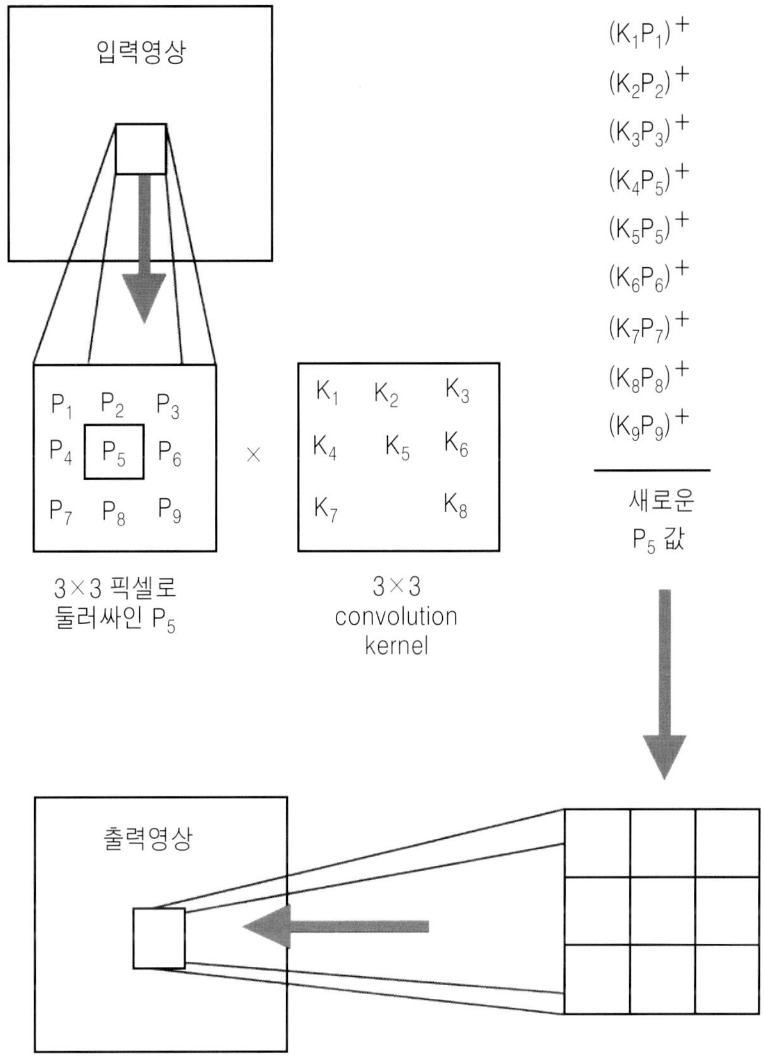

그림 3-10 Convolution의 기본원리

시 설명하면, 각 픽셀의 값은(이는 각 감약 프로필의 값이라고 생각하면 됨) convolution kernel 고유의 가중요소로 곱해진 후 합해지며 이러한 합산의 결과로 산출된 값은 출력픽셀의 중앙부 값으로 정해진다. 이러한 처리가 입력영상의 모든 픽셀들에게 적용되며, 이때 각각의 픽셀 계산을 위해서는 9번의 곱셈과 9번의 덧셈이 필요하다. 이로 인해 시간소모가 많으며 이 과정을 빠르게 하기 위해서는 특정 하드웨어가 사용되기도 한다.

그림 3-11은 그림 3-10과는 달리 convolution을 감약 프로필과 convolution kernel의 관계로 설명한 것이다. P_1에서의 감약 프로필의 값에 convolution kernel의 값(F)을 곱하고 결과적인 값들을 더하는 과정을 통해 convolves data 값이 계산된다.

CT장치에서 사용되는 convolution(알고리즘)에는 크게 standard algorithm 외에 enhancement algorithm과 smoothing algorithm의 두 가지로 구분된다.

제2장에서 설명하였듯이 standard algorithm은 영상의 강조나 노이즈 감소처리를 하지 않은 알고리즘이며 뇌조직 등의 일반적인 조직이나 구조물을 관찰하고자 할 때 사용된다. High나 bone 등의 enhancement algorithm은 표시되는 해부학적 구조물의 경계부를 강조할 뿐만 아니라 영상의 선예

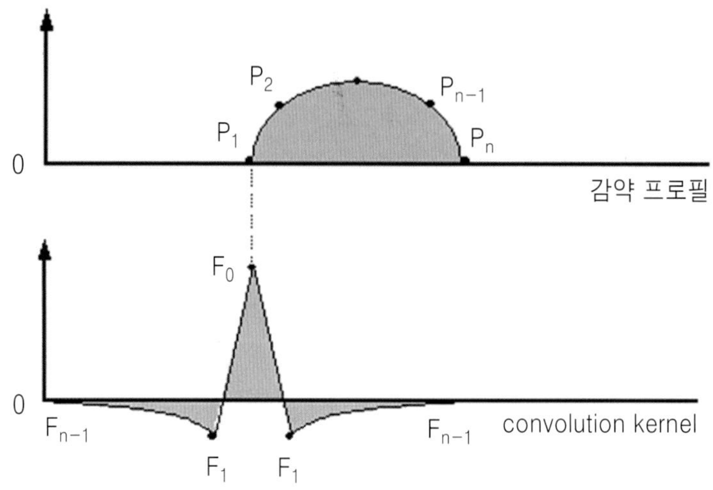

그림 3-11 감약 프로필과 convolution kernel의 관계로 설명한 convolution

도를 향상시키지만 부수적으로 영상의 노이즈가 증가된다. 이들은 주로 미세한 구조물의 파악이 필수적인 폐야나 측두골의 검사에 주로 사용된다.

반면 soft나 soft tissue 등의 smoothing algorithm은 영상의 노이즈를 줄이고 비슷한 감약차이를 가져서 서로간의 구별이 어려운 연부조직 구조들의 선별력을 증가시키지만 경계부와 미세한 조직 구조들 역시 smooth하게 만든다. 이들은 주로 복부검사에서 많이 사용된다.

(5) 역투영법

대부분의 CT 장치에서 사용되고 있는 영상재구성 알고리즘인 역투영법(back projection)은 영상형성 과정의 가장 중요한 단계이며 filtered raw data(=convolved raw data)를 우리가 눈으로 볼 수 있는 image data로 재구성하는 연산 알고리즘이다. 즉, 각각의 projection으로부터 필터링된 raw data는 그림 3-12에 나타낸 바와 같이 512×512 픽셀(element)을 갖는 매트릭스로 projection된다.

역투영법의 원리와 특성에 대한 자세한 설명은 다음 절에서 하기로 한다.

그 후 사용자는 image zoom factor나 display FOV의 적절한 선택에 따라 재구성된 영상의 특정 부분을 선택하여 나타내게 한다. 영상 픽셀의 밝기는 X-선속의 감약치(스캔된 슬라이스에 해당되는 픽셀의 CT값)에 대응된다. 즉, 뼈와 같이 높은 CT값을 가진 구조는 희게 표시되고, 반면 폐와 같이 낮은 CT값을 가진 구조는 어둡게 나타난다. 그러므로 axial CT image는 주어진 해부학적 슬라이스의 정확한 geometric anatomy 뿐만 아니라 영상 내의 CT값에 따라 각 점의 연부조직 농도를 얻는다.

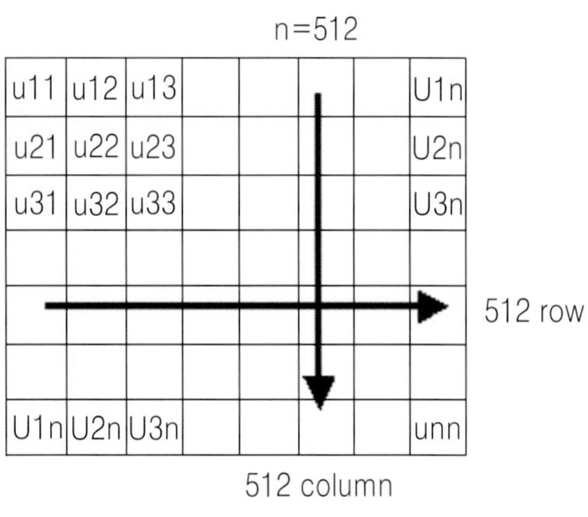

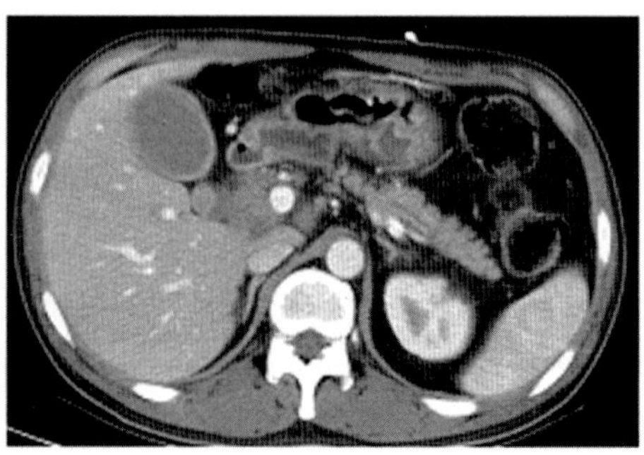

그림 3-12 512×512 매트릭스로 표시되는 역투영법

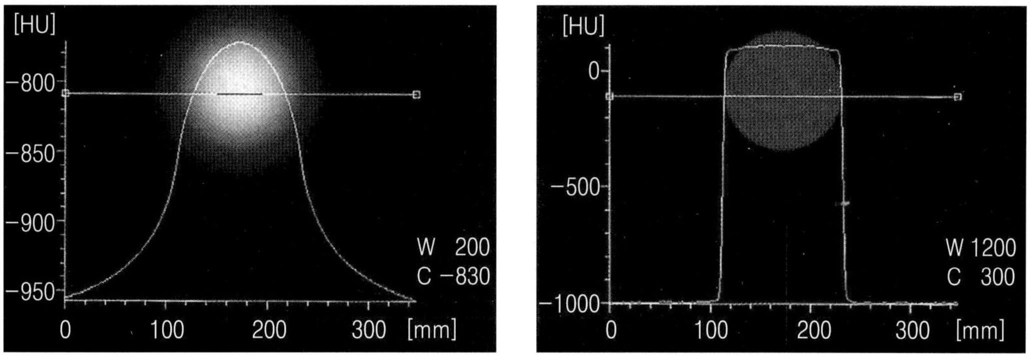

(a) (b)

그림 3-13 Convolution의 시행 전(a)과 convolution 시행 후의 back projection 영상(b)의 비교

만약 back projection을 convolution 과정이 없이 raw data로 부터 직접 시행한다면 영상은 완전히 blurring될 것이다. 이러한 이유 때문에 back projection전에 convolution이 행해져야 하며, blurring이 없는 선예한 영상을 얻게 되는 것이다. 그림 3-13은 convolution을 시행하지 않은 상태와 시행한 후의 plexiglass cylinder의 back projection 영상에 휘도 프로필을 삽입한 것이다.

(6) 영상의 후처리

CT영상의 대표적인 후처리로는 raw data를 이용하여 display FOV를 변화시키거나 병변의 자세한 관찰을 위해 재구성 알고리즘을 변경한 영상을 만드는 경우, 영상의 특정부위에서의 픽셀값의 분석이나 히스토그램으로의 표현하는 경우, 영상의 window width 및 level의 변화 등에 주로 이용된다. CT에서 주로 사용되는 대표적인 영상의 후처리는 다음과 같다.

① Retrospective image의 재구성(retrospective reconstruction)

Raw data를 이용하여 display FOV를 변화시키거나 다른 목적의 영상 관찰을 위해 재구성 알고리즘을 변경한 영상을 만드는 경우, matrix size를 변경한 영상, 또는 스캔 후 슬라이스 간의 간격(interval)을 변경하여 영상을 재구성하는 것 등이 해당된다. Siemens사의 경우 이를 raw data reconstruction 이라고도 부른다.

그림 3-14의 오른쪽 영상은 전두골 부위의 골절을 자세히 관찰하기 위해 raw data를 이용하여 10cm의 display FOV와 bone 알고리즘으로 변경하여 재구성한 영상이다. 그리고 그림 3-15는

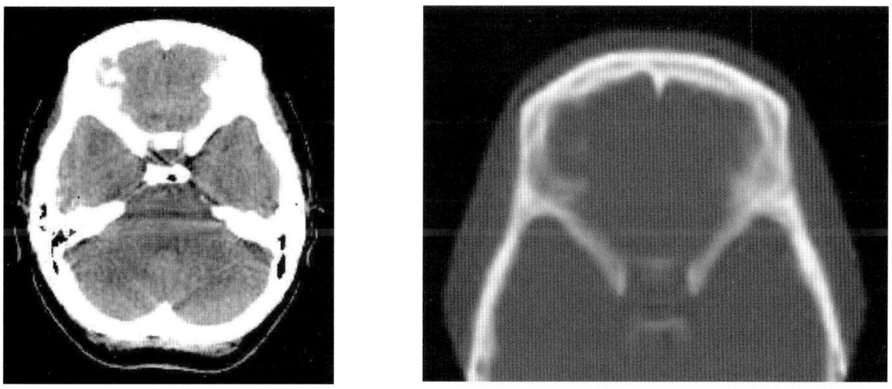

(a) 원 영상 (b) Retrospective 재구성 영상

그림 3-14 재구성 알고리즘과 DFOV를 변경한 retrospective 재구성 영상

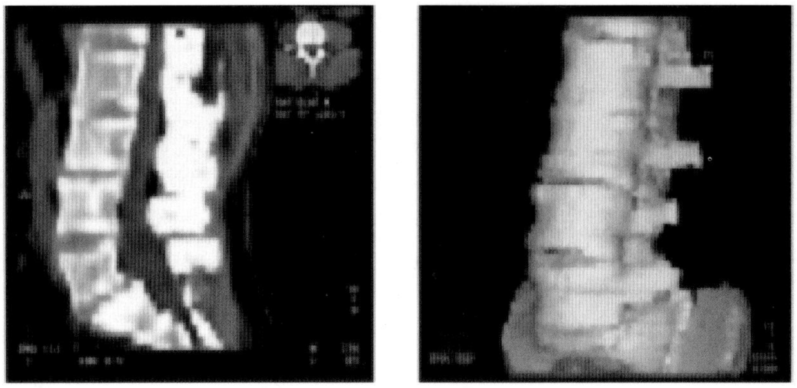

(a) No overlapped images

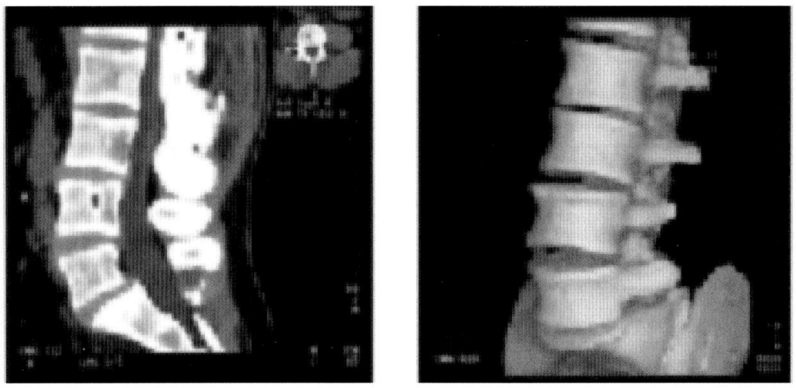

(b) 50% overlapped images

그림 3-15 영상 후처리에서 overlapping recon을 통한 영상의 질적 변화

retrospective reconstruction에서 scan interval의 중복(overlapping) 여부에 따른 2-D 및 3-D 영상의 질을 비교한 것이다.

② 픽셀값(pixel value)의 측정

특정 면적에 대한 CT number값을 개별적으로 분류하여 나타내는 처리이다. 장치에 따라 방법의 차이는 있지만 ROI를 선택하여 관찰하고자 하는 위치와 크기를 설정한 후 "Report pixel"기능을 선택한다.

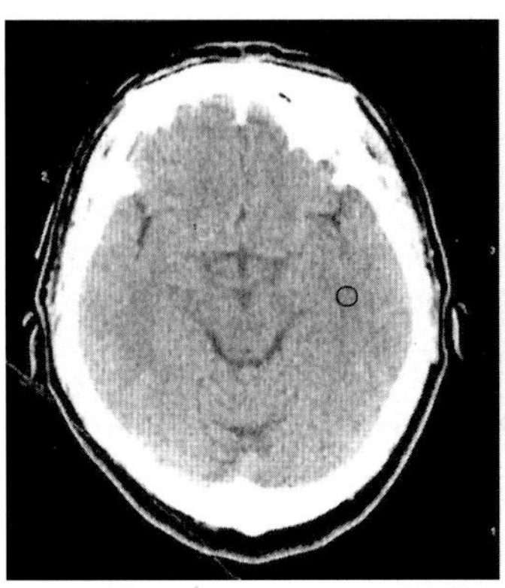

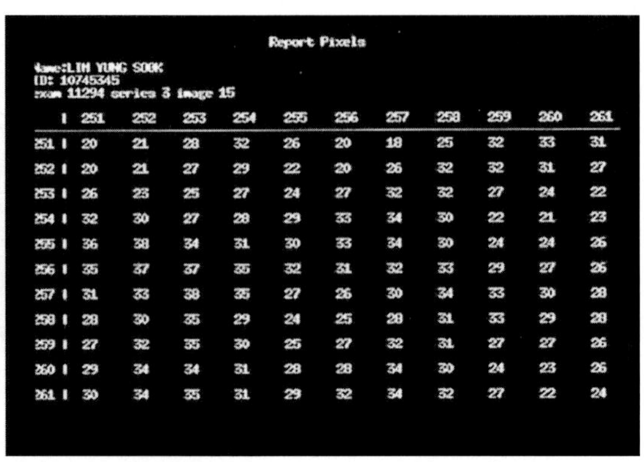

Report Pixels

Name:LIM YUNG SOOK
ID: 10745345
exam 11294 series 3 image 15

	251	252	253	254	255	256	257	258	259	260	261
251	20	21	28	32	26	20	18	25	32	33	31
252	20	21	27	29	22	20	26	32	32	31	27
253	26	23	25	27	24	27	32	32	27	24	22
254	32	30	27	28	29	33	34	30	22	21	23
255	36	38	34	31	30	33	34	30	24	24	26
256	35	37	37	35	32	31	32	33	29	27	26
257	31	33	38	35	27	26	30	34	33	30	28
258	28	30	35	29	24	25	28	31	33	29	28
259	27	32	35	30	25	27	32	31	27	27	26
260	29	34	34	31	28	28	34	30	24	23	26
261	30	34	35	31	29	32	34	32	27	22	24

그림 3-16 픽셀값의 측정

③ Masking 또는 highlighting

특정 부위에 설정한 최대와 최소의 HU값 범위 내에 속하는 픽셀만을 나타내는 기법이다. 주로 지방 성분의 측정을 위해 많이 사용된다. 그림 3-17의 경우 −800HU에서 −1,000HU의 범위(threshold value)가 적용되었으며 범위 내에 속하는 부위가 주위의 형태학적 구조와 구별하기 위해 희게 나타나 있다.

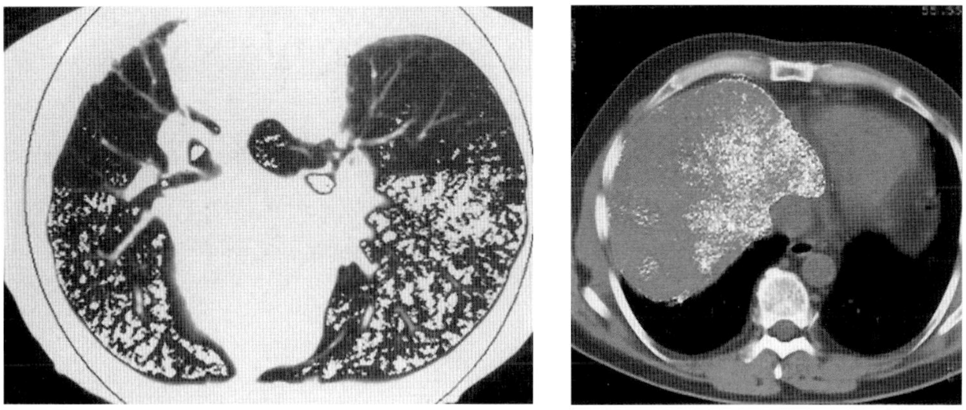

그림 3-17 Masking의 예

④ 히스토그램(histogram, densitometry)

히스토그램이란 영상의 일정한 관심부위에서 CT값에 대한 픽셀의 빈도를 표시하는 영상의 통계함수이며, 그 픽셀들의 위치에 관한 정보는 갖고 있지 않는 특성이 있다. 히스토그램의 형성과정은 영상 내 매트릭스를 관찰하여 각각의 농도값에 대한 픽셀 수의 통계를 구한 후 픽셀 농도대 빈도수를 그래프로 표시한다. 그림 3-18의 (a)는 kidney CT후 저농도 부위의 히스토그램을 얻은 것이며, (b)는 폐야와 요추의 농도 프로필을 나타낸 것이다.

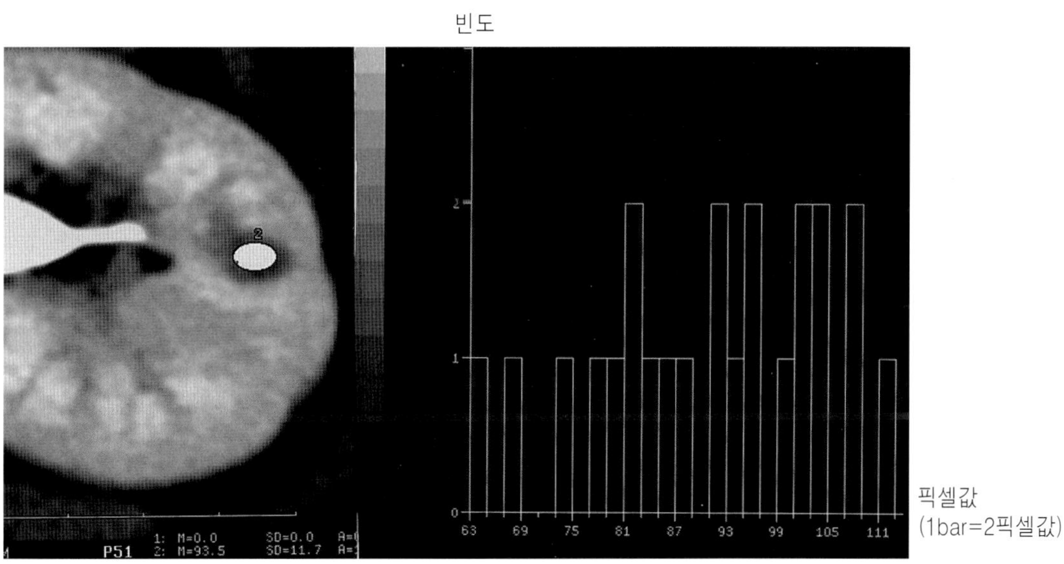

(a)

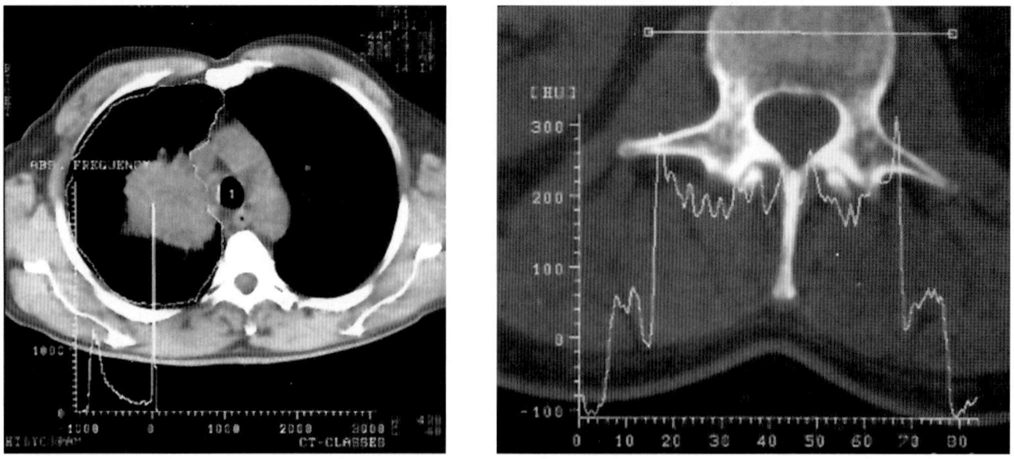

(b)

그림 3-18 히스토그램(a)과 농도 프로필(b)의 예

⑤ 분석처리(information extraction 또는 image analysis)

혈류속도의 측정, 영상 모양 및 크기, 면적 비율 등을 측정하거나 생리학적인 정보를 얻는 처리이다.

⑥ 대조도 변환(contrast stretching, window setting)

Point 처리에 기반을 둔 대조도 변환은 global contrast enhancement라고도 불린다. 주어진 영상 신호를 다른 농도로 재현하거나 진단목적에 적절한 표시특성을 조절하는 것으로 대조도 증강(contrast enhancement) 효과를 얻기 위해 주로 시행된다.

CT에서 대조도 변환처리는 모니터나 워크스테이션의 gray level 변환을 통한 window width와 level의 조절(windowing)로 행해진다. 그러나 대조도 증강의 단점으로는 어떤 gray level 범위에 있는 물체의 대조도와 가시능을 증강시키는 반면 정해진 범위보다 위 또는 아래의 픽셀값을 갖는 부분은 희거나 검게 표시되어 가시화가 불가능해진다는 점이다.

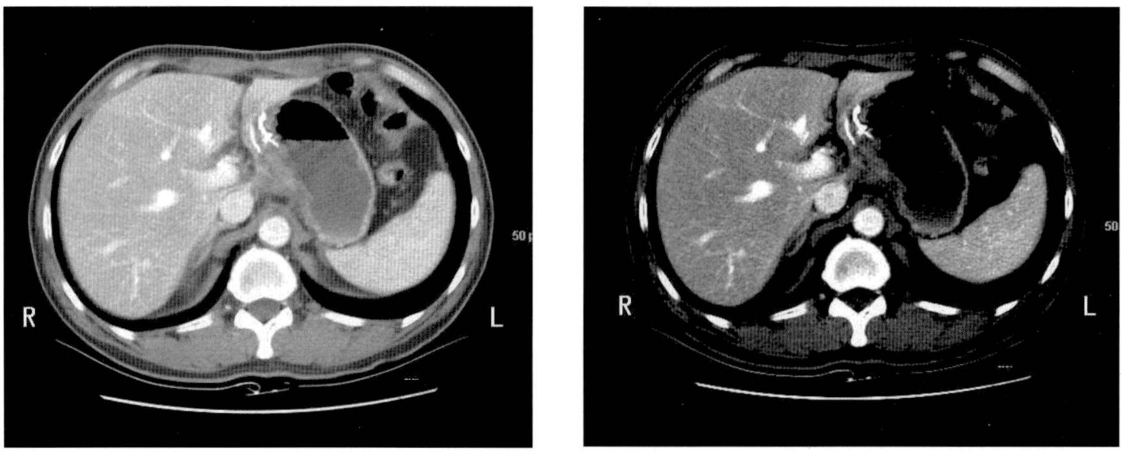

그림 3-19 모니터에서의 CT영상의 대조도 변환

⑦ 영상의 확대(magnification 또는 zoom)

Raw data를 사용하여 시행하는 retrospective targeting이 아니고 image data를 사용하여 field of view를 줄여 영상을 확대하는 선형 기하학적 처리이다. 원 영상에 비해 질적인 저하를 피할 수 없다.

⑧ 거리 및 각도측정, 면적측정

대부분의 CT장치에서는 재구성된 영상에서 커서를 이용하여 두 지점간의 거리, 세 점간의 각도, 그리고 면적을 측정할 수 있다.

(7) 영상의 질 향상을 위한 부가적인 영상처리

이에는 posterior fossa 부위에서 많이 발생하는 선속경화현상과 부분체적효과에 의한 아티팩트의 발생을 감소시키거나 motion correction, 장의 연동운동에 의한 blurring을 감소시키는 peristaltic option 등이 해당된다. 이러한 option들은 장치 제조사별로 고유의 명칭으로 사용되고 있으나 거의 동일한 기능을 갖는 것도 있다.

① GE사의 Iterative bone option(IBO)

GE사의 head scan FOV에서 적용 가능한 option이다. Posterior fossa 부위에서 많이 발생하는 선속경화현상과 부분체적효과에 의한 아티팩트(이를 posterior fossa artifact라고도 함)나 mid-brain 부위에서 bone과 brain의 인접부위에서 발생되는 blurring을 감소시키는 기능을 갖는다.

이와 동일한 기능을 갖는 소프트웨어를 average volume reduction(AVR)이라고도 하며, Siemens사에서는 volume artifact reduction(VAR), Toshiba사 및 Shimadzu사에서는 beam hardening correction(BHC), partial volume artifact ejection(PVE) 이라고 명명되고 있다. 그림 3-20은 GE사 IBO의 개념과 영상처리 흐름을 나타낸 것이다. 먼저 스캔을 통해 얻어진 영상에서 bone 성분을 제거한다. 이를 re-projection한 후 correction table을 통해 영상재구성을 하여 bone artifact free image를 얻어내는 것이다.

② Toshiba사의 beam hardening correction(BHC)

X-선빔이 조직을 통과하면 저에너지 스펙트럼은 선택적으로 흡수가 되고 선속의 유효에너지 변화가 생긴다. 이 에너지의 변화를 선속경화라고 한다. 인체조직은 높고 낮은 흡수체가 임의로 분포되어 있어 선속의 경화는 어떤 부위에서는 Hounsfield값의 변화를 초래한다. 이런 변화는 골구조에서 심하며 때로는 artifacts를 발생시킨다. 이러한 선속경화에 의한 artifacts는 두꺼운 beam shaping filter를 사용함으로써 감소시킬 수 있으나 이로 인해 주선속의 유효에너지가 증가된다. 하지만 두꺼운 필터가 사용되면 mAs당 발생되는 광자가 다소 감소되므로 mAs의 증가가 요구되고 결과적으로 tube 부하가 증가되어 cooling time이 길어진다.

그러나 Toshiba CT에서는 tube의 광자효율이 적정화되어 artifact 감소를 위한 두꺼운 beam shaping filter가 사용되지 않으며, 대신에 이중 재구성기법이 사용된다. 이 기법에서는 첫번째 재구성 단계에서 상대적으로 고감약을 보이는 모든 부위가 감지되고, raw data 교정이 시행된다. 최종 영상은 교정된 raw data를 이용하여 재구성된다. 이 알고리즘을 2-pass BHC라고 부르며, 유용성은 임상적으로 증명되었으며 일차적으로 두개부에 적용되고 있으며 다른 부위에도 적용될 수 있다.

③ 노이즈 필터링(noise reduction, noise filtering)

각 조직의 영상을 구성하고 있는 성분을 크게 structure, edge, noise라고 구분할 수 있다. 여기서 노이즈 성분을 구별해내어 원래의 영상에서 노이즈 성분을 감산하는 것이 노이즈 필터링이다. 이는

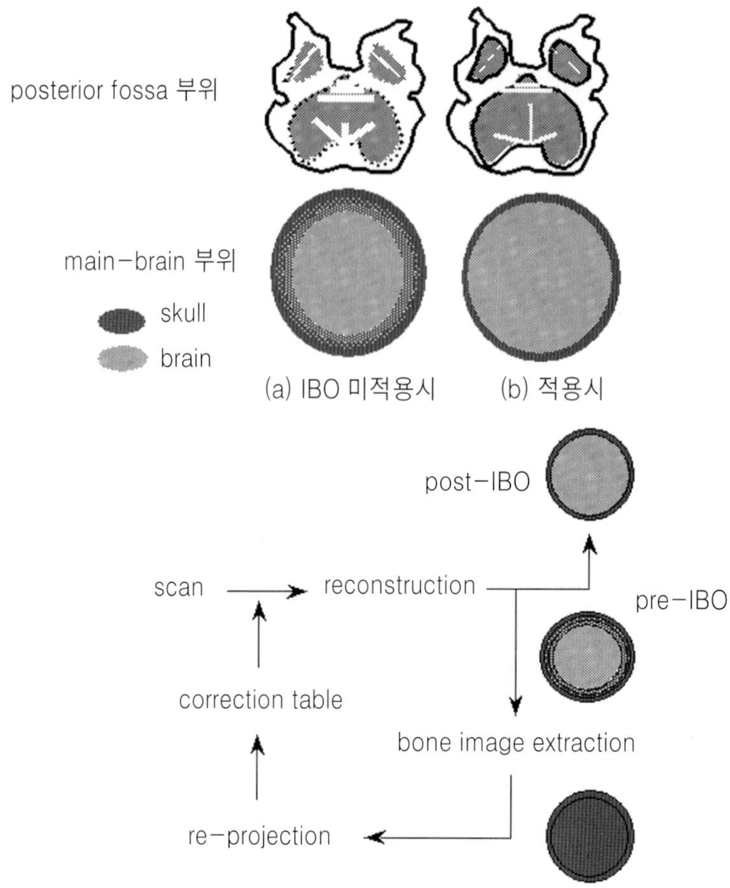

(c) 영상처리 흐름도

그림 3-20 Iterative bone option의 개념과 영상처리 흐름도

edge 성분이 보존되고 있어 통상적인 smoothing filter처리와는 구분된다(그림 3-21 참조). 또한 제2장 하드웨어편에서 설명한 고유필터 및 부과필터를 포함하는 하드웨어적인 선속 필터와도 구분된다. 노이즈 필터링을 어느 제조사에서는 ANR(advanced noise reduction) 처리라고도 한다.

각 detector elements에서의 저신호 효과(높은 노이즈 레벨)를 감소시키는 디지털 필터링 옵션은 detector elements에서 너무 낮은 신호가 발생하면 주위 detector elements로 부터의 신호를 이용하여 평균화시킨다. 이러한 과정은 raw data 단계에서 이루어진다. 보통 각 projection angle에서 너무 낮은 신호를 갖는 detector elements(예를 들면, 척추부위를 cover하는 중앙부 elements)는 많지 않기 때문에 평균화는 총 projection data의 일부분에만 영향을 미치게 되고 결과적으로 in-plane 공간분해능은 최소한의 영향을 받게 된다.

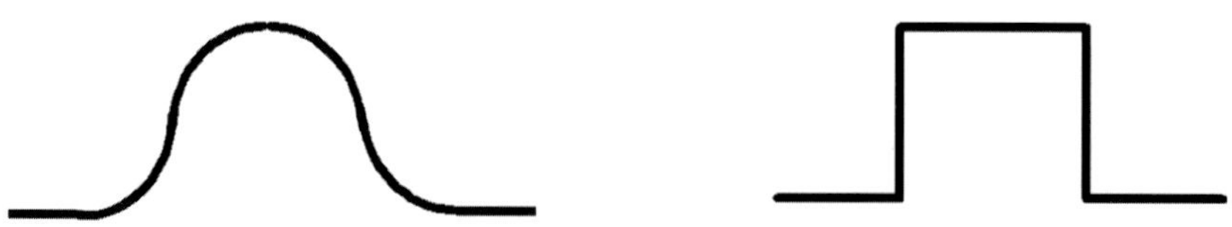

(a) 통상적인 필터링 (b) Noise reduction 처리

그림 3-21 통상적인 smoothing 필터처리와 noise reduction 처리

최근의 high version CT장치에서는 raw data에 대한 3차원적인 필터링이 적용되고 있다. 3차원적인 필터링은 만일 어떤 projection의 detector 신호가 너무 낮으면 주위 detector elements이며 유사한 projection angles의 데이터를 Z-축을 따라서 부분적으로 평균화시키는 3차원의 가중함수를 사용한다. 이러한 기술은 실질적으로 노이즈에 연관되어 shoulder나 pelvis 부위에서 볼 수 있는 streak artifacts를 줄일 수 있다.

그림 3-22는 노이즈 필터링을 시행하지 않은 영상과 노이즈 필터링을 통해 노이즈가 감소하고 noise-related streak artifacts가 감소된 영상을 나타낸 것이다. 이러한 노이즈 필터링은 낮은 detector 신호를 갖는 projections(이는 노이즈가 높은 영상임)에서의 raw data를 선택적으로 평균화시켜 노이즈를 감소시킨다.

ⓐ GE사의 smart filter와 AAR 알고리즘

GE사에서 사용하고 있는 smart filter는 낮은 신호부위의 자동적인 교정을 통해 아티팩트를 감소시키고 노이즈를 감소시키기 위해 2단계의 필터링을 시행한다. 이를 통해 약 50%의 선량을 감소시키는 효과를 얻을 수 있다.

그림 3-23은 복부에 smart 필터를 적용한 예를 든 것이다. 기존의 필터를 사용한 (c)에서는 경계부의 선예도가 감소하고(짧은 화살표 부위), high spatial frequencies가 감소됨(긴 화살표 부위)을 알 수 있다. 반면에 smart 필터를 사용한 (d)의 경우 기존의 conventional filter와는 달리 짧은 화살표에서 경계부의 선예도가 보존되고, 긴 화살표에서는 노이즈가 감소됨을 알 수 있다. 그리고 그림 3-24는 smart filter의 사용 유무에 따른 복부영상의 SNR을 비교한 것으로 mA를 50%로 감소시키고 smart filter를 적용한 영상에서 약 20%의 SNR이 증가함을 알 수 있다.

또한 최근의 GE사 장치에서 사용되는 자동적인 streak artifact reduction algorithm인 advanced artifact reduction(AAR)은 고감약부위에 저선량 프로토콜이 적용될 때 적절한 image quality를 유지시키는 기능을 한다. 그러므로 적은 선량에서 양호한 질을 갖는 영상을 얻을 수 있도록 한다.

AAR 알고리즘은 프로젝션 측정값의 분석을 통해 이루어지며, streak artifacts를 최소화하고 적절한 공간분해능을 유지시키는 신호의 함수로써 필터(data dependent filteration)가 적용된다. 만일 데이터가 기준 감약치에 비해 낮으면 AAR은 적용되지 않는다.

ⓑ Philips사의 adaptive filter와 sharp point filter

Philips사 MDCT에서 사용되고 있는 adaptive filter는 shoulder, pelvis 등 X-선 감약이 큰 신체부위나 mAs가 작아서 매우 낮은 신호를 발생시키는 부위에서 streak 아티팩트(그림 3-25의 상부

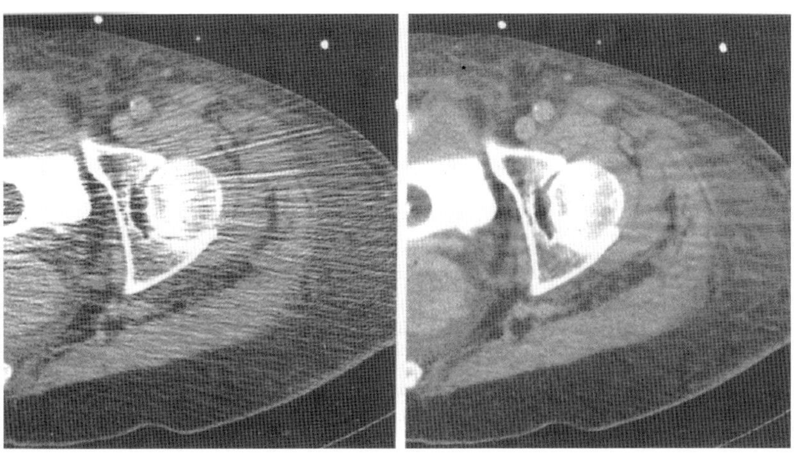

그림 3-22 노이즈 필터링을 통한 noise-related streak artifacts의 제거

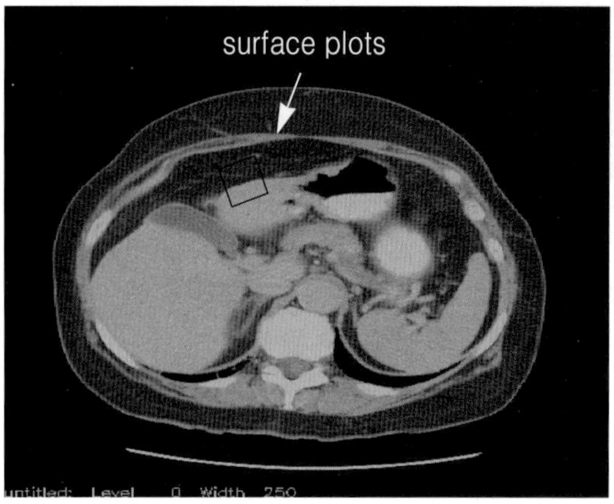

(a)

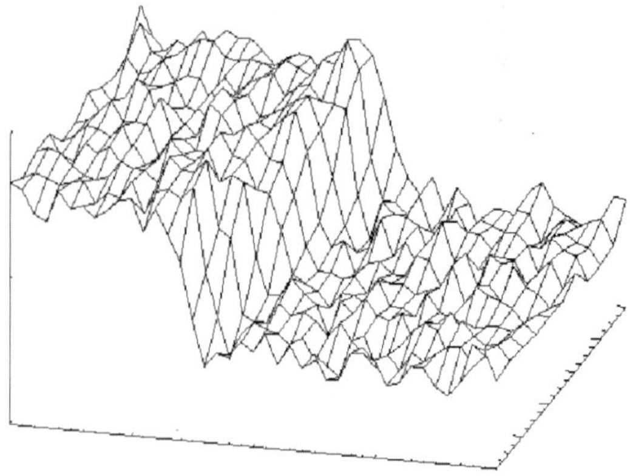

(b) 130mA의 원영상

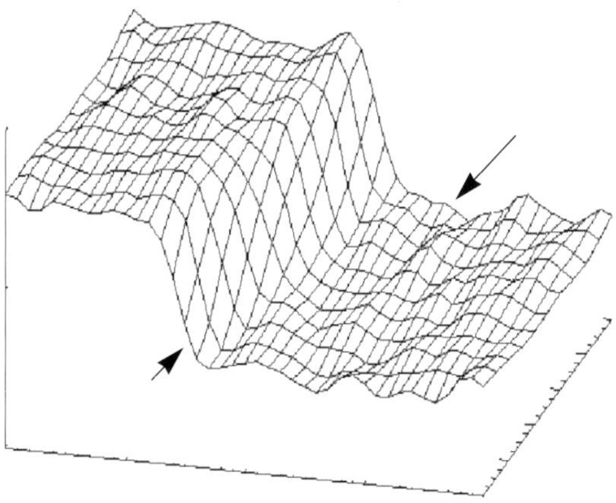

(c) Conventional filter 적용시

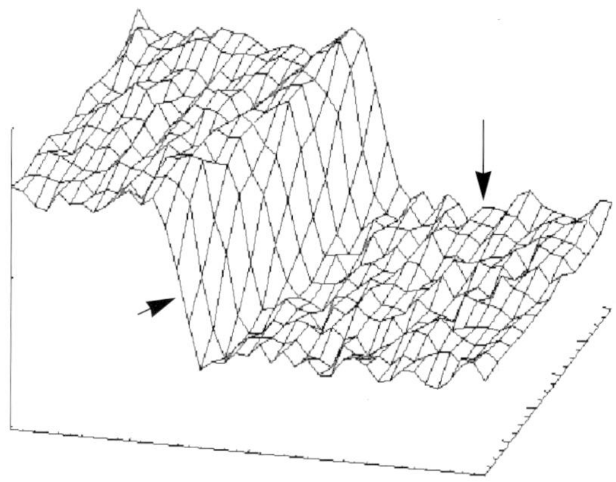

(d) Smart filter 적용시

그림 3-23 복부 CT스캔에서 Smart 필터의 적용

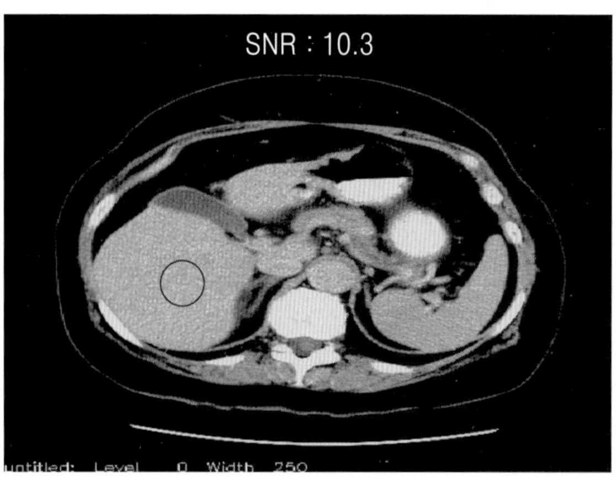

(a) 260mA, Smart filter 미적용시

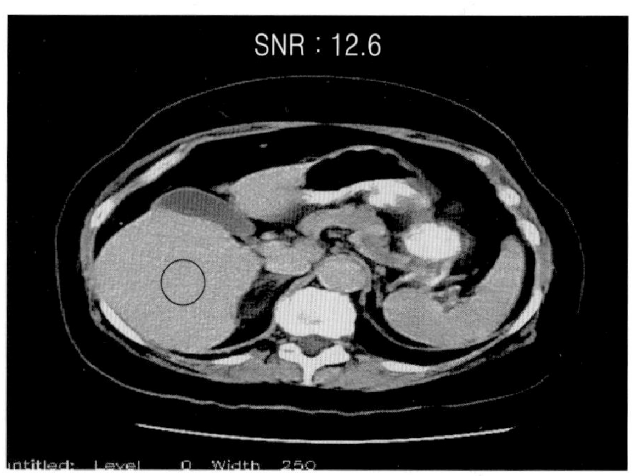

(b) 130mA, Smart filter 적용시

그림 3-24 Smart filter 의 사용 유무에 따른 영상의 SNR 비교

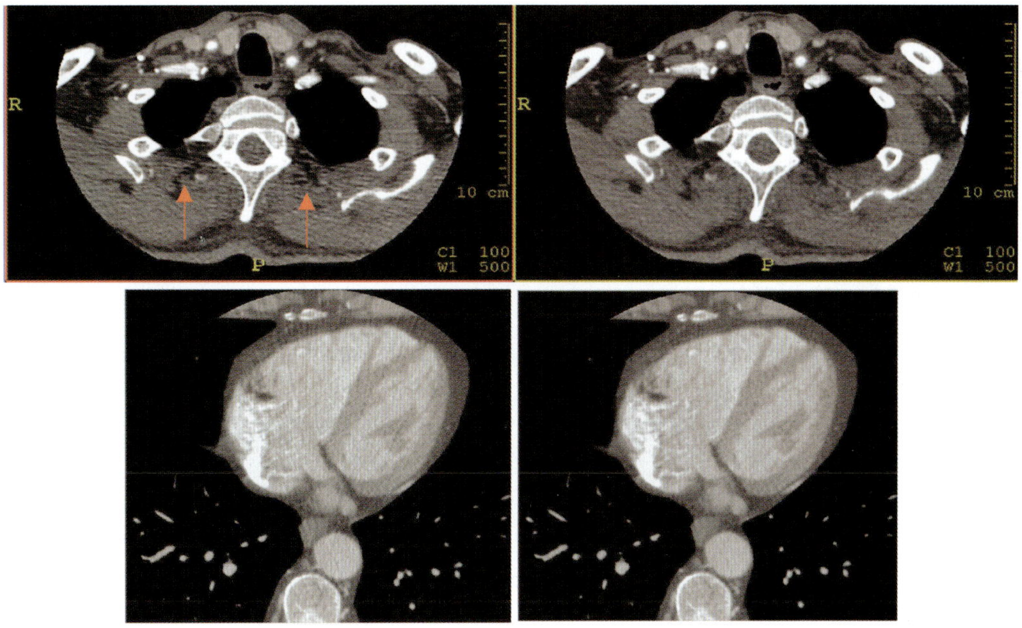

(a) 비적용시 (b) 적용시

그림 3-25 Philips사의 adaptive filter의 적용 예

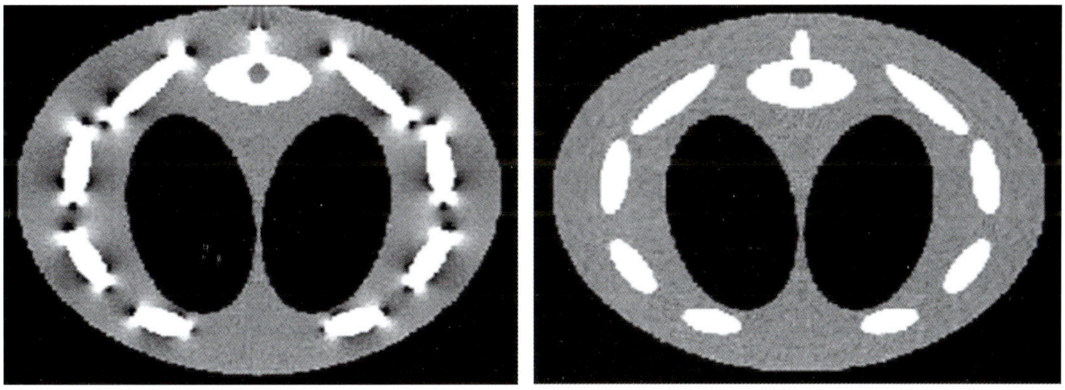

(a) 비적용시(2-D fan beam reconstruction) (b) 적용시(3-D COBRA)

그림 3-26 Philips사의 SP filter의 적용 예(1.5mm×16ea)

좌측영상에서 보이는 화살표 표시의 가로방향의 streaks와 하부 좌측영상에서의 세로방향으로 전체적으로 나타나는 streaks)를 예방하기 위해서 사용되고 있으며, 스캔 전 또는 후에 적용이 가능하다.

그리고 sharp point filter(SP filter)는 MDCT에서 cone beam geometry로 인해 발생되는 프로필 왜곡현상을 보상(cone beam correction)하기 위해 사용되는 필터이다. Brilliance 16 모델에서는 SP filter의 On/Off가 가능하며(적용시 영상재구성 시간이 다소 길어질 수 있어 적용을 하지 않을 수 있음), COBRA reconstruction 알고리즘을 적용하고 있는 Brilliance 40 및 64 모델에서는 default로 적용되고 있다.

ⓒ Toshiba사의 Boost 3D와 quantum denoising filter

Toshiba사의 Aquillion 64 모델에서 사용 가능한 filter로는 beam hardening correction(BHC) 외에 Boost 3D, quantum denoising filter(quantum denoising software, QDF, QDS), UEO가 있다.

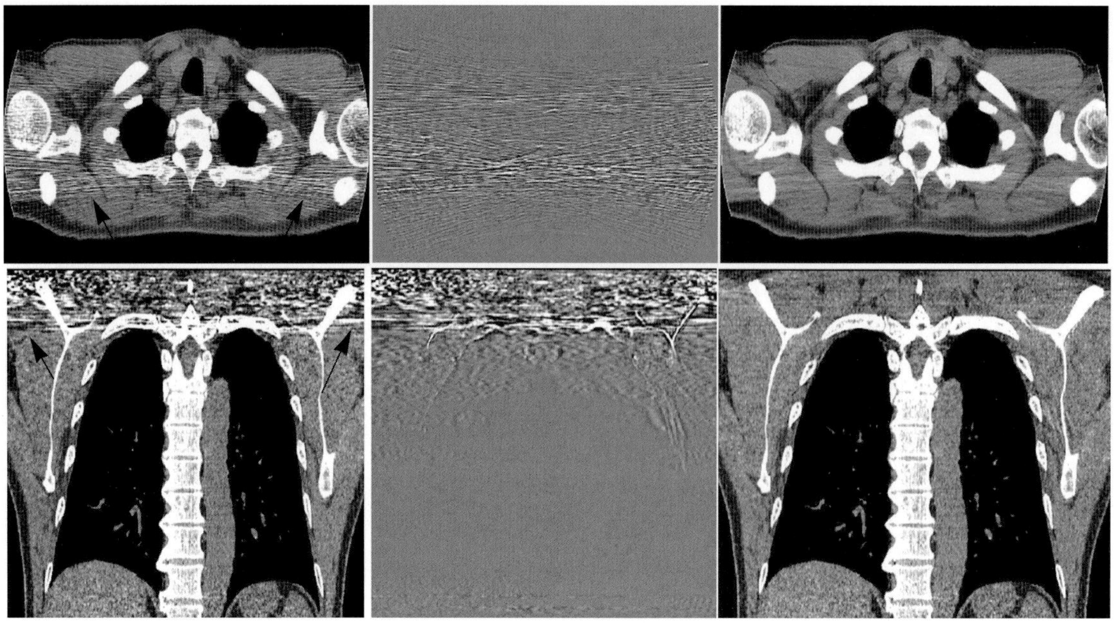

(a) Standard reconstruction (b) Subtraction (c) Boost 3D 적용시

그림 3-27 Boost 3D를 적용한 흉부 CT영상

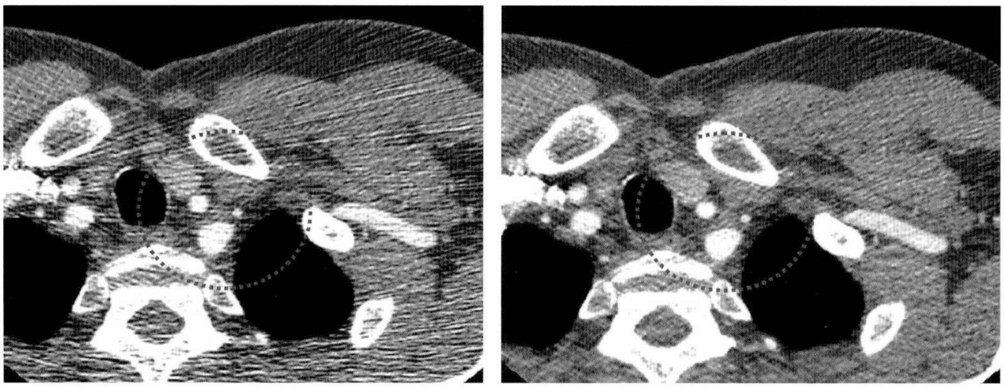

(a) Boost 3D 비적용시 (b) Boost 3D 적용시

그림 3-28 Boost 3D를 적용한 cardiac CT영상

– Boost 3D

Shoulder나 hip joint의 lateral projection에서는 높은 X-선 흡수로 인해 streak artifact가 생기며 이를 감소하기 위한 고전적인 방식으로는 선량을 증가시켰다. 이에 비해 Toshiba에서 개발한 Boost 3D는 lateral raw data views에 adaptive noise filter를 적용시켜 이러한 views의 신호대잡음비를 향상시키는 소프트웨어이다.

Toshiba사의 초기 CT장치에서는 raster artifact suppression protocol(RASP)라는 명칭으로 사용되었으며 Boost란 명칭을 거쳐 Aquilion 64 모델에서는 Boost 3D로 불리고 있다. 그림 3-27은 Boost 3D를 적용한 경우와 적용하지 않은 경우의 흉부 CT영상이며, 그림 3-28은 cardiac CT영상으로 Boost 3D를 적용한 오른쪽 영상에서 left internal mammary artery가 streak artifact없이 선명하게 잘 보인다.

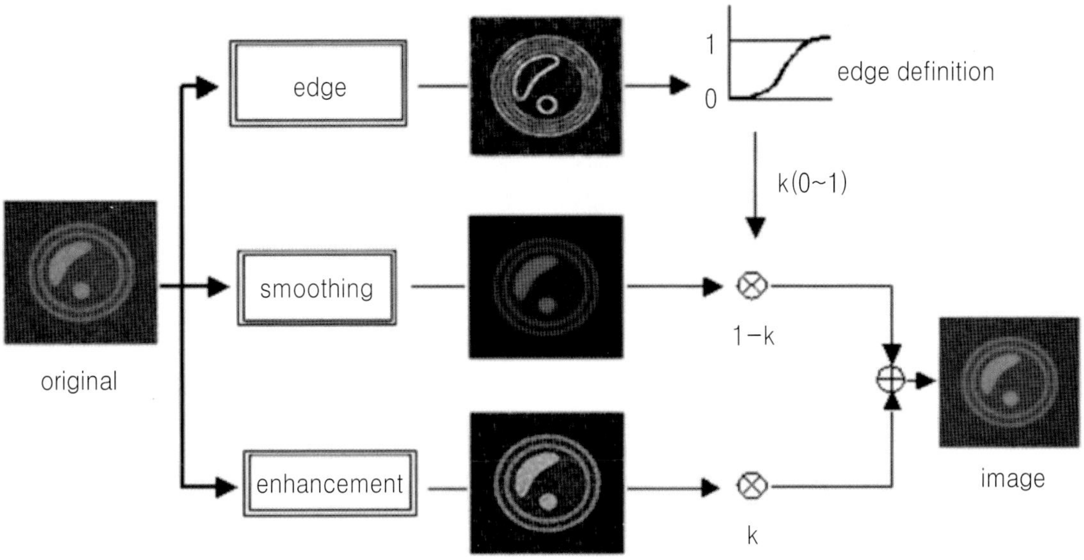

그림 3-29 Quantum denoising filter의 개념도

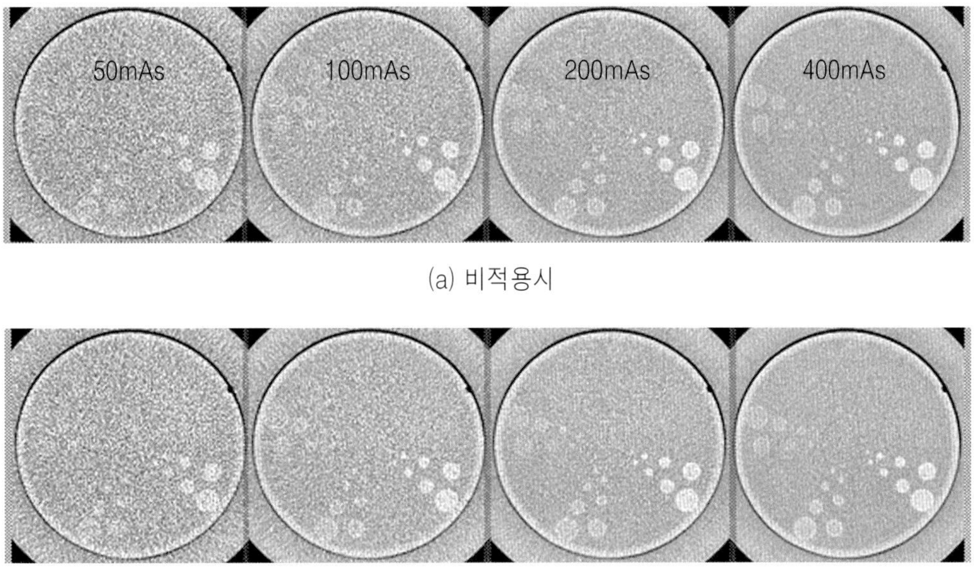

(a) 비적용시

(b) 적용시

그림 3-30 Toshiba사 quantum denoising filter의 적용에 따른 노이즈의 감소영상

- QDS

QDS는 양자 노이즈를 억제시키는 역할을 하며, image data를 프로세싱하는 일종의 post-scan filter이다. 노이즈의 감소로 인해 영상이 전반적으로 smoothing해지는 것을 방지하기 위해 경계부의 증강이 더해진다(그림 3-29 참조). 흉부나 cardiac CT에서 노이즈 감소에 특히 유용하며, 이로 인해 32%의 노이즈 감소효과를 얻는다.

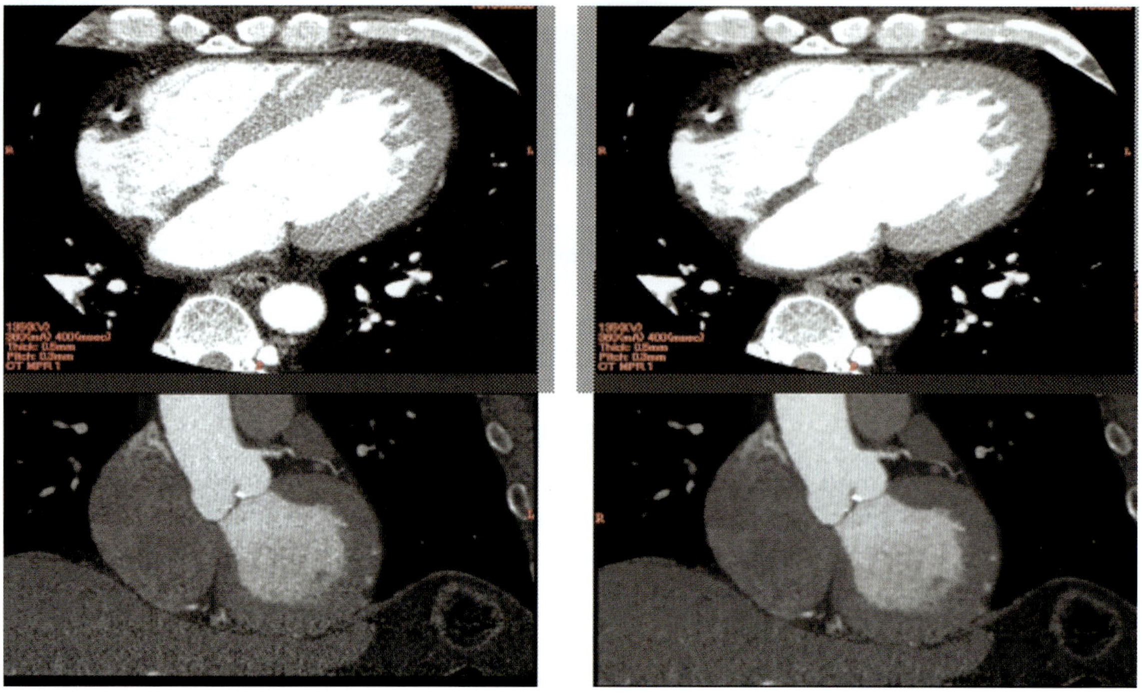

(a) 비적용시의 cardiac CT영상　　(b) 적용시의 cardiac CT영상

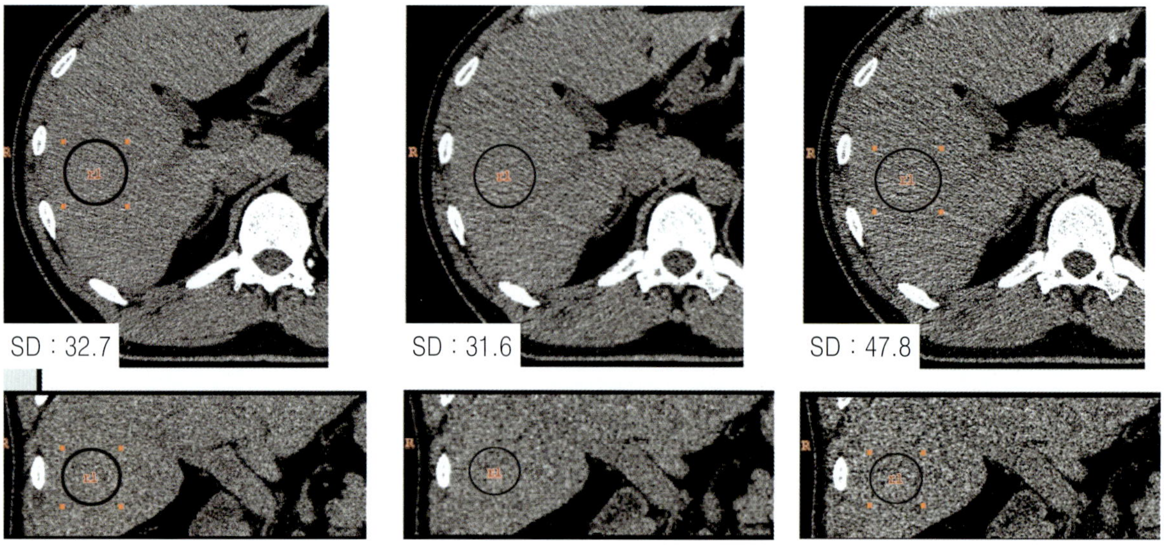

(c) 150mAs　　(d) 80mAs with QDF　　(e) 80mAs without QDF

그림 3-31 Toshiba사의 quantum denoising filter를 적용한 cardiac CT영상

그림 3-30은 50~400mAs에서 QDS를 적용시 노이즈 감소 정도를 보여주는 팬텀영상이며, 그림 3-31의 (a)와 (b)는 0.4초의 rotation time과 0.5mm의 슬라이스 두께, 135kVp와 91mAs를 사용한 상태에서 QDS의 적용 여부에 따른 노이즈 정도를 비교한 cardiac CT영상이다. 그리고 (c), (d), (e)는 filter kernel을 10으로 하고 0.5mm의 슬라이스 두께와 120kVp로 스캔한 영상이다. 150mAs를 적용하고 quantum denoising filter를 사용하지 않은 영상과 80mAs를 적용하고 quantum denoising filter를 사용한 영상에서의 노이즈 차이는 불과 1.1HU임을 알 수 있다.

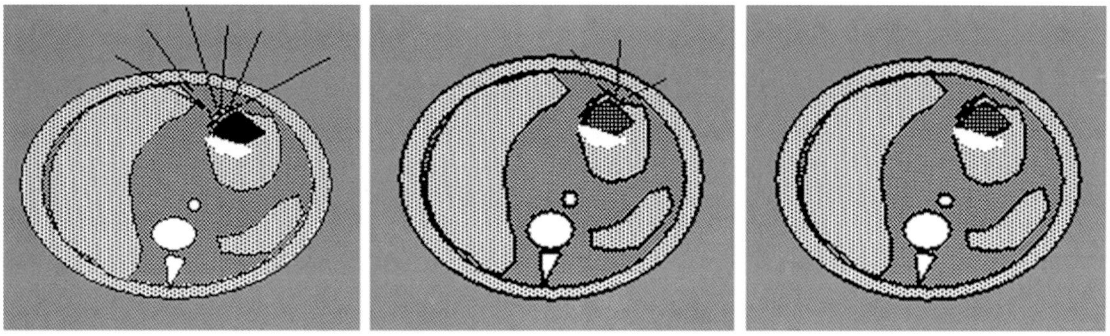

(b) MC 비적용시 (b) MC 비적용, sub-second scanning (c) MC 적용, sub-second scanning

그림 3-32 Motion correction 적용여부의 영상

– User filter(UE 및 US)

재구성되어 디스플레이된 영상을 증강시키거나 smoothing시키는 image filter이다. ORG는 필터 처리를 사용하지 않은 영상이며 UE는 user enhancement filter, US는 user smoothing filter의 약자이다. U01에서 U10까지 사용이 가능하다.

ⓓ Motion correction 처리

움직임이 있는 경우의 보정에 사용되는 option이며, 복부에서의 장의 움직임에 의한 burring을 감소시키는 peristaltic option과 유사한 영상처리 알고리즘이다. 그림 3-32는 motion correction의 적용여부에 따른 영상의 차이를 개념적으로 비교한 것이다.

3. Reformation 영상

1) Multi-planar reformation(MPR)

재구성된 axial 영상 데이터를 이용하여 다른 body plane의 영상으로 실시간 reformation하는 것으로, 쉽게 말하면 영상의 형태를 변경시키는 일종의 영상처리이다. 이는 reconstruction과 달리 axial 영상으로 쉽게 원복시킬 수 있다. CT에서 많이 사용되는 MPR로는 coronal, sagittal, oblique, 그리고 curved reformation 등이 있다.

대부분의 CT장치는 70cm의 갠트리 구경과 최대 50cm의 스캔 조사야(SFOV)를 갖고 있어 두경부를 제외하곤 횡단면 스캔만 가능하다. 초음파 혹은 MRI장치에서는 가능한 다방면(multi-plane)의 영상을 얻지 못하는 이런 점이 CT의 단점으로 여겨져 왔다. 그러나 최근의 high version CT장치에서는 얇은 단면두께의 영상획득이 가능하여 X, Y-축 해상능과 동일한 수준의 Z-축 해상능을 갖는 영상을 얻어낼 수 있다. 이러한 영상을 isotropic resolution image라고 한다. 즉, axial image의 resolution과 동일한 coronal, sagittal, oblique image를 실시간으로 얻을 수 있다.

두경부와 흉복부 영상의 X-축과 Y-축 분해능이라 불리는 픽셀 크기는 보통 0.5mm(25cm의 DFOV)에서 1mm(50cm의 DFOV) 정도의 크기를 갖는다. 따라서 0.5mm 이하의 슬라이스 두께를 갖는 영상을 얻을 수 있는 CT장치에서는 0.5mm×0.5mm×0.5mm 혹은 1mm×1mm×1mm 크기의 정육각형 복셀을 갖는 영상을 얻을 수 있다.

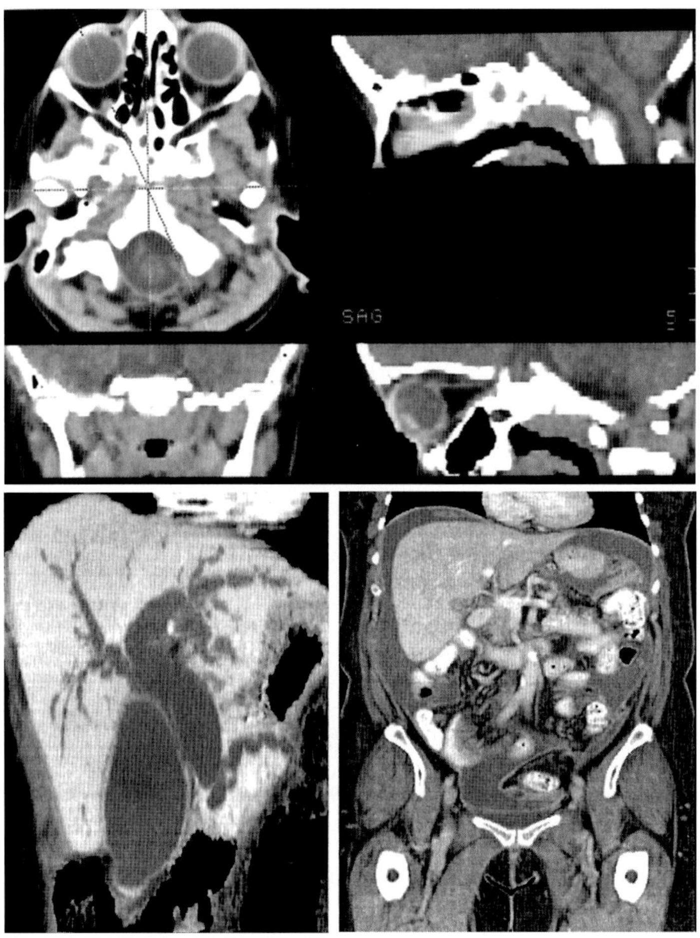

그림 3-33 Multi-planar reformation 영상

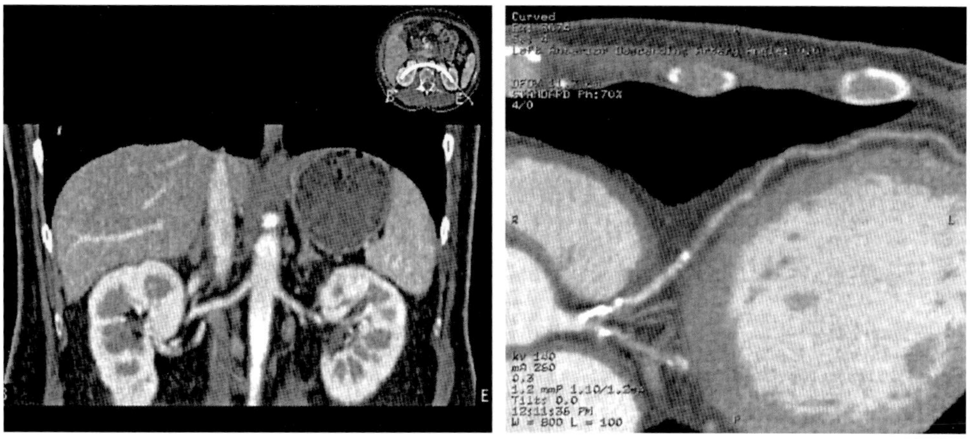

(a) Renal arteries (b) Left anterior descending artery

그림 3-34 Curved reformation 영상

Reformation을 위해서는 동일한 스캔 파라메터의 영상(동일한 각도, DFOV, 슬라이스 간격 등)이 필요하며 Z-축 방향의 공간해상능의 향상을 위해서 thin slice의 횡단면 영상이 필요하다.

2) Multi-planar volume reformation

최근 소프트웨어의 발전으로 위에서 언급된 2차원적인 reformation 방법 뿐만 아니라 볼륨 데이터를 이용하여 3차원적으로 나타내는 multi-planar volume reformation(MPVR)도 사용되고 있다. 즉, MPVR은 그림 3-35의 (b)에 나타낸 바와 같이 어떤 단면에서 선택적으로 볼륨을 갖는 프로젝션이며, 슬라이스 두께와 방향의 변화가 가능한 oblique slice를 얻을 수 있다. 여기서 볼륨은

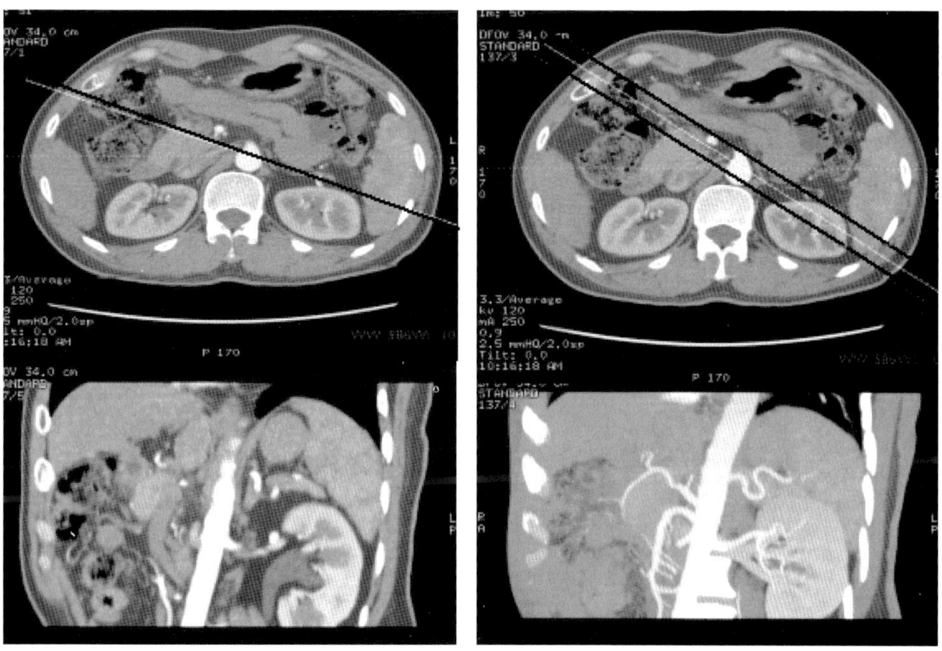

(a) MPR (b) MPVR

그림 3-35 복부의 MPVR 영상

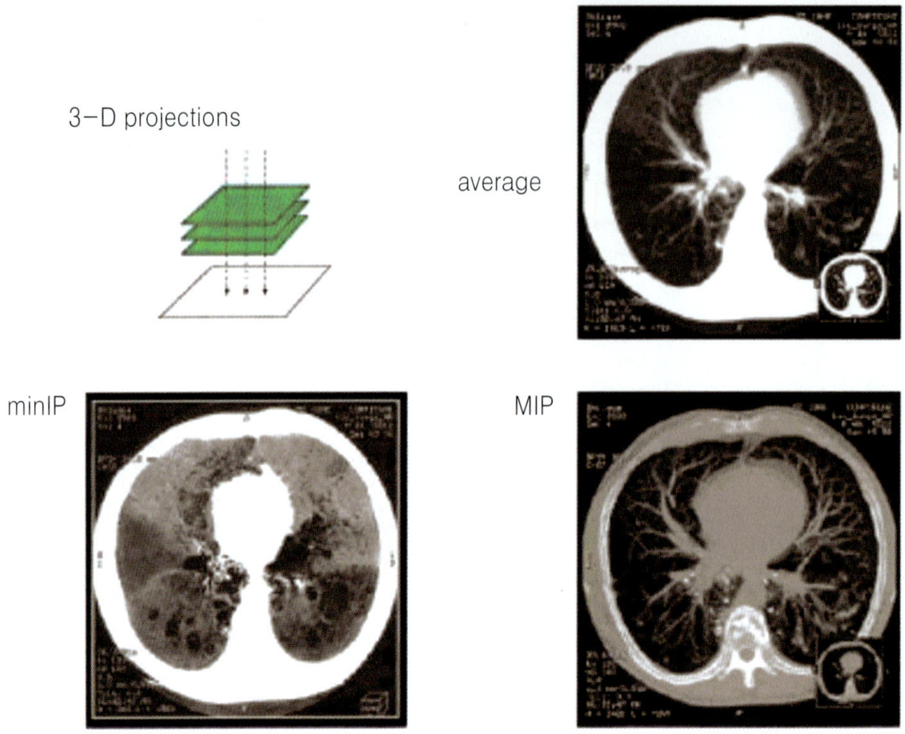

그림 3-36 MIP, minIP, average projection의 흉부영상

MIP(maximum intensity projection), minIP(minimum intensity projection), average의 3 가지로 구분하여 나타낼 수 있다. 여기서 minIp란 각 슬라이스로부터 낮은 값만 선택하여 프로젝션하는 기법으로 저대조도 피사체를 증강시키는 효과를 갖는다.

그 외 CT에서 이용되는 후처리로는 SSD, MIP, VRT 등의 3차원 재구성법, 그리고 가상내시경 기법 등이 있으나 여기서는 다루지 않고 뒤에서 자세히 다루기로 한다.

4. 대표적인 axial 영상재구성 기법

CT영상이 비슷한 감약계수를 가진 조직에 대해 우수한 식별능력을 갖는 원인 중의 하나가 고성능 컴퓨터에 의한 우수한 영상재구성(image reconstruction) 기법이다. CT에서의 영상재구성이란 어떤 횡단면 내의 감약계수의 분포를 한 방향에서 합계하여 얻어지는 1차원 분포(이를 투영 또는 projection data라고 함)를 여러 각도로부터 얻으며(이를 projection data set라고 함), 이로부터 횡단면상을 복원하는 것이다. 이를 위한 수학적 처리기법으로는 다음의 여러 가지 방법이 있다.

1) 역매트릭스법(matrix inversion method)

실제의 CT에서는 이용되지 않고 있지만 가장 기본적인 영상재구성 처리기법이다. 수학의 방정식에서 구하고자 하는 X값들이 여러 개 있을때, 알고자 하는 X값들보다 더 많은 등식을 만들 수 있다면 그 등식들을 서로 대입하여 원하는 X값들을 구하는 방법을 이용한다.

그림 3-37에서와 같이 0, 1, 2, 3의 다른 감약계수 값을 가지는 픽셀로 구성된 횡단면(kernel)이 있을때, 0 대신에 미지수인 X1, 2 대신에 X2, 1 대신에 X3, 3 대신에 X4 라고 가정을 한다. 여기서 우리는 각 방향의 투영값(ray)을 구할 수 있다.

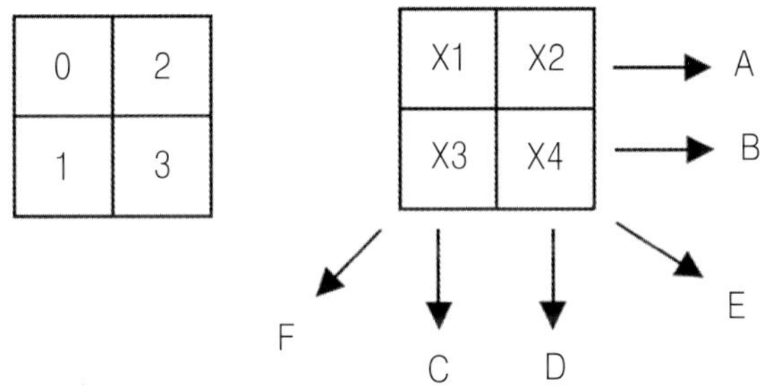

그림 3-37 역 매트릭스법의 원리

A방향에서의 투영(ray sum) : X1+X2 = 2, B방향에서의 투영 : X3+X4 = 4
C방향에서의 투영 : X1+X3 = 1, D방향에서의 투영 : X2+X4 = 5 가 된다.
또 대각선 방향에서의 투영 E : X1+X4 = 3, F : X2+X3 = 3이 된다.
이 4개의 연립 1차 방정식을 이용하여
투영 A−C = (X1+X2) − (X1+X3) = X2−X3 = 2−1 = 1
F = X2+X3 = 3에서 X2는 2가 된다.
또한 A로 부터 X1 = 0, C로 부터 X3 = 1, D로 부터 X4 = 3이 된다.
그러나 실제로는 미지수 X는 매우 많고 연립방정식의 수도 막대하여 실용화에는 적합하지 못하다.

2) 반복 근사치 보정에 의한 재구성법(iterative approximation method)

초기의 EMI CT에서 사용된 영상재구성 기법이며, 피사체를 투과해서 측정되어진 투영값을 각각의 여러 방향에서 반복적인 보정(correction)을 통해 평균치를 구하는 방법으로 원래의 구조에 접근한 만족스런 영상이 얻어질 때까지 보정을 행한다. 현재에는 양자 노이즈와 환자 움직임에 의해 발생되는 투영값의 부정확과 모든 투영값을 반복하여 재구성함으로써 처리에 필요한 시간소요가 많아 사용되지 않고 있다.

반복 근사치 보정에 의한 재구성법을 예를 들어 설명한다. 그림 3-38에서 0, 1, 2, 3의 4개의 다른 감약계수 값을 가지는 픽셀로 구성된 횡단면(kernel)에서 보듯이 먼저 투영의 총합을 전체 픽셀수로 나눈 평균값을 전체 픽셀에 할당하면 초기 4개의 픽셀의 전체 합은 6이며, 이를 전체 픽셀 수 4로 나누면 각 픽셀의 평균값은 1.5가 된다(a). 그리고 (b)와 같이 할당된 수치의 수평방향의 새 투영(new ray)을 구한다. 그 후 (c)와 같이 수평방향에서 실측치(old ray)와 계산치(new ray)의 차를 픽셀수로 나누는 보정을 시행하면 윗 행 : (2−3)/2 = − 0.5이며, 아래 행 : (4−3)/2 = +0.5가 된다.

그리고 (d)와 같이 수직방향에서의 새 투영(new ray)를 구하고 (e)와 같이 수직방향에서의 실측치에 대한 두번째 교정을 시행하면 윈 열 : (1−3)/2 = −1이며, 오른 열 : (5−3)/2 = +1이 된다. 이러한 보정과정을 거치면 원래의 픽셀값과 동일한 값을 얻게 된다.

반복 근사치 보정법은 실제 적용에서 픽셀의 수가 너무 많으며, X-선속의 방향에 따라서는 선속이 픽셀의 일부분 밖에 투과하지 않는 부위도 발생한다. 따라서 실제의 투영을 계산함에 있어서는 각 픽셀의 값에 선속이 지나가는 면적율을 곱해 총합을 구해야 한다.

반복 재구성법의 장점은 계산에 있어서 여러 가지 제한조건을 붙여 재구성의 정밀도를 향상시킬 수 있다. 그러나 반복으로 인해 계산시간이 길다. 또한 이 기법은 매트릭스 내의 모든 점이 동일한 값을 갖고 있다고 가정하고 이 값과 측정값이 동일할 때까지 반복하여 보정작업을 하는 것이며 이에는 아래의 3가지 유형이 있다.

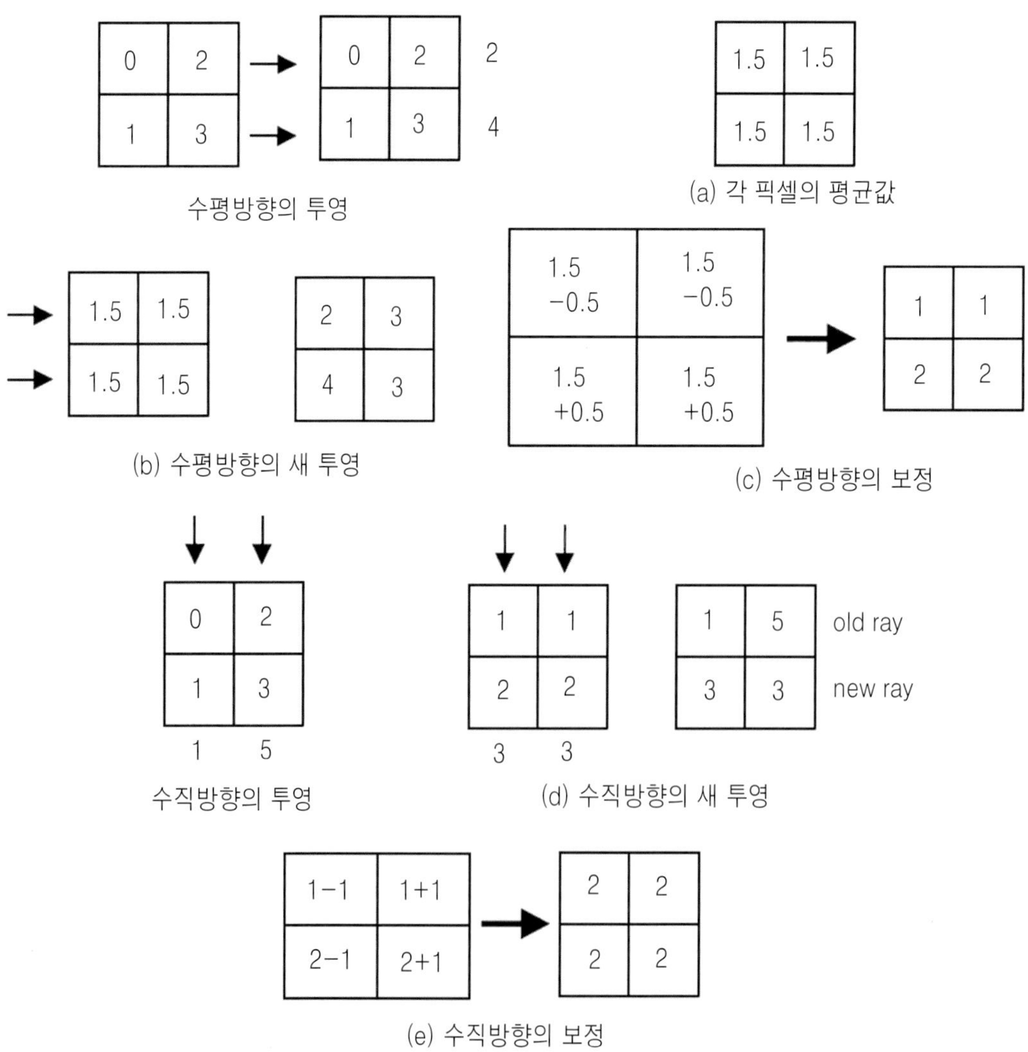

그림 3-38 반복 근사치 보정에 의한 재구성법

전체 매트릭스를 위한 모든 투영값을 반복의 첫 시작부터 계산되고 모든 보정이 각 반복 과정마다 동시에 시행하는 동시 재구성법(simultaneous reconstruction), 한열의 합을 계산하여 보정하고 이들 보정은 다음 열과 연결되어 매열을 반복처리하는 열대열 보정법(ray by ray correction method), 그리고 한 점을 투과한 모든 투영에 계산과 보정을 하며 이들 보정은 연속 계산하여 합성하고 다시 매 점마다 반복하여 처리하는 기법인 점대점 보정법(point by point correction method)이다.

3) 역투영법(back projection)

1960년 대에 Oldendorf와 Kuhl에 의하여 핵의학 영상의 재구성을 위해 개발된 기법이다. 각 방향에서 얻은 투영값(ray)을 거꾸로 픽셀면에 되돌려서 그 하나 하나를 합산하는 기법이며, 합산이 다 된 후에는 전체 픽셀 중에서 가장 수치가 작은 기본값(background)을 각각의 픽셀에서 감산한 다음, 다시 픽셀들의 최소공배수의 값으로 나누어 원래의 값을 얻어내는 방법을 이용하는 연산법이다. 기본 연산방법을 그림 3-39에서 설명한다.

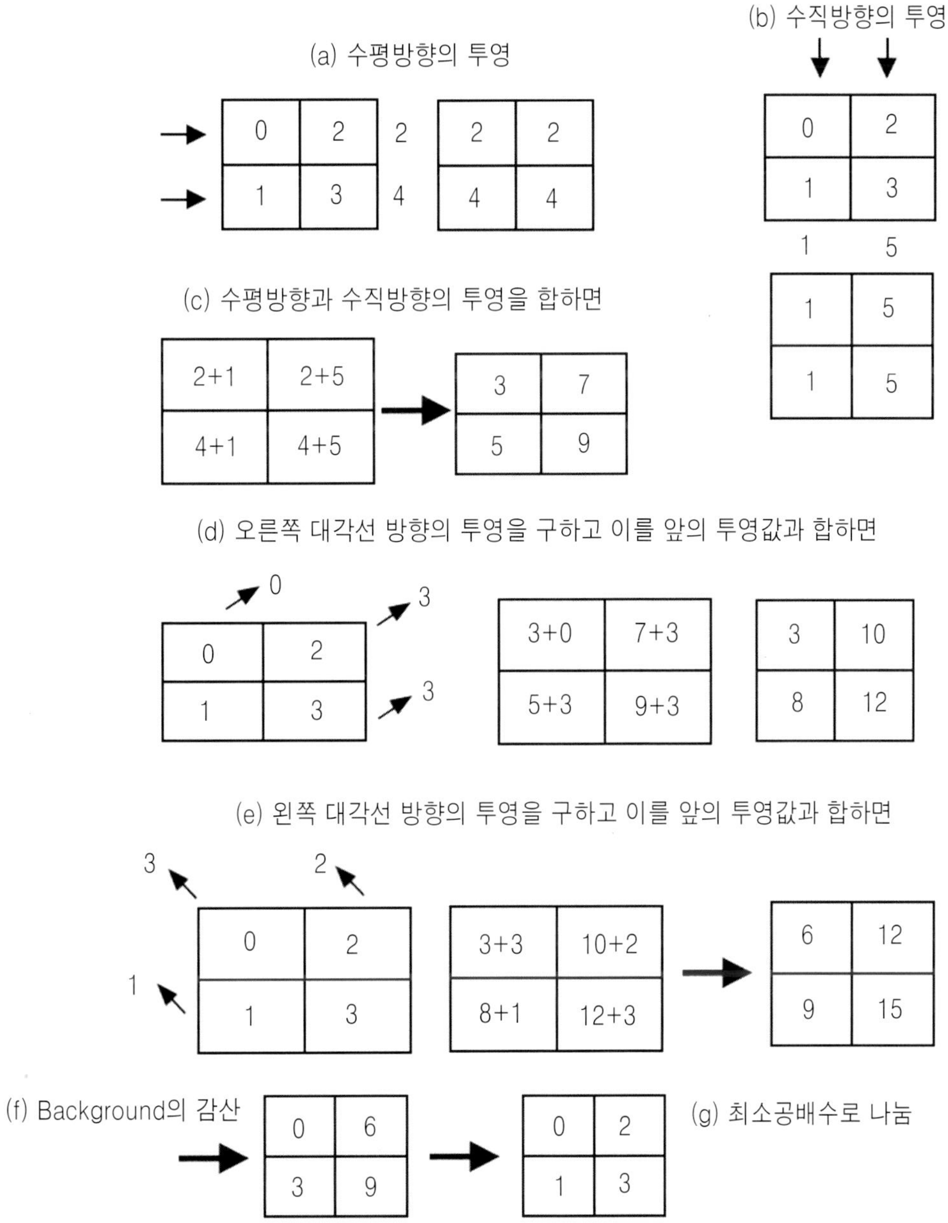

그림 3-39 역투영법의 기본원리

0, 1, 2, 3의 다른 감약계수 값을 가지는 픽셀(pixel)로 구성된 횡단면(kernel)이 있을 때, 수평방향의 투영을 구하여 중첩시키고 수직방향의 투영을 구하여 중첩시킨 후 투영값을 더한다. 동일한 방법으로 오른쪽 대각선 방향의 투영을 각각 구하여 순차적으로 앞의 값에 더한다. 최종적으로 얻어진 값에서 background값 6을 빼면 된다. 여기서 최소공배수 3으로 나누면 원래의 값이 된다.

역투영이란, 간단히 말하면, 투영된 projection data set를 2차원 평면에 역방향으로 재배열하여 단면영상을 얻는 것으로 그 결과는 주변에 방사형의 burring이 나타나 본래의 투영값과 똑 같게 나타내지는 못한다. 그림 3-40에서 보듯이 한 방향에서 고흡수 물체인 못을 스캔하면 (a)와 같이 못의 위치에 대응되는 피크가 투영에 나타나며 피크의 크기에 비례한 강도를 픽셀면에 나타낸다. 한번의 스캔이 끝나면, tube와 detector가 일정 각도로 회전하여 다시 스캔하여 각 방향에서의 투영을 얻으며 앞에서 역투영된 영상에 포개어져 수레바퀴(spoke) 모양이 된다. Spoke 중심 부위는 못의 위치에 대응하는 높은 농도로 나타나며 그 주위의 부분도 spoke 모양의 흐림(blurring)이 나타난다. 이 흐림은 높은 농도의 물체로부터 거리에 역비례하여 감소한다. (a)는 못을 투과한 실제의 projection data이며 (b)는 역투영법의 결과로 컴퓨터 화면에 나타나는 데이터이다. 그림(b)는 역투영법에 의한 점확산 함수(point spread function)를 나타내고 있으며, 원래 횡단면의 흡수계수의 분포에 이 점확산 계수를 convolution 처리하면 역투영에 의한 재구성영상이 얻어진다.

그림 3-41은 projection data 수에 따라 역투영 과정을 거친 재구성영상이 어떤 차이를 보이는 가를 비교한 것이다.

또한 역투영된 영상을 원래의 양질의 영상으로 복원하기 위하여 blurring시킨 것과 반대의 처리과정(filtering)을 하는데 이에 사용되는 필터의 모양은 그림 3-42의 (b)와 같다. 여기서 (a)와 (b)를 곱하여 (c)의 데이터를 얻는다. 이러한 방법을 이용하여 back-projection을 시행한 후 2차원적인 filtering을 시행하는 기법이 back-projection filtering method이다.

역투영을 시행한 다음 필터링 처리를 하는 이러한 방법은 CT장치의 초기 단계에서 사용되었으나 재구성 시간이 많이 소요되어 현재는 사용되지 않고 다음에 설명하는 필터링과 역투영법을 거의 동시에 시행하는 filtered back-projection method가 주로 사용된다.

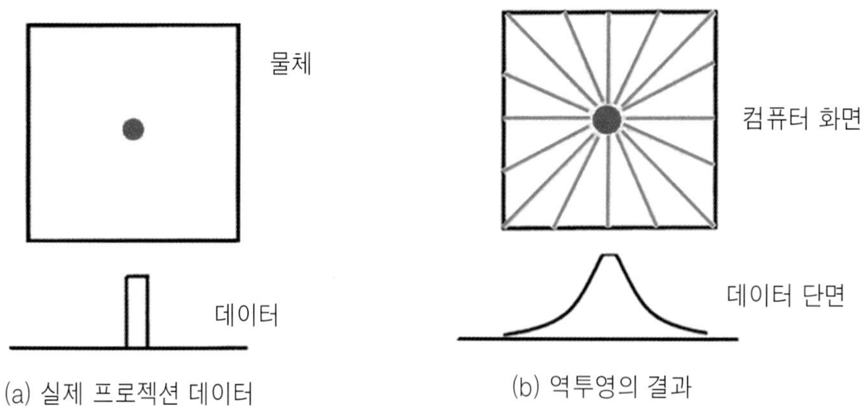

그림 3-40 실제 데이터와 역투영 데이터의 비교

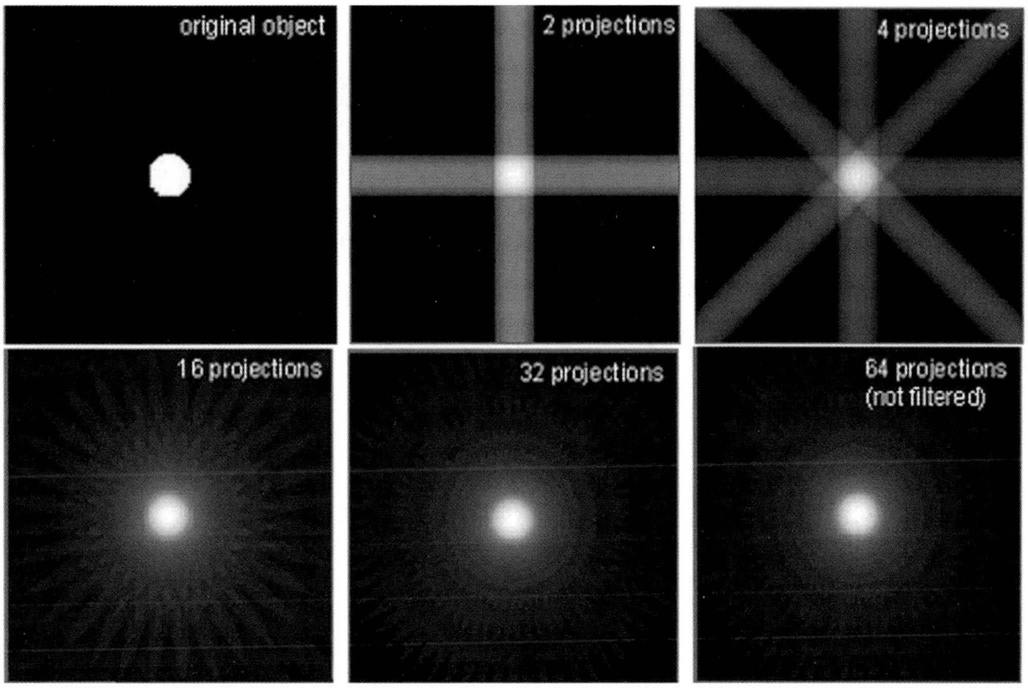

그림 3-41 역투영법에서 프로젝션 수에 따른 재구성영상

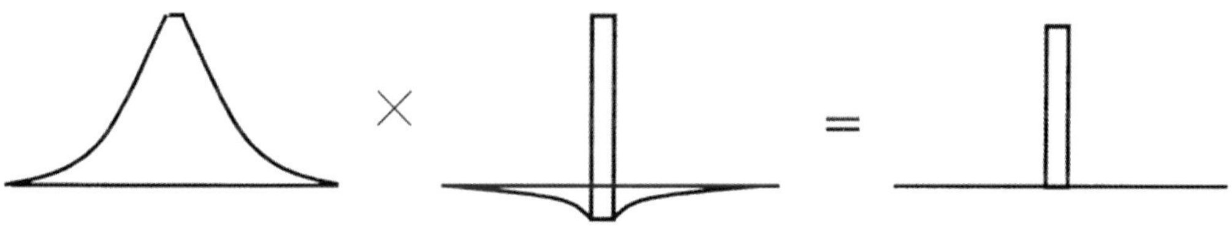

그림 3-42 Back projection의 filtering 처리

4) 필터보정 역투영법

(1) 기본 원리

필터보정 역투영법(filtered back projection, convolved back projection, FBP, CBP)은 2차원적 퓨리에 변환법과 함께 대표적인 분석학적인 영상 재구성법이다. 이 방법은 대부분의 CT장치에서 채택되고 있는 영상 재구성법으로 투영된 크기에 정비례하는 역투영법과 흐림을 제거하는 수학적 필터처리를 포함하는 개념이다. 필터처리를 convolution 또는 알고리즘이라고도 하며 사용되는 필터의 특성에 따라 얻어지는 최종 영상의 해상능 특성이 달라진다. 즉, smoothing 필터는 연부조직의 관찰에, sharp 필터는 고해상능의 영상을 얻는데 사용된다. 그림 3-43은 필터처리 전후의 신호를 resolution과 노이즈, profile 측면에서 비교한 것이다.

CT장치에서 일반적으로 사용되는 필터는 앞의 그림 3-42의 (b)에 나타낸 바와 같이 원점이 양의 값(+)이고 그 밖은 음의 값(−)이며, 원점에서 멀어질 수록 0으로 접근하는 함수이다. 보정 후의 투

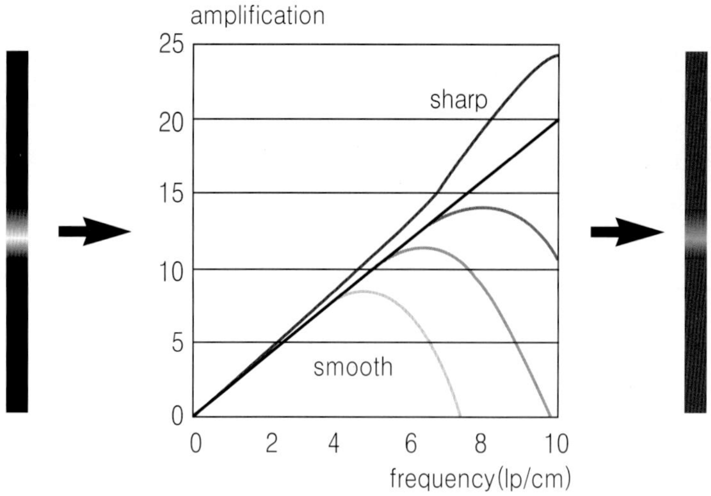

(a) Resolution과 noise 측면

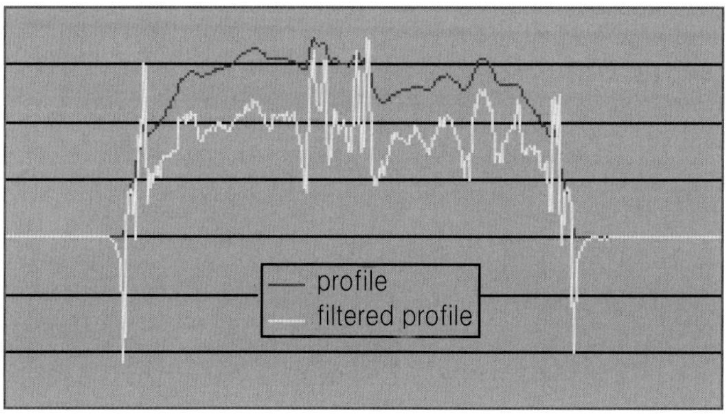

(b) Profile 측면

그림 3-43 필터처리 전후의 신호 비교

영은 중심이 양의 값이고 주위가 음의 값이므로 중심이 교차하는 점은 높은 농도로 나타나며, 그 점 이외는 양의 값의 중심선과 음의 값의 주위영역이 상쇄되어 거의 0이 된다. 따라서 고농도의 점은 남고 주위의 흐림은 없어지는 처리가 된다.

필터보정 역투영법의 재구성 단계를 정리하면 다음과 같다. 먼저 모든 방향의 투영값(projection profile)을 획득한 후 데이터의 대수화를 통한 전처리가 행해진다. 디지털 필터가 각 데이터에 곱해진 후 필터된 프로필을 역투영한다. 최종적으로 필터된 역투영값은 합산되고 마이너스와 플러스 성분이 각기 상쇄되며 흐림이 없어진 영상이 얻어진다.

이러한 2차원적 필터보정 역투영법은 처리속도가 빠르고 선명한 영상을 얻을 수 있어 대부분의 single detector CT가 이 방식을 적용하고 있다(그림 3-44와 3-45 참조). 만약 back projection을 filtering 과정없이 raw data로부터 직접 시행한다면 영상의 blurring이 발생될 것이며, blurring된 후에 filtering 처리를 시행하면 효율성의 저하와 처리시간의 지연시키므로 이러한 이유 때문에 back projection 전에 filtering이 행해지는 것이다.

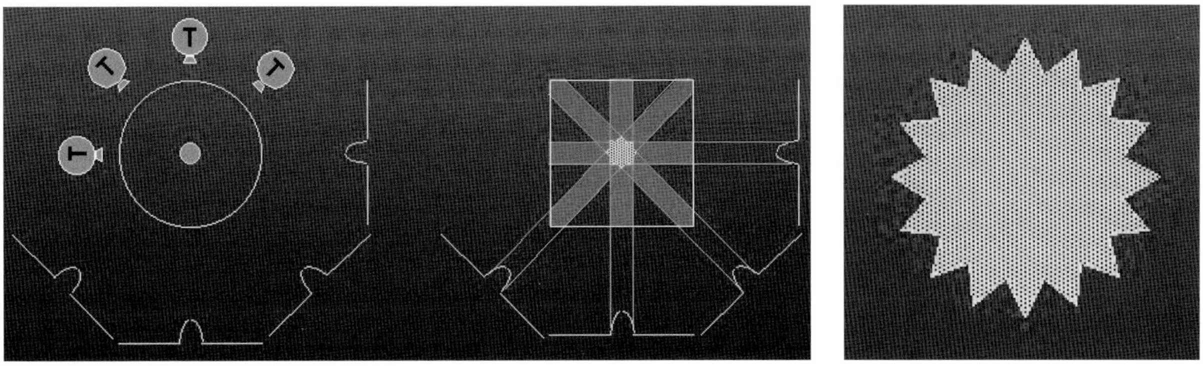

(a) 역투영법

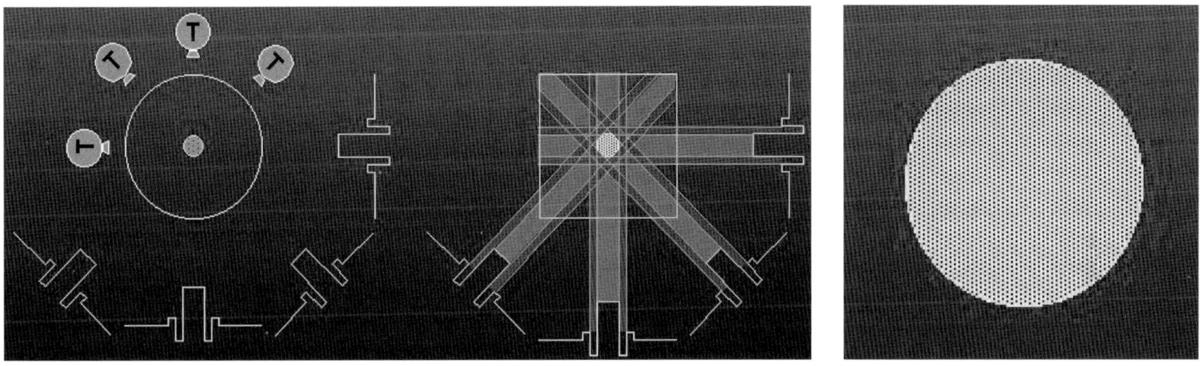

(b) 필터보정 역투영법

그림 3-44 역투영법과 필터보정 역투영법의 개념도-I

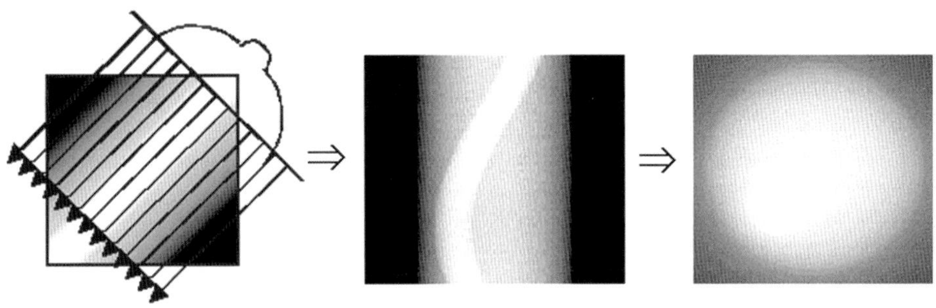

(a) 역투영법

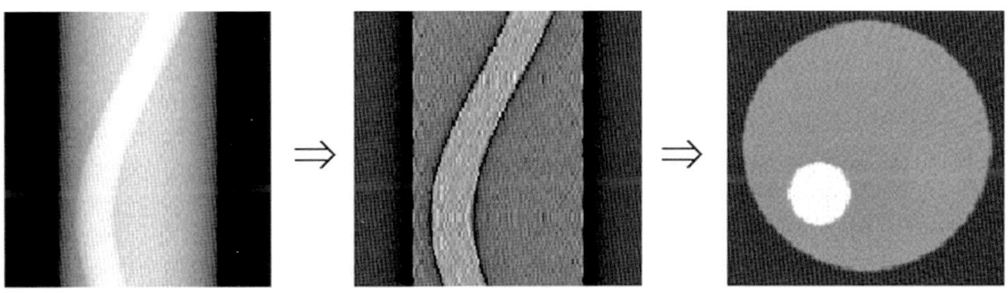

(b) 필터보정 역투영법

그림 3-45 역투영법과 필터보정 역투영법의 개념도-II

(2) 2-D 필터보정 역투영법

Single slice CT에서 일반적으로 사용되고 있는 2-D 필터보정 역투영법은 특정 각도에서 projection data를 얻기 위해 tube와 검출기가 평행하게 이동하는 parallel beam reconstruction (parallel beam FBP)에 기초하고 있다. 그러나 실제 single slice CT에서 사용되는 ray path는 pencil beam과 다른 fan beam 형태를 갖고 있으며, fan beam을 사용하는 CT에서 수집되는 projection data는 parallel beam FBP을 이용하여 영상을 재구성하면 fan beam artifact가 발생된다. 이러한 fan beam artifact를 극복하기 위한 재구성 방법으로 2차원적인 fan beam FBP가 주로 이용된다.

2차원적인 fan beam FBP에서는 rebinning algorithm과 isocenter interpolation이 먼저 시행되고 난 후 filtering과 back projection이 이루어진다.

① Angular rebinning algorithm

Angular rebinning algorithm은 fan beam artifact를 제거하기 위한 알고리즘 중 가장 보편적으로 사용되고 있는 알고리즘이다. Rebinning algorithm의 개념은 서로 다른 각도로부터 projection data를 이루고 있는 ray의 진행경로에서 공통적으로 평행한 ray의 진행경로를 골라내어 그림 3-46과 같이 pencil beam과 같은 projection data(두껍게 표시된 직선들)를 얻는 것이다. 우측 그림은 angular rebinning후의 데이터 정보로 약간 휘어져 있는 상태이다.

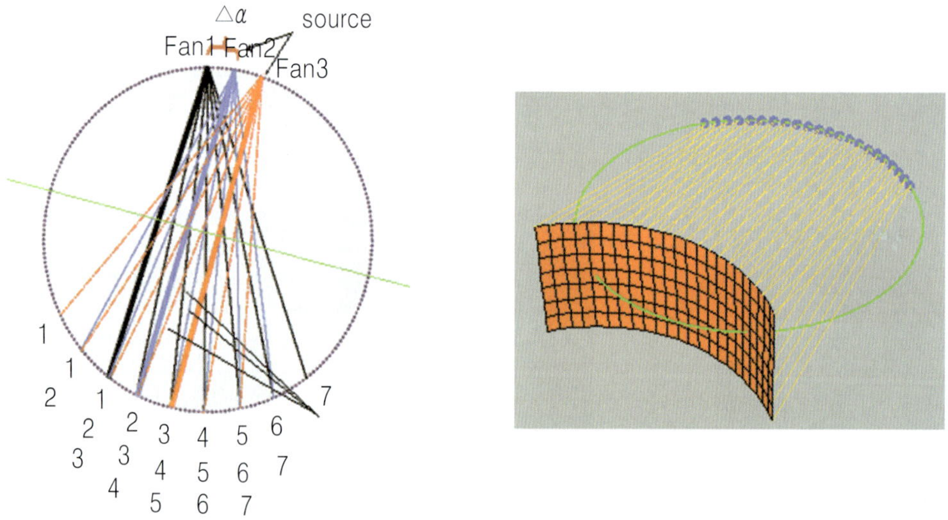

그림 3-46 Angular rebinning algorithm의 개념

② Isocenter interpolation (radial rebinning)

Angular rebinning을 거친 projection data에서는 ray는 서로 평행하지만 그 간격이 일정하지 않다. 그림 3-47에서와 같이 X-ray source의 위치를 x-ray path에 수직인 직선을 기준으로 살펴보면 외각으로 갈수록 간격이 좁아진다. 이러한 현상이 artifact를 발생시키기 때문에 중심부 ray path와 주변부 ray path 사이의 일정한 간격을 유지하기 위하여 interpolation을 시행한다. Isocenter interpolation을 radial rebinning이라고도 부른다.

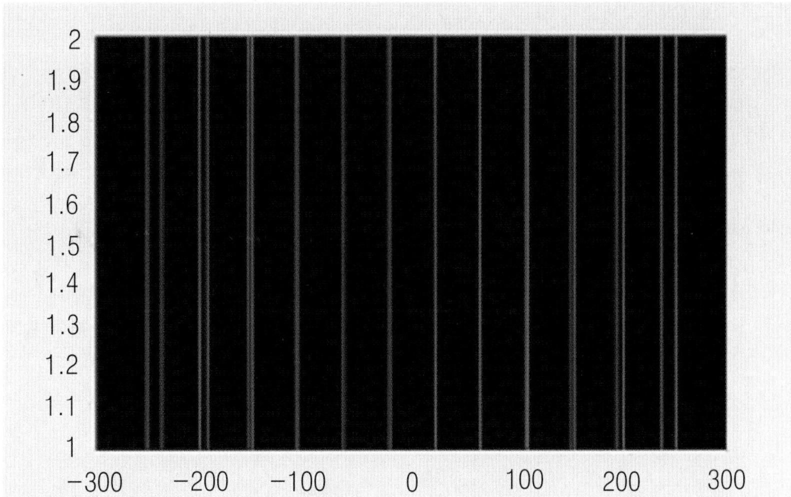

그림 3-47 Isocenter interpolation

그 밖에 장치 제조사에 따라 특성화된 알고리즘이 추가되기도 한다. Philips사의 예를 들면, X-축 해상능을 향상시키기 위해 quarter detector offset 처리, dynamic focal spot(DFS) 기술 및 interleaving 처리 등이다. 이에 대해서는 제6장 영상의 질 편에 자세히 언급하였다.

그림 3-48은 single detector CT에서 사용되는 axial scan과 spiral scan 모드의 2-D fan beam FBP의 흐름도를 나타낸 것이다. 여기서 DFS interleaving이란 dynamic focal spot을 이용하여 만든 여러 개의 views를 알맞은 위치로 재구성하는 과정이다. CDC는 pre-processing 과정의 하나인 off-set calibration이다.

그리고 spiral scan에서 사용되는 spiral interpolation(또는 spiral weighting)은 axial scan과는 달리 테이블의 이동으로 인해 각 영상의 재구성에 필요한 simulated axial projection set를 만들어 내는 처리이다. 제4장 spiral CT 및 multi-detector CT에서 자세히 언급하였다.

(3) 3-D 필터보정 역투영법

① Cone beam data의 2-D FBP 적용시 문제점

앞에서 설명한 바와 같이 fan beam geometry에서의 ray-path 형태는 부채꼴 모양을 이루고 있기 때문에, detector array가 X-축을 따라서 배열되어 있다. 여러 개의 detector를 이용하여 동시에 데이터를 수집함으로써 pencil beam geometry에 비해 스캔시간의 단축을 가져올 수 있었지만 beam의 형태가 pencil beam과는 다르기 때문에reconstruction algorithm을 사용하였을 때 artifact가 유발되므로 다양한 알고리즘을 사용하여 artifact를 보정하였다. 하지만 MDCT에서의 cone beam 형태는 3차원의 원추형을 갖는다. 따라서detector 또한 X-축과 Z-축의 array를 가지고 있는 2차원의 형태를 가지게 된다.

Cone beam은 X-축과 Z-축의 array를 가진 detector를 사용하기 때문에 X-축의 array 만을 가진 fan beam을 사용할 때보다 더 넓은 영역을 짧은 시간동안 스캔할 수 있으며, 이로 인해 moving artifact를 줄일 수 있는 장점을 가지고 있다. Conebeam과 fan beam을 이용하여 물체의 같은 부위

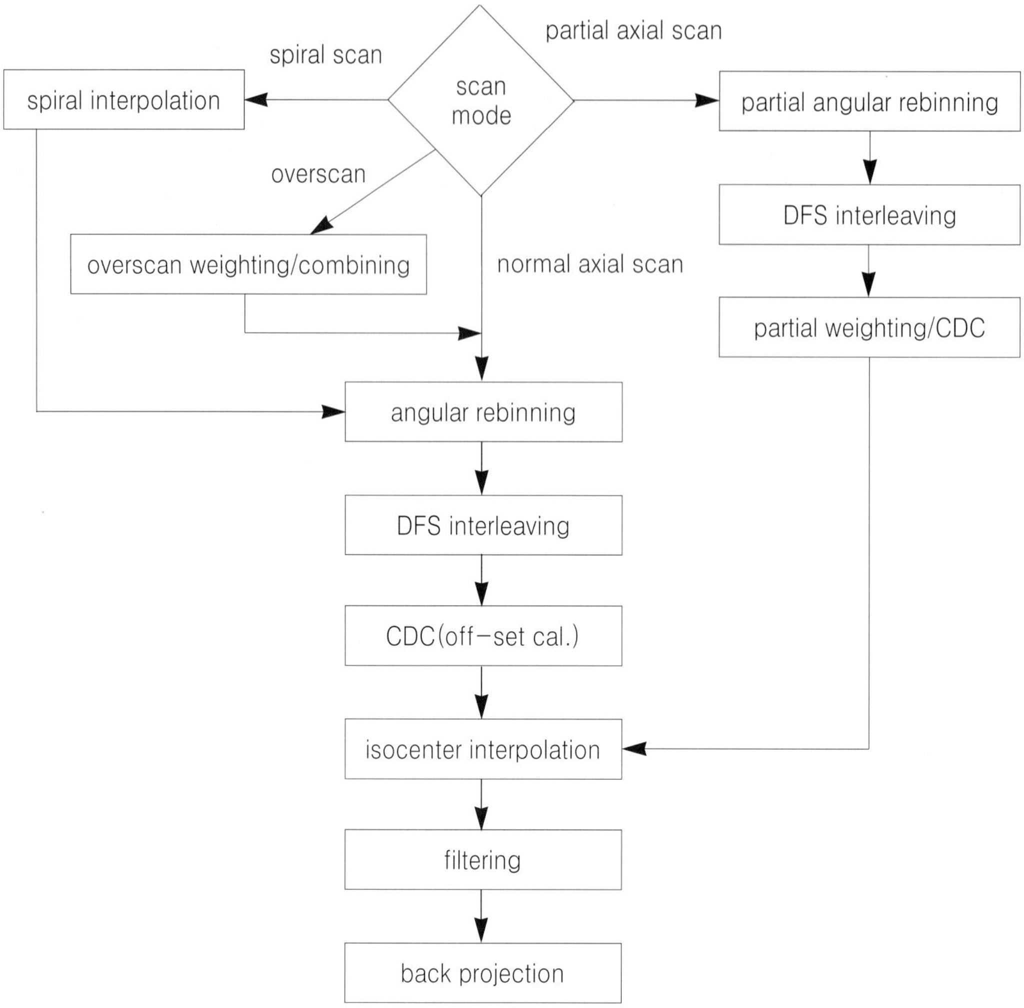

그림 3-48 Philips사의 2-D fan beam FBP 흐름도

를 촬영했을 때 그림 3-49와 같이 projection data의 차이가 나타나게 된다. 즉, fan beam의 경우 scan plan이 영상단면과 일치하지만, cone beam의 경우 scan plan이 영상단면과 일치하지 않는 것을 알 수 있다. 이러한 현상은 cone beam의 외각으로 갈수록 더욱 두드러지며, 2-D FBP 알고리즘을 이용하여 영상을 재구성하면 artifact를 유발하게 된다. 이렇게 cone beam의 특수한 특성으로 인해 나타나는 artifact를 cone beam artifact라 한다.

그림 3-50은 ray path가 cone beam의 형태로 변함에 따라 영상에 어떤 영향을 미치는지에 대하여 설명하고 있다. 실제 보고자 하는 영상의 단면은 가상의 2-D ray path가 지나는 영역이다. 하지만 cone beam 을 사용하게 되면 실제 ray path는 실선을 따라 진행하게 되고, 실선과 만나게 되는 detector는 우리가 보고자 하는 영상단면의 정보를 거의 가지고 있지 않다. 이러한 projection data를 기존의 2-D FBP 알고리즘에 적용하여 가상의 2-D ray path를 따라서 영상을 재구성하면 보고자 하는 위치에 대한 정보가 전혀 없는 영상을 얻게 된다. 또한 ray path가 detector에 각을 가지고 있음에도 불구하고 수직으로 가정하여 reconstruction하기 때문에 cone beam artifact를 유발하게 된다.

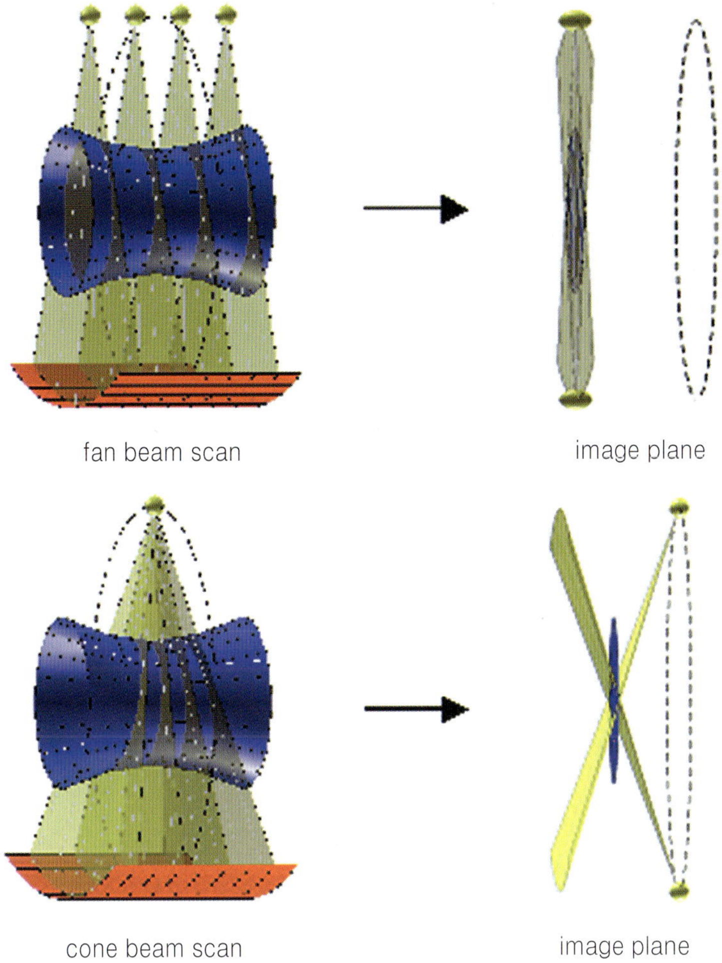

그림 3-49 Fan beam과 cone beam의 ray path 및 SSP

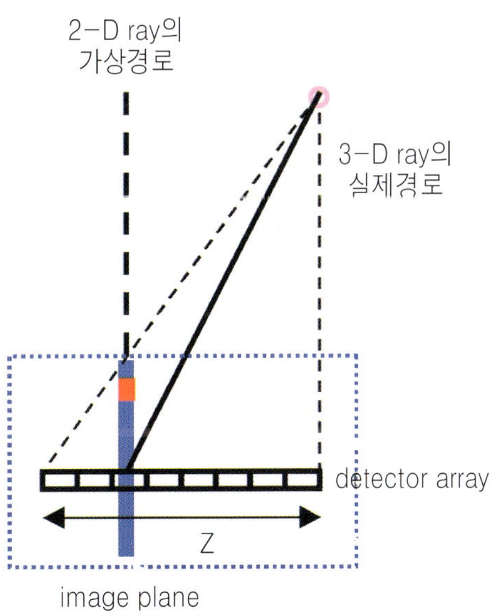

그림 3-50 Cone beam artifact를 발생시키는 3-D ray path와 2-D ray의 가상경로의 차이

결론적으로 detector rows가 작은 경우의 cone angle은 영상의 질적 손실없이 단순하게 무시될 수 있어 2-D FBP 알고리즘과 같은 재구성 알고리즘이 사용될 수 있다. 하지만 cone angle이 큰 경우 3-D FBP나 Radon 알고리즘과 같은 정밀한 재구성 기법이 필요하다.

대부분의 장치 제조사에서는 3-D FBP을 사용하고 있으며, 이의 대표적인 명칭으로는 GE사의 multi-dimensional and multi-parameter(MDMP) optimized cone beam algoritmm, Siemens사의 AMPR(adaptive multiple plane reconstruction), Philips사의 COBRA(cone beam reconstruction algorithm), Toshiba사의 TCOT(true cone beam tomography) 등이 있다. 이에 대한 자세한 설명은 제4장의 spiral CT 및 MDCT의 재구성 알고리즘을 참고하기 바란다.

그림 3-51은 기존의 2-D FBP(multiple fan beam reconstruction)을 사용하여 cone beam data를 재구성한 경우 나타나는 영상의 왜곡을 나타낸 것이다.

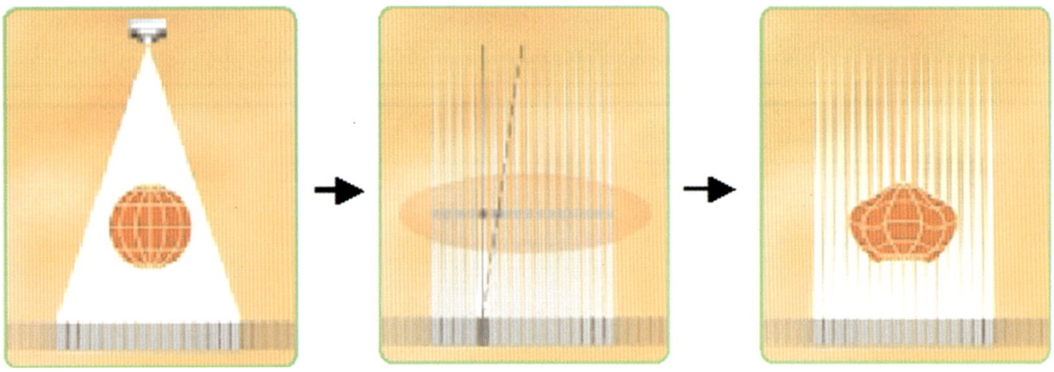

그림 3-51 2-D FBP를 사용하여 cone beam 영상을 재구성한 경우 발생되는 영상 왜곡

② Height rebinning algorithm

Cone beam data의 사용으로 인해 발생하는 cone beam artifact의 영향을 줄이기 위해서는 기존의 2-D FBP이 아닌 3-D cone beam reconstruction 알고리즘을 사용해야 하는데, 여기서는 Philips사의 COBRA(cone beam reconstruction algorithm) 알고리즘을 예를 들어 설명하고자 한다. Philips사의 경우 cone beam artifact의 영향을 줄이기 위한 방법으로 Height rebinning algorithm을 사용한다.

Height rebinning algorithm은 회전중심으로 재투영된 detector 와 Cartesian grid를 사용하여 샘플들을 interpolation 처리하는 것으로 요약될 수 있으며, Tent-Feldkamp algorithm과 n-π methods의 두 가지로 구성되어 있다.

그림 3-52는 Height rebinning algorithm의 개념을 설명한 것으로 X-선 tube의 일회전 후 얻어진 데이터를 angular rebinning을 하면 (a)와 같이 휘어진 평면의 데이터를 얻는다. 휘어진 평면을 회전축의 중심으로 끌어올리면 (b)와 같이 가운데 부분이 약간 볼록한 평면의 데이터를 얻을 수 있다. 가운데 부분의 ray path가 외각부분의 ray path에 비해 더 길기 때문에 직사각형이 아닌 가운데 부분이 약간 볼록한 사각형을 이루게 된다. (c)는 볼록한 사각형을 직사각형으로 만들기 위한 interpolation 과정 후의 그림이다.

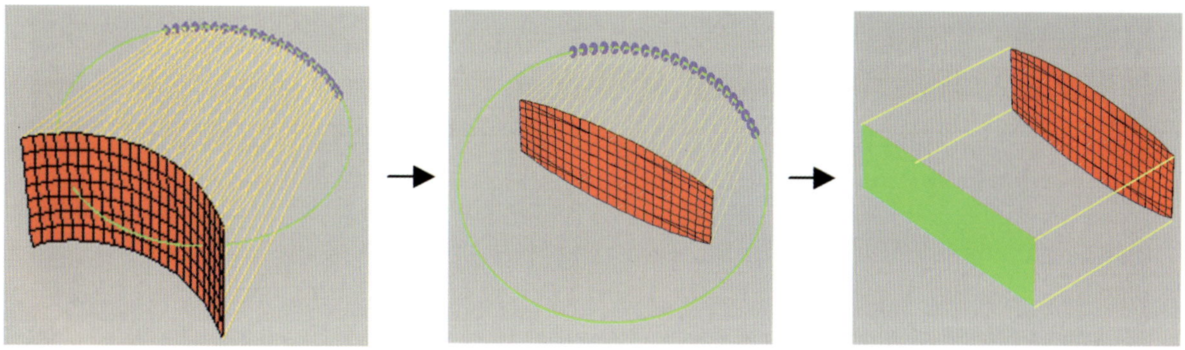

(a) (b) (c)

그림 3-52 Height rebinning algorithm의 개념

ⓐ Tent Feldkamp algorithm

Feldkamp algorithm이란 보고자 하는 단면을 지나는 ray path를 선택하여 영상을 재구성하는 3-D reconstruction algorithm이다. 그림 3-53에서 파란색 영역을 보고자 할 때 Z-축으로 각을 가지고 있는 ray path 중 파란색 영역을 지나는 ray path(빨강색으로 표시)만을 선택하여 영상을 재구성한다. 실제 단면의 정보를 가지고 있는 데이터만을 이용하기 때문에 더욱 사실에 가까운 영상을 재구성할 수 있다.

Tent-FeldKamp algorithm이란 Feldkamp algorithm을 확장한 재구성 알고리즘으로 기존의 Feldkamp algorithm보다 성능이 우수하다. 그림 3-54는 물체의 단면영상을 얻기 위해 X-ray source를 한바퀴 돌린 결과를 나타낸다. 이때 X-선이 360° 동안 계속 지나는 부분이 있는가 하면, 그렇지 않은 부분도 있다. X-선이 일시적으로 지나는 부분을 shadow zone이라 했을 때, Feldkamp algorithm은 shadow zone을 전혀 고려하지 않는 반면 Tent Feldkamp algorithm은 이 부분의 데이터에 가중치를 적용하여 영상을 재구성하는데 사용한다. 그 결과 더욱 향상된 질의 영상을 재구성할 수 있다.

그림 3-55는 Shepp-Logan phantom을 이용하여 Feldkamp algorithm과 Tent-Feldkamp algorithm을 비교한 것으로 Tent-Feldkamp algorithm을 사용하여 얻은 영상이 원래 팬텀영상에 가까운 것을 알 수 있다.

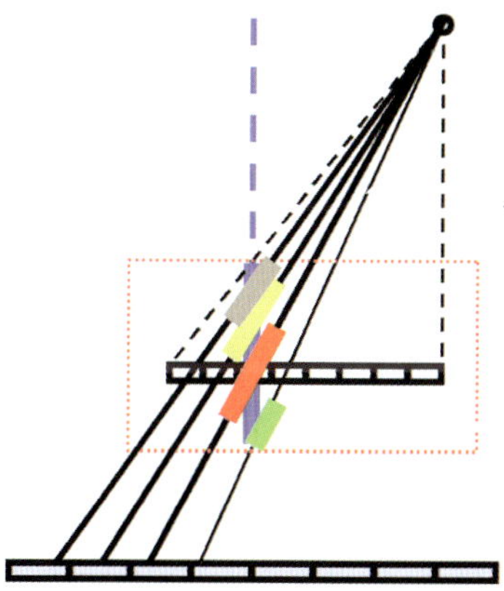

그림 3-53 Feldkamp algorithm

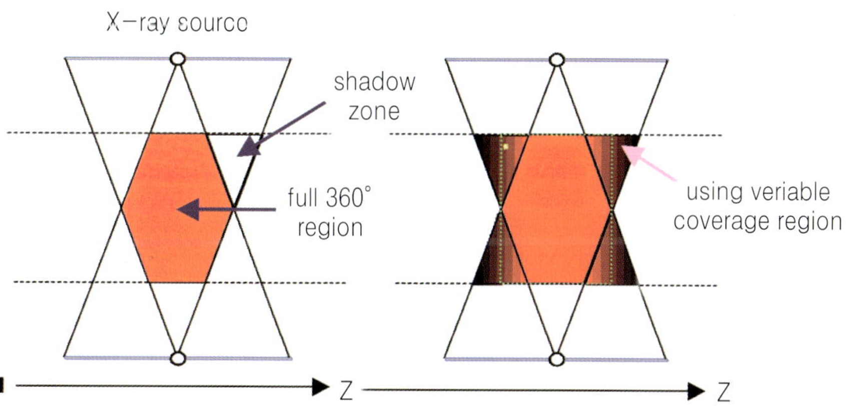

그림 3-54 Tent-Feldkamp algorithm

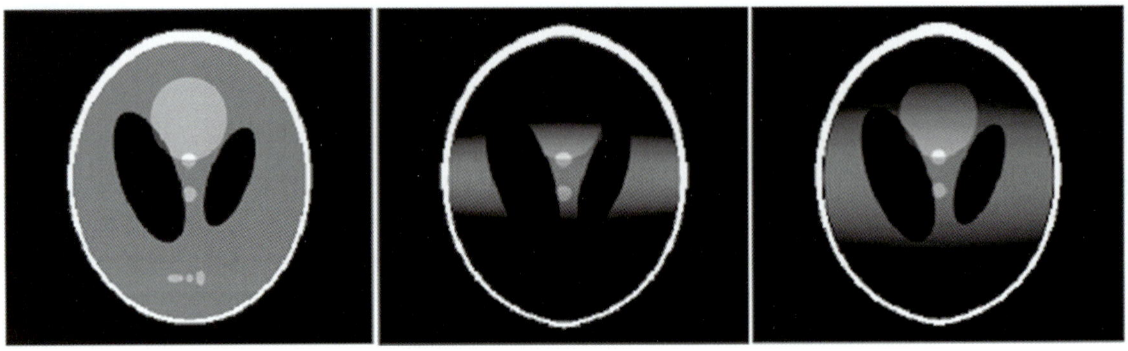

(a) 원영상 (b) Feldkamp algorithm (c) Tent-Feldkamp algorithm

그림 3-55 Feldkamp algorithm과 Tent-Feldkamp algorithm의 팬텀영상

ⓑ n-π methods (n-PI methods)

나선형 스캔을 이용하여 3-D reconstruction을 할 경우 cone beam 의 특성으로 인해 axial scan 결과와는 다른 영상을 얻게 된다. 그 이유는 실제 X-ray path가 기하학적으로 틀어지기 때문이다. 그림 3-56의 (a)에서와 같이 helical 운동에 의해서 detector panel에서 데이터가 수집되는 영역은 붉은 선의 안쪽을 따라가게 된다. 따라서 실제 detector coverage는 직사각형이 아닌 틀어진 모양이 되며 이러한 평면을 π평면이라 한다. 이러한 π평면은 틀어진 특징으로 인해 영상의 질을 저하시키는 artifact의 원인이 되며, 이러한 영향을 제거하기 위하여 π methods라 불리는 알고리즘을 사용하고 있다.

그림 3-57의 (a)는 균일하지 못한 π평면을 보정하는 과정을 보여주고 있다. 그림에서와 같이 틀어진 모양의 detector coverage가 scan plan의 중심으로 오면서 직사각형의 모양으로 변화한 것을 알 수 있다. 이렇게 non-uniform coverage를 uniform coverage로 변환하는 방법을 π methods라 한다. n-π methods란 π methods를 더욱 강화시킨 알고리즘으로서 하나의 평면이 아닌 여러 개의 평면을 이용하여 영상의 질을 개선시키는 장점을 가지고 있다. (b)와 같이 여러 개의 π평면을 이용하게 되면 겹치는 부위의 영향에 의해서 SNR이 좋아지므로 노이즈의 영향이 줄어들게 되고 따라서 영상의 질이 향상되게 된다.

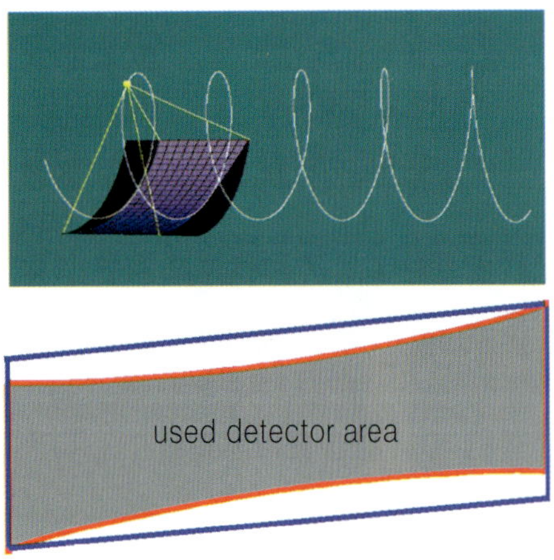

(a)

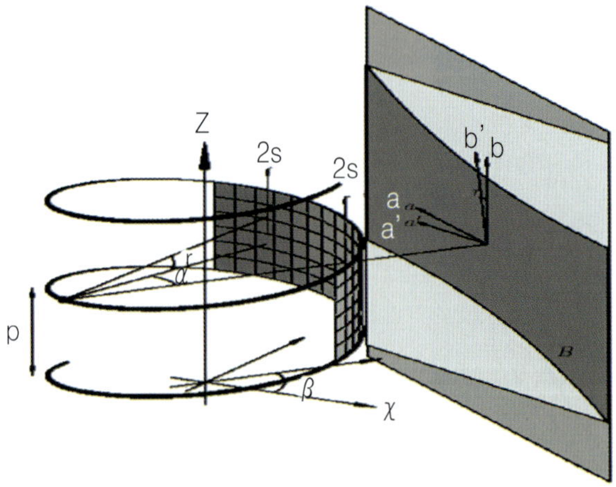

(b)

그림 3-56 π평면과 사용되는 detector 면적

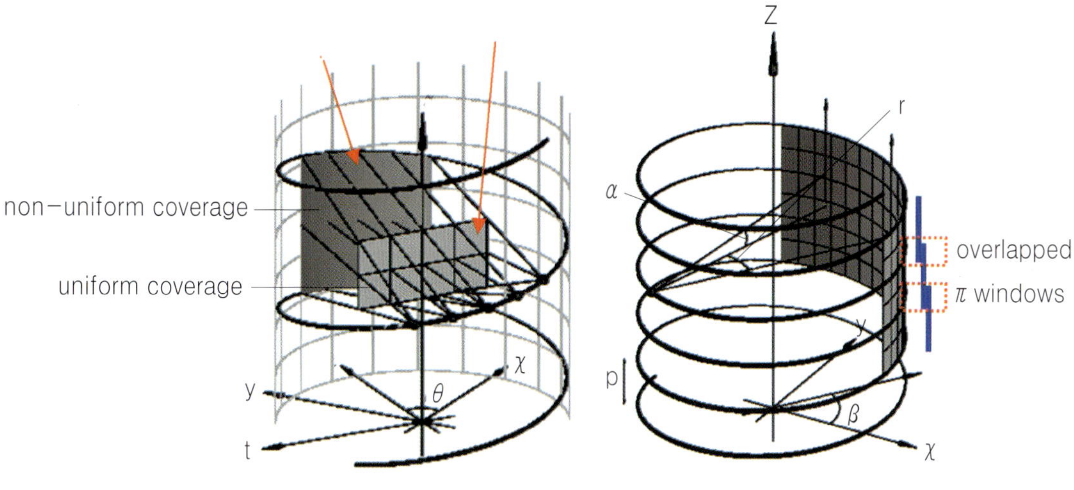

(a) 균일하지 못한 π평면의 보정 (b) π평면의 겹침

그림 3-57 n-π methods

그림 3-58은 Turbell clock phantom을 사용하여 cone beam data를 2-D와 3-D FBP을 이용하여 재구성했을 때 나타나는 차이점과 π methods를 사용할 때 사용한 평면의 개수에 따라 영상의 질이 어떻게 변화하는지를 보여주고 있다. 여기서 (b)는 2-D FBP, (c)~(e)는 Tent-FeldKamp algorithm과 π methods를 사용한 것이다.

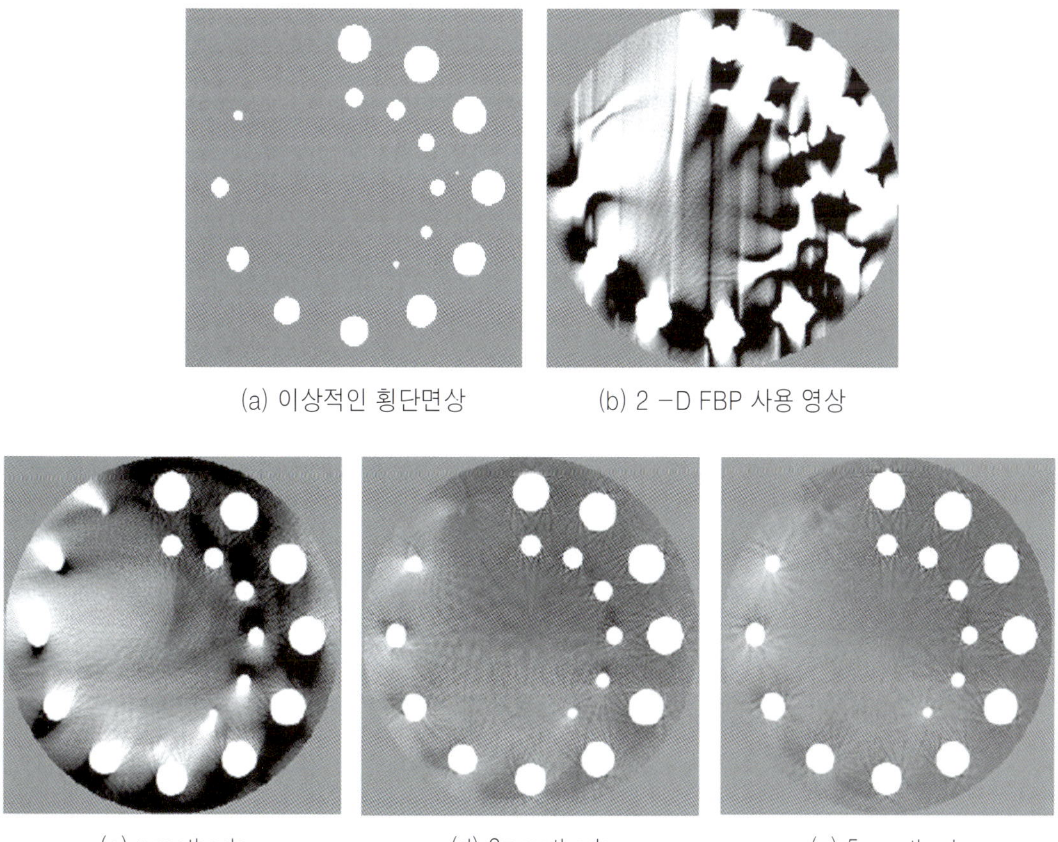

(a) 이상적인 횡단면상 (b) 2 -D FBP 사용 영상

(c) π methods (d) 3π methods (e) 5π methods

그림 3-58 사용한 π평면의 수에 따른 영상의 질적 차이

ⓒ Cos(r) weighting

Cone beam은 Z-축으로 각을 이루는 특성을 가지고 있다. X-선의 진행경로에 수직인 임의의 평면을 기준으로 보면 cone beam의 중앙을 지나는 X-선과 외각을 지나는 X-선의 길이가 다르게 되며, 이로 인해 X-선 정보 또한 변화하게 된다. 이러한 현상을 제거하기 위해 중심을 지나는 X-선을 기준으로 하여 cone beam의 외각을 지나는 X-선에 가중치를 적용하여 ray path 길이를 표준화(normalizing)하는 처리를 Cos(r) weighting이라 한다. Height rebinning 과정에는 이러한 Cos(r) weighting 과정 역시 포함되고 있다.

그림 3-60은 위의 과정들을 거쳐 이루어지는 최종적인 3-D FBP의 흐름도를 나타낸 것이다. Scan 후 isocenter interpolation 과정까지는 2-D FBP 알고리즘과 동일한 과정을 거치며, height rebinning 과정부터 3-D FBP 알고리즘을 의미하며, 이후의 과정 또한 2-D FBP와 동일하다.

그림 3-61(0.75mm×16개의 detector 조합과 1.4 beam pitch의 파라메터를 적용하여 100/10의 window setting으로 나타냄)은 2-D FBP에서 보이는 cone beam artifacts가 3-D FBP 알고리즘에서 감소된 것을 보여준다. 그리고 그림 3-62의 상부 좌측영상에서 보이는 partial volume artifact가 상부 우측영상에서는 감소되었으며, 하부 그림에서는 동그라미로 표시된 관상동맥 주변의 아티팩트가 3-D FBP 알고리즘에서 감소된 것을 보여준다.

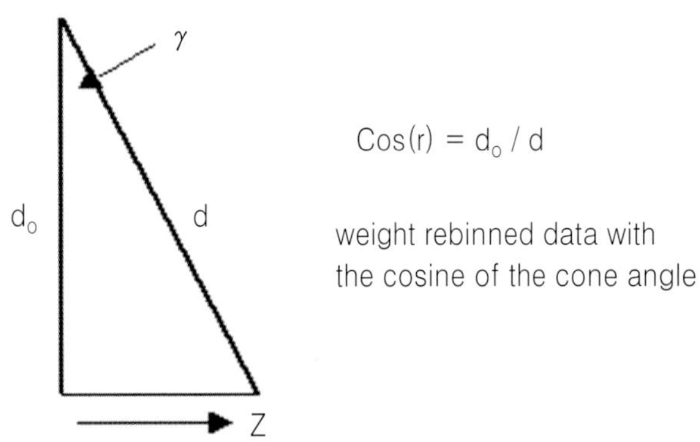

그림 3-59 Cos(r) weighting의 개념

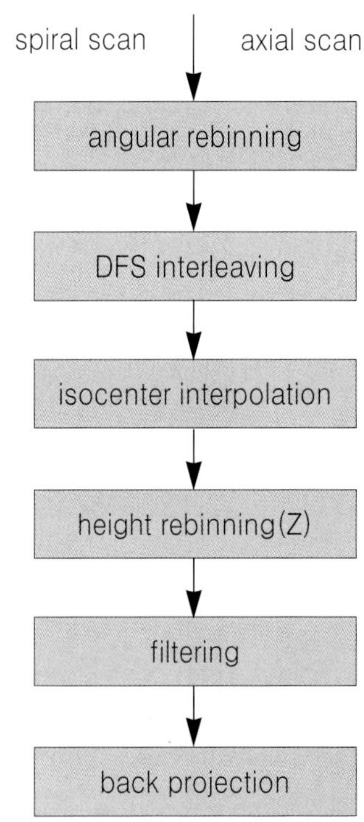

그림 3-60 3-D FBP의 흐름도

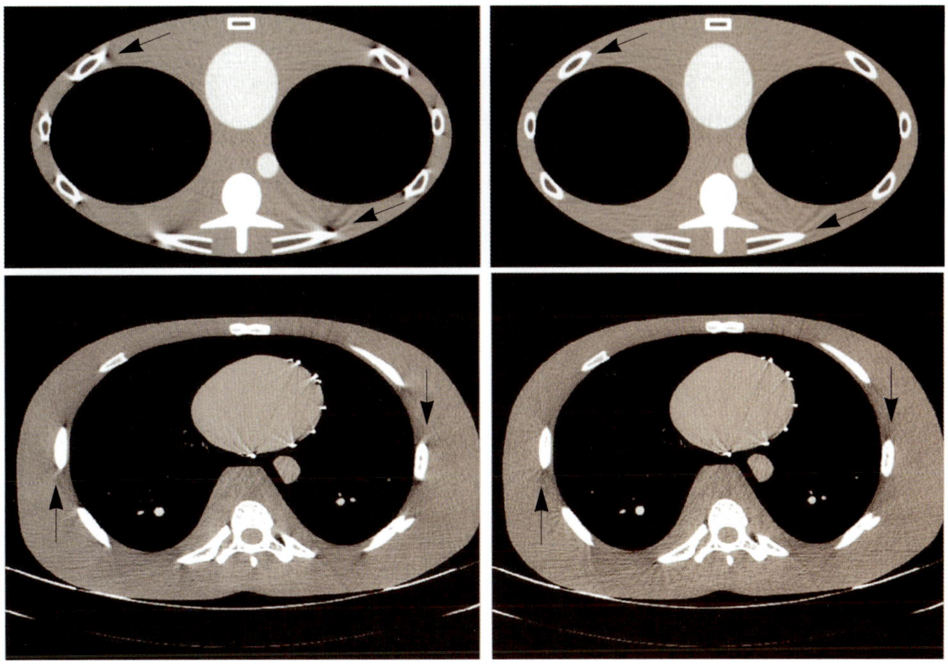

(a) 2-D FBP (b) 3-D FBP(COBRA)

그림 3-61 2-D FBP 및 3-D FBP의 팬텀영상

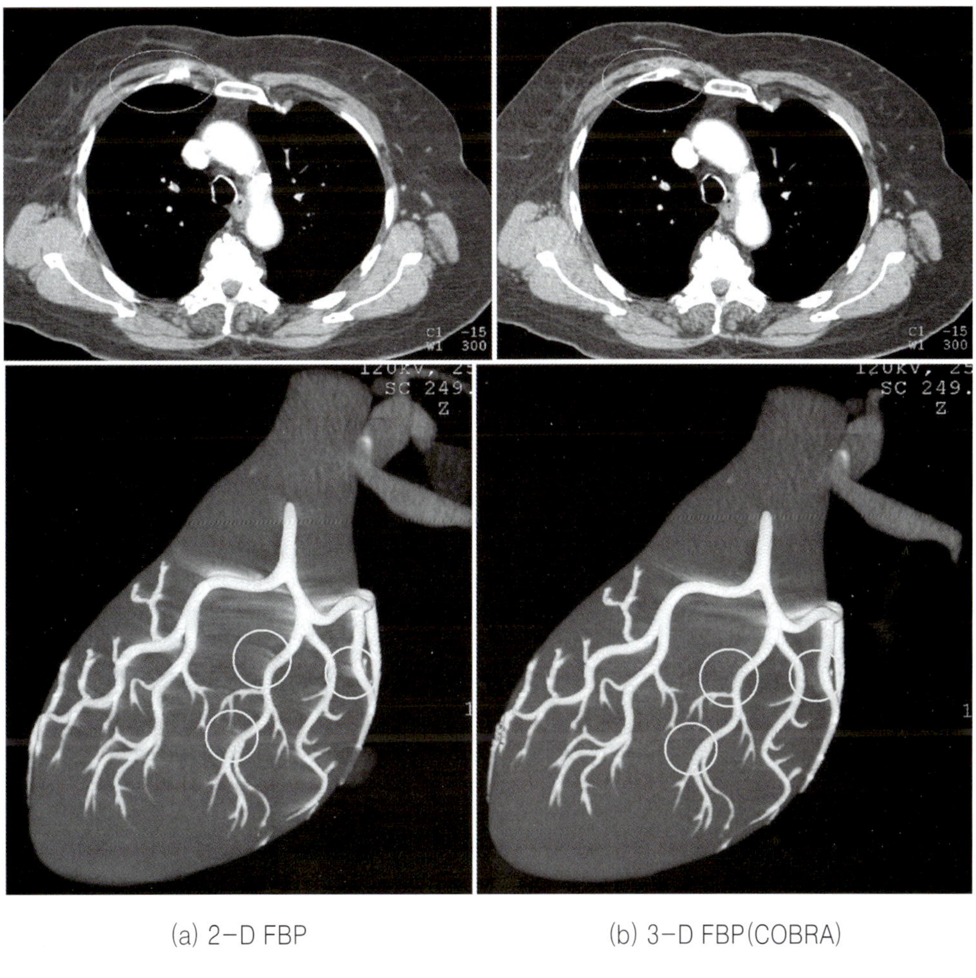

(a) 2-D FBP (b) 3-D FBP(COBRA)

그림 3-62 2-D FBP 및 3-D FBP의 흉부 및 관상동맥 영상

5) 퓨리에 재구성법(fourier reconstruction)

(1) 퓨리에 변환(fourier transformation)

어떤 일련의 신호나 자료를 퓨리에 이론을 바탕으로 하여 삼각함수의 식으로 표시하는 것이다. 단면 영상을 재구성하는 과정에서 필요한 각종 수학적인 처리를 위해서는 데이터를 정량적인 함수식으로 표현이 가능하여야 한다. 간단히 말해 디지털 영상의 농도가 가지고 있는 매트릭스 신호를 퓨리에 급수로 변환시킴으로써 모든 신호를 삼각함수로 표현할 수 있다. 즉 시간과 공간의 어느 요소를 주파수와 진폭을 달리하는 sine파와 cosine파를 합하여 재현하는 것이다.

그림 3-63은 가장 단순한 디지털 영상의 신호를 퓨리에 함수로 변환하는 과정을 설명한다. (a)는 가장 단순한 영상 매트릭스의 농도값인 1.0을 갖는 경우이며 이 모양은 (b)에서 처럼 일련의 주기함수로 표현할 수 있다. 이 함수는 $-\pi < t < 0$에서는 신호의 크기 $f(t) = 1$이 되고, $0 < t < \pi$에서는 $f(t) = 0$, $f(t+2\pi) = f(t)$로 정의된다.

이 정의에 의해 퓨리에 급수가 n=1일 때 그림(b)의 가장 윗 파형과 같이 표현되고 n=2 일 때는 두번째 파형과 같이 된다. 이렇게 급수 n을 증가시킬수록 그림(b)의 가장 밑 파형의 모양에 접근하며 n가 무한대로 가면 결국은 동일한 모양의 파형을 갖게 된다. 즉, (a)값을 (b)의 변천과정을 통해 삼각함수의 합으로 표현하면서 가장 밑의 형태로 접근해 가는 과정을 퓨리에 변환이라고 하며, 퓨리에 재구성이란 여기에서 얻어진 함수식으로 부터 각종 수학적 처리를 거치면서 영상의 재구성을 행하는 것이다.

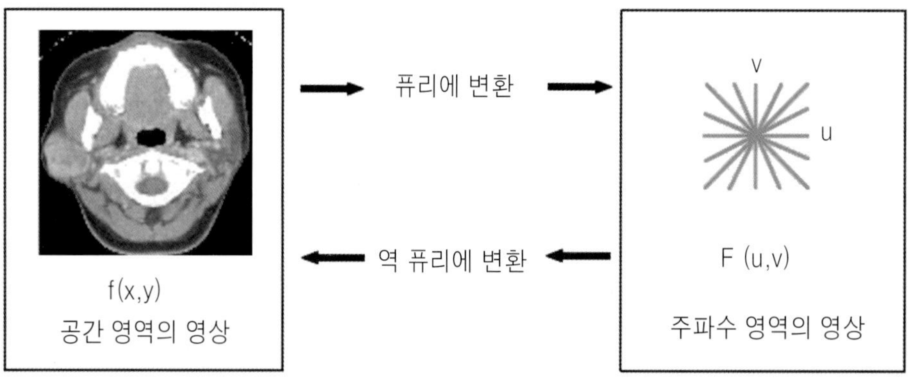

그림 3-63 공간영역과 주파수영역의 영상변환 개념도

(2) 퓨리에 재구성법

퓨리에 재구성은 그림 3-64에 나타내었듯이 피사체로부터 투영된 데이터를 획득한 후 함수 F (x,y)로 표현한다. 각 투영을 퓨리에 변환을 통해 주파수영역(또는 퓨리에 영역)으로 변환시킨다. 이때 실제 영상의 자료체계는 대단히 복잡하고 이를 처리하기 위해서는 고성능의 컴퓨터를 이용하여 계산의 속도와 계산량을 줄일 수 있는 FFT(fast fourier transformation) 알고리즘이 사용된다. 그 후 주파수 영역의 영상은 공간영역의 필터와 동일한 역할을 하는 특별히 고안된 tool인 직사각형의 그리드(grid)에 위치되어 interpolation 처리된다. 이때 주로 512 또는 1024 grid array가 사용된다.

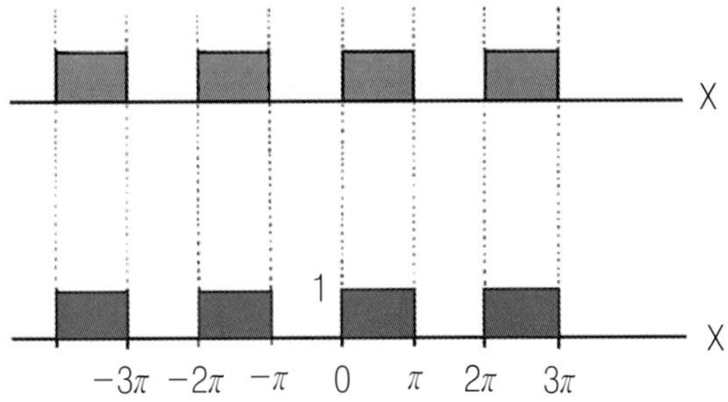

(a)

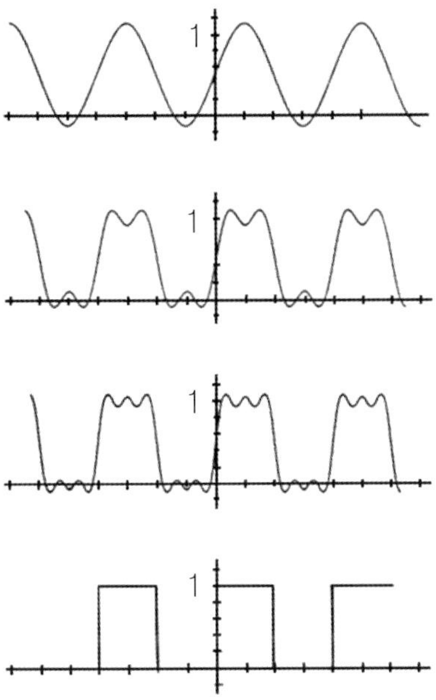

$F(x) = 1/2+2/\pi \{\sin(2\pi fx)\}$ (n=1)

$F(x) = 1/2+2/\pi \{\sin(2\pi fx)\} + 1/3 \sin(2\pi fx)$ (n=2)

$F(x) = 1/2+2/\pi \{\sin(2\pi fx)\} + 1/3 \sin(6\pi fx) + 1/5 \sin(10\pi fx)$ (n=3)

$$F(x) = 1/2+2/\pi \sum_{n=1}^{\infty} \frac{\sin\{(2n-1)\pi \cdot fx\}}{(2n-1)}$$

(b)

그림 3-64 퓨리에 변환의 기본 개념

Interpolation된 영상은 마지막 단계로 역퓨리에 변환을 통해 공간영역의 영상으로 나타내는 기법이다. 2차원적 퓨리에 변환기법은 주로 MRI 영상의 재구성에서 많이 이용되고 있다. 그림 3-65는 퓨리에 재구성법의 기본원리를 함수적으로, 그림 3-66은 설명적으로 나타낸 것이다.

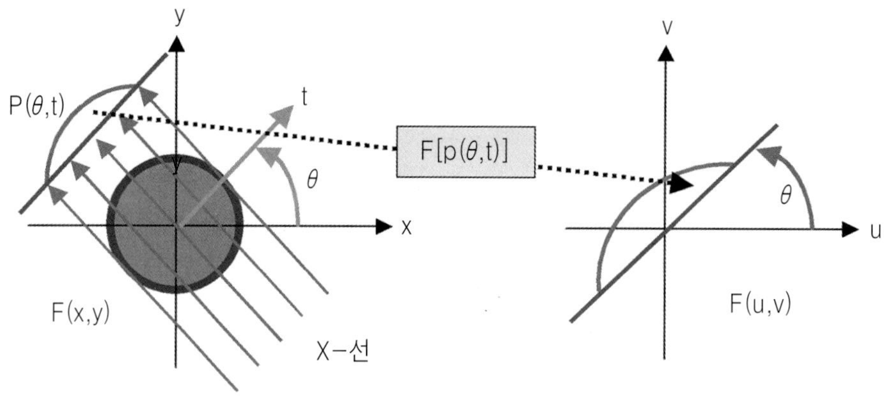

(a) 공간영역에서 주파수영역으로의 변환

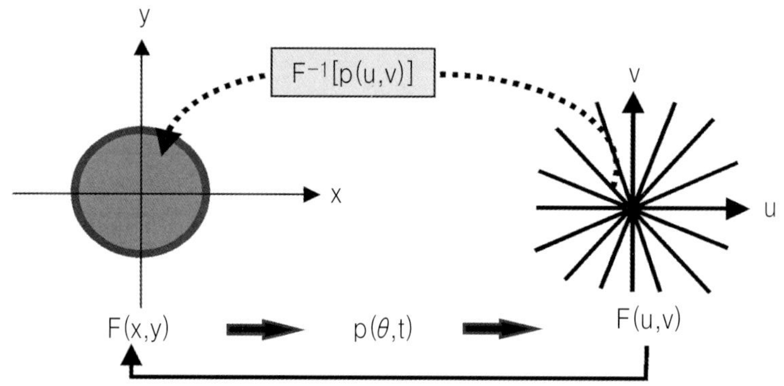

(b) 주파수영역에서 공간영역으로의 재변환

그림 3-65 퓨리에 재구성법의 원리-I

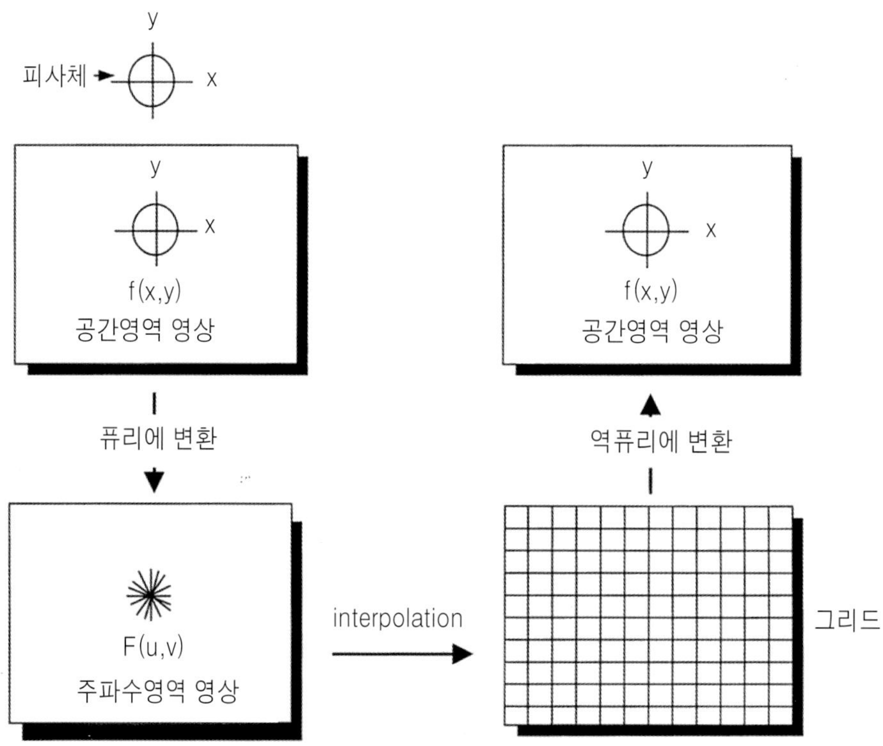

그림 3-66 퓨리에 재구성법의 원리-II

5. 3차원 영상재구성(3-D reconstruction)

1) 서론

Slip ring의 동력 전달을 이용하는 나선형 스캔 방식과 MDCT를 통한 검사속도의 단축, 그리고 컴퓨터 산업의 발달로 3차원적 영상을 통한 인체 장기의 관찰은 많은 관심의 대상이 되고 있으며 지속적인 연구가 진행되고 있다. 소프트웨어의 향상과 더불어 데이터의 대용량화와 고속처리 기술은 이러한 의료영상의 3차원 영상화를 더욱 가속시키고 있다.

3차원 영상이란 스캔으로 인해 얻어진 데이터 세트(볼륨 segmentation 이라고도 함)로부터 병변이나 해부학적 특성을 사용자들에게 하나 이상의 3차원적인 피사체로서 제공해주며 결과를 디스플레이 해준다. 더구나 CT를 이용한 3차원의 영상화는 디각도에서의 가시능이 우수한 입체상의 제공외에도 타 검사에 비해 침습성이 적고 빠른 시간 내에 검사가 이루어지는 특징으로 인하여 대표적인 3차원 영상화 기법으로 자리잡게 되었으며 수술이나 치료계획을 위한 여러 분야에서 사용되고 있다.

3차원 영상을 얻기 위해서는 우선 일정한 단면두께를 갖고, 주어진 단면두께와 같거나 좁은 간격으로 재구성된 연속적인 2차원 영상들이 있어야 한다. 따라서 관심부위의 해부학적 볼륨을 충분히 포함하는 연속적인 볼륨 데이터를 일정한 간격의 연속적인 영상 데이터로 재구성한 후에 3차원 영상 재구성이 가능한 워크스테이션이나 PC로 보낸다.

그 후 그림 3-67에 나타낸 바와 같이 3차원적인 모델링이 가능한 워크스테이션에서 영상 데이터를 loading하여 3차원 영상을 만드는데, 그 기법으로는shaded surface display(SSD), maximum intensity projection(MIP), minimum intensity projection(MinIP), volume rendering technique(VRT), virtual endoscopy 등이 있으며 3차원 영상기법은 아니지만 횡단면 영상을 이용하여 sagittal, coronal, oblique plane으로 변형시켜 관찰하는 MPR(multiplanar reformation) 및 MPVR(multiplanar volume reformation) 기법이 있다. 이 외에 가상내시경 기법이 있으나 이는 임상편의 제9장 CT가상내시경검사에 기술한 내용과 중복되므로 여기서는 생략하기로 한다.

결론적으로 이들 기법은 상이한 장단점을 갖고 있다. 따라서 각 방법의 특성을 고려하여 검사부위나 병변의 해부학적 특징을 고려하여 가장 적합한 방법을 선택하여 3차원 영상을 만드는 것이 필요하다.

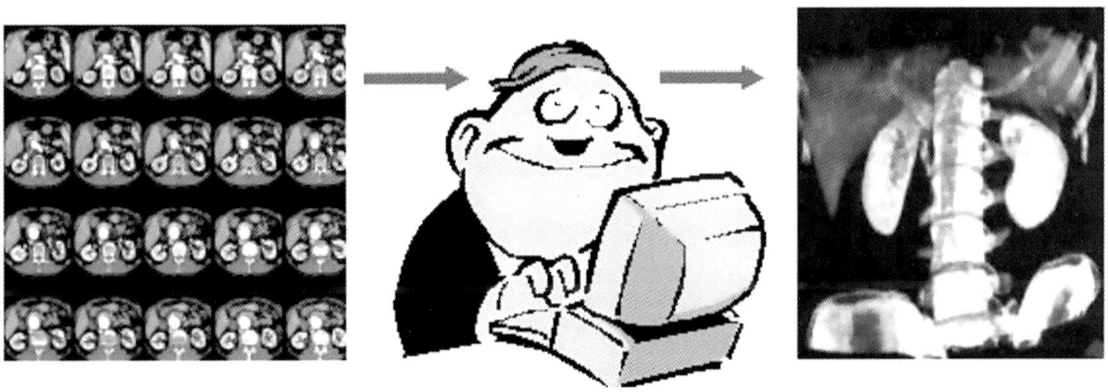

그림 3-67 3차원 영상화의 기본개념

2) 볼륨 데이터의 구조

2차원 단면영상의 spatial sequence로 부터 얻어진 데이터를 서로 다른 top 위에 두어 계속적인 gray level volume을 얻으면, 결과적인 데이터 구조는 각각의 강도값을 나타내고 복셀로 이루어진 직각의 3-D array가 되며 이러한 것은 복셀 모델이라 불린다. 복셀 모델의 구조는 서로 다른 여러 가지가 있으며 이중 중요한 것은 다음과 같다.

(1) 이진 복셀 모델(binary voxel model)

복셀값이 1 또는 0으로 구성되는 매우 간단한 모델이다. 1이란 물체가 있음을 의미하며 0은 없음을 의미한다. 근래에는 잘 사용되지 않는 모델이며 저장용량을 줄이기 위해 동등한 값을 갖는 sub-volume으로 나누어 진다. 이러한 sub-volume의 데이터 구조를 octree라 불린다.

(2) 회색조 복셀 모델(gray level voxel model)

3차원 영상화에 주로 사용되는 모델이며, 각 복셀이 intensity 정보를 가지며 이진 복셀 모델에 비해 진보된 형태이다. CT장치의 3차원 영상화에서 주로 이용되고 있는 모델이다.

(3) 일반화된 복셀 모델(generalized voxel model)

Gray level의 강도(intensity) 뿐만 아니라 각 복셀은 다양한 피사체와 MRI, PET 등의 다른 영상화 장치와의 관계를 설명하는 부수적인 정보를 포함하고 있는 모델이다.

(4) 지능형 볼륨(intelligent volume)

일반적인 복셀 모델의 확장형으로, 피사체의 색깔이나 다양한 언어로 된 명칭, 정보에 관계된 특성이나 관계가 symbolic level에 모델된다. 이러한 데이터 구조는 진보된 구조로서 의학 해부도 등에 이용된다.

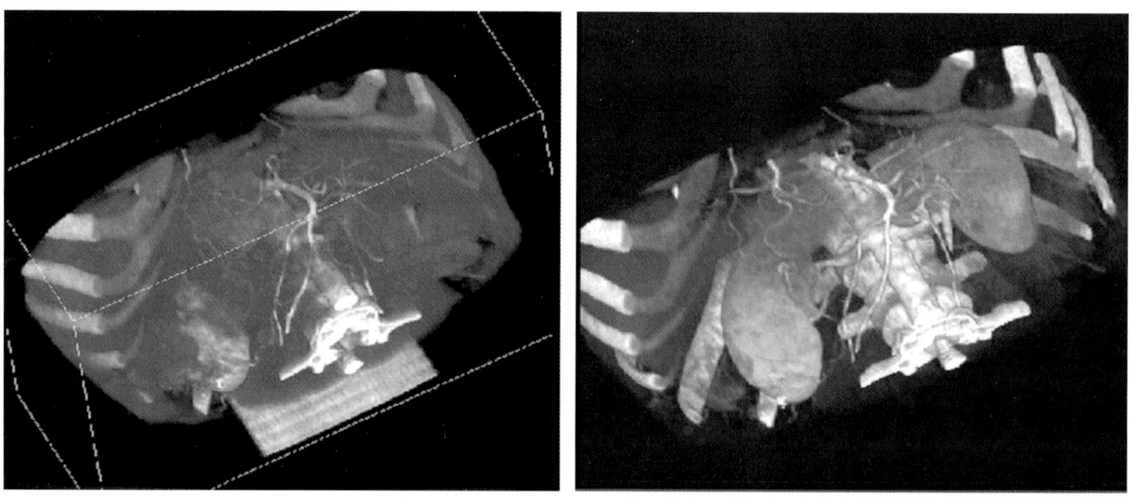

그림 3-68 Direct 3-D 기능을 이용하여 스캔 후 즉시 콘솔에서 얻은 복부 3-D CT영상

3) 3차원 영상화 단계

CT장치에서 얻어진 볼륨 데이터가 3차원적으로 가시화되려면 먼저 환자를 투과하여 얻어진 일련의 볼륨 데이터들은 일반적으로 데이터 변환이나 영상여과를 위해 기본적인 영상처리 과정을 거쳐 axial 영상으로 표현된다. 대표적인 영상처리로는 임의의 강도 역치값(threshold)을 설정하여 이진화를 통해 원하는 데이터만을 분할해 내는 데이터 분할화(segmentation) 과정과 직각 좌표계의 3방향 모두에서 동등한 데이터 값을 가질 수 있도록 동일한 간격의 데이터 보간삽입(interpolation)이다. 하지만 최근의 CT장치에서는 isotropic resolution 영상의 획득이 가능해져 보간삽입 과정은 생략되고 있다.

이러한 영상처리를 통해 볼륨데이터는 전용 소프트웨어를 통해 3차원 영상표현(modeling 또는 representation) 과정을 거친 후 여러 가지 형태로 전환될 수 있다. 3차원 모델링은 표면 모델링과 체적모델링으로 구분된다.

표면 또는 체적화된 모델 영상을 사용자가 불필요한 부위를 제거하거나 필요한 부위만을 볼 수 있도록 영상조작(manipulation 또는 editing)을 시행한 후 3차원 영상을 최종적으로 모니터에 2차원적으로 나타내는 렌더링(rendering) 과정이 행하여짐으로써 볼륨 데이터의 가시화(디스플레이)가 마무리된다.

그러나 최근의 고성능 CT장치에서는 앞에서 설명한 post-processing개념과는 달리 스캔 후 조작대에서 axial 영상이 재구성됨과 거의 동시에 3-D 영상과 MPR 영상이 얻어지고 있다. 이의 대표적인 예가 GE사의 Direct 3-D 기능이다.

그림 3-69는 일반적인 3차원 영상의 가시화 경로를 나타낸 것이다. 하지만 최근의 CT장치에서는 양질의 axial 영상의 획득으로 인해 영상분할 및 보간삽입 등의 영상처리 과정은 생략되고 있는 추세이다.

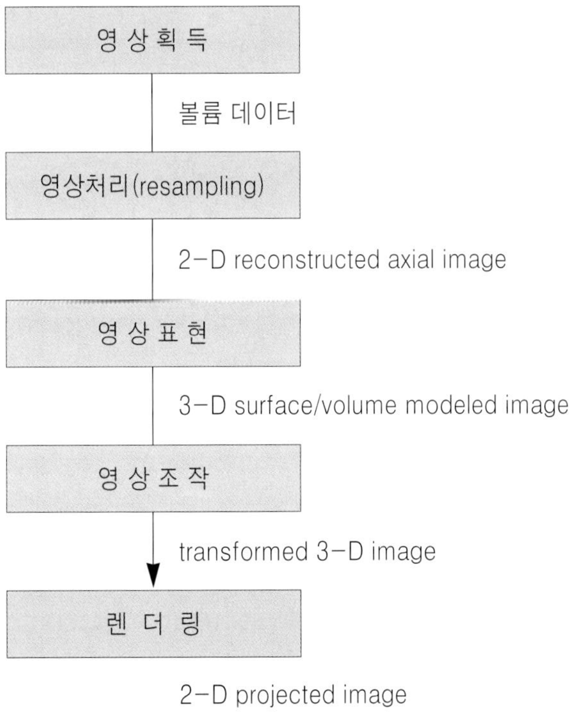
영 상 획 득
볼륨 데이터
영상처리(resampling)
2-D reconstructed axial image
영 상 표 현
3-D surface/volume modeled image
영 상 조 작
transformed 3-D image
렌 더 링
2-D projected image

그림 3-69 일반적인 3차원 영상화 경로

(1) 2차원 데이터 획득(data acquisition)

2차원적인 단면영상(axial image)을 얻는 방법으로는 종래의 고식적 스캔 방법 외에 회전하는 slip ring과 brush를 통한 동력 전달방식을 이용하여 1 슬라이스당 0.4초 내지 1초의 짧은 스캔 속도로서 한 방향의 연속 스캔으로 체적 데이터를 얻는 나선형 스캔장치가 주로 사용된다.

그 외에 전자총에서 발생시킨 전자빔(electron-beam)을 진공관을 통해 target ring에 투과시켜 X-선을 발생시키는 EBCT(electron beam CT)도 이용되는데 이는 슬라이스 당 0.1~0.05초의 스캔 속도를 갖는다.

양질의 3차원 영상을 얻기 위해서는 2차원의 단면영상 데이터의 획득이 중요한 요소이며, 이를 위해 스캔할 때 인접하는 슬라이스들을 50~60% 범위의 increment로 중복시키는 방법을 이용하는 것이 좋다.

2차원 단면영상을 획득할 때에도 마찬가지이지만 특히 3차원 영상을 재구성하기 위해서는 데이터 획득과정에서 관심을 가져야 할 점들은, 관심부위의 해부학적 볼륨을 포함하는 충분한 슬라이스 수와 display FOV, 512×512를 사용하는 matrix size, 그리고 호흡 및 움직임에 의한 아티팩트가 발생하지 않도록 환자의 협조가 필요하다. 양질의 3-D 재구성을 위한 2차원 단면영상이 갖추어야 할 구비사항을 살펴보면 다음과 같다.

모든 단면영상의 DFOV의 크기와 display center 및 gantry angle이 동일하고, 각 영상 사이의 갭이 없어야 하며, 동일 위치에서 중복된 영상이 없어야 하고 적어도 2mm 이하의 간격을 갖는 oblique 또는 screen saved image가 아닌 axial, sagittal, 또는 coronal image이어야 한다.

(2) 영상처리(또는 resampling)

2차원 데이터 획득 후 3차원 영상화에 필요한 대표적인 영상처리(image processing)는 영상분할과 데이터의 보간삽입이다. 이를 resampling이라고도 부르며 사용자들에 의해 시행된다.

영상분할이란 데이터 분할처리(data segmentation) 라고도 불리며, 영상화에 필요한 부분만 선택하는 처리이다. 이는 재구성 전의 raw data에서 원하는 복셀만을 선택하여 추려내거나, 재구성된 후의 axial 영상에서 관심부위만 선택하여 3-D 영상을 모델링하는 것으로 VOI(volume of interest) 또는 ROI(region of interest)처리로 불리기도 한다.

또한 양질의 3차원 가시화를 위한 알고리즘은 3차원적으로 동등한 방향성을 갖는 볼륨 데이터(isotropic voxel data)를 필요로 한다. 그러나 상대적으로 오래된 CT장치의 경우 이러한 특성을 갖지 않는 경우가 많다. 즉, 2차원 단면영상의 Z-축 해상능은 X, Y-축 방향에 비해 저하되는 것이 통상적인데, 이를 보상하기 위해 Z-축 방향의 데이터(슬라이스 두께)를 얇게 만들어 Z-축 해상능을 증강시켜 isotropic voxel data로 변환시킨다. 이를 Z-축 resampling 또는 보간삽입(longitudinal interpolation)이라고 한다. 하지만 thin slice axial 영상을 얻는 최근의 고해상능 MDCT장치에서는 axial 영상획득 후 보간삽입처리 과정이 필요하지 않다.

(3) 모델링(modeling)

3차원 영상의 재구성이란 시간 차이를 갖는 영상을 포함하는 모든 연속된 단면영상 데이터로부터 보고자 하는 3차원의 구조물을 구성하는 처리를 말하는데 이를 모델링이라고 한다.

즉, 단층촬영한 영상을 3차원적으로 재구성하기 위해서는 대상 물체에 대한 공간적 모델(object space model)을 먼저 구축한 후에 이를 editing과 렌더링을 통해 완성된다.

공간적인 모델을 구축하여 3차원적으로 표현하는 방법으로는 일반적으로 외곽선(contour), 표면(surface) 그리고 체적(volume) 모델링의 세가지로 분류된다. 이중 외곽선 모델링을 제외한 표면 모델링과 체적 모델링이 3차원 CT영상화에 주로 사용된다.

① 표면 모델링(surface modeling)

표면 모델링은 이차원 단면상의 윤곽(contours)을 연결하여 피사체를 재구성하는 초기에 주로 사용되었던 방식이다. 가장 전형적인 표면 모델링 방식은 보이는 피사체를 먼저 즉각적인 표면구조(intermediate surface)로 묘사를 한 후 어떠한 표준 컴퓨터 그래픽을 이용하는 방식을 따른다.

② 체적 모델링((volume modeling)

체적 모델링은 비교적 최근에 개발되었으며, 최근의 3차원 CT영상화에서 각광을 받고있는 방법이다. 이는 볼륨 데이터로 부터 직접 3-D view를 생성시키며 표면구조의 영상이나 투명 또는 반투명한 영상을 얻기 위해 회색조의 복셀 데이터가 사용된다. 표 3-1에서 공간적인 모델을 표현하는 3가지 방법을 비교하였다.

(4) 영상의 editing

2차원 단면영상을 사용하여 시스템에 설정되어 있는 3-D 모델링 소프트웨어의 단순한 적용으로는양질의 원하는 영상을 얻을 수는 없다.

Editing이란 3차원 모델링 후 관심부위의 관찰을 쉽게 하기 위하여 주위의 불필요한 부분을 제거하는 것이다. 관심부위의 CT number가 주변부위에 비해 큰 차이를 가지면 3-D 디스플레이시 구분이 잘 되지만, 차이가 크지 않거나 주위조직의 CT number가 관심부위보다 클 경우 오히려 관심부위를 가릴 수 있기 때문에 이를 제거해 주어야 한다.

Editing 기법은 수행의 자동여부에 따라 automatic editing과 manual editing으로 구분될 수 있다. 단순한 역치 설정값을 설정하는 automatic editing(thresholding technique라고 불림)은 미리 설정해둔 역치값 보다 더 높은 강도를 갖는 픽셀에서는 효과적이지만, 혈관과 뼈가 공존하는 복잡한 부위에서 혈관구조의 영상만을 얻고자 할 때 단순 역치 설정법의 적용으로는 만족한 결과를 얻기 어렵다. 이 경우 혈관구조의 손상없이 골구조를 제거하려면 섬세하고 숙련된 기법이 요구되는 manual editing이 유리하다.

표 3-1 공간적인 모델을 표현하는 3방법의 특성 비교

	외곽선 모델링	표면 모델링 (surface modeling)	체적 모델링 (volume modeling)
기본 구성요소의 차원	1차원	2차원	3차원
물체의 표현요소	물체의 외곽선	물체 외곽선 사이의 패지 또는 물체 경계면의 복셀	복 셀
대상물체의 선택	전처리 단계에서의 분할기법에 의해 수행	전처리 단계에서 분할기법에 의해 수행	렌더링 시간 동안 분할기법에 의해 수행
디스플레이 되는 대상 물체의 수	1개/전처리 1회	1회/처리 1회	렌더링 시간에 의해 결정됨
가능한 렌더링 방법	표면 렌더링	표면 렌더링	표면 렌더링, MIP, 체적 렌더링
표현의 융통성	낮음	낮음	높음
기억장소의 요구량	아주 적음	적음	많음

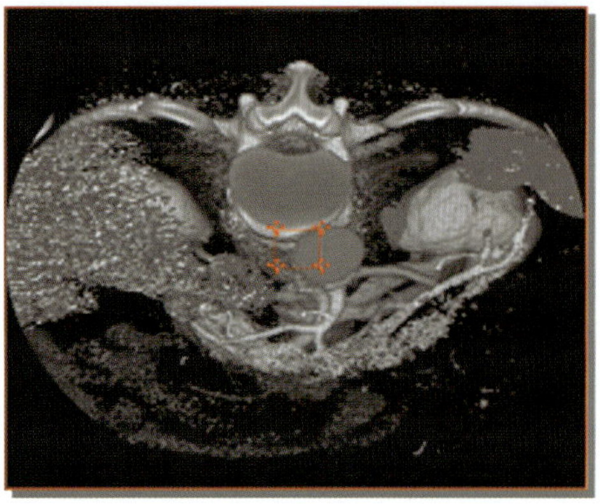

(a) Threshold value > 70HU

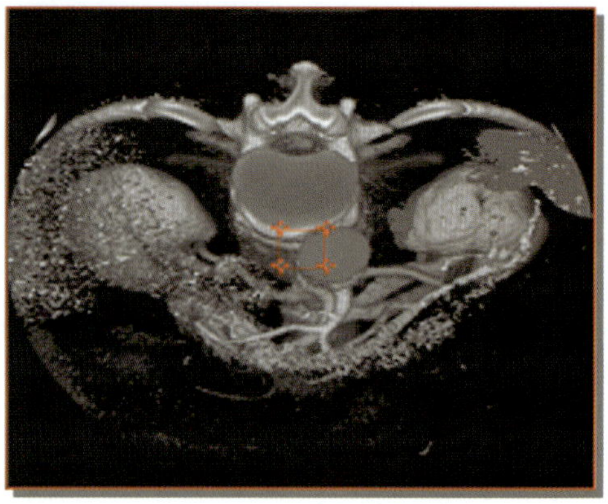

(b) Threshold value > 80HU

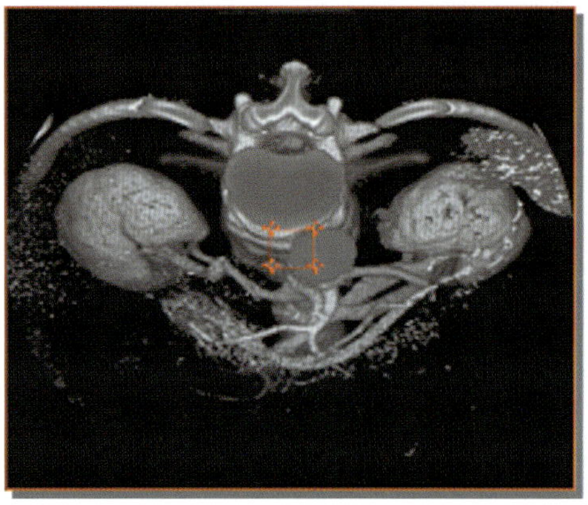

(c) Threshold value > 90HU

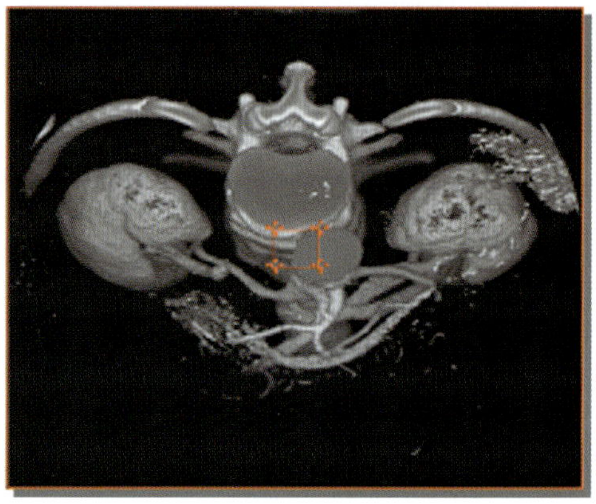

(d) Threshold value > 100HU

그림 3-70 Threshold 기법에서 문턱값에 따라 디스플레이 되는 영상의 차이

Manual editing은 inclusive editing과 exclusive editing으로 구분된다. Inclusive editing은 목적부위의 테두리에서 tracing이 집중적으로 발생되므로 작업시 세심한 주의가 필요하며, tracing의 잘못은 영상의 왜곡으로 나타나며 원래의 해부학적 구조의 재현성에 중대한 영향을 미친다. 반면에 exclusive editing은 tracing이 목적부위로 부터 상대적으로 떨어진 곳에서 행하여지므로 목적부위에 직접적인 영향을 주지 않기 때문에 tracing error가 발생시 재현성에 대한 영향이 줄어든다.

그리고 editing 기법은 3-D 볼륨을 editing하는 법, slab을 정해서 editing하는 법, 그리고 slice를 하나씩 editing하는 법으로도 구분 가능하다.

최근의 CT시스템에서는 능률적인 manual editing 작업을 할 수 있는 고성능의 워크스테이션에서 사용자가 영상 전체를redrawing할 필요없이 다소의 작업으로 원하는 3차원 영상을 구성할 수 있다. 3차원 CT영상화에서 많이 사용되는 editing tool에는 다음의 몇 가지 기법이 이용된다.

① Threshold 기법(dynamic threshold 또는 VOI)

특정 조직이나 피사체를 표현하는 복셀의 범위에 속하는 부분을 선택하는 기법(CT number의 범위를 정하여 설정범위에 있는 부분들만 선택)으로서 3-D 모델링에 기본적으로 이용되며, 3차원 영상으로 모델링된 후에도 적용이 가능하다.

CT장치의 제조사 및 모델에 따라 다소 차이는 있지만 slider bar를 이용하거나 미리 설정해 둔 값(default value)을 사용하여 역치값을 정한다. 혈관이나 골부위의 영상화에서는 약 +100HU, 공기가 들어있는 기도부의 영상화에서는 약 -200HU 정도의 문턱값이 설정된다.

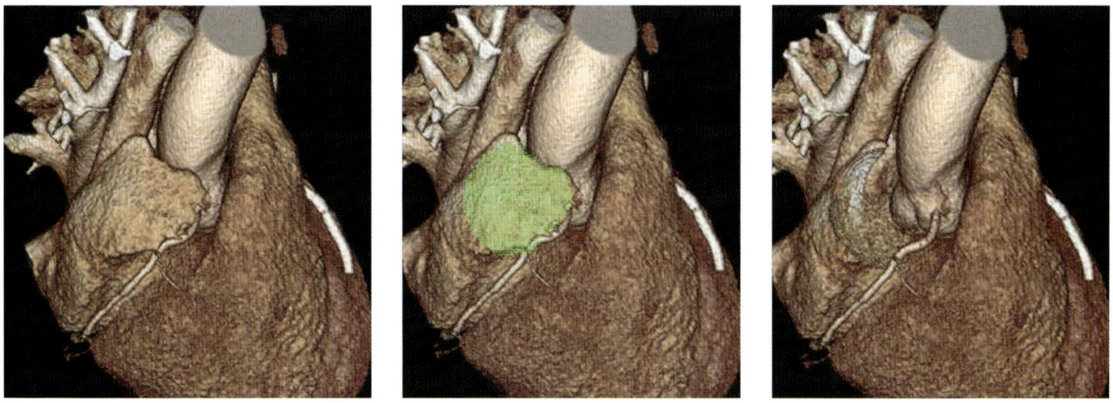

(a) 시행전 영상 (b) Scalpel 대상부위의 설정 (c) 시행후 영상

그림 3-71 Scalpel 기법

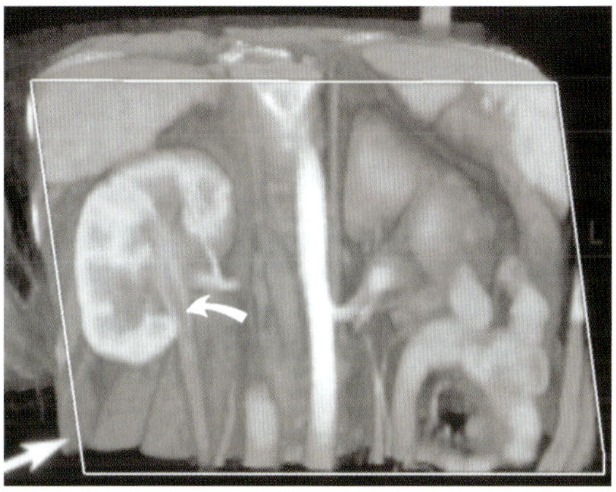

그림 3-72 Siemens사의 clip-plane editing 영상

② Scalpel 기법

볼륨으로 쌓아놓은 SSD, VRT, MPR 모드의 3-D 영상을 여러 방향으로 움직이거나 회전시키면서 관심부위와 겹치거나 가리고 있는 부위, 불필요한 구조물을 잘라내어 관심부위를 보다 깨끗하게 관찰할 수 있는 기법이다. Scalpel 기법은 sculpt 또는 punching이라고도 부른다.

Scalpel 기법에서 불필요한 부분을 제거하는 방법으로는 inside trace, outside trace, along trace로 구분된다. Inside trace는 trace로 그려진 안쪽 부위가 제거되며, outside trace는 바깥부분 그리고 along trace는 trace로 그려진 선내로 cutting된다.

Scalpel 기법은 3-D 영상을 직접 보면서 작업하므로 원하는 3-D 영상을 실시간으로 볼 수 있는 장점이 있지만, 목적하는 구조물에 직접 손으로 디자인하여 작업하므로 손상을 입힐 위험성이 크므로 숙련이 필요하다. 그림 3-71은 관상동맥의 VRT 영상들이다. 우관상동맥의 관찰을 방해하는 불필요한 연부조직을 scalpel 기능을 이용하여 제거된 영상을 (c)에 나타내었다.

③ Clip-plane editing 기법

Siemens사 워커스테이션에서 체적 렌더링시 사용하고 있는 기법으로 그림 3-72에 나타낸 바와 같이 복벽이나 다른 표면구조를 잘라내어 볼륨 내에 있는 해부학적 구조나 병리상태를 관찰할 수 있도록 한다. 여기서 clip-plane은 직선의 화살표로 표시되며, 체적 렌더링의 형태와 MPR의 형태를 복합시킨 형태의 영상을 실시간으로 제공한다. 곡선으로 표시된 화살표는 우신배(right renal pelvis)의 전이성 세포암을 나타낸다.

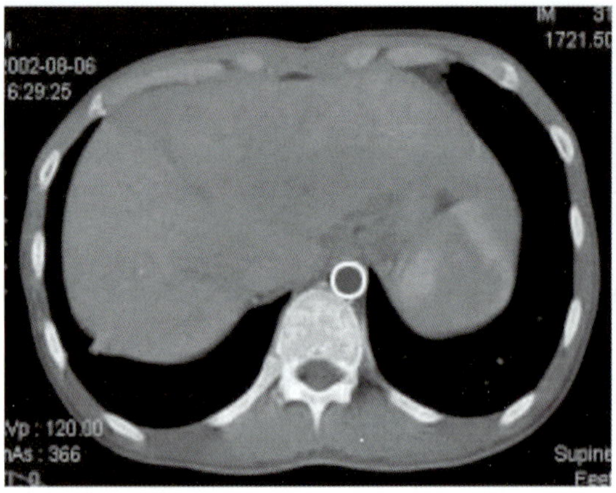

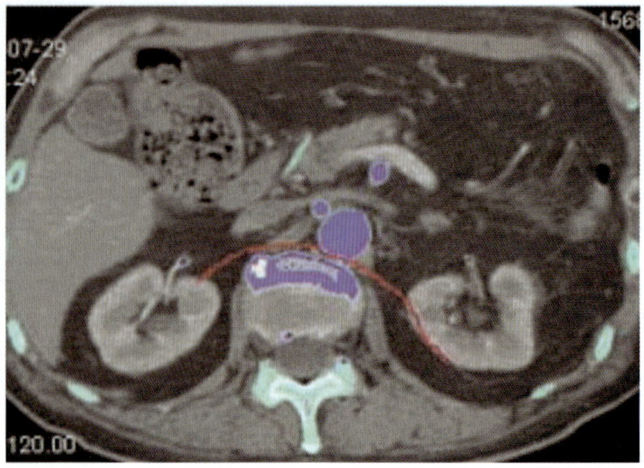

(a) (b)

그림 3-73 Growing을 위한 seeding 작업(a)와 Painting을 위한 seeding 작업(b)

④ Growing과 painting 기법

CT값의 범위를 정한 후 관심부위에 커서를 놓고 클릭을 하면(이를 seeding이라고 함), 설정범위 내에서 연결되어 있는 픽셀들이 제거되는 기법이다. Region growing이라고도 부르며, 영상 하나하나 혹은 전체를 선택하여 growing 기법을 적용할 수 있다. 뼈의 제거를 위한 CT number의 범위는 +150HU부터 +3,071HU까지가 적당하다.

Growing 기법은 일정한 범위 안에 비교적 균일한 CT값의 픽셀로 되어있는 부위의 제거에 유용하나, 관심부위에 불필요한 구조물이 연결되어 있는 경우 함께 제거되므로 주의가 필요하다.

반면에 painting 기법은 seeding 작업 후에 원하지 않는 부분이 씨앗점(seed point)의 픽셀과 연결되어 같이 선택되었을 때 원하는 CT number의 영역에서 벗어난 영역의 경계를 그려주면, 그려진 경계를 이웃 영상으로 전달하여 영역을 가르고 씨앗점을 포함하지 않는 부분을 비분할 영역으로 복원하는 기법이다.

⑤ Subtraction 기법

원하는 구조와 원하지 않는 해부학적 구조가 포함되어 있는 경우 원하지 않는 구조를 감산함으로써 원하는 구조만 남기는 기법이다. 3-D 영상에서 뿐만 아니라 2-D 횡단면 영상에서도 관심영역을 포함하는 전체부위에서 관심영역 밖의 부분을 감산을 통해 제거할 수 있다.

다른 editing 기법에 비해 깨끗한 3-D 영상을 얻을 수 있으며, 조작이 간편하고 처리시간이 짧은 것이 특징이다.

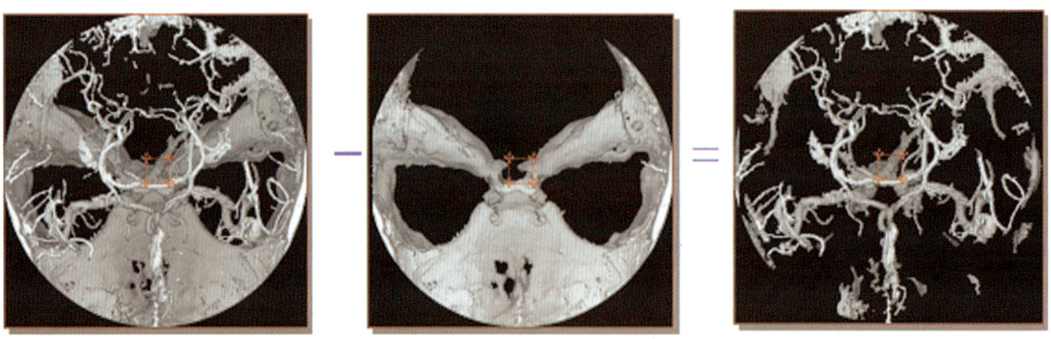

그림 3-74 Intracranial arteries 부위의 subtraction 기법의 예

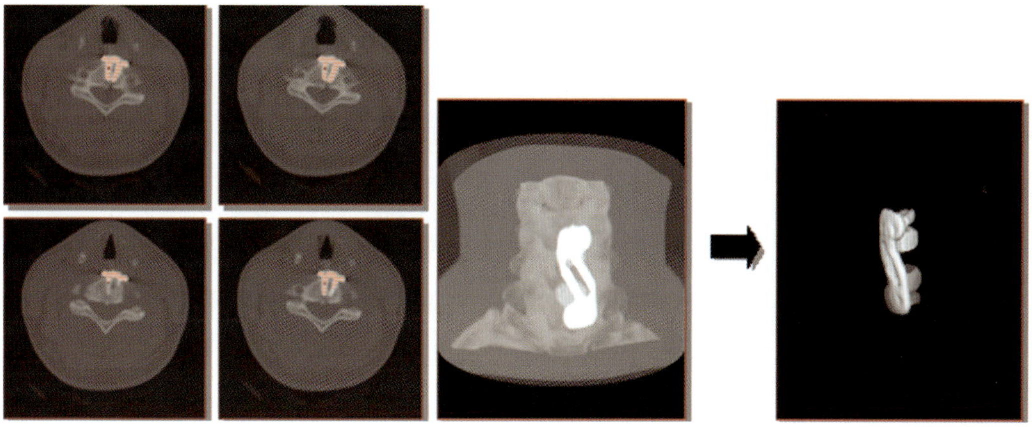

그림 3-75 SAVS의 개념도

⑥ SAVS(semi-automatic volume segmentation)

각 슬라이스 또는 여러 개의 슬라이스 단위로, cursor를 이용하여 axial 영상에서 필요로 하는 부위만을 선택적으로 drawing(= painting)하여 보고자 하는 부위만 3-D로 만드는 기법이다. 이 기법은 slice by slice 또는 slab editing technique을 발전시킨 것으로서 brush size에 따라 painting되는 슬라이스 수가 정해진다.

⑦ Select object와 remove object

필요로 하는 구조물만 선택하거나 지우는 기능이다.

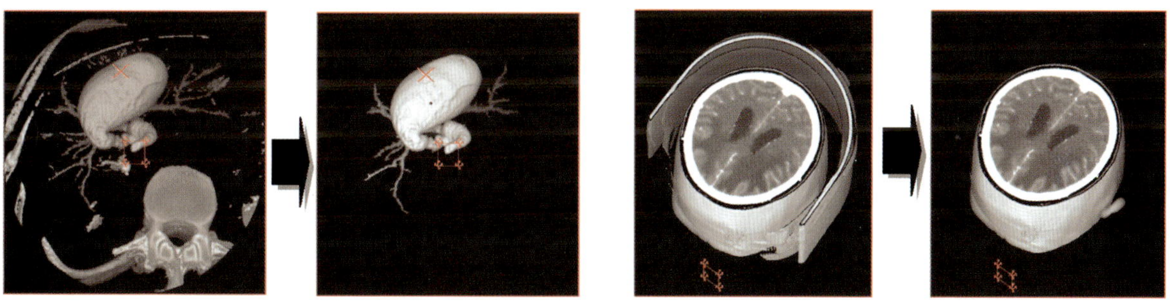

(a) Select object (b) Remove object

그림 3-76 Select object 및 remove object 기능

⑧ Erosion과 dilation

Erosion은 3-D 모델의 표면으로부터 하나 또는 여러 개의 복셀의 표면을 벗기는 기능이며,

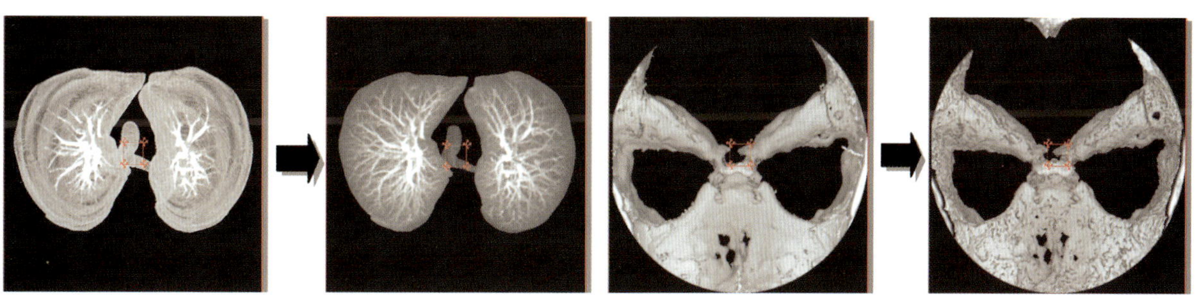

(a) Erosion (b) Dilation

그림 3-77 Erosion 및 dilation 기능

dilation은 3-D 모델의 표면에 하나 또는 여러 개의 복셀을 덧붙이는 기능이다. 그리고 close gaps 이란 기능도 있는데 이는 3-D 영상의 표면에 존재하는 갭을 채우는 기능이다.

⑨ Filter (또는 filter floater)

설정한 복셀의 크기보다 작은 볼륨 데이터를 제거하는 기능으로, 디스플레이되어 있는 영상 주위의 불필요한 작은 노이즈 또는 아티팩트를 제거할 수 있다.

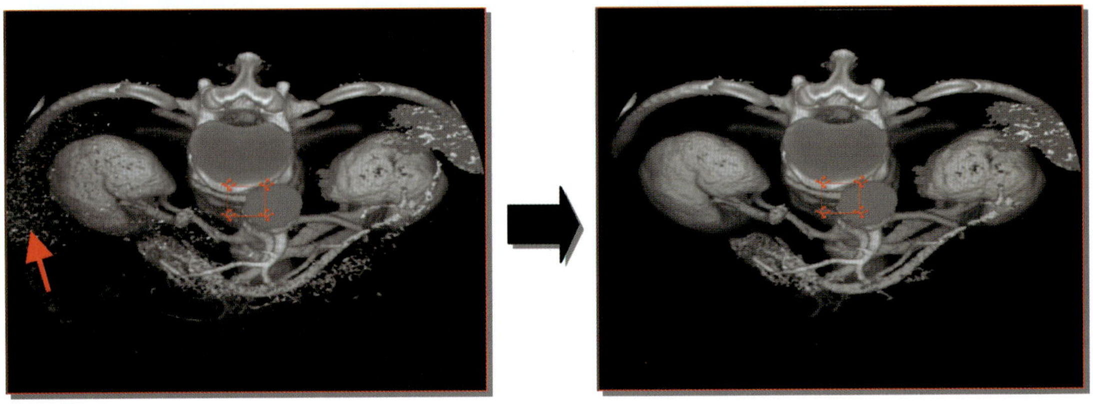

그림 3-78 Filter 기능

⑩ Merging과 transparecy 처리

3차원적으로 모델링된 영상을 관찰하기 좋게 하는 처리이다. 즉, merging이란 일반적으로 한 영상에 각각 3-D화된 피사체를 동시에 표현하는 기법이다. 반면에 투영(transparency) 처리는 그림 3-79의 (b)에 나타낸 바와 같이 관찰부위를 투명화시키는 영상처리이다.

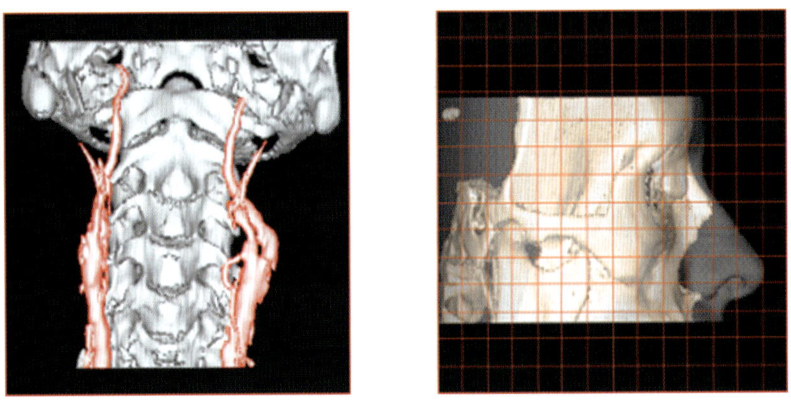

(a) 골과 혈관의 merging (b) 투영법

그림 3-79 Merging과 투영법

(5) 영상의 렌더링

재구성 과정을 거친 3차원의 데이터를 2차원의 모니터에 나타내는 과정을 렌더링(rendering)이라 하는데, 이때 일어나는 차원의 축소에 따른 데이터 손실은 보상하며 자연스러운 표현을 위해 음영법(shading), 투영법(transparency), hidden part removing(관찰하는 시선의 뒷쪽에 있는 부위를 보이지 않게 제거하는 기법), 그리고 dynamic rotation 등의 기법이 같이 사용된다.

3차원 영상을 2차원적으로 나타내는 렌더링에는 표면 렌더링, 체적 렌더링 그리고 projection shading으로 크게 분류된다.

Projection shading은 3-D 피사체를 마치 투명한 것으로 취급하며, 3-D 피사체 내의 복셀을 변화시키는 방법에 따라 최대강도 표시법(MIP), HD MIP, MinIP, Average, Ray-sum, Integral projection으로 구분된다. 이 중 3차원 CT영상에서는 MIP가 가장 많이 사용되고 있다.

① 표면 렌더링(surface rendering 또는 surface shading)

Medical data sets에 최초로 적용된 3차원 영상표시방법(3-D rendering technique)으로 일명 threshold rendering이라고도 한다. Data segmentation을 위한 simple thresholding을 통해 설정된 문턱값 범위에 속하는 강도(intensity, HU)의 복셀들을 선택하고 범위 밖의 복셀들은 제거시킨 후 기하학적 계산을 통해 구조물의 표면을 나타내는(display) 이진법에 기초한 technique이다.

표면 렌더링에서는 3-D 피사체를 완전히 불투명(opaque)하게 처리하며, 선택된 복셀들은 원래 자신의 HU값을 버리고 일정 수준 이상의 값으로 높여져 표시된다. 이 경우 모든 복셀은 약 +2,000 정도의 HU값을 유지하기 때문에 겉 표면만 관찰이 가능해진다. 이때 선택된 복셀의 고유 HU값이 모두 동일한 HU값으로 변하여 표시되므로 상대적으로 대조도가 매우 낮은 3차원 영상이 되고 이를 보완하기 위해 가상적인 광원으로부터 빛을 비추어 명암을 만들고 음영(shading)을 추가한다. 이를 통해 깊이를 갖는 입체감을 얻을 수 있다.

표면 렌더링은 구조물의 표면 평가를 위해 볼륨 데이터를 단순한 이진법의 형태로 변화시키므로 복셀이 1개의 단순한 형태로 구성되는 가장 단순한 렌더링 기법이다. 표현 가능한 데이터의 전체가 사용되지 않으므로 데이터 소모량이 상대적으로 적고(체적 렌더링의 약 10% 미만) 처리속도가 빠르다.

그러나 역치값의 변화에 매우 민감하여 높은 역치값의 설정은 작은 혈관의 관찰을 어렵게 하고 협착 정도를 과장되어 나타낸다. 반대로 역치값을 낮게 설정하면 배경조직에 의해 혈관구조의 묘사가 부족해진다. 그러므로 숙련도가 미숙한 사용자가 영상을 editing할 경우 정확한 해부학적 구조를 나타낼 수 있는 역치값의 선정에 어려움이 있다.

표면 렌더링에 음영을 추가한 SSD(shaded surface rendering)의 경우 표면의 정보만 갖고 있으므로 비교적 단순하고 영상 표시속도(loading speed)가 빠르다. 또한 상대적으로 경계가 우수한 영상을 얻을 수 있고 해부학적 구조의 묘사능이 우수하다. 하지만 가늘거나 협착정도가 심한 혈관은 부분체적효과에 의해 혈관의 CT감약치가 떨어지면 협착 정도가 과장되거나 존재하지 않은 협착이 만들어질 수 있으며 혈관내경과 혈관벽의 석회화 구분이 어렵다. 또한 노이즈나 혈류의 흐름에 영향을 받아 영상의 왜곡현상이 나타날 수 있으며 가상광원이 비추는 방향으로 각도를 이루는 혈관은 음영이 발생되어 혈관이 협착된 것처럼 나타날 수 있다.

그림 3-80에 나타낸 바와 같이 관심영역의 문턱값 범위를 어떻게 정하느냐에 따라 실제보다 왜곡된 영상으로 나타날 수 있으며 앞에서 언급하였듯이 고유의 CT값을 버리고 +2,000 정도의 동일한 HU값으로 올려서 불투명하게 나타내므로 산만해 보일 수 있다. 그리고 SSD 기법에서는 HU값의 차이가 큰 서로 다른 관심부위를 나타내고자 할 경우 다양한 영역의 표시범위를 줄 수가 없기 때문에 동일한 범위 안에 있는 피사체를 분할처리(segmentation)하여 저장한 후 다른 영상에 부착시켜 동시에 나타내는 방법을 이용한다. 이러한 기법을 merge라고 한다.

SSD 기법은 두개 및 안면부, 척추, 사지, 기관지 등의 3차원 CT영상화, 그리고 CT혈관조영술에 두루 사용되고 있다.

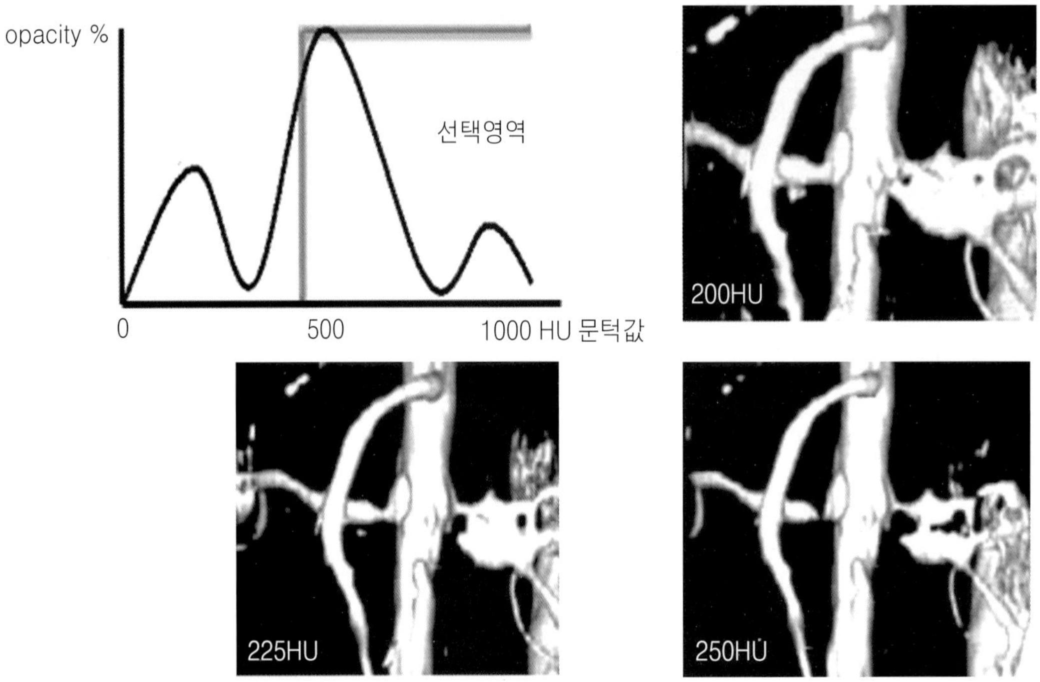

그림 3-80 SSD기법에서 설정된 문턱값에 따라 디스플레이되는 영상의 차이

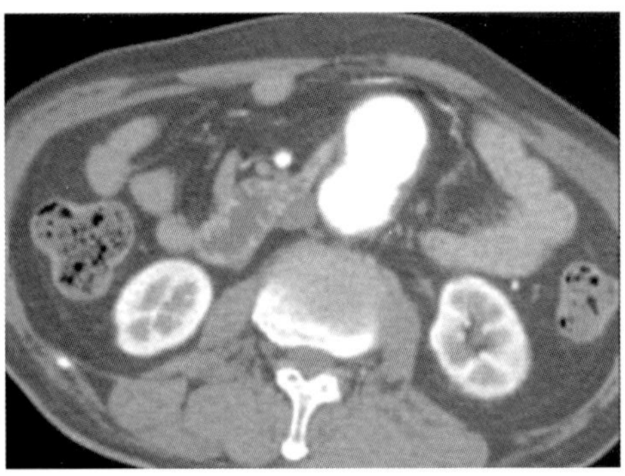

(a) Axial 영상

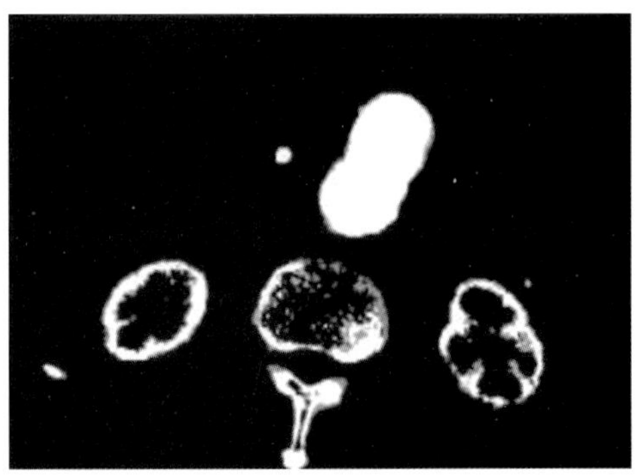

(b) 혈관과 골부위를 segmentation한 axial 영상

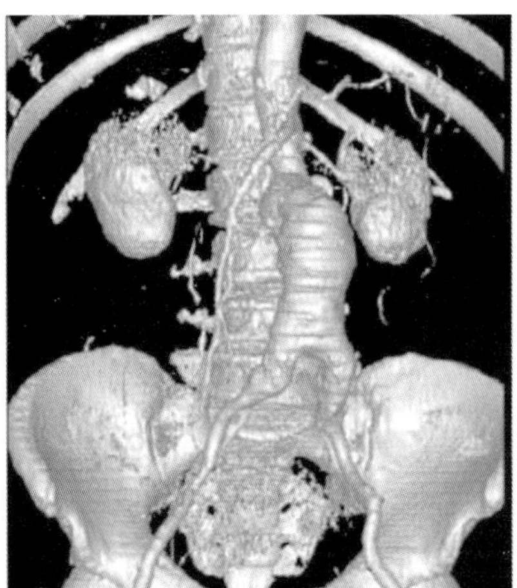

(c) Merge된 3-D 영상

그림 3-81 골구조와 혈관부위를 merge한 3-D 영상

② 체적 렌더링(volume rendering; VRT)

ⓐ 개념

Percentage rendering 방식이며 복셀이 1개의 조직값만 갖는 표면 렌더링에 비해, 복셀 자체도 여러 개의 농도값을 가지며 구조물의 표면이 아닌 전체적인 볼륨정보를 나타내는 우수한 3차원 렌더링 기법이다.

관심 영역별로 각각 다른 CT number의 문턱값 범위를 여러 개 동시에 지정할 수 있으며, 영역별로 각기 다양한 휘도 레벨과 불투과도(opacity의 정도, transparent 또는 opaque 처리), 다른 컬러를 적용하여 여러 개의 해부학적 구조를 동시에 입체적이고 사실적으로 표시할 수 있다.

즉, 데이터 세트에서 VRT tissue classifier와 다른 구조의 컬러 코딩과 결합된 투과도를 변화시킴으로써 영상의 표면부와 심부의 구조를 동시적으로 디스플레이 할 수 있으며, 구조물을 완전히 투명하게(transparent) 표시하거나, 반대로 매우 opaque하게(obscured) 표시할 수도 있다. 완전히 opaque한 볼륨 렌더링 영상은 표면 렌더링 영상과 거의 동일한 효과를 나타낸다.

각각의 영역을 지정할 때에도 SSD 기법처럼 선택범위가 절대적이지않고 그래프상에서 기울기를 주어 상하영역의 일정 범위에 불투과도를 다르게 선택하여 지정 할 수 있다. 타 렌더링 기법에서는 부분체적효과에 의해 경계영역 복셀의 CT number값이 이웃한 복셀의 CT number값으로 인해 점점 커지거나 작아지는 현상이 나타나는데, 체적 렌더링 기법은 상하영역에 각기 다른 불투과도를 갖는 CT number값을 지정해 줄 수 있어 3차원 재구성 영상을 보다 자연스럽게 나타낼 수 있다. 이러한 특징으로 인해 체적 렌더링을 4-D 기법이라고도 부르기도 한다.

체적 렌더링 기법은 앞에서 설명한 표면 렌더링이나 다음에 설명할 MIP에 비해 CT 3차원 영상화에는 다소 늦게 적용되었으나 가장 사용빈도가 높고 우수한 렌더링 기법이다. 구조물 내부의 복셀에 특성이 각각 부여되므로, 특별히 어떤 부분을 선택하여 강조하거나 소멸시키는 특수기법을 적용시킬 수 있고, 중복된 부분의 가시능이 우수한 장점이 있다.

임상에서 3차원 영상표현의 대부분의 경우 VRT 기법으로 나타낸 다음 필요에 따라 다른 기법으로 나타낸다고 해도 과장이 아닐 만큼 VRT 기법이 많이 쓰이고 있다. 그러나 표면 렌더링이나 MIP 기법에 비해 훨씬 많은 양의 데이터가 소모되며 경계면의 명확한 묘사가 불충분하여 미세한 측정에는 체적 렌더링 기법의 사용이 권고되지 않는다.

ⓑ 기본 원리

그림 3-82의 (a)는 체적 렌더링의 원리를 나타낸 것이다. 그림의 윗부분은 밑에 묘사된 data ray에 있는 복셀값의 히스토그램을 나타낸다. 여기서 0%의 opacity는 5 또는 그 이하의 값, 100%의 opacity는 9 또는 그 이상의 값으로 할당된다. 그리고 중간에 있는 6, 7, 8의 opacity는 각각 25%, 50%, 75%에 해당된다. 그림의 아랫부분은 볼륨을 통과하는 ray에 따라 가중 합산값(weighted summation)을 결정하는데 사용되는 공식과 누진 계산된 결과들을 보여준다. 결과적으로 디스플레이된 6이라는 값은 opacity와 하부의 복셀값에 의해 영향을 받는다.

이를 서술적으로 설명하면, (b)와 같이 관찰자로부터 일직선으로 피사체에 프로젝션한 투영에서 그 직선상에 놓여 있는 강도 신호를 컴퓨터가 구조물의 색깔과 투명도에 따라 다른 블록으로 가정하여, 블록의 위치와 각도에 따른 투과도 및 다른 조직으로 부터의 반사도(reflection)를 구하여 직선상에 있는 모든 복셀값들의 픽셀분포를 가중치를 두어 합하여 표시한다.

간 종양환자의 CT 혈관조영술에서 VRT의 적용을 예를 들어 설명해보자.

먼저 컴퓨터가 픽셀-강도 히스토그램에서 얻은 각 픽셀강도를 근거로 하여 각 복셀을 간, 혈관, 그리고 종양의 백분율로 분류한 후 관심부위를 잘 보기 위해 각 물질에 정해진 색깔과 투과도와 굴절도

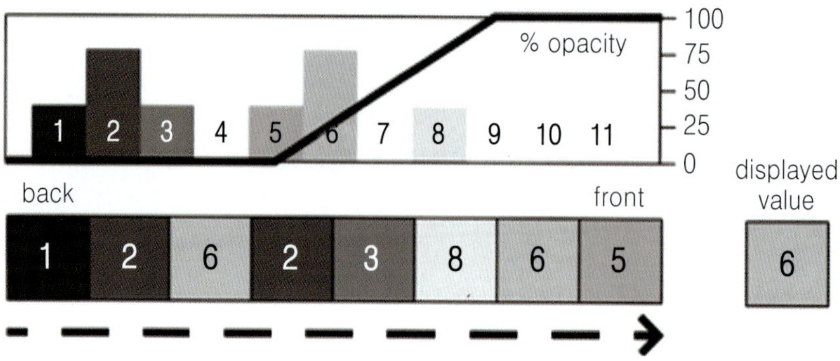

0	0	25	0	0	75	25	0	% opacity
0	0	1.5	0	0	6	1.5	0	A
0	0	0	1.5	1.5	.38	4.78	6.28	B
0	0	1.5	1.5	1.5	6.38	6.28	6.28	C

$$sum_n = opacity \times value + (1 - opacity) \times sum_{n-1}$$

$$C = A + B$$

(a)

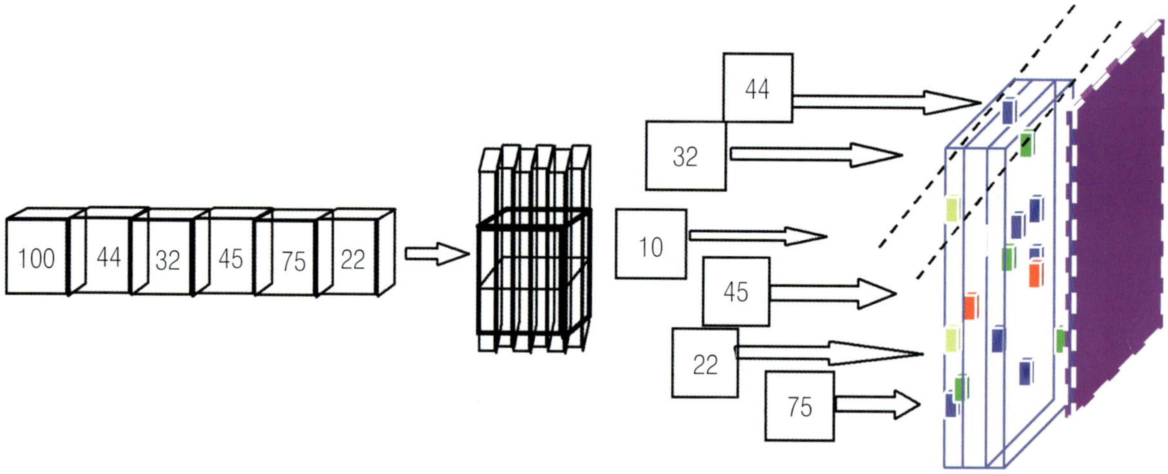

(b)

그림 3-82 체적 렌더링의 원리

를 결정한다. 다음 단계로는 복셀의 구성성분 차이에 따른 표면평가를 위한 분할 데이터를 이용하여 볼륨 데이터를 얻는다. 마지막 단계로 관찰자에게 입체적인 감각을 주기 위해 표면부 및 심부에 명암을 부여하거나 회전을 사용하여 렌더링이 시행된다.

그림 3-83에 나타낸 바와 같이 체적 렌더링 기법에서는 HU값이 각각 다른 간실질 조직(+70HU), 담관(0HU), 비장(+300HU), 하대정맥, 척추 등이 여러 색깔과 투과도를 지닌 채 묘사되고 있다. SSD 기법에서는 문턱값을 주어 포함된 모든 조직이 동일한 HU값으로 그려지는 반면, 체적 렌더링에서는 기울기(window width와 level)를 부여하여 간실질 조직 내에 있는 여러 장기를 사실적이고 부분 해상능이 우수한 3-D 영상으로 그려낸다.

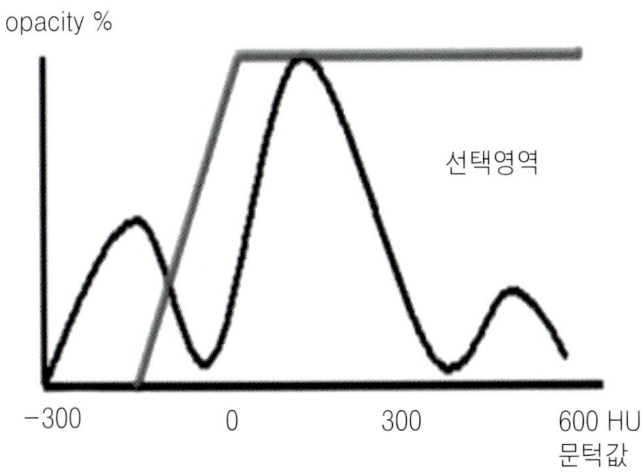

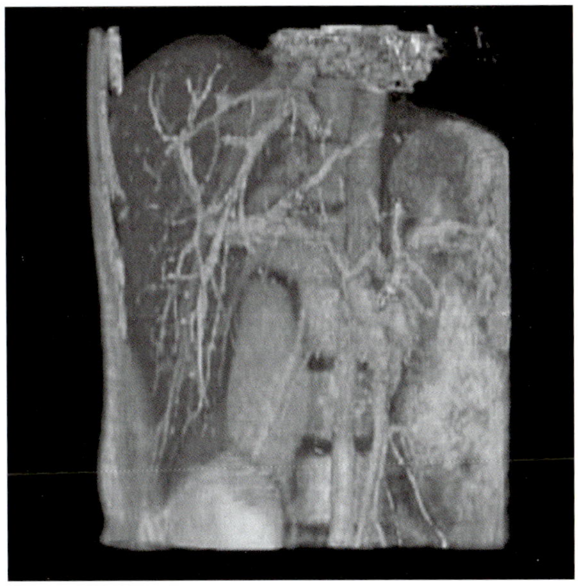

그림 3-83 복부 혈관의 체적 렌더링 기법

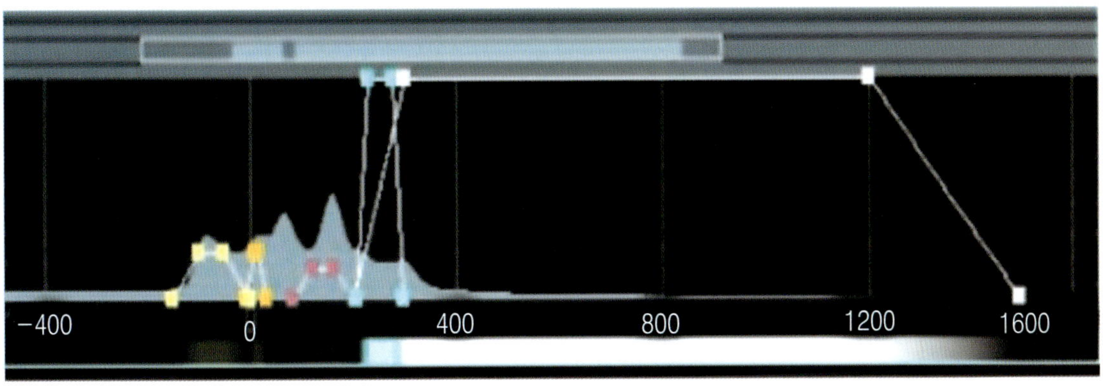

그림 3-84 체적 렌더링의 히스토그램 예

그림 3-84는 VRT의 히스토그램으로 관심부위 픽셀의 HU값의 분포를 나타낸 것이다. 꺽은선 그래프는 3-D 디스플레이 하고자 하는 장기의 불투과도(opacity)와 색을, 꺽은 선의 기울기는 window level과 width를 나타낸다. VRT 기법에서는 관심 분야의 HU값마다 서로 다른 불투과도와 색, 기울기를 부여할 수 있기 때문에 마치 표본 해부를 보는 것처럼 디스플레이된다. 각 장기의 조영제 흡수 정도에 따라 서로 다른 HU값의 분포를 갖는다. -150과 0사이의 HU값을 갖는 조직(예를 들면 물, 지방)에는 노란색과 25%의 불투과도를 주고, 80~200 사이에 속하는 HU값을 갖는 조직에는 자주색과 20%의 불투과도를 주어 간실질 조직 안에 있는 담낭과 간정맥, 뒤에 위치하는 척추까지 묘사되고 있다.

ⓒ 렌더링 파라메터

체적 렌더링에 있어서 디스플레이되는 영상의 특성에 영향을 미치는 렌더링 파라메터로는 threshold value setting, window width and level setting, curve type, 불투과도(opacity), 휘도(brightness), 컬러가 있다.

- Threshold value setting

이에는 low threshold value를 설정하는 방법과 low threshold 와 high threshold의 범위를 설정하는 방법으로 구분된다.

- Window width and level 기능

체적 렌더링에서의 window width and level 기능은 CT콘솔이나 워커스테이션의 영상 디스플레이에서 사용되는 windowing parameter setting과 유사하지만 볼륨 렌더링에서의 window width and level 기능을 구체적으로 말하면, 각 복셀의 측정된 감약값을 이에 상응하는 gray-scale 값으로 mapping함으로써 3-D 영상을 만드는데 사용된다. 즉, 복셀의 감약값을 기초로 하여 데이터를 분할처리를 하는 점에서는 thresholding 기법과 동일하지만 복셀 내에 존재하는 다수 물체의 volume averaging을 한다는 점에서 차이가 있다.

그림 3-85는 CT 데이터 세트의 복셀 히스토그램의 관점에서 window width and level 의 조절의 효과를 보여준다. Width(경사)의 변화는 대조도를 변화시키며 level의 변화(X-축에서의 이동)는 데이터 포함부분과 영상에서의 복셀의 감약을 변화시킨다.

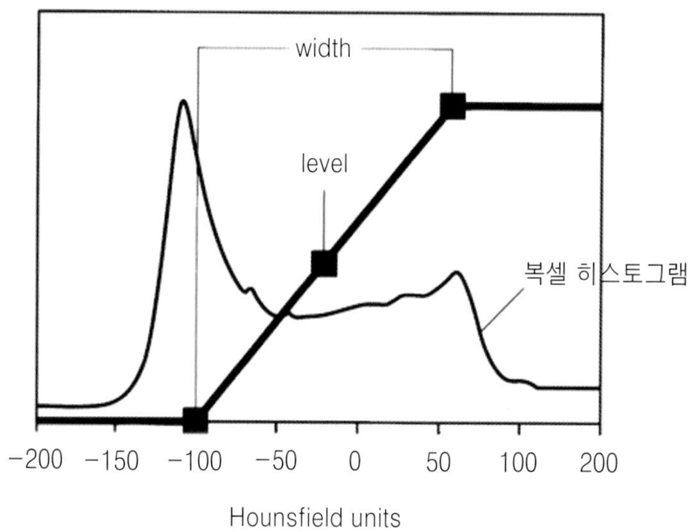

그림 3-85 체적 렌더링에서의 window width and level 기능

- Opacity

Opacity는 사용자에게 근접한 구조물을 어둡게 만들어 점점 멀리 있는 구조물로 보일 수 있게 하는 정도를 의미한다. Opacity는 주어진 curve에서 최대 opacity를 %로 나타내며, 0%에서 100%의 범위에서 변화된다.

Opacity를 높게 하면 입체적인 관계를 더욱 명확하게 나타내는 표면 렌더링 영상과 유사한 형태의 영상을 제공한다. 반면에 opacity를 낮게 설정하면 구조물을 투과하여 보는 듯한 영상을 제공하므로 혈관 내강의 혈전 관찰이나 골의 비정상(예를 들면, cortical surface 아래에 위치한 종양) 평가에 유용하다.

그리고 opacity의 변화는 피사체가 보이는 크기를 변화시킨다. Opacity를 높게 하면 피사체를 크게 보이게 하며, 낮게 설정하면 피사체를 작아 보이게 한다. 이는 CT angiography에서 혈관의 협착 정도의 측정에 중요한 영향을 미친다.

– Curve type

Curve type은 데이터를 어떻게 디스플레이 할 것인가를 결정하며 threshold 값과 opacity를 혼합하여 표시된다. 임상적으로 positive bell type curve, upramp type curve, multiple curve가 사용된다.

– 휘도

Percentage의 선택으로 모든 픽셀값의 스케일 조절을 통해 휘도는 영상의 형태에 영향을 미친다. Opacity와 마찬가지로 휘도도 0%에서 100%의 범위에서 변화된다. 대부분의 임상적용시 100%의 휘도가 사용되며, 제한적인 사용으로 인해 휘도 기능은 상용화된 3-D 패키지 제품에 포함시키지 않는 경우가 많다.

– Percentage classification

Percentage classifier 기능은 볼륨 데이터 세트 내에서 감약값의 범위를 선택적으로 적용하는 중요한 기능을 하며, 컬러에 기초하여 조직으로부터 질환을 구별해내거나 뼈와 같은 obscuring 구조물의 opacity를 감소시키는데 유용하다. 또한 percentage classifier 기능은 불투과도와 휘도 기능을 컬러 기능과 결합시키는 작용을 하며 볼륨 데이터 세트와의 상호작용을 명확하게 한다.

ⓓ 영상의 디스플레이

– Threshold value와 opacity 값의 변화에 따른 영상의 차이

일직선으로 projection된 피사체의 농도 레벨이 다르기 때문에 반향된 일정 양의 빛을 복셀에 전달하고, 남은 빛은 다음 복셀층에 도착된다. 결과적으로 빛이 통과한 조직의 각 복셀층으로 부터의 반향값을 합한 것이 영상이 되는데, 반향값은 복셀에 도착된 빛의 양에 복셀의 opacity를 곱하여 얻어진다.

그림 3-86은 체적 렌더링에서 opacity 값을 100%로 일정하게 설정하고 low threshold 값을 변화시킨 경우이다. 그림 3-87의 (a)부터 (c)까지는 threshold 값 범위를 -200~800HU으로 설정하고, (d)부터 (f)까지는 threshold 값 범위를 50~800HU으로 설정하고 opacity 값의 변화에 따른 영상의 차이를 나타내었다.

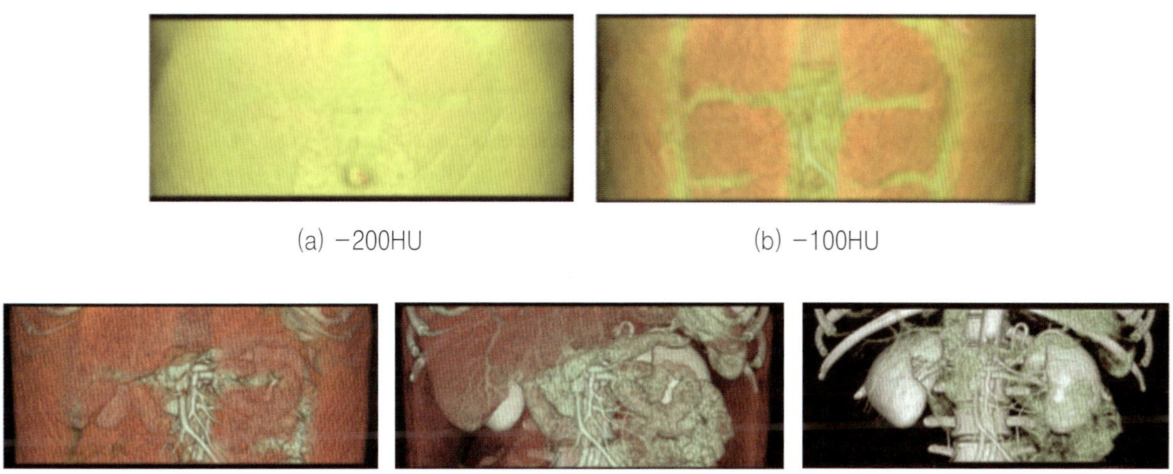

(a) -200HU (b) -100HU

(c) 0HU (d) 50HU (e) 100HU

그림 3-86 Low threshold 값의 변화에 따른 체적 렌더링 영상의 차이(opacity 값은 일정한 상태)

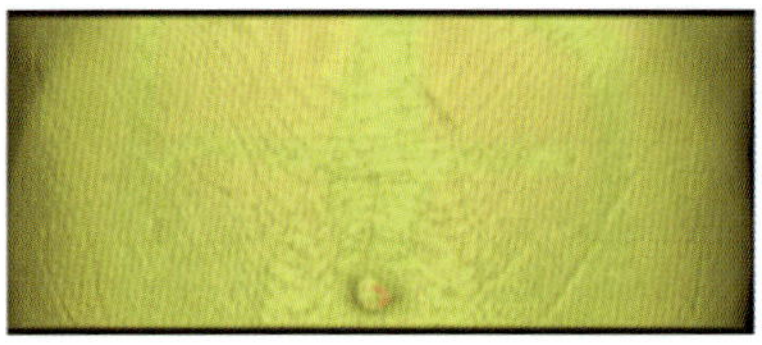
(a) 100% opacity

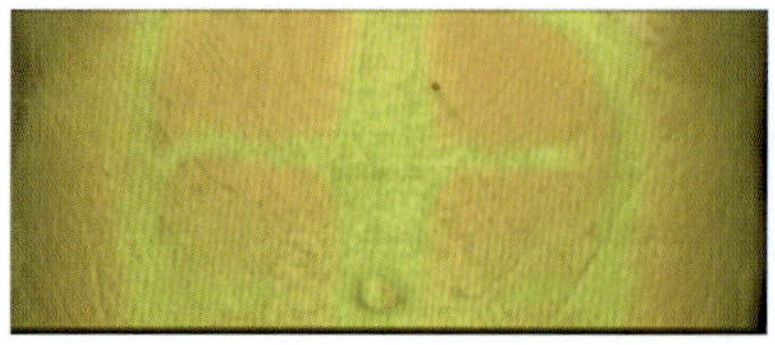
(b) 50% opacity

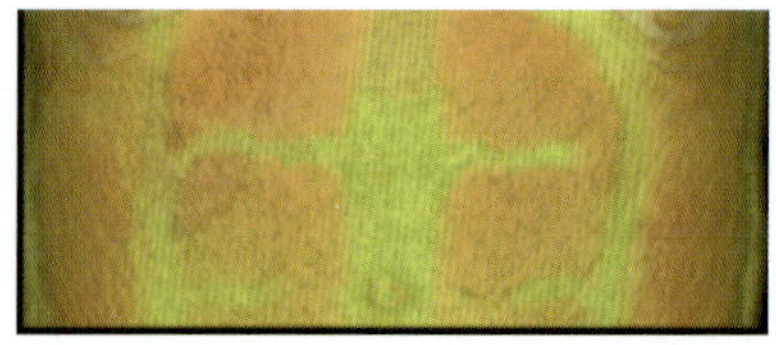
(c) 25% opacity

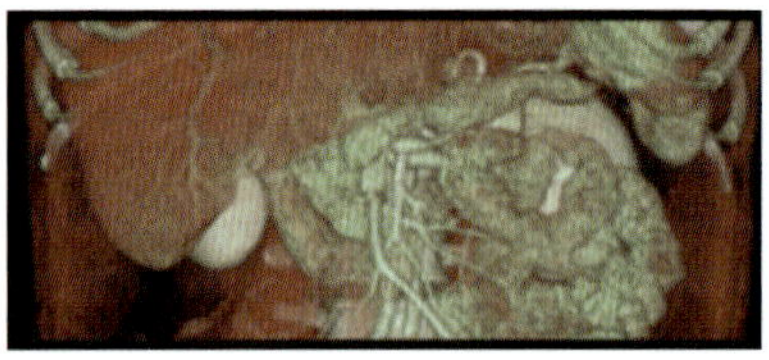
(d) 100% opacity

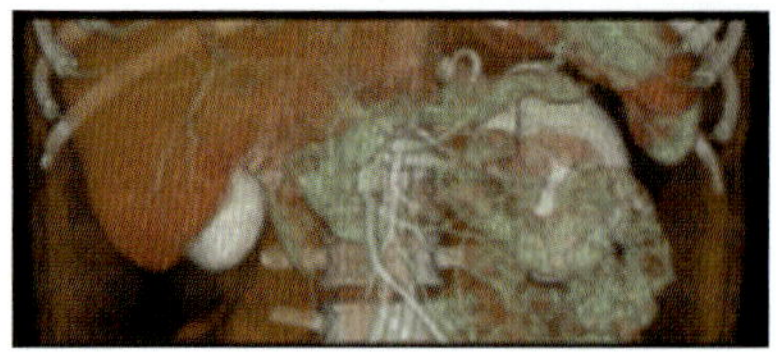
(e) 50% opacity

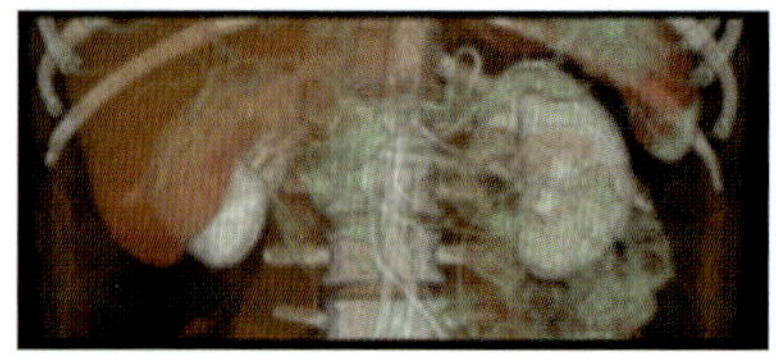
(f) 25% opacity

그림 3-87 Opacity 값의 변화에 따른 영상의 차이

그림 3-88의 (a)는 −795~+1,004의 threshold 값 범위를 적용하고 37% opacity, positive bell type curve을 적용하여 opaque하게 기도를 나타내었으며, (b)는 −1,024~+398의 threshold 값 범위를 적용하고 5% opacity, positive bell type curve을 적용하여 transparent하게 기도를 나타내었다. (c)는 −749~+354의 threshold 값 범위를 적용하고 30% opacity, positive bell type curve을 적용하여 흉부의 여러 조직들을 grayscale(black and white mode)로 나타내었으며, (d)는 −707~+356의 threshold 값 범위를 적용하고 40% opacity, upramp type curve을 적용하여 컬러로 나타내었다.

그림 3-89의 (a)는 204~552의 threshold 값 범위를 적용하고 28% opacity, positive bell type curve을 적용하였다. Lumen은 transparent하고 석회화 성분은 opaque하게 나타나며, 혈관의 고유 HU값에 연관하여 multiple curve 형태로 컬러 코딩하였다. Lumen은 positive bell curve(356)로 20% opaque하게, 석회화 부위는 upramp curve(680)로 100% opaque하게 나타내었다. (b)는 79~320의 threshold 값 범위를 적용하고 100% opacity, upramp type curve을 적용한 예이다. Lumen과 석회화 성분이 opaque하게 표시되고 혈관의 고유 HU값에 연관하여 컬러 코딩하였다. 그리고 (c)는 71~566HU의 threshold 값 범위를 적용하고 74% opacity, upramp type curve을 적용한 예이다. 혈관과 뼈가 opaque하게 표시되고 하지의 고유 CT number 값에 연관하여 컬러 코딩하였다.

− Shaded와 unshaded display

체적 렌더링 기법은 shaded display와 unshaded display의 2종류의 표현이 가능하여 관심영역의 해부학적 또는 병변 관찰에 적절한 기법을 선택할 수 있다.

Shaded display는 상하 기울기에서 HU별로 opacity만 달리 나타낸다. Opacity가 100%인 경우 복셀 표면은 SSD와 유사하게 나타난다. 반면에 unshaded display는 curve의 상하 기울기 범위 안에서의 opacity는 물론 window width와 level 기능까지 포함하여 나타낸다. Unshaded display는 혈관이나 뼈의 관찰이 아니라 장기의 실질 내 종양의 관찰이나 관상동맥 관찰에 보다 효과적이다. 그림 3-90은 stomach 3-D에서 shaded display와 unshaded display를 비교한 것이다.

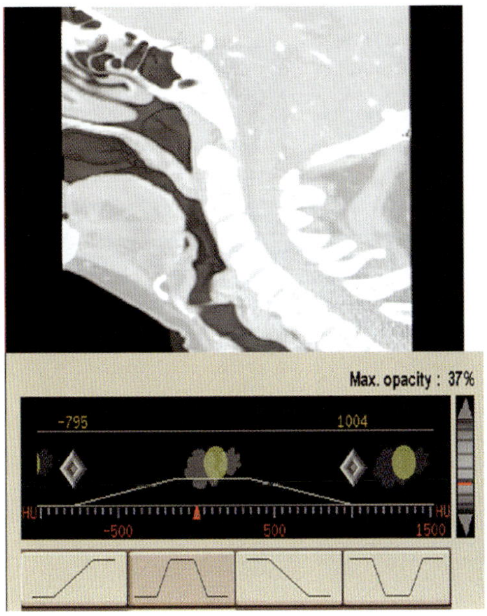

(a)

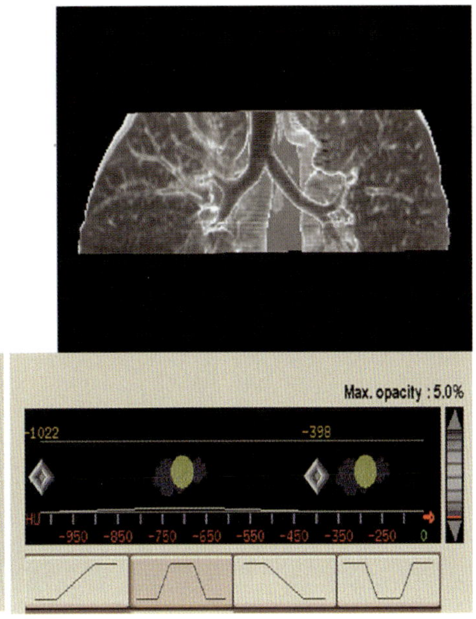

(b)

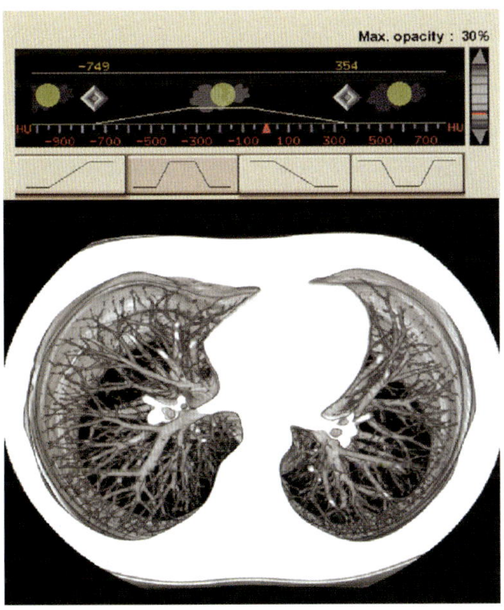

(c)

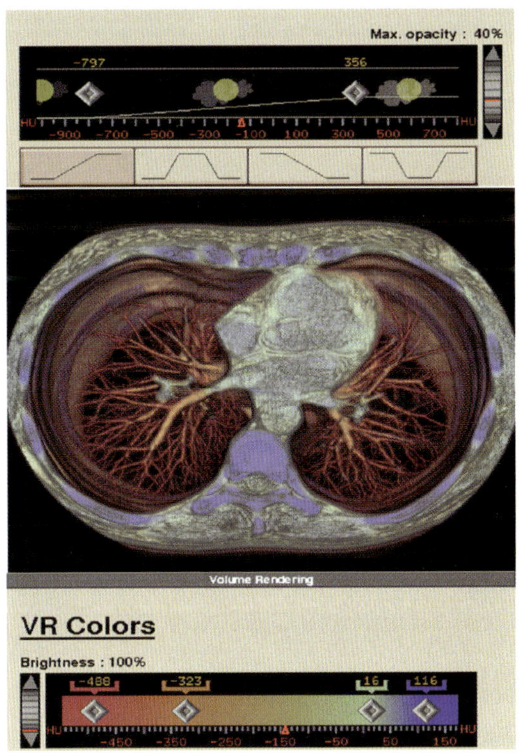

(d)

그림 3-88 경부와 흉부의 gray scale 및 컬러 체적 렌더링 영상

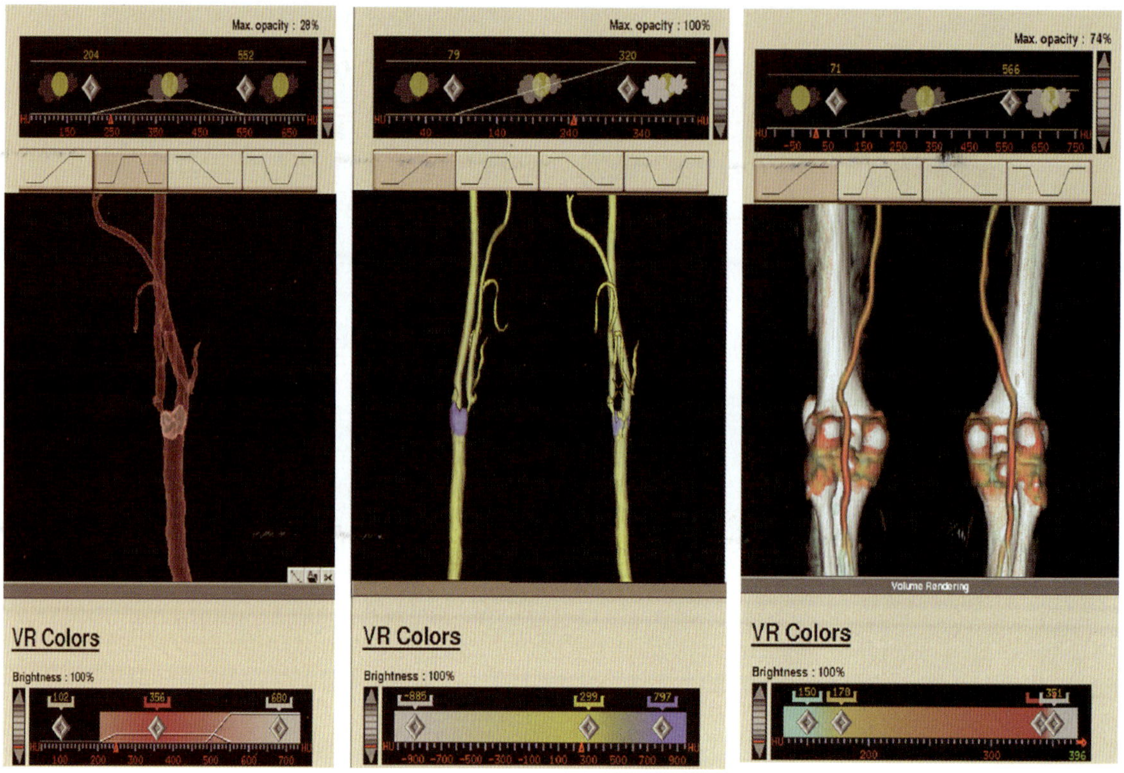

(a) (b) (c)

그림 3-89 Carotid artery와 popliteal artery의 컬러 체적 렌더링 영상

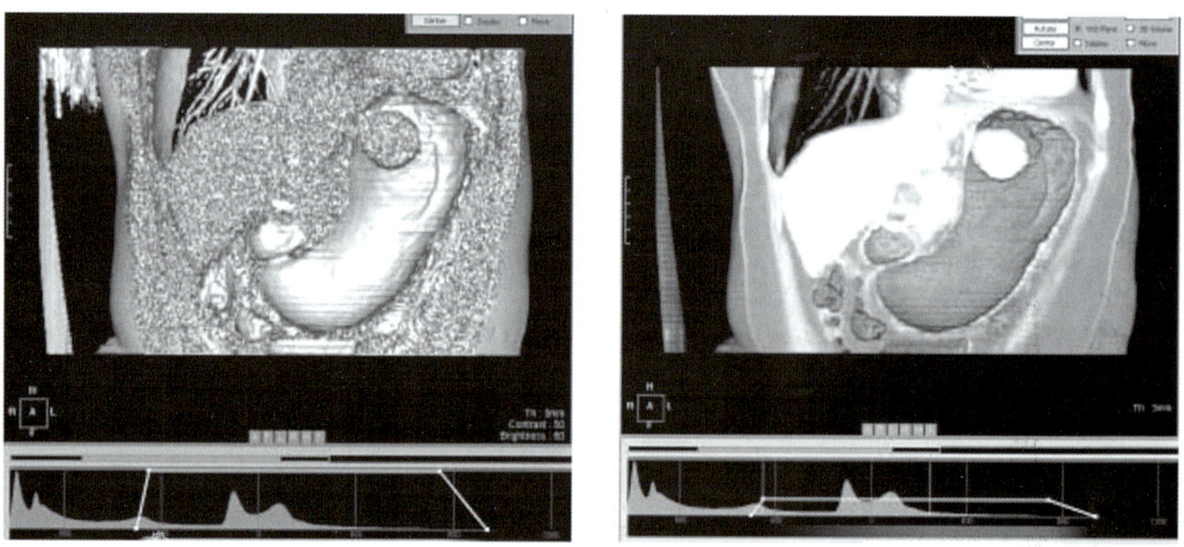

(a) Shaded (b) Unshaded

그림 3-90 체적 렌더링 기법의 shaded 표현과 unshaded 표현

③ MIP(maximum intensity projection)

MIP는 대표적인 projection shading 기법의 하나이며 CT나 MR 혈관조영술에서 광범위하게 사용되어지는 렌더링 기법의 한 형태이다.

기본적인 원리는 그림 3-91에 나타낸 바와 같이 Z-축 방향으로 쌓아 놓여진 2차원 영상에 관찰자로부터 일직선으로 구조물을 투과시켜(projection) 그 직선상에 놓여 있는 저강도 신호를 갖는 복셀들은 버리고 최대강도의 신호를 갖는 복셀들(maximum voxel value)을 선택하여 렌더링한다.

MIP는 체적 렌더링에 비해 대조도가 우수한 영상을 얻을 수 있으며, 일직선상의 단일 픽셀만을 사용하여 복셀값의 계산을 줄여주므로, 이로 인해 체적 렌더링에 비해 처리속도가 빠르다. 그리고 MIP는 고식적인 혈관조영상과 유사한 영상을 나타내며 SSD 기법과는 달리 영상의 gray scale이 CT감약값으로 표현되므로 혈관의 협착이나, 조영제가 차있는 혈관에서 금속 클립이나 혈관벽의 석회화(mural calcification)의 구별이 용이하며, 혈관 스텐트를 삽입한 환자의 스텐트 위치나 구조의 식별이 용이하고, SSD 영상에 비해 작은 혈관의 묘사능이 우수하다. 하지만 겹쳐져 있는 혈관구조의 농도가 일률적으로동일하게 표시되어 가시능의 저하현상이 나타나 혈관내의 정보획득이 결여될 수 있다. 그리고 관심부위보다 높은 HU값을 갖는 구조가 있는 경우 원하지 않는 구조가 선택되어 표시되기 때문에 불필요한 부위의 제거를 위해 editing 소요시간이 길어진다. 또한 투과시의 데이터 손실로 인한 노이즈의 증가와 미리 샘플링된 영상 데이터의 재샘플링 과정에서 계단(stair-step) 모양의 추가적인 아티팩트(aliasing artifact)가 수반될 수 있다.

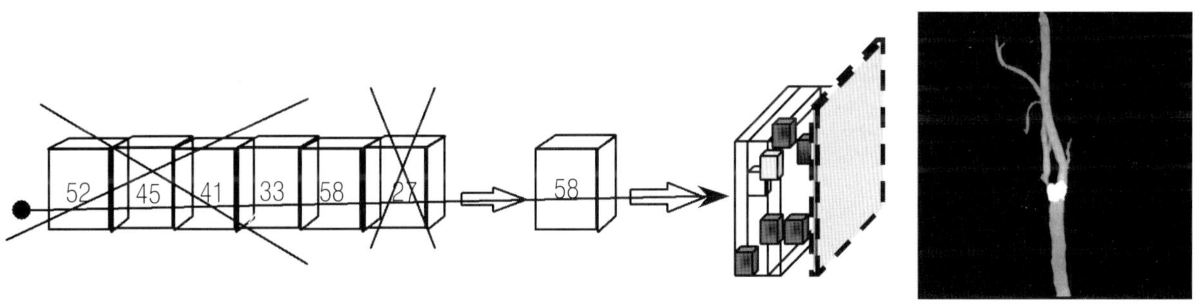

그림 3-91 MIP의 원리

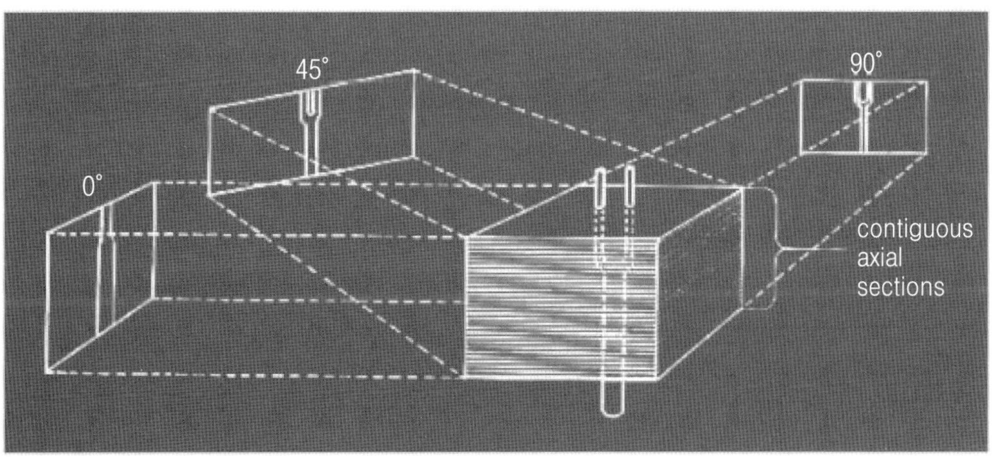

그림 3-92 MIP 기법에서 관찰 방향에 따른 투영의 차이

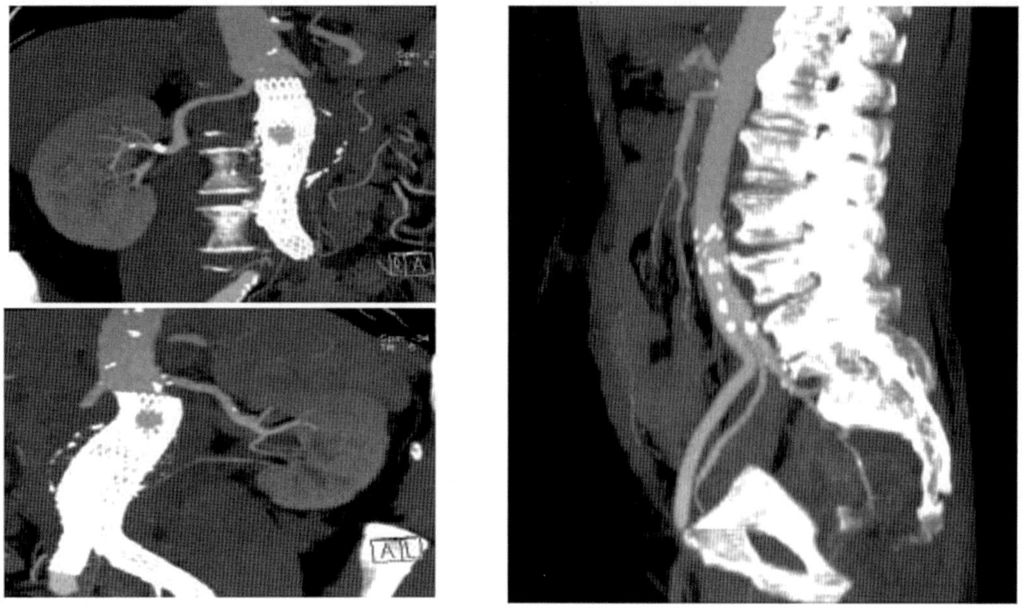

(a) 스텐트 관찰　　(b) 석회화 관찰

그림 3-93 복부 대동맥의 MIP 영상

HD MIP(high definition MIP)는 영상의 선명도가 더욱 우수한 점을 제외하고는 앞에서 설명한 MIP와 동일한 특성을 갖는다. 반대로 MinIP는 그림 3-94에 나타낸 바와 같이 projection상에서 최저 강도신호를 갖는 복셀을 선택하여 표시해 낸다. 그리고 그림 3-95에 나타낸 바와 같이 average projection은 프로젝션된 복셀값의 합을 복셀의 수로 나누어 평균값을 표시해 내는 기법이다.

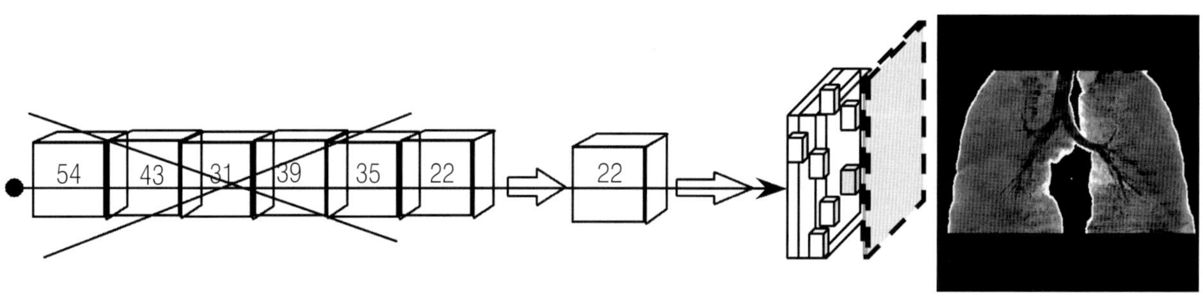

그림 3-94 MinIP 의 원리

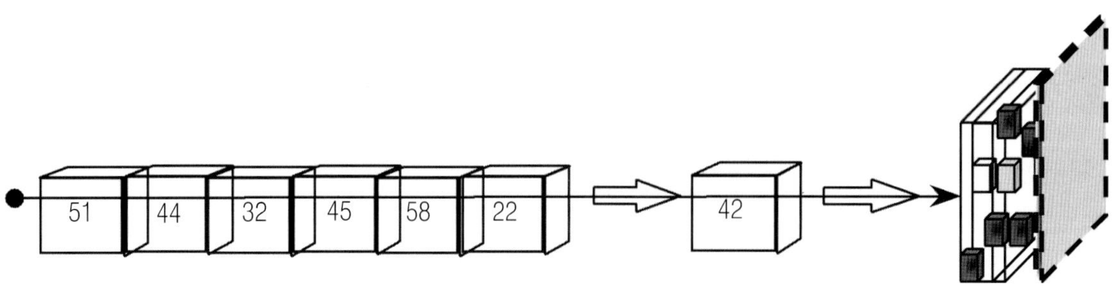

그림 3-95 Average projection의 원리

그림 3-96은 MIP의 대조도를 average projection과 비교한 것으로서 짙게 보이는 픽셀은 강도가 60HU인 축에 수직인 혈관을 묘사한 것이며, 옅게 보이는 픽셀은 강도가 30HU인 배경부를 2차원적으로 표시한 것으로서, 혈관을 통과한 투영의 평균값은 최대 픽셀값보다 작게 나타난다. 그러므로 MIP가 average projection에 비해 대조도가 우수함을 알 수 있다.

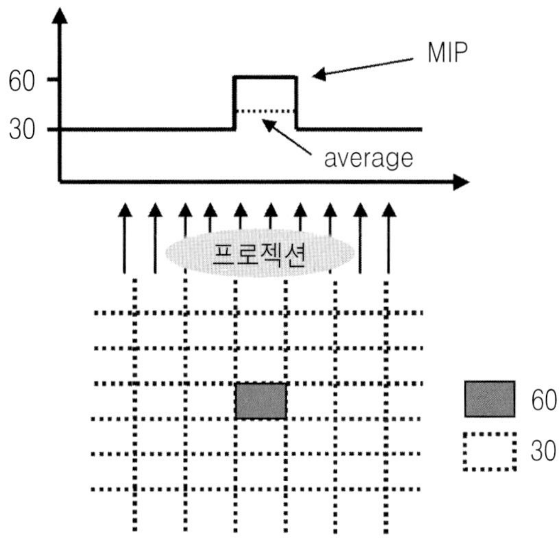

그림 3-96 MIP와 average projection의 대조도 비교

④ Ray-sum projection

Summed projection 이라고 불리는 ray-sum projection 기법은 그림 3-97에 나타낸 바와 같이 구조물에 투과된 rays에 따라 픽셀값의 합을 나타내는 모드이다. 이 기법은 중복된 혈관을 상대적으로 투명하게 나타내며, 고식적 혈관조영술에 가장 근접된 영상을 제공한다.

혈관 내에 혈병(clot)이 존재하거나 혈관이 여러 개로 얽혀 있는 구조, 또는 정맥류(varix)가 뭉치를 이루고 있는 구조물의 묘사에서 특히 유용한 렌더링 기법이다.

⑤ Integral projection

그림 3-98에 나타낸 바와 같이 구조물 표면 바로 밑 복셀값의 합으로 나타내며, CT보다는 MR영상의 3차원 영상화에서 주로 이용되고 있다. 표면 렌더링과의 차이는 피사체의 표면 바로 밑의 피사체를 나타내며 반사광에 기초한 음영을 사용하지 않는 점이다. 그리고 그림 3-99는 여러 렌더링 기법으로 표시한 경동맥과 기관지 부위의 3차원 영상이다.

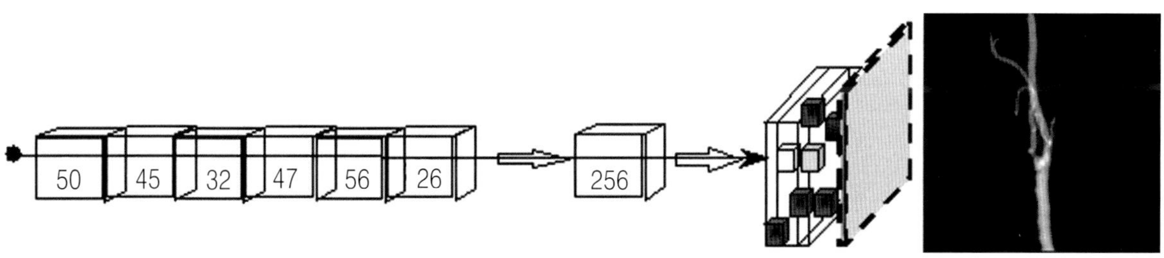

그림 3-97 Ray-sum projection의 원리

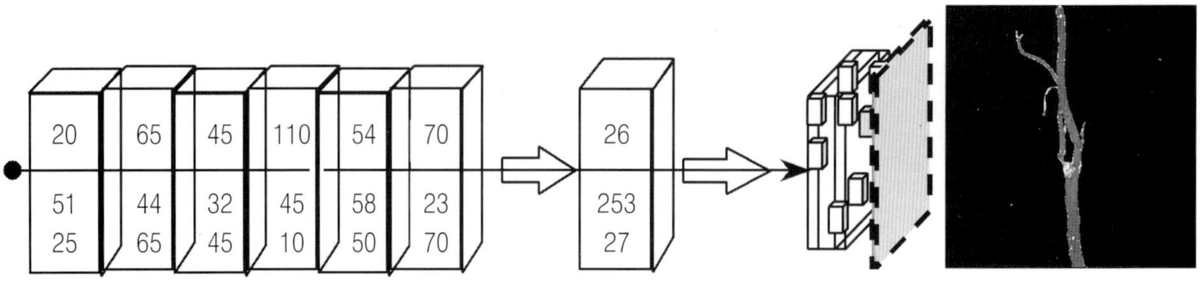

그림 3-98 Integral projection의 원리

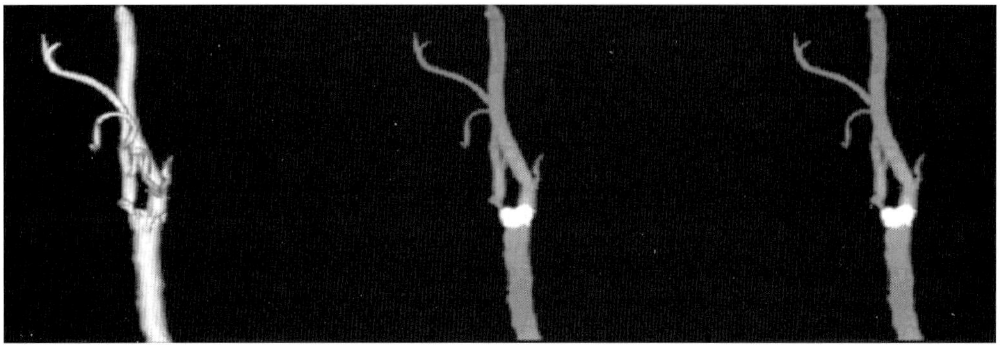

(a) SSD (b) HD MIP (c) MIP

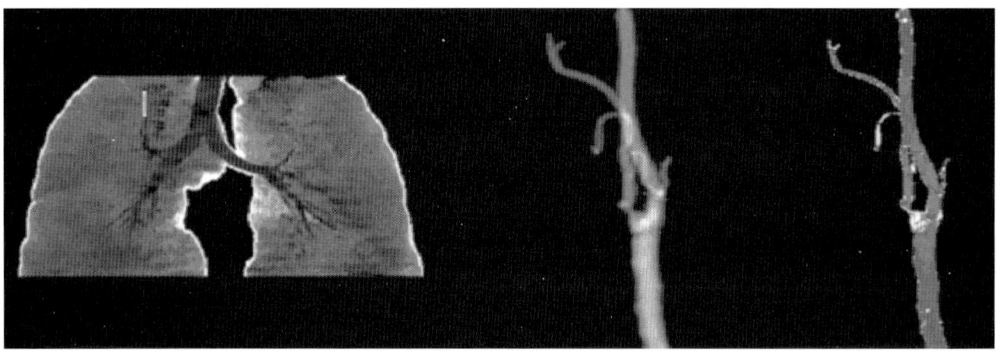

(d) MinIP (e) Ray-sum (f) Integral

그림 3-99 여러 렌더링 기법으로 표시한 경동맥과 기관지 부위의 3차원 영상

4) 3차원 영상재구성 소프트웨어

3차원 영상의 재구성과 영상처리 및 분석을 위한 소프트웨어는 주로 생체의학 영상을 위해 발전해 왔으며 인체구조의 입체적 관찰과 수술계획 및 시뮬레이션, 그리고 영상유도치료 등에 이용되고 있다.

국내 대형병원의 경우 일반적인 3차원 CT영상화를 위한 소프트웨어는 main CT장치의 도입과 함께 구매되어 사용되고 있지만 각종 영상처리 및 분석을 위한 전용 소프트웨어는 거의 없는 실정이다. 그나마 다행스러운 점은 국내의 여러 회사에서 우리 실정에 알맞은 특성을 가지며 수입품에 비해 상대적으로 저렴한 3차원 영상화 소프트웨어를 개발하여 여러 병원에서 사용 규모를 넓혀가고 있다.

현재 다차원적 영상화와 영상처리 및 분석을 목적으로 하는 소프트웨어 시스템으로는 각 CT장치 회사에서 제공되는 전용 소프트웨어 외에 CT영상 후처리로 많이 사용되는 국내 제품으로는 Infinitt사의 Rapidia, Cyber Med사의 Voxel Plus 등이 있다. 그리고 Terarecon사의 Aquarius, Vital사의 Vitrea 등도 최근에 많이 사용되고 있으며, 비교적 오래 전에 개발된 메이어(Mayo)생체의학 연구소에서 개발된 Analyze와 펜실바니아대학 연구소에서 개발된 3-D Viewnix 시스템, 분석위주의 소프트웨어인 Mediman, 그리고 Vida 시스템 등이 있다.

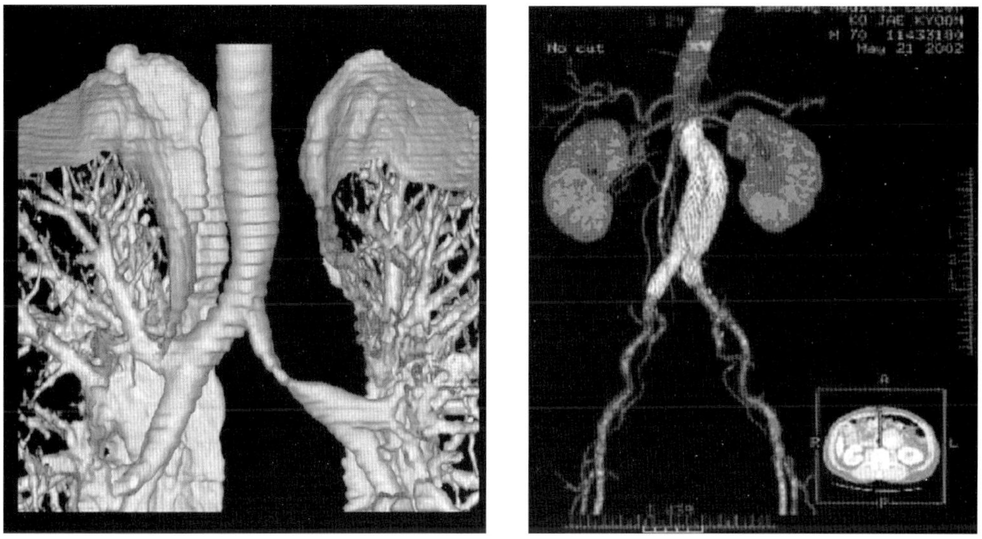

그림 3-100 기도 및 기관지 3-D와 복부대동맥 CT angiography 영상

참고문헌

김동우. 3차원 의료영상의 가시화. 대한디지털영상기술학회지. 제4권 제1호, 1998; 212-219.

구기준 편. 화상의 직교변환과 필터링. 화상정보처리. 도서출판 기문사. 1997; 51-73.

문주영. Introduction of 3-dimensional image. 대한디지털영상기술학회지. 제4권 제1호 1998; 202-211.

사단법인 대한방사선사협회편. 진료영상학 I: 디지털 촬영의 기초와 임상. 대학서림. 1997; 25-39.

전영태. CT image reconstruction algorithm. 대한전산화단층기술학회지. 제7권 제1호 2005; 62-74.

이양범, 강경일, 이용중 편. 기본 화상처리 방법: 퓨리에 변환(이산적 퓨리에 변환). 화상처리 응용기술. 도서출판 기문사. 1997; 71-94.

이완. Image reconstruction. Lecture notes on digital image processing II(대한디지털영상 기술학회 연수강좌) 1997; 87-96.

이완. Medical digital image processing. 대한디지털영상기술학회지. 제3권 제1호 1997; 2-5.

유호선. Data acquisition and data processing. 대한전산화단층기술학회 1999년 제2차 연수강좌 2002; 17-31.

천인국, 윤영택 편. 기초편 영상처리. 기한재. 1998; 123-127.

최영일, 이근수, 이양원 역. 영상처리 이론과 실제. 홍릉과학 출판사. 1997; 211-243.

Andeas Pommert, et al. Medical volume visualization: methods and application. The first Germany-Korea joint conference advanced medical mage processing. Ewha womens university. 1996.

Anthony Seibert J. Digital image processing basics. RSNA Categorical course in physics. 1995; 121-142.

Arthur R. Weeks. Fundamentals of Electronic image Processing. SPIE Press.

Avinash C Kak, Malcolm Slaney. Principles of computed tomographic imaging. IEEE press 1987; 49-134.

Axel Hildebrsand, Georgios Sakas. Innovative 3D-methods in medicine. The first The first Germany-Korea joint conference advanced medical mage processing. Ewha womens university. 1996.

Baxes GA. Digital image processing. A practical primer. Englewood Cliffs, Prentice-Hall. 1984.

Besl PJ, McKay ND. A method for registration of 3-D shape. IEEE press vol.14 1992; 239-256.

Bernd Jahne. Digital imaging processing concepts, algorithm, and scientific applications 4thedition. Springer 1997; 27-72, 211-221.

Bracewell R. The Fourier transform. Sci Am vol.260 1989; 86-95.

Brian S. Kuszyk, Elliot K. Fishman. 3-D imaging: a look at the future of patient care. Diagnostic imaging. November 1995; CT33-CT36.

Brown DG, Riederer SJ. Contrast-to-noise ratios in maximum intensity projection images. Magn Reson Med vol.23 1992; 130-137.

Castleman KR. Digital image processing. Englewood Cliffs, Prentice-Hall. 1984.

D Hentschel, J Ezrielev, R Fisler et al. Advanced technique for editing and visualizing CTA data. Advances in CT III. Springer-Verlag 1994; 79-86.

David J. Vining. Interactive 3-D. Diagnostic imaging, November 1996; 127-129.

Euclid Seeram. Computed tomogaphy: physical principle, clinical application & quality control. W.B. Saunders company. 1995; 47-63.

Fishman EK, Ney DR, Scott WW. The role of CT with multiplanar reformation. Appl Radiol vol 21(11)1992; 36-42.

Fishman EK, Liang C, Kuszyk BS et al. Automated bone removal algorithm foe 3D vascular CT: Technique and preliminary clinical results. Radiology vol.197 1995; 222.

GE medical systems Asia. 3D imaging method. GE advantage windows operator manual. 2000.

Ge Wang. Computed tomography principles. Presentation data sheets of Radiology in University of Iowa, Iowa USA 2002.

Gregory A. Baxes. Digital image processing: Principles and applications. John Wiley & Sons Inc. 1994; 218-245.

Herman GT. Image reconstruction from projections. The fundamentals of computerized tomography. New York. Academic press. 1980.

Herman GT. Convolution reconstruction techniques for divergent beams. Computers Biol Med. Vol. 6, 1976; 279-582.

Hideya Takeo, et al. A new FCR image processing function: energy subtraction for FCR 9501 ES/ FCR DX-A. Fuji computed radiography technical review No. 4.

Hounsfield GN. Computerized transverse axial scanning(tomography) I. Description of system. Br J Radiology 1973; 46; 1023-1047.

Huang HK. Elements of digital radiology. Englewood Cliffs, Prentice-Hall. 1987.

John C Russ. 3D image acquisition: Basics of reconstruction. The image processing handbook 2nd edition. CRC press 1995; 550-562.

Kenneth R. Castleman. Digital image processing. Prentice hall Inc. New Jersey. 1996; 4-36, 582-585.

Kenji Ibukuro, Chusilp Charnsangavej, Marvin H Chasen et al. Helical CT angiography with multi-planar reformation: Techniques and clinical applications. RadioGraphics vol.15 1995; 671-682.

Kuszyk BS, Heath DG, Ney DR et al. CT angiography with volume rendering: Imaging findings. AJR vol.164 1995; 445-448.

Levoy M. Display of surface from volume data. IEEE Comput Graph Applic vol.8 1988; 29-37.

Lincolon L Berland. Image creation and refinement. Practical CT technology and technique. New York, Raven press 1987; 77-87.

Magnusson M, Lenz R, Danielsson PE. Evaluation of methods for shaded surface display of CT volumes. Comput Med Imaging Graph vol.15 1991; 247-256.

Maryellen Giger, Heber Mac Mahon. Image processing and computer-aided diagnosis. Radiologic clinics of North America. vol. 34, No. 3, May 1996.

Masamitsu Ishida. Digital image processing. Fuji computed radiography technical review. No. 1.

Mathias Prokop, Hoen Oh Shin, Ansgar Schanz et al. Use of maximum intensity projection in CT angiography: A basic review. RadioGraphics vol. 17 No. 2 1997; 433-451.

Ney DR, Drebin RA, Fishman EK et al. Volumetric rendering of computed tomography data: Principles and techniques. Computer Graphics vol. 10 1990; 24-32.

Parker JA. Image reconstruction in radiology. Bocaraton FL, CRC press 1991.

Russell H Morgan. Three-dimensional volume rendering of spiral CT data: Theroy and method. An infoRAD exhibit at 1997 RSNA.

Sandy Napel. Geoffrey D Rubin, R Brooke Jeffrey. STS-MIP reconstruction technique for CT of the chest. Journal of computer assisted tomography. Vol.17 No.5 1993; 832-838.

Scott E Umbaugh. Computer vision and image processing: A practical approach using CVIPtools. Prentice-Hall International Inc. 1998; 138-142.

Shepp LA, Logan BF. The Fourier reconstruction techniques can be made computationallyefficient. IEEE Nuc Sci 1974 ; NS21: 2-143.

Steven Schreiner, Cynhtia B Paschal, Robert L Galloway. Comparison of projection algorithm used for construction of maximum intensity projection images. Journal of computer assisted tomography. Vol.20 No.1 1996; 56-66.

Toki Y, Rifu T, Aradate H. New reconstruction algorithm in helical volume CT. Radiology vol. 108, 1990; 177-178.

4

Spiral CT 및 Multi-detector CT

4 Spiral CT 및 Multi-detector CT

1. 서론

1) 고식적 CT와 나선형 CT

고식적(conventional) CT에서는 220~480V의 상용 입력전압을 받아 변압기에서 80~140kVp로 승압하여 고압케이블을 통해 갠트리 내의 X-선 튜브에 고압을 전달시켜 X-선을 발생시킨다.

그러나 고압 케이블, 데이터 전송용 케이블, 회전속도 및 콜리메이션 조절용 케이블 등이 튜브와 검출기의 회전에 제한을 가하여 400° 이상의 회전이 불가능하게 됨에 따라, 한 방향(clock wise; CW)으로 회전을 하여 스캔을 시행하면 케이블을 풀기 위해 반드시 다음 스캔은 앞의 스캔과는 반대방향(count clock wise; CCW)으로 회전을 해야 했다. 이에 따라 가속으로 회전하고 있는 회전자(rotor)의 급격한 저지 및 반대방향으로의 회전을 유도하기 위해 delay time이 필요하다. 이로 인한 스캔과 스캔 사이에 delay(interscan delay; ISD)의 발생과 scan time의 단축에 한계가 있었다.

또한 고식적 CT에서는 연속적인 볼륨 데이터의 획득이 아니고 slice by slice scan에 기초하여 한 단면씩 단절된 영상을 획득하기 때문에 그림 4-2에 나타낸 바와 같이 호흡조절의 잘못으로 인해 검사부위의 부분적인 누락이 발생할 수 있으며, 이런 이유로 작은 크기의 병변을 놓칠 수도 있다. 이러한 고식적 장치의 구조적 한계점을 극복하기 위한 방법으로서 slip ring 기술을 이용하는 나선형(spiral 또는 helical) 스캔 방식의 CT가 개발되었다.

그림 4-1은 고식적 스캔, 역동적 스캔(dynamic scan), 나선형 스캔의 개념을 나타낸 것이며, 그림 4-3은 고식적 CT의 동력 전달과정을 나타내는 것이다.

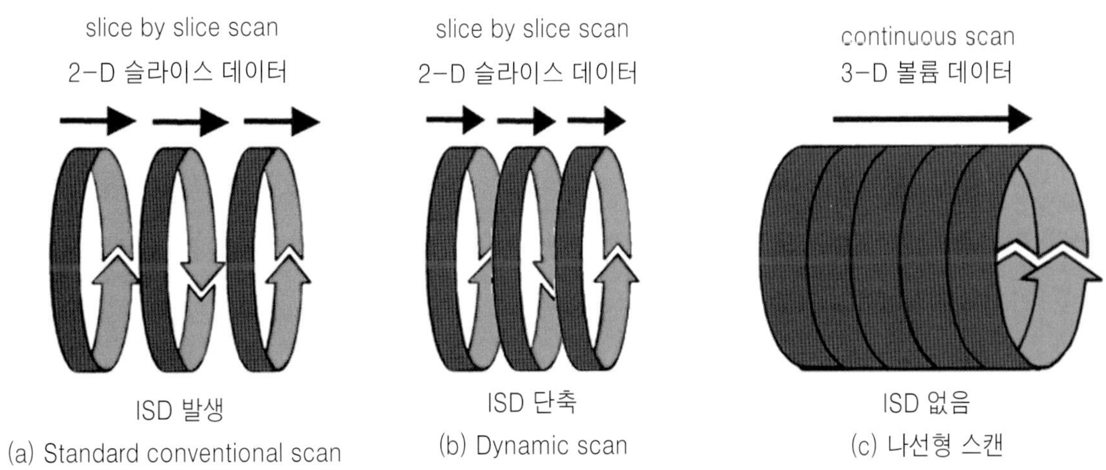

그림 4-1 고식적 및 나선형 스캔의 개념도

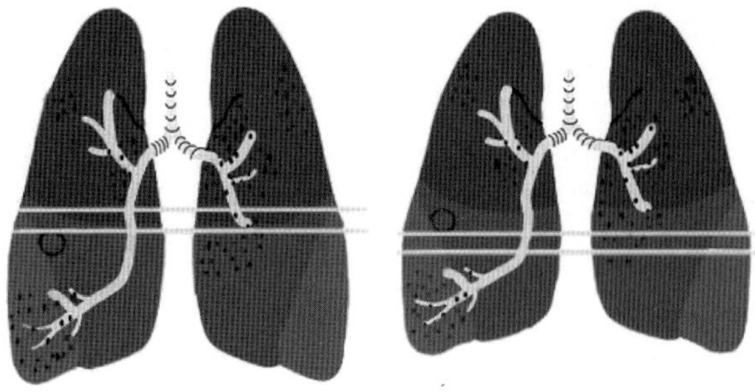

그림 4-2 호흡조절로 인해 병변 부위의 부분적인 누락의 예

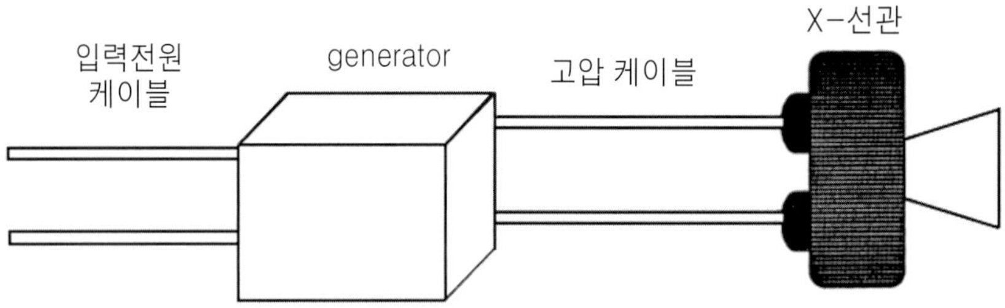

그림 4-3 고식적 CT의 동력전달

나선형 CT기술은 1989년 RSNA에서 처음 발표되었고 1992년부터 본격적으로 보급되기 시작했다. Slip ring과 brush를 통해 동력 및 데이터를 전달하는 방식을 이용하고, 고압케이블을 대체함으로써, 높은 열용량의 X-선 튜브가 나선형으로 연속적인 회전을 하면서 X-선을 조사하는 동안, 환자테이블도 동시에 일정한 속도로 연속적으로 움직이며 갠트리를 통과하여 얻은 볼륨데이터를 여과중첩 재구성법(filtered back projection)과 나선형 장치에서 꼭 필요한 알고리즘인 보간삽입법(interpolation)을 이용하여 영상을 재구성한다.

2) 나선형 CT장치의 선결문제

X-선관의 일 회전에 적어도 200mA를 초과하여 시행되는 연속스캔으로 가중되는 부하를 해결하고, 나선형의 연속적인 회전으로 인해 튜브의 효율적인 냉각과 열 방출이 필요하게 되었다. 그리고 고 전위차(80~140kVp)를 갖는 갠트리 내의 slip ring과 brush 사이의 동력 전달과정에서 일어날 수 있는 arching 발생을 제거할 수 있어야 했으며, 환자테이블의 연속적인 이동과 이로 인해 발생되는 영상재구성시의 motion artifact를 제거할 방법이 필요하게 되었다.

또한 X-선관과 검출 시스템의 연속회전과 X-선관의 부하 허용범위 내에서의 스캔 수를 산정하는 소프트웨어(optimizing software)의 개발 등이 먼저 해결되어야 했다. 더불어 많은 수의 영상을 빠른 시간 내에 재구성할 수 있고 저장할 수 있는 고도의 컴퓨터 기술의 뒷바침이 필요했다.

3) Single detector 나선형 CT(SDCT)와 multi-detector 나선형 CT(MDCT)

1989년 slip ring 기술을 이용한 나선형CT의 개발로 한 단계 진보된 CT영상 진단기술은 1992년 multi-detector 기술의 개발로 더 한층 발전하게 되었다.

2개의 array를 채택한 최초의 multi-detector 기술은 1991년 Elscint사(현재 Philips사로 합병되었음)에서 최초로 적용하여 사용되었으며 최근 들어 GE사, Siemens사, Toshiba사에서도 상품화되고 있다. 하지만 다음 장에서 설명될 전자선빔 CT와 마찬가지로 큰 호응을 받지는 못하였다.

그 후 계속된 연구의 결과로 1998년에는 8개 또는 16개의 열을 갖는 detector array를 통해 일회전 당 최대 4영상을 획득할 수 있는 4 슬라이스 MDCT 장치가 GE사, Siemens사, Philips사, Toshiba사에서 개발되었다. 이는 튜브의 일 회전에 최대 4개의 영상획득이 가능해졌고 또한 한 영상을 얻는 스캔 시간이 기존의 0.7~1.0초에서 0.5초로 단축되고 컴퓨터 소프트웨어 기술의 향상으로 인해 3차원적인 CT혈관조영검사나 가상내시경검사를 실질적으로 가능케 하였다.

그 후 2001년에는 GE사의 8 슬라이스 MDCT가 상품화되었으며, 더욱이 2002년 후반기에는 24개 또는 40개의 detector array를 가진 나선형CT가 개발되어 한번의 노출로 최대 16개의 영상획득이 가능해졌다(GE사, Siemens사, Philips사, Toshiba사). 이는 cardiac study와 전신 혈관조영검사를 가능케 함으로써 CT의 임상적용을 범위를 더 한층 넓히는 계기가 되었다.

그림 4-4는 single slice CT, dual slice CT, 그리고 X-선 튜브의 일 회전에 2개, 4개 또는 8개 슬라이스의 획득이 가능한 multi-detector CT의 detector 디자인을 비교한 것이다.

MDCT에 사용되는 detector는 배열에 따라 크게 세 가지로 분류된다. 균일한 크기의 detector cell로 이루어진 matrix detector(또는 fixed array detector) 방식, detector element가 중앙부에서 가장 얇고 주변부로 갈수록 두꺼워지는 형태의 adaptive array detector 방식, 그리고 중앙부에서는 균일한 크기이며 여러 개의 얇은 두께인 cells로 이루어져 있으며 주변부에서는 균일한 크기이며 여러 개의 두꺼운 두께인 cells로 이루어진 hybrid type detector이다. 이들의 자세한 설명은 다음 절인 4 슬라이스 MDCT에서 다루기로 한다.

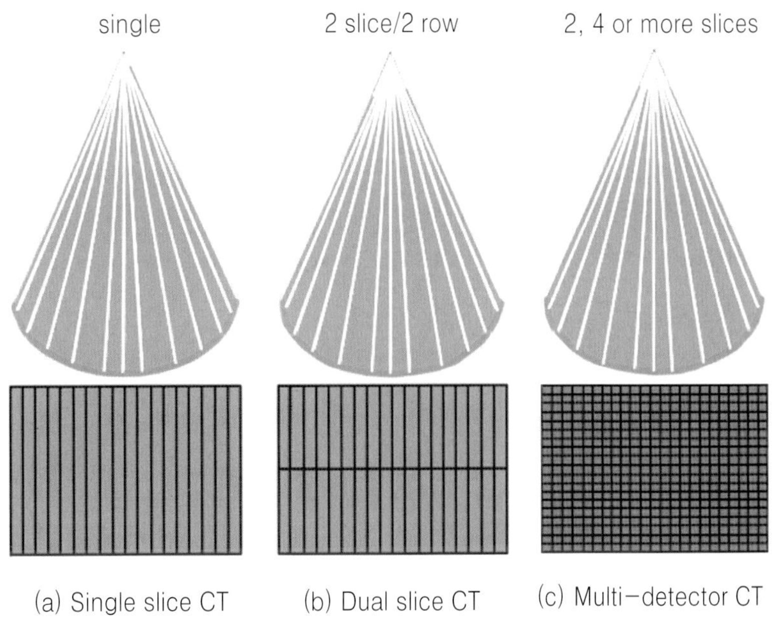

그림 4-4 Single과 multi-detector의 디자인 비교

2. Spiral CT 및 multi-detector CT의 기초이론

1) Slip ring 기술

나선형 CT장치의 갠트리는 slip ring과 brush를 연결하여 X-선관이 회전하는 동안 전압과 데이터 신호를 전달하거나 받는다. Slip ring 부위를 통과하는 전압의 고저에 따라 고압용과 저압용 slip ring 방식으로 구분되지만 일반적으로 slip ring은 기능에 따라 X-선 튜브나 X-선 발생장치에 고전압을 공급하는 ring, 제어장치의 작동에 필요한 저전압을 공급하는 ring, 그리고 detector로 데이터를 전달하거나 받는 ring의 3가지로 구분된다.

Slip ring의 전송속도는 초기 장치에서는 약 800Mbps 정도였으나 최근의 Philips사 Brilliance 64 모델에서는 5.3Gbps의 빠른 전송속도를 갖는 optical slip ring을 채택하고 있다.

Slip ring은 제조회사에 따라 차이가 있지만 반영구적(약 10년)으로 사용되지만 마모로 인해 발생되는 부스러기의 제거를 위해 정기적인 청소가 필요하며, brush는 심한 마모로 인해 1~2년의 간격으로 교체가 필요하다. 그림 4-5는 GE사 나선형 CT 장치의 동력 및 데이터 전달을 모식적으로 나타낸 것이다.

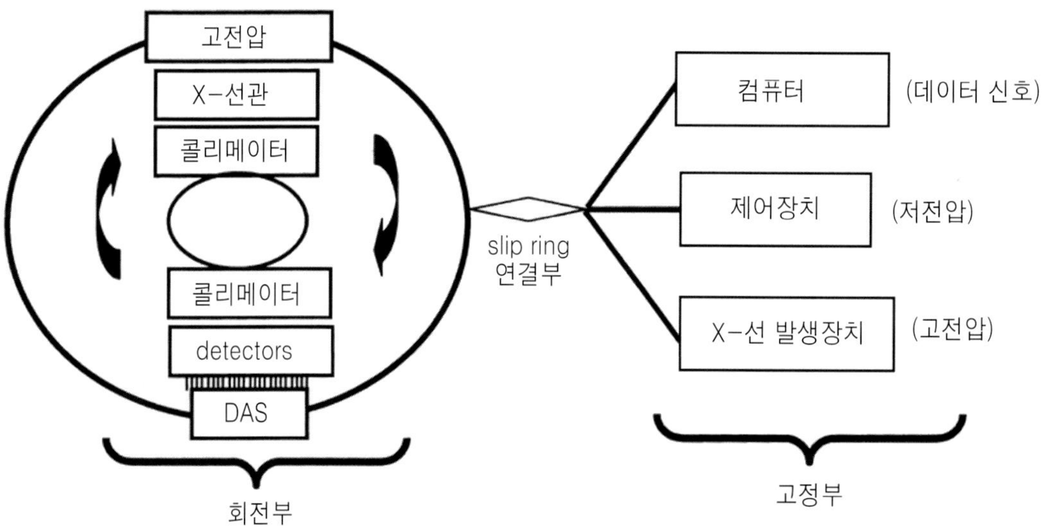

그림 4-5 Low voltage slip ring 방식의 동력 및 데이터 전달

2) Slip ring 방식

(1) High voltage slip ring 방식

① 기본 구조

갠트리 외부에 위치한 변압기에서 승압한 고전압이 고압 케이블을 통하여 slip ring과 brush에 전달하여 갠트리 내부의 X-선관에 공급하는 방식이며 그림 4-6의 (a)와 같은 구조를 갖는다.

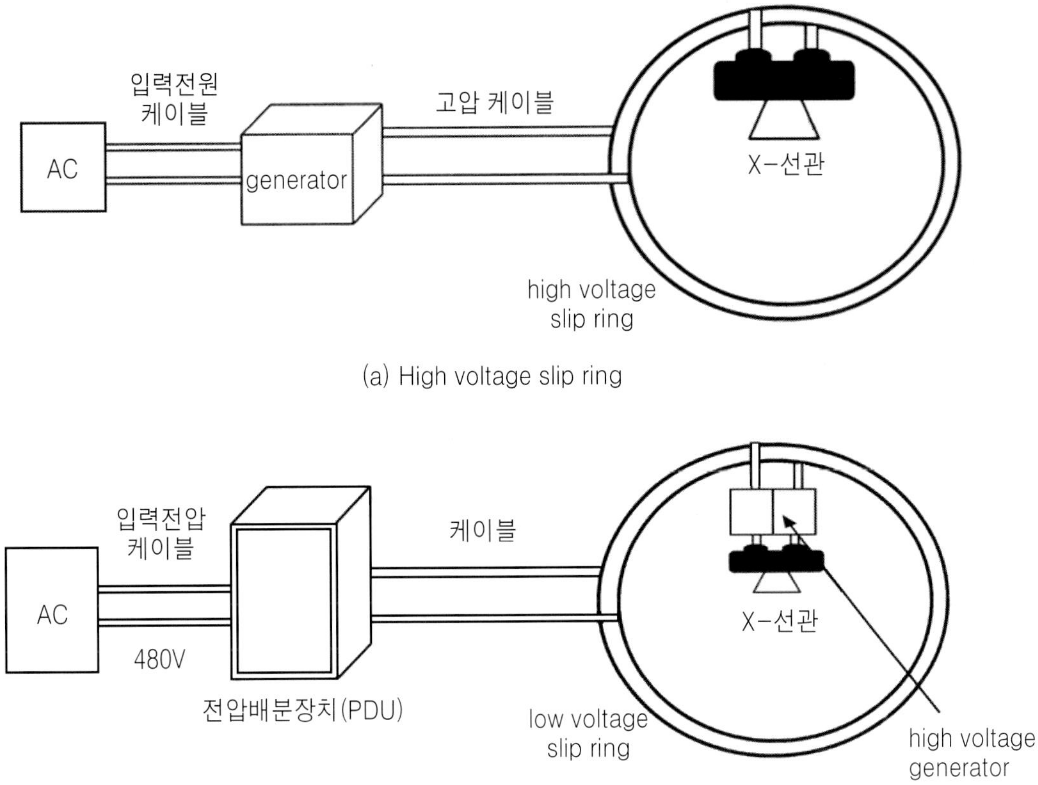

(a) High voltage slip ring

(b) Low voltage slip ring의 구조도

그림 4-6 High voltage 및 low voltage slip ring의 구조도

② 특징

전력손실이 거의 없이 동력의 전달이 가능하며(고주파 전원의 영향이 적음), 상대적으로 낮은 전류의 사용으로 전력손실이 적다. 그리고 갠트리 외부에 고정된 고압의 변압기를 사용하므로 갠트리에 회전중량이 적게 부여되며 높은 출력의 연속적인 제공이 가능하다. 그러나 고압에 의한 arching 및 간섭현상의 발생이 있을 수 있으며 회전하는 접촉부에서 발생하는 고열을 냉각시키기 위해 별도의 water chiller 같은 냉각기구가 필요하다. 또한 브러시(brush)의 사용으로 전기적 노이즈의 발생으로 영상의 질에 좋지 않은 영향을 미칠 수 있다. 이러한 노이즈를 감소시키고 회전속도를 향상시키기 위해 4 multi-slice급 이상의 장치에서는 레이더에서 사용하는 고주파를 이용한 구동방식을 채택하고 있다.

High voltage slip ring 방식을 채택한 대표적인 장비로는 Siemens사의 SDCT인 Somatom Plus 모델이 해당되며 최근의 CT장치에서는 거의 사용되지 않는 방식이다.

(2) Low voltage slip ring 방식

① 기본 원리

220~480V의 상용 입력전압을 입력전원 전력배분장치(power distribution unit; PDU)를 통하여 550V와 120V의 직류로 변환한 후 slip ring으로 전달하여 갠트리 내부의 전원변환기(inverter)를 경유, detector와 같이 회전하는 양극과 음극으로 분리된 2개의 소형 대용량의 generator를 통해 X-선 튜브에 전달하는 방식이다.

② Slip ring

Low voltage technology를 적용한 장비인 GE사 SDCT인 HiSpeed advantage 시스템의 예를 들어 보면, slip ring의 내부는 회전부(rotor)인 ring과 정지된 상태의 고정부(stator)인 brush(sliding contact)로 이루어져 있다. Slip ring은 동력을 전달하는 8개의 power ring(550V용 5개와 120V용 3개)과 데이터 전송에 관여하는 6개의 signal ring을 포함하여 모두 14개로 구성된다.

그리고 최근의 MDCT인 GE사 LightSpeed Pro 16 모델에 장착된 new slip ring은 5개의 power ring(AC 120V용 2개, DC 650V용 2개, ground용 1개)과 4개의 signal ring(LSCOM용 3개, EXP enable용 1개), 그리고 1개의 RF non-contact line(이는 MDAS 16에 연결됨)으로 구성되어 있다. 850Mbaud platter type의 band width를 가지며, DCB에서 RF XMT/RCV를 경유하여 DIP로의 DAS 데이터 전송은 평균 833Mbaud(800~850Mbaud 범위)의 속도를 갖는다. 그리고 638Mbaud@0.4초, 984view의 데이터 전송률을 갖는다.

하지만 Toshiba사에 채택하고 있는 Surecom에서는 총 7개의 ring으로 구성되는데, power ring이 4개, trans(control) ring이 1개, 그리고 data ring이 2개이다.

③ Brush

은(silver)이 코팅된 테프론(teflon) 재질이 사용되며, slip ring과 동일한 개수로 구성된다.

Brush는 slip ring과 마찬가지로 기능상으로 3개의 부분으로 나눌 수 있는데, GE사 SDCT인 HiSpeed advantage 모델의 경우 PDU에서 generator로 동력을 전송하는 부분(hot와 neutral이 각 1개, ground용 1개, 550V DC용 2개)과 PDU에서 control system에 저전압을 전송하는 3개 부분, 그리고 DAS에서 주컴퓨터로 데이터 신호를 전송하는 부분이다.

다시 말하면, 8개로 묶음된 동력전달용 power brush, 데이터 전송에 관여하는 6개 묶음의 signal brush가 2세트로서 갠트리의 양쪽에 위치한다. 갠트리의 한쪽에 위치하는 1세트는 시그널 buffer용이며, 다른 한쪽은 termination의 역할을 한다.

또한 1세트의 signal brush 속에는 6개씩 아래와 위의 2부분으로 나누어져 한 부분의 brush가 마모되거나 기능상의 결함이 생겨서 데이터 전송이 원활하지 않아 발생할 수 있는 문제(예를 들면 artifact의 발생 등)를 줄이기 위한 백업 용도이다.

그림 4-6의(b)는 low voltage slip ring의 구조도이며, 그림 4-7의 (a)는 두 형태의 slip ring을 나타낸 것으로, 왼쪽은 GE사 SDCT에 장착된 slip ring이며 오른쪽은 GE사 64 MDCT에 장착된 5Gbaud의 dual channel slip ring이다. 그리고 (b)는 brush를 나타낸 것이다.

④ 특징

전기적 누출에 의한 위험이 없으며 전기절연을 위한 개스 및 오일이 필요없다. 그리고 장치의 전력 소모율이 적으며 고장수리가 용이하다. 그러나 갠트리에 승압장치(generator)를 추가로 설치해야 하므로 갠트리의 하중이 커진다.

Low voltage slip ring 방식의 대표적인 적용장비로는 GE사의 HiSpeed와 LightSpeed 모델, Siemens사의 Sensation 모델, Philips사의 Brilliance 모델, Toshiba사의 Aquilion 모델 등이 해당된다.

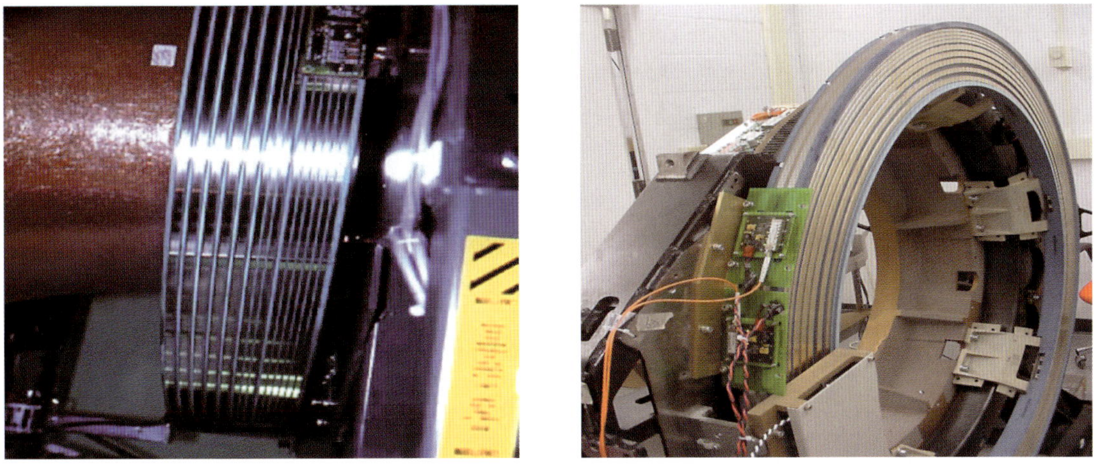

(a)

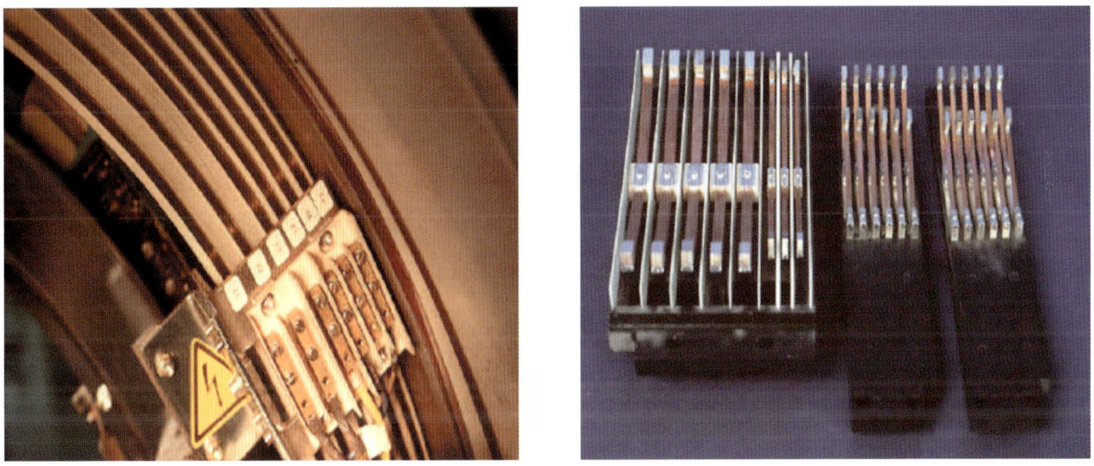

(b)

그림 4-7 Slip ring과 brush의 형태

3) CT장치의 선량효율(overall dose efficiency)

(1) 정의

CT장치의 선량특성을 대변하는 선량효율은 환자에게 부여되는 선량의 측면에서 CT장치의 전반적인 성능을 평가하는 요소의 하나이다.

(2) 평가방법

CT장치의 전반적인 선량효율의 평가는 두 가지 방법으로 접근되고 있는데, 하나는 ImPACT에서 거의 매년 시행하는 CT장비의 특성 및 스펙 평가에 주로 이용하고 있는 방법으로, 두부와 전신 스캔에서 각각 50mGy와 15mGy를 얻는데 필요한 mAs와 Q값으로 평가한다.

$$Q = \sqrt{\frac{f^3_{av}}{\sigma^2 z \, CTDI_w}}$$

여기서 σ는 노이즈로 $5cm^2$에서 측정되며 %로 나타낸다. fav는 공간분해능이며 $MTF_{50\%}$와 $MTF_{10\%}$를 구하여 평균한 값이다. z는 영상화된 스라이스 프로필의 full width half maximum(FWHM)이며 $CTDI_W$는 팬텀의 중앙부에서 1/3 CTDI와 주변부에서 2/3 CTDI를 합한 평균선량이다.

즉, Q값은 CT영상의 질적 인자를 포함한 선량효율을 대변하는 값으로 선량, 노이즈, 공간분해능, 슬라이스 폭의 조합으로 나타내어진다. Q값이 높은 장치는 적은 선량으로 양질의 image quality를 만들어내는 선량 효율성이 우수한 장치이다. 다시 말하면 spatial resolution이 높고, 노이즈가 적고, narrow 슬라이스를 얻는데 선량을 적게 필요로 하는 장치를 의미한다.

하지만 이 인자들 중 하나라도 포함되지 않으면 Q값은 무의미하며, Q값은 실험과 경험에 의해 이루어진 것으로 정확한 값은 아니다. 왜냐하면 Q값의 도출은 사용되는 convolution filter에 많은 영향을 받기 때문이다. 그러므로 Q값의 측정은 유사한 필터를 사용한 상태에서 이루어져야 신빙성이 높아진다. Q값의 불확실성은 ±10% 정도이다.

또 다른 선량효율 평가방법은 focal spot size와 detector array 사이의 기하학적 효율, 각 detector element의 검출효율, 그리고 X-선속의 Z-축 기하학적 효율을 곱하여 얻는 계산적인 방법이다.

Detector array의 기하학적 검출효율은 beam geometry와 detection system에 기초한 X-선 포획효율을 나타내는데 이는 X-축과 Z-축에서 유효검출소자(active detector element)의 수와 검출소자 사이의 간격(detector element spacing)에 의해 좌우된다. 예를 들어 GE사 LightSpeed Ultra 모델에서의 검출소자 사이의 간격은 1mm로 이루어져 있다. Detector array의 기하학적 검출효율은 2차원적인 detector array의 유효 검출면적 대비 총 detector array 면적의 비율을 계산함으로써 얻을 수 있다. 이의 예를 Philips사 CT장치에서 살펴보면, MX8000 Dual 모델에서는 80%, MX8000 Quad 모델에서는 78%, 그리고 MX8000 IDT 모델에서는 75%를 보이고 있다. 또한 GE사의 single detector 나선형 CT인 HiSpeed advantage 모델의 경우 80%인 반면 4 MDCT(LightSpeed QXi)와 8 MDCT(LightSpeed Ultra)와 16 MDCT(LightSpeed Ultra 16)의 경우 70%를 보이고 있다. 즉, X-선관의 일 회전에 많은 수의 영상획득이 가능한 higher slice CT장치일수록 detector array의 기하학적 검출효율이 다소 감소됨을 알 수 있다. 이는 higher slice detector arrays에서 Z-축의 additional detector separators(dead space)에 의한 효율저하에 기인되는 것이다. 날로 발전해나가는 higher slice detector arrays에서 detector array의 기하학적 효율을 양호하게 유지하기 위한 방법으로 몇 제조사에서는 detector array를 중앙부위에는 얇고 주변부에는 두꺼운 형태의 비대칭적인 detector 형태를 채택하기도 한다.

각 detector element의 검출효율은 섬광체의 흡수율(absorption efficiency)과 detector의 변환율(conversion efficiency)에 의해 좌우되며 120kVp의 X-선 스펙트럼에서 대부분의 detector element의 검출효율은 98% 이상을 보이며 칩의 변환효율은 99% 이상을 보이고 있다.

각 제조사에서는 detector 변환율을 향상시키기 위해 많은 노력과 연구를 시행하고 있는데, Philips를 예로 들면, 최근의 장치에서는 Tach 칩이라고 부르는 향상된 ASIC 칩을 개발하여 사용되고 있다. 신호전류를 디지털 신호로 변환시키는 front end electronic circuitry인 Tach 칩은 낮은 신호와 저선량에서 노이즈를 매우 감소시켜 디지털 데이터의 신호대잡음비를 향상시키는데 특히, 최근에 많은 관심을 불러일으키고 있는 저선량 스캔기법(low-dose scan)과 직접적인 연관을 갖는 낮은 신호 레벨에서 우수한 특성을 보인다.

Z-축 기하학적 효율은 CT장치의 Z-축 방향의 선량이용률을 의미하며 MDCT의 개발과 함께 많은 관심을 받는 요소로 이를 좌우하는 중요한 요소는 overbeaming 현상이다. 이에 대해서는 다음 절에서 자세히 설명하기로 한다.

이 외에 dose efficiency를 더욱 정확히 평가할 수 있는 방법으로 Toshiba사에서는 low-contrast detectability index(LDI)를 제시하고 있다. 즉, LDI를 sqrt(CTDI)로 나누어 dose efficiency index(DEI)를 구하는 방법이다.

4) Z-축 기하학적 선량효율 (Z-axis geometric efficiency, Z-axis geometric dose efficiency)

(1) 정의

Single slice CT에서는 검출기측 콜리메이터가 사용되는 narrow slice를 제외하고는 대부분의 경우에서 선속의 거의 모든 부분이 영상화에 사용되므로 낭비되는 선량이 적다. 하지만 테이블이 등속노로 이동하는 상태에서 스캔이 이루어지는 나선형 스캔에서 영상 blurring을 제거하기 위해 필요로 하는 interpolation 처리는 스캔 범위를 초과 설정하게 하며 장치회사 및 모델에 따라 다소 차이는 있지만 선량을 낭비시키며 선량효율을 저하시키는 요인으로 작용하고 있다.

그리고 cone beam geometry를 기초로 한 MDCT에서는 penumbral region을 야기시키는 overbeaming 현상으로 인해 더욱 많은 선량이 낭비되고 Z-축 기하학적 선량효율이 저하된다(그림 4-8 참조). 또한 MDCT에 사용되는 solid state detector array(narrow width 생성의 제한으로 인해 gas detector는 MDCT에서는 더 이상 사용되지 않음)는 방사선에 예민하지 않으며 신호의 검출에 기여하지 않는 얇은 격벽(narrow strip, septa)에 의해 분리되어 있다. 격벽으로 인해 발생되는 수 많은 inactive zone 역시 다소간의 기하학적인 손실을 초래하며, 게다가 scintillator crystal의 cutting으로부터 기인된 각 row의 모서리에서의 sensitivity 감소때문에도 기하학적 손실이 발생한다.

1999년 제정된 IEC 60601-2-44 Ed. 1(IEC CT safety standard)에 의하면 Z-축 기하학적 선량효율은 sensitivity profile의 full width half maximum(FWHM)을 dose profile의 FWHM로 나눈 값을 퍼센트로 나타내기로 하였다.

하지만 최근에는 공칭 슬라이스 폭 범위에서의 dose profile의 적분값을 모든 dose profile의 적분값으로 나눈 값으로 변화되는 추세이다. 즉, 2003년 개정된 IEC 60601-2-44 Ed. 2에 의하면, 데이터 획득시 사용되는 detector elements 범위 내에서의 Z-축 방향 dose profile의 적분값을 Z-방향 dose profile의 총 적분값으로 나누어 퍼센트로 나타낸 값을 Z-축 기하학적 선량효율로 정의하고 있다(그림 4-9 참조).

그리고 CT장치의 Z-축 기하학적 선량효율이 70% 이하이면 스캔 콘솔에 디스플레이되어야 한다고 규정하고 있다. 그래서 최근 도입되는 대부분의 CT장치에서는 스캔 콘솔에 $CTDI_{vol}$과 dose length product(DLP)와 함께 기하학적 선량효율이 표시된다.

$$\text{Z-축 기하학적 선량효율} = \frac{\text{FWHM of sensivity profile}}{\text{FWHM of dose profile}} \times 100$$

$$= \frac{\text{integral of dose profile over range of nominal slice width}}{\text{integral of whole dose profile}} \times 100$$

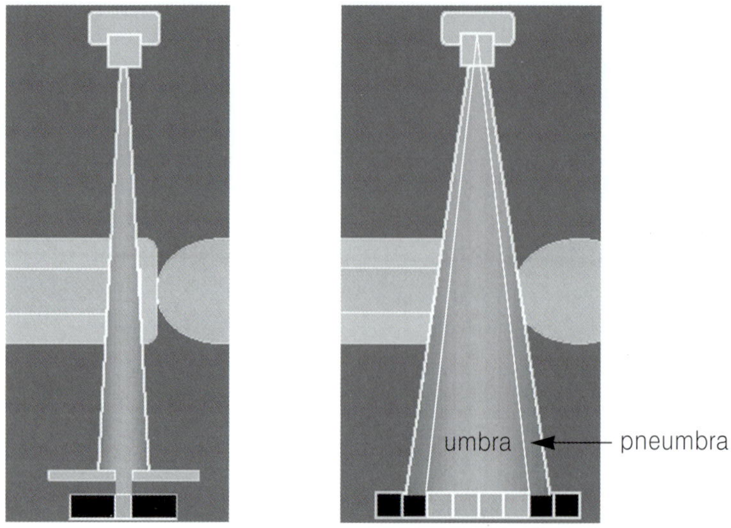

(a) Single detector CT (b) Multi-detector CT

그림 4-8 Single detector CT와 multi-detector CT의 Z-축 방향의 기하학적 선량이용

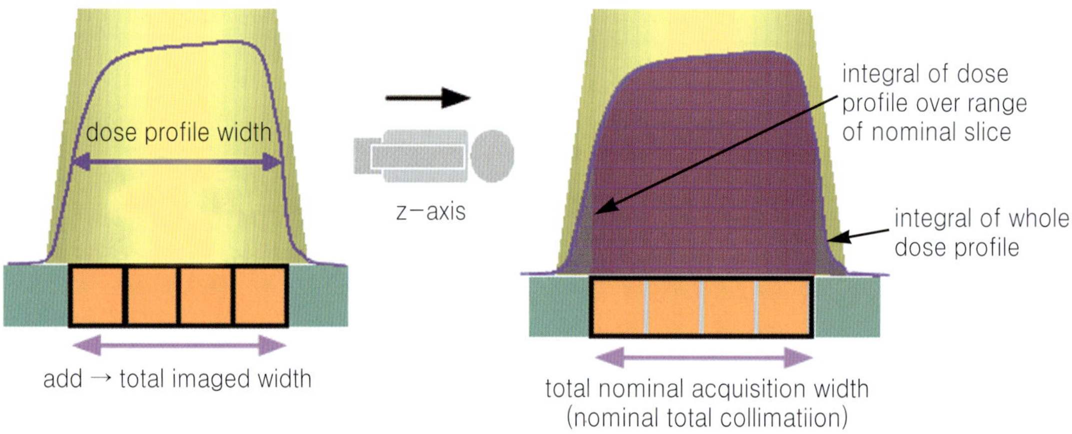

(a) (b)

그림 4-9 Z-축 기하학적 선량효율의 정의

(2) 각 레벨의 CT 장치의 Z-축 기하학적 효율

GE사의 SDCT 및 각 레벨의 MDCT를 대상으로 Z-축 기하학적 효율을 조사한 저자의 실험연구에 의하면, Z-축 기하학적 선량효율은 SDCT가 가장 높았고, 4 슬라이스 MDCT가 가장 낮았다. MDCT의 경우 Z-축 기하학적 선량효율에 영향을 미치는 스캔 파라메터로는 focal spot의 크기와 beam collimation이었으며, large focal spot에 비해 small focal spot의 Z-축 기하학적 선량효율이 최저 0.7%에서 최대 13.6%의 범위에서 높았으며, small beam collimation에 비해 large beam collimation의 Z-축 기하학적 선량효율이 3.1~51.5%의 범위에서 높았다.

표 4-1 GE사 16 및 64 MDCT의 Z-축 기하학적 선량효율의 예

model	focal spot size	beam collimation (mm)	detector combination	Z-axis efficiency(%)
lightSpeed 16 (16 MDCT)	small	20	16×1.25mm	98.66
			8×2.5mm	99.82
		10	16×0.625mm	85.70
			8×1.25mm	85.19
	large	20	16×1.25mm	97.40
			8×2.5mm	96.99
		10	16×0.625mm	78.80
			8×1.25mm	78.41
IVCT (64 MDCT)	small	40	64×0.625mm	95.61
		20	32×0.625mm	92.70
	large	40	64×0.625mm	94.94
		20	32×0.625mm	89.31

Z-축 선량효율이 1.0이 이상적이지만 대부분 장치에서는 보통 이보다 적은 값을 나타낸다. 연구에서는 SDCT의 경우 1에 가까운 값을 나타내었으며, 또한 영상화되는 슬라이스 두께가 공칭 슬라이스 두께에 근접되게 하기 위해 사용되는 post-patient collimation을 적용하는 narrow beam collimation에서 Z-축 선량효율의 저하가 심했다. 그리고 MDCT의 경우 tube 일 회전에 많은 슬라이스를 얻는 스캔 모드의 선택시 Z-축 선량효율이 저하되는 경향이 많았다. 또한 Z-축 기하학적 선량효율이 우수한 CT에서는 장치의 전반적인 선량이용률이 증가되어 환자피폭이 상대적으로 저하되지만 Z-축 기하학적 선량효율이 저하되는 얇은 단면두께의 영상획득시 환자피폭의 증가는 피할 수 없었다.

표 4-1은 GE사 16 및 64 MDCT에서의 focal spot 크기와 beam collimation에 따른 Z-축 기하학적 선량효율을 예로 든 것이다.

5) Focal spot tracking(dynamic collimation 기법)

(1) 고정 콜리메이션법(conventional collimation method)

Tube의 회전속도가 빨라짐에 따라 X-선관내 전자선빔의 원심력은 나선형 스캔을 하는 동안 focal spot의 미세한 위치 변화를 일으키며 선속의 불안정과 불균일도를 야기시킨다. 또한 영상에서 약간의 아티팩트를 발생케한다.

이를 해결하기 위해서 기존의 고정된 콜리메이션(conventional collimation)을 사용하는 방식에서는 tube측 콜리메이션을 넓게 하여 focal spot의 이동에 따른 양쪽 주변 detector를 선속에 충분히 포함시킨다. 이러한 overbeaming 현상은 환자선량을 증가시키는 요인이 되고 있다. 특히, 얇은 슬라이스의 영상획득시 SDCT에서와 마찬가지로 환자선량의 상당한 증가는 피할 수 없다.

(2) Focal spot tracking

상용되고 있는 대부분의 4 슬라이스 이상 MDCT에서는 focal spot tracking(= focal spot moving, flying focal spot) 기법을 채택하고 있다. Focal spot tracking이란 anode의 focus 위치를 이동시켜 선속의 위치를 상호적이고 지속적으로 교정(dynamic correction)하는 것이다. 이를 통해 Philips사에서는 view 당 프로젝션 수를 2배로 늘려 장치의 공간분해능을 향상시키는 효과도 얻는다.

이 기술은 콜리메이터 setting을 약간 조절함으로써(dynamic 콜리메이션) focal spot을 이동시키며, 유효검출소자(active cell) 부위에만 가능한 좁게 균일한 선속이 조사되도록 하는데 이 방식은

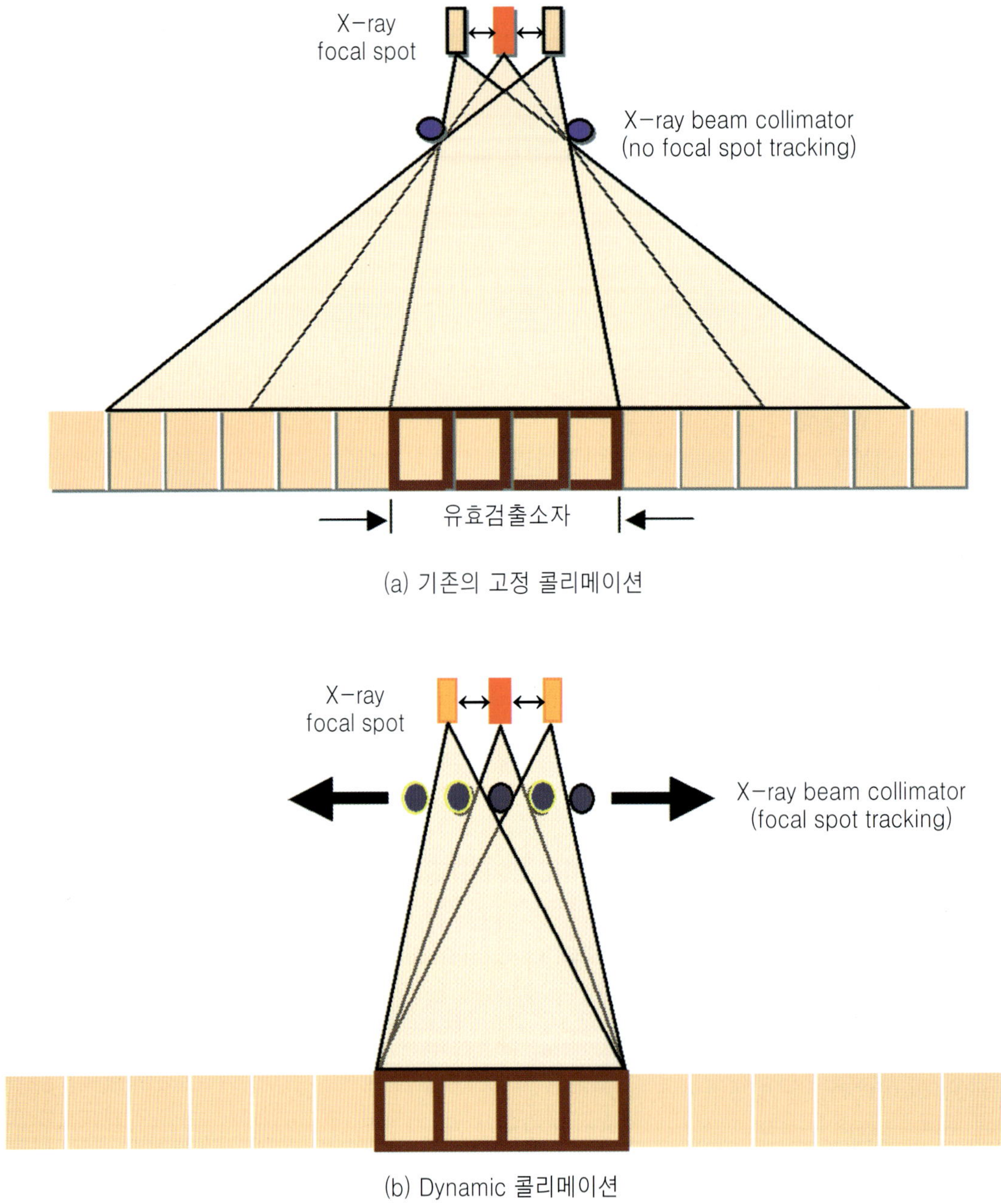

그림 4-10 4 슬라이스 영상획득에서 고정 콜리메션법과 dynamic 콜리메이션법의 비교

표 4-2 Focal spot tracking과 non-tracking의 선량 비교

slice mode		4×5mm		4×1.25mm	
focal spot size		large	small	large	small
non-tracking DLP	mean mGy.cm	29.2	27.3	13.8	12.8
	SD(%)	3.2	3.7	2.8	2.9
tracking DLP	mean mGy.cm	21.3	20.3	8.4	7.6
	SD(%)	2.3	2.7	2.9	3.4
	measured dose reduction(%)	27.1	25.4	38.9	40.9
	dose reduction based on aperture(%)	25.7	25.1	41.0	43.3
	aperture SD(%)	0.5	0.7	2.6	2.7

* From GE medical system

그림 4-10의 (b)에 나타낸 바와 같이 focal spot shadow를 모든 cells에 거의 일치시킨다.

GE사 장치의 경우 dynamic collimation은 선속의 두께와 위치를 조절할 수 있도록 회전이 가능하고 독립적으로 움직일 수 있는 cams에 의해 이루어지며, reference detectors가 선속의 정도를 측정하며 항상 일정한 좁은 선속이 detector에 조사될 수 있도록 선속을 조절한다.

Focal spot tracking 기법에서의 슬라이스 두께는 검출기 측의 콜리메이터에 의해 결정되는데 고정 콜리메이션 방식에 비해 X-선속 콜리메이션이 설정된 슬라이스 폭에 훨씬 근접되어 아티팩트의 발생이 최소화된다. 그리고 불필요한 환자선량의 증가요인이 없으며 선량효율을 향상시킨다. GE사의 예로 들면, focal spot tracking을 사용하는 경우 비사용시에 비해 약 25~40%의 환자선량이 감소된다(표 4-2 참조).

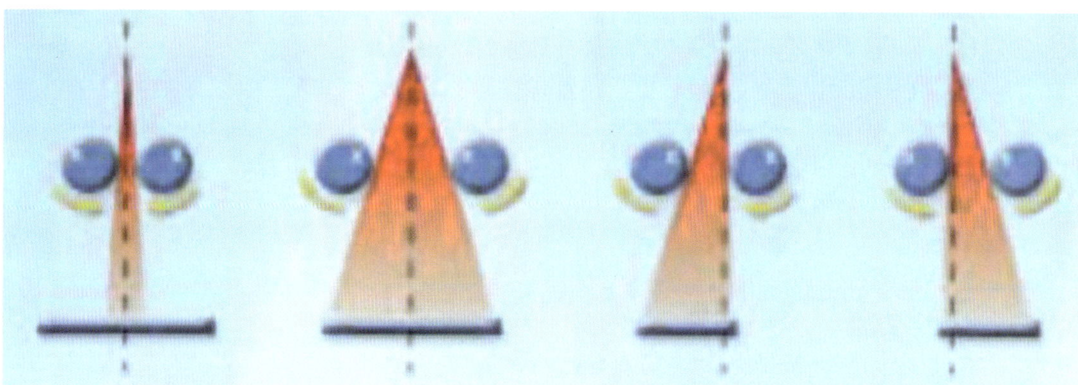

(a) (b) (c)

그림 4-11 Focal spot tracking을 통한 선속의 상호적이고 지속적인 교정(GE사)

그림 4-11은 GE사에서 채택하고 있는 focal spot tracking 기법에서 선속의 상호적이고 지속적인 교정을 나타내 것으로 (a)는 좁은 선속의 설정을 위해 cams을 닫은 상태, (b)는 선속을 넓게 하기 위해 cams을 열은 상태, 그리고 (c)는 위치설정을 위해 counter rotate cams을 반대방향으로 회전시킨 상태를 나타낸 것이다.

6) Front illuminated photodiode와 back illuminated photodiode

(1) Front illuminated photodiode

CT detector는 크리스털 섬광체와 실리콘 광다이오드, 기판(substrate)으로 구성되어 있다. 16 슬라이스 이전 MDCT의 detector에서 사용되던 기존의 전통적인 front illuminated photodiode 방식(또는 frontlit diode 방식)에서는 섬광체와 다이오드 사이에 전기적 신호를 전달하는 wire가 존재하여(즉, 광다이오드 앞쪽에 wire가 위치함) 다이오드 유효면적(active area)의 일부를 가리게 됨으로써(photodiode gap) 섬광체에서 다이오드로의 신호전달 과정에서 일정 부분의 신호손실이 발생시키고 선량 효율성을 저하시키는 원인이 되었다.

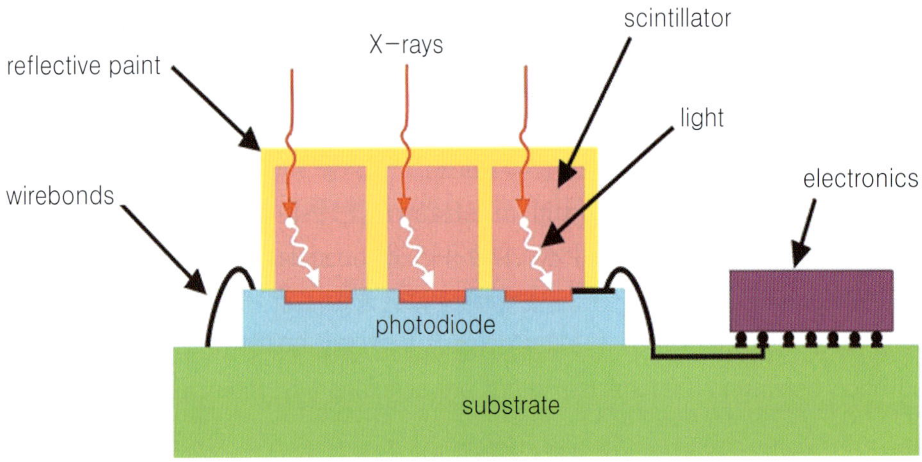

(a) Front illuminated photodiode

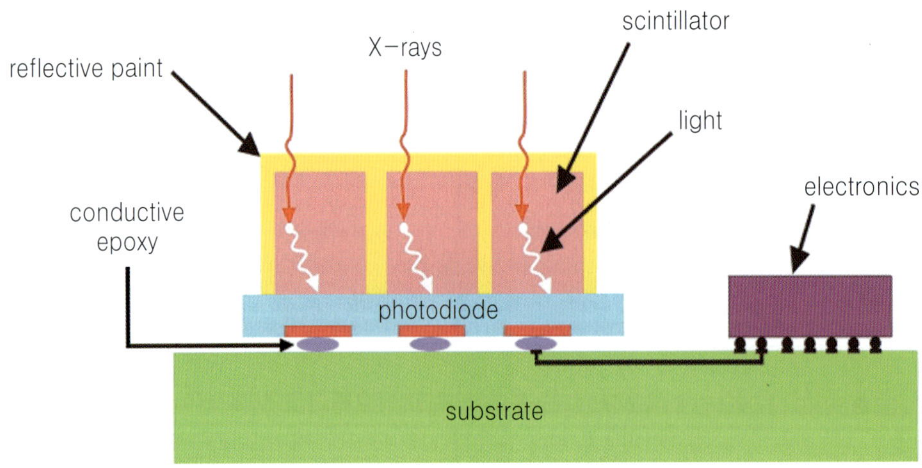

(b) Back illuminated photodiode

그림 4-12 Front illuminated photodiode 및 back illuminated photodiode의 구조

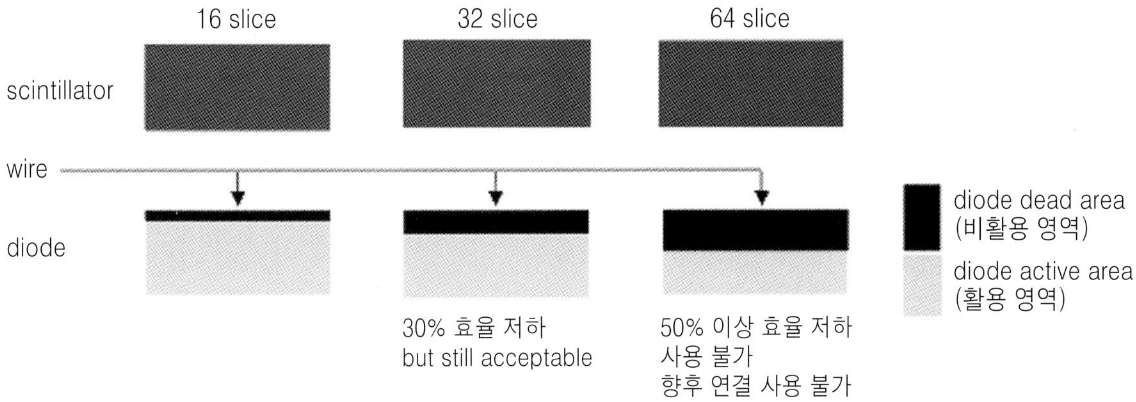

그림 4-13 Front illuminated photodiode 방식에서 채널 수 증가에 따른 검출활성면적의 감소

이 방식에서는 채널 수가 증가함에 따라 광다이오드 배열 안의 anode 수가 늘어나게 되고 이것은 실리콘 표면을 따라 진행되는 traces 영역의 숫자를 증가시켜 높은 wire bond의 밀도로 광 다이오드의 활성영역을 감소시켜 획득되는 화질의 저하를 야기시킨다. 즉, 신호손실, 각 채널간의 주파수의 혼동 등은 32 슬라이스 CT 이상에서는 많은 어려움을 갖는다(그림 4-13 참조).

Toshiba사의 detector에서는 이를 switching diode 방식이라고 명명한다.

(2) Back illuminated photodiode

기존의 front illuminated photodiode 방식에서는 데이터 전송시 병목현상이 발생되어 전송속도가 느려질 뿐만 아니라 각 wire가 있는 부분의 광다이오드 갭으로 인해 선량효율성이 감소된다. 이러한 이유로 기존의 frontlit diode 방식은 16 슬라이스 이상의 high version MDCT에서 사용하기에 어려움이 있어 GE사나 Philips사에서는 back illuminated photodiode 방식(GE사에서는 backlit diode 방식이라고 함)을 채택하고 있다.

Back illuminated photodiode 방식은 섬광체와 다이오드 사이에 신호전달용 wire를 위치시키지 않고 광 다이오드의 전기적 신호를 발생시키는 부분을 뒤쪽에 위치시켜 conductive epoxy를 부착하여 기판을 연결하는 구조로 이루어져 있다. Wire를 통하지 않고 직접 데이터를 전송하므로 전송속도가 빠르고, wire로 인한 각 광 다이오드 사이의 갭을 없앨 수 있으며(wire bonding의 밀집현상의 극복), 데이터의 무결성을 돕는 front-end electronics(DAS)와의 직접 연결을 가능케 함으로써 선량 효율성을 높여 적은 선량으로도 우수한 영상의 질을 제공할 수 있게 되었다.

7) DAS의 집적화 및 소형화

검출소자의 검출효율은 섬광체의 흡수율(absorption efficiency)과 detector의 변환율(conversion efficiency)에 의해 좌우된다. 120kVp의 X-선 스펙트럼에서 대부분의 detector element의 검출효율은 98% 이상을 보이며 chip의 변환효율은 99% 이상을 보이고 있다.

각 제조사에서는 detector 변환율을 더욱 향상시키기 위해 많은 노력과 연구를 시행하고 있는데, Philips를 예로 들면, 최근의 16, 40, 64 MDCT 장치에서는 Tach chip이라고 부르는 향상된 multi-slice application specific integrated circuit(ASIC) 칩을 개발하여 사용되고 있다(그림 4-14 참조). 이는 9mm×9mm 크기의 초고속 다중 채널 데이터 획득시스템(multi-channel DAS)으로 기존의 multi-slice CT의 detector assembly에 있던 큰 크기의 컴퓨터 카드와 여러 케이블들을 대신한다.

아날로그 신호전류를 디지털 신호로 변환시키는 front end electronic circuitry인 Tach chip은 detector array와 한 보드 안에서 통합되어 있으며, 저신호 영상의 획득과 저선량에서의 노이즈 감소를 통해 디지털 데이터의 신호대잡음비를 향상시키는데 특히, 최근에 많은 관심을 불러일으키고 있는 저선량 스캔기법(low-dose scan)과 직접적인 연관을 갖는 낮은 신호 레벨에서 우수한 특성을

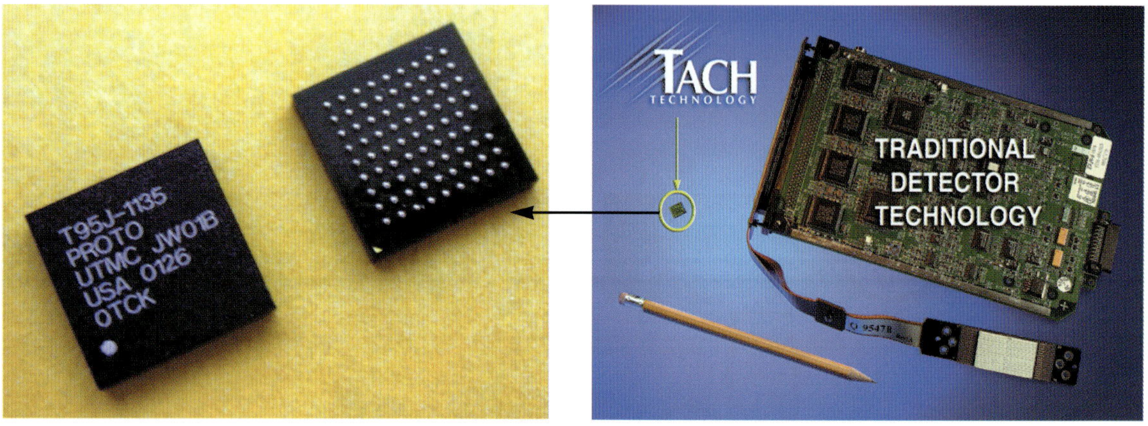

그림 4-14 Tach chip과 기존의 DAS 크기 비교

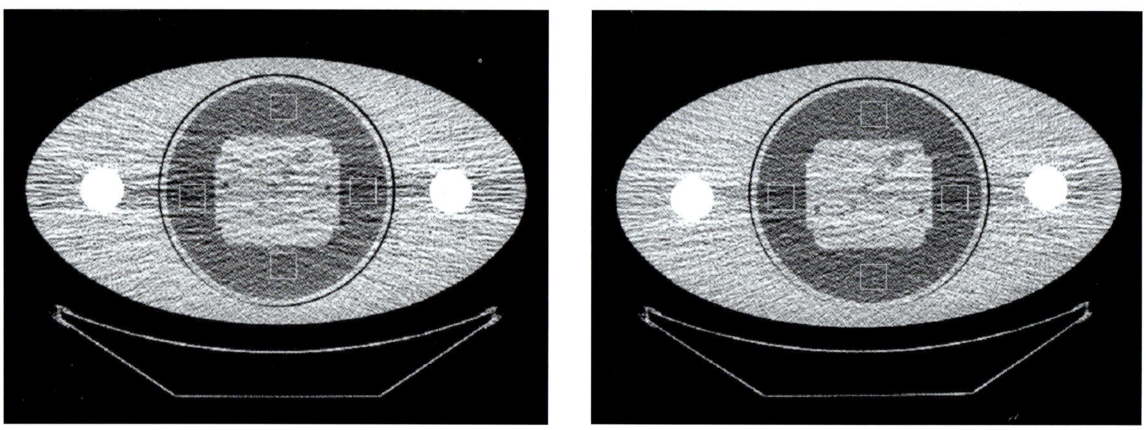

(a) Conventional DAS (b) Volara DAS

그림 4-15 GE사 Volara DAS와 기존 DAS의 영상비교

표 4-3 GE사 Volara DAS와 conventional DAS의 노이즈 비교

표준편차(노이즈)	저신호팬텀	48cm Poly	35cm Poly	20cm H_2O	5inch H_2O
Volara DAS	62.8	23.88	33.55	7.38	1.88
conventional DAS	79.2	26.58	35.77	7.94	1.86
차이	21%	10%	6%	7%	0%

보인다. 또한 multi-slice data set로부터의 수많은 데이터들을 하나의 패키지로 묶어 빠른 속도로 전송하는 역할도 한다.

또한 GE사의 LightSpeed VCT에서는 digital one chip 방식의 Volara DAS가 채택되었는데 주된 특성은 영상 내에서 가장 많은 문제를 일으키는 노이즈를 현격히 감소시켜(저신호의 경우 무려 21%의 noise 감소) 신호대 잡음비를 현격하게 높였다(표 4-3 참조). 기존의 conventional DAS와 GE사의 Volara DAS의 저신호 영상을 그림4-15에 비교하였다.

8) Helical pitch

Pitch란 X-선관이 한번 회전하는 동안에 테이블이 진행하는 거리를 의미하며 Z-축 분해능과 밀접한 관계를 가진다. 즉, single slice CT에서의 pitch는 아래의 식으로 표시된다.

$$\text{Pitch} = \frac{\text{갠트리 일 회전당 테이블 이동거리(mm)}}{\text{선속 콜리메이션(mm)}}$$

슬라이스 두께는 선속의 콜리메이션을 변화시킴으로써 선택되며, 슬라이스 두께는 선속 콜리메이션과 같다.

슬라이스 두께나 테이블의 이동속도를 증가시키면 Z-축 해상능은 저하된다. 예를 들면, 10mm의 두께로 스캔을 할 경우 튜브가 1초에 일 회전할 때 테이블을 10mm씩 이동시키면 pitch는 1.0이 되며, 20mm 씩 이동시키면 pitch는 2.0이 된다.

Single detector를 채택한 나선형 CT장치에서 주로 사용되는 pitch의 범위는 1.0에서 2.0 정도이다. Pitch가 1.0 미만이면 overlapping scan이 이루어지고, 1.0을 초과하면 low-dose scan이다.

또한 pitch 변화에 따른 영향을 살펴보면, single slice CT에서는 pitch를 증가시키면 스캔 범위는 증가되고(large coverage) 검사시간이 단축된다. 그리고 X-선관의 부하가 감소되며 환자의 방사선

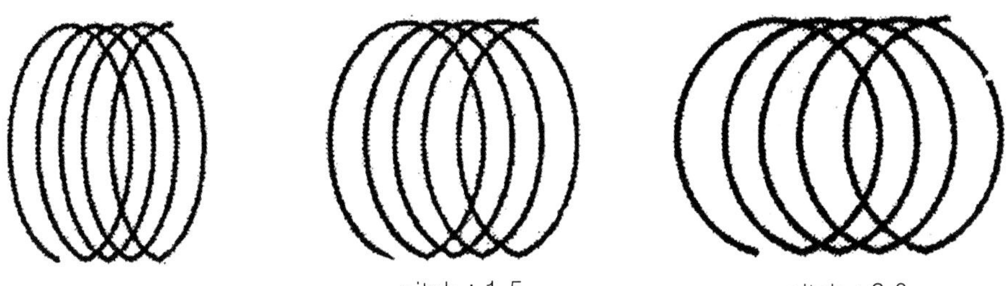

그림 4-16 Pitch factor의 개념

표 4-4 Single slice CT에서 pitch 변화에 따른 슬라이스 두께와 테이블 이동속도

슬라이스 두께(mm)	테이블 이동속도(mm/sec)		
	pitch = 1.0	pitch = 1.5	pitch = 2.0
3	3	4.5	6
5	5	7.5	10
10	10	15.0	20

피폭은 감소된다. 하지만 슬라이스 폭(FWHM)이 증가되고 spiral artifact가 증가되어 Z-축 해상능은 저하된다. 반면에 multi-slice CT에서는 pitch를 증가시키면, 장치에 따라 다소의 차이는 있지만, 관전류의 자동적인 조절로 인해 환자선량이 거의 일정하며 슬라이스 폭도 큰 변화가 없다. 하지만 spiral artifact가 증가되어 Z-축 해상능은 저하된다.

그러나 multi-slice CT에서의 pitch는 아래의 식으로 표시되며, 슬라이스 두께는 콜리메이션, detector configuration과 재구성 알고리즘의 선택에 의해 결정되며, single slice CT처럼 슬라이스 두께가 선속 콜리메이션과 일치하지는 않는다.

$$\text{Slice pitch} = \frac{\text{갠트리 일 회전당 테이블 이동거리(mm)}}{\text{슬라이스 두께(mm)}}$$

$$\text{Beam pitch} = \frac{\text{갠트리 일 회전당 테이블 이동거리(mm)}}{\text{빔 콜리메이션(mm)}}$$

예를 들면, 4 슬라이스 MDCT에서 10mm의 선속 콜리메이션을 사용하여 2.5mm 두께의 4영상을 얻었고 이때 갠트리 일 회전당 15mm의 테이블 이동속도를 사용하였을 경우 slice pitch는 15/2.5 = 6이 되며, beam pitch = 15/10 = 1.5가 된다.

GE사 장치의 4 슬라이스 MDCT에서는 slice pitch를 사용하며 그 외의 장치회사에서는 beam pitch를 사용하고 있다. 그러므로 GE사의 pitch 4.0은 Siemens사의 pitch 1.0과 동일한 개념으로 이해되어야 한다. 그러나 16 슬라이스 이상의 MDCT에서는 모든 제조사가 beam pitch 개념을 사용하고 있다.

Single slice 나선형 CT에서는 blurring이 없는 영상의 재구성을 위해 simple linear interpolation(180°LI 또는 360°LI)이 사용되며 pitch를 증가시키면 영상의 질은 저하된다. 하지만 GE사의 4 슬라이스 MDCT에서는 그림 4-17의 (b)에 나타낸 바와 같이 복잡하고 비직선적인 interpolation 알고리즘을 사용하며, 적절한 영상의 질을 위해 임상에서는 몇 가지의 슬라이스 pitch(3 : 1 또는 6 : 1)가 선택되어 사용된다. 이를 preferred pitch 또는 fixed pitch 라고 불린다.

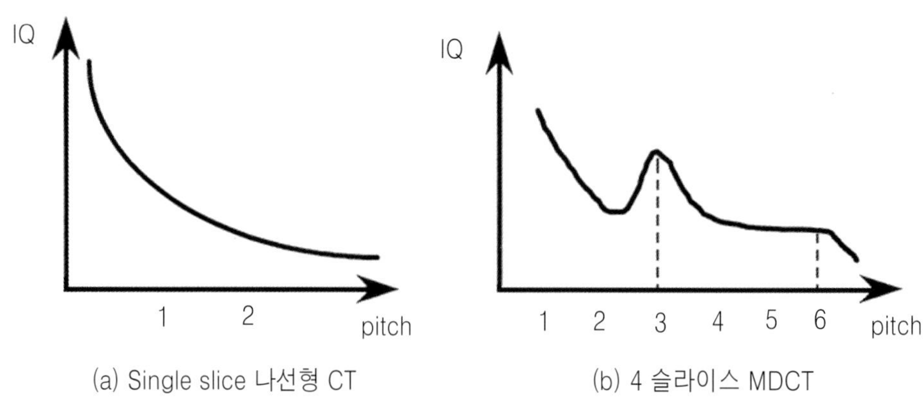

그림 4-17 GE사 SDCT와 4 MDCT에서의 pitch 변화와 영상의 질 관계

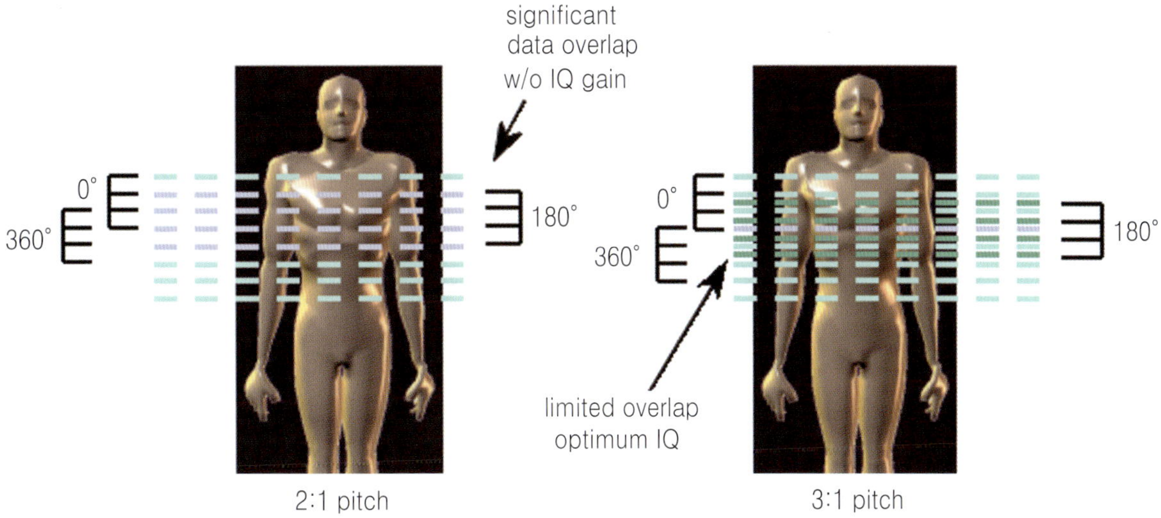

그림 4-18 영상의 질과 스캔 속도에 중요한 영향을 미치는 pitch의 비교
(GE사 4 슬라이스 MDCT, 2 : 1과 3 : 1 pitch의 비교)

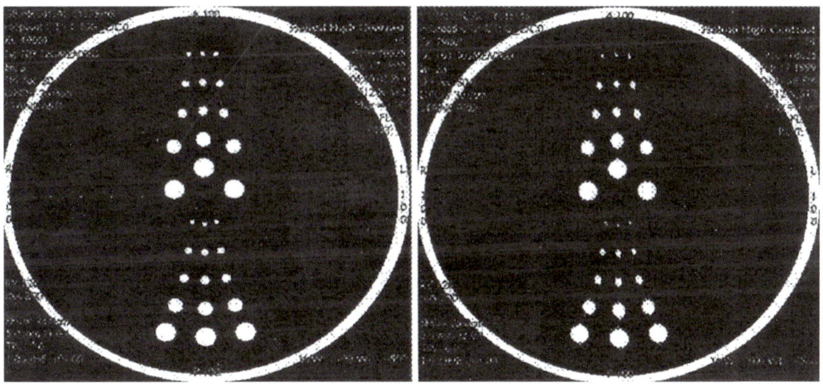

pitch=1.0 pitch=3.0

(a) GE사의 single slice 나선형 CT

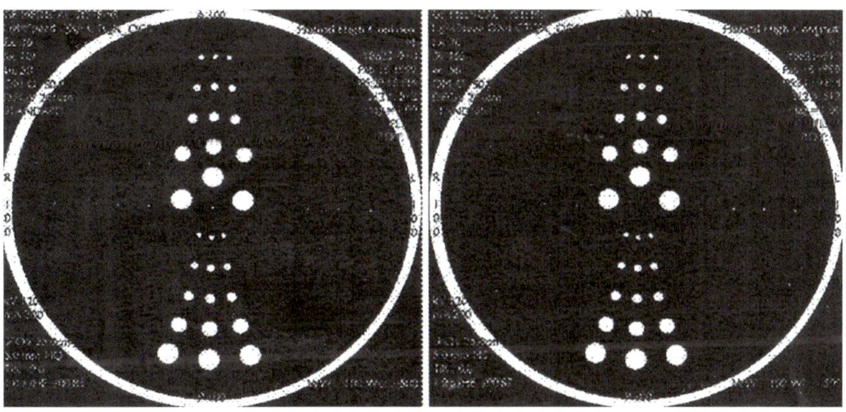

HQ mode(pitch=3.0) HS mode(pitch=6.0)

(b) GE사의 4 슬라이스 MDCT

그림 4-19 GE사 SDCT 및 4 MDCT에서 pitch 변화에 따른 영상의 질 비교

임상적으로 slice pitch 3.0(HQ 모드)은 0.75 : 1의 beam pitch에 해당되며 주로 양질의 quality를 추구하는 검사에서 사용된다. 반면에 slice pitch 6.0(HS 모드)은 1.5 : 1의 beam pitch에 해당되며 주로 스캔 속도가 우선되어야 할 검사에서 사용된다.

그림 4-18의 (b)에서 image quality의 저하로 인해 slice pitch 2.0을 선택하지 않고 3.0을 선택하여 사용하는 이유를 알 수 있다. 또한 Toshiba사의 Aquilion 4 모델이나 Asteion 모델에서는 슬라이스 프로필의 broadening을 최소화시키기 위해 2.5 또는 5.0의 slice pitch가 사용된다. 그림 4-19는 GE사 SDCT와 4 MDCT에서 pitch 변화에 따른 영상의 질적 차이를 나타낸 팬텀영상이다.

9) Scan coverage

Scan coverage는 scan speed와 image quality와 함께 나선형 CT의 성능을 평가하는 중요한 항목 중의 하나이며 다음의 식으로 나타내진다.

$$\text{Coverage / rotation} = \text{collimation} \times \text{pitch}$$

$$\text{Coverage / second} = \frac{\text{collimation} \times \text{pitch}}{\text{scan second}}$$

3. MDCT의 detector 구조 및 영상획득

1) Dual slice CT

1991년에 개발된 최초의 dual slice CT 장치인 Elscint사의 CT Twin 시스템은 2개의 solid-state detector array를 병렬로 연결하여 1초 동안의 한번 스캔으로 2개의 고화질 영상을 동시에 얻을 수 있었으며 이는 기존의 나선형 CT 장치보다 두 배의 속도로 촬영이 가능하였다.

이 시스템은 기존의 나선형 CT장치보다 훨씬 우수한 60KW의 연속 X-선 정격과 10MHU의 열 축적용량을 가진다. 그리고 split beam imaging 기법과 음극에서 발생되는 전자선빔을 마이크론 단위의 정확도로써 양극에 가이드하는 전자-광시스템인 double dynamic focus system 기술을 채택하여 빔의 선속강도를 배가시키고 검출 시스템의 데이터 샘플링을 배가시켜 20lp/cm의 해상능을 가능케 하였다. 또한 1024×1024의 매트릭스를 사용하여 영상을 재구성하였다.

Elscint사의 CT Twin의 영상획득 시스템은 1992년 Marconi사에 의해 품질향상이 이루어졌으며, 1999년 GE사의 HiSpeed NX/I dual system, 2000년 Siemens사의 Volume Access와 Emotion Duo, Marconi사의 Mx 8000 Duo, 그리고 2001년 Toshiba사의Asteion Dual로 발전되어 왔다. 그림 4-20은 dual slice CT로 5mm 두께의 2영상을 획득하는 모형도이며, 그림 4-21은 이를 통해 얻은 brain CT영상이다.

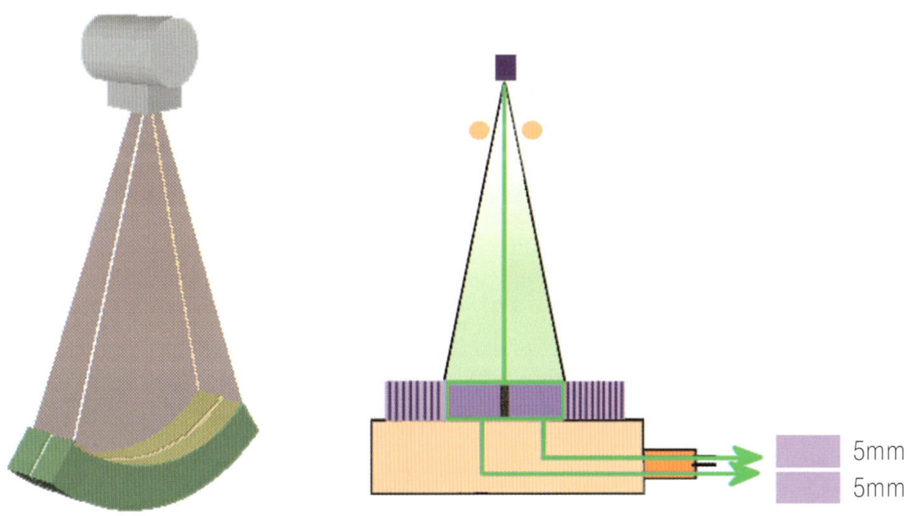

그림 4-20 5mm 두께의 2영상을 획득하는 모형도

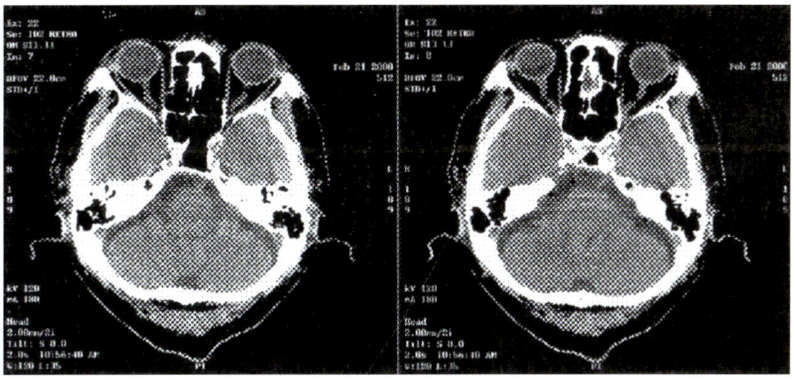

그림 4-21 Dual slice CT에서 5mm 두께로 얻은 brain CT영상

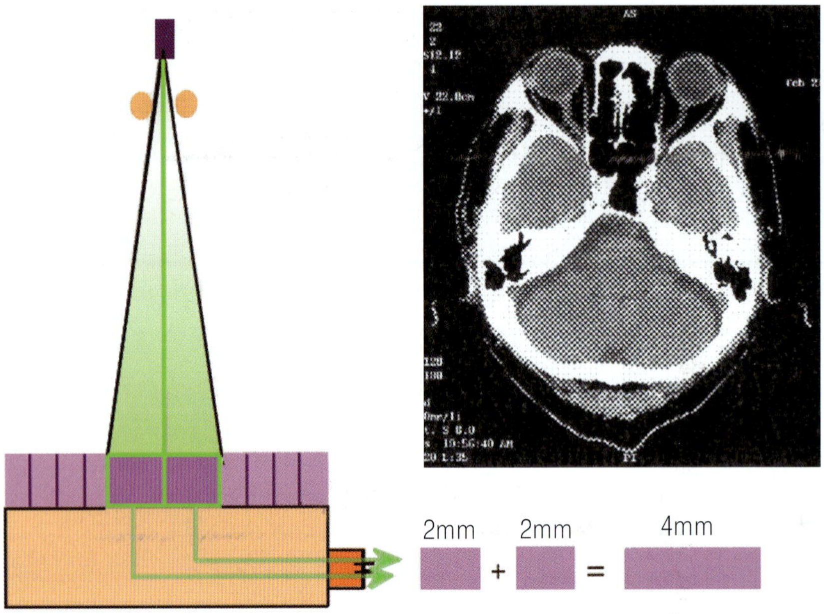

그림 4-22 Double axial image fusion 모형도와 영상

그림 4-22는 double axial fusion 기능을 이용하여 동시에 획득한 2mm 두께의 2영상을 가산하여 1 슬라이스로 얻어내는 것을 나타낸 모형도와 영상이다. Posterior fossa 부위의 아티팩트가 현저하게 감소함을 알 수 있다.

2) 4 슬라이스 MDCT

4 슬라이스 MDCT는 8개 또는 16개의 detector array를 채택하고 있지만 대부분의 장치가 최대 4개의 array를 사용하여 0.5초 또는 0.8초 동안의 1회 스캔에 얇은 슬라이스 두께(최대 5mm)의 4영상을 획득하는 시스템이 주류를 이루고 있다. 이는 X-선의 source 특성에 기인되는데, 일 회의 스캔에 7~10mm 정도의 두꺼운 슬라이스 두께를 갖는 4영상을 획득하고자 하면 발생되는 X-선이 1mm 이하의 작은 초점에서 시작되어 부채형으로 확산되는 형태를 가지므로 detector의 중앙부에 도달하는 X-선량은 충분하지만 가장자리 detector에 도달하는 X-선 광자량이 부족하여 진단에 필요한 영상을 얻지 못한다.

각 장치회사에서는 이러한 두꺼운 슬라이스에서의 4개의 영상획득과 일 회의 스캔에 4개보다 더 많은 수의 영상획득을 위한 기술개발에 노력하여 다음 절에서 언급되는 8개와 16개의 영상획득을 가능케 하였다.

앞에서 언급하였듯이 4 슬라이스 MDCT의 detector는 크게 matrix detector, adaptive array detector(AAD), 그리고 두 가지 형태를 혼합한 hybrid type detector로 구분되며 4 슬라이스 MDCT는 GE사(LightSpeed Plus), Siemens사(Sensation 4), Philips사(Brilliance 4), Toshiba사(Aquilion 4), Hitachi사(Presto)의 제품이 상용화되고 있다.

(1) Matrix detector

① Detector 배열

그림 4-23에 나타낸 바와 같이 single detector CT에서는 수백 개의 detector element들이 Z-축 방향으로 일렬로 배열되어 있다. 그러나 GE사의 LightSpeed 시리즈, Philips사의 Secura 모델, Hitachi사의 Presto 모델에서 채택하여 사용되는 matrix 타입의 multi-detector는 Z-축 방향으로 1.25mm의 동일한 두께로 총 16열이 배열되어 있으며, 모두 14,592개의 elements로 구성되어 있다.

Matrix array type의 특징은 gap과 detector ratio가 크므로 근원적으로 기하학적인 효율의 저하는 피할 수 없다. 그러나 adaptive array type에 비해 슬라이스 두께의 조합에 다양함을 가지며, X-선관 일 회전당 많은 수의 슬라이스를 획득할 수 있는 특성을 갖는다.

일반적인 4 슬라이스 MDCT는 X-선 튜브가 일 회전하는 동안 최대 4개의 신호를 받아들이며 그림 4-24에 나타낸 바와 같이 각 신호는 각각의 detector열에서 1개의 영상을 만들어낼 수도 있으며 2, 3, 4개의 detector열을 조합하여 영상을 만들어 낼 수 있다.

그림 4-25의 가운데 그림이 GE사 및 Philips사 4 슬라이스 MDCT에서 채택한 matrix type detector의 구조이다. Z-축 방향으로 1.25mm의 동일한 두께로 16열로 배열되어 있으며 총 14,592개의 elements로 구성되어 있고 20mm의 최대 scan range를 갖는다. 그리고 왼쪽 그림은 Toshiba사의 4 슬라이스 MDCT에서 채택한 hybrid type, 그리고 오른쪽 그림은 Siemens사 4 슬라이스 MDCT에서 채택한 adaptive array type detector의 형태 및 특성을 나타낸 것이다.

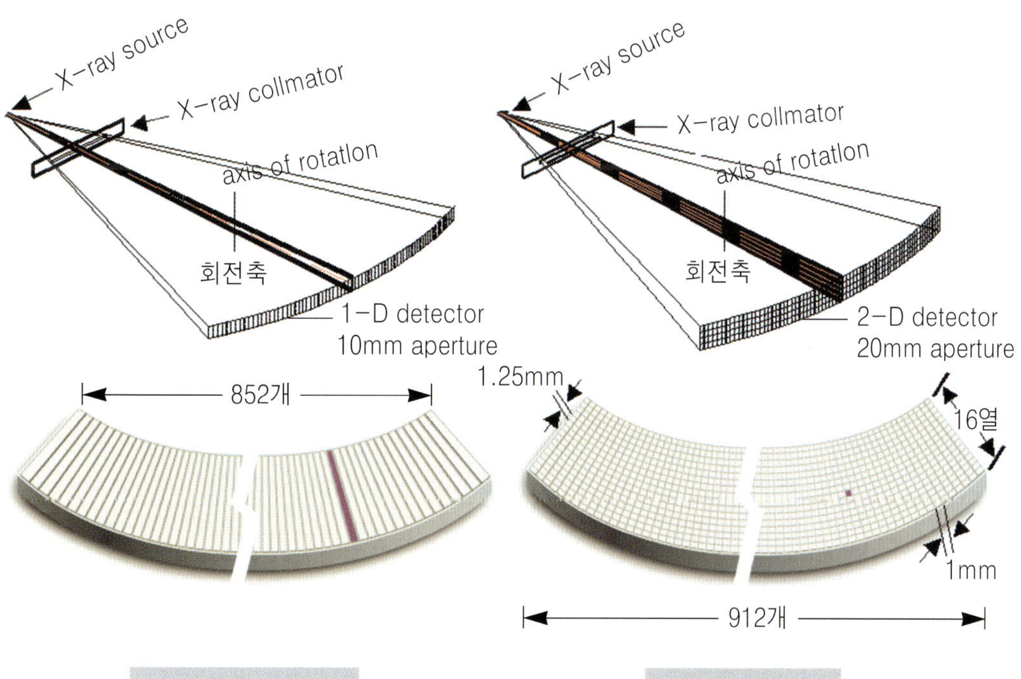

14,592 detectors 1mm×1.25mm 55° arch	852 detectors 1mm 간격 49° arch
(a) SDCT	(b) 4 슬라이스 MDCT

그림 4-23 GE사의 single detector와 4 slice multi-detector

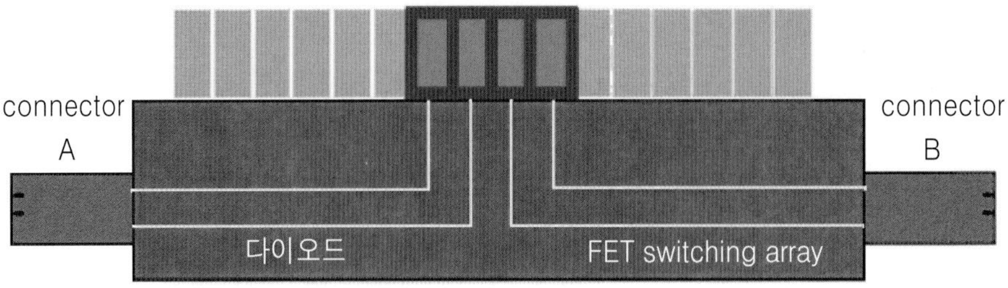

그림 4-24 GE사의 16-row matrix detector의 구조

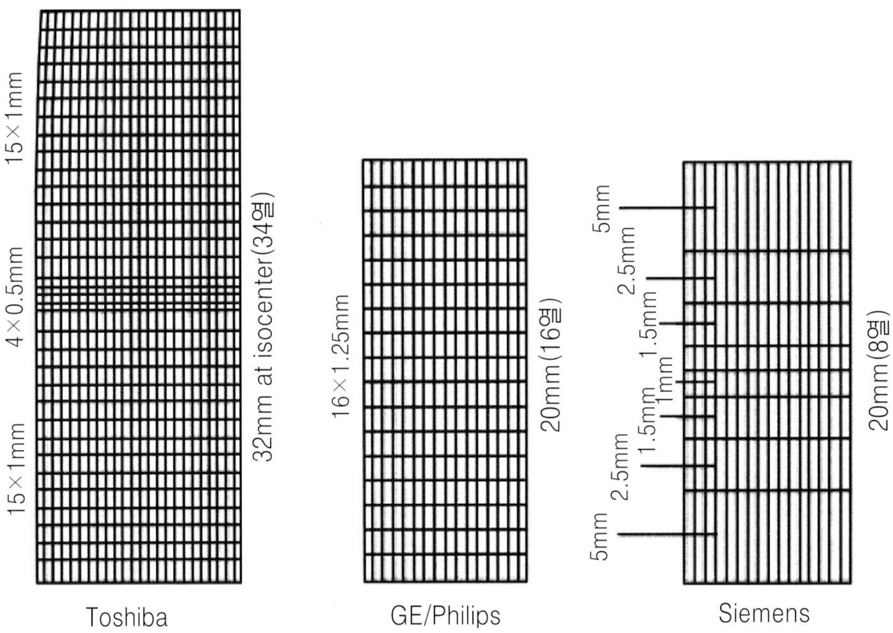

그림 4-25 제조사별 4 슬라이스 multi-detector의 구조

② 영상획득방법

그림 4-26은 GE사의 single slice CT와 4 multi-slice CT의 scan geometry를 비교한 것이다. Multi-slice CT는 single slice CT에 비해 X-선관에서 원심력이 감소하며, 초점과 detector 사이의 거리 단축으로 인해 동일한 상황에서 single slice CT에 비해 약 20% 정도의 mAs 감소효과가 발생된다.

GE사의 LightSpeed QX/i나 Plus 모델의 경우 1회의 갠트리 회전으로 1.25mm, 2.5mm, 3.75mm, 5mm 두께의 영상을 4개씩 획득할 수 있다. 반면에 Hitachi사의 Presto 모델의 경우 detector가 1.25mm 두께로 총 16열로 이루어져 있으며, 갠트리 1회전으로 1.25mm의 4영상을, 0.75mm의 2영상을 동시에 획득할 수 있다.

ⓐ 1.25mm의 슬라이스 두께 영상

1.25mm의 슬라이스 두께 영상을 4개 얻으려면 중앙에 위치한 4개의 detector열을 사용하여 4개의 신호를 받아들여 1.25mm 두께의 영상은 최대 4개를 얻는다.

그리고 raw data를 이용하여 2.5mm 두께 영상은 2개의 detector열을 하나로 묶어 한 영상으로 만들어 최대 2개의 영상을 얻으며, 5mm 두께 영상은 4개의 detector열을 하나로 묶어 1개의 영상을 얻을 수 있다.

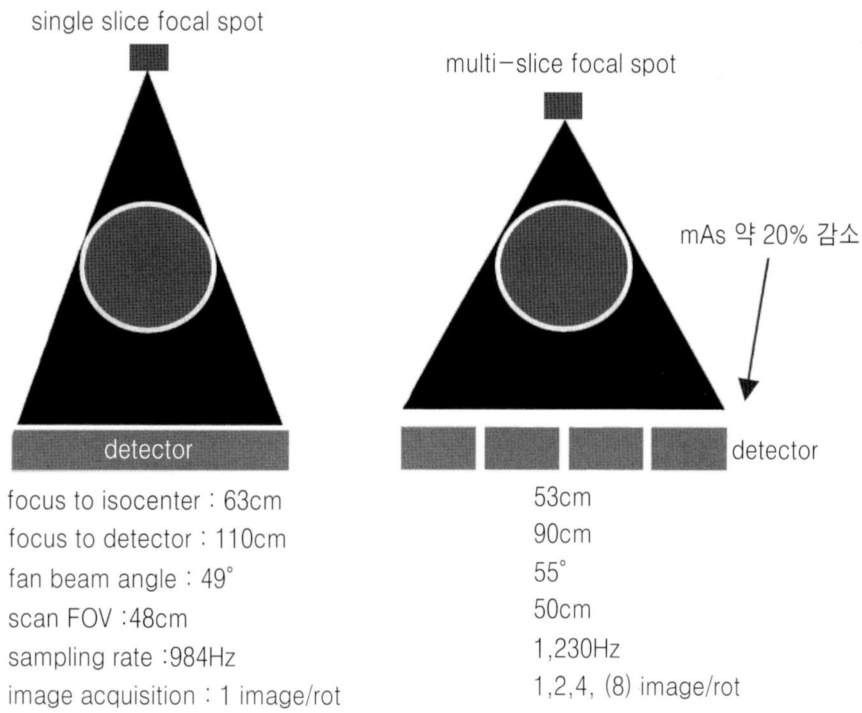

그림 4-26 GE사의 single slice CT와 4 슬라이스 MDCT의 scan geometry 비교

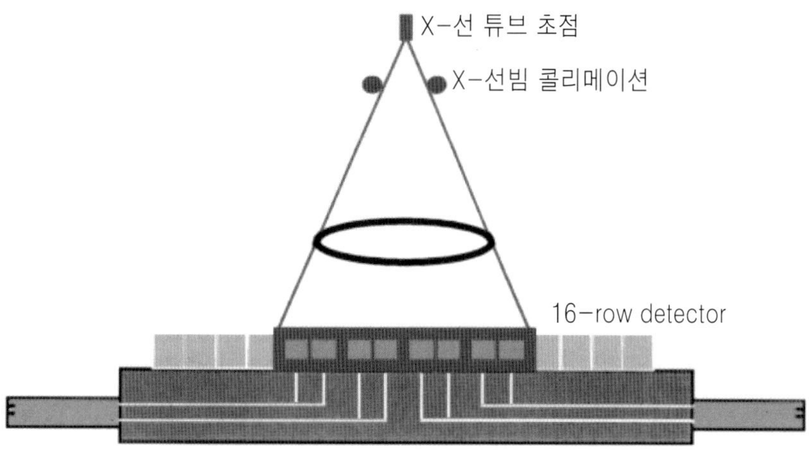

그림 4-27 2.5mm 슬라이스 두께의 4 영상획득

ⓑ 2.5mm의 슬라이스 두께 영상

2.5mm의 슬라이스 두께 영상을 4개 얻으려면 중앙에 위치한 8개의 detector열을 사용한다. 2.5mm 두께를 갖는 4개의 영상을 얻고자 할 경우 그림 4-27과 같이 2개의 detector열을 하나로 묶어 영상을 얻으며, 5mm 두께 영상은 4개의 detector열을 하나로 묶어 2개를 얻을 수 있으며, 10mm 두께 영상은 1개를 얻을 수 있다.

ⓒ 3.75mm의 슬라이스 두께 영상

중앙에 위치한 12개의 detector열을 사용한다. 3개의 detector열을 하나씩 묶어 3.75mm두께의 영상을 최대 4 개까지 얻을 수 있으며, detect열을 4개씩 묶어 5mm 두께 영상은 3개, detect열을 5개씩 묶어 7.5mm 두께 영상은 2개 얻을 수 있다.

ⓓ 5mm의 슬라이스 두께 영상

전체 16개의 detector열을 사용하며, 4개의 영상을 만들 경우 4개의 detector열을 하나씩 묶어 1개의 영상을 얻는다. 그러므로 5mm의 두께 영상은 4개, 10mm 두께 영상은 2개를 얻을 수 있다.

그림 4-28과 4-29는 matrix detector 방식의 4 슬라이스 MDCT인 Toshiba사의 Aquilion 4 모델에서 하나의 데이터 세트에서 여러 가지 슬라이스 두께의 영상이 얻어지는 것을 나타낸 것이며, 그림 4-30은 동일한 모델에서 detector와 DAS 사이의 switching gate 방식의 4채널 연결을 보여준다.

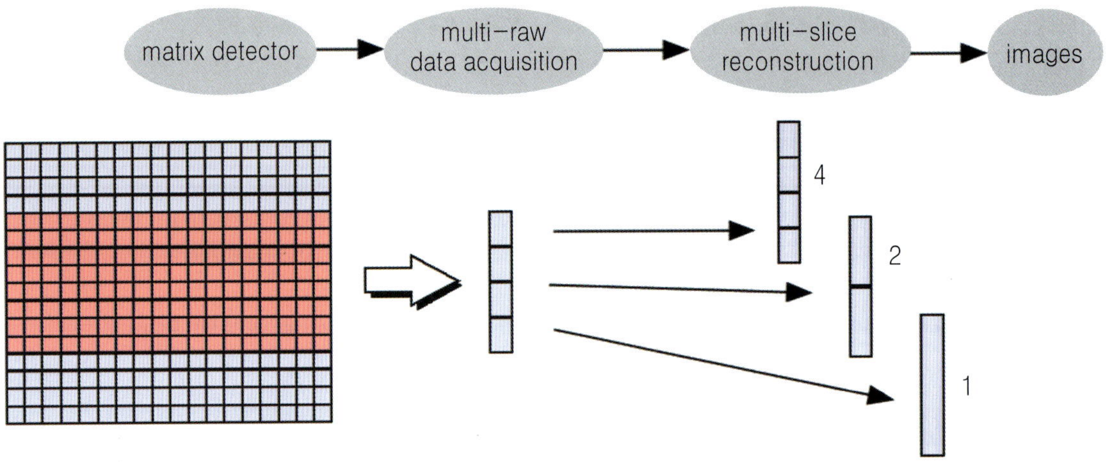

그림 4-28 Matrix detector 방식의 4 슬라이스 MDCT에서 하나의 데이터 세트에서 여러 가지 슬라이스 두께의영상이 얻어지는 것을 나타낸 모형도

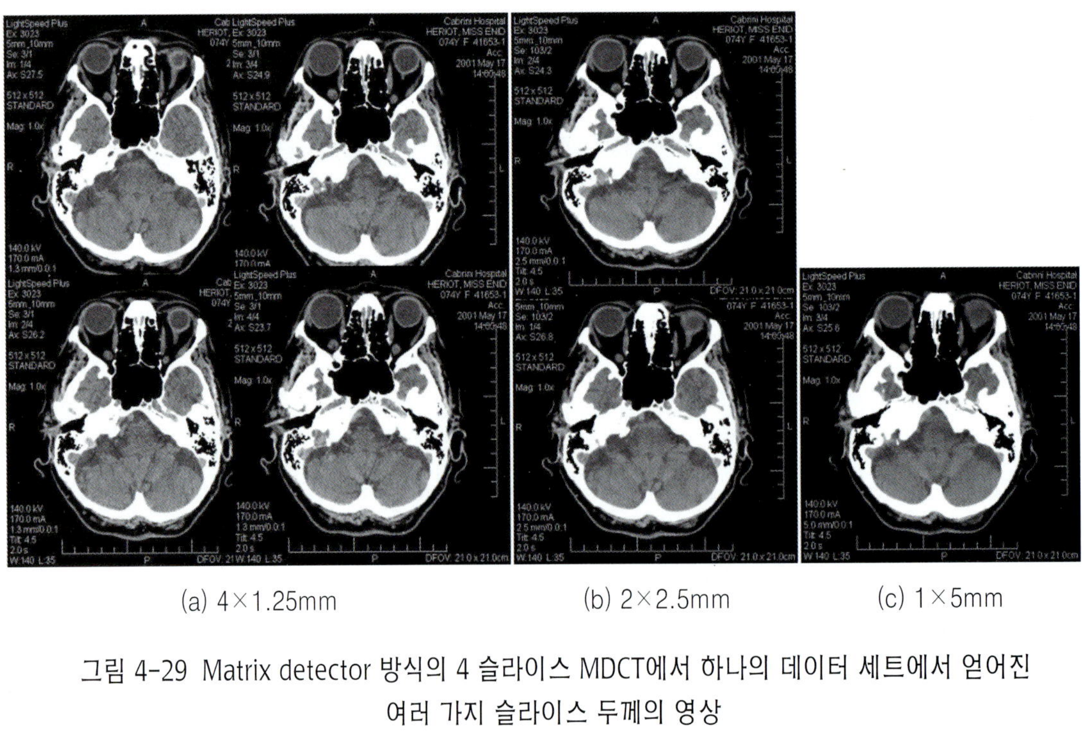

(a) 4×1.25mm (b) 2×2.5mm (c) 1×5mm

그림 4-29 Matrix detector 방식의 4 슬라이스 MDCT에서 하나의 데이터 세트에서 얻어진 여러 가지 슬라이스 두께의 영상

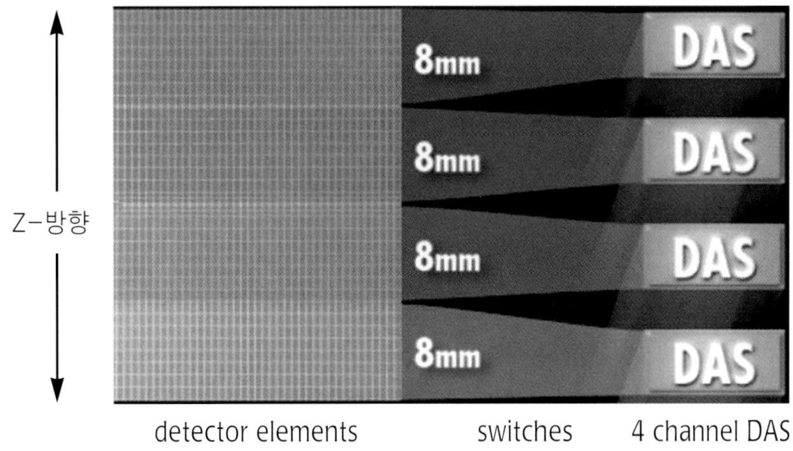

그림 4-30 Matrix detector 방식의 4 슬라이스 MDCT에서 detector와 DAS 사이의 switching gate 방식의 4채널 연결 (8mm×4개의 영상획득)

(2) Adaptive array detector

Siemens사의 Volume Zoom모델과 Sensation 4모델, Marconi사의 Mx 8000 시리즈에서 채택하여 사용되고 있는 adaptive array detector의 배열은 그림 4-31의 (a)에 나타낸 바와 같이 1mm, 1.5mm, 2.5mm, 5mm 두께를 갖는 8개의 열로 구성되어 있다.

획득 가능한 영상의 조합은 0.5mm×2개, 1mm×4개, 2.5mm×4개, 5mm×4개, 10mm×2개이다. 1mm 두께의 영상을 4개 얻기 위해서는 detector 콜리메이션을 4mm로 하여 중간에 위치한 2개의 1mm 두께의 열에서는 그대로 영상을 획득하고, 주변의 1.5mm 두께의 열에서는 1mm 부분만 X-선 광자가 도달하게 하여 영상을 획득한다.

0.5mm 두께의 영상을 획득하고자 할 경우에는 중앙에 위치된 1mm 두께의 2개의 열을 사용하는데, 콜리메이션을 정중앙에서 1mm의 크기로 설정하여 2개의 0.5mm 영상을 얻는다.

(3) Hybrid type detector

Toshiba사의 Aquilion 모델의 detector는 33,296개의 elements로 구성되어 있으며, 앞의 그림 4-25에 나타난 바와 같이 GE사와 Philips사의 matrix detector와는 다소 차이가 있으며 진보적이다. 즉, detector가 총 34열로 이루어져 있으며 중앙부에는 0.5mm 두께가 4개, 좌우로 1mm 두께의 detector가 15개씩 구성되어 있어 tube 일 회전에 최소 0.5mm에서 최대 8mm 슬라이스 두께의 영상(0.5mm, 1mm, 2mm, 3mm, 4mm, 5mm, 8mm)을 4개씩 획득할 수 있다(그림 4-31의 (b) 참조).

(4) MDCT의 슬라이스 두께 결정

기존의 single detector CT와 multi-detector CT의 차이 중의 하나는 슬라이스 두께를 결정하는 방법이다. Single detector CT에서의 슬라이스 두께는 콜리메이션에 의해 결정되지만, multi-detector CT에서는 빔콜리메이션(10mm 또는 20mm), detector element의 조합(detector configuration 선택) 그리고 재구성 알고리즘에 의해 결정된다.

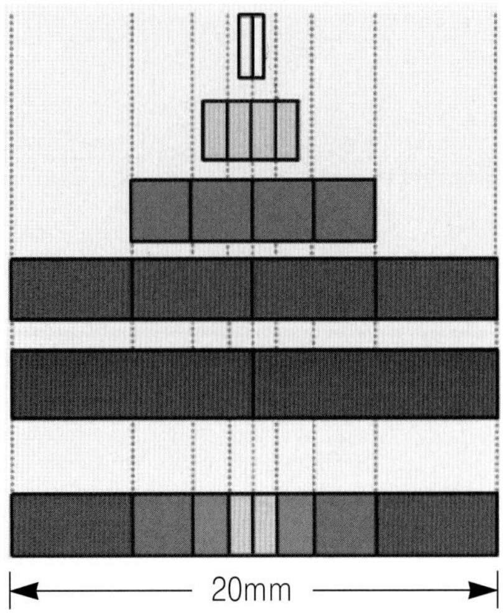

(a) Adaptive array detector의 배열과 영상획득(Siemens 4 slice)

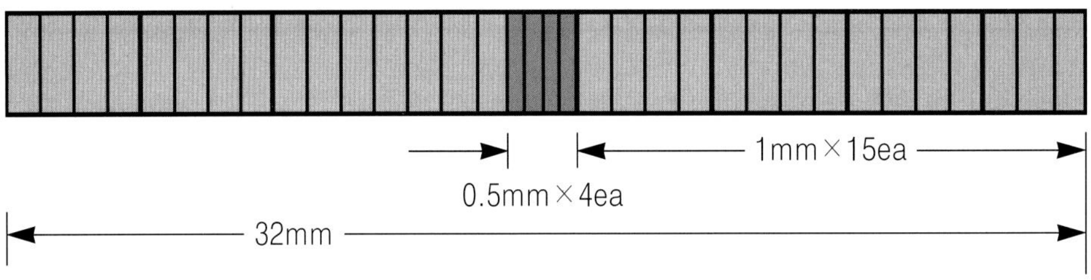

(b) Hybrid detector의 모형(Toshiba 4 slice)

그림 4-31 Adaptive array detector의 배열과 영상획득

엄격히 말하면, MDCT의 conventional scan 모드에서는 빔 콜리메이션과 detector configuration의 선택에 의해서, helical scan 모드에서는 이들 외에도 재구성 알고리즘이 추가적으로 포함되어 슬라이스 두께가 결정된다.

3) 8 슬라이스 MDCT

1회의 갠트리 회전으로 최대 8개의 슬라이스를 얻어내는 장치로는 GE사의 LightSpeed Ultra 모델과 Toshiba사의 Aquilion 8 모델이 있다. 기본적인 원리는 앞에서 설명한 4 multi-slice CT 의 4채널의 DAS 시스템에서 8채널의 DAS 시스템으로 업그레이드하여 영상의 detection 수를 확대한 개념이다. 자세한 설명은 중복되므로 여기서는 피하기로 한다.

8 slice detector의 기본적인 구조는 그림 4-32와 같다. GE사의 LightSpeed Ultra 모델의 경우 0.5초의 scan time에 갠트리 1회전당 8 슬라이스의 영상획득(예를 들면 8×1.25mm, 8×2.5mm 슬라이스 두께)이 가능하며 최대 single 나선형 스캔은 120초 동안 가능하다. 한 영상당 재구성 시간은 0.5초가 소요되며, detector element수는 880채널(여기에 32개의 reference 채널이 추가됨)×16 row이며, 그리고 초당 1,408 view를 갖는다.

Toshiba사의 Aquilion 8 모델의 경우 0.5mm, 1mm, 2mm, 3mm, 4mm의 8개 영상의 동시획득이 가능하다.

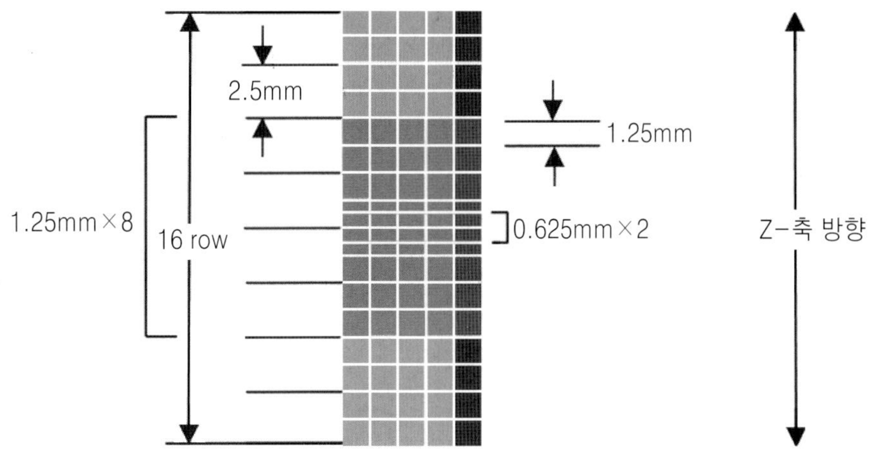

그림 4-32 GE사 8 슬라이스 MDCT의 detector 구조(8채널)

4) 16 슬라이스 MDCT

16 슬라이스 MDCT의 도입으로 인한 detector 구조 변화는 영상의 질과 수에 있어서 많은 변화를 가져왔고 이는 CT검사의 프로토콜 변화로 이어지게 되었다. 즉, 기존의 4 슬라이스 MDCT나 single spiral CT의 경우 special study에 한해 3-D 영상을 재구성을 하였으나 16 슬라이스 MDCT의 경우 얇은 슬라이스 두께의 영상수가 환자당 수백장이 넘으며, Z-축 분해능의 향상으로 coronal 또는 sagittal 영상 역시 axial image와 동등한 질을 갖게 됨으로써 이제 더 이상 3-D 및 MPR 영상은 special case에만 해당되지 않고 일반화되어 사용되고 있는 추세이다.

(1) GE사 LightSpeed Ultra 16

GE사의 LightSpeed Ultra 16 모델의 detector 구조는 전체가 24 row로 이루어져 있으며, 가운데 위치한 16개의 row는 0.625mm의 크기, 양쪽 주변부의 8 row의 경우 1.25mm의 크기로 구성된 hybrid type detector이다(그림 4-33 참조).

최대 scan coverage는 20mm이며, 10mm의 narrow beam collimation(중앙부 16개의 0.625mm detector element만 영상화에 사용됨)과 20mm의 large beam collimation(1.25mm×16개)을 선택 사용할 수 있다. 즉, X-선관의 일 회전당 0.625mm, 1.25mm 슬라이스 두께의 영상을 동시에 16개 획득할 수 있으며 0.5초, 0.6초, 0.7초, 0.8초, 1.0초의 scan time을 선택할 수 있고 초당 6개의 영상재구성이 가능하다.

또한 최대 발광파장이 610nm인 $(Y,Gd)_2O_3$: Eu,Pr 재질의 세라믹 detector를 사용하며 912×24 = 21,888개의 detector element로 구성되어 있으며 3mm at 0.3%의 대조도분해능과 15.4 lp/cm @ 0% MTF 특성을 갖는다. 그리고 53.2KW의 최대출력을 가지며 single 나선형 스캔은 최대 120초까지 가능하며, 한 영상당 재구성 시간은 0.5초이다.

(2) Siemens사의 Sensation 16 및 Philips사의 Brilliance 16

Siemens사의 Sensation 16 모델과 Philips사의 Brilliance 16 모델(또는 MX 8000 IDT 모델)의 detector 구조는 가운데 위치한 16개의 row는 0.75mm의 크기로 배열되어 있으며 양쪽 주변부의 8 row의 경우 1.5mm의 크기로 구성되어, 전체가 24 row로 이루어져 있다. 12mm의 narrow beam

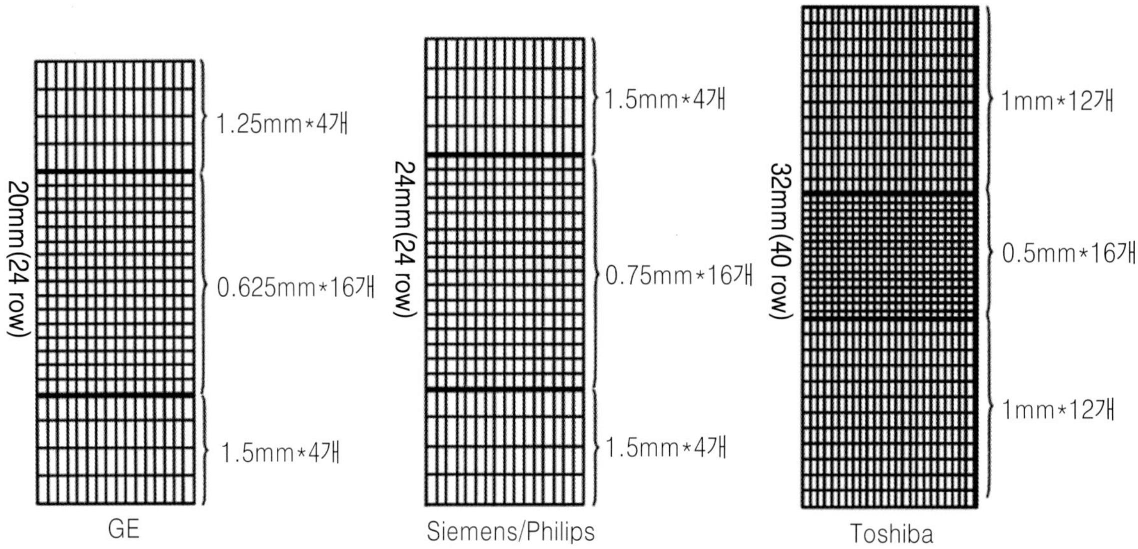

그림 4-33 제조사별 16 슬라이스multi-detector의 구조

collimation(중앙부의 0.75mm×16개)과 24mm의 large beam collimation(1.5mm×16개)을 선택 사용할 수 있다.

X-선관의 일 회전에 24mm의 스캔이 가능하여(total beam coverage가 24mm 임) 기존의 4 슬라이스 MDCT와 비교해 볼 때 약 4mm의 스캔 영역이 확장되어 있다. 이를 통해 0.5초의 X-선관 일회전에 0.75mm, 1.5mm 슬라이스 두께의 영상을 동시에 16개 획득할 수 있으며 초당 최대 6영상의 실시간 재구성이 가능하다. Sensation 16 모델의 경우 second console에서도 영상재구성(retrospective reconstruction)이 가능하다.

0.75mm의 기본 콜리메이션을 사용하는 경우 0.75mm, 1mm, 1.5mm, 2mm, 3mm, 4mm, 5mm, 6mm, 7mm, 8mm, 10mm의 슬라이스 폭의 선택이 가능하며, X-선관 일 회전당 0.5초의 스캔방식에서는 초당 12mm에서 초당 36mm의 속도로 테이블 이동이 가능하다. 그리고 1.5mm의 기본 콜리메이션을 사용하는 경우 2mm, 3mm, 4mm, 5mm, 6mm, 7mm, 8mm, 10mm의 슬라이스 폭의 선택이 가능하며, 초당 24mm에서 초당 72mm의 속도로 테이블 이동이 가능하다.

(3) Toshiba사의 Aquilion 16

Toshiba사의 Aquilion 16 모델의 경우 총 40row로 이루어져 있으며, 중앙부에 0.5mm 직경의 16개 detector row와 양쪽 주변부에 1mm 직경의 각각 12개의 detector row로 구성되어 있다. 0.5mm, 1mm, 2mm 슬라이스 두께의 영상을 동시에 16개 획득이 가능하며 최대 초당 12개 영상의 재구성이 가능하다.

그림 4-34는 16 슬라이스 MDCT에서 얻은 0.36mm spatial resolution 영상들이다. Edge 알고리즘을 사용하고 10% MTF에서 X, Y-축 방향의 공간분해능은 13.7 lp/cm(= 0.36mm), Z-축 방향의 공간분해능은 14 lp/cm(= 0.36mm)로 isotropic resolution을 갖는다.

표 4-5 16 슬라이스 MDCT의 제조사별 주요 특성 비교

	GE / LightSpeed Ultra 16	Siemens / Sensatiion 16	Philips / MX 8000 ITD	Toshiba / Aquilion 16
Z-축 detector 길이	20mm	24mm	24mm	32mm
최소 슬라이스 폭	16×0.625mm	16×0.75mm	16×0.75mm	16×0.5mm
tube 회전시간	0.5초	0.42초	0.5초	0.5초
generator 출력(KW)	53.2	60	60	60
tube 열축적(MHU)	6.3	5.3	6.5	7.5

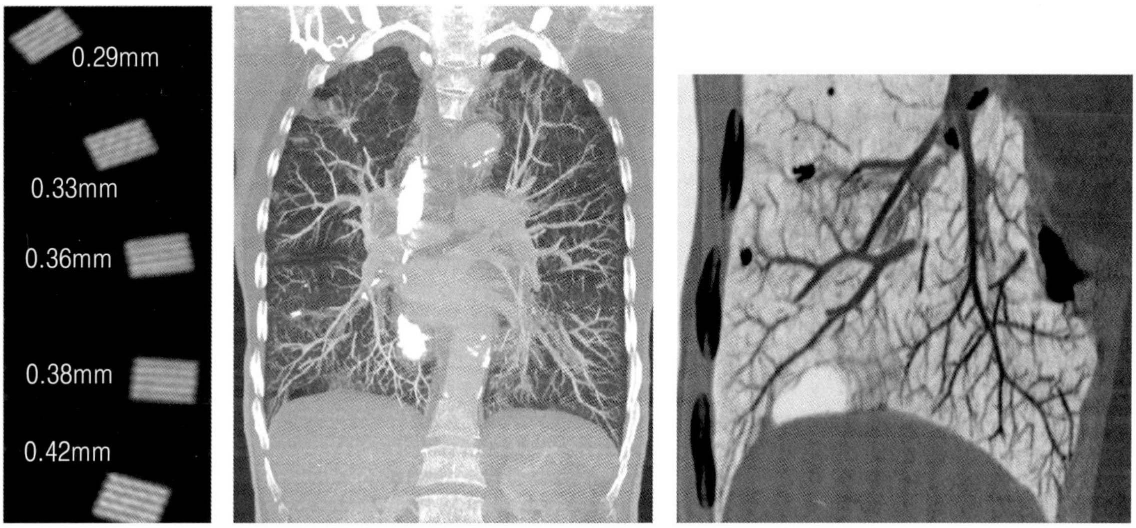

그림 4-34 16 슬라이스 MDCT에서 얻은 0.36mm spatial resolution 영상

5) 32 및 40 슬라이스 MDCT

32 슬라이스 MDCT는 Thosiba사와 GE사에서 개발된 제품으로 그림 4-35에 나타낸 바와 같이 Thosiba사의 Aquilion 32 모델에서는 0.4초의 갠트리 일 회전에 0.5mm 슬라이스 두께의 영상을 동시에 32개(16mm의 scan coverage) 얻거나 1mm 슬라이스 두께의 영상을 동시에 32개 획득할 수 있다(32mm의 scan coverage).

Philips사의 Brilliance 40 모델의 경우 그림 4-36에 나타낸 바와 같이 0.5초의 갠트리 일 회전에 0.625mm 슬라이스 두께의 영상을 동시에 40개(25mm의 scan coverage) 또는 1.25mm 슬라이스 두께의 영상을 동시에 32개 획득할 수 있으며(40mm의 scan coverage), 초당 20개(최대 40개)의 영상재구성이 가능하며 콘솔 뿐만 아니라 워크스테이션에서도 remote reconstruction이 가능하다. 그리고 60KW의 최대출력을 가지며 90, 120, 140kVp의 선택이 가능하고 512 매트릭스 외에 1,024 매트릭스의 선택사용이 가능하다. X-선 tube의 열축적용량이 8.0MHU이며 분당 열 방출효율은 1,608KHU/min에 이른다.

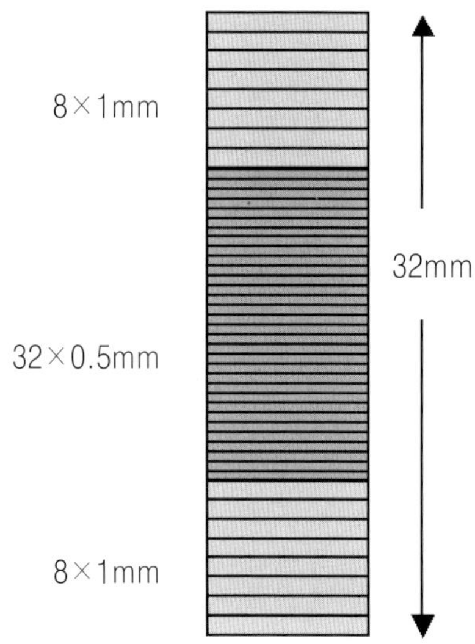

그림 4-35 Toshiba사 32 슬라이스 multi-detector의 구조

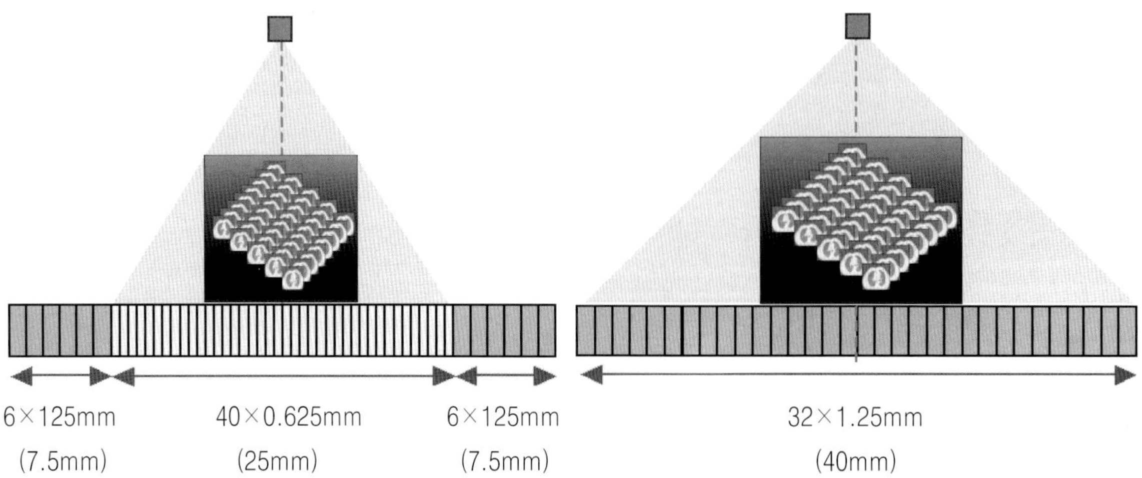

그림 4-36 Philips사 40 슬라이스 multi-detector의 구조

6) 64 슬라이스 MDCT

GE사의 LightSpeed VCT, Siemens사의 Sensation 64, Philips사의 Brilliance 64, Toshiba사의 Aquilion 64 모델이 상용화되고 있다.

(1) GE사의 LightSpeed VCT

LightSpeed VCT의 경우 0.4초(LightSpeed VCT XT 모델의 경우 0.35초)가 소요되는 X-선관의 일회전으로 0.625mm의 얇은 단면영상을 64개 획득할 수 있으며 이는 40mm의 scan coverage를 갖는다(그림 4-37 참조).

이러한 기술의 배경으로는 scan coverage가 넓어지면서 발생되는 cone beam artifact를 최소화시키는 volume reconstruction algorithm의 개발과, 16 슬라이스 이하의 MDCT에서 섬광체와 다이오드 사이의 신호를 전달하는 와이어(wire)를 기존의 다이오드 앞에 설치한 Frontilt diode 방식에서 다이오드 뒷면에 설치하는 Backlit diode 방식으로 변환하여(Philips사의 Brilliance 40과 64 모델에서도 Backlit diode 방식 채택) 신호전달 과정에서 신호손실을 최소화시켜 적은 X-선량으로 양질의 영상을 얻을 수 있도록 하였다.

또한 DAS를 최소의 크기로 집적시키는 기술(Volara digital DAS)을 적용하여 기존 16 MDCT에 비해 4배의 디지털화 변환속도와 영상획득 속도로 갠트리 일 회전당 scan coverage를 증가시키고 있다. 그리고 갠트리 회전속도의 단축으로 양질의 영상획득을 위해서는 X-선관 출력의 향상이 더욱 필요하게 되었는데 이를 위해 100KW 정격의 generator와 800mA의 최대출력을 가지며 최대 335mA까지 소초점의 적용이 가능한 X-선관(Performix pro tube)이 사용되며 최대 670mA로 20초간의 스캔이 가능해졌다. 더불어 cathode에서 흩어져 anode에 도달되는 자유전자로 인해 발생되는 불필요한 off-focal radiation을 현저히 줄일 수 있는 전자집속장치(electron collector)를 채택하여 환자에게 불필요한 산란선의 조사를 감소시키고 영상의 대조도분해능을 향상시키고 있다.

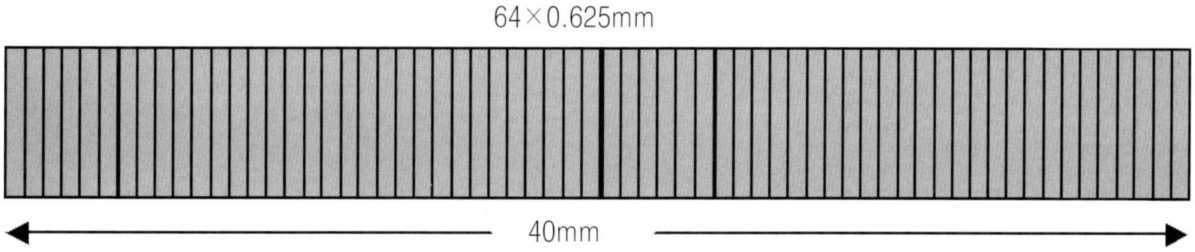

그림 4-37 GE 및 Philips사 64 슬라이스multi-detector의 구조

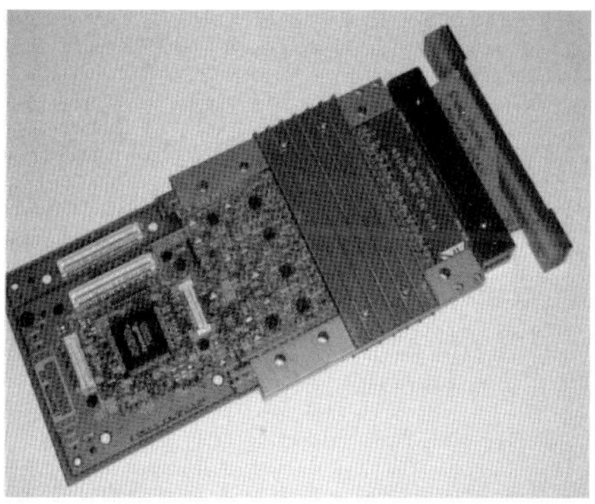

(a) GE사 Volara digital DAS

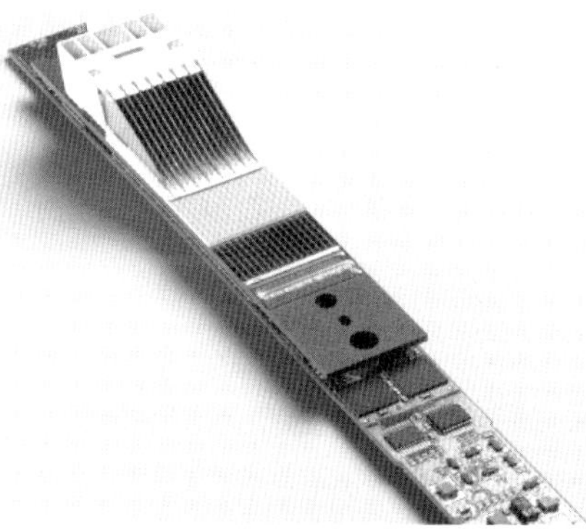

(b) Siemens사 DAS

그림 4-38 64 슬라이스 MDCT의 DAS

최근 버전의 VCT XT 모델에서는 helical oversampling을 줄이고 prospective ECG gating을 채택하는 CardIQ SnapShot pulse 소프트웨어와 brain perfusion study에서 inter scan delay없이 일회의 노출로 80mm를 cover하는 Volume shuttle mode도 선보이고 있다. 또한 2007년 하반기에는 하나의 tube로 50cm의 FOV를 갖는 volume dual energy(VDE50)도 출시 예정이다.

그림 4-39의 (b)는 helical oversampling을 줄이고 prospective ECG gating을 채택하는 CardIQ SnapShot pulse 소프트웨어를 적용하여 5mSv 이하의 저선량에서 얻은 영상들이다.

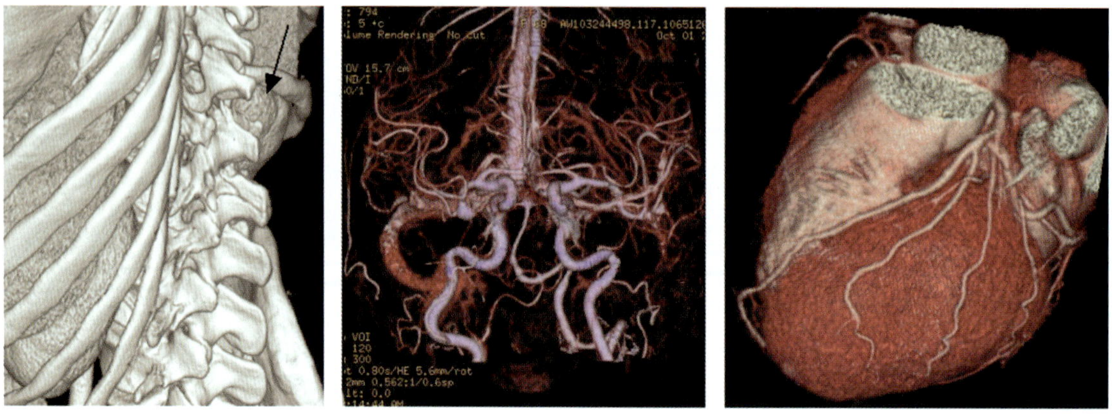

(a) GE사 64 슬라이스 MDCT 영상들

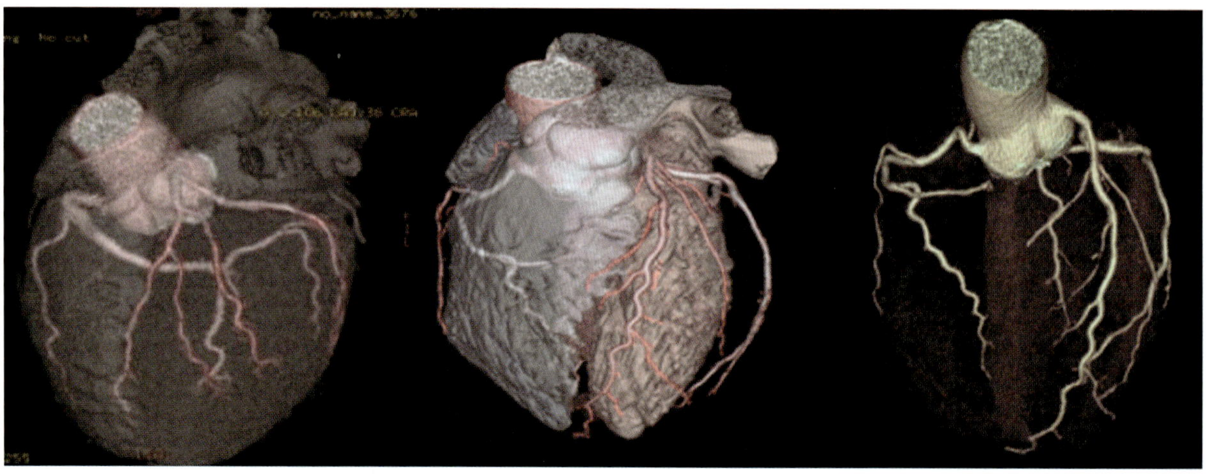

(b) CardIQ SnapShot pulse를 적용하여 저선량(5mSv 이하)에서 얻은 영상

그림 4-39 GE사 64 슬라이스 MDCT에서 얻은 영상들

(2) Siemens사의 Sensation 64

Siemens사의 Sensation 64 모델은 Z-축 focal spot wobble 기법(double Z-sampling technology, Z-sharp technology)을 이용하여 32개의 detector에서 tube 일 회전당 64개 슬라이스를 동시에 얻어내며, 28.8mm의 최대 scan coverage를 갖는다. 50cm의 단일 크기 SFOV를 가지나 70cm 직경의 extended SFOV를 채택할 수 있다.

Pitch factor의 크기에 상관없이 Z-축 방향으로 0.3mm의 oversampling을 시행하여 0.6mm의 detector로 0.4mm의 isotrophic resolution 영상획득이 가능하다(그림 4-40 참조). Oversampling 과정은 브라운관의 전자선빔 제어와 같은 방식으로 전자석에 의해 전자선빔이 정확하게 anode의 2개의 focal spot으로 제어되어 0.3mm의 oversampling이 이루어진다(Z-axis dual focal spot technology). 이 때 선량의 증가는 발생하지 않는다(그림 4-41 참조). 그림 4-42는 pitch factor의 증가에도 불구하고 일정한 공간분해능을 유지함을 보여주는 팬텀영상이다.

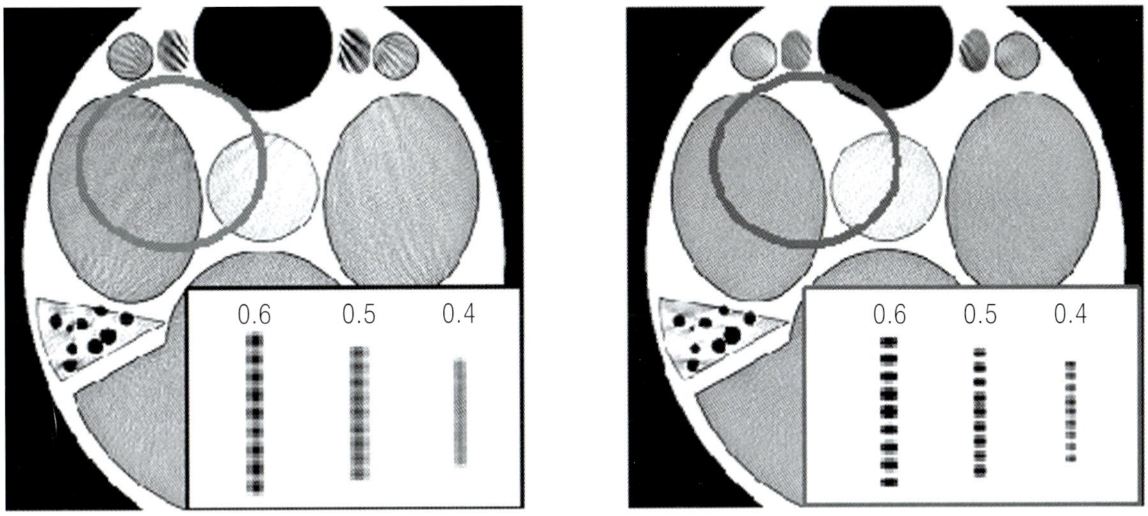

(a) Without Z-sharp technology (b) With Z-sharp technology

그림 4-40 Z-sharp technology를 통한 0.4mm의 isotrophic resolution 영상획득

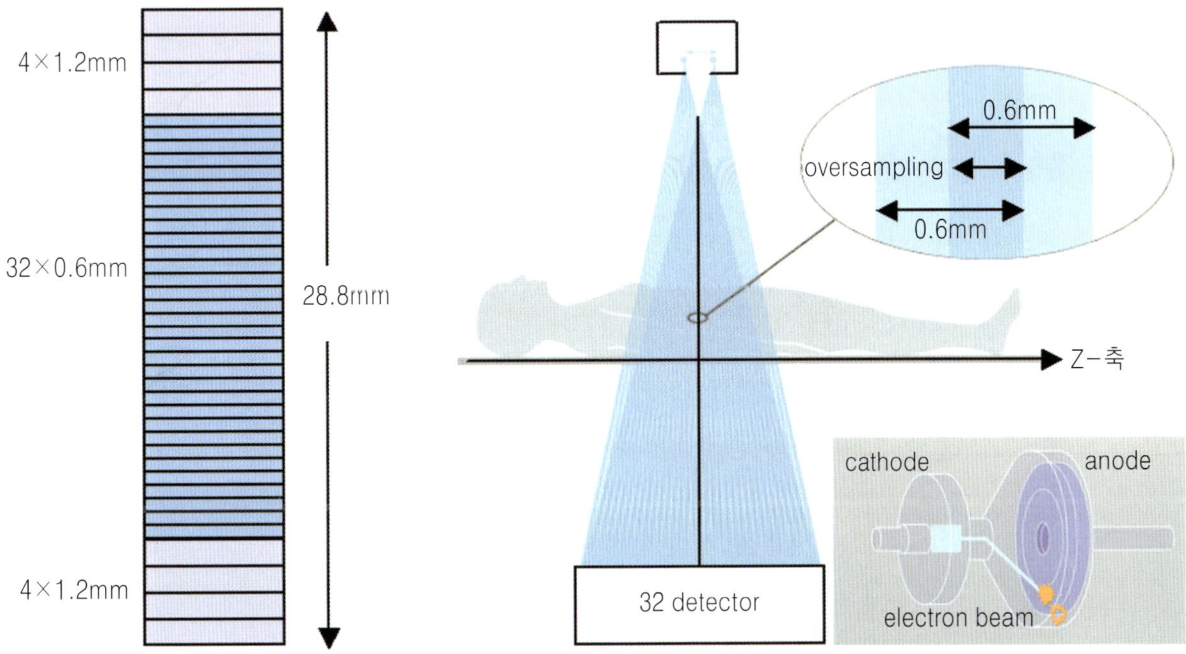

그림 4-41 Siemens사 Sensation 64 모델의 detector 구조와 double Z-sampling technology

영상획득 시스템은 ultrafast ceramic(UFC) 물질로 이루어진 detector와 2.5Gbit의 데이터 획득속도를 갖는 DAS로 이루어져 있다. 영상획득은 크게 3가지로 구분된다. 0.6mm의 64개 영상을 획득하는 routine mode, 1.2mm의 20개 영상을 획득하는 volume mode, 그리고 0% MTF에서 30lp/cm의 공간분해능을 갖는 high resolution mode이다.

그림 4-43은 neuro DSA 영상이며, 그림 4-44는 Z-sharp technology를 이용한 Sensation 64의 cardiac CT영상이다.

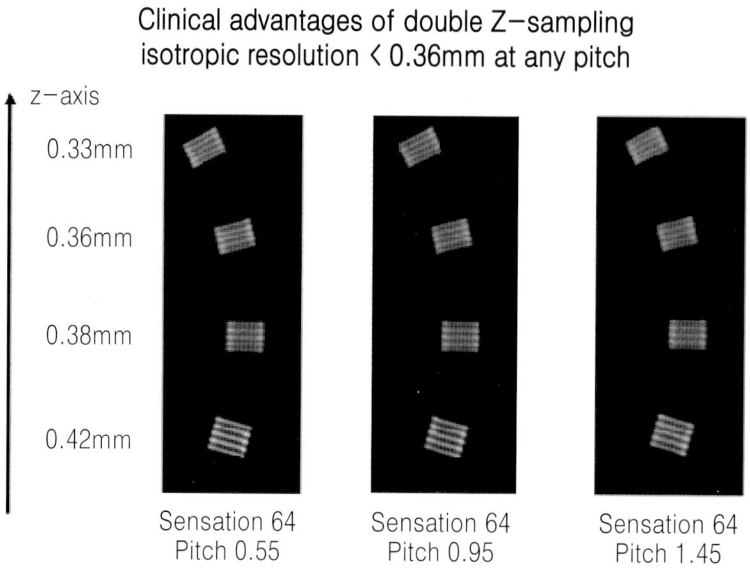

그림 4-42 Pitch factor의 크기에 상관없이 일정한 공간분해능을 보여주는 팬텀영상

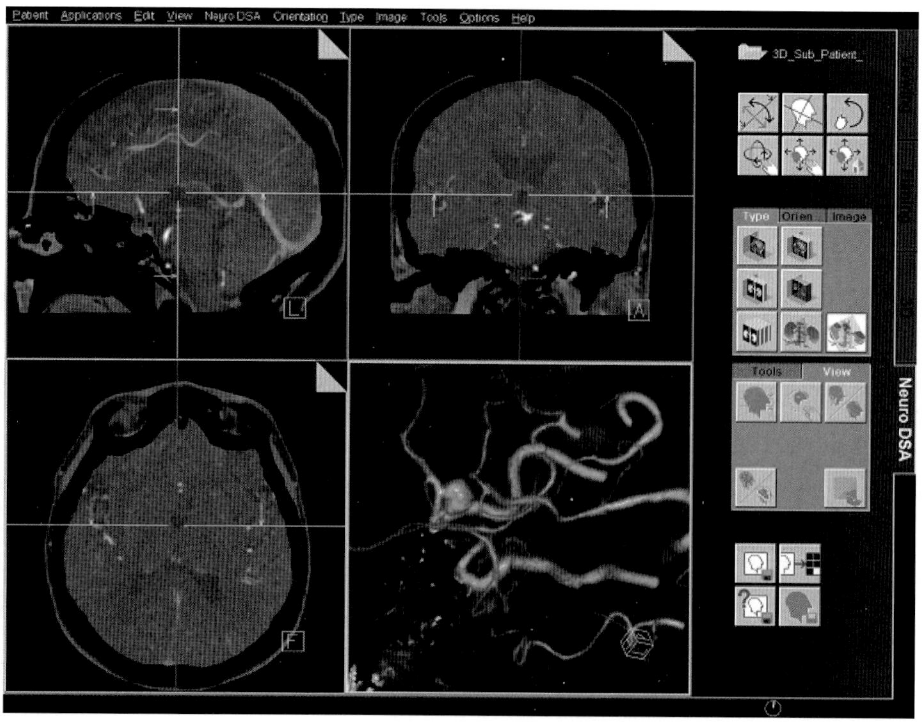

그림 4-43 Neuro DSA 화면

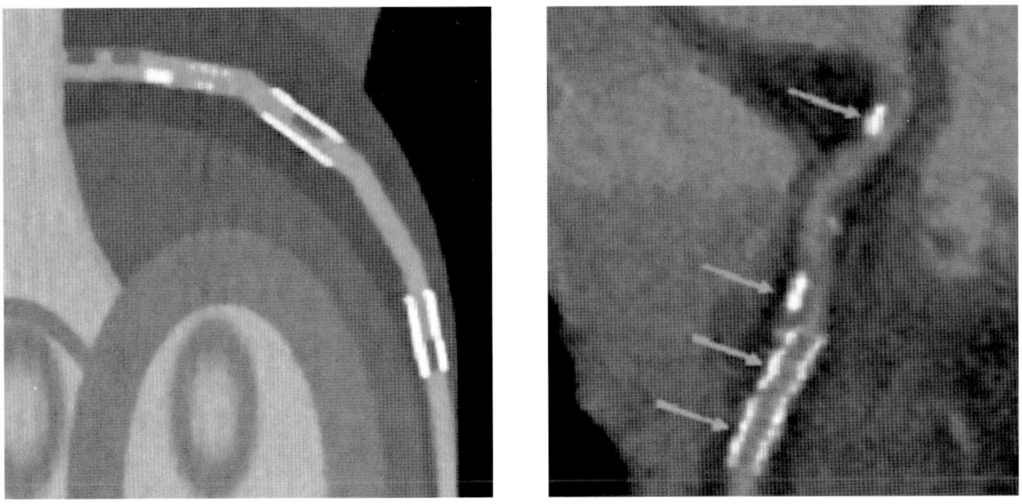

그림 4-44 Z-sharp technology를 이용한 Sensation 64의 cardiac CT영상

(3) Philips사 Brilliance 64

LightSpeed VCT와 동일하게 0.5초가 소요되는 X-선관의 일 회전으로 0.625mm의 단면영상을 64개 획득할 수 있으며 이는 40mm의 scan coverage를 갖는다.

영상획득 시스템으로는 2차원적인 모자이크 형태의 tile detector modules과 Tach chip technology와 Backlit diode 방식을 채택하고 있으며, 0.33×0.33×0.34mm(0.34mm resolution in Z-axis in high resolution mode)의 복셀 영상을 얻을 수 있다.

Brilliance 64 모델의 최신 버전에서는 cardiac CT에서 automatic arrhythmia editing 기능과 prospective ECG gating을 이용하여 환자선량을 기존 helical scan에 비해 80% 정도를 감소시킨 Step and shoot cardiac technology를 선보이고 있다. 또한 현재의 재구성법에 비해 적은 수의 프로젝션을 사용하여 환자선량을 줄이는 iterative reconstruction이 개발되었다. Iterative reconstruction의 적용시 약 50%까지의 선량감소가 가능하지만 재구성에 소요되는 시간이 다소 길어지는 단점이 발생된다(그림 4-45 참조). 그리고 brain perfusion CT에서는 jog mode를 사용하여 일 회의 스캔에 80mm를 cover하고 있다.

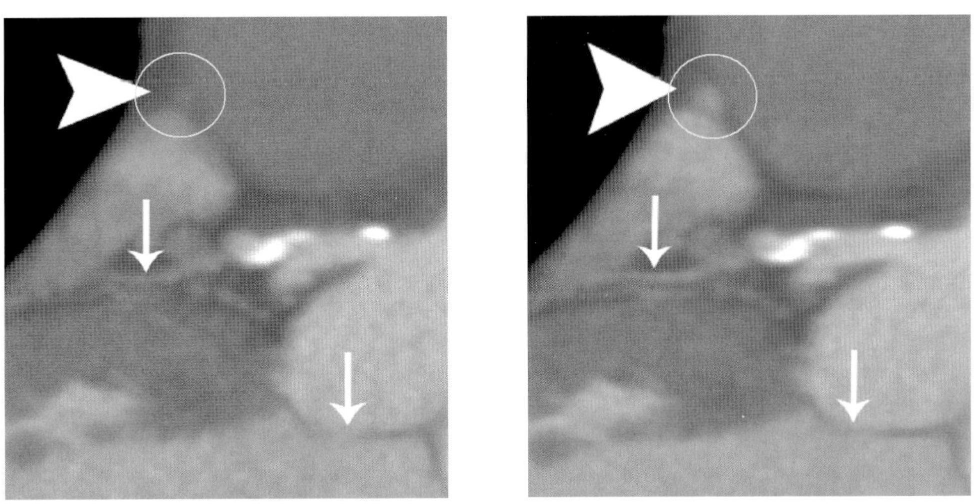

그림 4-45 Current reconstruction method(좌)와 iterative reconstruction(우)

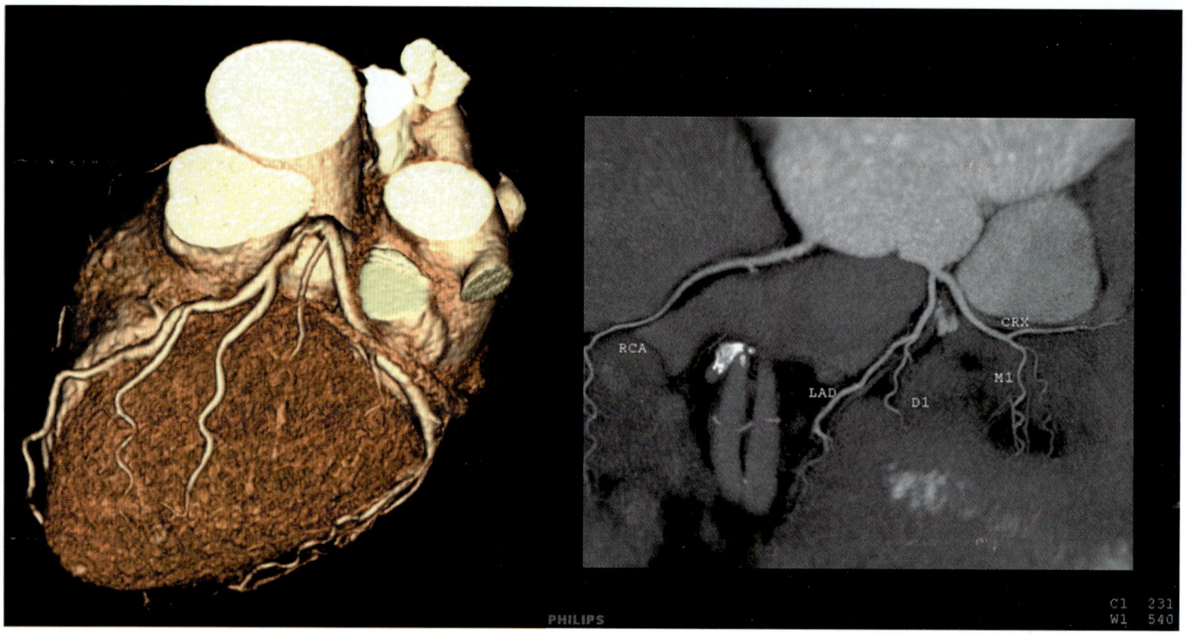

그림 4-46 Philips사 Brilliance 64의 cardiac CT영상

그림 4-46은 Beat-to-Beat variable delay algorithm을 적용하고 0.4초의 scan time과 0.2의 pitch factor를 사용하여 5.8초의 scan duration으로 얻은 cardiac CT영상이다.

(4) Toshiba사 Aquilion 64

최신 버전의 경우 0.35초가 소요되는 X-선관의 일 회전으로 0.5mm 슬라이스 두께의 64개 영상이나 1mm 슬라이스 두께의 32개 영상획득이 가능하다. 이는 32mm의 scan coverage를 갖는다.

시스템에 채택된 MegaCool tube는 기존의 방식에서 탈피하여 anode의 전위를 0(ground)로 하고(anode ground tube 방식) cathode의 전위를 최대 -150KV로 설정하여 X-선을 발생시킨다. 또한 anode를 양쪽에서 지지하는 double support G-shaft를 채택하여 안정적인 tube 회전을 이루고 있다.

기존의 Toshiba CT에서 채택했던 helical Feldkamp algorithm을 가중함수처리하여 업그레이드한 true cone beam algorithm(TCOT)이 사용되고 있다. 그림 4-47의 (a)는 Aquilion 64의 detector 구조이며, (b)는 Toshiba사에서 사용하던 기존의 helical filtered interpolation(HFI+) 알고리즘과 비교한 TOCT 알고리즘 영상이다. SureCardio로 명명된 cardiac CT에서는 RR interval+msec method를 사용하는 phaseXact 소프트웨어를 적용하고 있다(그림 4-48 참조). 이 기법은 환자의 심박동수에 따라 자동적으로 적절한 phase 선택이 이루어지는 Adaptive segmented reconstruction을 적용한다. 그리고 MPR이나 3-D reconstruction에 주로 사용되는 thin slice data를 volume data라고 명명하여 하나의 묶음 데이터로 나타내어 사용자들의 데이터 관리를 쉽게 하고 있다.

7) 각 제조사의 dual energy CT technology

Siemens사의 Definition 모델은 2쌍의 CT tube와 detector array를 사용하여 dual energy를 얻

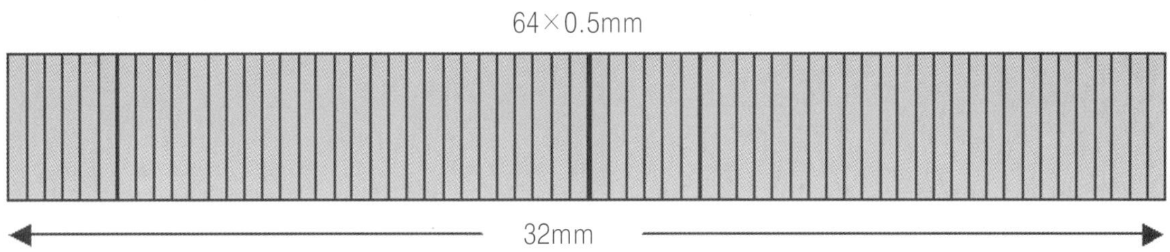

(a) Aquilion 64의 detector 구조

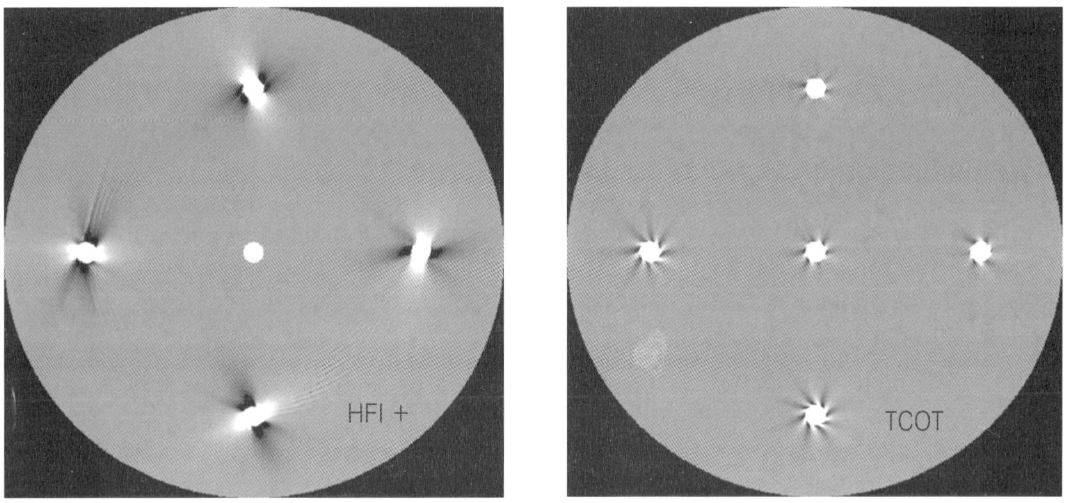

(b) HFI+과 TCOT 알고리즘 영상

그림 4-47 Aquilion 64의 detector 구조 및 TCOT 알고리즘의 팬텀영상

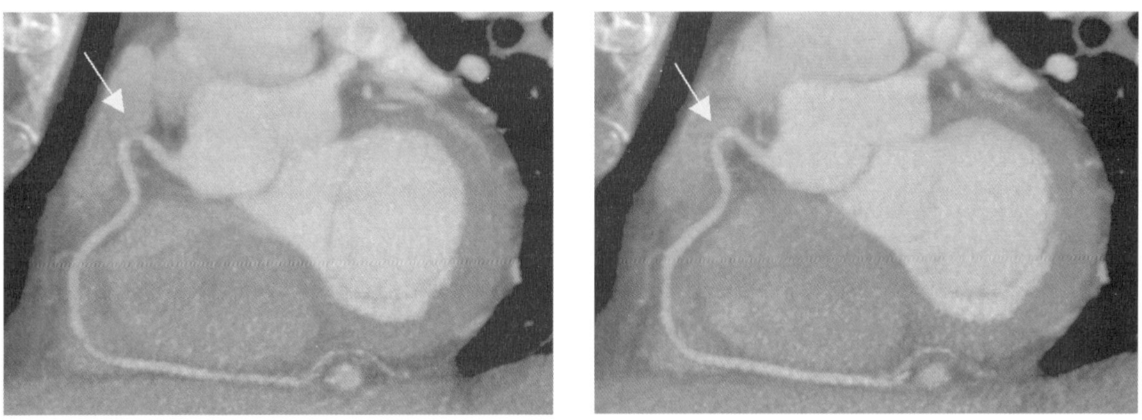

그림 4-48 PhaseXact 소프트웨어를 이용하여 70% RR interval에서 얻은 영상(좌)와 1mm의 차이를 두고 얻어진 영상(우)

는 방식으로 26cm와 50cm의 SFOV를 사용하고 있으며, 2006년 말에 국내 의료기관에 설치 가동되고 있다.

반면에 GE사의 경우 LightSpeed VCT XT 모델에 추가로 적용되며, 2007년 말경에 출시될 예정이다. 이는 conventional scan mode를 사용하여 약간의 inter-scan delay를 두고 두 에너지(80kVp와 140kVp)의 스캔을 시행한다. 50cm의 SFOV를 갖는다.

그리고 2006년 RSNA에 선보인 Philips사 Spectral CT의 경우 일 회의 X-선 노출과 double layer detector 기술이 근간을 이루고 있다. 이러한 dual energy CT기술은 영상의 contrast-to-noise ratio를 향상시키며 혈관계의 calcium과 plaque의 특성을 쉽게 파악케 한다. 그리고 골구조와 혈관구조의 분리를 가능케 하며 대장의 가상내시경 검사에도 유용하리라고 추측된다.

GE사와 Philips사의 기본적인 기술적 배경과 특성은 이 절에서 설명하고, Siemens사의 경우 다음 절에서 자세히 소개하기로 한다.

(1) GE사 volume dual energy CT technology

Pulsed volume dual energy mode에서 conventional scan mode를 사용하여 50cm의 FOV의 두 가지 스펙트럼의 에너지(80kVp와 140kVp) 스캔이 시행된다. 이때 저에너지 스캔에서는 high mA가 필요하다.

그림 4-50에 나타낸 바와 같이 dual energy scan에서는 동일한 starting viewing angle과 1/3 회전에 상응하는 116msec 이하의 inter-scan delay가 필요하다. 일 회의 데이터 획득을 위해서 0.583초가 소요된다. 그림 4-51은 1초의 scan time과 80kVp와 660mA, 140kVp와 200mA로 스캔된 영상이다. Iodine과 calcium이 분리되어지며, iodine과 calcium 물질의 분리(material decomposition)을 선명히 하기 위해 영상의 가중감산(weighted subtraction)이 이루어진다.

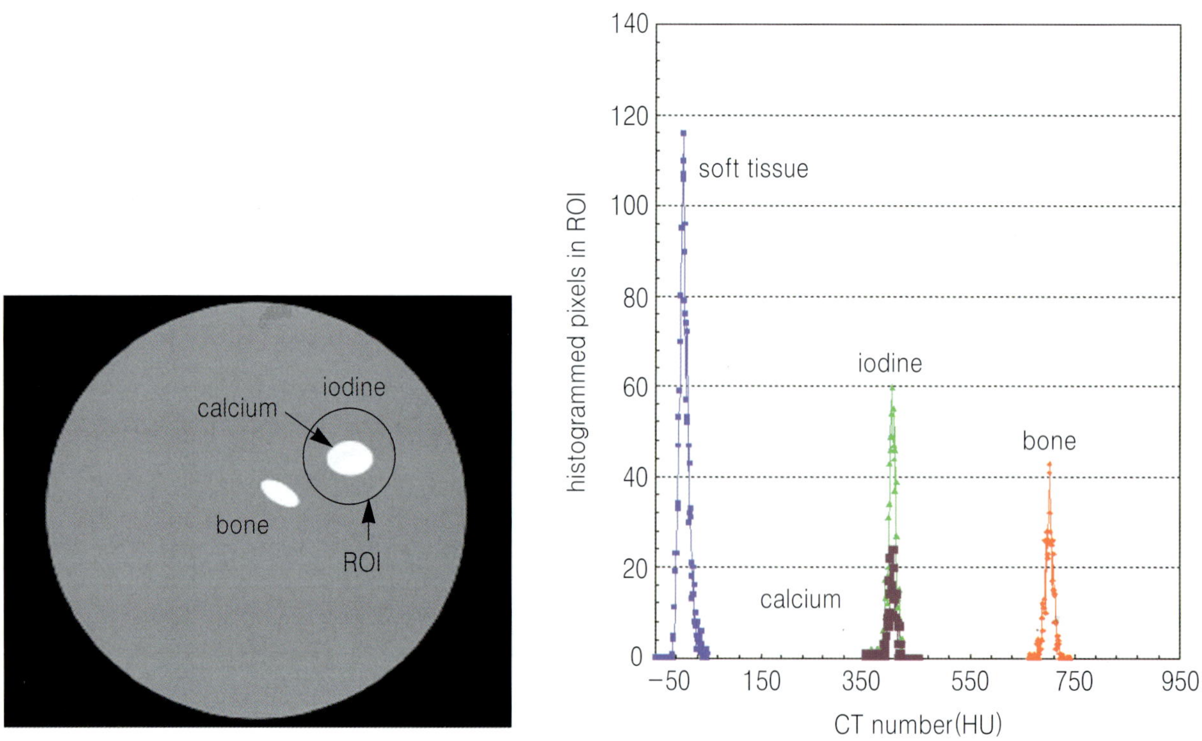

그림 4-49 Single kVp의 영상과 히스토그램으로 표시된 ROI의 픽셀값

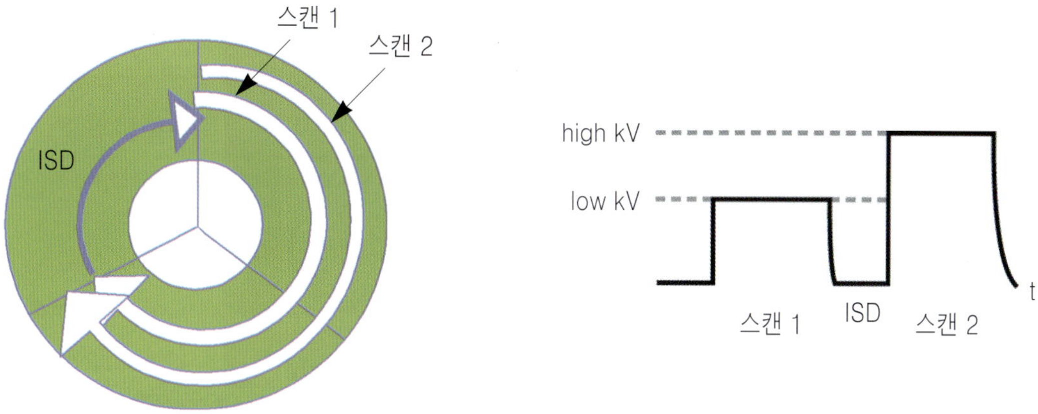

그림 4-50 GE사 volume dual energy의 스캔 개념도

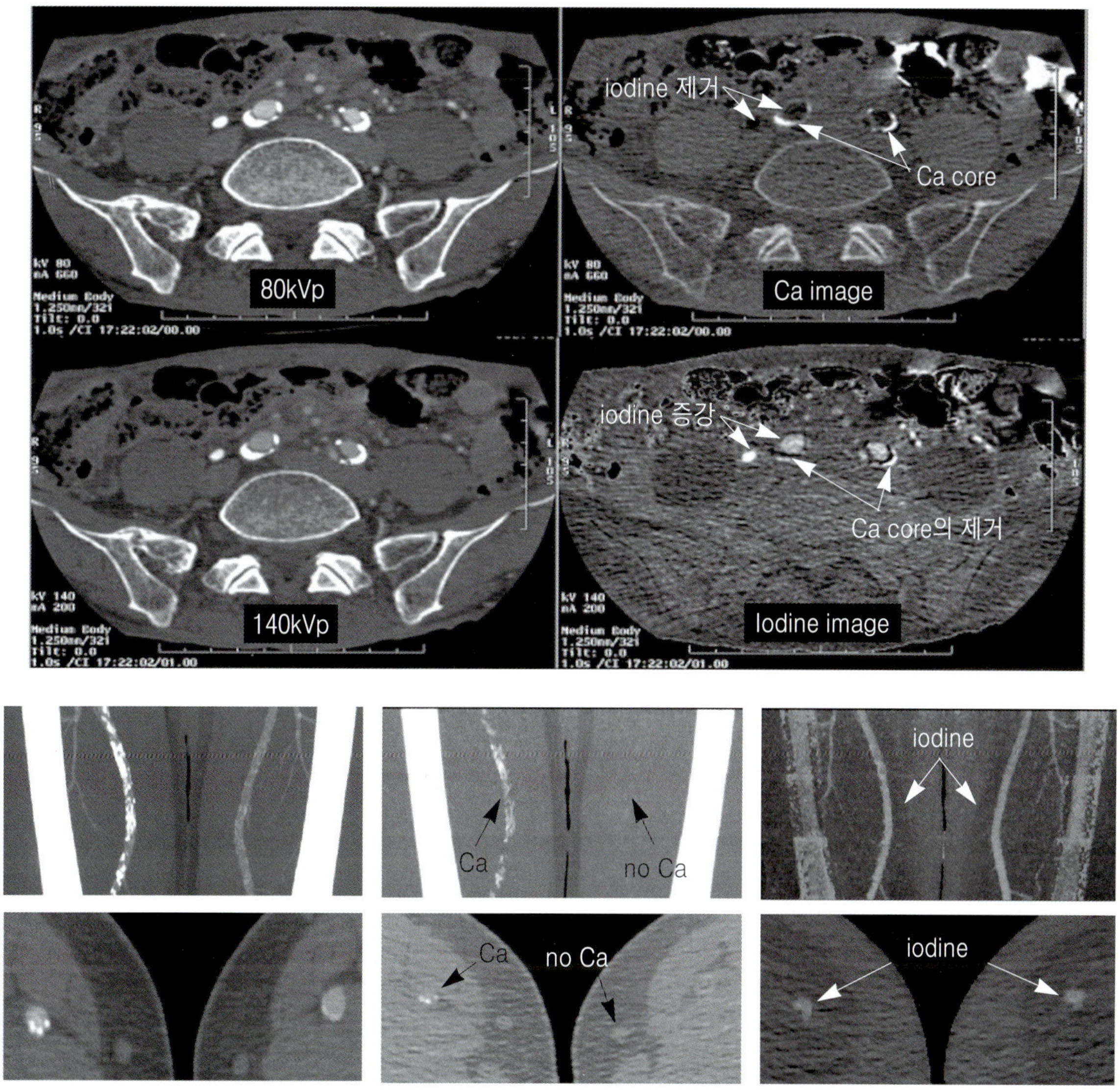

그림 4-51 장골동맥의 dual energy CT영상

(2) Philips사 Spectral CT technology

Philips사의 Spectral CT라고 명명되는dual energy technology는 일 회의 X-선 노출로 double layer detector에서 low energy, high energy 그리고 total energy의 영상을 얻어낸다.

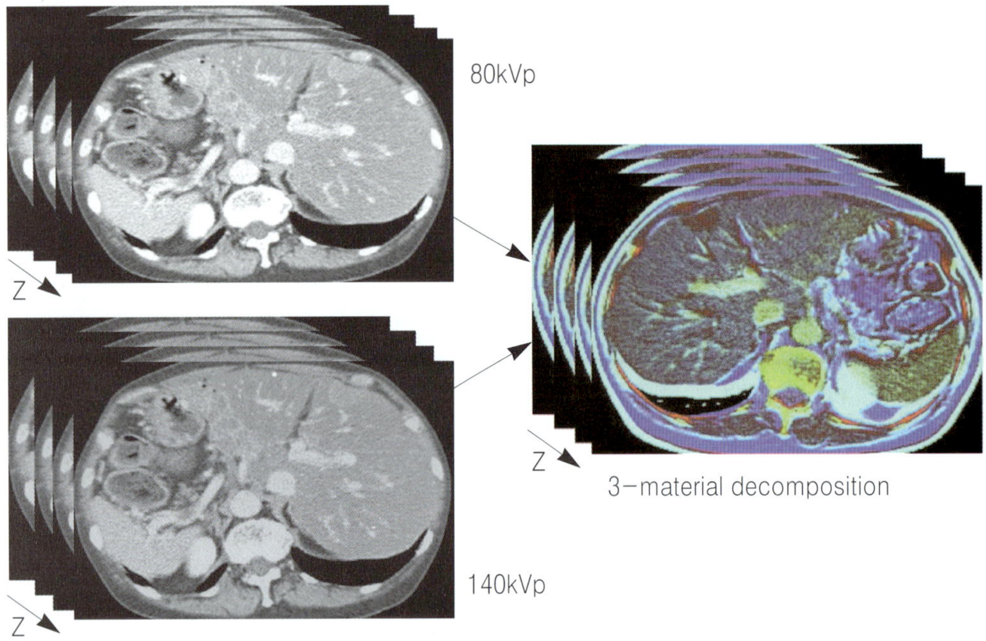

그림 4-52 Material decomposition

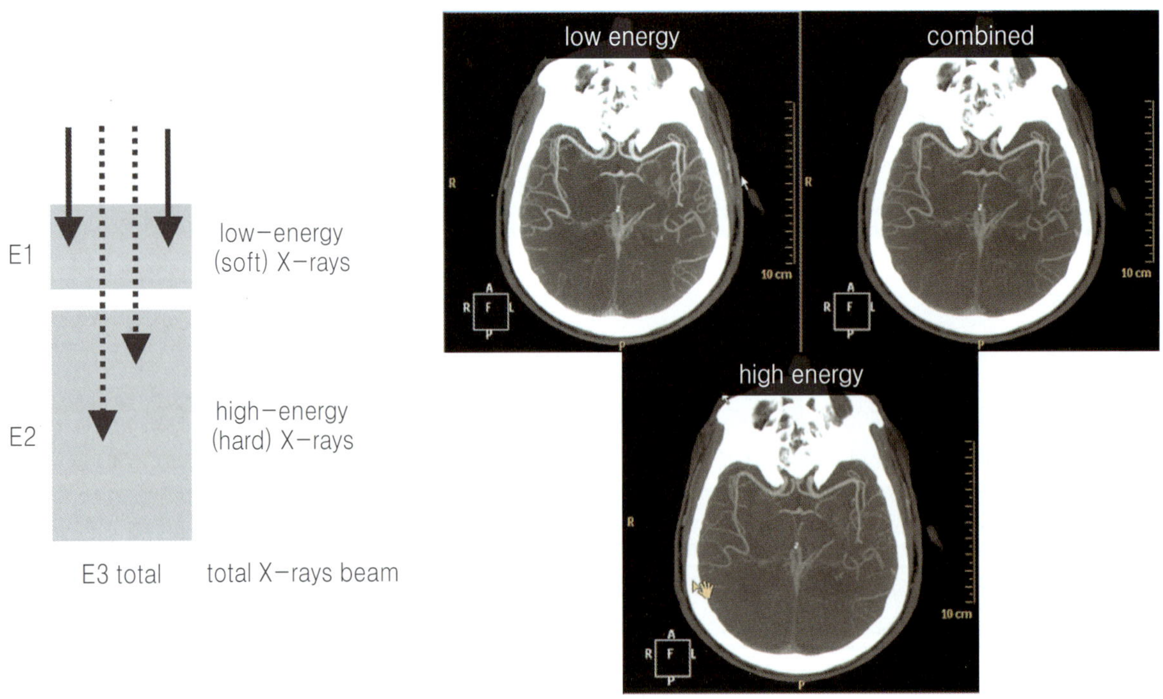

그림 4-53 Spectral CT의 고에너지 및 저에너지 X-선의 획득 개념도와 두부의 multi-energy 영상

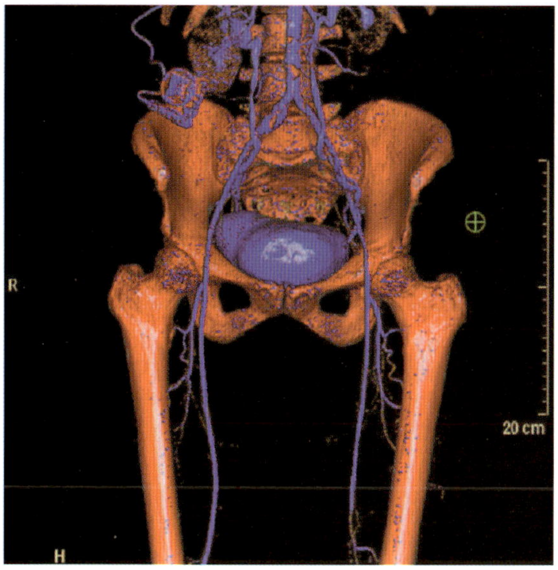

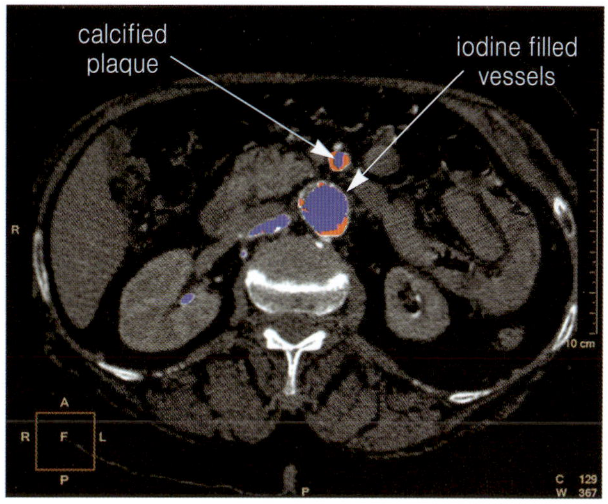

그림 4-54 Philips사 Spectral CT영상

8) Siemens사의 dual source CT

(1) Dual energy를 이용한 새로운 진단영역

Siemens사의 Somatom Definition CT는 두개의 source에 각각 다른 관전압과 관전류의 인가하여 데이터를 동시에 획득하여 처리할 수 있게 되어 CT진단의 새로운 영역을 정의하기에 이르렀다. 튜브의 관전압은 발생되는 X-선빔의 에너지 준위를 결정하는데, 이런 에너지 차이는 photon의 에너지 차이를 만들고 같은 물질에서도 다른 attenuation 값이 나오도록 한다. 즉 다른 스펙트럼이 에너지에 따라 획득되도록 한다.

즉, 동일 부위를 촬영하더라도 사용하는 관전압에 따라 감약 스펙트럼이 다르게 획득된다(material-specific change of attenuation). 예를 들어 요오드의 경우 낮은 에너지에서 최대의 attenuation 값을 나타나며 높은 에너지에서는 절반 이하의 attenuation 값을 나타낸다. 하지만 bone의 경우 에너지 준위의 변화에 따라 상대적으로 변화가 적어진다(그림 4-55 참조). 이와 같은 특성을 이용하면 각 organ별 차이를 직접적으로 구분할 수 있게 되어 한번의 촬영으로 DSA가 가능해지며, 조영된 혈관과 혈관주변의 calcified plaques의 구분은 자세 심혈관 질환진단에 큰 도움을 줄 수 있을 것으로 기대된다.

그림 4-56은 dual energy를 이용하여 얻은 영상의 예를 든 것이다. (a)는 요오드와 석회화의 자동적인 분리 소프트웨어를 이용하여 조영증강된 혈관에서의 calcified plaque를 검출한 예이며, (b)는 dual energy를 이용하여 요오드의 집적을 감지하고 lung perfusion defects의 양적인 평가를 가능케 하는 예이다. 그리고 (c)는 손목 부위의 인대가 선명히 구별되는 영상이다.

또한 복부영상에서 연부조직과 지방, 조영제, 그리고 bone을 자동적으로 구분해 내어 color mapping을 할 수 있게 되어 조영증강에 따라 판독되던 영상을 Hypo-lipid로 구분해 낼 수 있다.

그 외 dual energy에 의한 스펙트럼 차이를 응용한 분야로는 bone subtraction과 간지방이나 간경변 등의 특성파악, 신장이나 담낭의 결석의 특성파악, 척추골 전이의 조기진단, 혈관의 plaques의 특성파악, 제논을 사용한 lung ventilation 특성 등이 있다.

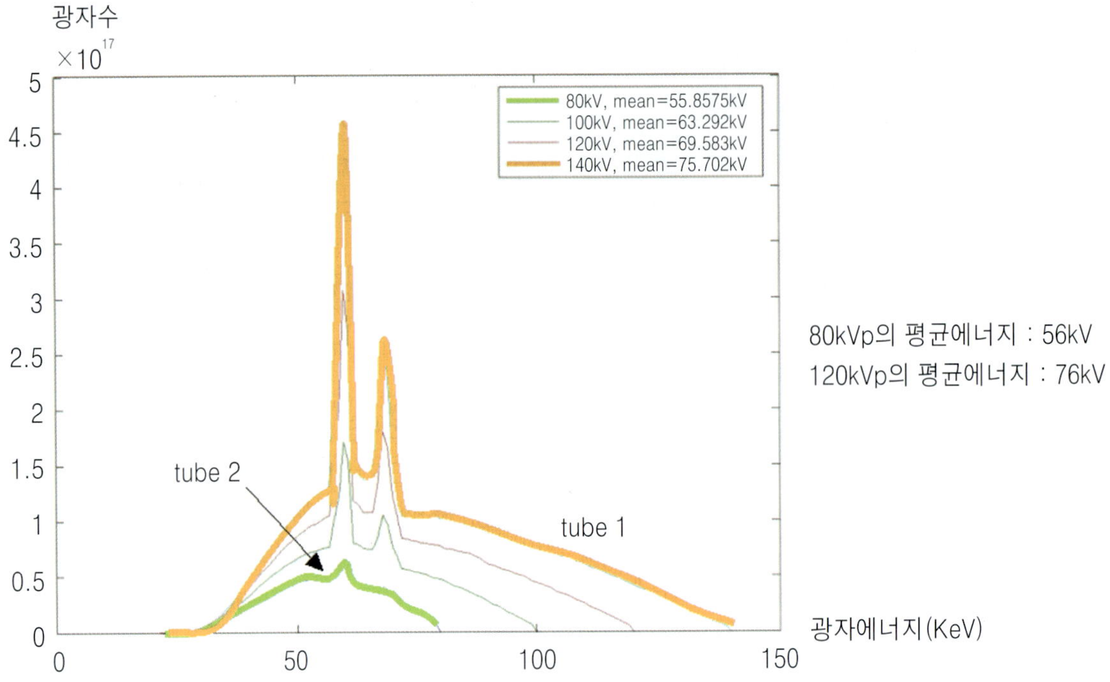

(a) 에너지 스펙트럼(M_8 after wedge filter)

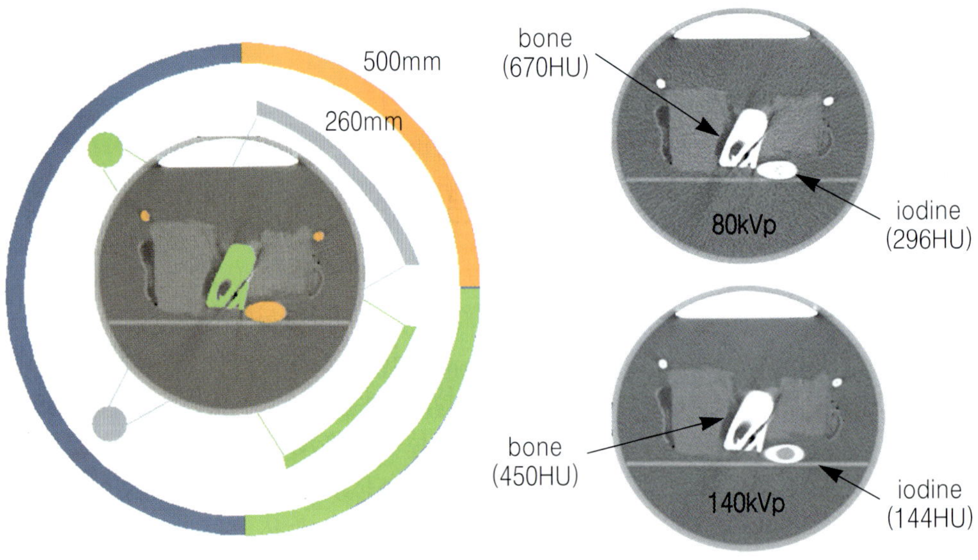

(b) 동일 피사체에 서로 다른 에너지로 스캔한 영상

그림 4-55 이중 에너지 스펙트럼과 에너지 차이에 따른 bone과 요오드의 감약계수 차이

그리고 dual energy CT에서 에너지 스펙트럼의 차이를 이용하여 복부 CT영상에서 연부조직, 지방, 조영제, bone을 자동적으로 구분해내어 color coding을 가능케 한다.

Single source CT에서는 서로 다른 tissue type 간의 식별정보가 불충분하여 그림 4-57(a)의 동그라미로 표시된 부분의 진단은 사실상 어렵지만 조영증강되는 것으로 보아 tumor임을 짐작케한다. 하지만 (b)의 dual energy 영상에서는 tissue type의 차이를 구분해 낼 수가 있어 동그라미 내의 dark red로 컬러화된 부분은 lipid degeneration임을 알 수 있다.

또한 그림 4-58은 dual energy를 이용한 조영증강 CT영상에서 요오드 성분을 삭제한 영상을 보여준다. 즉, dual energy 조영증강 영상으로부터 non-enhanced image와 부분적으로 요오드 성분이 삭제된 영상을 얻을 수 있음을 알 수 있다.

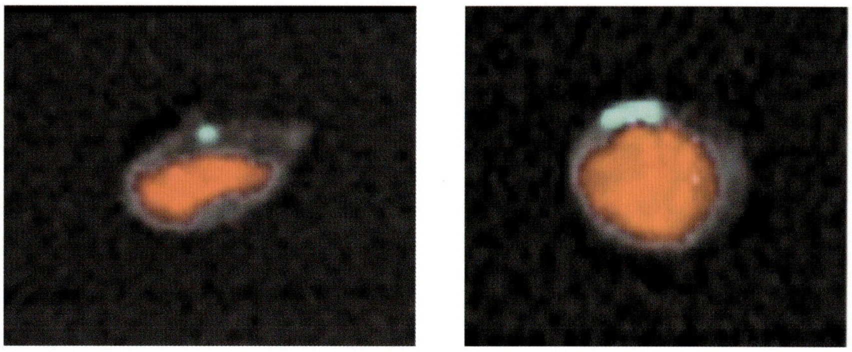

(a) 요오드와 석회화의 자동적인 분리 소프트웨어를 이용하여 조영증강된 혈관에서의 calcified plaque의 검출

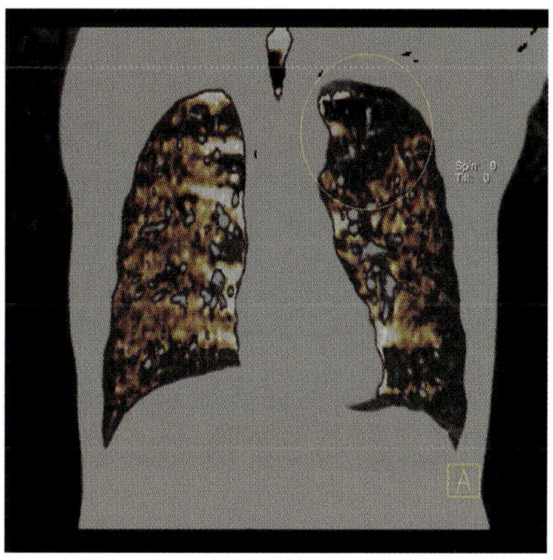

(b) Lung perfusion defects

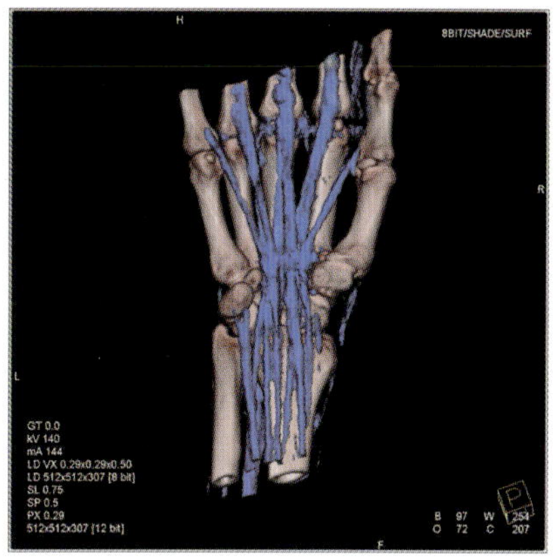

(c) 손목의 인대 영상

그림 4-56 Dual energy를 이용하여 조영증강된 혈관에서의 calcified plaque의 검출과 lung perfusion 및 손목의 인대 영상

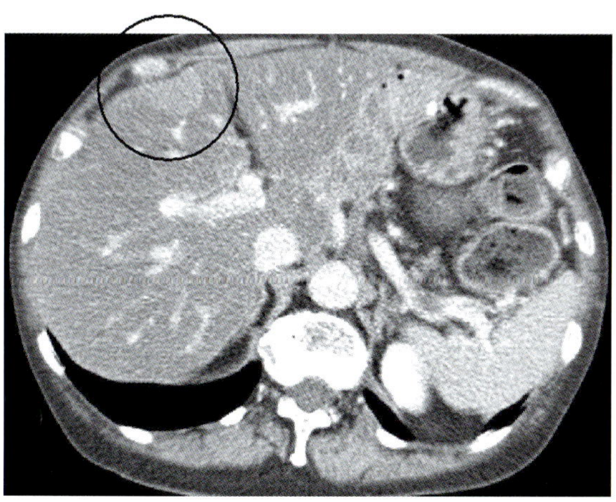

(a) Single energy CT영상

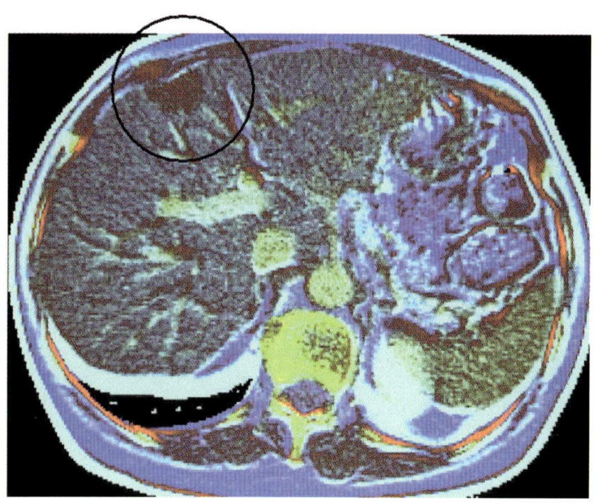

(red : tissue, blue : fat, green : contrast agent, yellow : bone)

(b) Dual energy CT영상

그림 4-57 Dual energy를 이용한 liver 병변의 특성파악

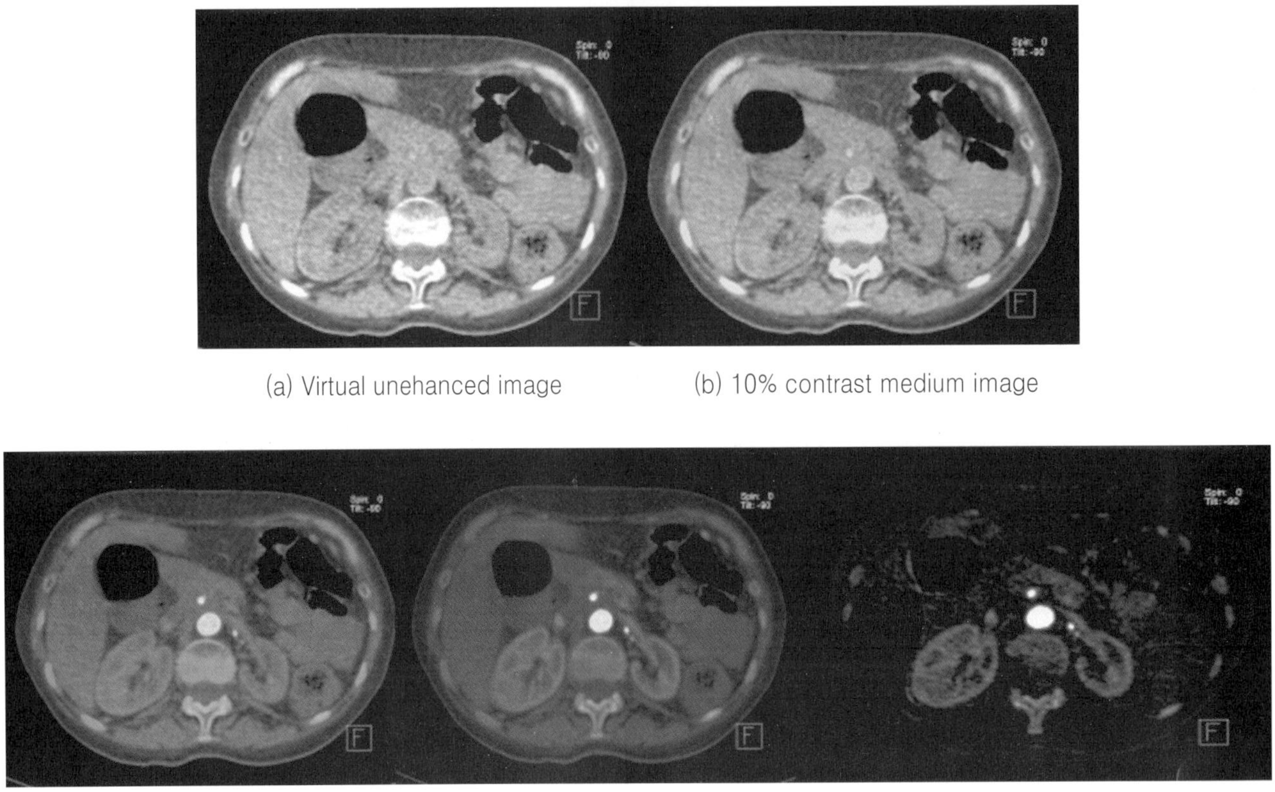

(a) Virtual unehanced image (b) 10% contrast medium image

(c) 50% contrast medium image (d) 75% contrast medium image (e) Contrast medium image

그림 4-58 Iodine removal image with enhanced liver image

(2) 심박동 속도와 무관한 양질의 cardiac CT

Siemens의 Somatom Definition은 multi segment reconstruction을 사용하지 않고 83msec resolution이 가능하기 때문에 환자의 심박동수와 관계없이 심장영상 획득이 가능하다. 기존 single source CT에서는 temporal resolution의 제한으로 이완기의 기간이 긴 낮은 심박동수에서는 영상 획득에 문제가 없으나 심박동수가 증가함에 따라 이완기의 기간이 짧아지고 이에 따라 영상이 깨지는 현상이 발생한다. 이를 피하기 위하여 스캔 속도를 늦춰 multi-segment recon을 시도할 수 밖에 없었다.

하지만 dual source의 사용은 90°의 tube 회전만으로 영상을 획득하게 되어 temporal resolution을 획기적인 83ms로 낮추어 모든 심박동수에서 깨끗한 영상을 획득할 수 있다. 이러한 변화는 single source CT에서 심박동수가 높아짐에 따라 table speed가 늦어지는 것과는 반대로 심박동수의 증가에 따라 더욱 빨리 스캔이 이루어짐으로써 scan time은 더 짧아지게 되었다(그림 4-59 참조). 또한 functional study를 위하여 2 segment reconstruction을 시행할 경우 40ms대의 temporal resolution까지 구현이 가능하다.

그림 4-60의 (a)는 single source CT에서는 불가능하였던 수축기의 LAD 및 RCA stent의 영상이다. Somatom Definition에서는 이러한 향상을 통하여 이완기 영상 뿐 아니라 기존 single source CT에서는 불가능하였던 수축기의 영상까지 영상화하기에 이르렀다. 그리고 (b)의 좌측은 Sensation 64 모델에서, 우측은 Definition CT에서 심박동수가 75bpm인 경우 수축기 후반에서 얻

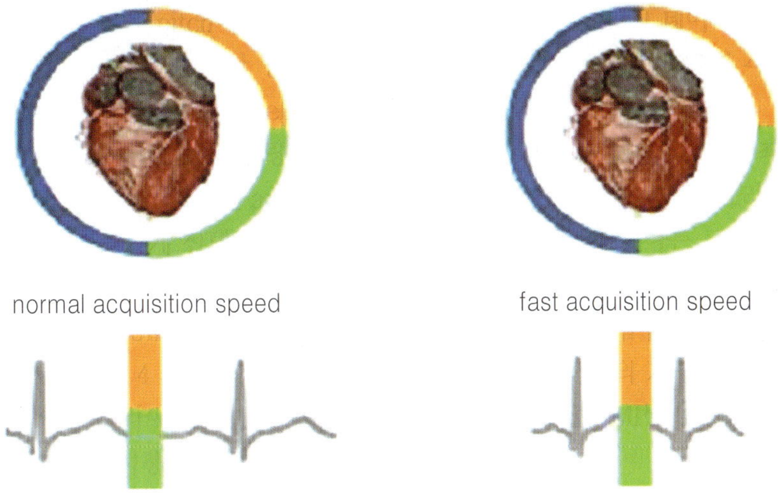

(a) Fast acquisition at higher heart rate

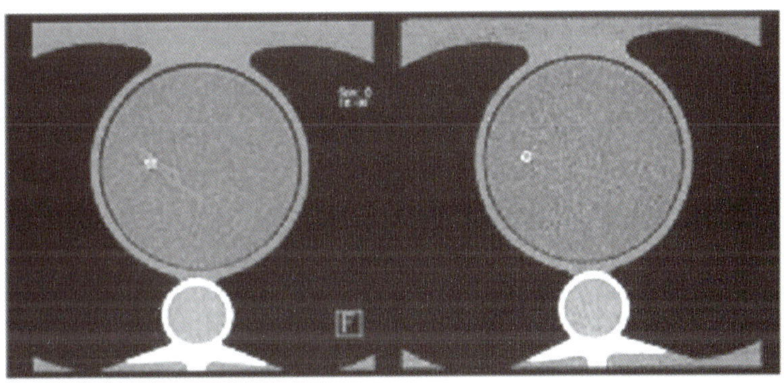

(b) Moving coronary with stent, rest phase 100ms

그림 4-59 심박동수 증가에 따른 Definition CT의 영상획득 속도의 단축(a)과 rest phase 100ms에서의 stent 영상(b)

은 cardiac 팬텀영상을 비교한 것이다. Dual source CT에서는 motion artifact가 완전히 제거된 cardiac 영상을 획득할 수 있게 되었으며 또한 부정맥이 있는 환자의 cardiac image도 artifact없이 얻을 수 있게 되었다.

(3) Cardiac CT시의 환자피폭 감소

Source가 2개로 늘어나게 된다면 기존의 64 MDCT에 비해 피폭이 1.9배 정도 증가된다. 하지만 Definition CT에서는 기존에 쓰이는 regular bowtie filter와 새롭게 적용된 cardiac용 bowtie filter(그림 4-61 참조)를 복합적으로 사용함으로써 환자피폭이 1.53배로 줄어들게 된다. 그리고 DSCT에서는 심박동수가 많아지면 따라 촬영이 빨라지게 되므로 피폭은 심박수가 높아짐에 따라 줄어들게 된다.

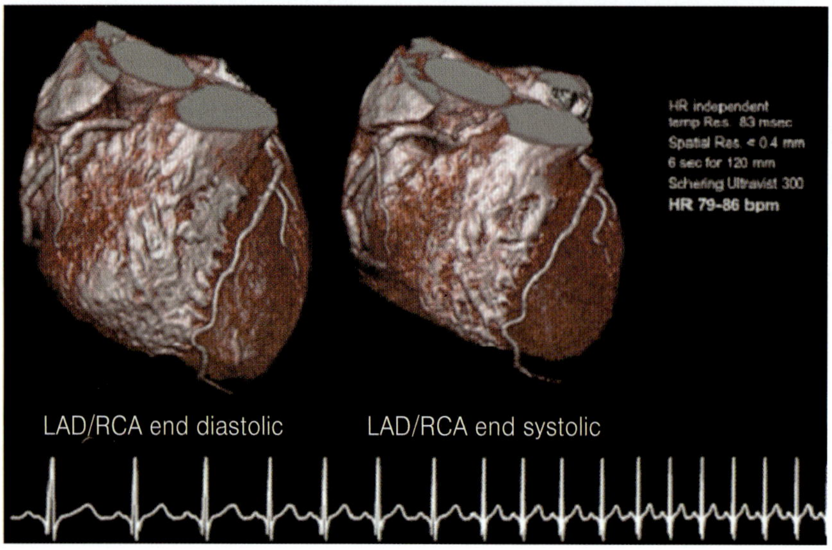

(a) 수축기 후반과 이완기 후반에서 얻은 LAD 및 RCA 영상(Definition CT)

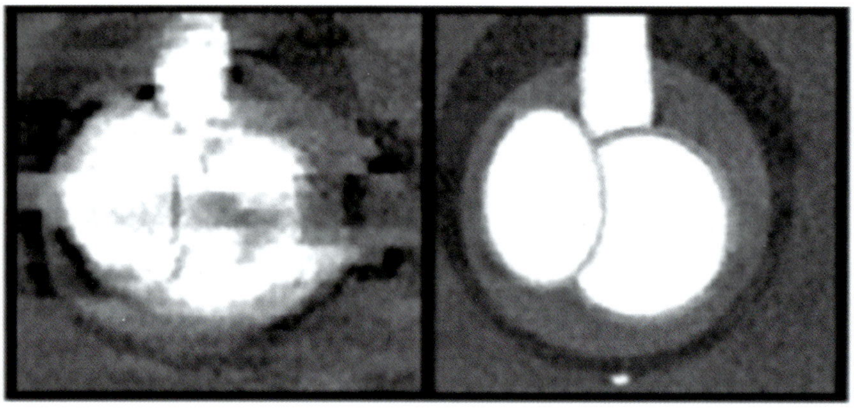

(b) 심박동수가 75bpm이며 수축기 후반에서 functional study 목적으로 시행된 cardiac 영상의 비교 (좌: Sensation 64, 우: Definition CT)

그림 4-60 수축기 후반에서 얻은 cardiac CT영상

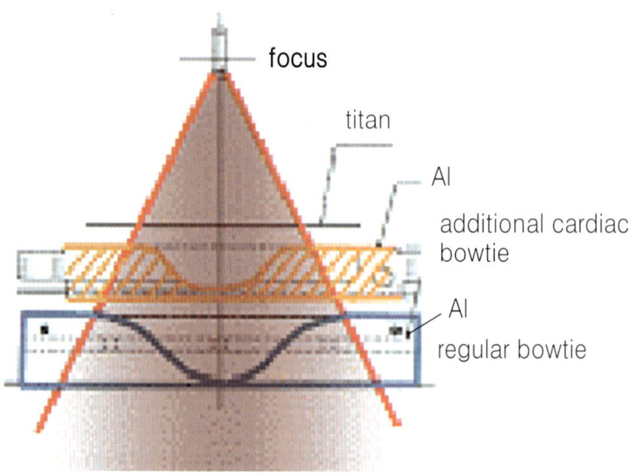

그림 4-61 Siemens사 Definition에서 채택한 additional cardiac bowtie filter

또한 그림 4-62에 나타낸 바와 같이 영상획득 구간이 기존의 1/2로 감소해 만일 ECG pulsing 소프트웨어를 사용하면 dose modulation 효율이 2배 향상된다.

최종적으로 Definition CT 모델에서 dual tube로 new ECG pulsing(Adaptive ECG pulsing)을 적용하고 cardiac bowtie filter와 테이블의 이동속도에 따라 pitch factor가 자동적으로 설정되는 pitch adaptation 소프트웨어를 적용하고 cardiac CT를 시행하면 기존 Sensation 64에 비해 환자선량을 50% 이하로 감소시킬 수 있다.

그림 4-63은 심박동수가 70~90bpm인 환자를 기존 64 MDCT 대비, 50%의 환자피폭만으로 검사한 cardiac 영상이다.

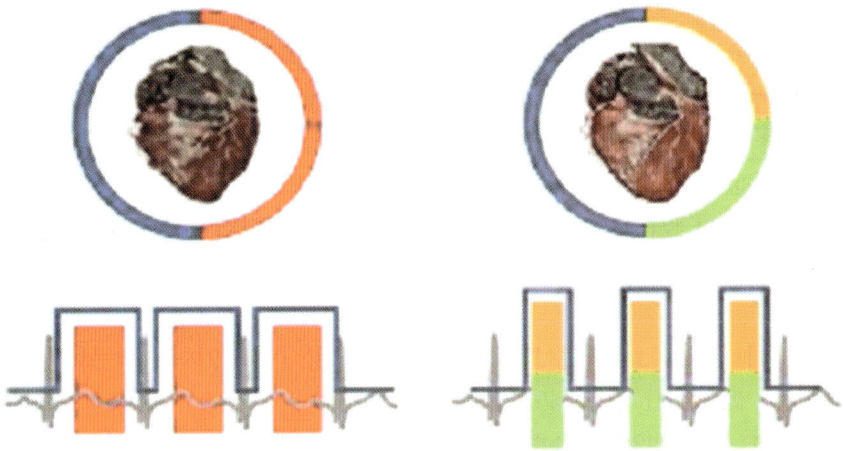

(a) 120bpm Sensation 64 MDCT (b) 120bpm dual source CT

그림 4-62 DSCT에서의 심박동수가 많아짐에 따라 image acquisition 구간의 감소

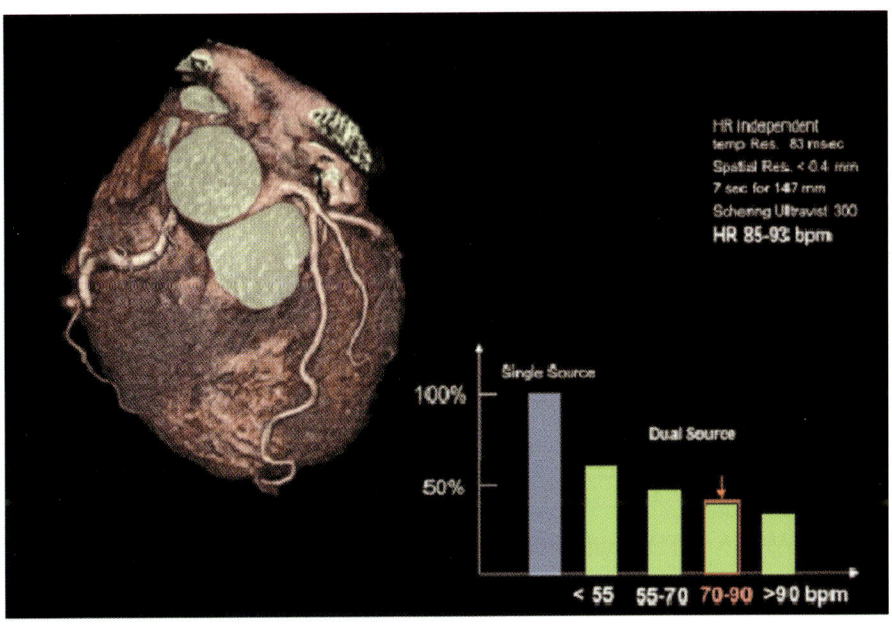

그림 4-63 심박동수가 70~90bpm일 때 기존 Sensation 64 MDCT에 비해 50%의 환자피폭만으로 촬영한 Definition CT의 cardiac 영상

9) 256 슬라이스 CT

(1) Whole organ coverage

진정한 관상동맥 영상화는 64 슬라이스 CT기술의 출현과 더불어 최근에 대두되고 있다고 해도 무리가 아니다. Toshiba의 Aquilion 64는 0.5mm의 슬라이스 두께로 32mm의 scan range를 cover하여 넓은 스캔 범위와 등방성 해상도(isotrophic resolution)의 영상획득을 가능케 하고 있는데 이는 관상동맥 전체가 6~9초 안에 영상화 될 수 있다는 것을 의미한다.

하지만 여전히 64 슬라이스 CT의 32mm 또는 40mm의 scan range는 단시간에 심장전체 영상의 구현에는 충분하지 않다. 이를 해결하고 진정한 용적 영상화를 위해 제시되고 있는 혁신적인 기술로는 flat panel CT시스템이 제시되고 있다. 이는 공간분해능을 향상시켜 모든 용적에서 0.25mm 이하의 해상능을 갖는 영상을 표현할 수 있다. 그러나 제한적인 field of view와 시간분해능에 제약을 주는 느린 촬영속도, 낮은 대조도 배척율과 저대조도분해능에 의한 제약은 피할 수 없다. 역동적 심장영상 구현을 위해서는 이러한 제약들이 먼저 해결되어야 하는 어려움이 있다.

128 슬라이스 CT시스템은 tube 일 회전 촬영으로 64mm의 scan range의 촬영이 가능하나, 이 또한 테이블의 이동없이 120mm 정도의 심장을 영상화하기에는 여전히 충분한 촬영영역을 제공하지 못하고 있다. 이는 용적의 경계에서 잠재적으로 유발될 수 있는 mis-registration artifact를 유도할 수 있고, 보다 중요한 건, 한번에 마쳐야 할 perfusion과 같은 dynamic studies의 한계에 다다를 수 있다. 이상적인 인체 내부장기 촬영장치는 테이블의 이동없이 CT갠트리의 일 회전을 통한 장기의 완전한 영상구현이 가능하여야 한다.

이러한 점을 해결하고 임상적인 요구를 수용할 수 있는 진정한 volume cone beam CT를 위해서는 우수한 공간분해능과 시간분해능 그리고 월등한 저대조도분해능과 같은 conventional CT의 장점을 취하면서 넓은 촬영범위를 구현하여야 한다. 그렇지 못한 장비는 제한적 임상 적용에만 활용 가능한 제약적인 임상장치로서 특정분야 시스템으로 남게 될 것이다.

일 회전 촬영으로 심장 또는 기타 인체 내부장기의 완전한 coverage를 위해서는 테이블의 이동없이 최소 120mm의 해부학적 구조를 cover할 수 있는 시스템이 필요하다. 이러한 요구를 수행하기 위해 Toshiba사는 NEDO(new energy and industrial technology development organization)와 함께 Aquilion 방식의 핵심기술을 근간으로 prototype 256 슬라이스 CT시스템을 성공적으로 개발하였다. Toshiba의 검증된 갠트리 디자인과 고효율적 검출기 재질을 사용하는 새로운 256 슬라이스 CT시스템은 tube 일 회전 동안 심장의 최상의 등방성 해상도를 제공하는 0.5mm의 얇은 슬라이스 두께와 128mm의 해부학적 영상구현을 가능하게 한다.

Prototype 장비에 사용된 독자적 검출기 재질은 Aquilion 계열과 같은 최상의 성능과 저대조도분해능을 제공한다. 빠른 감쇠시간(decay time)과 저잔광 특성은 256 슬라이스 CT장치가 역동적인 심장영상을 구현하기에 충분히 빠른 데이터 처리를 보장하며 훌륭한 stopping power와 high light-output 성능은 256 CT장치가 최상의 선량효율성을 갖도록 한다.

(2) Cone angle challenges

기술적인 도전에 직면하지 않는 새로운 시스템은 없을 것이다. 256 슬라이스 CT가 직면한 과제는 증가하는 cone angle과 관련된 것이다. 최상의 영상구현을 위한 영상재구성 알고리즘없이는 cone beam artifact는 256 CT의 진단적 성능을 저하시킬 것이다. 하지만 Taguchi는 개선된 Feldkamp 알고리즘이 cone angle로 기인하는 영상의 왜곡을 효과적으로 차단할 수 있다고 한다. 이 시스템으로 제공되는 dynamic data를 포함하여 모든 4차원 정보(3차원 정보+시간정보)를 정확하게 재구성하기 위해 알고리즘이 확대되었다.

(3) Clinical development

지난 수년 동안 수많은 논문을 통해 256 슬라이스 CT에 대한 상세한 디자인, 개발 그리고 성능에 대한 내용이 발표되고 있다. 이중 2004년 Mori et al은 256 슬라이스 prototype CT시스템의 비교 분석 결과 두부, 흉부, 복부와 골반에 대한 axial 촬영에서 동일한 선량을 사용한 conventional CT와 매우 유사한 공간분해능, 신호대잡음비, 그리고 균질성을 갖는다는 것을 알 수 있었다고 한다.

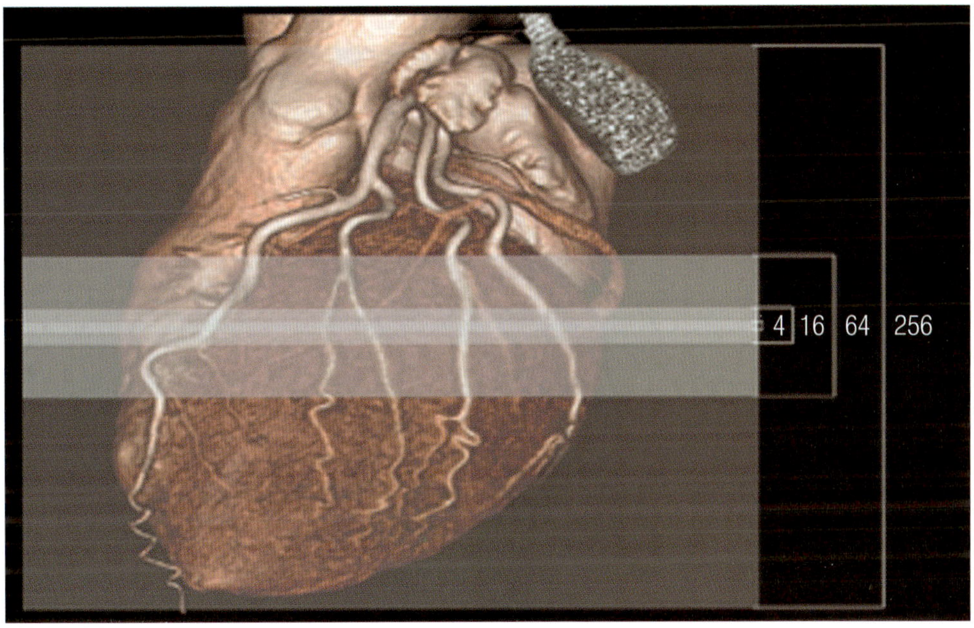

그림 4-64 One rotation scan coverage from 4, 16, 64, 256 slice CT system

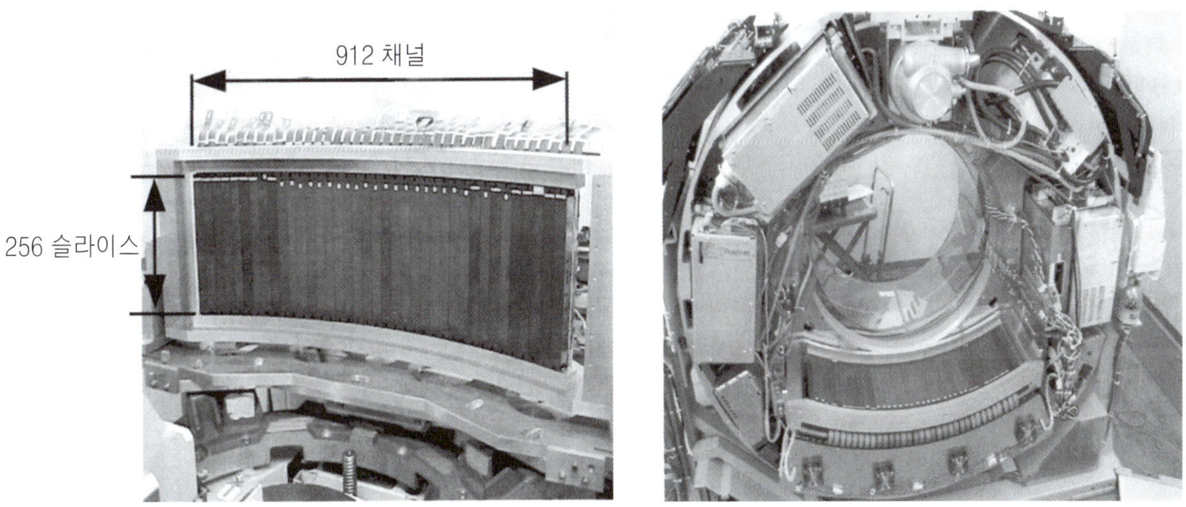

그림 4-65 Toshiba사 256 slice CT detector와 갠트리 내부

넓은 scan range 촬영의 주요 장점은 심장이나 간과 같이 비교적 큰 내부장기의 역동적인 검사가 가능한 것이다. Funabashi et al은 Toshiba의 256 슬라이스 CT시스템으로 돼지의 심장과 간에서의 혈류의 역동성을 관찰하였는데 피실험 개체 전체에서의 역동적 혈류정보를 획득함에 있어 기존의 CT시스템에 비해 확연한 장점을 보였다고 한다. 또한 multiple helical 검사로서 전체 용적의 위상정보의 획득이나 매우 제한적인 해부학적 volume을 넘어 dynamic 정보의 획득이 가능하였으며, 심장 shunt flow와 다른 혈류장애의 영상화가 가능하였다고 한다.

Kondo et al은 256 슬라이스 CT시스템을 사용하여 한번의 영상화로 심혈관, 심장근육 수축과 증강을 성공적으로 영상화 할 수 있었고, 또한 초당 약 2mSv의 매우 적은 저선량 single-shot 심혈관 영상화나 저선량 역동적 영상화를 통해 상세한 혈류량 정보를 구현함과 동시에 심혈관을 영상화 할 수 있었다고 한다.

결론적으로 Toshiba prototype 256 CT시스템은 tube 일 회전으로 심장 전체의 평가와 혈류측정이 실현될 것이며, 이는 기능적 CT영상학에 있어 다양한 새로운 지평을 열 것으로 기대된다.

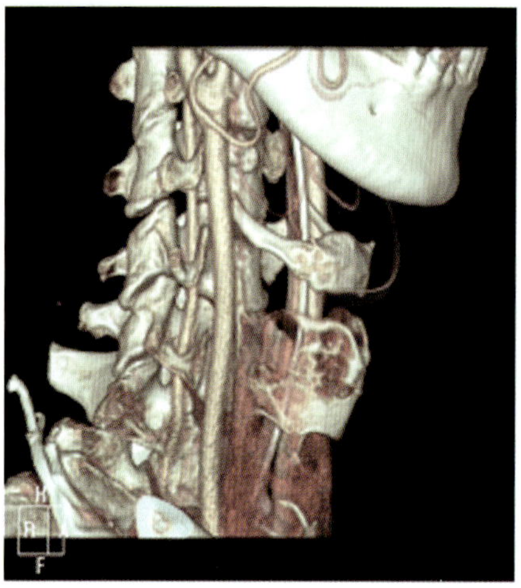

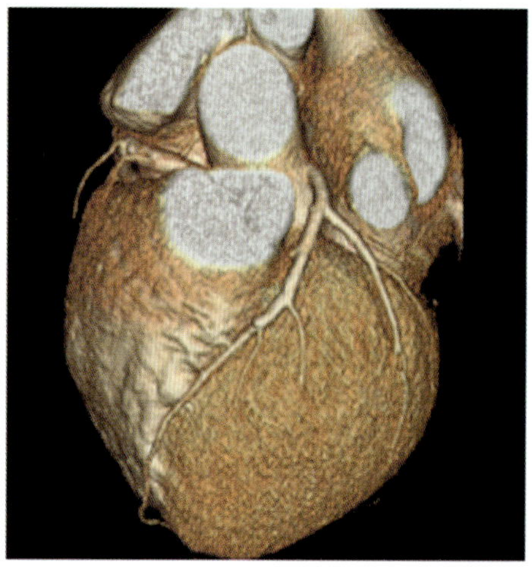

그림 4-66 One rotation data acquisition images with Toshiba Aquilion 256

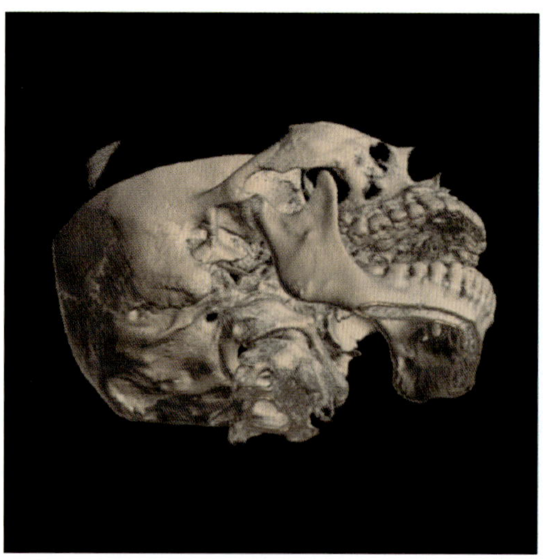

그림 4-67 4-dimensional moving jaw image with Toshiba Aquilion 256

4. Spiral CT 및 MDCT의 재구성 알고리즘

나선형 CT에서의 영상 재구성기법은 고식적 CT와 마찬가지로 필터보정 역투영법이 사용된다. 하지만 하나의 영상을 얻기 위한 수백 개의 프로젝션 중 단지 1개의 프로젝션이 imaging plane에서 정확히 획득되며, 나머지 모든 프로젝션들은 나선형 데이터 세트로부터 interpolation되어진다.

나선형 CT장치를 비롯한 모든 CT장치에 사용되는 재구성 알고리즘이 필요로 하는 요소로는 고화질의 영상창출, 저선량 그리고 짧은 재구성시간이다. 이러한 재구성 알고리즘의 특성을 파악하기 위해서는 재구성된 영상의 아티팩트 발생정도, 노이즈 레벨, section sensitivity profile(SSP)의 모양, Z-축 해상능 등이 비교된다.

1) Single detector spiral CT의 Z-filter algorithm(선형보간삽입법)

환자테이블이 이동하면서 연속적인 데이터를 얻는 나선형 CT에서는 환자가 정지된 상태에서 360° projection data를 얻는 기존의 방법으로 raw data를 영상으로 재구성할 경우 테이블 이동에 의한 motion artifact가 발생한다. 그 이유는 나선형 스캔으로 얻은 데이터는 재구성하고자 하는 부위의 스캔 시작 부위와 끝 부위 사이에 위치적인 차이가 나기 때문이다.

다시 말하면 고식적 스캔에서는 360° 회전하는 동안 전체 방향에서의 세그멘트 데이터를 얻을 수 있지만 나선형 스캔에서는 재구성하고자 하는 지점에서 X-선관 회전에 의한 일정한 방향(X-선 튜브의 위치, 각도)에서의 projection 데이터만 갖고 있으므로 측정되지 않은 다른 각도에서의 segment projection 데이터가 필요하게 된다.

따라서 나선형 CT에서의 영상재구성을 위해서는, 첫 단계로 motion artifact가 없는 axial scan에 해당되는 planar section을 얻기 위해 raw data에 수학적 연산을 하여 가상적인 axial projection data를 합성하는 Z-filter algorithm(선형보간삽입법, linear interpolation)이 필요하다(그림 4-68 참조). 이를 다시 말하면 모든 영상의 각 measurement data set로부터 planar data set(= image plane)를 계산하는 것이라고 할 수 있다. 그 다음 단계로 고식적 CT와 동일한 필터보정 역투영법을 이용하여 영상을 재구성한다.

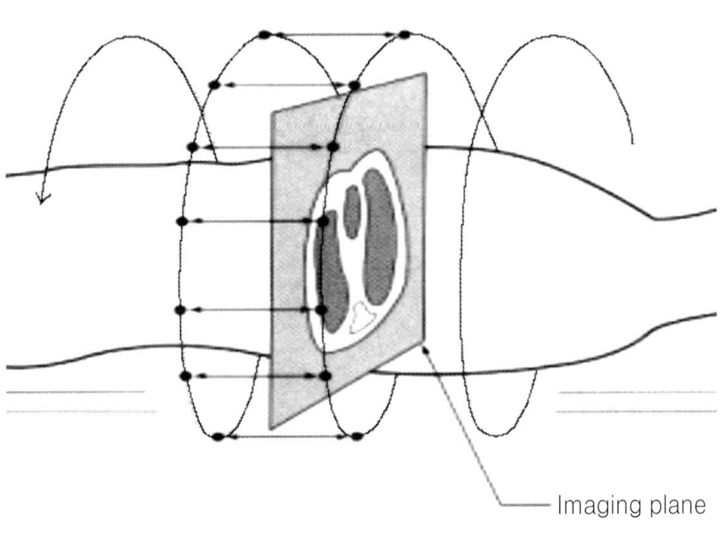

그림 4-68 나선형 CT의 영상재구성의 첫 단계인 measurement data로부터 image plane의 설정

원래 의미의 선형보간삽입법은 이미 측정되어진 두 지점을 직선으로 연결한 후 값을 구하고자 하는 임의의 점과 두 지점 사이의 거리에 따른 가중치를 주어 구하고자 하는 점의 가상적인 값을 구하는 방법이다.

Single detector 나선형 CT에서 사용되는 선형보간법은 크게 360° linear interpolation과 180° linear interpolation, 그 외에 non-linear type interpolation으로 구분된다.

그림 4-69는 팬텀과 흉부, 그리고 복부에서 interpolation을 시행하지 않고 재구성한 영상과 시행한 재구성 영상간의 질적 차이를 보여준다.

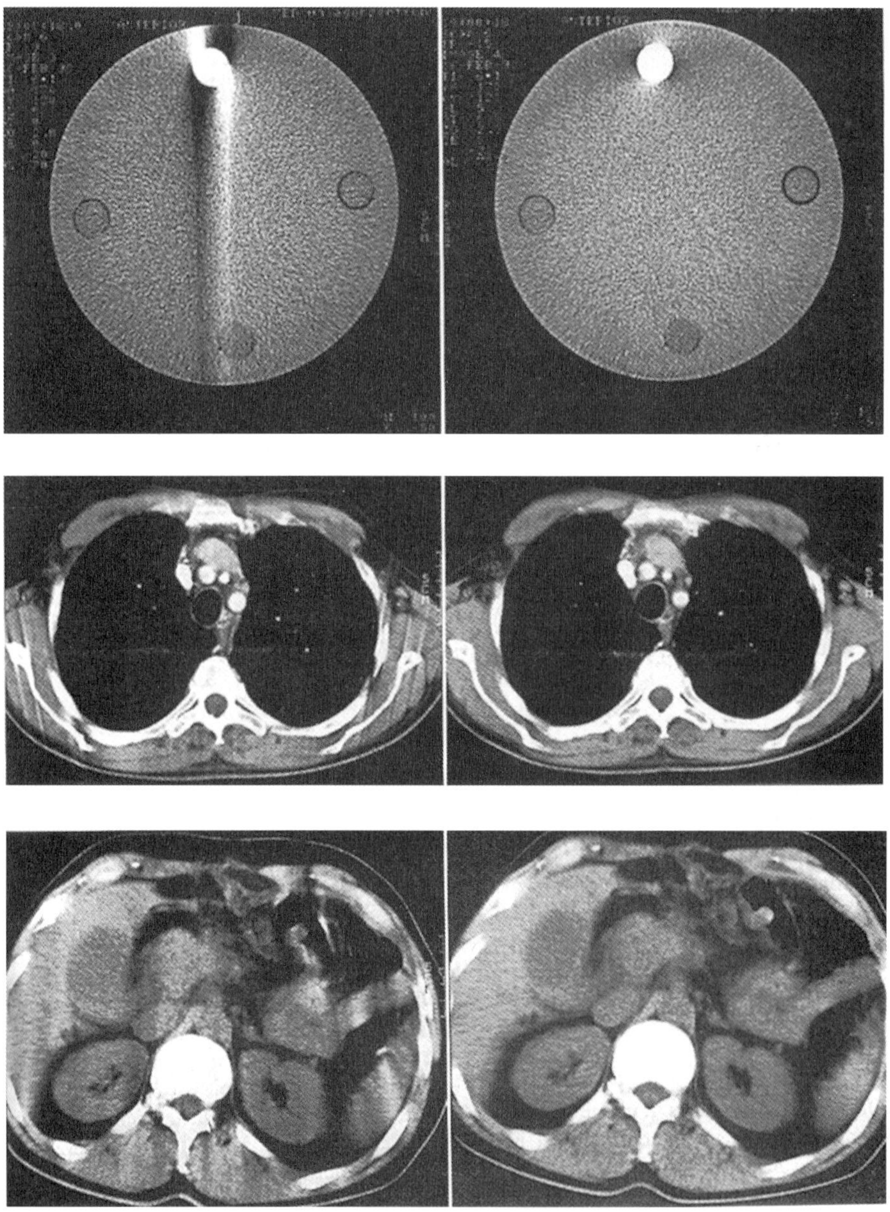

그림 4-69 선형보간법 시행유무의 영상 질 비교

(1) 360° 선형보간기법(wide linear interpolation)

① 원리

그림 4-70의 (a)에서 보면 테이블 위치 Z에서의 projection data는 다음 식으로 표시할 수 있다.

$$P(z,\theta) = (1-f)P(z',\theta) + fP(z'+d,\theta)$$

$$\text{가중치 } F = (z-z')/d$$

여기서 θ는 임의의 projection angle이며, d는 튜브 일 회전당 테이블의 이동거리이다.

360° linear interpolation은 나선형 CT의 개발 초기에 도입된 기법으로 wide linear interpolation 이라고도 부른다.

360° 떨어진 측정 데이터 포인트를 사용하여 planar slice가 보간삽입된다. 즉, 360° 떨어진 인접한 두 projection data(Z′와 Z′+d)로부터 재구성하고자 하는 plane(Z)에서의 거리에 따라 비례적인 가중치를 주어(Z-axis weighting 이라고 함) 평균하는 방법이며, 하나의 영상재구성을 위해서 CT튜브가 360°씩 두 번 회전한 720° 데이터가 필요하다.

② 특징

- 360° linear interpolation은 conventional scan에 비해 영상의 노이즈를 18% 감소시킨다. 이는 필요선량의 감소를 가능케 한다.
- Section sensitivity profile이 넓어져 영상의 질을 저하시킨다. 즉, 유효 슬라이스 두께의 증가로 부분체적효과가 발생되며 또한 연부조직의 대조도가 증가한다.
- mAs setting을 더 이상 증가시킬 수 없는 매우 뚱뚱한 환자의 스캔에 적용하면 유리하다.

(2) 180° 선형보간기법(narrow linear interpolation)

① 원리

슬림형 보간삽입법 또는 narrow linear interpolation이라고도 불리는 180° linear interpolation은 원래의 helical raw data의 임의의 점에서 180° 반대방향에 있는 점으로부터 가상적인 spiral data(complementary data)를 구하여 재구성하고자 하는 임의의 위치에서 가상의 spiral data와 원래 projection data(measurement data 라고도 함)와의 거리를 계산하여 가중치를 주는 방법이다.

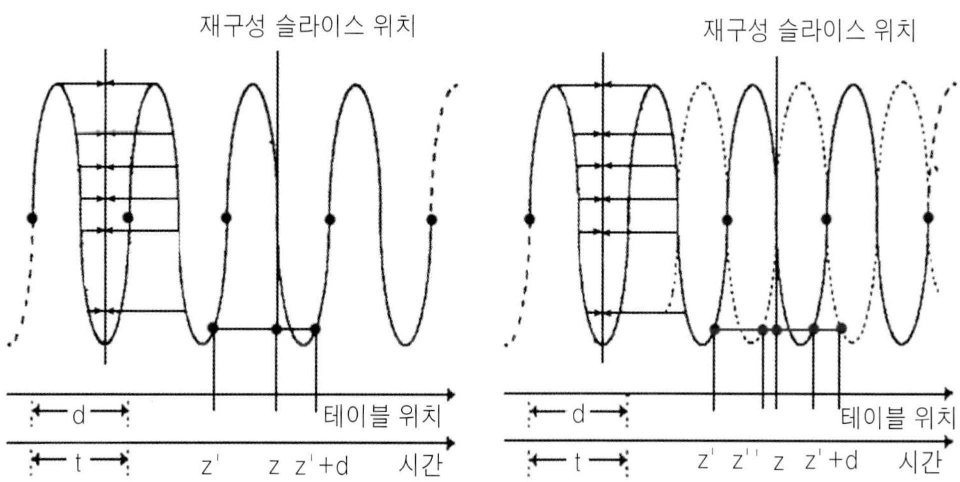

(a) 360° linear interpolation (b) 180° linear interpolation

그림 4-70 SDCT의 linear interpolation 기법

그림 4-70의 (b)에 나타낸 바와 같이 점선으로 표시한 spiral data는 원래의 spiral data로 부터 d/2 만큼 떨어진 위치에서의 가상적인 spiral data이다. 재구성하고자 하는 임의의 plane (Z)에서 원래의 spiral data point(z′+d)와 가상적인 spiral data point(z′′) 사이의 거리를 계산하고, 각 spiral data segment에 가중치를 주어 planar section을 재구성하는 방법으로, X-선관이 한번 회전한 360°의 spiral data로 영상재구성이 가능하다.

② 특징

- 360° linear interpolation에 비해 SSP가 개선되어 고식적 스캔의 프로필에 가까워진다(Z-축 분해능의 증가).
- 영상의 노이즈가 conventional scan에 비해 15% 증가한다. 이는 필요선량의 증가를 필요로 한다.

이와 더불어 각 장치 제조사에서는 Z-축 분해능을 향상시키기 위한 노력으로 고유의 interpolation 알고리즘을 개발하여 사용하고 있다. GE사 SDCT의 경우 180°~220°의 non-linear smart helical Z-filter interpolator를 사용하고 있다. 반면에 Siemens사에서는 180°와 360° adaptive axial interpolator를 사용하며 360°의 wide, 180° 기법인 slim과 slim 2 중 사용자가 선택할 수 있다.

표 4-5는 SDCT의 Z-filter algorithm에 따른 슬라이스 두께 및 필요선량을 나타낸 것이다.

(3) 비선형보간기법(non-linear interpolation)

비선형보간기법은 하나, 두개 또는 그 이상의 회전으로 얻은 데이터를 사용하며, 임의의 지점에서 비선형의 가중치를 부여한다. 이 기법은 앞에서 설명한 선형보간법에 비해 더욱 좋은 SSP를 얻을 수 있다.

이의 대표적인 예로는 Toshiba사의 180°와 360° MUSCOT 알고리즘, Philips사의 z′, z′′, z′+d, z′′+d를 사용하여 SSP를 더욱 향상시킨 high order non-linear interpolation algorithm이다.

2) MDCT의 재구성 알고리즘

4 슬라이스 MDCT에서는 기존의 single detector 나선형 장치에서 사용되는 180° 또는 360° linear interpolation 기법이 확장된 multi-slice linear interpolation(180° 또는 360° MLI)이나 일반화된 Z-축 필터링 접근법(Z-axis filter interpolation method)이 사용되어 왔다.

표 4-5 SDCT의 Z-filter algorithm에 따른 슬라이스 두께 및 필요선량

Z-filter algorithm	pitch	section width(%)	dose requirement(%)
conventional CT	-	100	100
180° LI in SDCT	1.0	100	133
	2.0	66	128
360° LI in SDCT	1.0	128	66
HQ mode in 4 MDCT(GE)	0.75	100	133
HS mode in 4 MDCT(GE)	1.5	128	66

이러한 MDCT에서 사용되는 interpolation 알고리즘을 helical filtered interpolation(HFI) method 라고 부르기도 한다. Z-축 필터링 접근법을 채택한 대표적인 예가 Siemens사의 4 슬라이스 MDCT인 Somatom Volume Zoom에서 사용되는 Adaptive axial interpolation이다.

그림 4-71의 (a)는 기존 SDCT에서 적용되는 interpolation 기법을 단순 확장한 것으로 integral pitch는 쓸데없는 데이터를 만들어내며 결과적으로 적절하지 못한 샘플링을 한다. (b)는 optimized 샘플링 기법으로 integral pitch의 offset은 샘플링을 향상시킨다. 그리고 (c)는 일정한 폭을 가진 필터를 종축(Z-축) 방향으로 설정한 Z-축 필터링 interpolation 기법이다. 필터의 폭과 모양을 변경함으로써 슬라이스 프로필과 유효 슬라이스 폭, 영상의 노이즈 특성을 자유롭게 변화시킬 수 있다.

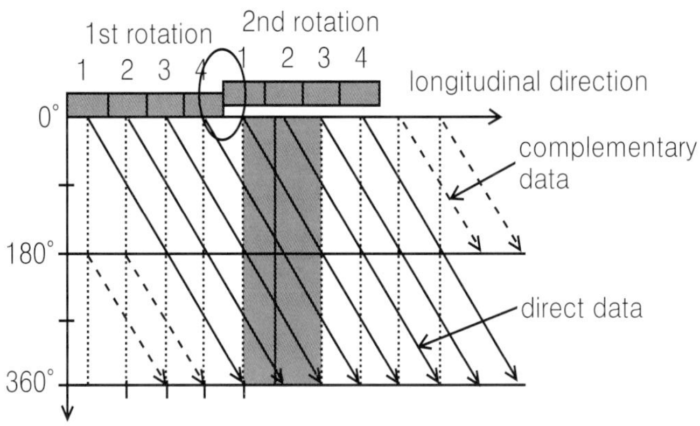

(a) SDCT interpolation의 단순확장법

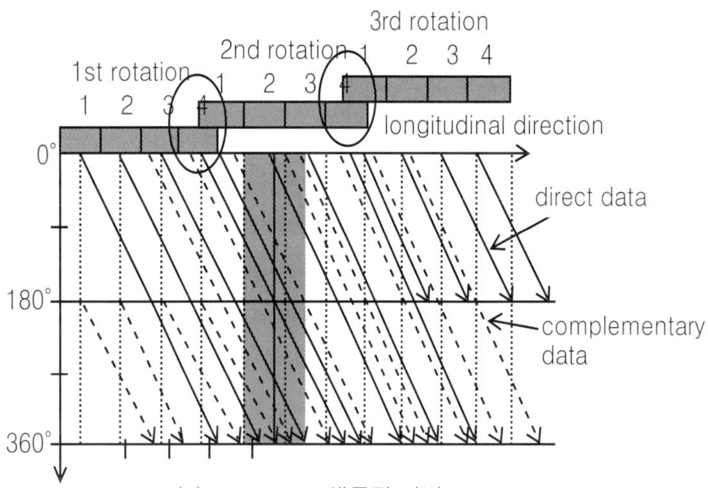

(b) Optimized 샘플링 기법

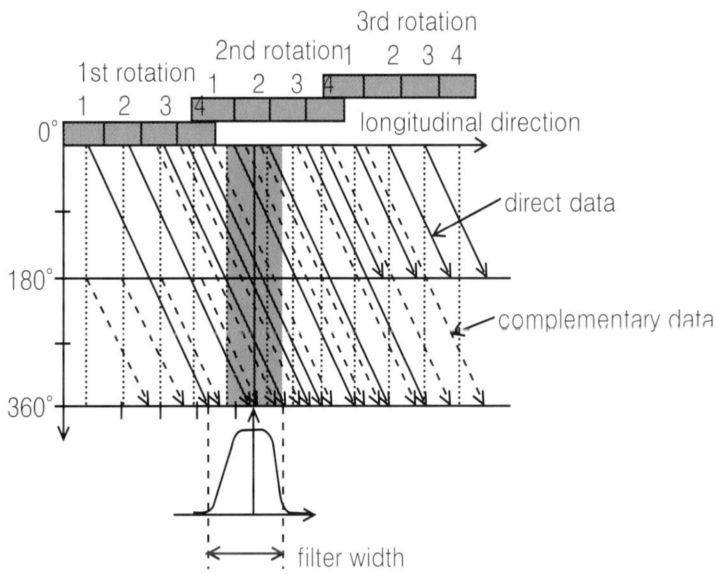

(c) Z-축 필터링 기법

그림 4-71 MDCT의 여러 가지 나선형 데이터 샘플링 방법의 개념도

즉, 기존의 fan beam에서 사용하던 FBP algorithm을 cone beam geometry에 적용하면 Z-축 해상능이 불균일하며 iso-center 부위에 비해 off-center 부위에서 section sensitivity profile의 broadening 현상이 발생된다.

그러나 16 슬라이스 이상의 MDCT에서는 Adaptive axial interpolation에서 더욱 진보된 새로운 개념이 소개되었다. 즉, helical pitch를 자유롭게 선택할 수 있고 pitch의 변화에도 불구하고 단면감성윤곽의 모양과 슬라이스 폭이 거의 일정한 multi-slice helical 영상의 획득이 가능한 것이다. 항상 일정한 단면감성윤곽을 얻기 위해서는 pitch와 원하는 슬라이스 두께에 적합하도록 자동적으로 모양이 적응되어지는 비선형적인 나선형 가중함수(non-linear spiral weighting functions)가 사용된다. 각 장치 제조사별 MDCT의 재구성 알고리즘에 대해 살펴보기로 한다.

(1) GE사의 Conjugate ray interpolation

GE사에서는 SDCT와 초기의 4 슬라이스 MDCT에서 helical artifact와 슬라이스 프로필이 넓어지는 현상을 최소화하기 위하여 Conjugate ray interpolation을 사용한다.

180° interpolation인 Conjugate ray interpolation에서는 180° 떨어져 있는 조직을 투과하는 rays는 같은 감약값을 갖는 것을 기초로 하고 있다. Conjugate ray interpolation 기법은 영상의 질을 향상시키는 부산물인 고유의 prefered(=favored) pitch를 발생시켰으며, 주로 이를 사용한 스캔의 시행이 권유되고 있다. 이의 대표적인 예로는 3 : 1의 슬라이스 피치를 갖는 high quality(HQ) mode와 6 : 1의 슬라이스 피치를 갖는 high speed(HS) mode가 있다. 임상적인 이용에서 prefered pitch는 적용범위가 넓고 스캔 속도의 단축으로 인해 사용에 실질적인 제한은 없음이 입증되었다.

그림 4-72는 4 슬라이스 획득방식에서 2 : 1과 3 : 1 그리고 6 : 1의 slice pitch에서 180° interpolation인 Conjugate ray interpolation과 360° interpolation인 row-to-row interpolation의 interpolation width를 비교한 것이다. 그림에서 좌측 프로필이 Conjugate ray interpolation 이며, 우측 프로필이 기존 방식인 row-to-row interpolation 이다. 그리고 경사진 실선은 0°에서 180°의 gantry angle을 표시하고 경사진 점선은 180°에서 360°의 gantry angle을 의미한다. (b)의 좌측 프로필에 나타난 바와 같이 4채널의 영상 획득시 3 : 1의 슬라이스 pitch에서 가장 좁은(narrow) interpolation width를 얻게 됨을 알 수 있다.

(2) GE사의 MDMP optimized cone beam algorithm

GE사의 16 슬라이스 MDCT에서는 cone beam에 의한 왜곡현상을 최소화하기 위해 CrossBeam interpolation을, helical artifact를 최소화하기 위해서 Hyperplane helical reconstruction 이라고도 불리는 이중 원추형 다면(dual conical hyperplanes) interpolation을 사용하고 있다. 이러한 알고리즘을 총칭하여 MDMP(multi-dimensional and multi-parameter) optimized cone beam algorithm이라고 명명된다.

① CrossBeam interpolation

MDCT에서 피할 수 없는 아티팩트 중의 하나인 cone beam distortion은 X-선 초점과 detector row가 회전축에 수직이 되지 않아 발생된다. 이러한 cone beam distortion은 튜브 일 회전당 얻어지는 슬라이스 수가 많은 장치에서 그리고 얇은 슬라이스 두께의 획득시 더욱 심해진다.

GE사의 경우 cone beam에 의한 왜곡현상을 줄이기 위해 고유의 CrossBeam interpolation 기법을 개발해 왔다. CrossBeam interpolation 기법은 16 detector 채널과 180° sampling을 채택한 Conjugate ray interpolation(= Conjugate sampling, 결합 표본화 기법)을 사용하여 어떠한 슬라이

스 프로필 내에서도 일련의 영상들을 재구성할 수 있음에 기초를 두고 있으며, 여러 개의 이러한 영상들을 하나의 영상으로 감거나 섞을 수 있다. 영상들을 섞을 때 각 detector row는 각 cone beam의 특성에 따라 가중치를 받는다. 즉, 양호한 cone beam 특성을 갖는 내측의 detector 열에서 생성된 영상들은 외측의 detector 열에서 생성된 영상들보다 더 많은 가중치를 받는다. 이를 통해 원래의 슬라이스 프로필을 정확하게 유지하는 하나의 cone beam-corrected 영상이 임상적으로 만들어지는 것이다. 참고로 cone beam artifact에 관한 자세한 내용은 다음 절의 나선형 CT의 아티팩트를 참고하기 바란다.

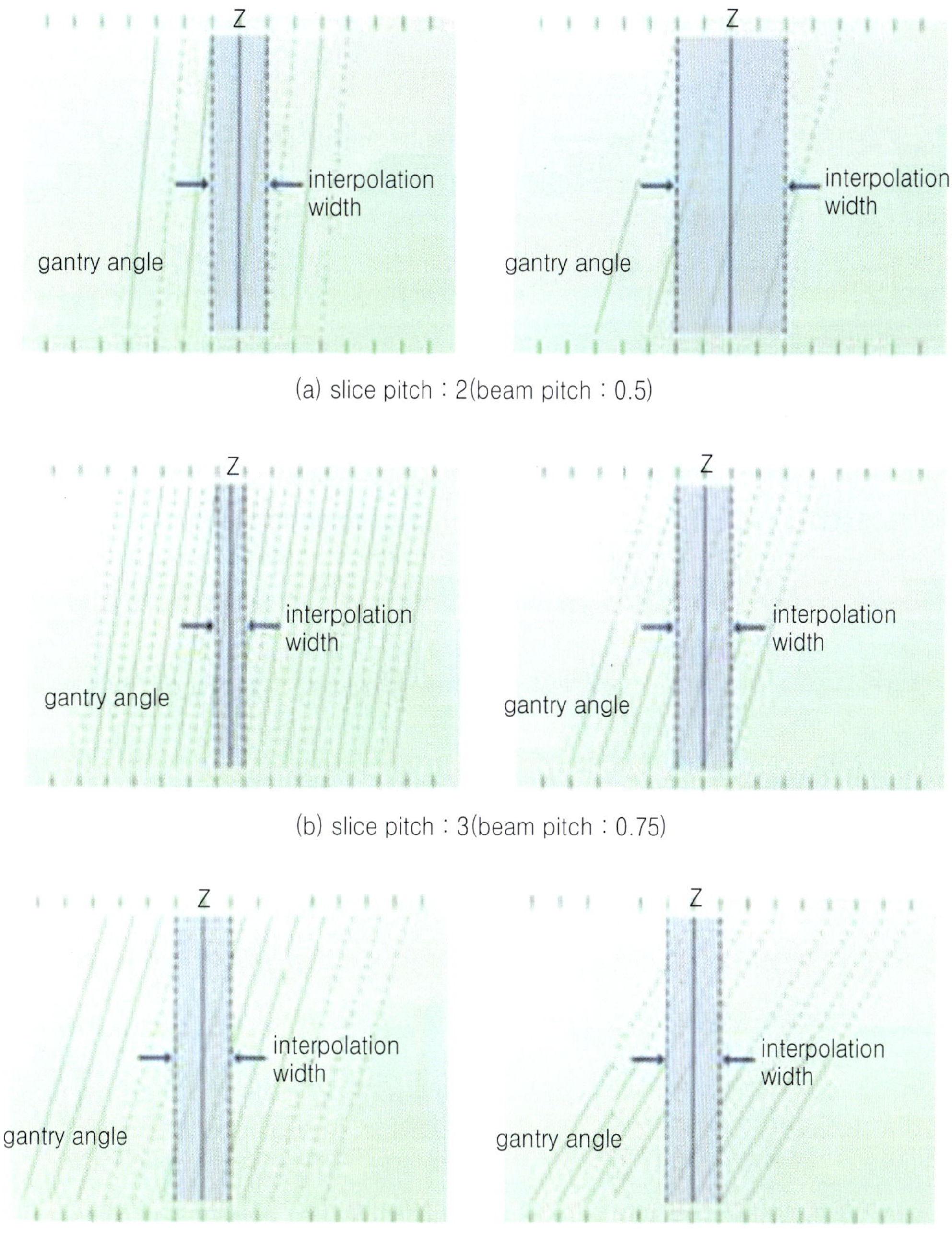

그림 4-72 4 슬라이스 MDCT에서 각 pitch별 Conjugate ray interpolation (좌측)과 row-to-row interpolation (우측)의 slice width 비교

② Hyperplane helical reconstruction 알고리즘

4 슬라이스 MDCT에서는 큰 문제가 아니지만 16 슬라이스 MDCT에서와 같이 많은 detector row를 사용하는 high helical pitch 스캔에서의 나선형 가중함수(helical weighting functions), 특히 conjugate sampling을 사용하는 함수는 일반적으로 불연속적이며 애매한 특성을 가지는데, 이로 인해 helical artifact가 야기된다. 이러한 문제를 해결하기 위하여 각 MDCT 제조사에서는 Z-축에 수직인 single imaging plane에서 시행하던 기존의 interpolation 기법을 여러 개의 경사면(tilted hyperplane)에서 시행하는 interpolation 기법으로 대체하고 있다.

GE사의 16 슬라이스 MDCT에서 사용되는 경사면 interpolation 기법은 Hyperplane helical reconstruction 이라고 명명된다. 이는 각 interpolation으로부터 전달되는 view 가중치(view-weighting)를 여러 개의 원추형 다면(hyperplanes)에 적용시키며, 다면에서 이상적인 슬라이스 프로필과 실제 슬라이스 프로필을 일치시킨다.

이에 추가하여 Alpha smoothing이 사용된다. Alpha smoothing은 각 view로부터 개별적으로 전달되는 interpolation 가중함수들을 결합시켜 연속성과 차별성을 갖는 최종적인 interpolation 가중치를 만들어 낸다. 이를 통해 결과적으로 helical artifact가 없는 높은 pitch의 helical 영상을 얻게 된다.

그림 4-73의 (a)는 single detector 나선형 CT에서 사용되는 기존의 Z-축에 수직인 영상에서 이루어지는 interpolation이며, (b)는 4 슬라이스 MDCT에서 주로 사용되는 경사진 영상면에서 이루어지는 interpolation(GE사의 Conjugate ray interpolation과 Siemens사의 ASSR이 이에 해당됨)이다. 그리고 (c)는 GE사의 16 슬라이스 MDCT에서 사용되는 재구성방법인 이중 원추형 다면(dual conical hyperplane) interpolation의 개념을 나타낸 것이다.

결론적으로 GE사의 경우 4 슬라이스 MDCT에서는 Conjugate ray interpolation 기법을 사용하며, 16 슬라이스 MDCT에서는 CrossBeam interpolation과 Alpha smoothing을 채택한 Hyperplane helical reconstruction을 사용한다. 하지만 CrossBeam interpolation과 Hyperplane helical reconstruction은 많은 가중요소와 파라메터들을 갖고 있어 각 pitch에서 적정화가 필요하다. 즉, 16 슬라이스 MDCT에서는 여러 스캔 상황에서의 적정화 테스트를 통해 얻어진 최종적인 재구성방법인 MDMP(multi-dimensional and multi-parameter) optimized cone beam algorithm이 사용되고 있다.

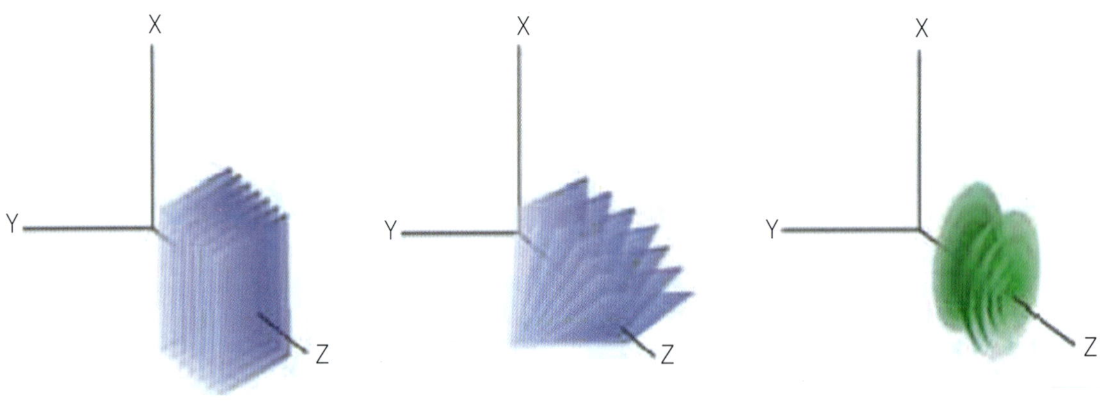

(a) Single CT (b) 4 MDCT (c) 16 MDCT

그림 4-73 기존의 interpolation 방법과 이중 원추형 다면 interpolation 알고리즘의 비교

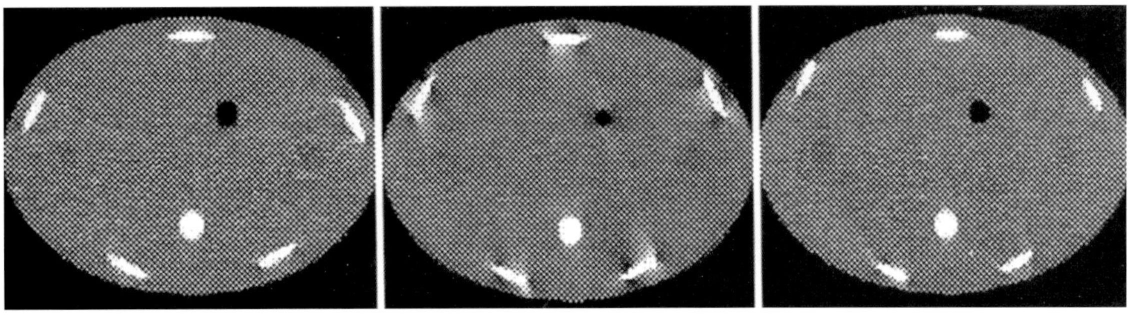

(a) 1.25mm×4, 1.5 beam pitch를 사용하고 기존의 multi-slice 재구성 알고리즘을 적용한 4 슬라이스 MDCT의 영상

(b) 1.25mm×16, 1.75 beam pitch를 사용하고 기존의 multi-slice 재구성 알고리즘을 적용한 16 슬라이스 MDCT의 영상

(c) 1.25mm×16, 1.75 beam pitch를 사용하고 CrossBeam과 HyperPlane 재구성 알고리즘을 적용한 16 슬라이스 MDCT의 영상

그림 4-74 GE사의 재구성 알고리즘에 따른 팬텀영상의 비교

그림 4-74는 GE사 16 슬라이스 MDCT에서 재구성 알고리즘에 따른 팬텀영상을 비교한 것이다. (a)는 4×1.25mm(1.5 : 1 beam pitch)와 기존의 multi-slice 재구성 알고리즘 영상이며, (b)는 16×1.25mm(1.75 : 1 beam pitch)로 스캔하고 CrossBeam과 HyperPlane 재구성 알고리즘을 사용치 않은 cone beam algorithm 영상이다. 그리고 (c)는 16×1.25mm(1.75 : 1 beam pitch)로 스캔하고 CrossBeam과 HyperPlane 재구성 알고리즘을 사용한 영상으로 cone beam artifact와 기하학적 왜곡현상이 현저하게 감소되었음을 알 수 있다.

GE사 데이터에 의하면 CrossBeam과 HyperPlane 재구성 알고리즘(MDMP optimized cone beam algorithm)을 사용한 영상이 cone angle 측면에서 4 슬라이스 MDCT에 비해 4배 정도 질적 향상이 있다고 한다.

③ Congugate ray backprojection

LightSpeed Pro나 LightSpeed VCT의 detector element는 0.625mm의 두께를 갖는다. 하지만 재구성된 영상의 해상능은 각 detector element의 약 50%에 해당하는 0.35mm이다.

이는 그림 4-75의 (b)에 나타낸 바와 같이 360°의 데이터를 갖고 axial 영상을 얻는데 있어 0°와 180° 데이터를 함께 프로젝션함으로써 가능한 advanced 3-D backprojection algorithm(이는 conjugate ray backprojection 또는 conjugate ray reconstruction으로도 불림)에 연유된다.

기존의 conventional 3-D backprojection method는 이웃하는 detector rows 사이에서 이루어지는 interpolation method인 반면, GE사의 conjugate ray backprojection은 업그레이드된 16 MDCT나 64 MDCT에서 채택하고 있으며 helical weighting과 filtering 측면에서는 기존의 cone beam reconstruction(conventional 3-D backprojection)과 동일하지만 180° 떨어져 있는 두 개의 샘플링 쌍을 이용하여 backprojection을 시행하는 차이를 갖는다.

(3) Siemens사의 ASSR 알고리즘

4 슬라이스 MDCT의 개발과 함께 도입된 Siemens사의 여러 나선형 CT알고리즘 중 임상적으로 양호한 질적 특성을 보이는 것으로는 nutating slice 알고리즘에 바탕을 둔 advanced single slice rebinning(ASSR) 기법이다. ASSR 알고리즘은 1999년 Noo 등에 의해 최초로 제안되었으나, 2000년 Mark Kachelrieβ 등이 수정하여 사용되고 있다.

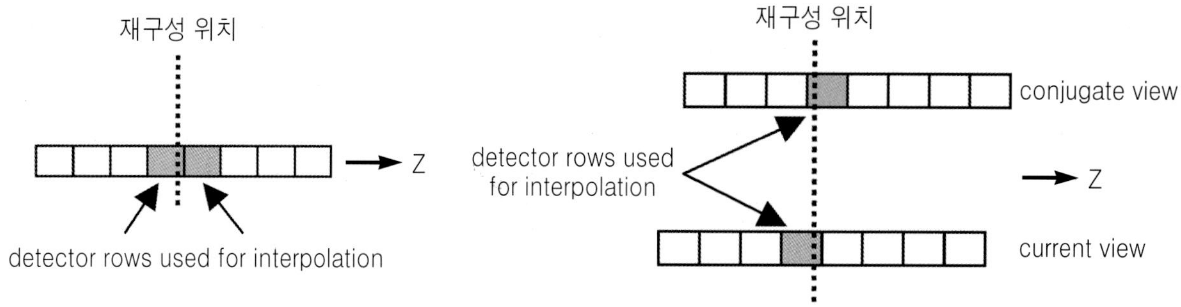

(a) Conventional 3-D backprojection method (b) GE사 conjugate ray backprojection method

그림 4-75 GE사 congugate backprojection

ASSR 기법은 Quasi cone beam geometry 라고도 불린다. Cone beam effect에 의한 왜곡현상을 줄이기 위해 경사진 영상면을 사용하는데, 영상재구성을 위해 240° 까지의 partial scan interval을 사용하며 영상면(image plane)을 환자의 축(Z-축)에 수직으로(trans-axial plane으로) 하지 않고 초점의 나선형 경로(spiral path)에 근사화시키기 위해 경사지게 하는(가상의 재구성 plane을 사용함) 일종의 근사값을 사용하는 2-D 역투영법이다.

그림 4-76은 Siemens사의 ASSR 알고리즘을 기본적인 재구성 기법과 비교하여 나타낸 것이다. (a)는 Z-축에 수직인 영상면을 채택한 기본적인 standard interpolation 알고리즘이다. (b)는 (a)에 비해 다소 진보된 ASSR 알고리즘이 1.5 : 1의 beam pitch를 사용한 16 슬라이스 MDCT에 적용된 것을 보여준다. 파란색으로 표시된 선은 초점의 나선형 경로를 나타낸다. 모든 view angle이 빨간색으로 표시된 240° partial scan interval에 있으므로 초점은 영상면에 일치되거나 근접되게 위치된다. 즉, 영상면에서 이동되거나 영상면에 매우 근접된 위치에서 이동하는 measurement rays가 영상재구성에 이용된다. 이러한 점들은 적절한 영상의 질을 갖는 표준적인 2차원의 필터보정 역투영법에 요구되어지는 상황이다. (b)의 오른쪽 그림에서는 Z-축을 포함하는 면의 프로젝션을 나타낸 것이며, 나선형 경로가 정현파(sinusoidal) 형태로 표현된다.

ASSR 알고리즘에서는 cone beam geometry에 적당하게 영상면이 공간에서 회전되며, 1/2 회전의 나선형 데이터가 영상재구성에 기여한다. 그리고 많은 양의 경사진 영상들을 재구성해야 할 필요가 있으며, 경사진 면을 axial plane으로 좌표변환하기 위해서 추가적인 Z-interpolation(이를 Z-축 필터링 이라고도 함)이 필요하다. 즉, 최종적인 Z-축 방향의 형성(reformation) 단계에서 경사진 원래 영상면 사이에서의 interpolation에 의해 axial 영상이 재구성된다(그림 4-76의 (c) 참조).

그러나 불행히도 ASSR 기법에서는 helical acquisition을 중복시키기 위해 pitch를 감소시키면 시행에 문제가 생기고 선량의 축적이 심해진다. 그리고 16 슬라이스 장치에서는 1.0의 beam pitch를 사용하는 경우 완전한 선량이용을 위해서 모든 영상에서 full rotation(360°)의 multi-helical data가 사용되는데 이때 나선형 경로에 일치시키기 위해 영상면을 경사지게 하는 방법이 없다. 그림 4-76의 (d)는 이를 나타낸 것이다.

다시 말하면, ASSR 알고리즘에서는 임상적 요구에 부응하는 helical pitch의 자유로운 선택이 불가능한 근원적인 결점을 갖는데, 그나마 다행스러운 점은 약 1.5 : 1의 fixed beam pitch가 유용하게 사용되는 것이다. 하지만 이러한 fixed pitch(=prefered pitch)에서는 쓸데없는 데이터를 버리기 위해서 detector masking이 필요하다. 이러한 결과로 일반적인 부채꼴 선속의 CT detector에 비해 약 70%의 불완전한 Z-축 기하학적 선량효율을 갖는다. 이는 임상적인 이용에 제한이 되고 있다. 이후 ASSR 알고리즘을 확장하여 많은 데이터의 처리가 가능한 ESSR(extended single slice rebinning)이 발표되기도 하였다.

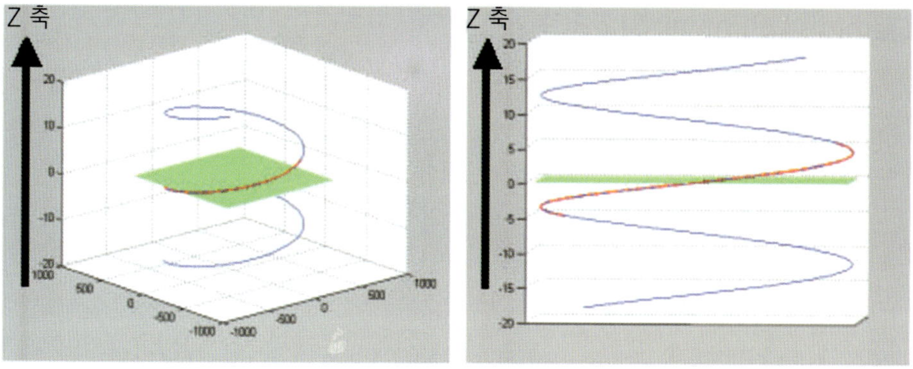

(a) Z-축에 수직인 영상축을 채택한 기본적인 standard spiral 알고리즘(12 슬라이스, beam pitch : 1.5)

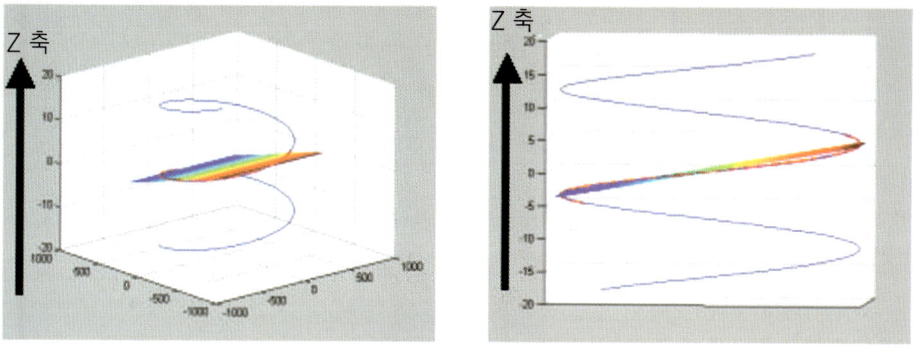

(b) ASSR(16 슬라이스, beam pitch : 1.5)

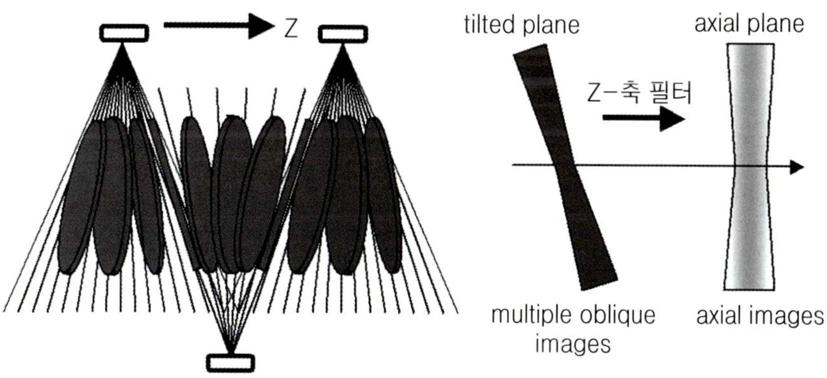

(c) 경사진 면을 axial plane으로 좌표변환하기 위해서 시행하는 추가적인 Z-interpolation

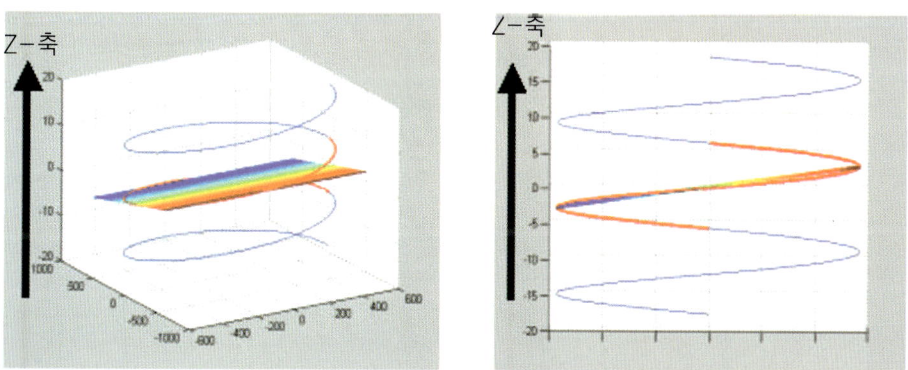

(d) 영상면이 경사지지 못하고 Z-축에 수직인 점과 360°의 full rotation multi-helical data를 사용해야 하는 ASSR의 제한점(16 슬라이스 장치에서의 1.0 beam pitch)

그림 4-76 Siemens사의 ASSR 알고리즘

(4) Siemens사의 AMPR 알고리즘

Siemens사의 16 슬라이스 MDCT에서는 앞에서 설명한 기존의 ASSR(adaptive single slice rebinding 또는 adaptive single slice reconstruction)의 제한점을 극복한 AMPR(adaptive multiple plane reconstruction) 이라는 새로운 알고리즘을 사용하고 있다.

앞에서 언급된 바와 같이, ASSR 알고리즘의 경우 하나의 단면 축에서 유용한 모든 데이터를 사용하여 axial 영상을 재구성한다. 이와는 달리, 그림 4-77에 나타낸 16 슬라이스 MDCT에서 채택되어 사용되고 있는 AMPR 알고리즘은 하나의 영상재구성을 위해 모든 데이터를 사용하지 않고 2개의 oblique 영상면(multiple double oblique image plane)에 맞추어 데이터가 여러 개(두개 이상)의 partial 영상으로 분리되며, 이러한 partial 영상들은 각각 나선형 경로에 맞추어진다.

각 partial 영상은 동일한 기준의 프로젝션 각도(reference projection angle)를 가지며, 마치 책의 페이지들이 바람에 불리는 것 같은 모양새를 갖는다. 이는 helical pitch의 자유로운 선택을 위해 X-선 tube의 초점이 회전되는 나선형 경로에 따라 3차원적인 필터보정이 이루어지는 것으로 생각할 수 있다(3-D FBP).

1.0 beam pitch를 사용한 16 슬라이스 장치의 예인 그림 4-77의 (a)에서 보면 360°의 multi-helical 데이터는 각각 240° 세그멘트씩 중복되는 2개의 partial 영상으로 분리된다.

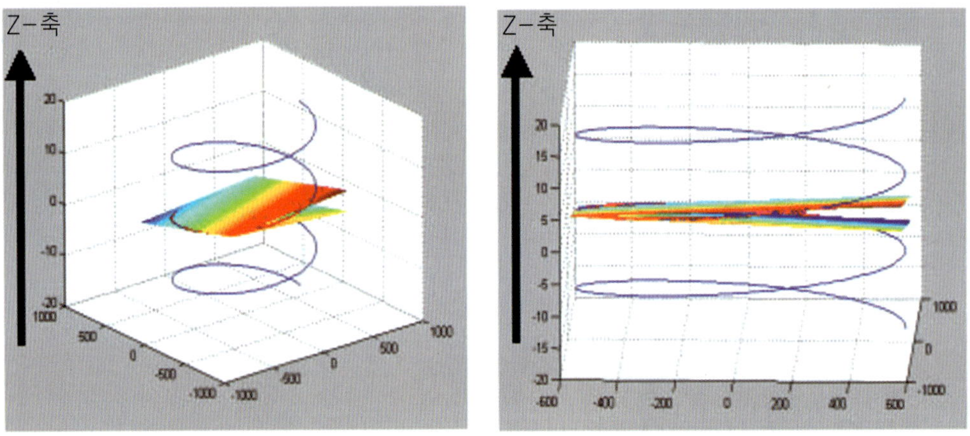

(a) AMPR(16 슬라이스, beam pitch : 1.0, 기준 프로젝션 각도 당 2개의 영상 수)

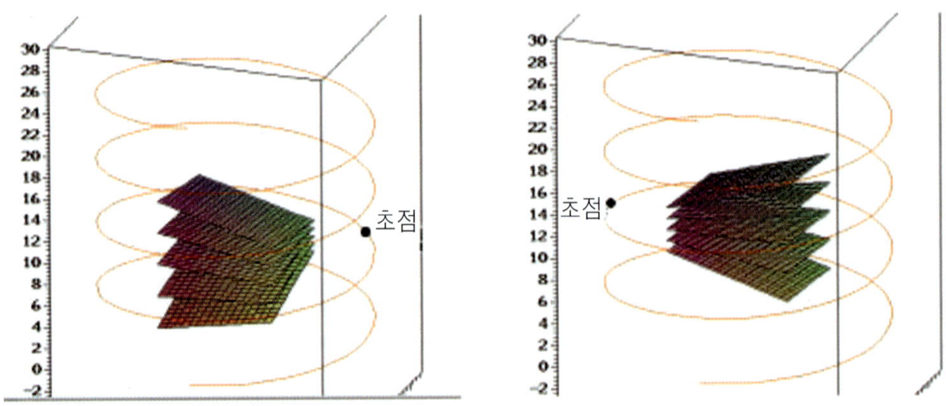

(b) 기준 프로젝션 각도 당 5개의 영상 수

그림 4-77 Siemens사의 AMPR 알고리즘

기준 프로젝션 각도 당 영상의 수는 2~5개 정도이다. 즉, 360°의 multi-helical 데이터를 사용하고 약 0.5 정도의 낮은 pitch에서는 5개이며, 240°의 multi-helical 데이터를 사용하고 1.0 이상의 높은 pitch에서는 2개이다. 영상 당 데이터 간격 뿐만 아니라 기준 프로젝션 각도 당 영상의 수는 전체 선량의 이용여부를 좌우하는 helical pitch에 의해 결정된다.

AMPR 알고리즘은 적은 X-선량을 이용하여 full dose를 얻을 수 있으며, 최종 영상들은 경사진 partial 영상면들 사이의 적절한 axial interpolation에 의해 계산되어진다. 그리고 interpolation 함수의 형태와 폭은 자유롭게 선택이 가능하며, Z-축 재구성 단계에서 다른 크기의 슬라이스 두께나 단면감성윤곽의 변화를 쉽게 조정할 수 있다. 또한 영상의 노이즈가 감소되고 선량이용률이 증가된다. 더불어 interpolation 함수의 형태를 pitch에 자동적으로 접합시킴으로써 adaptive axial interpolation과 함께 4 슬라이스 MDCT에서 소개되었던 나선형의 개념은 pitch의 자유로운 선택과 pitch의 변화에도 슬라이스 두께가 변화하지 않고 거의 일정한 AMPR 알고리즘으로 계승되어 16 슬라이스 MDCT에서 사용되고 있다.

그림 4-78의 (a)는 16 슬라이스 MDCT에서 기존의 multi-slice helical reconstruction 기법을 사용하고 5mm의 슬라이스 두께로 재구성한 팬텀영상이며, (b)는 동일한 raw data를 사용하여 Siemens사의 AMPR 기법을 사용하고 4mm의 슬라이스 두께로 재구성한 영상이다.

그림 4-79는 Siemens사의 16 슬라이스 MDCT를 사용하여 스캔한 환자 영상이다. (a)는 tube 일 회전 당 0.75초의 스캔 방식과 0.7 : 1의 beam pitch를 사용하고 16×0.75mm의 콜리메이션과 1mm의 슬라이스 폭으로 스캔하여 측정된 rays의 cone angle을 무시한 기존의 고식적인 multi-slice helical reconstruction 기법으로 재구성한 횡단면 영상을 sagittal reformation한 인두 부위의 영상이다. 심한 streak artifacts가 관찰된다. 하지만 (b)는 동일한 스캔조건 하에서 AMPR 알고리즘을 사용하여 재구성한 영상들로 streak artifacts가 현저히 감소되었음을 알 수 있다.

그리고 그림 4-80의 (a)는 tube 일 회전당 0.5초의 스캔방식과 1.25 : 1의 beam pitch(초당 60mm의 테이블 이동속도)를 사용하고 16×1.5mm의 콜리메이션과 2mm의 슬라이스 폭으로 스캔하여 기존의 고식적인 multi-slice helical reconstruction 기법으로 재구성한 횡단면 영상을 coronal reformation한 흉부와 골반부의 영상이다. 화살표로 표시된 부위에서 심한 cone beam artifacts가 관찰된다. 하지만 (b)의 영상들은 AMPR 알고리즘을 사용하여 재구성한 것으로 cone beam artifacts 가 현저히 감소되었음을 알 수 있다.

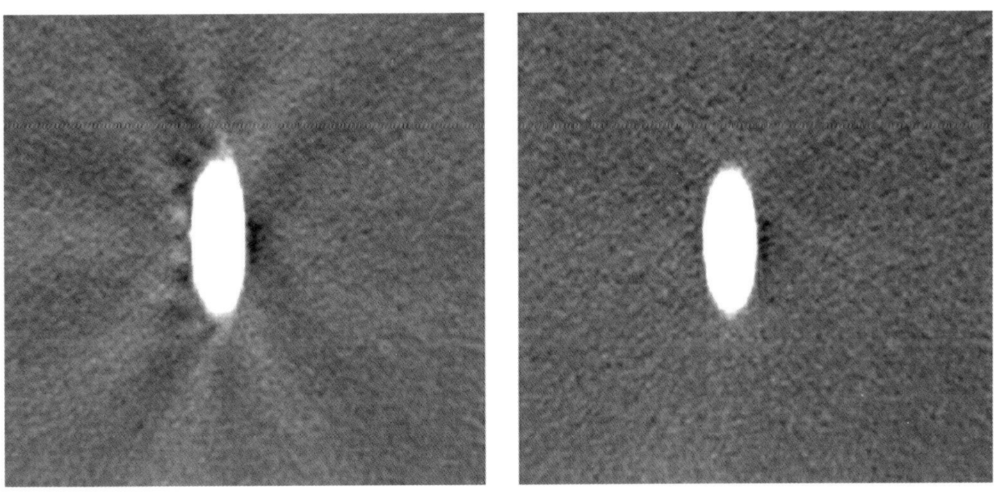

(a) 기존의 multi-slice helical reconstruction 기법 (b) AMPR 기법

그림 4-78 Siemens사 AMPR 알고리즘으로 재구성된 팬텀영상

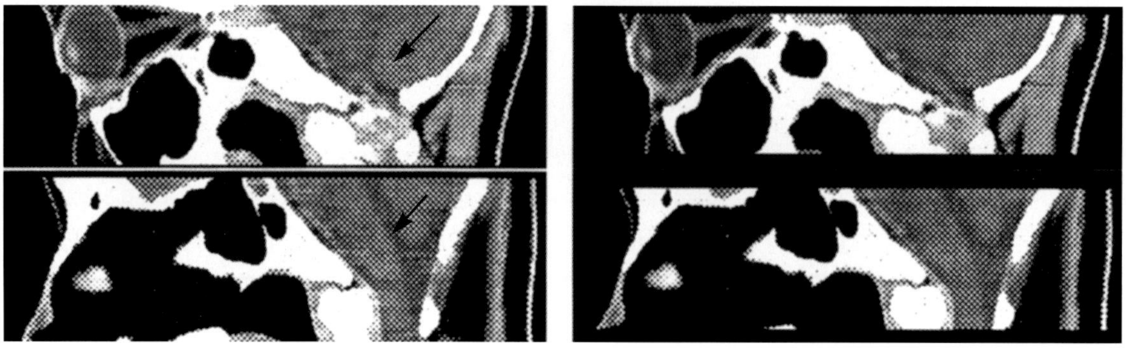

(a) 기존의 multi-slice helical reconstruction 기법　　(b) AMPR 기법

그림 4-79 Siemens사의 AMPR 알고리즘으로 재구성된 두경부 영상

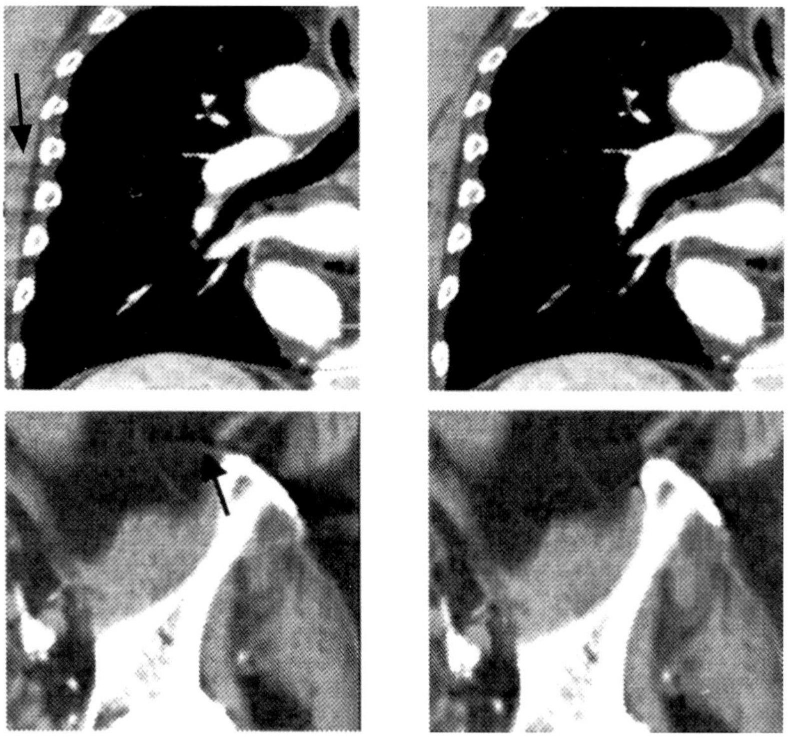

(a) 기존의 multi-slice helical reconstruction 기법 적용시　　(b) AMPR 기법 적용시

그림 4-80 Siemens사의 AMPR 알고리즘으로 재구성된 흉부와 골반부 영상

(5) Toshiba사의 TCOT 알고리즘

Toshiba사의 Aquilion 16 모델 이상에서는 cone-beam geometry를 도입한 재구성법인 Feldkamp 법을 기초로 한 TCOT(true cone beam tomography) 알고리즘을 채택하고 있다.

이는 HFK 알고리즘이라고도 불리며, cone angle에 의한 아티팩트를 보상하고 전체 영상화 범위 내에서 isotropic resolution을 제공한다. Siemens사의 AMPR 알고리즘과 근원적으로 동일한 개념이며, 모든 픽셀들이 가장 가까운 ray-sum을 사용하도록 데이터가 true ray-path를 따라 역투영되며 이를 통해 균질의 Z-축 해상능의 영상을 얻는다.

그림 4-81은 기존의 fan beam의 필터보정 역투영법(FBP)과 Toshiba사의 cone-beam 재구성 기법인 Feldkamp법의 SSP를 비교한 것이다. (a)에서 알 수 있듯이 기존의 필터보정 역투영법을 cone beam geometry에 적용하면 Z-축 분해능이 불균등하며, off-center 부위의 SSP가 isocenter 부위에 비해 넓다. 그리고 빨간색으로 표시된 데이터는 검은 선에 역투영되어 발생된 blurring 데이터를 의미한다. 반면에 cone beam geometry에 Feldkamp 알고리즘(TCOT)을 적용한 (b)에서는 가장 가까운 그룹의 detector rows에서 각 픽셀의 데이터가 재구성되어 blurring이 최소화되며 균일한 SSP를 얻는다.

다시 설명하면 기존의 fan beam geometry의 SSP(helical filter interpolation; HFI)는 그림 4-81의 (a)와 같이 중앙부는 좁고 sharp하지만 주변부에서는 넓어진다. 이로 인해 주변부의 질적 저하가 발생된다. 이보다 진보된 ASSR과 같은 Quasi cone beam geometry에서는 앞에서 설명한 그림 4-76의 (c)의 우측에 나타낸 axial plane의 모습과 같이 주변부에서 여전히 SSP가 넓고 중앙부에서도 약간 넓어지므로 주변부의 image quality의 저하는 피할 수 없다. 하지만 TCOT에서는 그림 4-81의 (b)와 같이 전체적으로 sharp하며 균일한 형태의 SSP를 보이며 FOV 전체영역에서 동일한 해상능을 갖게 한다.

그림 4-82는 Toshiba사 MDCT에 사용되는 TCOT법의 개념을 나타낸 것이다. (a)에서 파란색으로 나타낸 부분이 사용되는 프로젝션 각도의 범위이며, (b)에서 알 수 있듯이 X-선관 초점이 슬라이스 plane으로부터 가까운 Z에 위치하면 중앙부에 가까운 detector rows가 Z-축으로 사용되며, (c)와 같이 X-선관 초점이 슬라이스 plane으로부터 멀리 떨어진 Z에 위치하면 바깥쪽에 있는 detector rows가 Z-축으로 사용된다. 그러므로 TCOT 재구성법은 cone angle을 고려하여 X-선 경로를 따라 항상 각 픽셀의 최상의 데이터를 선택함으로써 3차원적인 역투영법을 이용한 재구성이 이루어진다.

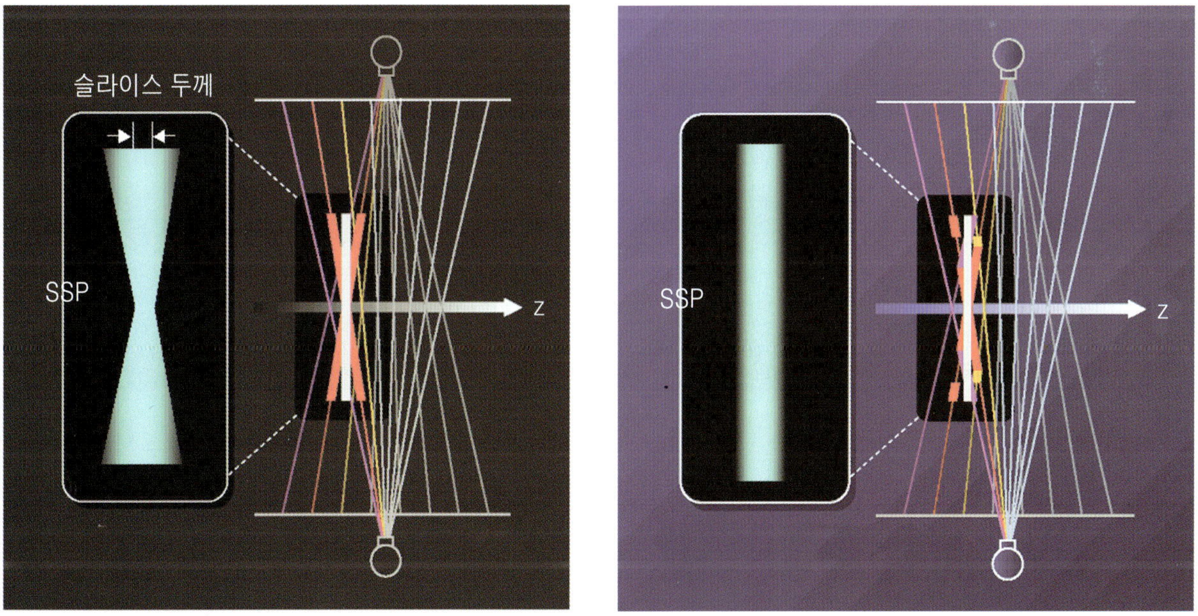

(a) (b)

그림 4-81 None cone-beam 재구성기법인 기존의 필터보정 역투영법(a)와 Toshiba사에서 사용하는 cone-beam 재구성기법인 Feldkamp 법(b)의 SSP 비교

그림 4-83은 1.125 : 1의 beam pitch를 사용하고 8×2mm의 콜리메이션과 3mm의 슬라이스 폭으로 스캔한 영상이다. (a)는 초기의 multi-slice helical reconstruction 기법(HFI plus 기법)으로 재구성한 것이며, (b)는 동일한 스캔조건 하에서 4 슬라이스 MDCT에서 사용되는 ASSR 기법, 그리고 (c)는 TCOT 기법으로 재구성한 것이다.

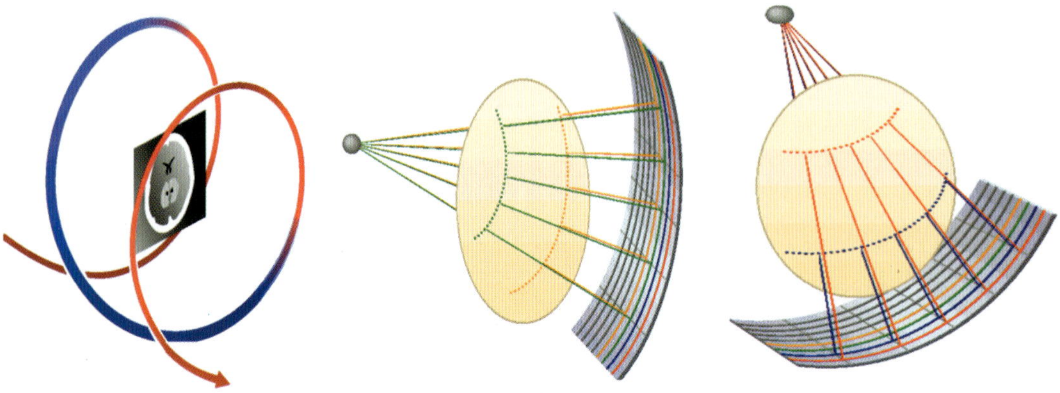

(a) (b) (c)

그림 4-82 나선형 스캔시 TOCT법의 개념도

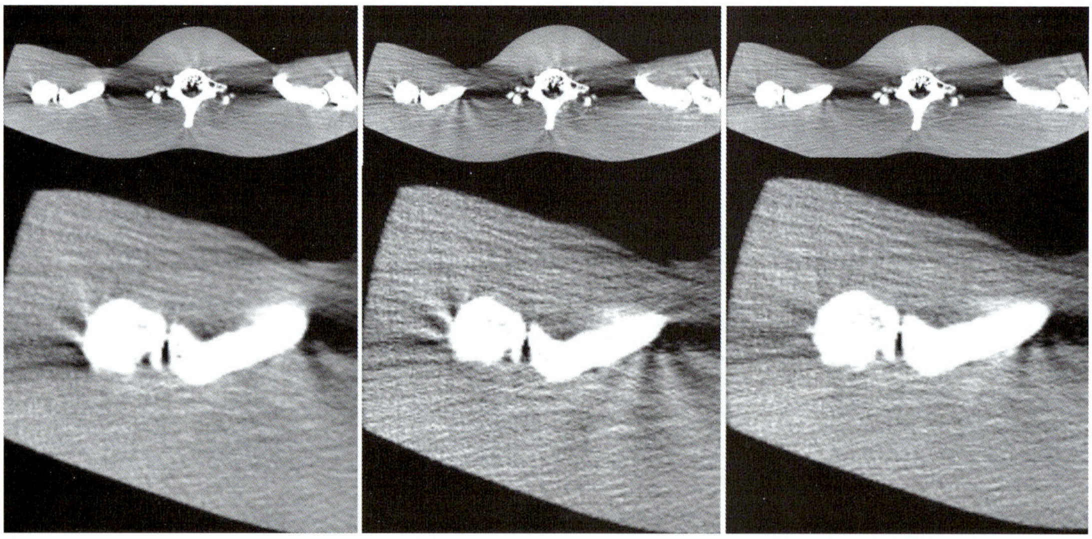

(a) (b) (c)

그림 4-83 Toshiba사의 재구성 알고리즘에 따른 팬텀영상의 비교

5. Spiral CT 및 MDCT의 image quality 특성

1) 나선형 CT의 아티팩트

얇은 슬라이스 두께와 고속 스캔을 시행하는 MDCT 장치에서의 근원적으로 발생하는 가장 큰 기술적인 문제는 Z-축에서의 overbeaming 현상, cone beam geometry에 의한 슬라이스 프로필의 왜곡현상(cone beam artifact) 그리고 high pitch의 사용시 발생되는 helical artifact이다.

(1) Z-축에서의 overbeaming 현상

Single slice CT장치에서는 실제 조사되는 Z-축 방향의 X-선빔 폭이 영상화되는 폭과 매우 근접하다. 하지만 4 슬라이스 이상의 장치에서는 빔이 영상화되는 폭보다 약 2~3mm 넓어진다. 이는 Z-축의 선량분포가 불균일하기 때문이며, 매트릭스로 구성된 각 detector에서 동일한 강도의 선속이 필요하기 때문이다. 그러므로 MDCT에서 동일한 질의 영상을 얻기 위해서는 SDCT에 비해 많은 선량이 요구된다. 특히 좁은 콜리메이션을 사용하는 경우에는 더욱 심해진다.

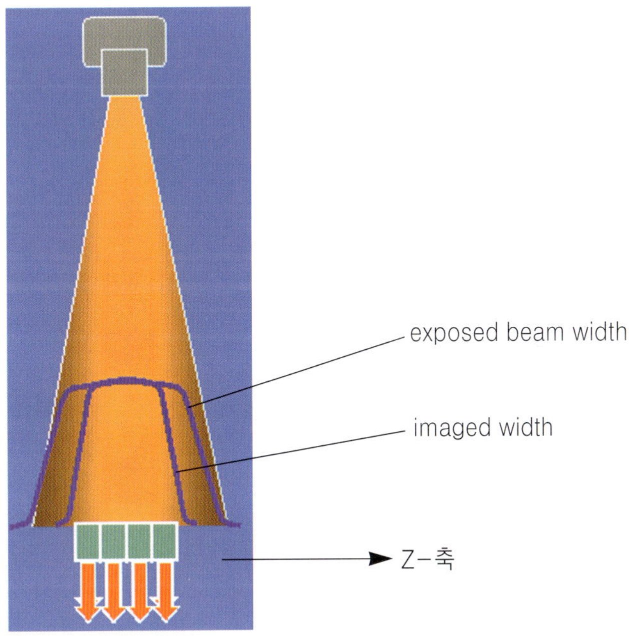

그림 4-84 4 채널 MDCT의 Z-축 overbeaming

(2) Cone beam effect

그림 4-85는 cone angle과 fan angle을 비교하여 나타낸 것이다. X-선관의 일 회전에 얻어지는 영상의 수가 많아질수록 선속의 형태는 더욱 cone beam화 된다.

Cone beam geometry를 채택하는 MDCT에서는 single spiral CT와는 달리 슬라이스 두께는 얇아지고 X-선관의 일 회전에 얻어지는 영상의 수가 많아짐에 따라 cone angle을 무시하면 그림 4-86에 나타낸 바와 같이 isocenter에서 거리가 멀어질수록 0°와 180°의 위치 차이를 갖는 초점에서 얻어지는 영상의 프로필(SSP)은 Z-축 방향의 왜곡현상이 심하게 발생되어 넓어지는 현상이 발생된다. 이를 cone beam effect 또는 cone beam problem이라고 한다.

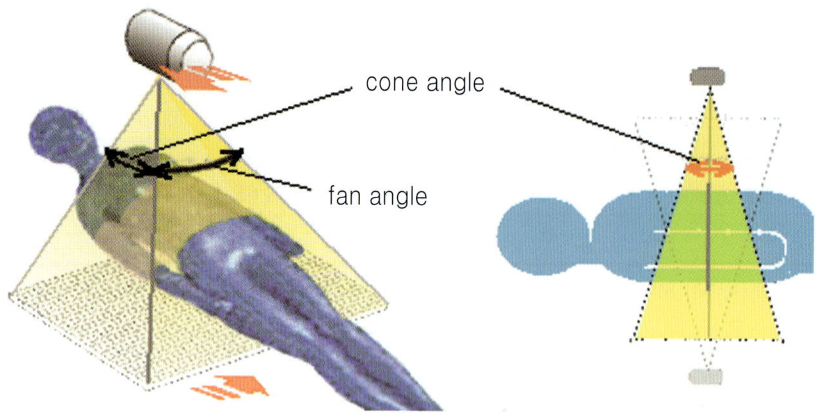

그림 4-85 Cone angle과 fan angle의 개념

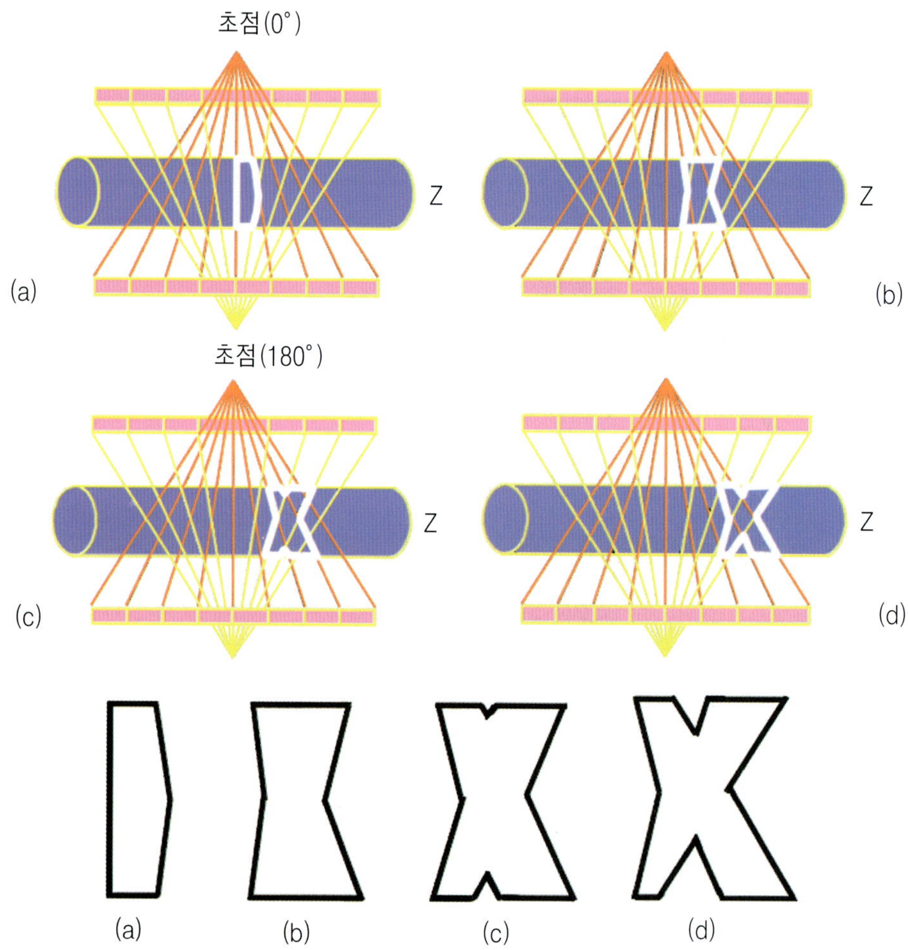

그림 4-86 Cone beam effect로 인한 iso-center 부위와 off-center 부위의 슬라이스 프로필

CT영상의 재구성에 사용되는 역투영 알고리즘은 planar projection data를 필요로 한다. Cone beam geometry의 채택으로 X-선 초점과 detector row가 회전축에 수직이 되지 않음으로 인해 발생되는 MDCT의 프로젝션 프로필의 변형(cone beam distortion)은 cone angle, 슬라이스 두께, X-선관의 일 회전당 얻어지는 슬라이스 수 그리고 FOV 내의 피사체 위치에 영향을 받는다. Cone beam distortion은 X-선관의 회전당 얻어지는 슬라이스 수가 많은 장치에서 그리고 얇은 슬라이스 두께의 영상획득시 더욱 심해진다. 그림 4-87은 4 슬라이스 모델과 8 슬라이스 모델에서 발생되는 cone beam effect를 비교한 것이다

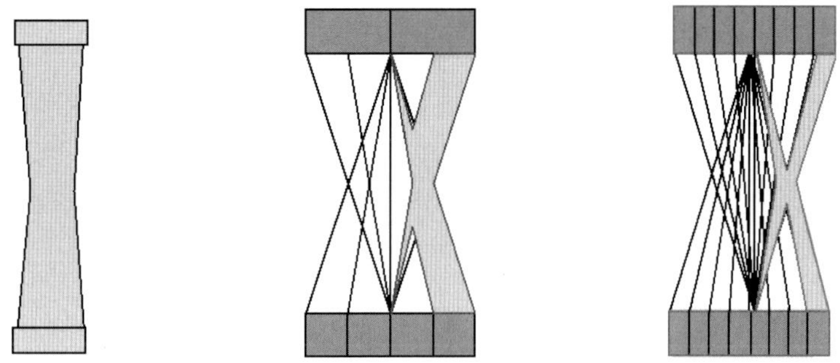

그림 4-87 Single slice CT에 비교한 4 슬라이스와 8 슬라이스 MDCT에서의 cone beam effect의 차이

그림 4-88은 GE사 MDCT에서 영상획득 기법에 따라 cone beam effect로 인해 왜곡을 나타내는 프로젝션 프로필을 슬라이스 두께와 회전당 슬라이스 수, 그리고 FOV 내의 위치별로 나타내었다.

4×5mm 슬라이스 두께의 조합인 (a)에서 가장 위쪽 프로필은 isocenter에서의 FWTM 측정값이 5.2mm이고, 위에서 밑의 순서대로 isocenter에서 25cm 떨어진 부위에서는 8.7mm, isocenter에서 35cm 떨어진 부위에서는 10.0mm, 그리고 isocenter에서 50cm 떨어진 부위에서는 12.0mm를 나타낸다.

8×2.5mm 슬라이스 두께의 조합인 그림 (b)에서 가장 위쪽 프로필은 isocenter에서의 FWTM 측정값이 2.8mm이고, 위에서 밑의 순서대로 25cm, 35cm, 50cm 떨어진 부위에서는 각각 6.8mm, 8.3mm, 10.8mm를 나타낸다.

8×1.25mm 슬라이스 두께의 조합인 그림 (c)에서 가장 위쪽 프로필은 isocenter에서의 FWTM 측정값이 1.5mm이고, 위에서 밑의 순서대로 25cm, 35cm, 50cm 떨어진 부위에서는 각각 3.5mm, 4.3mm, 5.5mm를 나타낸다.

그리고 16×0.625mm 슬라이스 두께의 조합인 그림 (d)에서 가장 위쪽 프로필은 isocenter에서의 FWTM 측정값이 0.625mm이고, 위에서 밑의 순서대로 25cm, 35cm, 50cm 떨어진 부위에서는 각각 2.25mm, 3.0mm, 4.25mm를 나타낸다.

그림 4-88의 각 scanning geometry 조합에서 알 수 있듯이 FOV 내의 isocenter에서는 프로필의 형태가 사각형으로 나타나며 변형현상이 거의 없다. 하지만 위치가 isocenter에서 멀어질수록 얻어지는 프로필의 형태는 넓어지고 비대칭형이 되며 갭을 갖는 분리된 형태로 나타난다. 또한 cone angle이 동일하고 꼭대기와 바닥의 폭이 거의 동일하면 슬라이스 두께가 작을수록 왜곡이 심해진다.

현재 4 슬라이스 MDCT에 사용되는 각 장치 제조사의 helical interpolation 기법들은 세부적으로는 많은 차이가 있지만 측정된 rays의 cone angle을 무시하는 공통성을 갖고 있다. 하지만 4 슬라이스 MDCT에서는 별 문제가 없지만 8 또는 16 슬라이스 MDCT에서 cone angle을 무시하면 심한 artifact와 영상의 질적 저하를 초래한다.

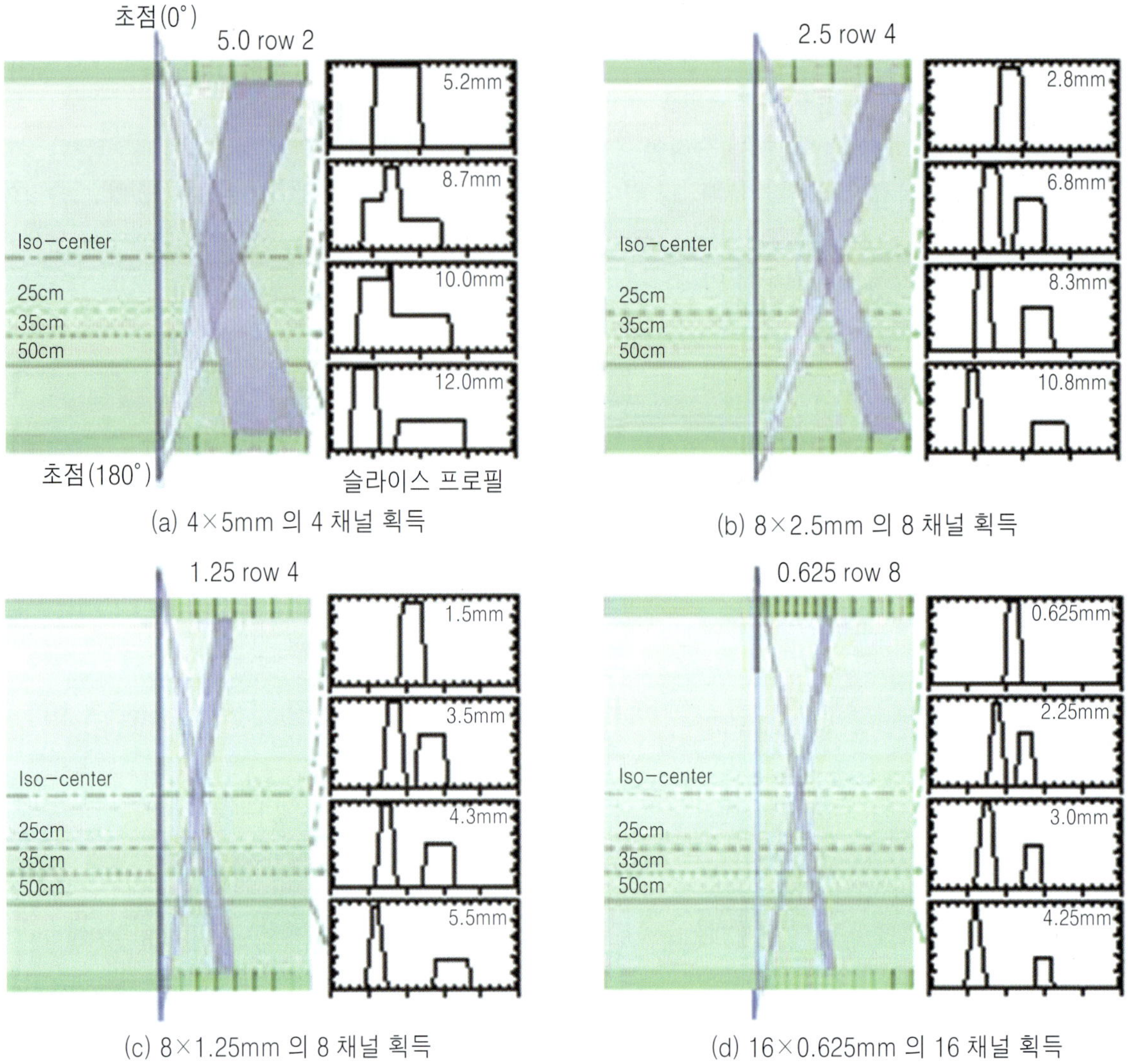

그림 4-88 GE사 16 슬라이스 MDCT에서 cone beam effect로 인해 왜곡을 보이는 프로젝션 프로필

고대조도를 갖는 부위에서 measurement ray의 cone angle이 무시되어 발생되는 artifact를 cone beam artifact(Siemens사나 Toshiba사에서는 이를 windmill artifact라고도 부름)라고 하며 그림 4-89의 (a)에 나타낸 axial 팬텀영상에서 관찰되듯이 피사체가 off-center에 위치한 경우 중앙부 detector row에서는 미세한 streak artifacts가 발생되지만, 주변부 detector row에서는 심한 streak artifact가 발생된다. (b)는 16 슬라이스 MDCT에서 cone beam artifact가 발생한 경우를 예로 든 것으로 두개부나 오른쪽 늑골부위에서 특히 심하게 관찰된다.

그리고 그림 4-90의 MPR 팬텀영상에서도 잘 관찰된다. 이는 인체모형 흉부팬텀을 사용하여 beam pitch가 1.5 : 1인 상황에서 4×1mm, 8×1mm, 12×1mm, 16×1mm의 가상적인 CT scanning geometry로 스캔한 영상을 MPR로 재구성한 것이다. 영상재구성을 위해서는 measurement rays의 cone angle을 무시한 180° multi-helical linear interpolation(180° MLI) 기법이 사용되었다. 그림의 좌상부는 팬텀의 형태, 중상부는 reformation의 방향, 그리고 우상부는 이상적인 reformation 영상이다. 하부의 영상들은 각 scanning geometry로 스캔한 axial 영상을 재구성한 MPR 영상들이다. 이러한 cone beam artifact는 대조도가 매우 높은 구조에서 잘 발생되며

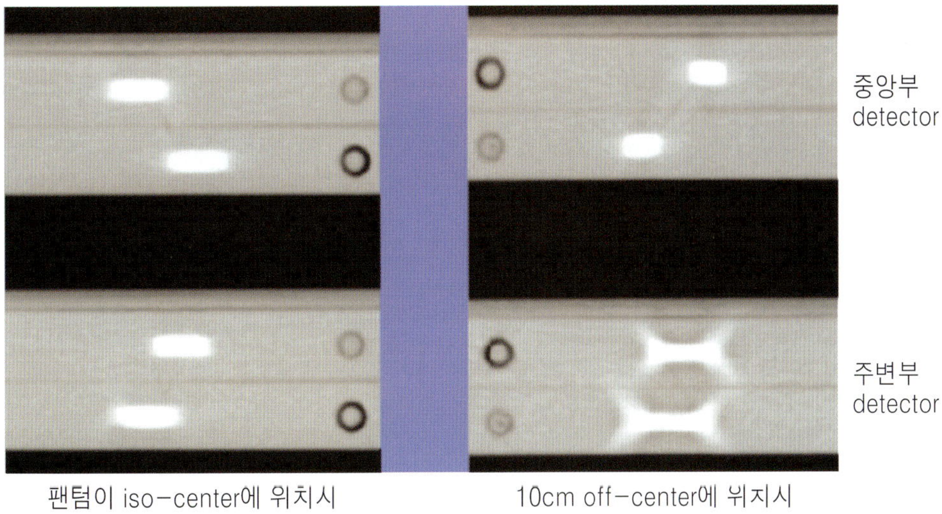

(a)

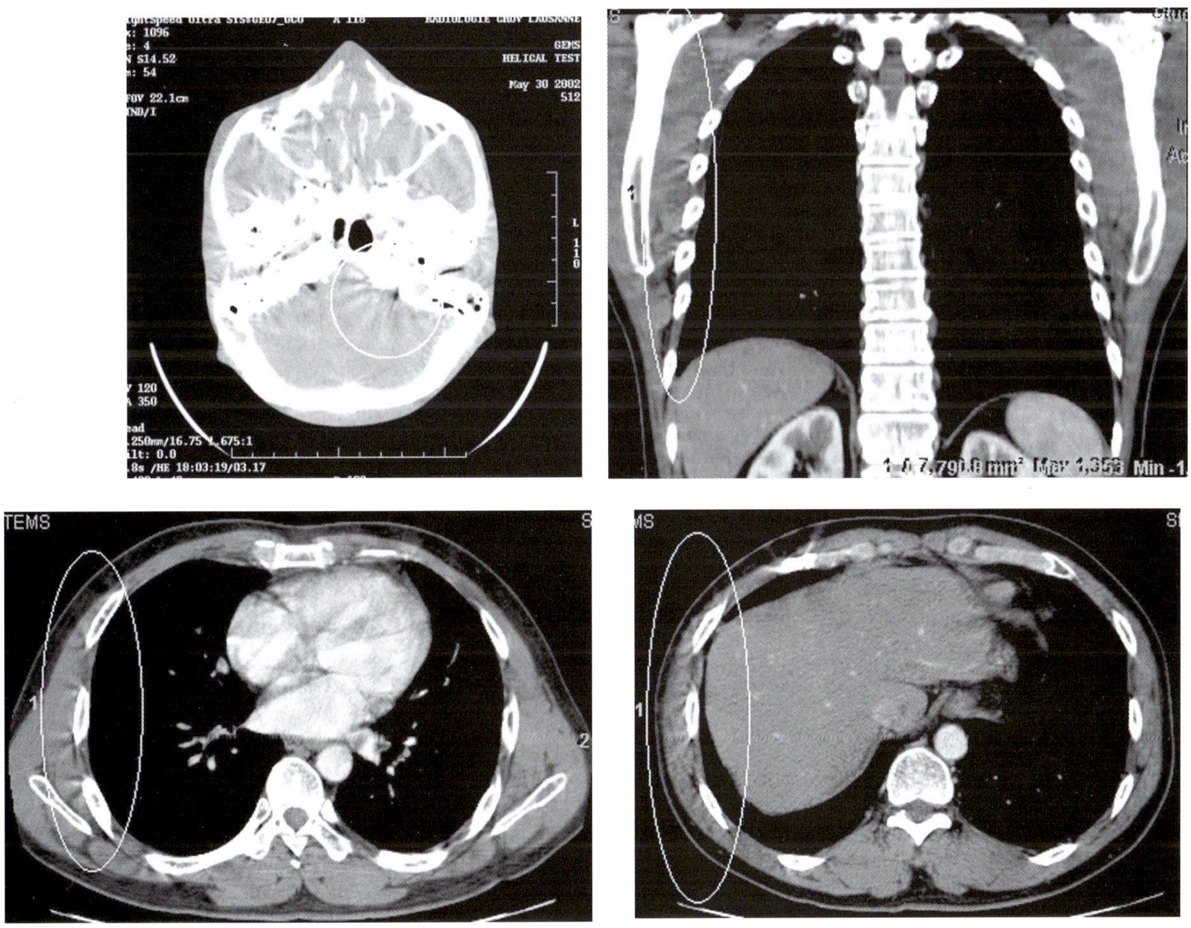

(b)

그림 4-89 16슬라이스 MDCT에서의 cone beam artifact(=windmill artifact)를 보여주는 팬텀 및 환자영상

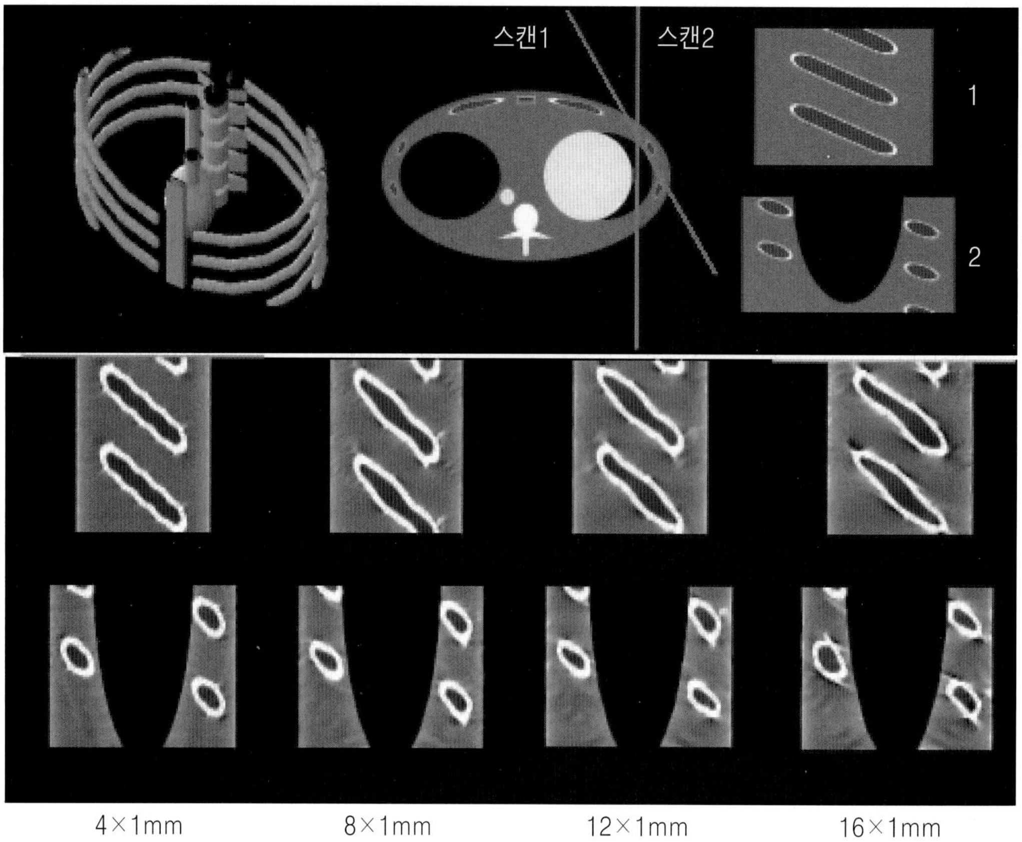

그림 4-90 슬라이스 수에 따른 cone beam artifact를 보여주는 인체모형 흉부팬텀의 MPR영상

피사체의 위치가 isocenter에서 멀어질수록 발생율이 증가된다. 그러므로 흉부팬텀의 늑골부위는 cone beam artifact에 민감하다. 영상에서 볼 수 있듯이 8 슬라이스 MDCT 장치에서 이미 심한 streak artifact가 발생되며 늑골부위에서 심한 기하학적 변형이 나타나고 16 슬라이스 MDCT 장치에서는 임상적으로 수용이 불가능한 quality의 영상이 보인다. 그러므로 임상적으로 유용한 16 슬라이스 MDCT 장치에서의 measurement rays의 cone angle은 더 이상 무시될 수 없으며 재구성기법의 수정이 필수불가결하게 되었다. 각 제조사에서는 cone angle에 의한 artifact를 감소시키기 위한 소프트웨어를 채택하고 있으며 Toshiba사의 경우 windmill artifact correction, GE사의 경우 CrossBeam interpolation 기법을 적용하고 있다. 하지만 이러한 소프트웨어를 적용하면 부분적으로 유효 슬라이스 두께가 증가하는 단점이 발생된다. 이는 혈관의 두께 측정에서는 중요한 요소로 작용될 수 있다.

그러나 심장은 대조도가 매우 높은 구조를 포함하고 있지 않고 검사부위가 중앙에 가깝게 위치하기 때문에 이러한 cone beam artifact 발생이 다소 제외될 수 있다.

그림 4-91에서 Toshiba사 Aquilion 16 모델에서 brain CT시 windmill artifact correction를 적용한 영상을 적용하지 않은 영상과 비교하여 나타내었다.

그림 4-92는 HR lung CT에서의 cone beam artifact의 영향으로 인한 폐야의 질적 저하를 비교하기 위해 스캔한 2명의 영상이다. 모든 영상들은 16 슬라이스 MDCT에서 120kVp, 90mA, 0.8초의 노출조건과 2.5mm의 슬라이스 두께로 동일하게 나선형 스캔되었으며 동일한 window setting으

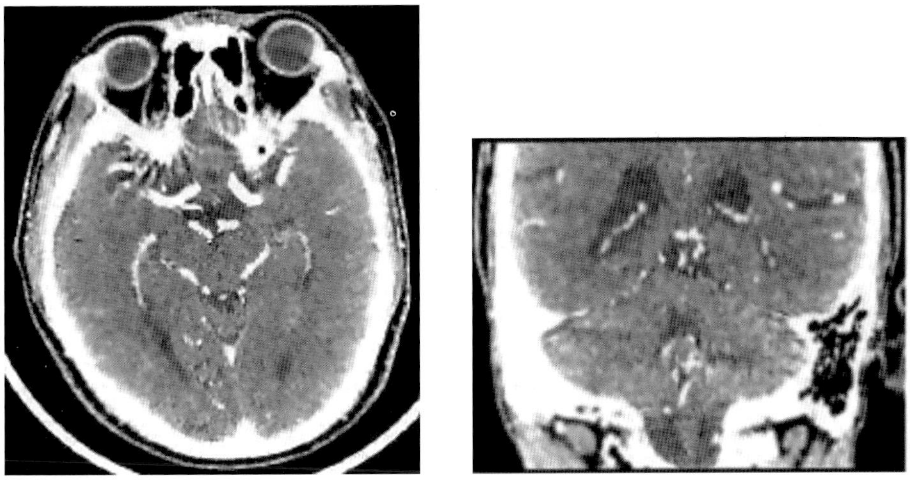

(a) 비적용시

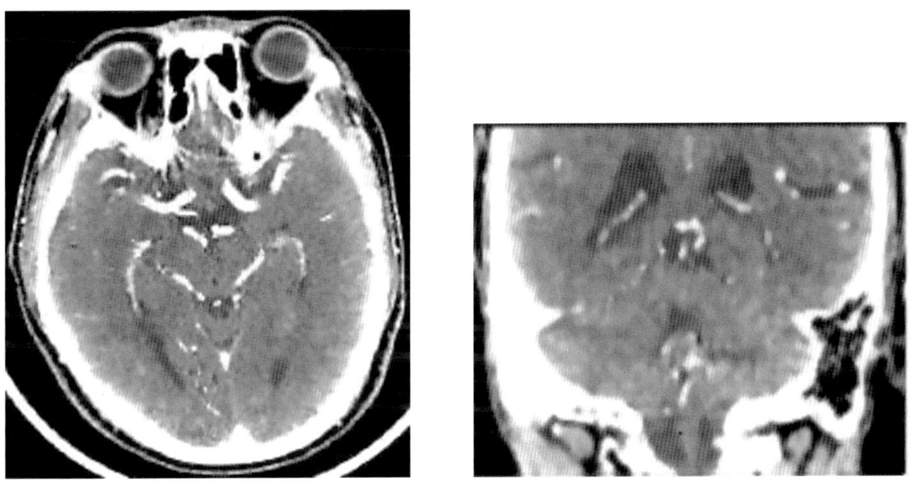

(b) 적용시

그림 4-91 Toshiba사 16 MDCT에서 windmill artifact correction의 적용영상

로 디스플레이하였다. 하지만 (a)영상들은 20mm의 beam collimation과 0.875 : 1의 beam pitch를 사용하였으며, (b)영상들은 10mm의 beam collimation과 1.675 : 1의 beam pitch를 사용하였다. 거의 동일한 스캔시간 하에서 beam collimation을 좁게 설정하고 high pitch factor를 사용한 (b)영상들이 wide beam collimation과 low pitch factor를 사용한 (a)영상들에 비해 훨씬 우수한 영상을 얻을 수 있었다.

(3) Helical artifact

높은 pitch를 사용한 얇은 슬라이스 두께의 나선형 스캔은 근원적으로 영상의 질을 저하시키는 helical artifact와 슬라이스 프로필의 넓힘 현상을 발생시킨다. 그림 4-93은 Siemens사의 single slice 나선형 CT(Somatom Plus 4 모델)에서 3mm의 슬라이스 폭과 Slim 2 interpolation 기법, 0.75초의 rotation time으로 스캔하여 350 window width로 나타낸 인체모형 팬텀영상이다.

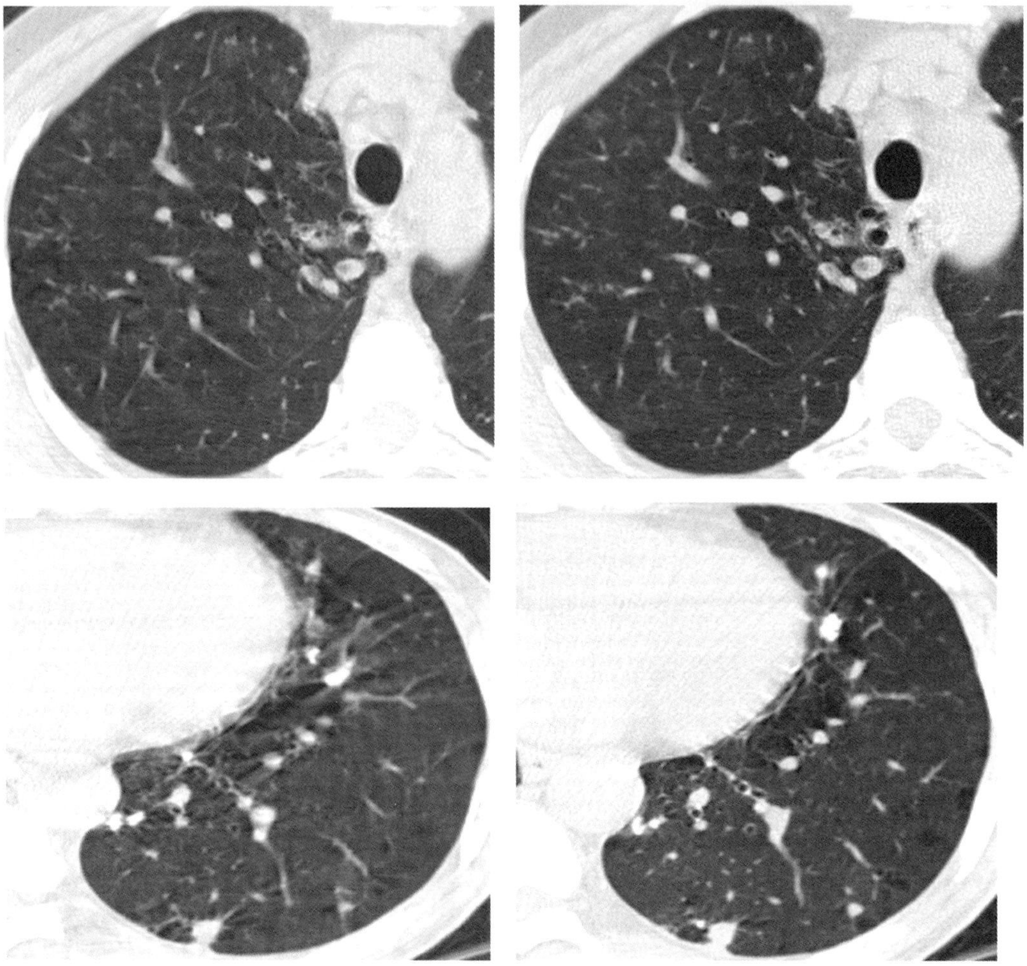

(a) (b)

그림 4-92 16 슬라이스 MDCT에서 wide beam collimation과 low pitch factor를 사용하는 경우와 narrow beam collimation과 high pitch factor를 사용하는 경우의 질적 차이의 비교

그림 4-94는 Siemens사의 4 슬라이스 MDCT(Volume Zoom 모델)에서 3mm의 슬라이스 폭과 4×2.5mm의 콜리메이션으로 스캔한 팬텀영상이다. 화살표 부위로 표시된 helical artifact는 pitch factor가 높을수록 점차적으로 심해진다. 이러한 영상의 질 저하에 관계하는 helical artifact는 cone beam effect를 보상해주는 장치의 능력과 helical의 보상 가능성에 좌우되지만 스캔시 콜리메이션을 좁게 설정함으로써 발생을 감소시킬 수 있다.

그림 4-95의 (a)는 Siemens사의 4 슬라이스 MDCT에서 3 : 1의 슬라이스 pitch, 2.5mm 콜리메이션과 3mm의 슬라이스 폭으로 스캔한 영상이며 (b)는 동일한 슬라이스 폭을 사용하고 7 : 1의 슬라이스 pitch, 1mm의 좁은 콜리메이션으로 스캔한 영상이다. 그리고 (c)는 SDCT에서 1.5 : 1의 pitch와 3mm의 콜리메이션으로 스캔한 영상이다.

임상적으로 4 슬라이스 MDCT에서 4 이하의 slice pitch 사용시 발생되는 helical artifact는 SDCT에서 180° LI 기법을 사용하고 1.5 pitch를 적용한 경우에 발생되는 artifact와 동등한 수준이다.

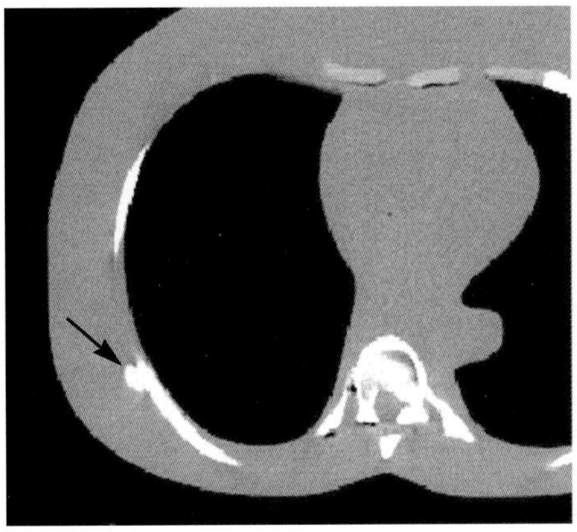

(a) pitch : 1.0

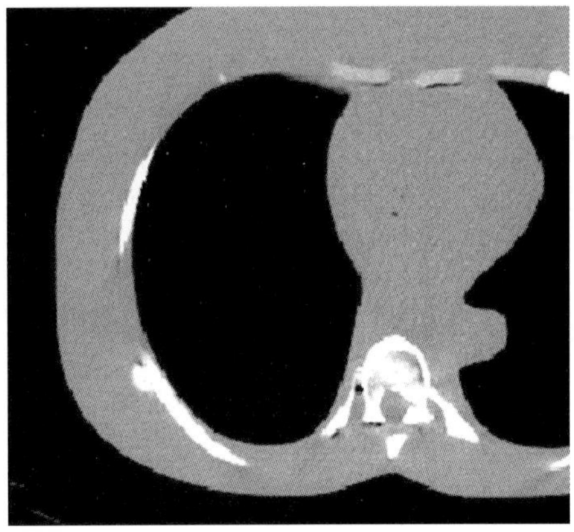

(b) pitch : 1.5

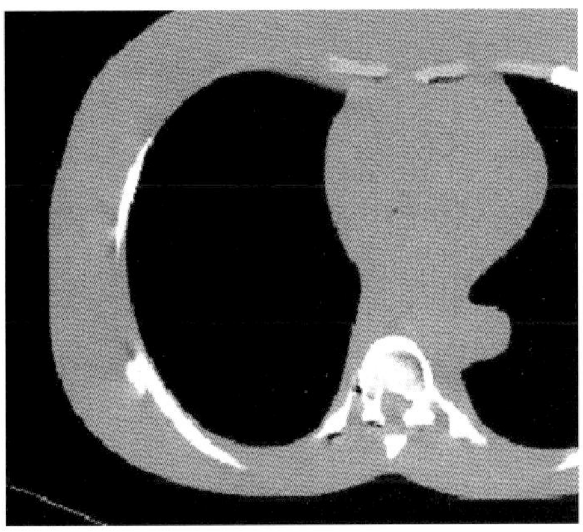

(c) pitch : 2.0

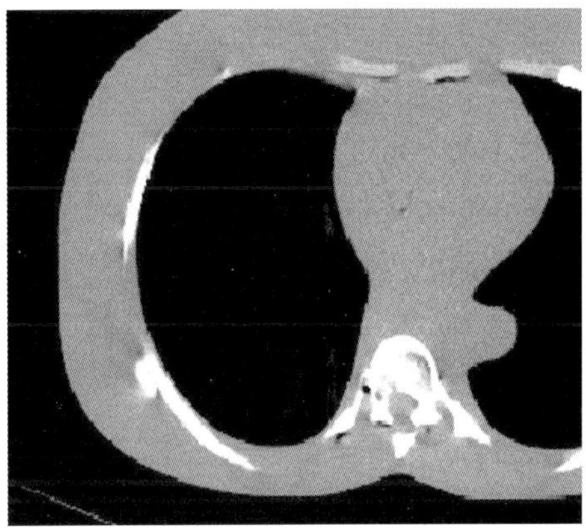

(d) pitch : 2.5

그림 4-93 Single slice 나선형 CT에서 helical artifact를 보여주는 팬텀영상

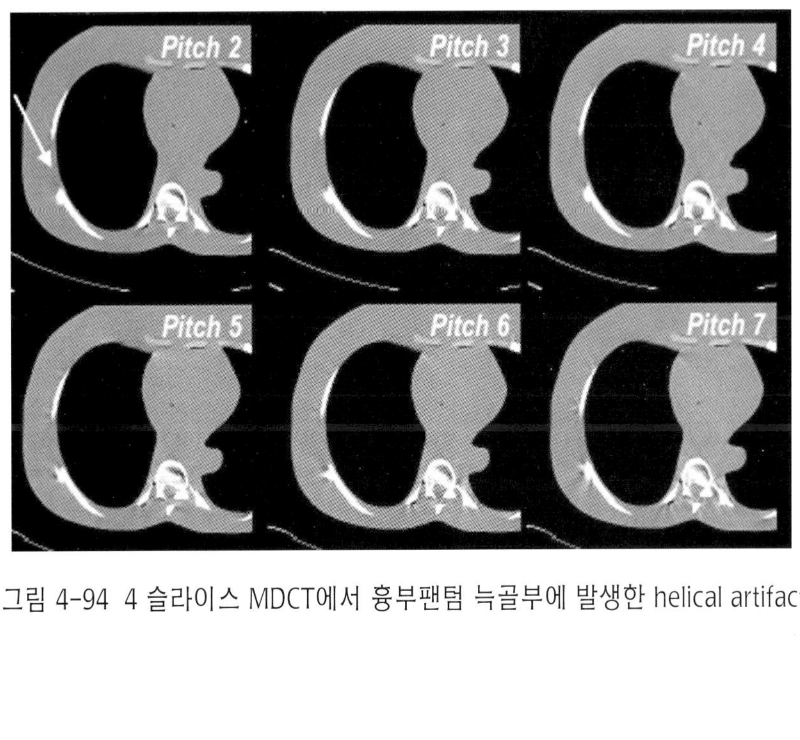

그림 4-94 4 슬라이스 MDCT에서 흉부팬텀 늑골부에 발생한 helical artifacts

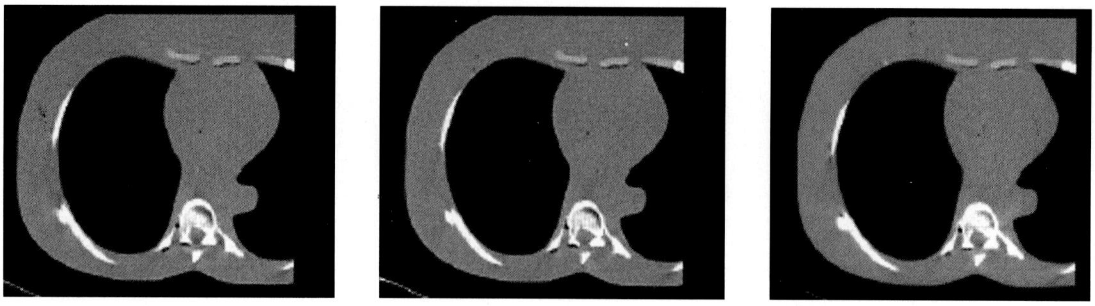

(a) Broad collimation (b) Narrow collimation (c) SDCT

그림 4-95 Narrow collimation 적용시의 helical artifact 감소효과

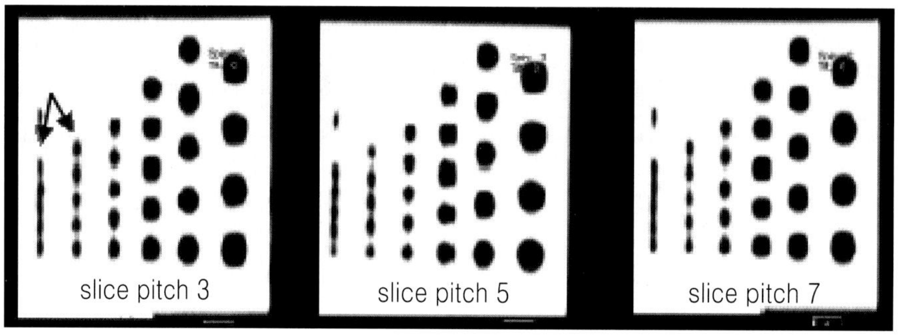

(a) 3mm의 슬라이스 폭과 4×2.5mm의 콜리메이션 적용

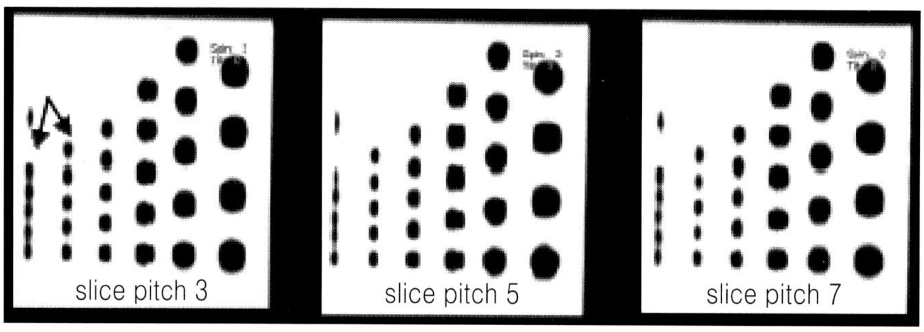

(b) 3mm의 슬라이스 폭과 4×1mm의 좁은 콜리메이션 적용

그림 4-96 동일한 슬라이스 폭에서 wide 및 narrow 콜리메이션 적용시 Z-축 분해능 측정용 팬텀의 MPR영상 비교

그림 4-96은 3mm의 슬라이스 폭에서 2.5mm와 1mm의 좁은 콜리메이션 적용시 그리고 pitch 변화시 Z-축 분해능 측정용 팬텀의 MPR 영상을 비교한 것이다. 그림 4-95와 4-96에서 알 수 있듯이 임상적인 측면에서 동일한 volume coverage에서 일정한 슬라이스 폭을 사용시 pitch factor를 증가시키고 콜리메이션을 좁게 설정하는 방법(high pitch factor와 narrow collimation method)이 pitch factor를 감소시키고 콜리메이션을 넓게 설정하는 방법(low pitch factor와 broad collimation method)에 비해 helical artifact의 영향이 적은 양질의 영상을 얻을 수 있다.

2) 단면감성윤곽(section sensitivity profile; SSP)

Section sensitivity란 CT장치의 X, Y-축에 대한 공간분해능을 측정하는 것으로 달리 표현하면, CT스캔에서 각 axial section의 3차원적 모양이라 할 수 있다. 이상적으로는 section slice 내의 점(픽셀)들은 영상형성에 기여하고, section 밖의 점들은 영상형성에 기여하지 않는 직육면체 모양이어야 한다.

CT에서의 각 단면의 모양은 빵을 잘라 놓은 것과 같이 편평하다고 생각하기 쉬우나, 실제로는 그림 4-97과 같이 투원반과 비슷한 모양을 하고 있다. 왜냐하면 X-선은 튜브의 초점에서 평행하게 조사되는 것이 아니고 사방으로 확산되며, 비록 인체를 투과시키기 전에 콜리메이션을 하더라도 X-선 튜브의 초점크기가 크고 콜리메이터에서의 edge effect나 산란선 등에 의하여 detector 부위에서는 선속이 넓어지기 때문이다. 특히 나선형 스캔에서는 이러한 프로필이 넓어지는 현상이 현저한데 그 이유는 연속적인 데이터 획득시 일정한 속도로 테이블이 움직이기 때문이다.

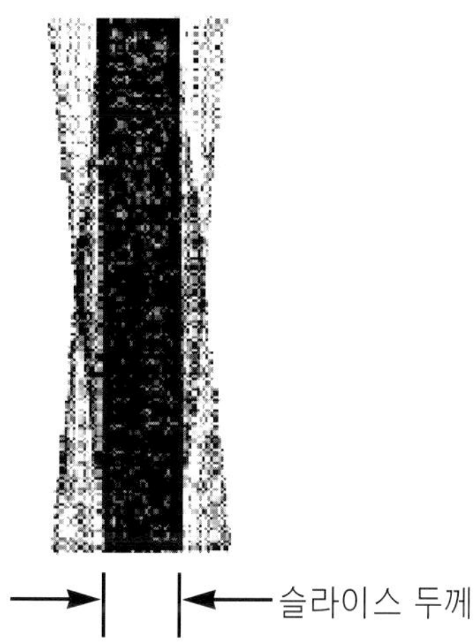

그림 4-97 Section sensitivity profile의 개념

단면감성윤곽의 공칭 슬라이스 두께를 나타내는 파라메터로 가장 많이 사용되는 것은 그림 4-98에서 나타나 있듯이 full width at half-maximum(FWHM)이며, 이외에도 full width at one-tenth of maximum(FWTM), full width at tenth area(FWTA) 등을 파라메터로 사용하고 있다.

단면감성윤곽에 영향을 미치는 요소로는 interpolation 방법, pitch, 슬라이스 두께, 그리고 영상 재구성시의 간격(increment)이 해당된다.

그림 4-99에서 고식적 스캔과 single slice 나선형 스캔의 단면감성윤곽을 나타내었다. SDCT에서는 pitch를 증가시킬수록 단면감성윤곽이 넓어진다. 장치에 따라 다소의 차이는 있지만 일반적으로 나선형 스캔에서 1.0 pitch를 적용하고 360° linear interpolation을 할 경우, FWHM 값은 고식적 스캔에 비해 30% 정도 증가한다. 그러나 180° linear interpolation을 적용하는 경우 기존의 고식적 CT와 거의 비슷한 수준이다.

Pitch를 2.0으로 설정하고 180° linear interpolation을 적용한 경우 FWHM 값은 기존의 고식적 스캔에 비해 30% 정도 증가하나, 360° linear interpolation의 경우에는 FWHM 값이 2배 이상 증가되므로 원래 설정한 슬라이스 두께보다 폭이 넓어져 Z-축 분해능이 저하되고 특히 multi-planar reformation시 이런 현상이 현저하게 나타난다.

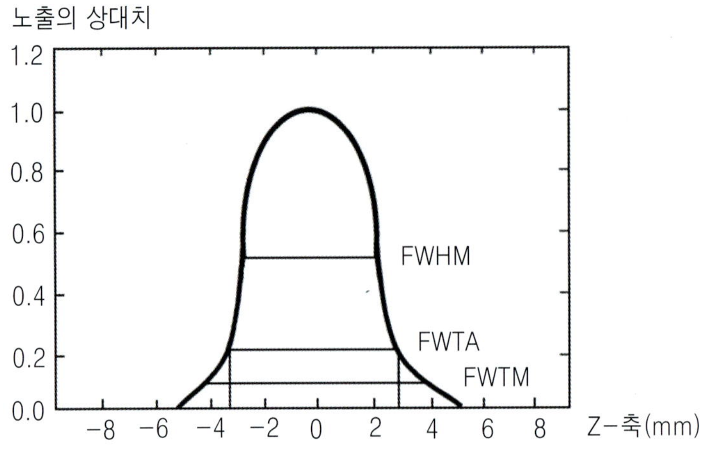

그림 4-98 슬라이스 두께를 나타내는 파라메터

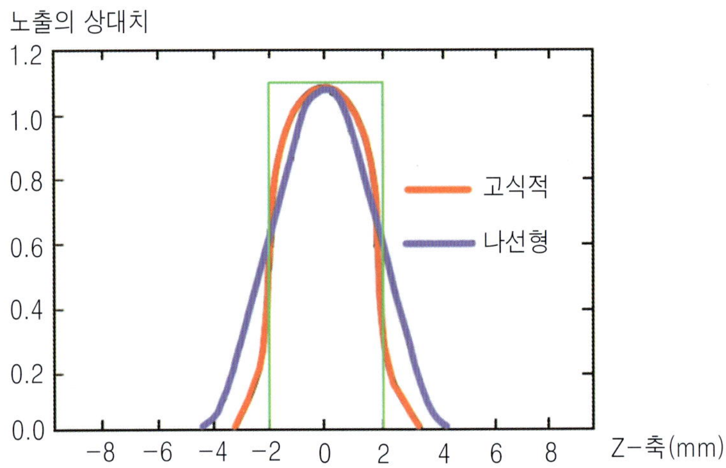

그림 4-99 고식적 스캔과 나선형 스캔의 단면감성윤곽 비교

그림 4−100은 360° 및 180° linear interpolation 알고리즘을 사용한 SDCT에서 pitch 변화에 따른 단면감성윤곽을 비교한 것이며, 그림 4−101은 5mm 슬라이스 두께에서 pitch를 변화시켰을 경우 SDCT와 4 슬라이스 MDCT의 단면감성윤곽을 나타낸 예이다.

그림 4−102는 개발 초기의 4 슬라이스 MDCT에서 2mm 슬라이스 두께의 4영상을 획득시 pitch 변화에 따른 슬라이스의 프로필의 근원적인 broadening을 나타낸 것이다. 하지만 최근의 장치에서는 broadening 현상이 많이 감소되었다.

그리고 그림 4−103은 Siemens사 16 슬라이스 MDCT에서 0.5 : 1의 beam pitch와 0.75mm의 콜리메이션(테이블 이동속도 : 12mm/초)을 사용한 경우 0.75mm, 1mm, 4mm 슬라이스 폭의 sensitivity profile을 나타낸 것이다.

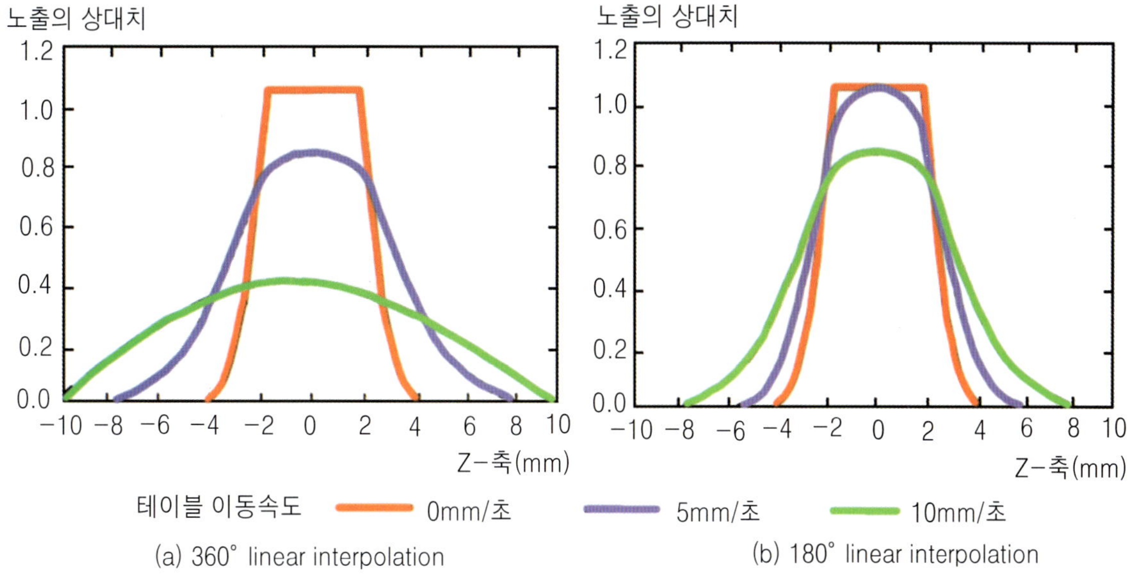

그림 4-100 SDCT에서 테이블 이동속도에 따른 단면감성윤곽의 비교

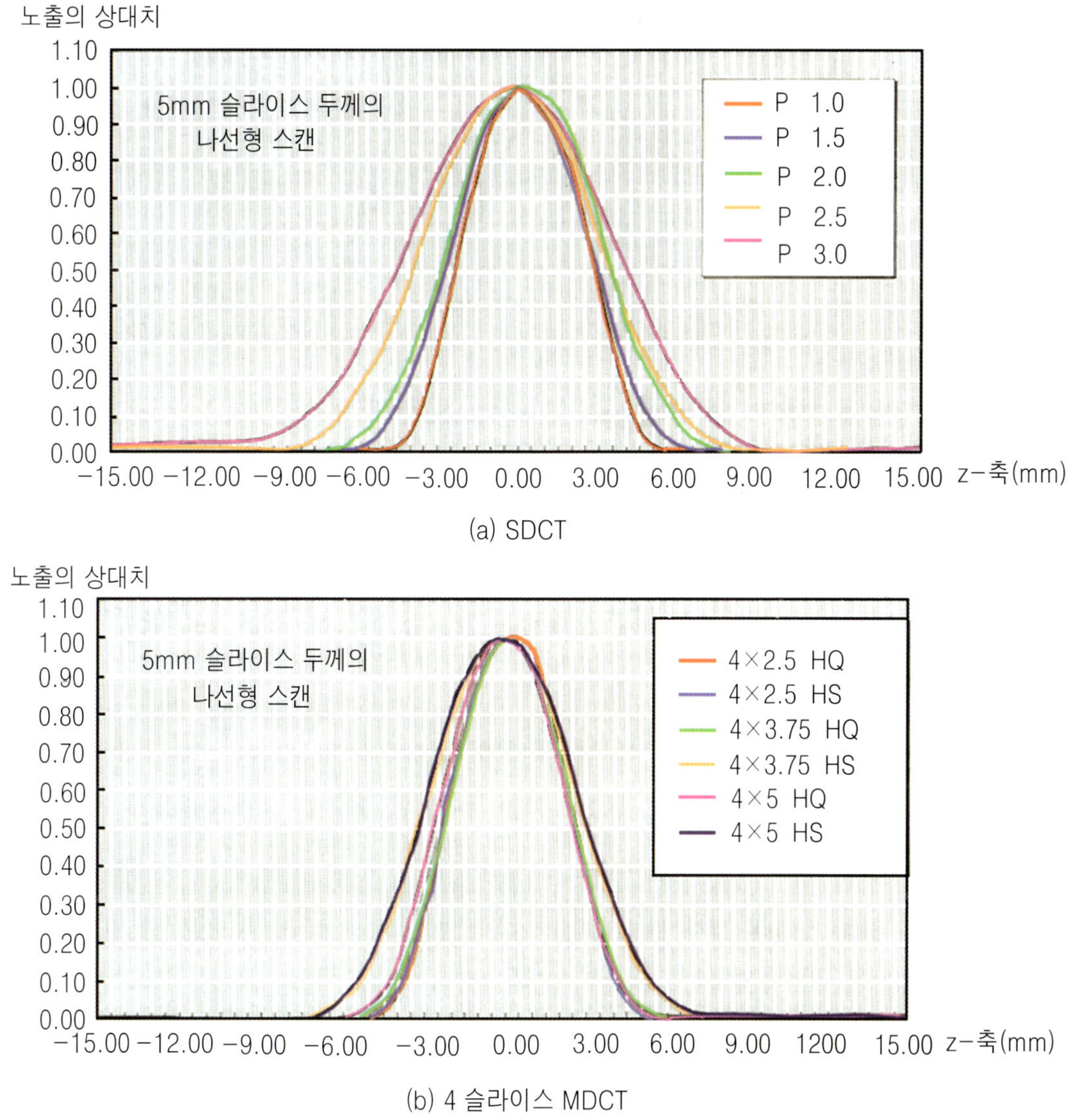

그림 4-101 GE사의 SDCT와 4 슬라이스 MDCT에서 pitch 변화에 따른 단면감성윤곽

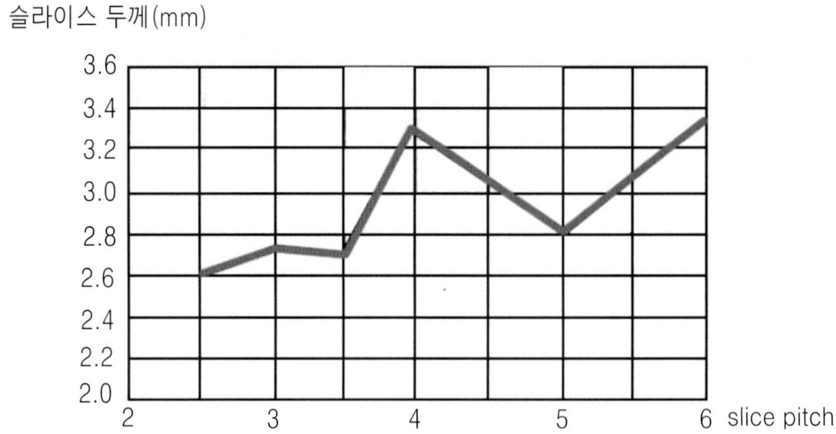

그림 4-102 초기의 4 슬라이스 MDCT에서 2mm 슬라이스 두께의 4영상을 획득시 pitch 변화에 따른 슬라이스의 두께변화

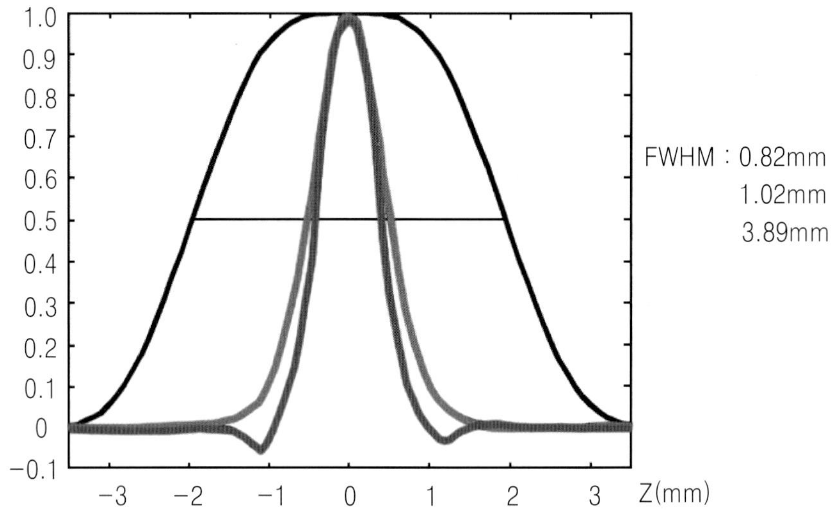

그림 4-103 Siemens사 16 슬라이스 MDCT의 0.75mm, 1mm, 4mm 슬라이스 폭의 sensitivity profile

3) Z-축 분해능(Z-axis resolution)과 isotropic resolution

Z-축 분해능은 종축 분해능 또는 longitudinal plane 분해능이라고도 불리며, 이는 section sensitivity profile을 구해 FWHM을 측정함으로써 얻을 수 있다.

근본적으로 CT영상은 X, Y-축보다는 Z-축 분해능이 저하되는데, 이는 axial plane에서의 데이터 표본화가 longitudinal plane(환자의 머리에서 다리방향)에서의 표본화보다 훨씬 많기 때문이다.

고식적 CT장치에서의 Z-축 해상능을 향상시키기 위해서는 슬라이스 두께를 얼마간 중첩시켜 스캔 함으로써 가능하나 이는 환자의 피폭을 증가시킨다. Single detector 나선형 CT장치에서는 슬라이스 두께는 변경할 수 없지만(하지만 최신의 multi detector 나선형 CT에서는 슬라이스 두께를 변경할 수 있음), 연속적인 획득된 데이터를 이용하여 고식적 스캔에서는 불가능한 영상재구성 간격(increment)을 임의로 정할 수 있다. 그러므로 고식적 스캔과는 달리 중첩스캔을 하지 않고도 영상재구성 간격을 임의로 변화시켜 상대적으로 환자피폭의 증가없이 Z-축 해상능을 증가시킬 수 있는 효과를 얻는다.

Single slice 나선형 스캔시 운영적인 측면에서 Z-축 해상능을 증가시킬 수 있는 방법으로는 슬라이스 두께를 감소시키거나 180° linear interpolation 기법을 사용하여 영상을 재구성함으로써 가능하다. 그러나 pitch를 증가하면 Z-축 해상능은 감소되는 결과를 얻는다.

그림 4-104와 4-105는 GE사와 Siemens사의 나선형 CT에서 pitch 변화에 따른 Z-축 분해능

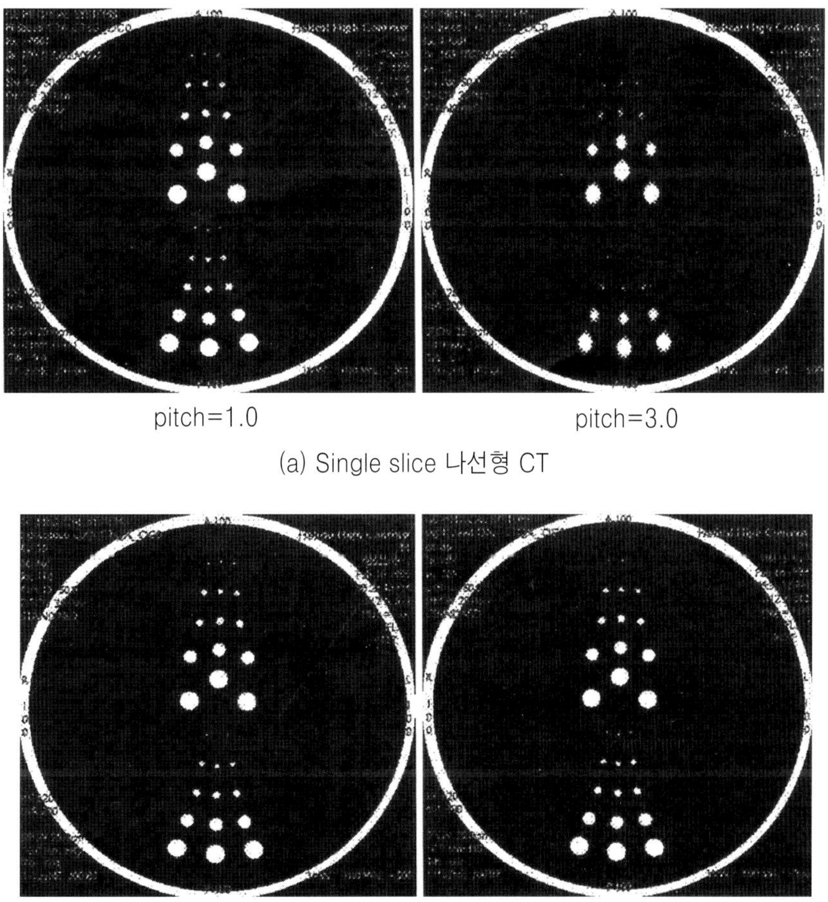

pitch=1.0 pitch=3.0

(a) Single slice 나선형 CT

HQ mode(slice pitch=3.0) HS mode(slice pitch =6.0)

(b) 4 슬라이스 MDCT

그림 4-104 GE사의 single 및 4 슬라이스 MDCT에서 pitch 변화에 따른 Z-축 분해능

을 나타낸 팬텀영상이다. SDCT에서는 pitch의 증가에 따라 슬라이스 두께가 현저히 증가하고 helical artifact가 증가되며 Z-축 분해능이 감소함을 알 수 있다. 하지만 pitch의 증가는 영상의 노이즈에 큰 영향을 미치지 않으며(그림 4-113 참조), temporal resolution의 향상과 환자선량을 감소시킨다. 반면에 MDCT에서는 non-linear spiral weighting 기법의 사용으로 인해 pitch가 증가하면 helical artifact가 증가되지만, 슬라이스 두께와 Z-축 분해능, 영상 노이즈 그리고 환자선량은 차이가 거의 없는 상태에서 temporal resolution이 향상된다(그림 4-111, 4-112, 4-114 참조).

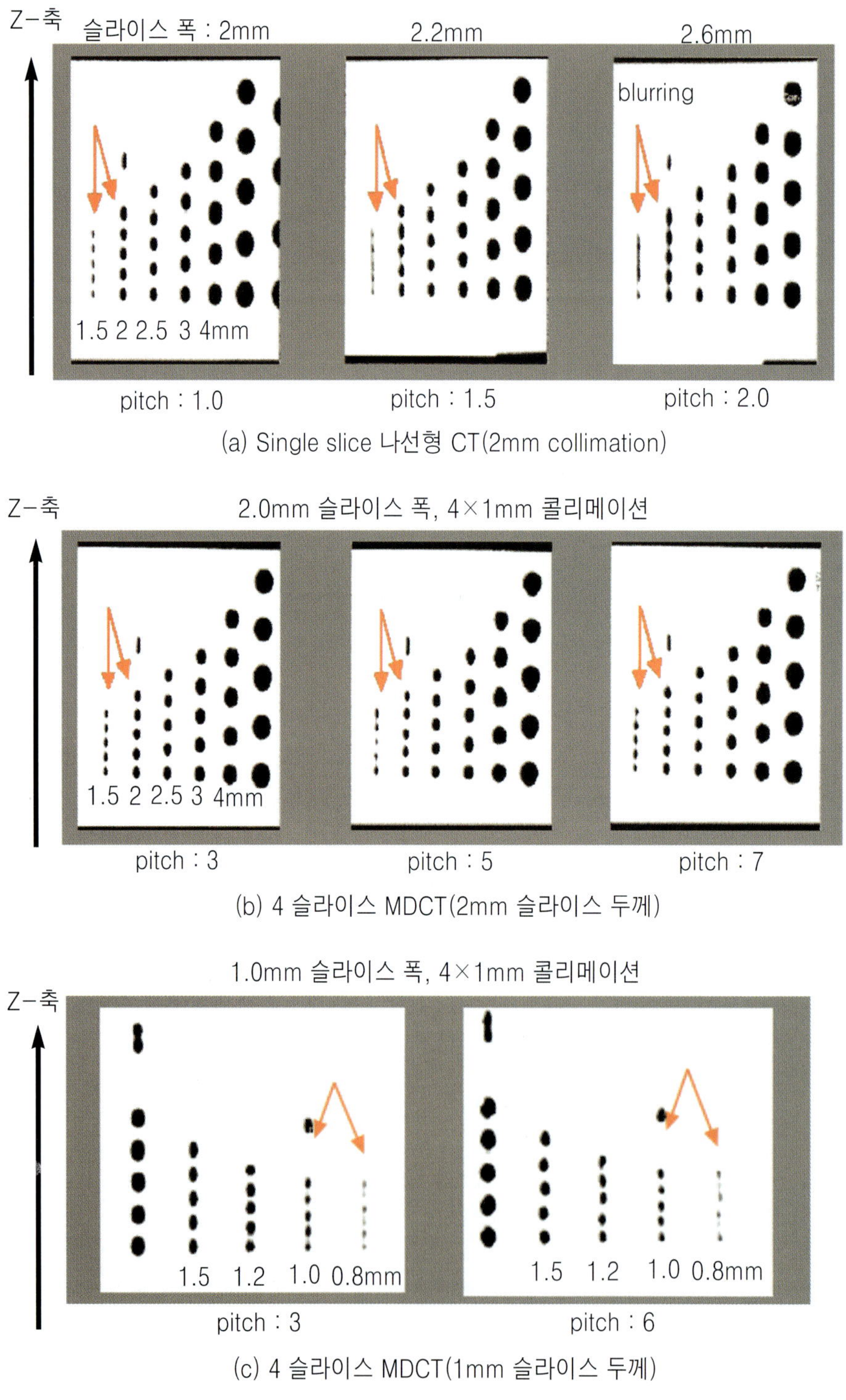

그림 4-105 Siemens사의 single 및 4 슬라이스 MDCT에서 pitch 변화에 따른 MPR 영상의 Z-축 분해능

16 또는 64 슬라이스 MDCT의 경우 standard body kernel에서 사용하는 약 0.5mm의 Z-축 분해능(Z-axis resolution 또는 cross-plane resolution이라고도 함)과 0.6mm 정도의 axial resolution(X, Y-axis resolution) 사용으로 routine CT검사에서도 진정한 isotropic resolution의 영상을 얻을 수 있게 되었다.

그림 4-106은 beam pitch를 0.75, 1.0, 1.25, 1.5로 변화시키고 16×0.75mm의 콜리메이션으로 스캔한 영상을 0.75mm의 슬라이스 두께로 재구성하여 reformation한 영상이다. 그림에서 알 수 있듯이 pitch의 크기에 상관없이 기하학적 왜곡현상이 없으며 0.6mm 직경의 구멍이 구분되는 거의 동일한 수준의 해상능을 가진다.

앞에서 언급한 바와 마찬가지로 multi-slice detector CT의 중요한 장점 중의 하나가 isotropic 볼륨 데이터의 획득으로 isotropic spatial resolution 영상이 가능한 점이다. 이는 Z-축의 해상능이 X, Y-축의 해상능과 동일함을 의미하며(그림 4-107 참조) 임상적인 면에서 axial 영상의 해상능이 coronal이나 sagittal 영상의 해상능과 동일한 것을 의미한다. 여기서 isotropic spatial resolution 영상을 얻기 위해서는 얇은 슬라이스 두께로 스캔해야 함은 물론이다.

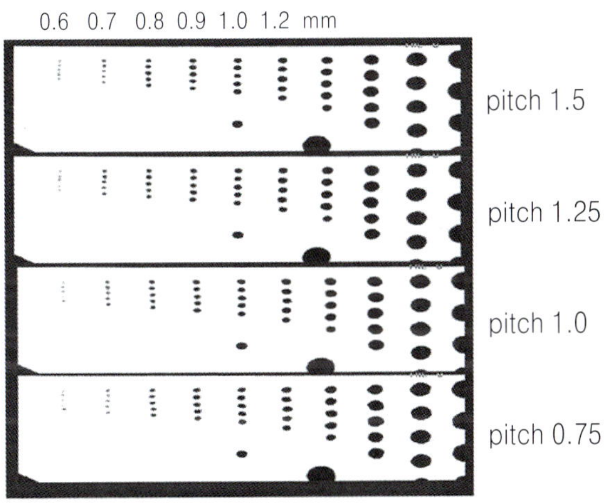

그림 4-106 Siemens사 16 슬라이스 MDCT의 16×0.75mm에서 pitch 변화에 따른 Z-해상능 팬텀의 MPR 영상

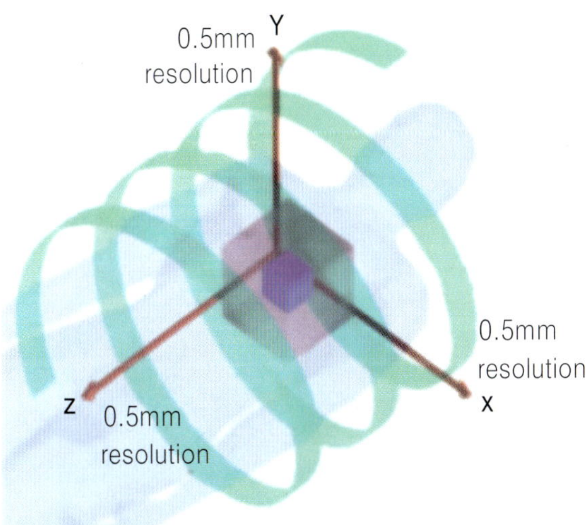

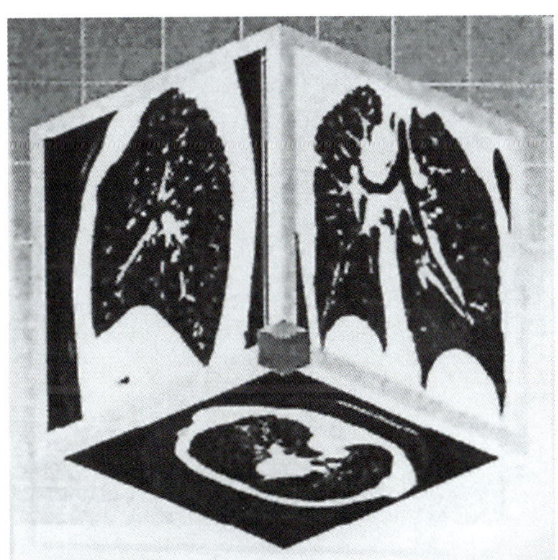

그림 4-107 Isotropic spatial resolution의 개념

이러한 장점을 이용하여 16 슬라이스 이상의 MDCT에서는 두경부 CT검사시 axial scan과 coronal scan을 시행하던 예전의 프로토콜과는 달리 isotropic spatial resolution을 갖는 axial 영상만 시행한 후 이를 이용하여 coronal 영상을 재구성(reformation)하는 프로토콜을 사용하는 병원도 많아졌다. 이는 tube의 소모를 줄이는 효과와 함께 환자선량을 감소시키는 효과를 발생시킨다.

정상적인 임상의 영상에서 axial 축(X, Y-축)의 해상능은 스캔 범위 내에서의 픽셀의 크기에 의해 결정된다. 25cm의 scan FOV에서 512 매트릭스를 사용한 경우 픽셀의 크기는 250/512 = 0.49mm가 된다. 이때 0.5mm 슬라이스 두께로 영상을 얻는다면 복셀의 크기는 이상적인 isotropic 값에서 1.2%의 차이가 생기게 된다.

예를 들면, brain CT에서 25cm의 FOV와 0.5mm 두께로 스캔하거나, 50cm의 FOV와 512 매트릭스를 사용하는 abdomen CT에서(isotropic resolution을 얻기 위해서는 0.977mm 두께의 스캔이 필요함) 1mm 두께의 슬라이스로 스캔하는 경우 isotropic spatial resolution에 가까운 영상을 얻을 수 있다. 그러므로 갠트리 일 회전에 0.5mm 슬라이스 두께의 16개 영상을 얻는 MDCT의 경우 인체 모든 부위에서 isotropic 복셀 데이터를 얻을 수 있음을 알 수 있다.

그림 4-108의 상부는 0.5mm의 isotropic resolution을 갖는 복부의 coronal reformation 영상이며, 하좌부는 0.5mm의 isotropic resolution을 갖는 ankle의 sagittal reformation 영상이며, 하중앙과 하우부는 고관절 부위의 oblique 및 coronal 영상이다.

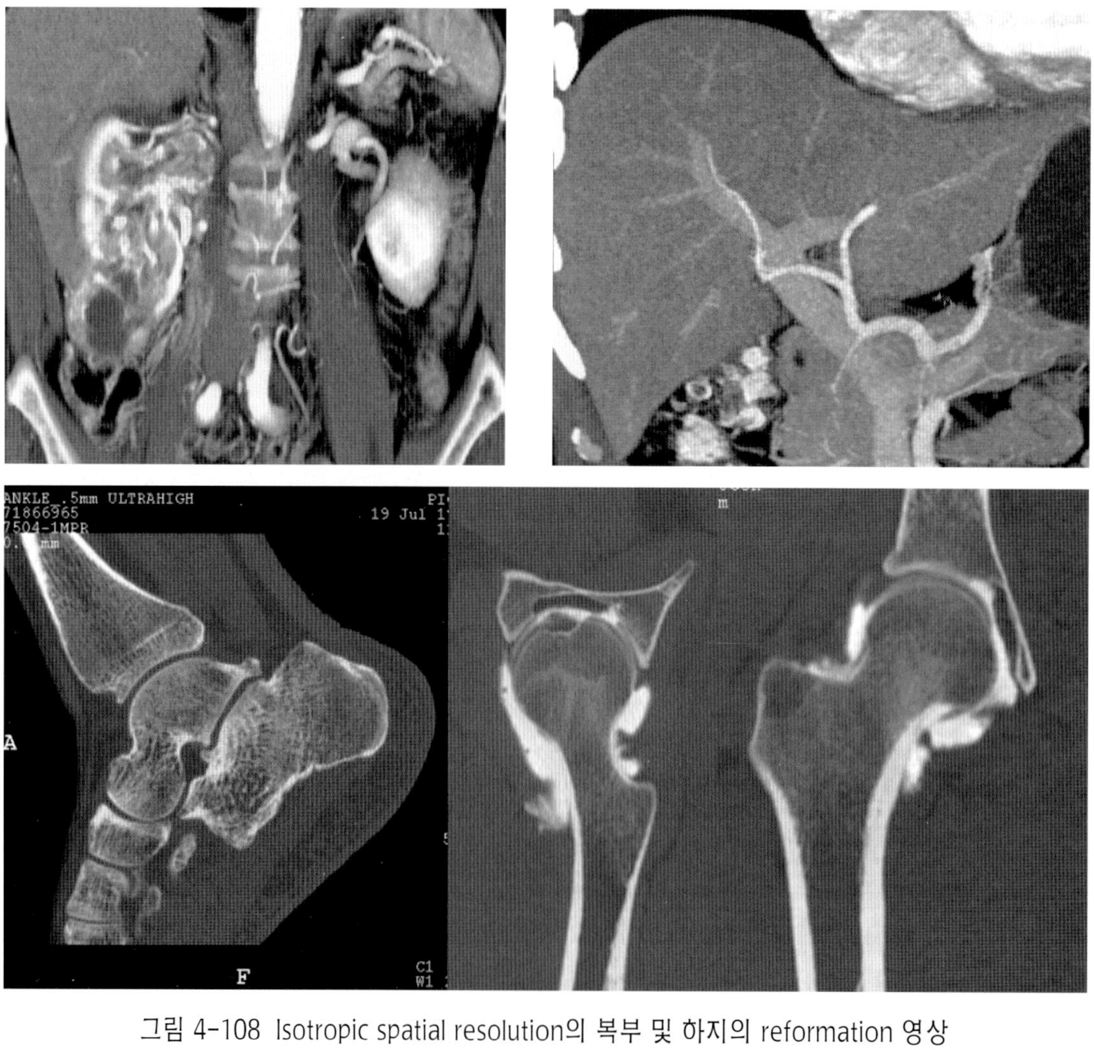

그림 4-108 Isotropic spatial resolution의 복부 및 하지의 reformation 영상

4) Interpolation 방법에 따른 슬라이스 두께

(1) 나선형 스캔이 가능한 SDCT

다음 그림 4-109는 Siemens사의 SDCT인 Somatom Plus 4 모델의 linear interpolation 방법에 따른 슬라이스 두께를 비교한 것이다.

360° LI 기법에서 pitch가 2인 경우 실제 측정되는 FWHM은 collimated 슬라이스 폭의 2.25배에 달한다. 즉, 5mm의 콜리메이션을 설정한 경우 FWHM은 11.25mm가 된다는 것이다.

그러나 180° LI 기법에서 pitch가 1인 경우 FWHM는 collimated 슬라이스 폭과 거의 동일하다. 하지만 pitch를 2로 증가시키면 FWHM은 collimated 슬라이스 폭의 1.27배에 달한다. 즉, 5mm의 콜리메이션을 설정한 경우 FWHM은 6.4mm가 된다는 것이다.

다시 말하면 single slice 나선형 CT에서 high pitch factor를 사용할 경우 180° LI 기법에 비해 360° LI 기법은 슬라이스 두께의 변화가 상대적으로 큰 것을 알 수 있다. 이러한 점에서 상용되고 있는 대부분의 SDCT에서는 비록 영상의 노이즈는 증가되지만 180° LI 기법을 채택하고 있다.

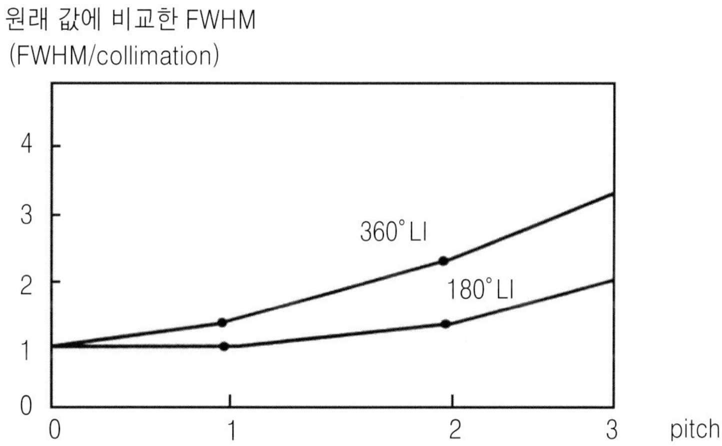

그림 4-109 5mm의 슬라이스 두께를 적용하고 180°와 360° linear interpolation 기법을 사용한 SDCT에서 pitch 변화에 따른 FWHM 값의 비교(Somaton Plus 4)

(2) MDCT

그림 4-110은 SDCT에서 사용하는 기존의 180°와 360° linear interpolation 기법을 4 슬라이스 MDCT에 적용한 경우 pitch 변화에 따른 슬라이스 두께(FWHM/collimation)가 불규칙적으로 변화하는 것을 나타낸 것이다. 그러나 그림 4-111에 나타난 바와 같이 현재 채택하여 사용되고 있는 Siemens사의 Adaptive axial interpolation 기법을 사용한 4 슬라이스 MDCT에서는 pitch 변화에도 슬라이스 폭과 단면감성윤곽이 거의 일정한 것을 알 수 있다.

또한 Siemens사의 16 슬라이스 MDCT에 적용되어 있는 AMPR 알고리즘에서는 기존의 adaptive axial interpolation 알고리즘과 동일하게 pitch의 크기 변화에도 불구하고 슬라이스 폭(예, FWHM)은 크게 변화하지 않는다. 그림 4-112는 이를 나타낸 것으로, beam pitch가 0.5, 0.75, 1.0, 1.5에서 공칭 슬라이스 두께가 0.75mm, 1mm, 4mm인 경우의 FWHM을 나타낸 것이다. 즉, 슬라이스 두께는 pitch 변화와 무관함을 알 수 있다.

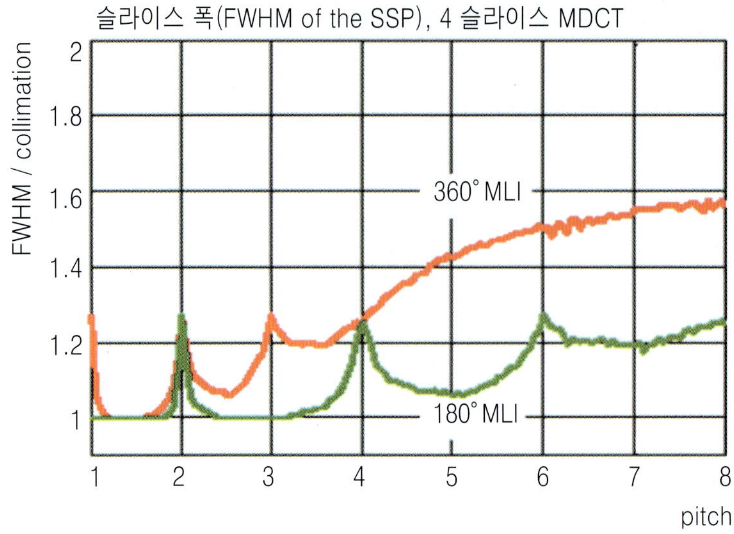

그림 4-110 SDCT에서 사용하는 기존의 180° 와 360° linear interpolation 기법을 4 슬라이스 MDCT에 적용한 경우의 pitch변화에 따른 슬라이스 두께(FWHM/collimation)

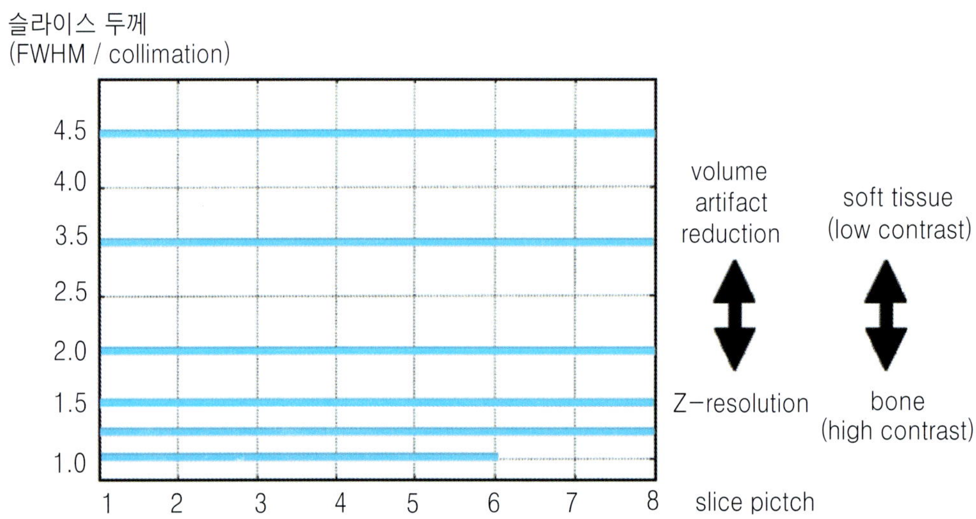

그림 4-111 Siemens사의 Adaptive axial interpolation을 사용한 4 슬라이스 MDCT에서 pitch 변화에 따른 FWHM 값의 비교

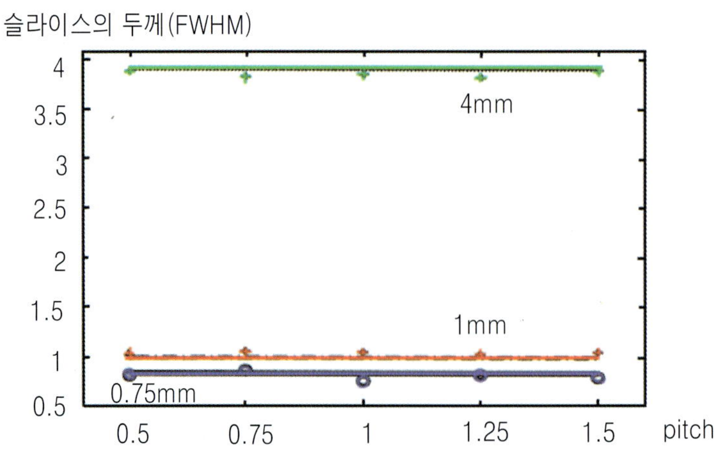

그림 4-112 Siemens사 16 슬라이스 MDCT의 pitch 변화에 따른 FWHM

5) Interpolation 방법에 따른 노이즈 특성

(1) 나선형 스캔이 가능한 SDCT

그림 4-113에 나타난 바와 같이 single slice 나선형 CT에서 동일한 mAs를 사용한 경우 180° LI 기법인 Slim에 비해 360° LI 기법인 Wide 알고리즘은 노이즈가 적다. Siemens사 single slice CT장치의 경우 sequence scan에 비해 Wide 알고리즘은 약 15% 정도 노이즈가 감소하고, Slim 알고리즘은 약 15% 정도 노이즈가 증가한다. 그리고 180° LI 기법인 Slim과 Slim 2 알고리즘 사이에는 거의 차이가 없다.

또한 pitch를 증가시켜도 노이즈의 변화는 없음을 알 수 있다. 또한 slim 이나 slim 2 알고리즘은 0.5 이상의 피치에서 wide 알고리즘에 비해 Z-축 분해능이 우수한 특성을 갖는다.

일반적으로 wide interpolation 기법은 Z-축 분해능이 중요하지 않고 노이즈가 적어야 하는 부위에 적합하며, slim interpolation 기법은 bone 이나 lung disease의 검사와 같이 우수한 공간 분해능이 필요한 부위의 검사에 적합하다. 그리고 slim 2 interpolation 기법은 대조도분해능이 가장 중요한 연부조직 부위의 검사에 적절하다.

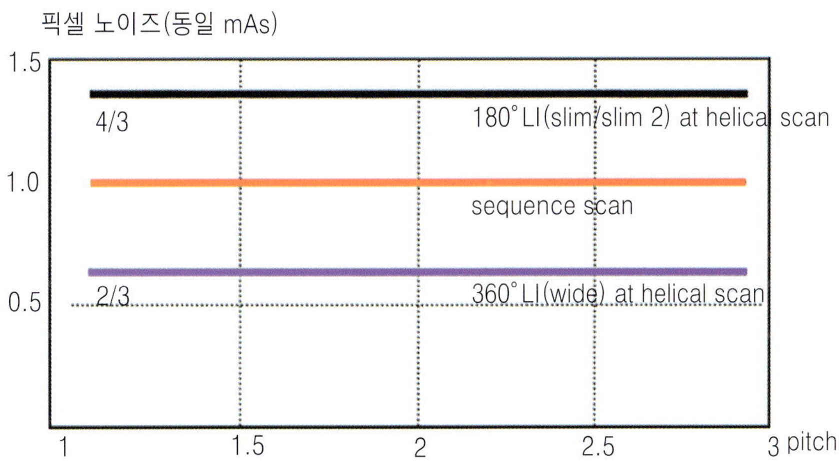

그림 4-113 Siemens사 single slice CT의 linear interpolation 기법에 따른 노이즈 비교

(2) MDCT

그림 4-114는 2000년 Th Fuchs 등이 연구 발표한 Siemens사의 adaptive axial interpolation 기법을 적용한 4 슬라이스 MDCT의 노이즈 특성을 나타낸 것이다.

동일한 슬라이스 두께와 동일한 선량을 적용한 상태에서 adaptive axial interpolation 기법을 적용한 스캔이 sequence scan에 비해 10% 정도 노이즈가 감소하였다. 그리고 동일한 슬라이스 두께를 사용한 상태에서 동일한 노이즈를 얻고자 할 경우 adaptive axial interpolation 기법을 적용한 스캔이 sequence scan에 비해 20% 정도의 선량감소 효과를 얻을 수 있었다. 또한 일정한 mAs에서 pitch를 변화시키는 경우에도 영상의 노이즈는 일정함을 알 수 있다.

그림 4-115는 adaptive axial interpolation 기법을 적용한 4 슬라이스 MDCT(Siemens사의 Volume Zoom 모델)에서 sequence scan과 나선형 스캔을 시행한 팬텀영상의 노이즈를 비교한 것이다. 동일한 선량으로 스캔된 후 팬텀영상 중앙부에서 원형 커서로 측정된 노이즈는 (b)의 나선형

스캔에서 3.5HU를 나타내어 3.8HU을 나타낸 (a)의 sequence scan 보다 작음을 알 수 있다. 그리고 대조도분해능의 평가를 위해 표시된 화살표 부위 구멍의 관찰 비교에서 (b)의 나선형 스캔이 sequence scan에 비해 대조도분해능이 우수함을 알 수 있다.

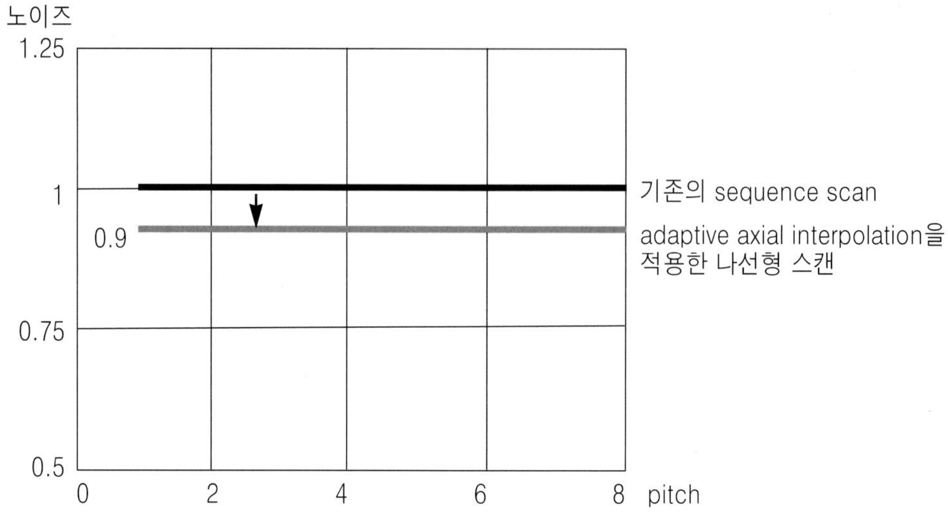

그림 4-114 Siemens사 adaptive axial interpolation 기법을 적용한 4 슬라이스 MDCT의 노이즈 특성(Th Fuchs et al. IEEE Trans. Med. Imag. vol.19, No.9, 2000; 835-848)

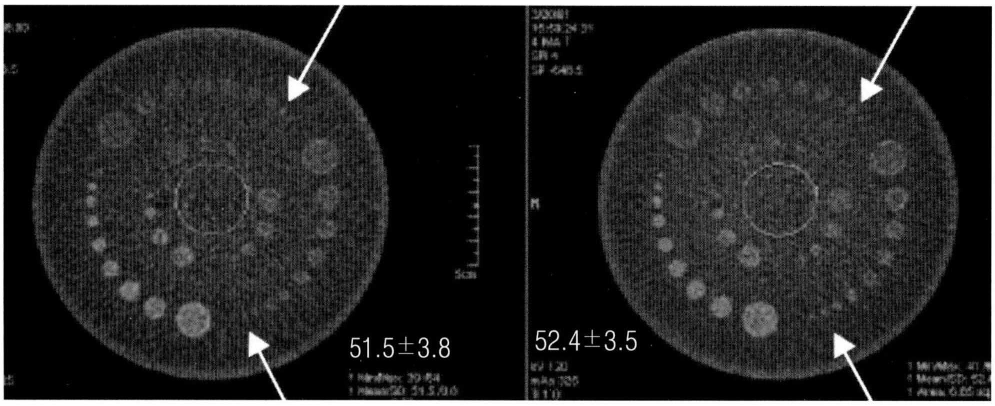

(a) Sequence scan (b) Spiral scan

그림 4-115 Siemens사 4 슬라이스 MDCT에서 sequence scan과 나선형 스캔을 시행한 팬텀영상의 노이즈 비교

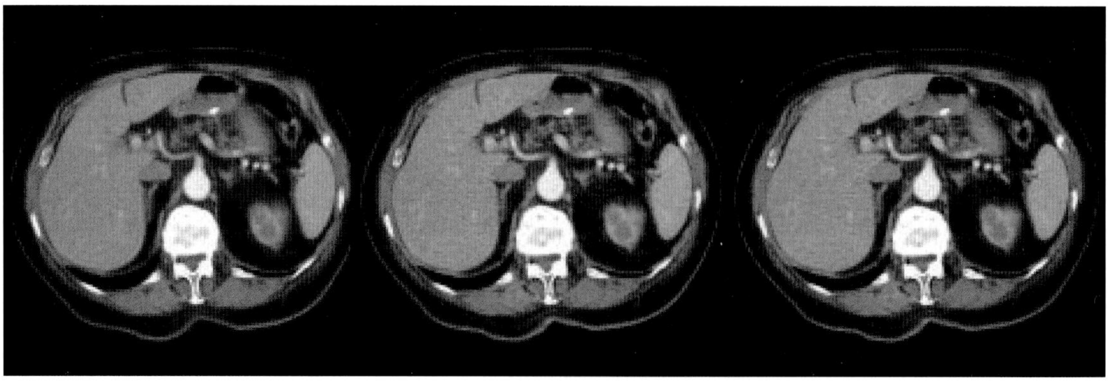

(a) Wide (b) Slim (c) Slim 2

그림 4-116 Siemens사 single slice CT의 interpolation 알고리즘 변화에 따른 노이즈 특성을 보여주는 복부영상

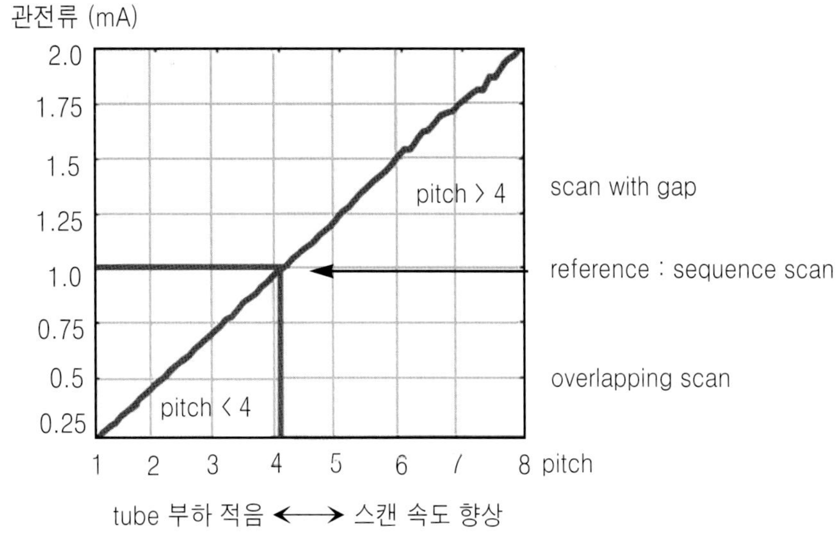

그림 4-117 Adaptive axial interpolation을 사용한 4 슬라이스 MDCT에서 pitch 변화에 관계없이 일정한 영상 노이즈를 유지하기 위한 관전류의 변화(automatic mA adjustment software)

그림 4-117은 Siemens사의 adaptive axial interpolation을 사용한 4 슬라이스 MDCT에서 pitch를 변화시킬 경우 동일한 영상 노이즈를 얻기 위해 필요한 관전류의 양을 비교한 것이다.

Pitch의 변화에 관계없이 일정한 노이즈를 유지하기 위해 beam pitch가 1.0 보다 크면 X-선관의 관전류를 증가시키고, 1.0 보다 작으면 X-선 관전류가 감소되도록 설계되어 있다. 이를 통해 pitch factor에 관계없이 동일한 영상의 질을 유지시킨다. 더불어 X-선관의 냉각효율 향상을 통해 tube의 수명연장 효과를 제공한다.

이와 유사한 원리를 이용하여 관전류를 조절함으로써 일정한 선량을 부여하도록 하는 dose modulation 소프트웨어(automatic mA adjustment software)에 대해서는 제8장을 참고하기 바란다.

6) Effective mAs

고식적 CT의 경우 스캔 파라메터의 하나인 mAs는 관전류와 tube 일 회전시간(rotation time)을 곱하여 얻어진다. 하지만 나선형 스캔에서의 신호대잡음비는 적용되는 pitch factor에 의해 크게 좌우되므로 Siemens사와 Philips사의 high version MDCT에서는 기존의 rotation당 mAs의 개념인 Constant mAs에서 벗어나 effective mAs의 개념을 도입하고 있다.

다음 식에 나타낸 바와 같이 effective mAs 는 mAs를 pitch factor로 나눈 값으로, 영상화되는 슬라이스에 실제로 적용되는 mAs값(슬라이스 당 mAs)으로 정의된다. 또한 effective mAs는 나선형 스캔에서 pitch factor를 1.0으로 가정했을 때의 mAs값을 의미한다.

$$\text{constant mAs} = \text{mA} \times \text{rot. time}$$

$$\text{mA} = \frac{\text{effective mAs}}{\text{rot. time}} \times \text{pitch}$$

$$\text{effective mAs} = \frac{\text{mAs}}{\text{pitch}}$$

이 경우 스캔 파라메터 설정시 사용자가 effective mAs를 선택하면, 장치에서 mA가 자동으로 조절된다. 그림 4-117에 나타낸 바와 같이 선량은 pitch factor에 상관없이 일정하며 동일한 mAs를 적용한 sequence scan과 동일하게 된다.

예를 들면, dose modulation 기능을 사용하지 않고 rotation당 0.5초 스캔과 1.5의 beam pitch를 사용하는 나선형 스캔시 200 effective mAs로 스캔을 하고자 하면, 장치에서는 자동적으로 다음의 계산에 의해 600mA가 설정되어 스캔이 이루어진다.

$$\text{mA} = (200 / 0.5\text{초}) \times 1.5 = 600\text{mA}$$

6. Spiral CT와 MDCT의 장점 및 임상적용

1) 나선형 CT의 장점

(1) 검사시간의 단축

나선형 CT의 가장 큰 장점은 테이블 이동으로 인한 스캔 사이의 delay(interscan delay; ISG)가 없어지므로 스캔 시간이 획기적으로 단축된다는 점이다. 또한 1.0 이상의 pitch의 사용이 가능해짐으로 인해 단위 시간 내에 많은 환자의 검사가 가능하고 움직임이 많은 중증 환자의 신속한 검사도 가능해졌다는 것이다.

(2) 더욱 많은 진단정보의 제공

CT검사에서 많은 비중을 차지하는 조영증강 검사에서 목적 부위에 조영제 농도가 최고치에 이르렀을때의 영상을 얻을 수 있다.

또한 초기에 조영제가 조직 내에서 평형을 이루기 전에 빨리 촬영이 가능하므로 소량의 조영제로도 충분한 조영증강상을 얻을 수 있으며 얇은 슬라이스 두께를 적용한 multi-phase study가 가능해져 임상에 필요한 많은 진단정보를 얻을 수 있다.

(3) 영상재구성 부위의 임의 선택

나선형 스캔에서는 연속적인 볼륨 데이터의 획득이 가능해져 촬영한 후에라도 영상재구성 부위를 원하는 대로 재편집 할 수 있다. 즉, 추가의 방사선 피폭이 발생되는 스캔없이 촬영한 간격보다도 재구성 간격을 좁게 또는 넓게 변화시켜 다시 재구성할 수 있고 다방향의 reformation을 통해 작은 크기의 병변 관찰에 유리하다. 또한 MDCT에서는 detector configuration의 조합으로 슬라이스 두께의 조절이 가능하다.

(4) 부분체적효과의 감소

얇은 슬라이스 두께의 적용으로 부분체적효과나 선속경화현상에 의한 진단정보의 손실을 막을 수 있어 양질의 영상획득이 가능하다.

(5) 3차원 영상검사의 가능

스캔 속도가 빨라지고 소프트웨어의 발전으로 인해 척추나 두개골 등의 3차원 영상화가 가속화되었다. 혈관부위의 조영증강이 최대로 된 상태에서의 영상화가 가능해짐으로써 조영제 사용량이 감소되었고, 침습성이 적은 단시간 검사를 통해 입체적인 혈관조영상(3-dimensional CT angiography)을 손쉽게 얻게 되었다.

2) MDCT의 장점

(1) X-선관의 효과적인 이용

MDCT의 경우 SDCT와 동일한 출력에서 훨씬 넓은 영역의 스캔이 가능하고(more volume coverage), 상대적으로 튜브의 열 발생이 적어 냉각시간이 짧아져 검사효율이 증가되며 X-선관의 수명이 길어져 경제적이다.

MDCT의 X-선관이 고식적 CT나 SDCT의 X-선관 보다는 열 축적용량이나 방출율 측면에서 향상된 것은 사실이다. 그러나 cardiac CT, CT혈관조영검사, multi-phase의 검사에서는 많은 수의 얇은 슬라이스를 연속적으로 얻고자 하는 경우 노출조건의 감소와 X-선관 냉각시간의 증가는 영상의 질적인 저하를 가져오며 극복되어야 할 숙제이다.

(2) 빠른 스캔 속도(scan speed)와 넓어진 스캔 영역(scan coverage)

갠트리의 일 회전당 0.5초의 시간에 4~64개의 영상획득이 가능하여(특히 partial scan의 경우 0.3초) 시간분해능이 향상되고, 환자가 숨을 참는 시간이 감소되고 움직임에 의한 인공물(motion artifact)의 발생이 감소되었다. 또한 동일한 시간에 더 넓은 영역의 스캔(longer helical scan)이 가능해졌으며, 이의 대표적인 예로는 single helical scan으로 하지 전체의 혈관조영검사를 들 수 있다.

(3) Isotropic resolution 영상의 획득(Z-축 해상능의 향상)

Sub-milimeter의 콜리메이션의 사용으로 thinner slice acquisition이 가능하여 부분체적효과에 의한 아티팩트 발생을 줄일 수 있으며, axial 방향의 해상능과 거의 동일한 Z-축 해상능(isotropic resolution)을 얻을 수 있다. 이로 인해 multi-planar reformation(MPR)이나 3차원 영상 재구성시 양질의 영상(finer detail image, isotropic image 또는 isometric image)을 얻을 수 있다. 실제로 많은 병원에서 head & neck 부위의 direct coronal scan을 대체하여 MPR 처리(sagittal, coronal image)를 시행하고 있다.

예를 들면, Siemens사의 경우 기존의 SDCT의 해상능이 약 18lp/cm인 반면 MDCT장치에서는 30lp/cm 정도의 axial 해상능이 가능하다. 또한 5mm, 3HU 수준의 저대조도분해능을 얻기 위해서는 기존의 SDCT에서는 약 200mAs가 필요한 반면 MDCT에서는 약 100mAs 정도이면 가능하여 낮은 선량으로 병변의 감지가 훨씬 가능해졌다.

(4) 슬라이스 두께의 변화 가능

Single detector 나선형 CT에서는 획득된 데이터에서 scan increment의 변경은 가능하지만 슬라이스 두께의 변경은 불가능하다. 하지만 MDCT에서는 re-scanning없이 prospectively 또는 retrospectively 슬라이스 두께의 변경도 가능하다. 이는 그림 4-118에 나타낸 바와 같이 1.25mm ×4 기법의 일 회 스캔으로 고해상능의 폐야와 종격부위의 자세한 관찰이 가능하다.

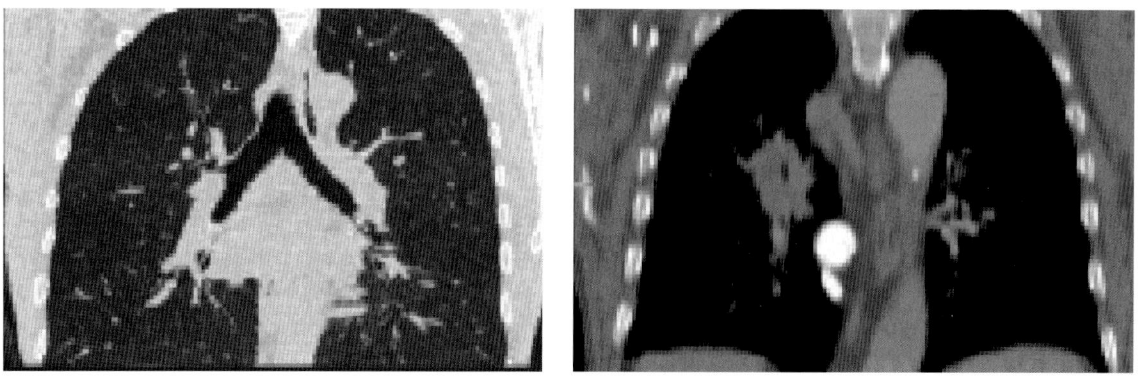

(a) 1.25mm reconstruction with 0.5mm interval　　(b) 5mm reconstruction with 2.5mm interval

그림 4-118 다른 슬라이스 두께로의 재구성

(5) 기능적 검사(functional study)의 가능

빠른 스캔속도와 전자공학의 발전으로 인해 가상내시경검사를 비롯한 특수한 검사 외에 관류검사(perfusion CT)나 심장의 기능적인 검사와 해부영상을 얻을 수 있다.

그림 4-119의 (a)는 수축 말기에서 이첨판(mitral valve)이 열려져 있는 상태에서, (b)는 확장 말기에서 이첨판이 닫혀 있는 상태에서 얻은 영상이다. 그리고 (c)의 중앙부는 확장기, 오른쪽은 수축기의 좌심실의 기능을 보여주는 영상이다.

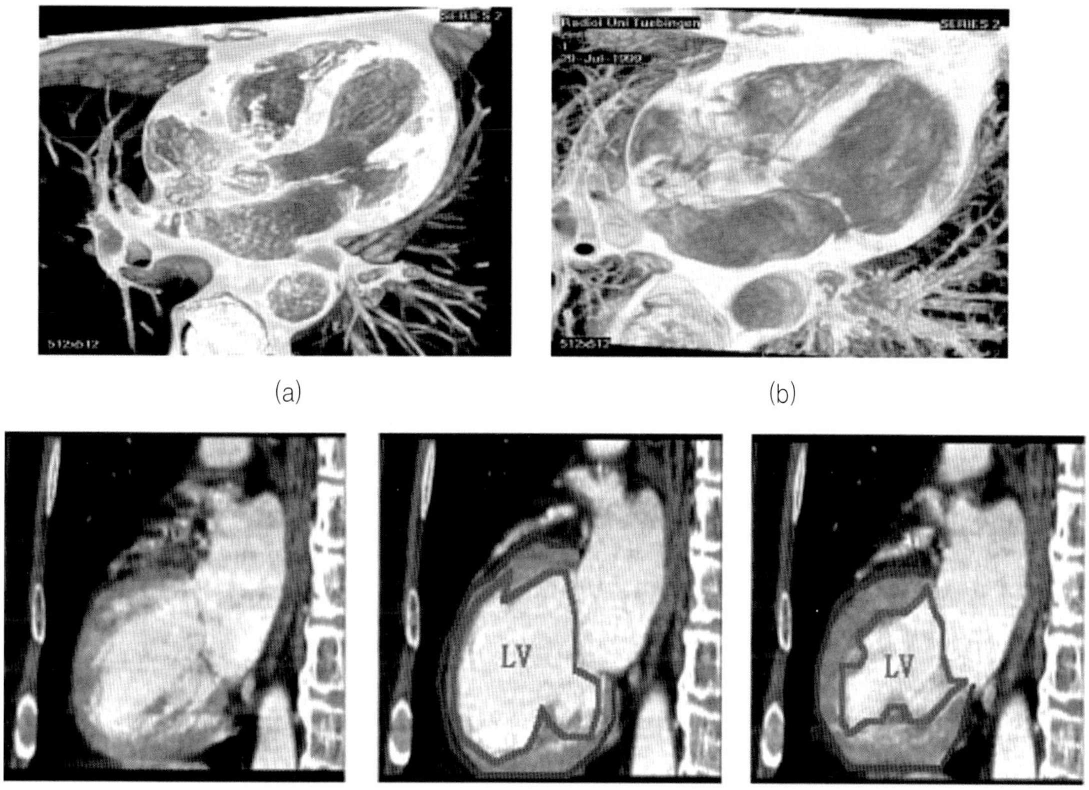

(a) (b)

(c)

그림 4-119 Siemens사 MDCT로 얻은 심장의 기능을 보여주는 영상

3) MDCT의 임상적용

신속한 스캔이 필요한 급성 외상환자나 소아환자, liver CT와 같이 multi-phase scan이 필수적인 경우와 MPR 및 3차원 영상화가 필요한 여러 부위의 CT 혈관조영술 등에서 MDCT는 폭 넓게 사용되고 있다. 또한 얇은 슬라이스 두께와 넓은 scan coverage로 ECG gating을 통한 심장과 관상동맥 CT가 가능케 되었다. 그 밖에 소프트웨어의 발전과 함께 여러 점성기관의 가상내시경(virtual endoscopy) CT, brain stroke 및 body tumor perfusion CT 등에 적용되고 있는 추세이다. 그림 4-120은 이러한 예를 보여준다.

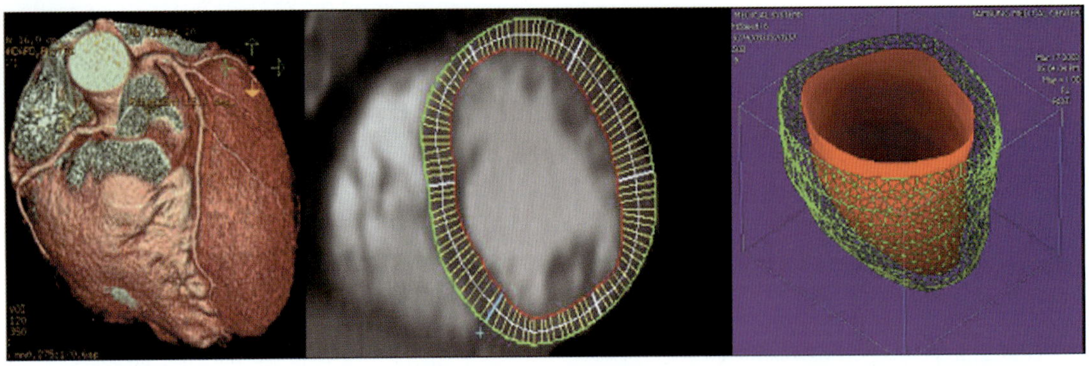

(a) 관상동맥의 3차원 재구성영상 및 좌심실의 기능적 검사

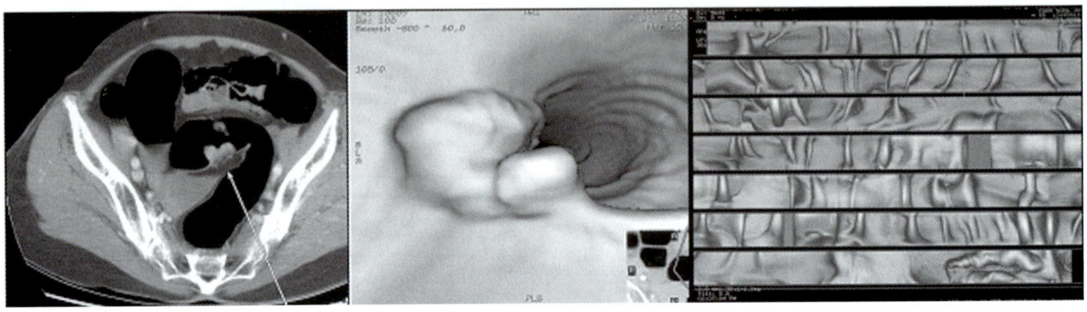

(b) 대장 내시경 CT

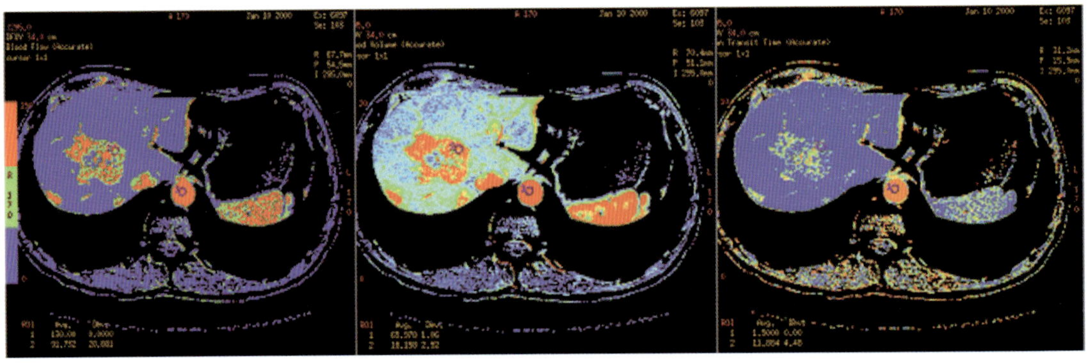

(c) 간암의 perfusion CT

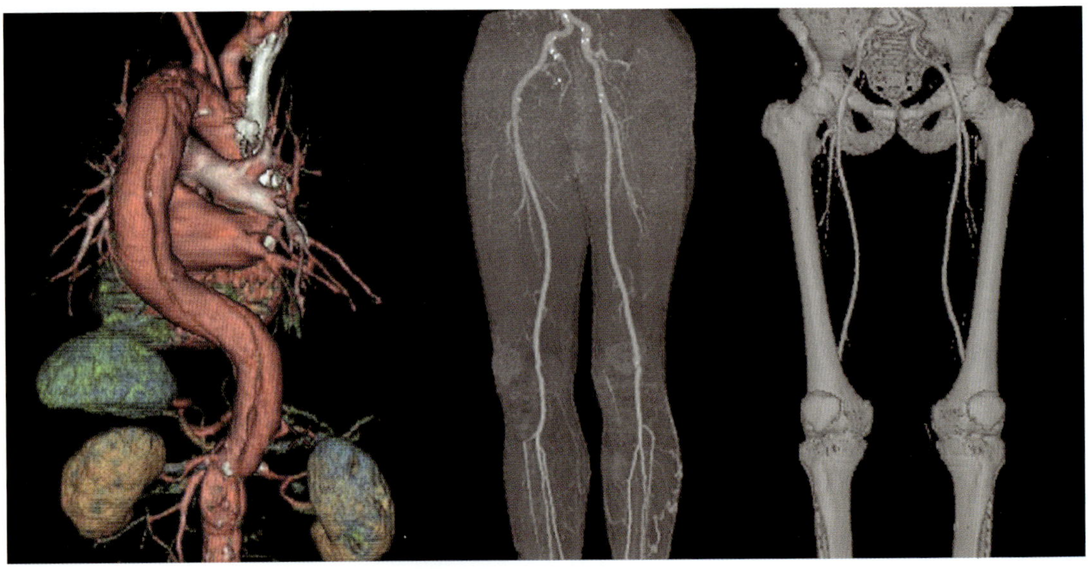

(d) 흉복부 및 하지의 CT혈관조영상

그림 4-120 MDCT의 여러 임상적용 영상들

참고문헌

김기홍, 서동수, 김선기 등. Analyze of the single slice CT & the multi-slice CT. 대한전산화단층기술학회지 제3권 제1호 2001; 91-94.

박기순, 이관섭, 이열 등. 나선형 전산화단층촬영. 인간과학 제18권 제3호 1994; 69-75.

송군식, 윤권하. Computed tomography II. 전공의를 위한 방사선 물리학(서울아산병원 방사선과학 연수강좌) 1997;259-272.

임흥선. Principle of spiral CT. 대한전산화단층기술학회 1999년도 제2차 연수강좌 2002; 87-101.

Arkadiusz Polacin, Willi A Kalender, Guy Marchal. Evaluation of section sensitivity profiles and image noise in spiral CT. Radiology vol.185 1992; 29-35.

Brink JA, Heiken JP, Bulfe DM et al. Spiral CT: Decreased spatial resolution in vivo due to broadening of section sensitivity profile. Radiology vol.185, 1992; 469-474.

Bruder H, Kachelries M, Schaller S et al. Single-slice rebinning reconstruction in spiral cone-beam computed tomography. IEEE Trans. Med. Imag. vol.19 No.9, 2000; 873-887.

D' Agincourt L. Spiral scan capability increase utility of CT. Diagnostic imaging vol.4, 1991; 98-104.

Elscint medical systems. Introducing dual-slice CT with revolutionary twin-beam technology. Elscint medical systems. 1992.

Elscint medical systems. CT twin double performance. The dream is now reality. Canada. Elscint medical systems. 1992.

Fishman EK, Jeffery RB. Spiral CT principle, Technique and clinical application. New York, Raven press 1995; 1-15.

General Electric Medical System. LightSpeed 16 image reconstruction. gemedical.com. 2002.

Heiken JP, Brink JA, Vannier MW. Spiral/Helical CT. Radiology vol.189 1993; 647-656.

Horton KM, Sheth S, Corl F. Multi-detector row CT: Principle and clinical applications. Crit Rev Comput Tomogr. Vol. 43, 2002; 143-181.

Hu H. Multi-slice helical CT: scan and reconstruction. Med. Phys. Vol.26 No.1 1999; 5-18.

Hu H, David HH, Dennis Foley et al. Four multi-detector row helical CT: Image quality and volume coverage speed. Radiology, vol.215, 2000; 55-62.

Hu H, Fox G. The effect of helical pitch and beam collimation on the lesion contrast and slice profile in helical imaging. Med. Phys. vol.23, 1996; 1943-1954.

Kachelriess M, Schaller S, Kalender WA. Advances single-slice rebinning in cone-beam spiral CT. Med. Phys. Vol.27 No.4, 2000; 754-772.

Kalender WA. Technical foundations of spiral CT. Semin US CT MR vol.15 No.2, 1994; 81-89.

Kalender WA. Spiral volume CT with single breathhold technique, continuous transport, and continuous scanner rotation. Radiology vol.176, 1990; 181-183.

Kalender WA. Polacin A, Marchal G et al. Current status and new perspective in spiral CT. Advance in CT II. 1988.

Katsumi Tsujioka. Application technique and problem of conventional fast CT. Jpn J Radiol Technol vol.48, 1992; 50-59.

Klingenbeck-Regn K, Schaller S, Flohr T et al. Subsecond multi-slice computed tomography: basics and applications. EJR vol.31, 1999; 110-124.

Kudo H, Noo F, Defrise M. Cone-beam filtered-backprojection algorithm for truncated helical data. Phys. Med. Biol.vol.43, 1998; 2885-2909.

LP Emde, J Link, Sm uller et al. Spiral CT of the thorax with significant reduction of contrast media: A comparison of a 60ml, 45mm, 30ml bolus. Advance in CT III. Springer-Verlag 1994; 315-321.

Lawler LP, Fishman EK, Multi-detector row CT of thoracic disease with emphasis on 3-D volume rendering and CT angiography. RadioGraphics. vol. 121, 2001; 1257-1273.

Marc Kachelrieb, Stefan Schaller, Willii A Kalender. Advanced single-slice rebinding in cone beam spiral CT. Med. Phys. Vol.27 No.4, 2000; 754-772.

Michels NA. Blood supply and anatomy of the upper abdominal organs. Philadelphia Lippincott 1995; 201-235.

Mori et al. Physical performance evaluation of a 256-slice CT scanner for four-dimensional imaging, Med. Phys, 31(6) 1348-56.

Paranjpe DV, Bergin CJ. Spiral CT of the lung: Optimal technique and resolution compared with conventional CT. AJR vol.162 1994; 561-567.

R Kloeppel, T Nitzsche, S Koesling et al. Improved administration of contrast medium in spiral computed tomography. Advance in CT III. Springer-Verlag 1994; 100-107.

Sandy A Napel. Basic principles of spiral CT. Spiral CT principles, techniques, and clinical applications. Raven press 1995; 1-9.

Schaller S, Noo F, Sauer F et al. Exact radon rebinning algorithm for the long object problem in helical cone beam CT. IEEE Trans. Med. Imag. vol.19 No.5, 2000; 361-375.

Souck M, Vock P, Daepp M et al. Spiral CT: Anew volume scanning technique. Roentgen praxis. Vol.3, 1990; 3-10.

Sue Edyvean, Nicholas Keat. Comparision of definitions of geometric efficiency in computed tomography scanners. Imaging performance assessment of CT scanners. An MHRA evaluation center for the UK department of health. London UK. 2003.

Taguchi K, Aradate H. Algorithm for image reconstruction in multi-slice helical CT. Med. Phys. Vol.25 No.4, 1998; 550-561.

Th. Flohr. How to optimize 4-slice spiral scanning, Part 1: Image quality and artifacts. Siemens Medical solutions, Computed Tomography Forchheim, Germany. March 1999; 1-14.

Th. Flohr, K Stierstorfer, H. Bruder et al. New technological developments in multi-slice CT, Part 1: Approaching isotropic resolution with sub-millimeter 16-slice scanning. Siemens Medical solutions, Computed Tomography Forchheim, Germany. March 2002; 1-30.

Webb WR, Muller NL, Zerhouni EA. High resolution CT of the lung: Current clinical uses. Perspective in Radiology 1989.

Webb WR, Stein MG, Finkbeiner WE et al. Normal and diseased isolated lungs: High resolution CT. Radiology 1988.

5

전자선빔 CT

5 전자선빔 CT

1. 개요

고식적 CT는 스캔시 튜브에 연결된 고압케이블의 꼬임을 방지하기 위하여 시계방향의 스캔과 시계 반대 방향의 스캔을 반복해야 하며, 이로 인해 상대적으로 많은 스캔 사이의 지연(interscan delay; ISD)이 필요하였으며 스캔 속도의 단축에도 제한이 있었다. 또한 검사에 소모되는 시간이 길어지고 움직임이 있는 환자나 소아환자, 그리고 호흡조절이 되지 않는 환자의 검사에 많은 어려움이 있었다.

나선형 CT는 동력 및 데이터의 전달을 위해 고압케이블을 없애고 slip ring을 이용하여 슬라이스당 0.4~1.0초의 빠른 속도로 영상을 얻을 수 있으며, ISD가 없이 나선형으로 연속적인 스캔이 가능함으로써 체적 데이터가 필요한 3차원적인 검사나 CT혈관조영술을 가능하게 하였다. 그러나 움직이는 장기의 영상화는 적어도 0.3초 이하의 스캔속도가 필요하다고 한다.

Ematron CT(또는 cine CT, Ultrafast CT)라고 불리는 전자선 빔을 이용하는 EBCT는 심장과 같이 움직이는 장기의 진단 및 혈관검사에 획기적인 방향을 제시하였으며, 이는 CT기술의 향상이라기보다는 전자선빔을 target ring에 steering시키는 기술을 이용하여 X-선을 발생시키는 새로운 물리적 원리의 적용이라 할 수 있다.

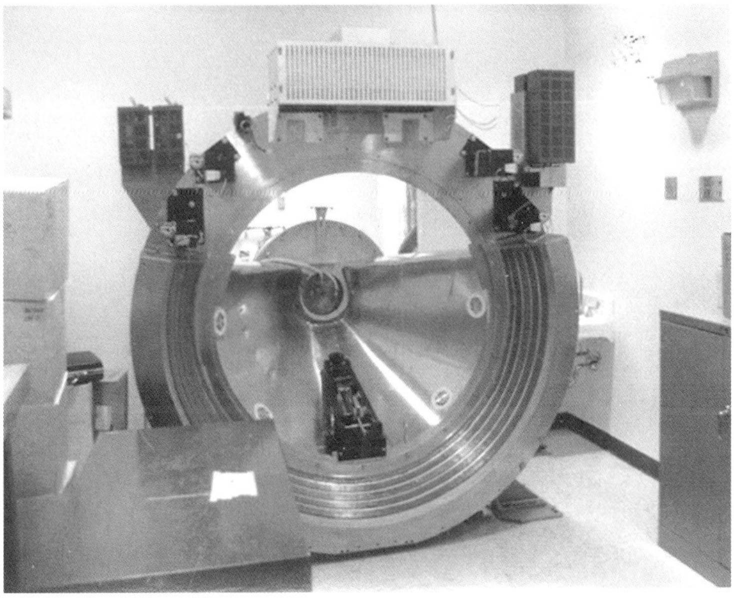

그림 5-1 전자선빔 CT를 정면에서 바라본 캔트리 내부모습

EBCT는 1977년 Dr.Iinuma에 의해 원리가 발표되었으며 1980년 Boyd에 의해 최초의 EBCT인 Imatron C-100 시스템을 개발하여 1986년에 UCSF 대학병원에 처음으로 임상에서 심장의 CT검사에 이용되기 시작했다.

현재 움직임이 많은 장기인 심장의 운동이나 혈류검사(blood flow measurement)와 복부를 비롯한 전신에 적용되고 있으나 공간 및 대조도 분해능에 있어서는 기존의 장치에 비해 다소 떨어지며 영상의 질 향상을 위한 장치의 소프트웨어의 적극적인 개발이 뒤따르지 못한 점이 장치의 확산에 제한이 되고 있다. 하지만 이러한 기술적인 부족함이 해소된다면 임상적인 가치가 배가될 것이다.

2. 영상획득

High voltage의 전자총(electron gun)에서 전자선빔을 발생시켜, 진공상태가 유지된 집속코일에서 sub-milimeter 크기의 spot으로 focusing하고 전자장을 갖는 편향코일(deflecting coil)에 의해 전자선 빔이 편향된다.

편향된 전자선 빔이 그림 5-2의 (b)에서 나타낸 바와 같이 왼쪽 윗부분의 텅스텐 target ring에 부딪히고 210°의 원형으로 스캔되어 각 target ring에서 X-선이 발생된다. 발생된 X-선은 30°의 부채꼴 선속으로 환자를 투과하여 detector에 검출된다.

DAS를 통해 빛 신호가 실리콘 다이오드에 의해 전류로 변환되고 변환된 전류는 전치증폭기(pre-amplifier)에 의해 증폭된 후 디지털 신호로 변환되고(sampling rate: 초당 7백만회) 영상재구성을 위해 컴퓨터로 보내진다.

3. 하드웨어

전자선빔 CT의 기본구조는 그림 5-2의 (a)에 나타낸 바와 같이 일반적인 CT에 있는 고압발생장치, 갠트리 및 환자테이블, 데이터 검출 및 전송장치, 영상처리장치, 콘솔 외에 전자총, 진공장치, 전자선 제어장치가 필요하다. 또한 외부로부터의 자장 차폐시설과 질소를 보충하는 시설이 필요하다.

1) 고압발생장치

전자선빔 CT의 고압발생장치는 일반적인 CT의 고압발생장치와는 차이가 있다. CT를 비롯한 기존의 X-선 튜브는 음전압과 양전압을 사용하는데 전자선빔 CT에서는 음전압만 사용하여 고압을 발생시킨다. 이는 전자선빔의 제어와 가속력을 높이기 위함이며 발생전압은 -130Kv이며 최대전류는 640mA 또는 800mA 정도이다.

그리고 X-선발생장치가 고정되어 있으므로 냉각효율이 매우 높아 이론적으로는 연속적인 스캔이 가능하지만 소프트웨어상의 데이터의 처리한계가 다소 부족하여 최대 140 슬라이스까지의 스캔이 가능하다.

2) 전자총(electron gun)

전자선빔을 발생시키는 장치로 필라멘트가 내장되어 있으며 130kV의 전위를 가지며 절연오일로 외부와 절연되어 있다.

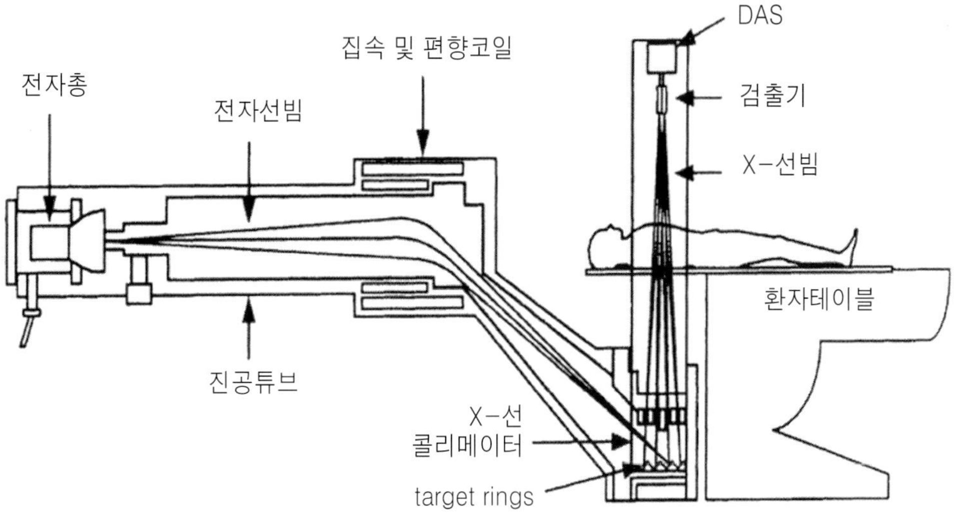

(a) 스캐너의 종축방향의 단면도

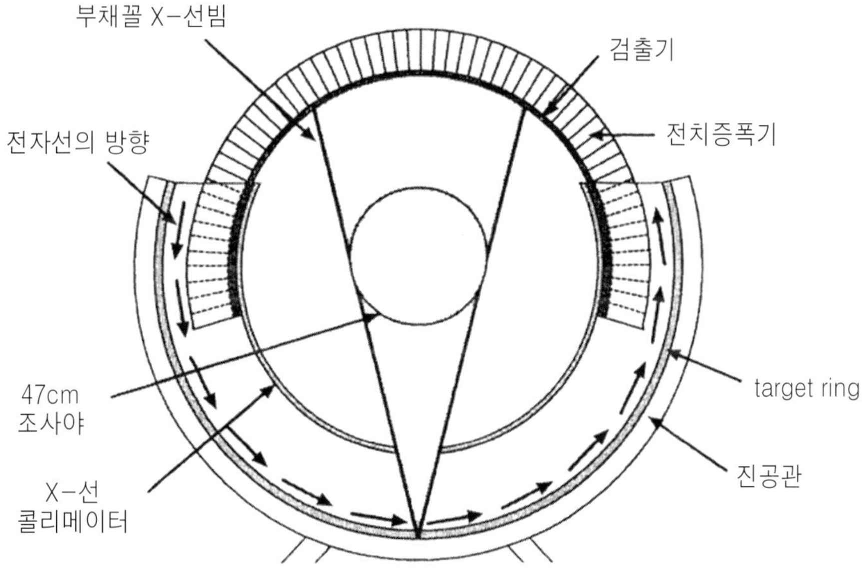

(b) 갠트리 단면도

그림 5-2 전자선빔 CT의 기본구조

전자총 쪽의 진공을 발생시키기 위해 gun ion pump가 있으며 통상 1×10^{-8} ~ 9×10^{-8} Torr의 진공이 요구된다. 전자총이 위치한 쪽과 target ring의 진공도는 많은 차이가 나기 때문에 gun valve가 설치되어 있는데 이는 gun valve에서 target ring이 위치한 곳까지의 main chamber를 보호하는 역할을 한다. 그리고 전자총에서 발생된 전자선빔이 target ring까지 손실없이 도달하도록 ion류의 불순물을 제거하는 ion cleaning electrode가 있다. 또한 전자선빔의 안정성을 위해 질소의 지속적인 보충이 필요하며, 전자선빔은 자장에 영향을 받으므로 외부자장의 차폐가 필요하다.

3) 집속코일(focusing coil)

전자총에서 발생하여 ion cleaning electrode를 통과한 전자선빔을 sub-milimeter spot의 일정한 모양으로 집속하는 역할을 한다. 집속된 후의 전자선빔의 단면은 1.2mm×1.0mm이다.

4) 편향코일(deflection coil)

Magnetic coil에 부하를 걸어 자장을 형성하여 집속코일을 통과한 전자선빔이 target ring에 정확한 스캔이 가능하도록 편향시키는 역할을 한다.

5) Target ring

전자선빔이 부딪혀 X-선을 발생시키는 부위이다. 재질은 텅스텐 합금으로 210° arc 모양을 가지며 90cm의 반경을 이룬다. 텅스텐 재질의 target ring은 열확산에 유리하고 target 뒤에 위치하는 water cooling system이 target assembly의 과열현상을 방지하므로 많은 수의 빠른 스캔이 가능하다.

A, B, C, D, E의 5줄의 target ring으로 구성되며 실제로 스캔에 이용되는 ring은 A, B, C, D의 4줄이며, 이중 C ring은 continuous volume scan을 위해 보다 두꺼운 재질로 만들어져 있다. Target ring의 수명은 약 200,000 스캔 정도되며 focal spot의 크기는 1.0mm×2.0mm 정도이고 30°의 부채꼴 선속을 갖는다.

6) 시준장치(collimator)

Target ring 쪽에 위치하고 있는 source collimator와 detector측에 위치한 detector collimator의 2개로 이루어진다.

7) 진공제어장치

갠트리 내부 전체가 마치 하나의 X-선 튜브와 같은 모양새로 되어 있으며 이를 유지하기 위해서 여러 개의 진공펌프 밸브가 필요하다. 이에는 전자총의 gun ion pump, main chamber용의 CRYO 펌프 그리고 rouching 펌프가 있다.

CRYO 펌프는 갠트리 내의 main chamber 내부를 진공으로 유지시키는 펌프로서 헬륨 개스로 충전되어 있다. 내부는 절대온도 10°~20°의 유지가 필요하며 작동을 위한 volume flow는 초당 1,000ml 정도이다. 반면에 rouching 펌프는 main chamber의 진공을 새로 만들 때 사용되는 펌프이다. 이러한 진공시스템을 유지하기 위해 별도의 컴퓨터가 사용되는데 이를 통틀어 VILK라 부른다. VILK의 주된 역할은 전자총과 main chamber의 진공을 조절하며 만일 규정치를 초과할 경우 interlock 장치를 통해 사용자에게 신호를 보낸다.

8) Detector array

상부에 위치한 864개의 elements로 이루어진 512×512 매트릭스의 고해상능 detector array와 하부에 위치한 432개의 elements로 이루어진 detector array의 2개로 구성된다.

Multi scan mode에서는 두개의 detector array를 사용하고 single scan mode에서는 854개의 element를 갖는 detector array를 사용한다. 216°의 arc 형태를 가지며 67.5cm의 반경을 이루며 cadmium tungstate 재질의 solid-state detector 이다. 넓은 동적범위(1 : 1,000,000)와 높은 흡수 효율을 갖는다.

9) DAS(data acquisition system)

DAS의 기능은 고식적 CT장치와 차이가 없다. 환자를 투과한 감약 데이터를 실리콘 재질의 다이오드를 이용하여 빛 신호를 전류로 변환하고, 전치증폭기를 이용하여 전류를 증폭한다. 증폭된 전류를 디지털화하여 광섬유 전송시스템을 통해 14.4MB/sec의 속도로 시스템 컴퓨터로 전송한다.

10) 환자테이블(couch)

갠트리를 tilting하지 못하는 대신 초당 35mm의 속도로 환자테이블을 전후와 좌우방향으로 tilting이 가능하다.

4. Scan mode

1) Single slice mode

하나의 텅스텐 target ring과 864개의 cell로 이루어진 하나의 detector array를 사용한다. 그리고 512×512 매트릭스를 사용하며 향상된 slice collimation과 산란선을 줄이기 위해 부가적인 collimator ring를 사용한다.

Single slice mode에서는 1.5mm, 3mm, 6mm의 슬라이스 두께로 스캔을 할 수 있다. 만일 10mm의 슬라이스 두께의 영상을 얻으려면 스캔 중에 테이블을 이동시켜야 한다. 스캔 속도(target ring의 sweep time)는 2.0초에서 0.1초(100msec)까지 가능하며, 1초에 가능한 최대 스캔수는 9개이며, 연속적인 스캔시 ISD는 16msec이다. 그리고 ECG triggered study를 할 수 있다.

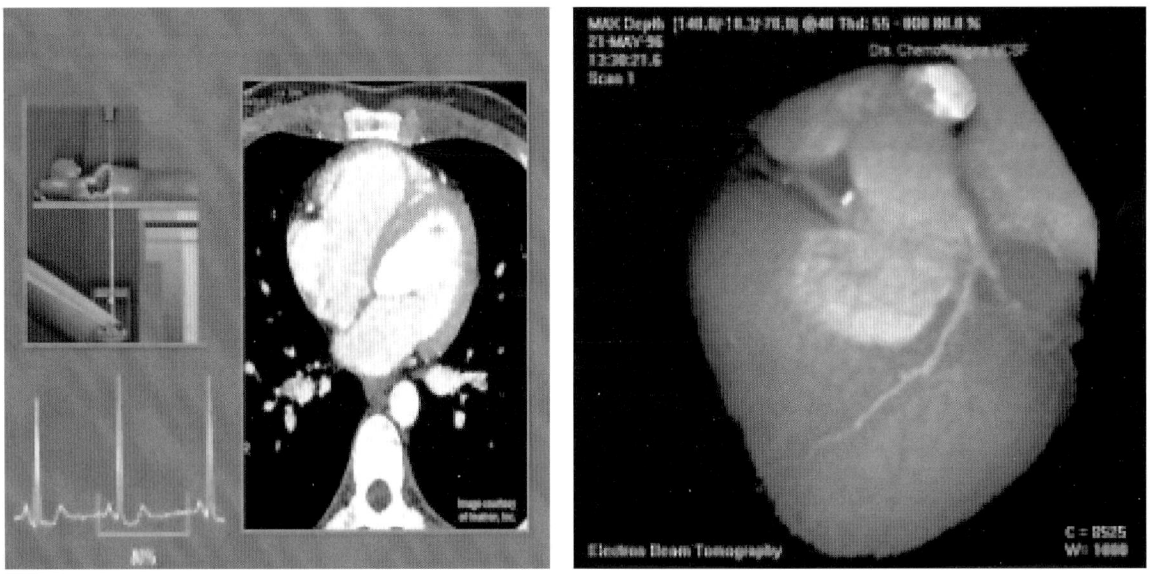

그림 5-3 Single slice mode로 얻은 ECG triggered 심장영상과 3-D 재구성영상

2) Multi slice mode(dual slicing mode)

256×256 매트릭스를 사용하며 4개의 target ring과 2개의 detector array를 사용하여 스캔한다. 862개의 elements를 갖는 고해상능용 detector array도 average되어 저해상능용 detector array와 동일하게 432개의 유효 detector element만 사용된다.

Scanning 속도는 0.05초(50msec)이고 테이블의 이동없이 한번의 노출로 8mm 슬라이스 두께의 영상을 8개 얻을 수 있다.

Multi slice mode는 cine mode(movie mode)와 flow mode로 구분된다. Cine mode는 테이블을 움직이지 않은 채 4개의 target ring 중 각각의 target에 개별적인 시간차를 두고 스캔하는 것으로 빠른 scan rate가 가능한 모드이다. ECG의 R wave에서 촬영을 시작하여 심장의 수축기부터 이완기까지를 영상화하여 심장의 수축과 이완상태(cardiac contraction), 심장벽의 운동(wall motion)의 평가에 주로 사용된다.

Flow mode는 conventional CT에서의 stationary dynamic study에 해당되는 모드로서 조영제를 급속 주입한 후 일정한 시간간격을 두고 동일한 부위의 스캔을 시행한다. 한번의 study에서 2레벨에서 8레벨까지의 영상을 얻을 수 있으며 cardiac cycle의 측정 및 혈류검사에 적절한 모드이다.

3) Continuous volume scanning mode

Continuous volume scanning은 나선형 스캔과 동일하며 multi-phase study로 혈관종(hemangioma)과 같은 혈관질환의 진단에 유리한 모드이다. 그리고 3차원적 검사 및 CT혈관 조영검사에 주로 사용되며 넓은 검사부위를 motion artifact없이 스캔이 가능하다. 13초 동안에 0.1초의 scan time으로 40레벨을 얻으며 최대 160 스캔이 가능하며 일반적인 복부나 흉부검사에 많이 사용되지만 360°의 회전으로 얻는 데이터가 아니므로 나선형 CT와는 달리 재구성영상의 임의적인 슬라이스 간격의 변화가 불가능하다.

5. 전자선빔 CT의 특성

1) 장점

(1) 0.4~1.0초의 scan time을 가진 고식적 및 나선형CT에 비해 월등히 빠른 스캔속도로 motion artifact가 없는 선예한 영상을 얻는다.
(2) 소아나 trauma과 같은 환자의 경우에 진정(sedation)없이 흉복부의 영상획득이 가능하다.
(3) 관상동맥의 석회화 관찰이 가능하며 혈류의 평가, 심장이나 다른 기관의 tissue perfusion을 측정할 수 있다.
(4) 심벽의 thickening과 motion의 정량분석이 가능하다.

2) 단점

(1) 장비의 가격이 고가이며 설치에 필요한 공간이 넓어야 한다.
(2) 전자선빔의 안정성을 위해 nitrogen의 지속적 보충이 필요하며 전자선빔이 자장에 의해 영향을 받으므로 알루미늄의 차폐가 필요하다.
(3) 시스템 warming시 진공도의 체크와 전자선빔의 안정성을 위해 시간적인 소요가 많다.
(4) 검사를 위한 노출조건이나 검사조건의 다양화가 부족하며, 210°의 주사방식이므로 기존의 360° 주사방식에 비해 데이터 수집측면에 기인한 해상능의 한계로 인해 영상의 질적인 저하가 발생되며, 추가적인 소프트웨어의 발전이 필요하다.

6. 임상적용

1) 심장의 기능검사

침습성이 큰 심혈관 조영검사를 대신하여 EKG trigger 하에 선천적 기형의 진단, 심장의 기능, 심장내부의 해부학적 연관관계, 심실의 혈류방출량(ventricular ejection) 등을 검사할 수 있다.

그림 5-4는 좌심실의 운동검사 영상이다. 앞쪽과 측면 심장벽의 수축성이 저하되어 박출률(ejection fraction)이 21%로 감소되어 있다. 그림 5-5는 4개의 target ring과 2개의 detector array를 사용하여 좌심방 점액종 환자의 ECG triggered study를 시행한 영상이다.

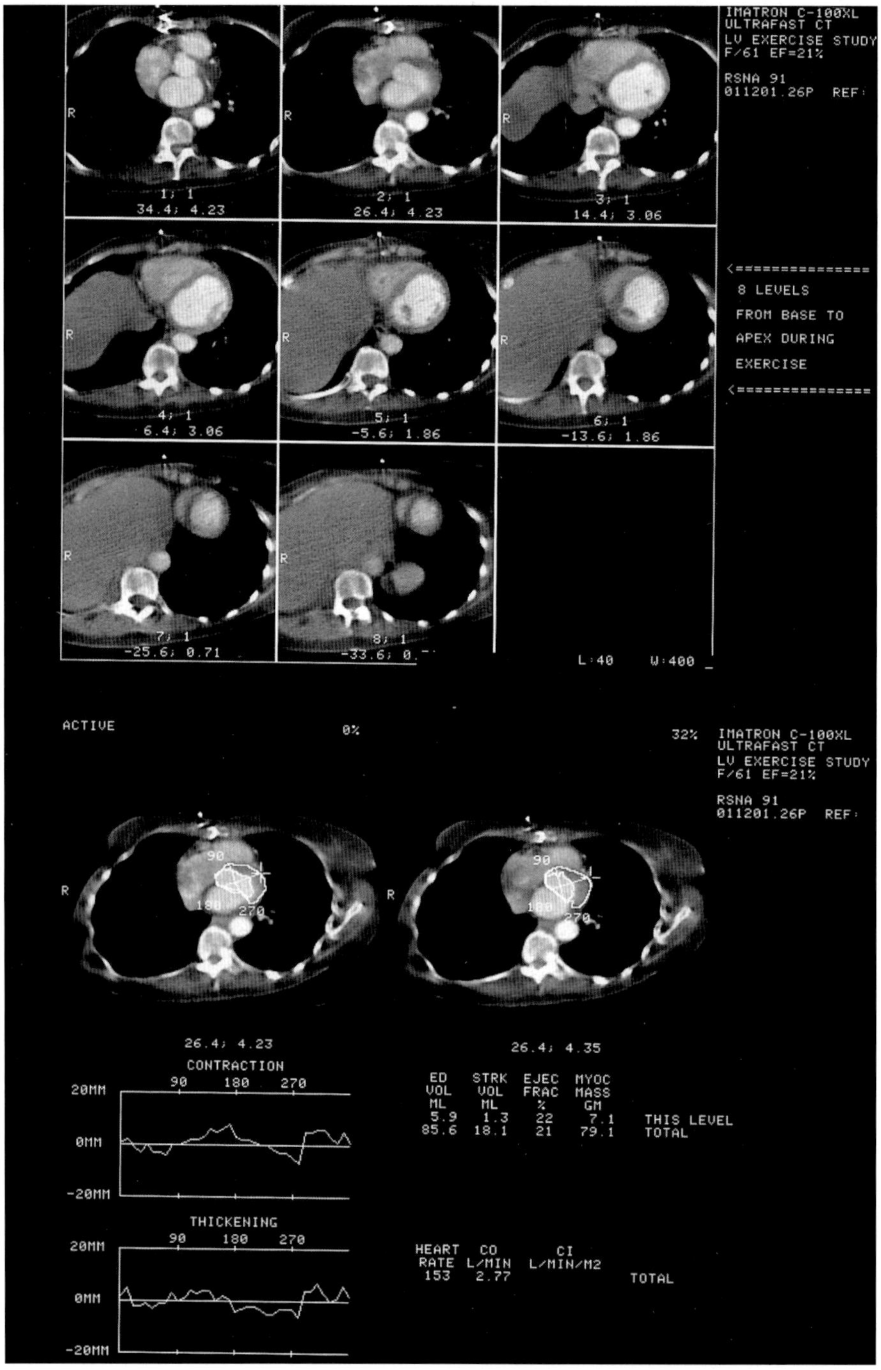

그림 5-4 좌심실의 운동검사(exercise study)

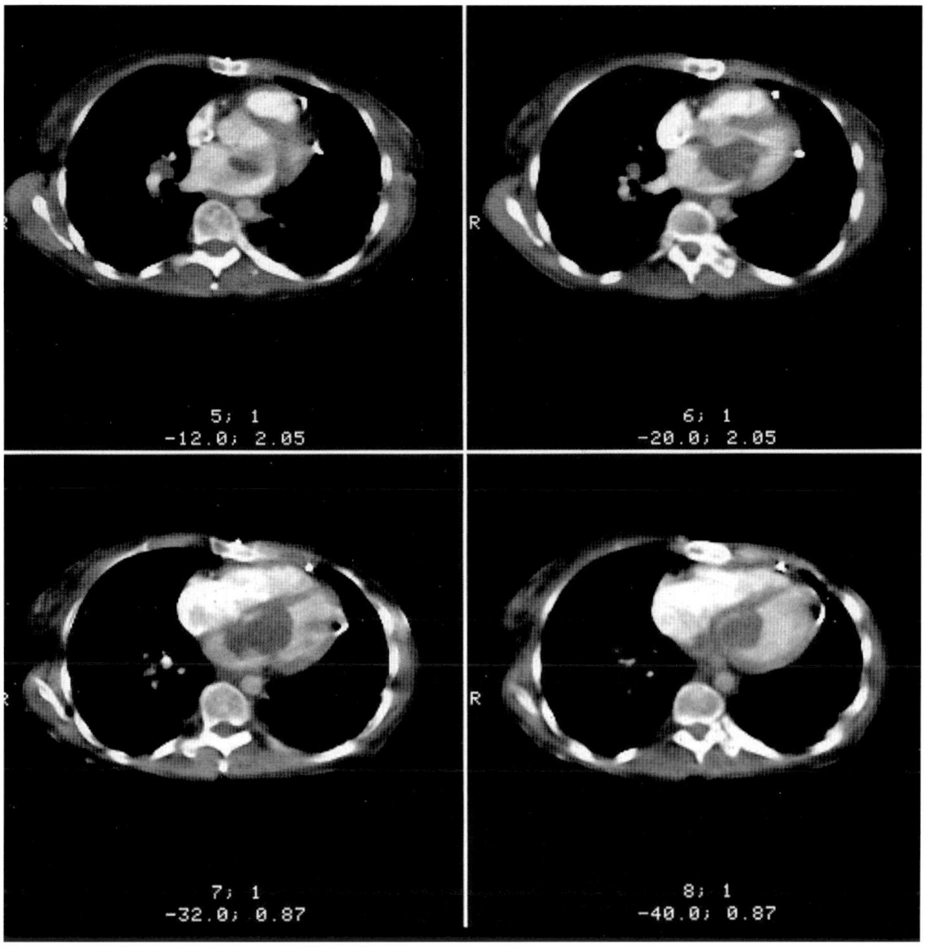

그림 5-5 좌심방 점액종 환자의 ECG triggered study

2) 관상동맥의 석회화 검사(calcium scoring study)

관상동맥의 경화현상이나 심질환의 조기예방을 위하여 관상동맥의 석회침착을 수치를 통해 측정하는 것이다. 전자선빔 CT를 이용한 관상동맥의 석회화 검사는 초기 석회화의 감지는 이루어지지 못하고 있으나 현재의 어떤 장비보다 우수한 특성을 가지고 있으므로 향후 심혈관 질환의 단기 예측 검사로서 중요한 비침습성 검사이다(그림 5-6, 5-7 참조).

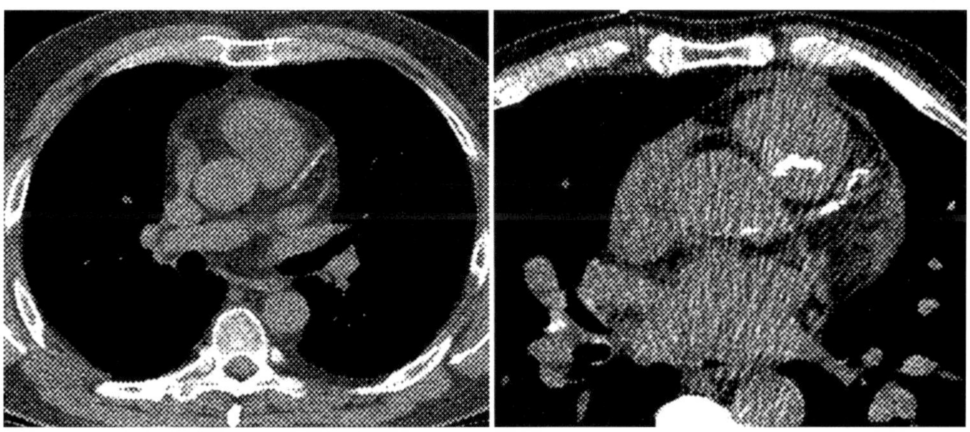

그림 5-6 전자선빔 CT를 이용해 얻은 관상동맥 석회화 영상

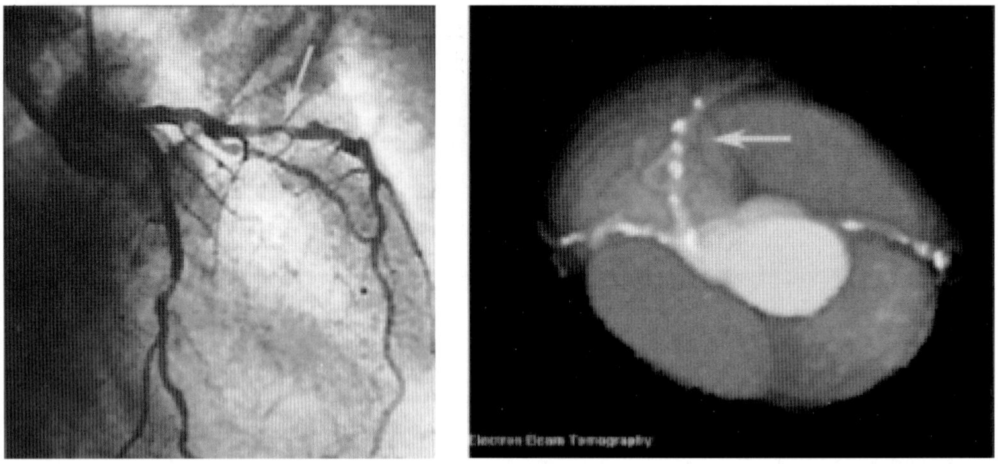

그림 5-7 동일환자를 대상으로 DSA와 전자선빔 CT를 이용한 3차원 관상동맥 석회화 영상

3) 관상동맥의 CT혈관조영 검사

기존의 single slice 나선형 CT장치로는 관상동맥 우회술(coronary artery bypass graft)을 시행한 환자의 개통성 여부를 위한 추적검사는 가능하였고, 최근의 multi-slice CT에서는 심박동수가 약 70bpm 이하의 native coronary artery의 평가가 가능해졌다. 하지만 전자선빔 CT에서는 더욱 짧은 스캔 시간으로 인해 상대적으로 심박동수가 높은 환자의 관상동맥 검사가 가능하다.

그림 5-8은 관상동맥 우회술을 시행하지 않은 환자를 대상으로 시행한 3차원 관상동맥 혈관조영상이다. 화살표 부위의 좌관상동맥의 협착을 볼 수 있다.

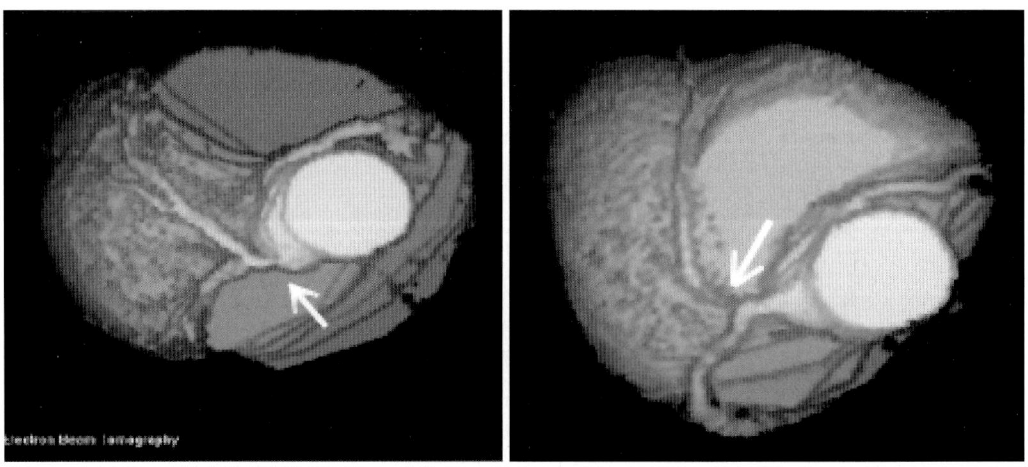

그림 5-8 좌 관상동맥의 협착을 보여주는 전자선빔 3차원 CT 혈관조영상

4) 흉복부의 일반 CT검사

그림 5-9는 초당 5cc의 조영제를 총 40cc 주입하여 간세포암 환자의 liver flow study 영상이다.

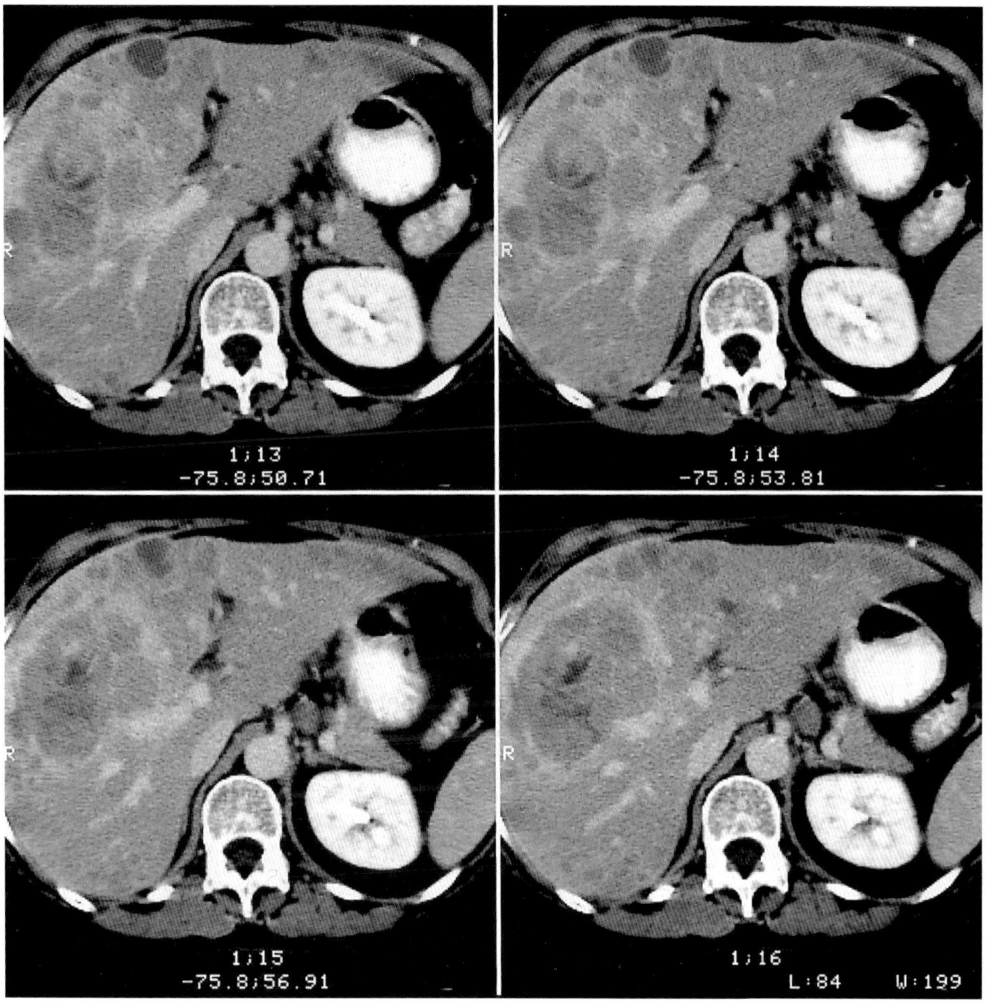

그림 5-9 간세포암 환자의 liver flow study 영상

참고문헌

윤희석, 노원규, 신현길. Spiral CT와 EBCT의 기술적 원리와 유용성의 비교. 대한전산화단층기술학회지 창간호 1989; 92-98.

Brad H Thompson, William Stanford. Evaluation of cardiac function with Ultrafast computed tomography. Radiological Clinics of North America vol.32(3), 1994; 537-551.

Cynthia H McCollough, Richard L Morin. The technical design and performance of Ultrafast computed tomography. Radiological Clinics of North America vol.32(3), 1994; 521-537.

Kalbhen CL, Pierce KL. Fast CT scanning: application of helical and electron beam CT. Appl Radiol 1993; 47-51.

Makoto Takamiya. Clinical evaulation of UFCT. Jpn J Radiol Technol vol.48, 1992; 71-74.

Takeshi Iinuma. Ultrafast computed tomography: Its history of development and future prospects. Jpn J Radiol Technol vol.48, 1992; 75-82.

Yoshiharu Sakashita. Technical aspect of Ultrafast CT. Jpn J Radiol Technol vol.48 1992; 60-70.

6

CT 영상의 질

6 CT 영상의 질

1. 화질의 개념

1) 화질의 표현

CT에서 영상의 질이란 인체의 미세구조를 얼마나 명료하고 정확한 구조의 영상으로 시각화 할 수 있느냐에 따라 좌우된다. 이를 결정하는 중요한 요소로는 공간분해능(spatial resolution)과 대조도 분해능(contrast resolution)이 있으며 영향을 미치는 인자들은 X-선속의 특성, 선량, 피사체에 대한 투과율, 슬라이스 두께, 산란선, scan geometry(normal, half, over scan) 또는 아날로그/디지털 변환효율, 픽셀 크기, 재구성 알고리즘과 display resolution 등이 있다.

1991년 Robb & Morin는 영상의 질을 노이즈의 관점에서 다음과 같은 대수적인 관계식으로 나타내었다.

$$\sigma^2(\mu) \fallingdotseq kT/td^3R$$

여기서 μ: 노이즈에 따른 변화율, T: 투과율(감쇄율의 반대개념으로서 조직의 구성성분에 따라 다름), t: 슬라이스 두께, d: 픽셀 크기, R: 선량, 그리고 k: 표면선량을 흡수선량으로 전환할 때의 상수이다.

실제 CT검사시 물체의 고유한 투과율은 거의 일정하므로 스캔 파라메터나 슬라이스 두께 등을 고정시켰을 경우 영상의 질을 개선하기 위한 일반적인 방법으로는 선량을 증가시키거나 픽셀의 크기를 작게 해야 하는 것이다.

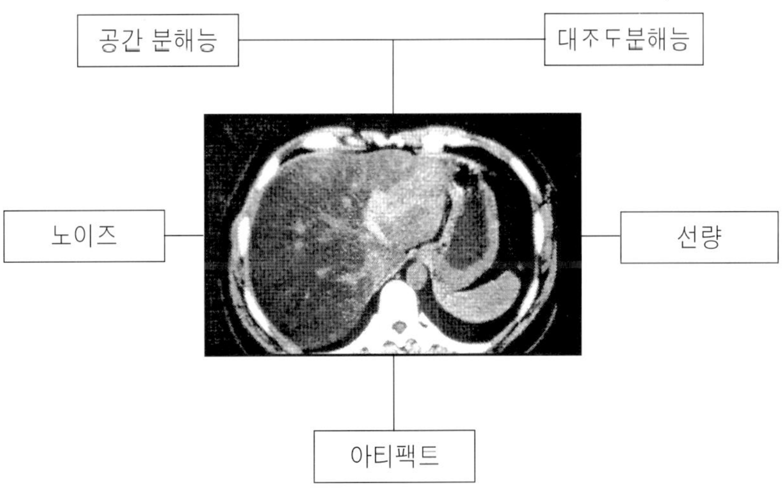

그림 6-1 CT 영상의 질을 결정하는 중요한 변수

2) 화질의 측정방법

화질을 설명하기 위해서는 여러 방법들이 사용된다. 화질의 선명도(definition)를 측정하기 위해서는 PSF, LSF, CTF, MTF를 이용하는 방법이 있으나 보통 CT장치에서는 MTF나 PSF를 주로 사용하여 해상능을 표시하고 있다. 이들을 간단히 설명하면 다음과 같다.

(1) PSF(point spread function)

점확산함수이며, 철사줄과 같은 피사체를 영상화 하였을 때 영상에서 실제의 점으로 재현시킬 수 있는 능력을 나타낸다. 점으로 재현시키지 못하는 경우 불선예도로서 나타나며 이는 결국 영상의 공간분해능에 나쁜 영향을 주게 된다.

(2) LSF(line spread function)

선확산함수이며 이는 피사체에 하나의 선이나 선 형태의 틈이 있는 경우 영상화시켰을 때 하나의 선이나 틈으로 재현시킬 수 있는 능력을 말한다. 주로 영상의 불선예도를 나타내는 것으로 사용된다.

(3) CTF(contrast transfer function)

대조도 응답함수로서 영상에 대한 선명도, 특히 대조도를 측정하는 방법이다. 합성적 대조도란 길다란 틈에 인접한 부위들의 농도에 대한 차이이다. 즉, 단위 길이 당 slits 수의 함수로서 영상 slits의 합성적 대조도가 그래프로서 설계하여 CTF를 구한다. 단위 길이 당 slits 수가 감소하면 영상대조도가 감소된 것으로 해석된다.

(4) MTF(modulation transfer function)

① 정의

MTF는 변조전달함수로 해석된다. 영상의 형성능력을 측정하기 위한 레스폰스 함수를 결정하는 것으로 정현파의 강도 분포를 갖는 입력 데이터와 출력 데이터 사이의 대조도(진폭)의 비를 공간주파수 함수로 표현한다. 쉽게 말하면, 피사체에서 영상으로 주파수정보가 얼마나 잘 전달되는 가를 나타내는 것이다.

계산에 의한 CT장치의 공간분해능을 측정하는 일반적인 방법은 점확산함수를 구한 후 퓨리에 변환을 통해 얻는다.

그림 6-2는 PSF와 MTF의 원리를 나타낸 것이다. 그림 6-3에서 처럼 MTF는 각 물질의 주파수

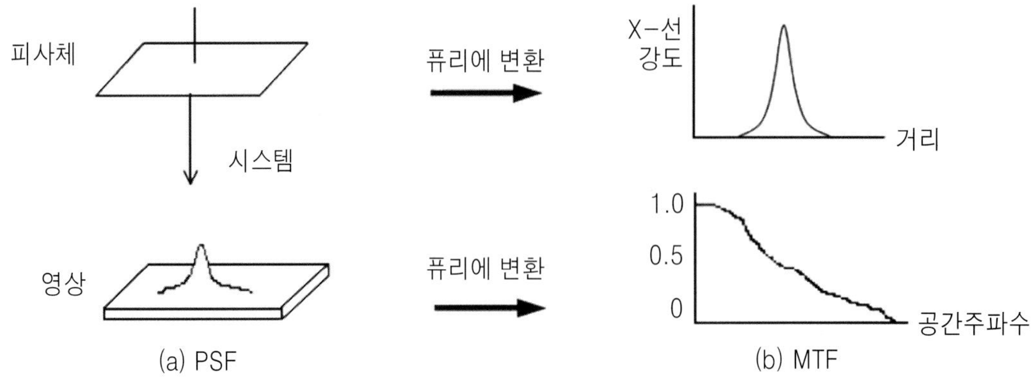

그림 6-2 PSF와 MTF

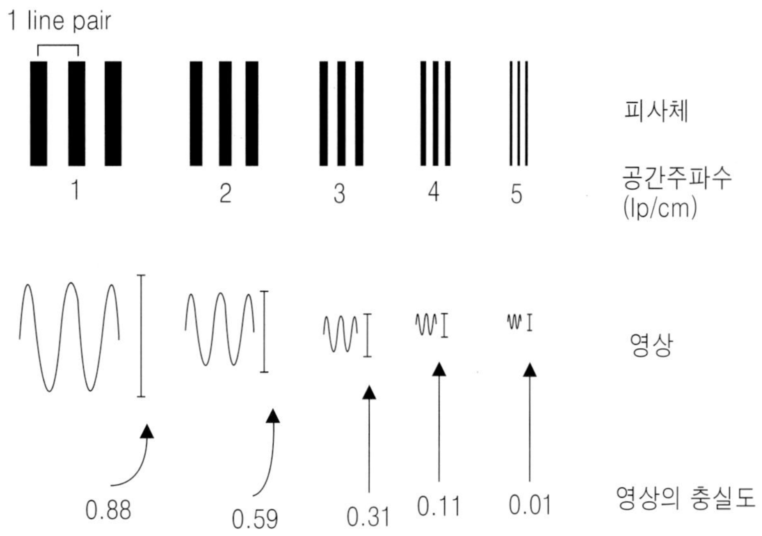

그림 6-3 Line pairs로 구성된 막대모양 피사체의 공간주파수와 영상 충실도

성분에 따른 해상능을 각각 측정하여 얻을 수 있는데, 여기에서 보면 시각농도를 통해 영상이 얼마나 정확한 가를 알 수 있으며 그 정확도를 영상으로 다시 디스플레이할 수도 있다.

그림 6-4는 MTF의 개념을, 그림 6-5는 MTF와 노이즈 특성을 나타낸 것이다.

CT장치는 영상의 고주파수 부분(경계부)을 감약시키는 경향이 있는데 이로 인해 흐림현상(blurring)이 발생된다. 또한 픽셀 크기가 작고 limiting resolution이 높다고 해서 노이즈가 많은 영상에서 반드시 우수한 감지능을 제공하는 것은 아니다.

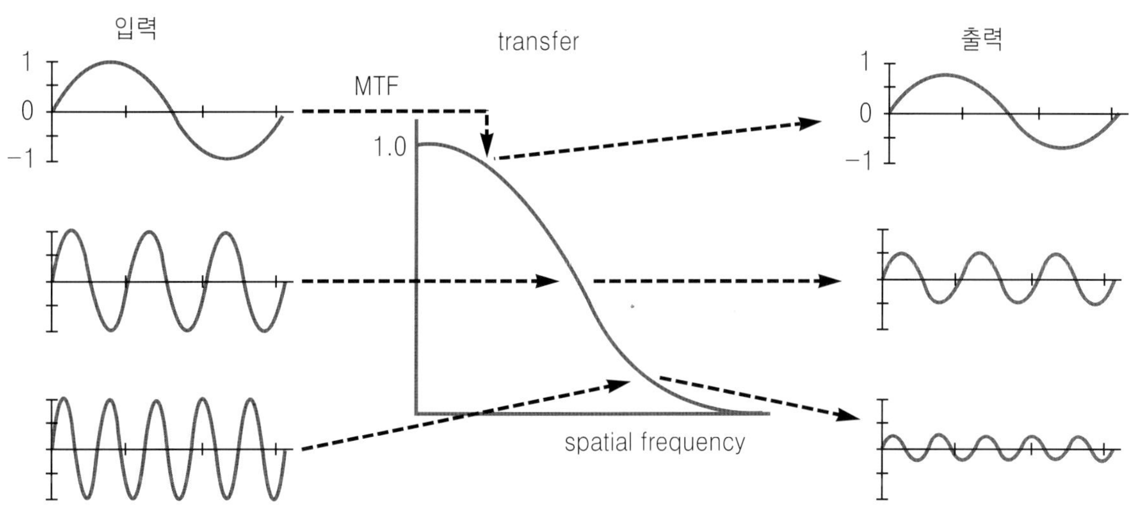

그림 6-4 MTF의 개념

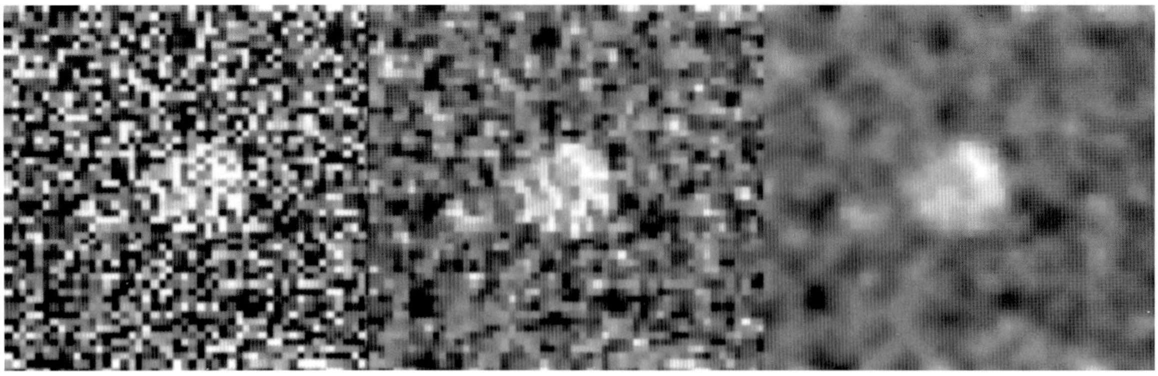

그림 6-5 MTF와 노이즈(SNR : 1, window width/level : 11/96)

CT장치의 MTF가 1 이라는 것은 피사체가 소유하고 있는 모든 정보를 최종적인 영상으로 손실없이 나타내는 것을 의미하며 0는 영상으로 전혀 변환되지 않는 것을 의미한다. 1 line pair/cm의 공간주파수(spatial frequency)를 가질 경우 optical density가 0.88이며, 2 lp/cm의 공간주파수일 때는 0.59임을 알 수 있다. 또한 큰 피사체는 낮은 공간주파수를 갖는 반면, 작은 피사체는 높은 공간주파수를 갖는다. 이때 만약, 공간주파수가 영상 자체 그대로 똑같이 반영되어 그려진다면 MTF 곡선은 그림 6-6과 같이 얻을 수 있다.

② CT에서의 MTF 측정법

그림 6-6은 CT장치에서 MTF를 구하는 일반적인 방법을 나타낸 것이다. 직경이 0.05~0.2mm 정도의 가는 철사줄(eccentrical wire)를 스캔하여 얻은 영상을 확대한 후 point spread function을 통해 그래프를 얻은 후 퓨리에 변환시켜 장치의 공간분해능을 측정한다.

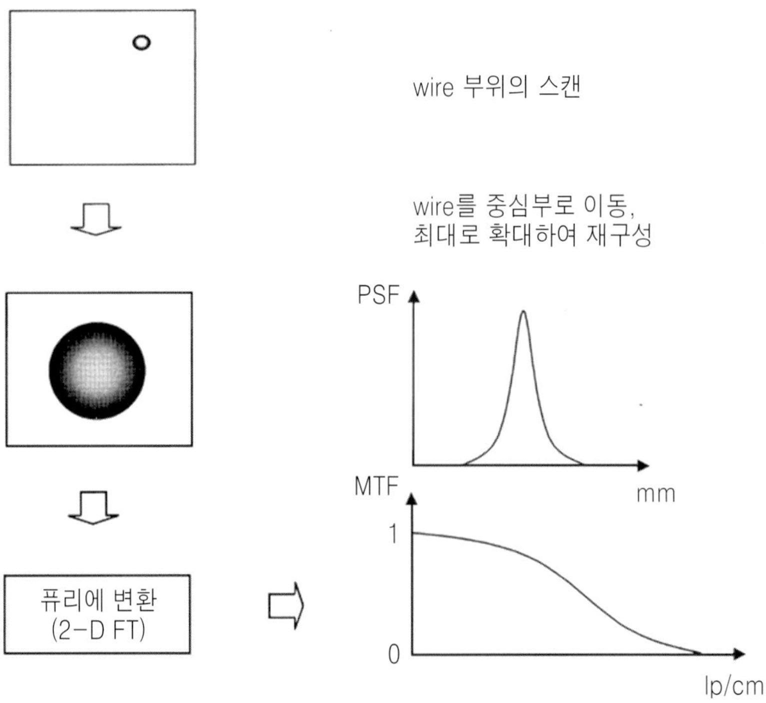

그림 6-6 CT장치에서의 MTF의 측정 예

③ MTF의 해석

MTF는 CT장치의 공간분해능을 나타내는 기본적인 방법으로서 매우 중요하며, 그림 6-7에서와 같이 A와 B의 두 장비의 MTF를 비교했을 때 B장치는 0.2 MTF(20% MTF)에서 3.5lp/cm 밖에는 가능하지 않은 반면, A장치는 0.2 MTF에서 3.8lp/cm까지 영상화 할 수 있다는 의미이다. 즉, A장치가 B장치에 비해 공간분해능이 우수하다는 것을 의미한다.

일반적으로 50%의 MTF값은 영상의 선예도를 결정하는데 사용되며, 10%의 MTF값(visual measurement method)은 그래프의 형태를 나타내는 파라메터로 이용된다. 그리고 최대값의 2%(또는 1%)가 되며 육안으로 확인할 수 있는 최저의 상태를 limiting spatial resolution(2% MTF 또는 1% MTF)이라 하며 공간분해능을 기술하는 파라메터로 많이 사용된다. 또한 이론적으로 2%인 MTF값(calculated measurement method)은 frequency가 소멸되는 부분이라 하여 cut-off frequency 라고 불린다.

ImPACT에서는 50% MTF와 10% MTF값의 평균을 계산하여 Q값을 얻고 이를 CT장치의 공간분해능 특성으로 이용한다.

동일한 CT장비에서도 재구성 알고리즘에 따라 공간분해능이 차이가 난다. Philips사의 Brilliance 40 모델을 예로 들면, standard 알고리즘의 경우 13lp/cm@cut-off, high 알고리즘의 경우 16lp/cm@cut-off, 그리고 가장 고해상능을 갖는 ultrahigh 알고리즘의경우에는 24lp/cm@cut-off를 갖는다. 흔히 장치의 성능을 나타내는 명세서를 살펴보면, MTF의 표시에서 장비회사에서 유리한 측면의 MTF값을 나타내는 경향이 있으므로 장비구입시 이러한 점이 고려되어야 한다.

어떤 CT장치의 MTF(spatial frequency)가 10lp/cm이라고 하면, 이것이 의미하는 바를 생각해보자. 이는 cm당 20개의 line이 존재할 수 있다는 것이고, mm 당 2개의 line이 존재 가능하므로 하나의 line 두께는 0.5mm이다. 그러므로 0.5mm의 해상능(resolving power)을 갖는다고 할 수 있다.

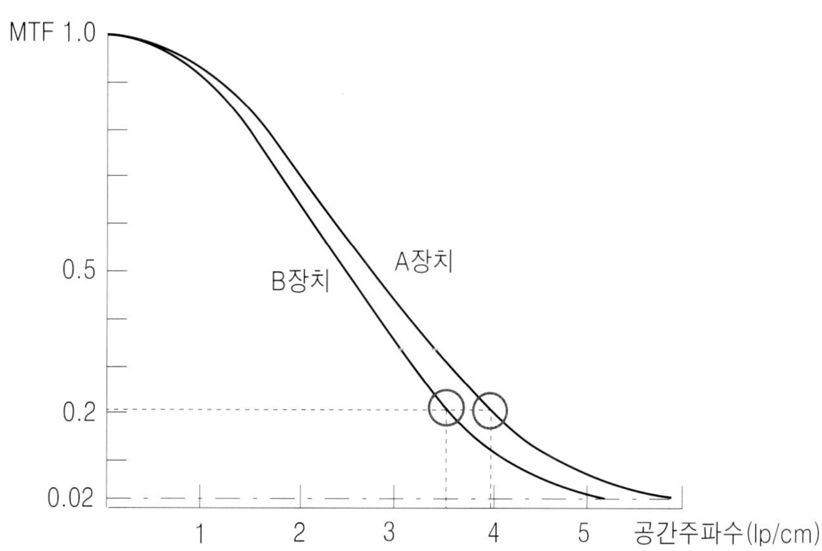

그림 6-7 CT장치의 MTF 곡선의 특성 비교

(5) CNR과 DQE

우수한 화질과 피사체 검출능(object detectability)을 위해서는 노이즈가 적고 고대조도 성능이 요구된다. 앞에서 설명한 MTF는 노이즈가 배제된 상태에서의 고대조도 성능을 표현한다. 이와 달리 노이즈를 포함한 피사체 검출능의 특성을 가장 잘 표현하는 용어가 contrast noise ratio(CNR)이다. 그림 6-8에서 고대조도와 노이즈를 포함한 CNR의 개념을 잘 표현하고 있다.

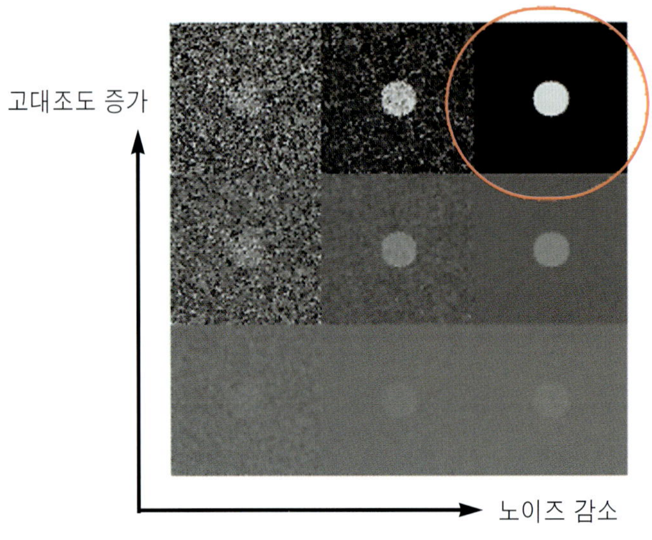

그림 6-8 노이즈와 고대조도를 포함한 CNR의 개념

또한 영상의 노이즈는 noise power spectrum(NPS)을 통해 측정할 수 있다. NPS는 Wiener spectrum이라고도 불린다. 그림 6-9는 영상의 농도분석과 퓨리에변환을 통해 주파수 구성성분 내의 영상 노이즈가 NPS로 어떻게 변환되는지를 보여준다. 즉, 광전도성 유리섬유(photoconductive

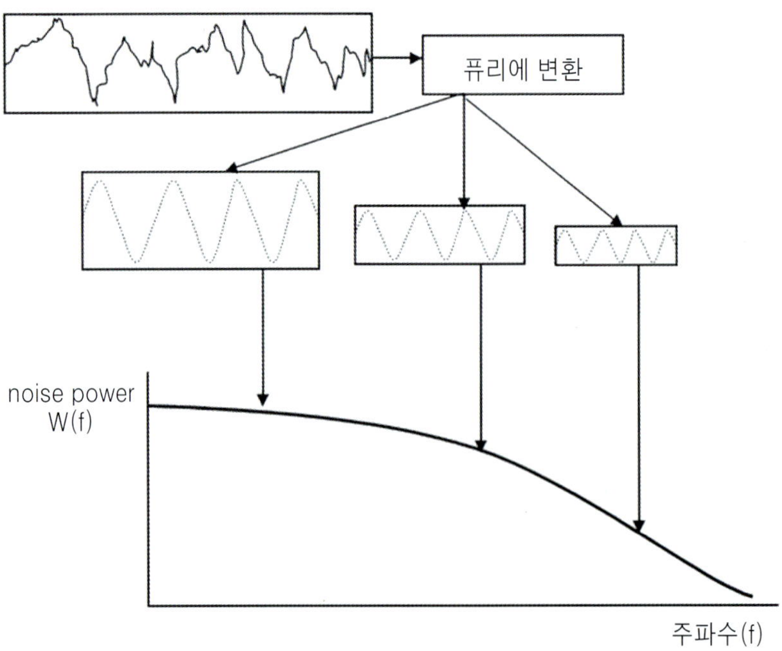

그림 6-9 Noise power spectrum의 획득을 보여주는 개념도

glass fiber)의 농도계로 빛을 받아 PM tube에서 전압으로 전환한 후 퓨리에변환을 통해 영상 노이즈를 파형으로 기록하는 과정을 거친다. 결론적으로 말하면, MTF는 공간분해능을 나타내는데 사용되고, NPS는 영상의 노이즈가 중요한 영향을 미치는 대조도분해능을 측정하는데 사용된다.

반면에 detector의 고대조도와 노이즈 성능을 가장 잘 표현하는 용어로는 detective quantum efficiency(DQE)가 사용된다. DQE는 다음 식에 나타낸 바와 같이signal noise ratio(SNR)의 관점에서 정보전달능을 의미하며, image quality / patient dose로 나타낼 수 있다.

$$DQE(f) = \frac{SNR\ out^2(f)}{SNR\ in^2}$$

DQE가 우수하면 적은 선량으로 우수한 질의 영상을 얻을 수 있다. 그림 6-11은 DQE와 노이즈 특성을 나타낸 것이다. DQE를 2배로 증가시키면 1/2선량으로도 동일한 출력의 SNR(image quality)을 얻을 수 있고, 동일한 선량으로 140%의 SNR을 얻는다.

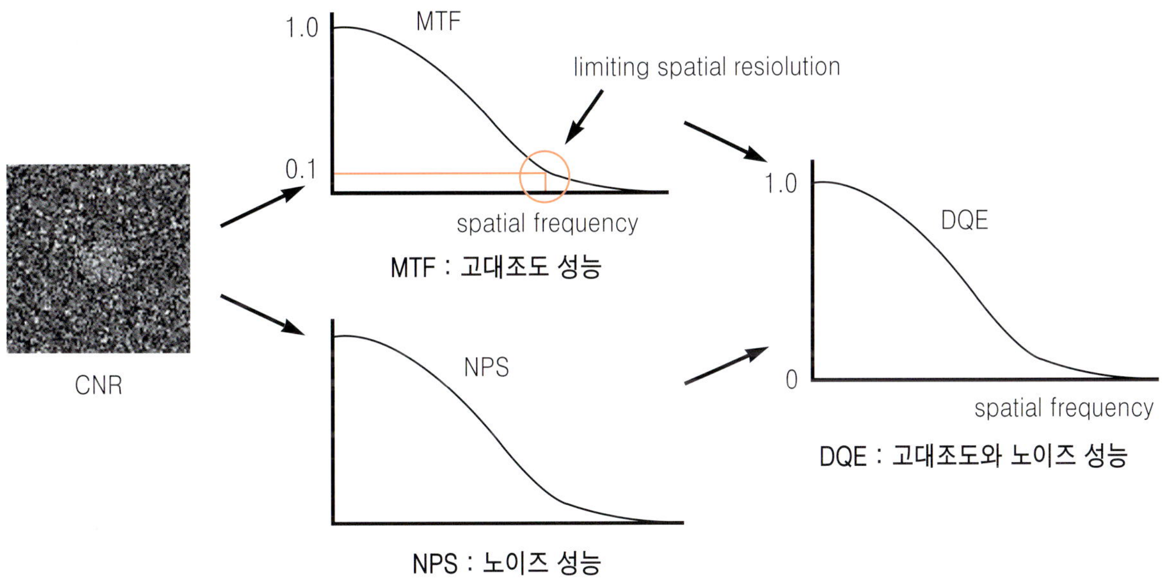

그림 6-10 DQE 곡선

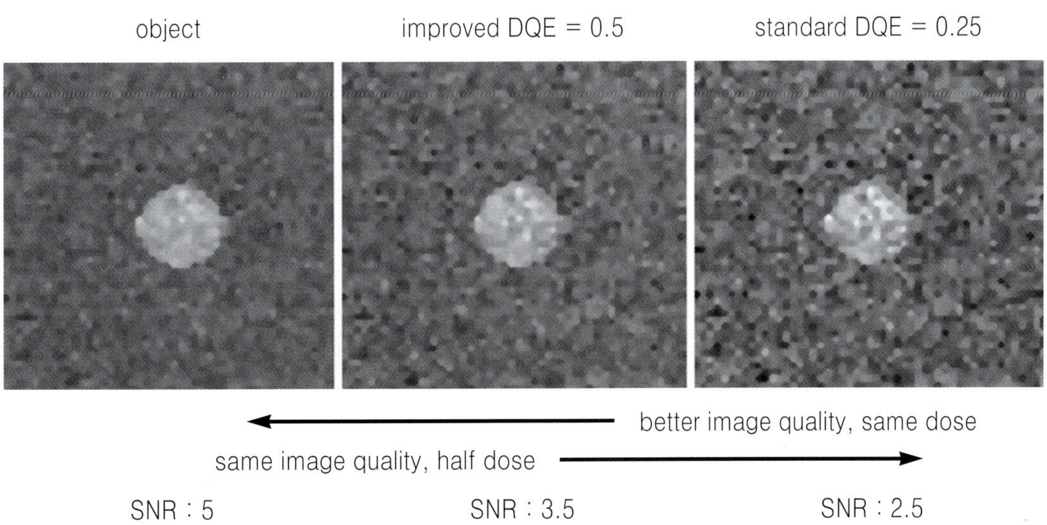

그림 6-11 DQE와 노이즈 특성

2. 영상의 질 관련인자

1) 노이즈

(1) 정의

물과 같은 동일한 물질을 스캔한 경우라도 모든 픽셀의 CT number는 동일하지 않고 분산된 형태로 나타나는데, 이 분산되는 값을 표준편차(standard deviation; SD)로 표시하는 것이 노이즈(잡음, noise)이다. 이는 영상을 구성하는 픽셀과 픽셀 사이의 CT number의 변동을 의미하며, 영상의 graininess 또는 mottled appearance로 나타난다. 그림 6-12는 저대조도와 고대조도 피사체에서의 low noise와 high noise를 비교한 것이다.

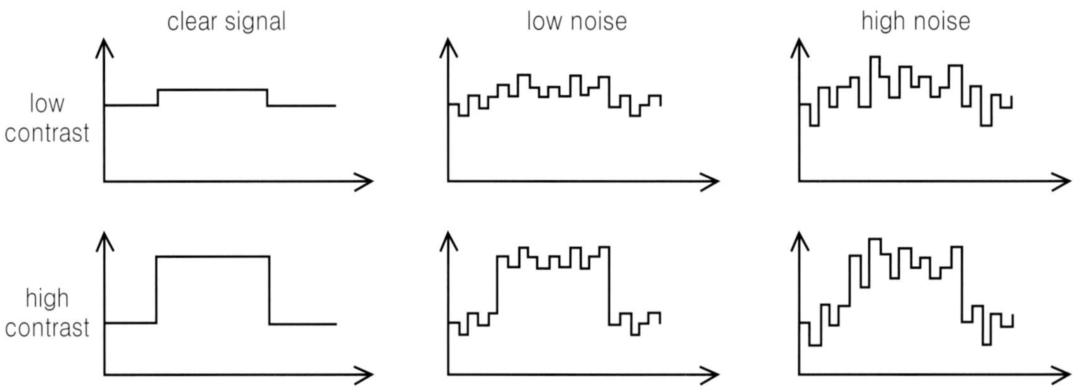

그림 6-12 저대조도 피사체와 고대조도 피사체에서의 low noise와 high noise의 비교

(2) 영향인자

① 선량

CT영상의 노이즈는 다음과 같이 표현된다.

$$SD \propto \sqrt{\frac{1}{W^3DT}}$$

여기서 노이즈는 픽셀 크기(W)의 3/2승에 반비례하고 선량(D)과 슬라이스 두께(T)의 1/2승에 반비례함을 알 수 있다. 즉, 선량(mAs)을 4배로 증가시키면 노이즈는 절반으로 줄어들며, 슬라이스 두께를 1/2로 얇게 하면 노이즈 레벨은 1.4배 증가된다. 그러므로 노이즈를 감소시키기 위해서는 두꺼운 슬라이스 두께를 사용하고 픽셀의 크기를 크게 하고 조사선량을 증가시킬 필요가 있다. 그러나 두꺼운 슬라이스 두께와 픽셀 크기가 커지면 공간분해능은 반대로 감소하는 효과가 나타난다. 그림 6-13과 14는 조사선량과 노이즈의 관계를 보여주는 그래프 및 영상이다.

앞에서 설명하였듯이 노이즈에 연관되는 가장 중요한 인자로는 선량(mAs)이다. 스캔시 너무 적은 선량을 사용하면 검출되는 광자수의 부족으로 인해 양자 노이즈(quantum noise)가 발생되며 이는 신호대잡음비를 저하시키고 영상의 대조도분해능을 감소시킨다.

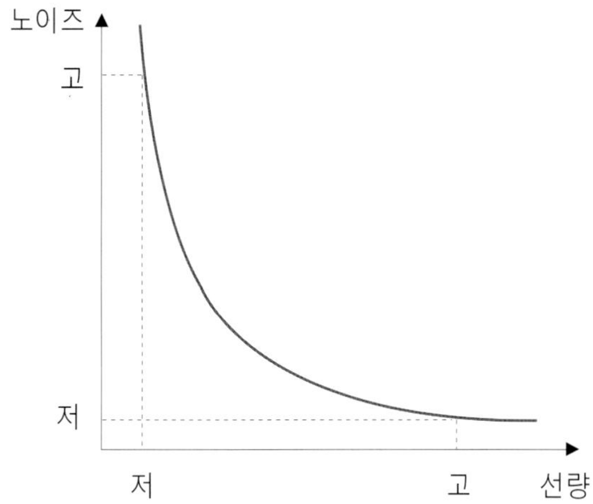

그림 6-13 조사선량과 노이즈의 관계

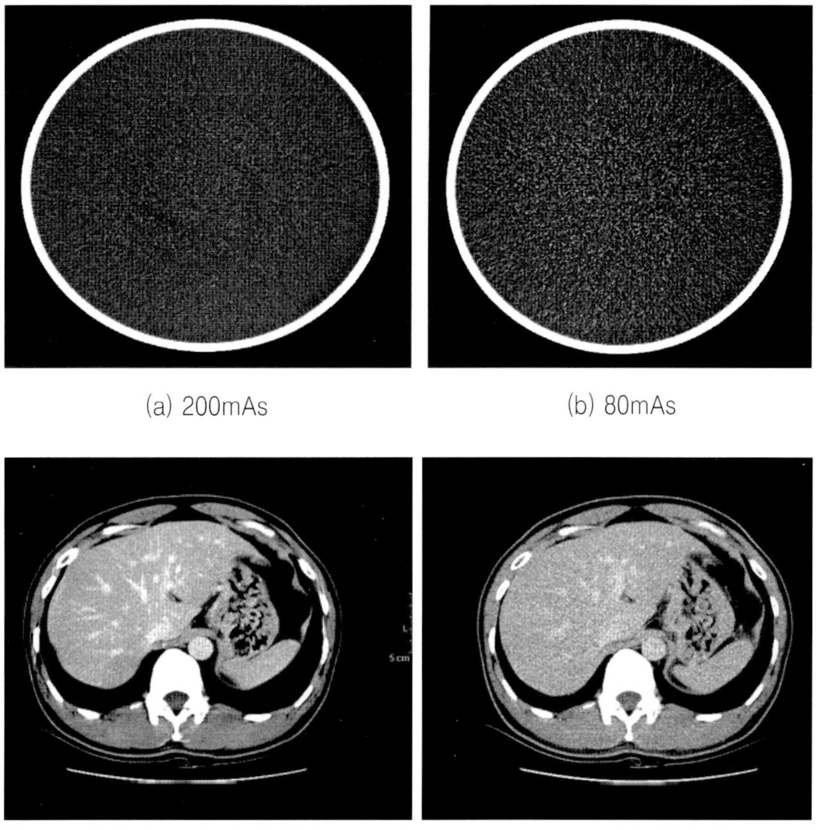

(a) 200mAs (b) 80mAs

(c) 250mAs의 고선량(적은 노이즈) (d) 100mAs의 저선량(많은 노이즈)

그림 6-14 선량변화에 따른 노이즈 차이를 보여주는 팬텀 및 복부영상

양자 노이즈는 각 detector cell이 측정하는 광자의 한정된 수에 기인된다. 공간분해능과 데이터 수집속도를 향상시키기 위해서는(즉, 빠른 시간 내에 광자 흐름을 측정하기 위해서는) CT detector는 그림 6-15의 (a)에 나타낸 바와 같이 매우 작은 크기의 cell을 필요로 한다.

균일한 구조의 detector를 통과한 후 cell 당 평균 10개의 광자를 갖는 균일한 flux를 예를 들면, 각 cell에서의 실제 광자는 (b)에 나타낸 바와 같이 항상 10개의 광자를 받는 것이 아니다. 이러한 결과로 균일한 gray를 가져야 할 영상이 실제로는 양자 노이즈에 의해 snowy effect를 나타낸다.

만일 측정하고자 하는 신호의 크기(amplitude)를 N이라고 하면 통계적인 오차인 노이즈는 $\sqrt{N}$으로 표시되며, SNR 역시 $\sqrt{N}$이 된다.

② 피사체의 크기(피사체의 두께)

원통형 물팬텀에서 직경이 4~6cm 증가시 팬텀 중앙부의 노이즈가 2배로 증가된다. 하지만 인체에서의 크기 증가에 따른 노이즈 증가는 물팬텀보다는 다소 적다. 특히, 소프트웨어적인 노이즈 필터링이 채택되어 있는 대부분의 CT장치의 경우에는 더욱 그렇다. 보통 인체 직경이 4~8cm 증가시 노이즈가 2배로 증가된다고 통용되고 있다. 그림 6-16의 (a)는 동일한 조건 하에서 환자의 두께와 노이즈의 관계를 나타낸 것으로 환자의 두께가 8cm 증가하면 노이즈가 2배로 증가됨을 알 수 있다.

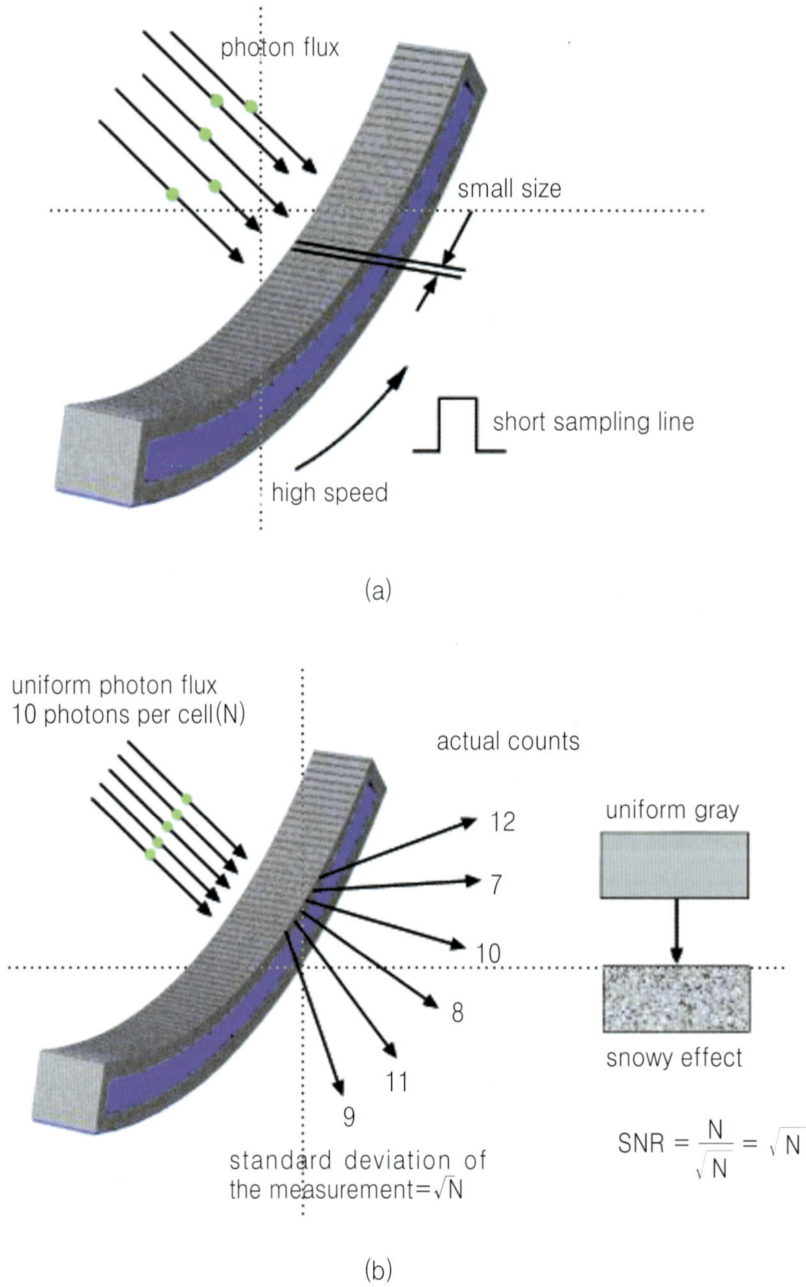

그림 6-15 양자 노이즈에 의한 snowy effect

③ 슬라이스 두께

얇은 슬라이스 두께(슬라이스 폭, slice thickness, slice width)는 작은 구조물의 위치파악을 향상시키고 부분체적효과를 감소시키지만 노이즈의 증가가 동반된다. 슬라이스 두께가 Z-축 방향의 구조물 크기에 비해 크면 부분체적효과가 항상 일어나며 결과적으로 영상 대조도가 감소된다. 더불어 다방면의 reformation 영상이나 3-D 영상을 얻는 경우 슬라이스 두께는 Z-축 공간분해능을 좌우한다.

주어진 스캔범위에서 얇은 슬라이스 두께를 적용하면 총 슬라이스 수가 많아지며 총 스캔시간이 증가하게 된다. 그러므로 SDCT에서 얇은 슬라이스 두께의 사용은 특별한 임상적 요구가 필요한 부위나 스캔범위가 작은 경우에 제한되어 사용된다. 그림 6-16의 (b)는 슬라이스 두께에 따른 노이즈 특성을 나타낸 것이다.

④ 재구성 알고리즘(필터 커널)

재구성 필터라고 알려진 수학적인 알고리즘을 사용하여 감약측정값(attenuation measurements)의 세트로부터 CT영상을 재구성하는데, 고해상능 filter kernel은 공간분해능(in-plane spatial resolution)을 향상시키지만 노이즈를 증가시킨다. 반대로 smoothing kernel은 노이즈를 감소시키는 대신 공간분해능을 감소시킨다.

재구성 필터의 특성들을 표준화하기는 쉽지 않으며, 동일한 제조사의 CT장치들 사이에서도 브랜드에 따라 상당히 다양한 특성을 갖는다. 결론적으로 공간분해능이 우수한 필터(high resolving filter kernel)를 채택하면 영상 노이즈도 증가되며, smoothing filter kernel의 적용은 노이즈와 선량을 감소시킨다. 그림 6-17은 Siemens사의 재구성 알고리즘별 노이즈 특성을 예로 든 것이다.

⑤ 매트릭스 및 픽셀 크기

작은 매트릭스를 사용하면 보통 공간분해능이 저하되며, 여러 개의 작은 픽셀들이 하나의 큰 픽셀로 묶어지는 spatial averaging의 결과로 영상의 노이즈가 감소된다. 즉, 매트릭스 크기를 반으로 감소시키면 노이즈도 반으로 감소된다.

일반적으로 CT검사시 영상의 공간분해능을 향상시키기 위해 가능한 큰 매트릭스를 사용하여 픽셀크기를 작게 만든다. 이 경우 노이즈가 증가되고 대조도분해능을 저하시키는 결과를 초래하게 되므로 이를 보상하기 위해서 노출선량을 증가시키지 않으면 안된다.

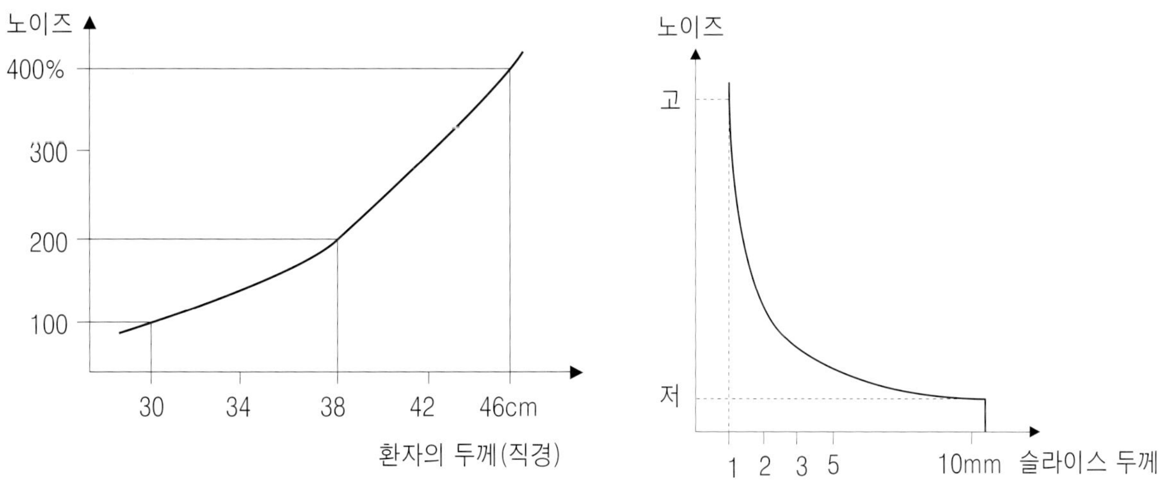

(a) 환자의 두께와 노이즈 관계　　(b) 슬라이스 두께와 노이즈

그림 6-16 노이즈 특성

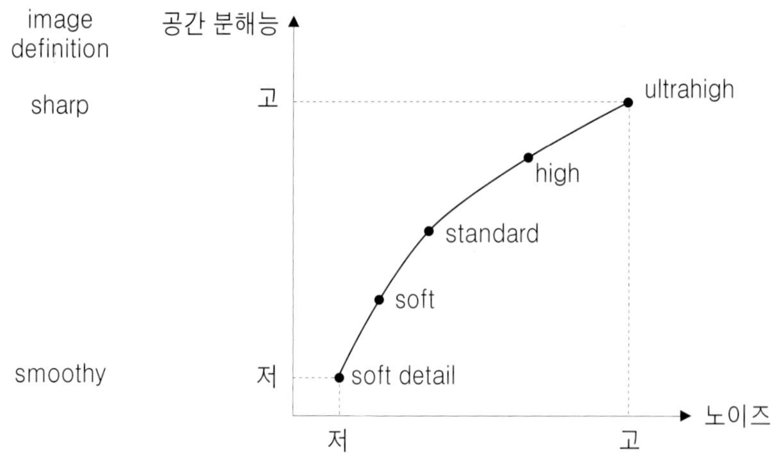

그림 6-17 Siemens사의 알고리즘별 노이즈와 공간분해능(image definition) 특성

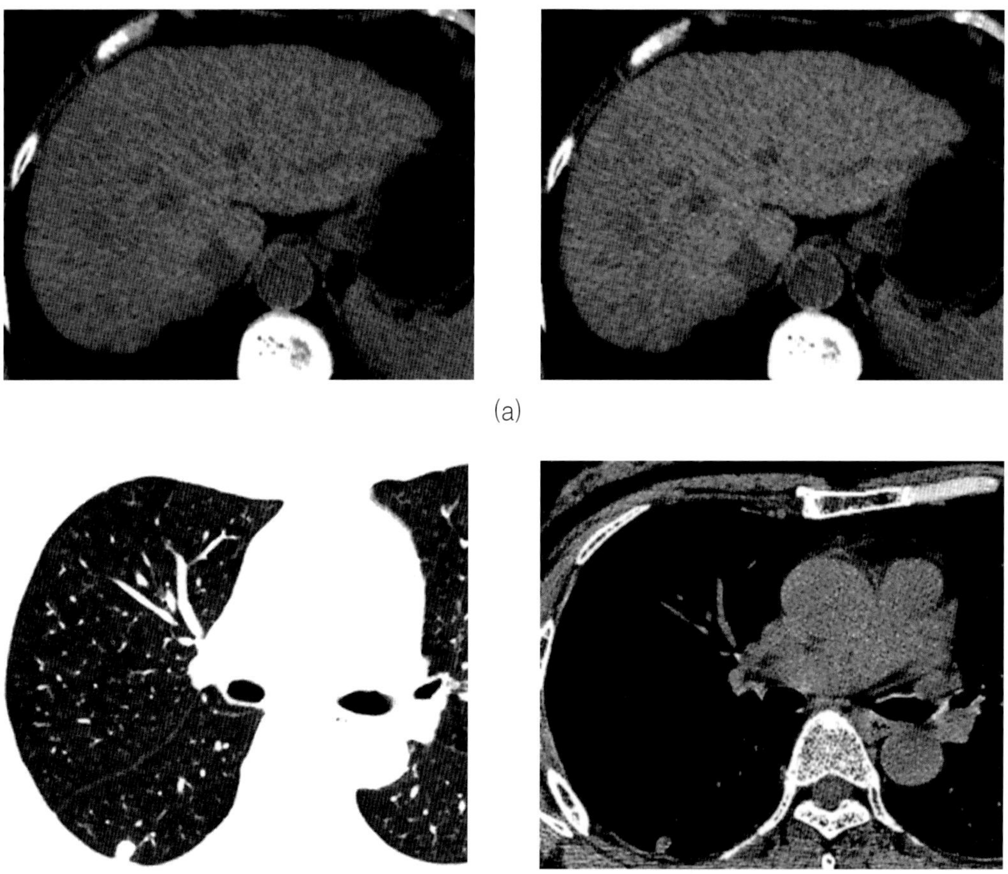

(a)

(b)

그림 6-18 Window width의 변화에 따른 시각적인 노이즈 차이

⑥ Window setting

Window width 설정에 의해서도 영상의 노이즈가 좌우된다. 즉, wide window width를 사용하면 노이즈가 감소되며(Prokop, 1998) gray scale value의 수가 작아지므로 영상의 대조도 역시 감소된다.

Window width 설정은 선량이나 콜리메이션에 비해 노이즈에 더욱 큰 영향을 미친다. Window width를 400(standard soft tissue window)에서 200(unenhanced liver window)으로 변화시키면 노이즈가 2배로 증가된다. 즉, 시각적으로 보여지는 영상의 노이즈를 50% 줄이기 위해서는 window width를 2배로 증가시켜야한다. 그림 6-18의 (a)의 우측은 unhanced liver CT에서 간실질과 병변

사이의 대조도를 높이기 위해 narrow window(width/level: 150/80)로 표시한 영상이다. 250HU의 width로 표시한 좌측 영상에 비해 노이즈가 더욱 증가했음을 알 수 있다.

고해상능 알고리즘은 폐실질의 우수한 해상능을 제공한다. 하지만 노이즈를 증가시킨다. 시각적인 노이즈를 감소시키기 위해서 고해상능 알고리즘의 사용시는 window width를 1,000HU 이상으로 설정해야 한다. (b)의 우측은 window width를 400HU으로 나타낸 영상으로 1,500HU로 나타낸 좌측 영상에 비해 연부조직 부위에서 노이즈가 많이 보인다.

그리고 빛신호를 전기신호로 변환시키고 아날로그 신호의 디지털화 과정에서도 전기적인 노이즈가 발생된다. 그 밖에 노이즈에 영향을 미치는 인자로는 산란선, beam geometry, kVp와 선속필터, 그리고 소프트웨어적인 노이즈 필터링 등이 있다.

(3) 노이즈의 측정

실제 방사선 영상에서 정상과 병리학적 소견을 갖는 조직의 감약계수 차이는 대부분 적게 나타난다. 이러한 저대조도 물질에 대한 식별능력을 저하시키는 중요한 요인 중의 하나인 노이즈의 측정은 CT장치의 성능평가에서 중요한 의미를 가지며, 측정하고자 하는 관심부위의 크기에 따라 차이가 발생하므로 통계적인 정확성을 유지하기 위해서는 적어도 25개 이상의 충분한 픽셀에서의 표준편차로 표시되어야 한다.

노이즈를 측정하는 방법으로는 3가지로 구분된다. 이중 하나는 물팬텀을 일정한 파라메터를 사용하여 스캔한 후 팬텀영상의 중앙부에 ROI를 그려 특정 개수 이상의 CT number의 표준편차로 얻는 방법이다. 이는 별도의 계산이 필요없이 장치에서 간단히 구할 수 있어 임상에서 가장 많이 사용되고 있는 방법이다. 다른 하나는 물팬텀 중앙부의 CT number 표준편차를 CT scale factor로 나누고 100을 곱하여 노이즈율(noise rate)로 나타내는 방법이다. 마지막으로는 $\%\sigma\mu_w$인데 이는 $(\sigma_{ave}\times CS \times 100)/\mu_w$로 나타내진다. 즉, 물 부위 표준편차의 평균에 contrast scale을 곱하고 물의 감약계수로 나눈 후 100을 곱하여 백분율 표준오차로 표시하는 방법인데, 이는 먼저 contrast scale을 계산하여야 하며 다소 복잡하여 많이 사용되지 않고 있다.

(4) 노이즈의 해석

CT number 범위가 ±1,000HU를 갖는 CT장치에서 팬텀영상의 노이즈를 의미하는 표준편차가 4.0으로 나타나면, 노이즈 수준은 대조도 %로서 표시되며 노이즈 레벨(%)은 (4.0/1000)100 = 0.4%가 된다.

2) 균일도(uniformity, cross-field uniformity, homogienity)

(1) 정의

동일한 성분을 갖는 물 팬텀을 스캔한 단면영상의 모든 부위에서 얻어지는 실제 CT number는 선속의 경화현상 등의 영향으로 일정하지 않다. 균일도란 이러한 단면영상의 여러 부위(중앙부와 주변부위)에서 어느 정도로 CT number가 균일한 가를 나타내는 용어이다.

CT number의 균일도 측정은 선속경화에 의한 직선형 아티팩트나 비균일성인 원형 아티팩트와 같은 영상의 장해요소의 존재 확인에 큰 도움이 된다.

(2) 측정 및 영향인자

노이즈 측정과 동일하게 물 팬텀을 일정한 파라메터를 사용하여 스캔한 후 팬텀영상의 중앙부와 3시, 6시, 9시, 그리고 12시 방향의 주변부에 ROI(원형 또는 사각형)를 그려 특정 개수 이상을 포함하는 픽셀의 CT number로서 측정한다.

균일도에 영향을 미치는 인자로는 주로 피사체의 구성물질, 관전압과 필터링 정도, 슬라이스 두께 등이 있다. 스캔시 균일도가 좋은 영상을 얻으려면 scan field 내에 촬영부위 전체를 갠트리 내에 정확하게 위치시켜야 한다.

3) 대조도 척도(contrast scale)

(1) 정의

대조도 척도란 물 등가물질의 평균 CT값을 1HU 변경시키기 위해 요구되는 선흡수계수의 변화를 의미한다. 이를 다르게 표현하면, 장치의 CT number가 피사체의 선감약계수와 얼마나 정확히 대응되는 가를 나타내는 척도이다.

각 CT장치 제조회사별로 선흡수계수에 대한 CT number scale을 단일화하지 않고 임의로 설정하고 있기 때문에 CT장치의 성능을 평가하기 위해서는 규격화가 필요하며 이를 위해서 각 장치제조회사에서는 CT number당 흡수계수의 변화를 contrast scale이란 용어를 사용하여 표시하고 있다.

대조도 척도의 개념을 나타내는 그림 6-19에서 보면 contrast scale은 cot α로 나타내진다. Cot α = b/a이며 이는 선흡수계수의 차이를 CT number의 차이로 나눈 것을 의미한다.

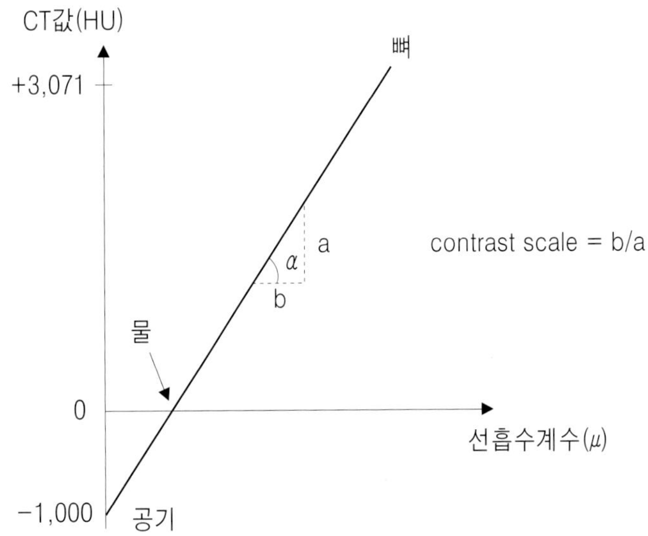

그림 6-19 대조도 척도의 개념

(2) 측정 및 영향인자

Contrast scale을 간단히 구하기 위해서는 아크릴 핀과 물의 CT number를 비교하거나 물과 공기의 CT number를 비교하여 측정하는 방법이 사용되고 있다. 즉, contrast scale의 측정을 위한 공식은 아래의 두 가지가 주로 사용되고 있다.

$$\text{Contrast scale} = \frac{\text{아크릴의 감약계수} - \text{물의 감약계수}}{\text{아크릴의 CT number} - \text{물의 CT number}} \qquad \text{(A)}$$

$$\text{Contrast scale} = \frac{\text{물의 감약계수}}{\text{물의 CT number} - \text{공기의 CT number}} \qquad \text{(B)}$$

공식(A)는 AAPM에서 고안된 성능평가용 팬텀에서 사용되고 있으며, 공식(B)는 Siemens사 등에서 권고하는 방법으로 장치 사용자들이 쉽게 적용할 수 있다. 여기서 물의 감약계수(선흡수계수)는 0.19cm^{-1}이며 CT에서 일반적으로 사용되는 관전압의 범위에서 아크릴의 감약계수에서 물의 감약계수를 뺀 값은 0.024cm^{-1}이다.

이와 같은 대조도 척도는 선흡수계수, 밀도, 피사체의 크기와 물리적인 성질 등에 따라 좌우되지만 X-선의 선질에 의해 가장 큰 영향을 받는다. 그러므로 X-선 발생장치 계통에 관련된 노후나 고장으로 인해 부품을 교체할 경우에는 대조도 척도의 정밀한 측정이 요구된다.

4) 직선성(linearity)

(1) 정의

CT number의 직선성이란 선흡수계수에 의해 좌우되는 각 조직의 CT number를 장치가 제대로 표현할 수 있는가를 평가하는 것이며, 선택된 CT number의 영역에 대한 대조도 척도의 일치성 여부를 평가하는 것이다. 이러한 CT number 직선성은 골조직의 미네랄 소실정도를 판단하는 BMD CT의 경우 매우 중요한 요인이 되므로 항상 직선성의 유지가 필요하다.

(2) 측정 및 영향인자

CT number의 직선성을 평가하기 위한 일반적인 방법으로는 선흡수계수를 알고 있는 물, 아크릴, 렉산, 폴리에틸렌 등의 여러가지 물질들로 이루어진 팬텀을 스캔하여 얻은 영상에서 이들의 CT number를 측정하여 평가한다. 이때 횡축에는 각 물질의 선흡수계수를, 그리고 종축에는CT number의 평균값을 표시하여 1차원 함수의 그래프로 나타낸다. 만일 CT장치가 정상적인 상태에서 가동이 된다면 그래프의 직선 기울기가 1에 가깝게 나타나야 하며 이는 장치의 직선성이 양호한 상태임을 의미한다.

각 물질에 대한 선흡수계수는 그 물질의 원자번호와 X-선 에너지의 불균일성으로 인해 다르기 때문에 CT number의 직선성에 대한 기준은 표준화되어 있지는 않지만, 직선성을 평가하는 방법은 4가지로 구분이 가능하다.

첫째, 팬텀영상의 각 물질에 설정된 ROI에서 측정한 CT number의 평균값이 직선과 일치하는 정도로서 평가한다. 둘째, 통계적으로 상관계수를 이용하여 장치의 전체적인 직선성을 평가하는 방법이다. 셋째, 각 핀의 평균 CT number값이 제시된 기준값의 5HU 범위 내에 속하는 지의 여부에 의해 따라 각 핀별로 직선성을 평가하는 방법이다. 넷째, 물 부위의 표준편차를 측정한 후 표준편차의 2배 이내에 속하는 지의 여부에 의해 따라 각 핀별로 직선성을 평가하는 방법이다.

최근에는 CT장치의 성능향상에 따라 직선성이 많이 향상되었지만, 장치의 장시간 사용에 따라 X-선빔과 detector의 배열이 정확하게 일치하지 않거나 노후에 의한 기능적인 결함에 의해 직선성의 저하가 발생될 수 있으므로 이의 평가와 사전예방이 필요하다.

5) 공간분해능

(1) 분해능의 개념

CT장치에서의 분해능은 선흡수계수 차이가 큰 물질이 인접해 있을 때 이를 어느 정도까지 분리 식별할 수 있는 능력을 의미하는 공간분해능(spatial resolution), 미세한 대조도 차이를 보이는 부위를 어느 정도까지 식별할 수 있는 능력을 의미하는 대조도분해능(contrast resolution), 그리고 시간분해능(time resolution)으로 분류된다.

이 중 CT장치의 성능은 주로 성능평가를 위해 고안된 팬텀을 사용하여 공간분해능과 대조도분해능을 측정하여 평가한다. 공간분해능과 대조도분해능은 다음 절에서 자세히 다룰 것이며 여기서는 시간분해능에 대해서 살펴보기로 한다.

시간분해능은 scan time과 scan rate의 두 관점으로 접근할 수 있다. 하나는 스캔 중에 인체의 움직임은 피할 수가 없기 때문에 scan time을 최소한으로 감소시키는 방향이다. 다른 하나는 scan rate인데 이는 주어진 시간 안에 얼마나 많은 수의 스캔이 행해질 수 있는 가로 표현되며, 조영제를 사용하는 dynamic scan이나 조직의 움직임을 추적하는 경우에 중요한 특성으로 작용된다.

Scan time에 관련되는 요소로는 X-선 출력, X-선관의 사용도, X-선 검출효율, high speed scanning mechanism이 있다. 반면에 scan rate에 관련되는 요소로는 scan time, 양극의 열 축척량, continuous scanning mechanism, 환자테이블의 이동속도가 있다.

결론적으로, 공간분해능, 대조도분해능 그리고 시간분해능의 세 가지 해상능은 각각 독립적으로 유지되는 것이 아니며 서로 반대되는 관계를 갖고 있다. 즉, 한 가지의 해상능을 향상시키면 나머지 해상능이 감소된다. 그러므로 스캔시 모든 해상능의 상관관계와 의도하는 검사를 성공적으로 수행하려면 균형을 어떻게 변형할 수 있는 지를 이해하는 것이 필요하다.

(2) 공간분해능의 정의

공간분해능이란 고대조도분해능(high contrast resolution)과 거의 같은 개념으로 사용되고 있다. 원래 영상에 존재하는 흐림의 정도를 구분하기 위해 사용되는 용어이지만 CT에서는 균일한 배경 하에서 미세한 크기의 선흡수계수 차이가 큰 물질(high contrast object)이 인접해 있을 때 장치가 이를 어느 정도까지 분리 식별할 수 있는가를 나타내는 능력을 의미하며, 이는 X-축과 Y-축의 해상능 평가를 의미한다.

공간분해능 측정은 시각적인 측정법과 계산에 의한 측정법으로 구분된다. 시각적인 측정법은 아크릴판에 공기를 삽입한 막대(resolution bars 또는 slits) 또는 구멍(holes)으로 구성된 팬텀을 스캔하여 그 크기가 가장 작은 것을 시각적으로 판정한다. 반면에 계산에 의한 측정법은 앞의 그림 6-6에서 설명된 MTF에 의해 나타내지며, 이러한 측정용 팬텀의 두 물질간의 대조도 차이는 10%(100HU)이상이 되도록 권고된다.

일반적인 CT장치에서의 공간분해능은 대략적으로 픽셀 크기의 1.5배 정도에 해당된다고 하며 장치의 기하학적인 요소와 영상재구성에 관련된 요소가 이에 영향을 미친다.

1989년 Barns와 Lakshminaryanan은 CT장치의 공간분해능을 정의하기 위하여 처음으로 MTF를 이용했으며 다음과 같이 표현하였다.

MTF(f) = 기하학적 요소의 MTF × 재구성 요소의 MTF   f : 공간주파수

기하학적 요소로는 X-선관의 초점 크기, 초점으로부터 iso-center, 그리고 detector 사이의 거리, detector의 aperture 폭, 데이터 획득을 위한 X-선관 회전에 의해 발생되는 blurring 정도, 슬라이스 두께가 해당이 된다.

재구성 요소로는 검출된 X-선 데이터의 디지털화 과정에서의 표본화 간격, 재구성 알고리즘, 매트릭스의 크기 등이 해당된다. 이에 관해서는 다음에 자세히 설명하기로 한다.

(3) 피사체 대조도와 영상 대조도

피사체 대조도(object contrast)란 픽셀 노이즈가 영향을 받지 않을 정도로 큰 실물상의 두 피사체 사이의 CT값의 차이를 말하는 것으로 피사체의 크기, 재구성 알고리즘, window setting과는 무관하다. CT에서는 일반적으로 100HU 보다 큰 대조도 차이를 고대조도(high contrast)라고 하며 10HU 이하의 대조도 차이를 저대조도(low contrast)라고 한다. 반면에 영상 대조도(image contrast)는 피사체를 스캔하여 측정한 CT값으로부터 재구성된 영상에서의 휘도(CT값)의 차이를 말한다.

피사체 대조도와 영상 대조도의 차이는 대조도비(contrast ratio)에 의해 발생되며 이러한 대조도비를 상대적 대조도(relative contrast) 또는 normalized contrast 라고 불린다. 다시 말하면, 대조도비는 영상 대조도를 피사체 대조도로 나눈 값이며 이는 피사체의 크기와 재구성 알고리즘에 좌우되며 매우 큰 피사체에서는 영상 대조도와 피사체 대조도는 같아진다(대조도 비가 1이 됨).

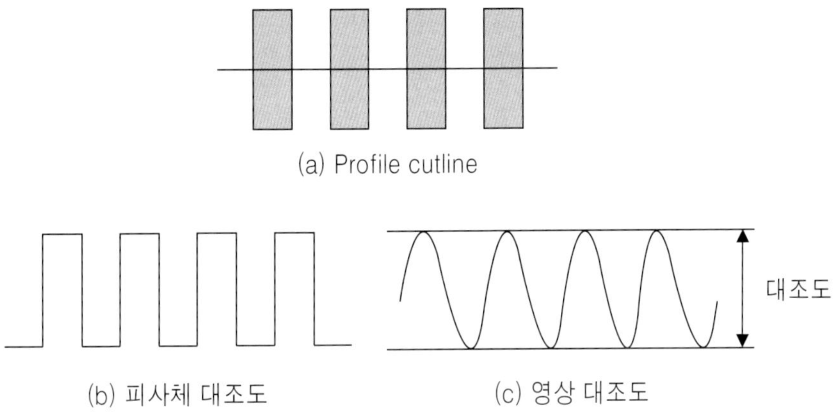

그림 6-20 피사체 대조도와 영상 대조도의 개념

(4) 공간주파수(spatial frequency)

공간분해능은 각 막대(bar) 사이에 균일한 폭과 간격을 가진 막대 테스트 패턴을 사용하여 쉽게 측정될 수 있다. 그림 6-21에 나타낸 바와 같이 하나의 라인 쌍은 흑백의 2개의 막대로 구성되며 2d의 길이를 갖는다. 반면 공간주파수는 cm당 단위 라인쌍(lp/cm)으로 얻어지는데 이는 1/(2d)로 정의되며 lp/cm의 단위를 갖는다. 여기서 2d는 wave length의 의미를 갖는다.

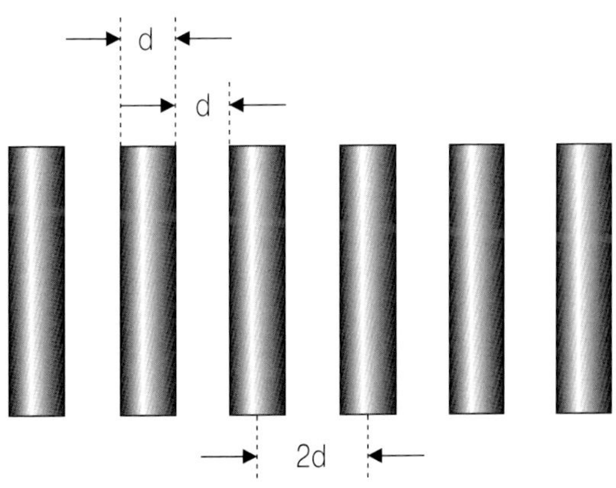

그림 6-21 공간분해능 측정용 막대 테스트 팬텀

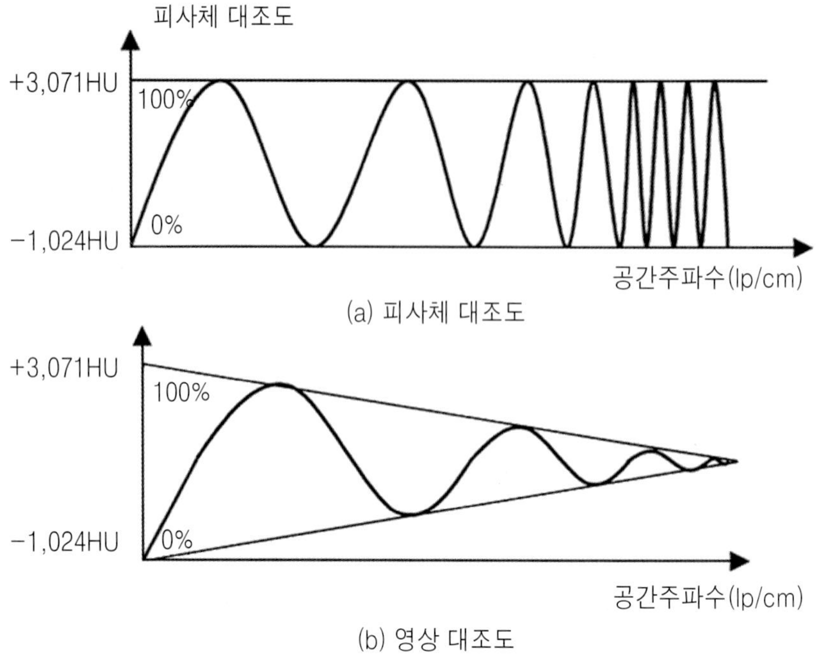

그림 6-22 공간주파수 증가에 따른 피사체 대조도와 영상 대조도의 차이

그림 6-22는 공간주파수가 증가함에 따라 피사체 대조도와 영상 대조도가 어떻게 변화하는지를 보여주는 그림이다. (a)에서는 공간주파수가 증가해도 피사체 대조도는 일정함을 보이지만, (b)에서는 공간주파수가 증가함에 따라 영상 대조도 레벨이 감소함을 보여준다.

(5) 공간분해능의 영향인자

① 기하학적 요소(geometric factors)

앞에서 공간분해능은 스캔 시스템의 기하학적 특성(scan system geometry)에 의해 대부분 결정된다고 하였으며 이에 관련되는 요소는 초점의 크기(focal spot size), detector aperture width, detector element의 수, 슬라이스 두께, 시스템의 확대(focus와 detector 간의 거리, isocenter 와 detector 간의 거리), projection 수(또는 view 수) 등이 해당된다. 위의 요소가 공간분해능에 미치는 영향을 자세히 살펴보겠다.

첫째, CT에서는 isocenter에서의 유효초점 크기가 X-선관의 초점의 크기를 나타낸다. 만약 유효초점 크기가 증가되면 피사체의 세부적인 정보가 여러 detectors에 분산하게 되고 이로 인해 공간분해능이 감소된다.

또한 Philips사의 최근 장치에서는 공간분해능을 향상시키기 위한 방법으로 dynamic focal spot 기법을 적용하고 있다. Dynamic focal spot 기법은 전자선빔의 역동적인 편향을 통해 동일한 anode track에서 2개의 focal spot을 만드는 방법으로 일회 rotation 동안의 view 수(샘플링수)가 2배로 늘게 되어 영상의 해상능이 더욱 향상된다. 이는 axial 및 helical 모드의 스캔에서 적용되고 있다(그림 6-23 참조).

Anode에 위치가 각각 다른 2개의 초점으로부터 시작하는 ray path는 그림 6-24의 (a)와 같이 달라지게 된다. 이때 각 초점으로부터 시작하여 isocenter를 지나 detector에 도달하는 경로를 살펴보면, 그 차이가 detector 1개 길이의 1/2 임을 알 수 있다. 이때 R_F는 source로부터 isocenter까지의 거리, R_{FD}는 source로부터 detector까지의 거리를 의미하며, $\Delta\alpha_d$는 두개의 focal spot에서부터 시작한 ray-path의 각을 의미한다. 그리고 β_d는 detector의 위치, $\Delta\beta_d$는 두 detector의 위치 차이를 의미한다.

(b)는 2개의 focal spot이 동작하는 동안 detector의 data acquisition time을 보여준다. 임의의 각도에서 초점-1과 초점-2에서 각각 일회씩 X-선을 방출하며, detector 또한 acquisition time을 반으로 나누어 2개의 focal spot으로부터 projection data를 번갈아 받는다. 따라서 각각의 각도에서 projection data가 2배로 늘어나게 되며, 일회의 rotation에서 얻을 수 있는 view 수가 2배로 늘어나게 된다. 즉, 일회의 rotation 당 샘플링수가 2배로 늘게 되므로 신호대잡음비가 좋아지게 되고, 영상의 질도 향상된다.

그 후 dynamic focal spot을 이용하여 만든 여러 개의 view를 알맞은 위치로 DFS interleaving하는 재구성 과정이 시행된다.

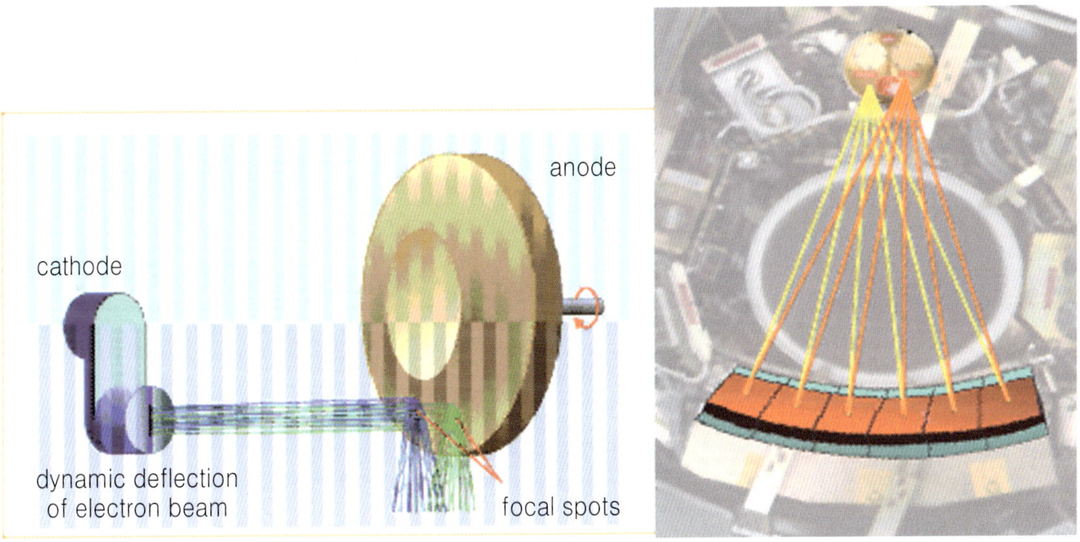

그림 6-23 Dynamic focal spot 기법

둘째, aperture size는 detector에서의 aperture 폭을 의미하는데, 일반적으로 aperture size가 피사체의 크기에 비해 작을수록 더 좋은 공간분해능을 얻을 수 있다. 이는 aperture size가 구별해야 할 피사체 간격보다 작으면 피사체를 정밀하게 표현하는 능력이 우수하다는 것이다. 다시 말하면, 초점의 크기와 detector의 aperture 폭은 isocenter에서의 유효선속의 관점에서 공간분해능에 영향을 미친다. 이는 선속의 폭(beam width)이 초점과 isocenter 사이의 거리, focus와 detector 사이의 거리에 영향을 받는다는 것을 의미한다. 결론적으로, 초점과 detector aperture 폭이 작을수록 공간분해능은 우수해진다.

셋째, Sampling rate와 scan time은 영상 당 projection 수를 결정한다. 그러므로 sampling rate는 공간분해능에 잠정적으로 영향을 미치며, projection 수가 많을수록 영상재구성에 필요한 데이터가 많아지므로 공간분해능은 증가된다. 그림 6-25는 다른 모든 파라메터들을 동일하게 한 상태에서 projection 수의 차이에 따른 공간분해능을 비교한 것이다.

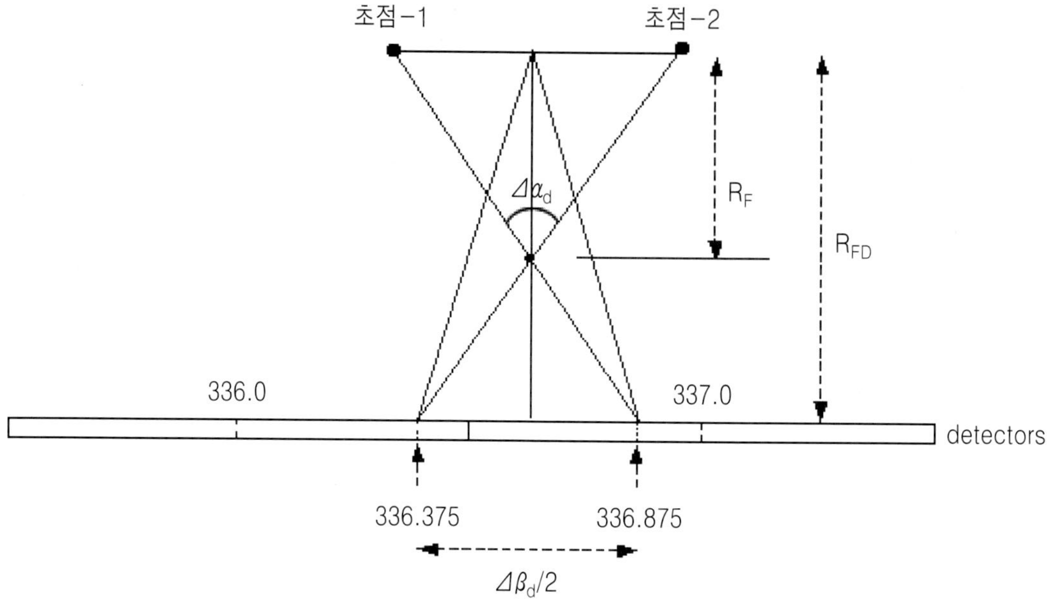

(a) Anode에 위치가 각각 다른 2개의 초점에서 시작하는 ray path 및 위치 차이

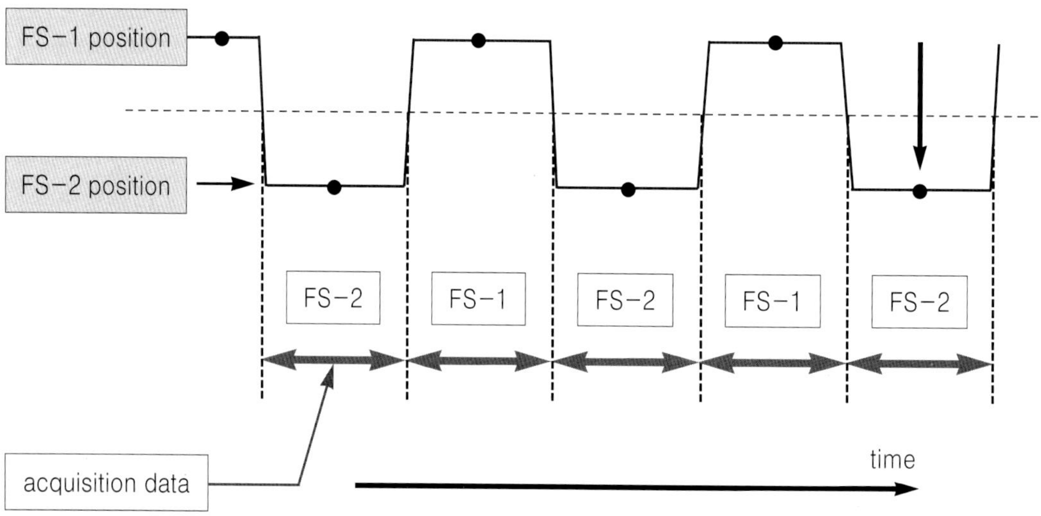

(b) 2개의 focal spot이 동작하는 동안의 data acquisition time

그림 6-24 Dynamic focal spot 기법의 원리

그리고 최근 CT장치에서는 rotation time에 따라 view 수를 달리하는 장비도 있다. Philips사의 Brilliance 40 모델을 예로 들면, 3종류의 view수를 얻을 수 있다. Cardiac study 전용의 detail resolution이 적용되는 low sampling mode에서는 1,160(580×2)개의 view를 얻어내며, 0.42초~1.0초 스캔이 가능한 normal sampling mode에서는 2,320(1,160×2)개, 그리고 1.5초와 2초 스캔에서 가능한 high sampling mode에서는 4,640(2,320×2)개의 view를 얻어낸다.

그림 6-26은 Brilliance 40 모델을 이용하여 revolution당 2,320개의 view를 얻는 normal sampling mode와 4,640개의view를 얻는 high sampling mode에서의 공간분해능과 lesion detectability를 비교한 영상이다.

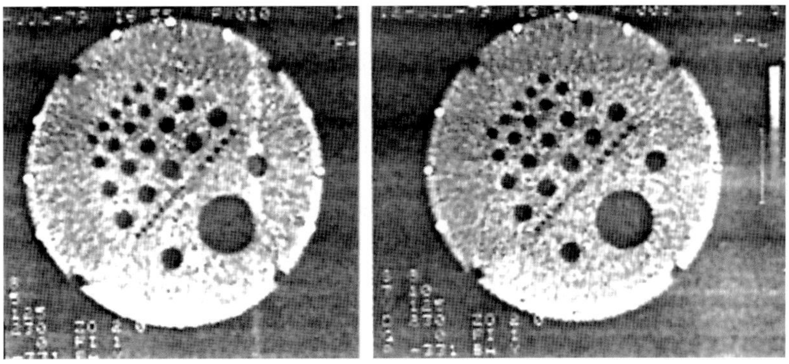

(a) 720 projection (b) 1,024 projection

그림 6-25 Projection 수의 차이에 따른 공간분해능의 변화

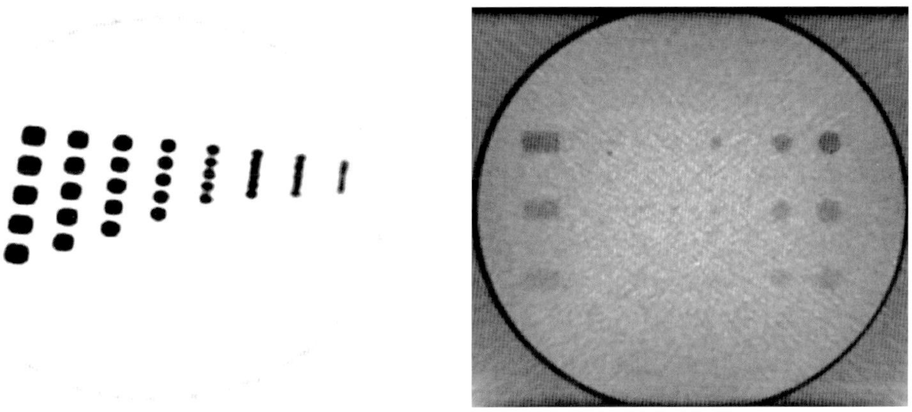

(a) Normal sampling mode

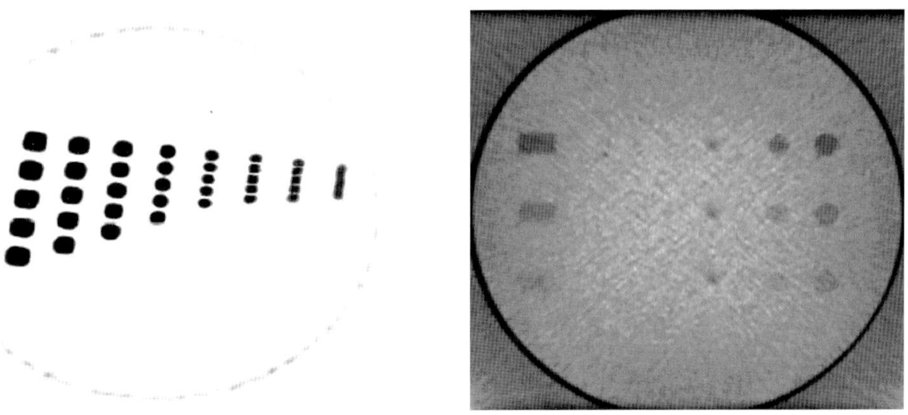

(b) High sampling mode

그림 6-26 Normal sampling mode와 high sampling mode의 영상 비교

Philips사의 최근의 high version CT장치에서는 X-축 공간분해능을 향상시키기 위한 방법으로 quarter offset method(또는 quarter detector offset)를 채택하고 있다. 이는 detector cell 크기의 1/4 만큼 차이를 두고 detector를 배치시켜 전체적으로 1/2 만큼 이동되어(0°에서 180° 사이에서 1/4 이동, 180°에서 360° 사이에서 1/4 이동하는 효과를 얻음) detector의 크기가 반으로 줄어드는 효과를 얻음으로써 공간분해능(X-축 해상능)이 더욱 향상된 영상을 얻도록 한다.

즉, 그림 6-27의 (a)에 나타낸 바와 같이 source로부터 detector array 중심을 지나는 직선이 scan isocenter로부터 detector 1개의 1/4 길이 만큼 차이가 나도록 X-ray source와 detector를 고정시켰다. 이 경우 source position이 0°일 때와 180°일 때의 ray path를 살펴보면, 대칭되는 ray path가 detector 1개 길이의 1/2 만큼 차이가 나는 것을 알 수 있으며 (b)와 같이 view 수(projection data 수)가 반으로 줄지만, X-축 해상능이 2배로 늘게 된다.

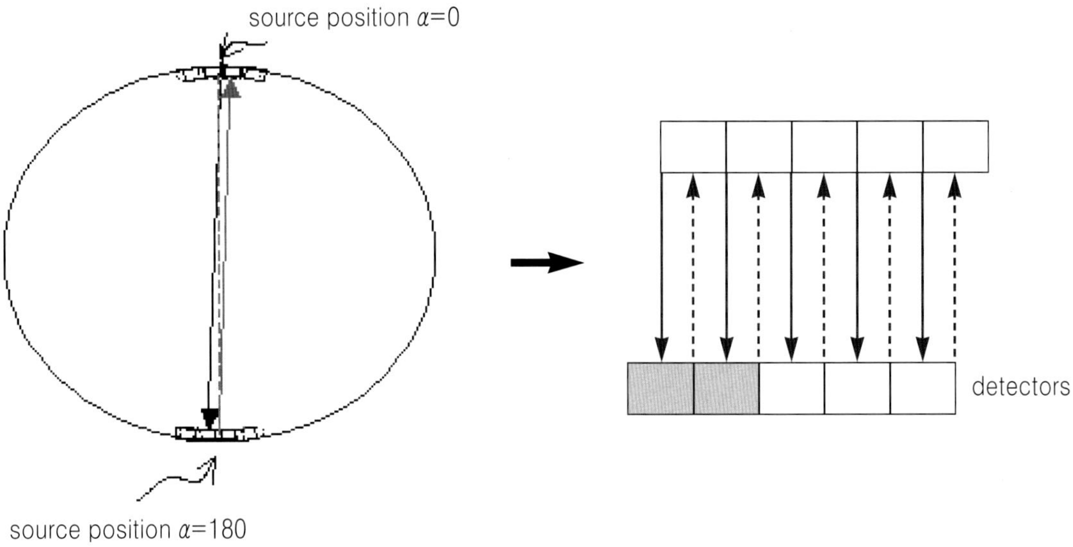

(a) Detector cell의 이동과 ray path

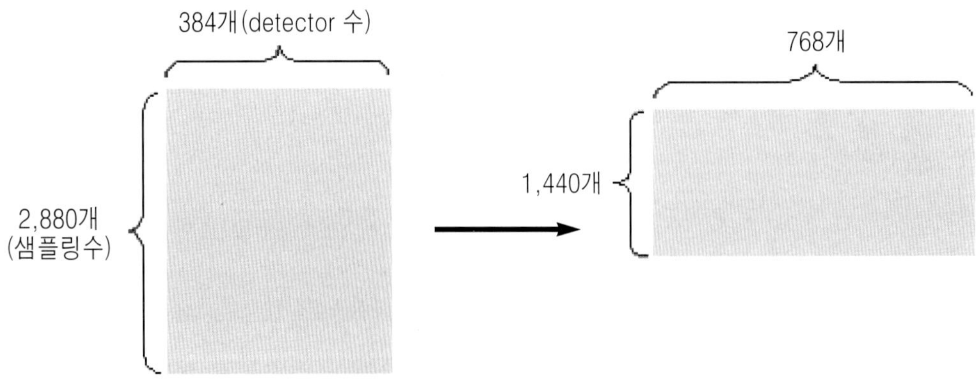

(b) X-축 해상능의 변화

그림 6-27 Quarter detector offset의 원리

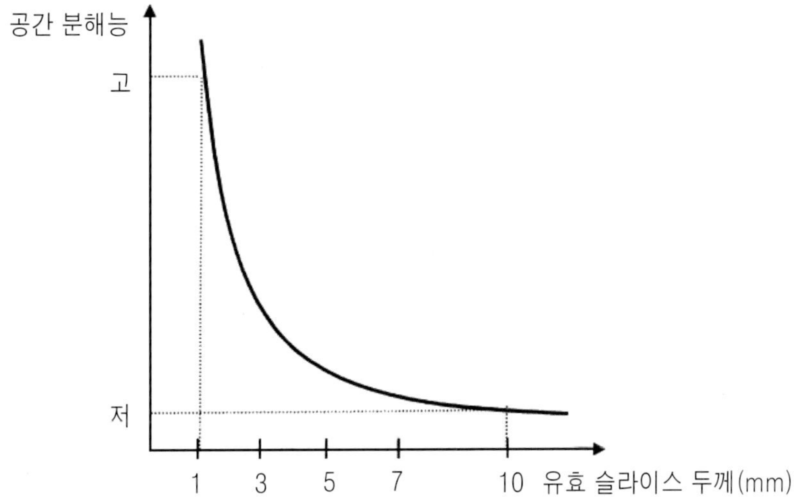

그림 6-28 유효 슬라이스 두께와 공간분해능의 관계

넷째, 작은 크기의 피사체를 충실히 영상화하여 좋은 공간분해능의 영상을 얻으려면 스캔하는 슬라이스 두께(또는 beam collimation의 크기)를 얇게 조절하여야 한다. 예를 들어 피사체의 크기가 4mm 일때 7mm의 슬라이스 두께를 사용하면 4mm의 피사체는 7mm 슬라이스 두께 내에 포함되기 때문에 부정확한 CT number로 표현될 수 있다. 이를 부분체적효과(partial volume effect)라 하며, 공간분해능의 향상을 위해서는 피사체의 크기와 비슷하거나 작은 슬라이스 두께를 선택해야 한다. 그림 6-28은 유효 슬라이스 두께와 공간분해능의 관계를 나타낸 그래프이다.

② 영상재구성 관련요소(reconstruction factors)

영상재구성 관련요소에는 sampling rate, 알고리즘 및 재구성 기법, 각종 교정 소프트웨어, 그리고 매트릭스 및 픽셀 크기 등이 관련된다.

일반적으로 3세대 또는 4세대의 나선형 CT장치에서는 약 1,000(1,024 samples per view)번의 sampling rate가 사용되며 512×512의 matrix size가 사용된다. 그러나 1,024×1,024의 matrix size가 사용 가능한 장치도 있다. 재구성 기법은 2가지의 수학적 연산과정을 포함하는데 바로 convolution(filtering 또는 algorithm)과 back projection이다. 영상재구성에 관련된 설명은 앞 장에서 설명하였으나 여기서는 이해를 돕기 위해 간단히 개념만 설명하기로 한다.

원래의 projection profile(scan data)을 convolution processing없이 back projection 한다면 그 영상은 blurring될 것이다. 그래서 blurring 없이 더 선명한 영상을 얻기 위해서는 high pass filter인 convolution 과정이, 부드러운 영상을 얻기 위해서는 low pass filter인 convolution 과정이 가중치를 주어 back projection에 앞서 scan data에 적용된다(그림 6-29 참조).

이와 같은 가중치의 모양이나 정도는 그림 6-30에 나타낸 대표적인 3종류의 convolution algorithm에 따라 달라진다. 이처럼 convolution algorithm(혹은 kernel, filtering, algorithm)은 영상의 해상능에 각기 다른 영향을 준다.

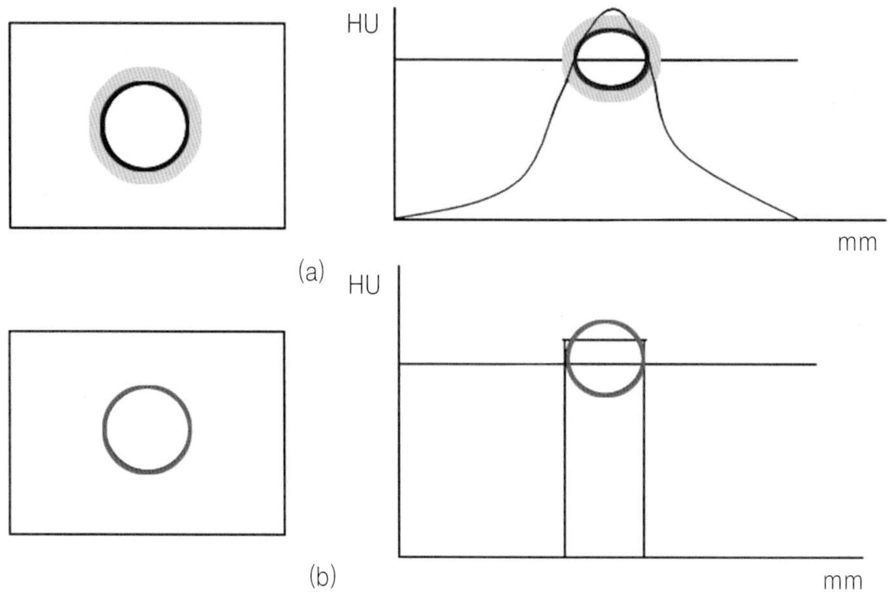

그림 6-29 Convolution의 시행시(b)와 시행하지 않은 상태(a)에서의 back projection한 원통형의 피사체 영상

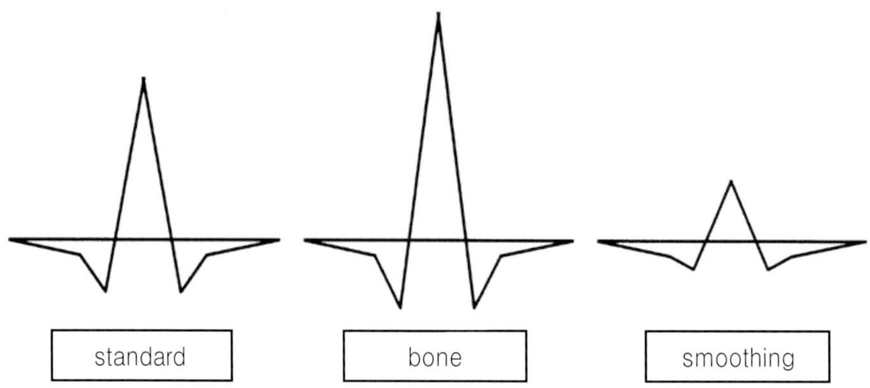

그림 6-30 CT 영상처리에 사용되는 대표적인 알고리즘 3종류

Standard algorithm에 경계부위를 증강시킨 edge enhancing algorithm(high spatial frequency algorithm)은 bone 또는 ultrahigh로 명명된다. 그리고 노이즈의 영향을 감소시킨 smoothing algorithm(low spatial frequency algorithm)은 선감약계수 차이가 크지 않은 연부조직을 강조하여 차별화시키는데 주로 사용되고 soft tissue 또는 soft algorithm으로 명명된다.

Standard algorithm은 brain이나 spine 등의 검사에 주로 사용되며 soft algorithm은 복부 등의 연부조직 검사, 그리고 bone이나 edge enhancing algorithm은 폐야의 미세조직, 내이(inner ear) 등의 치밀골의 강조에 사용된다.

표 6-1은 Siemens사 장치에서 제공되는 여러 종류의 재구성 알고리즘을 사용한 경우 인체부위에 따른 공간분해능을 line pair/cm로 나타낸 것이며, 그림 6-31은 GE사의 알고리즘별 MTF 특성을 나타낸 것이다.

표 6-1 여러 가지의 알고리즘을 사용한 Siemens사의 인체 부위별 공간분해능 (line pair/cm)

kernel (% MTF)	내이	뇌조직	복부	
	ultrahigh	standard	standard	soft detail
50% MTF	8.8	3.3	4.2	2.8
10% MTF	12.1	6.9	7.2	4.5
2% MTF	14.0	8.4	9.0	5.4
0.01% MTF	15.0	9.5	10.0	6.0

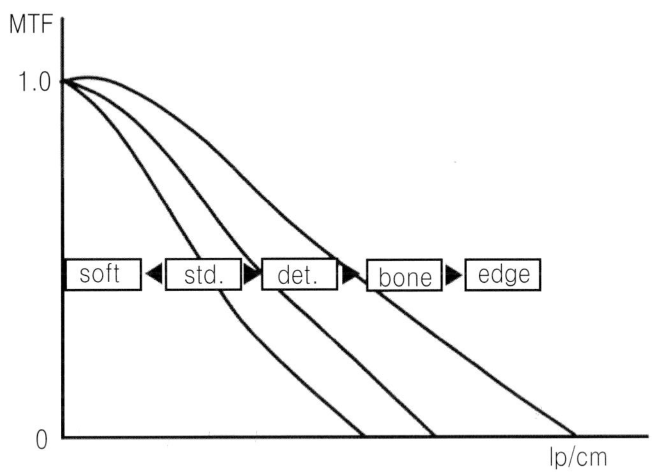

그림 6-31 GE사의 알고리즘별 MTF 특성

이상에서 우리는 CT영상에서의 resolution을 이해할 수 있게 되었는데 이것은 모니터 스크린이나 필름의 수평방향이나 수직면들에 대한 픽셀들의 수로서 정의할 수 있다. 픽셀의 크기는 display FOV를 matrix 크기로 나누어 구할 수 있으며, 크기가 작을수록 공간분해능이 증가된다.

그림 6-32에서는 80×80, 128×128, 256×256, 512×512 matrix 크기로 얻은 영상의 공간분해능을 표시하였다. 공간분해능에 있어서 matrix size의 영향은 확실히 나타남을 알 수 있다.

대부분의 CT장치는 원하는 해부학적인 구조에 따라 선정한 convolution algorithm과 함께 높은 matrix size를 사용하여 고해상능의 영상을 얻고 있다. 예를 들면 Siemens사의 Somatom 장치의 경우, 512×512 매트릭스를 사용해서 0.06~1.0mm 사이의 크기를 갖는 픽셀을 자유로이 선택하여 사용하고 있으나 1024×1024 매트릭스의 영상에서는 세밀한 해부학적 구조도 쉽게 구별해낼 수 있고, 세밀한 구조들을 더 선명하게 분리하여 볼 수 있다.

High contrast resolution 또는 high (contrast) spatial resolution이라는 용어는 spatial resolution과 혼용하여 같은 의미로 사용되기도 하지만, 혹자들은 고대조도 영역의 공간분해능을 high contrast resolution이라고도 부른다.

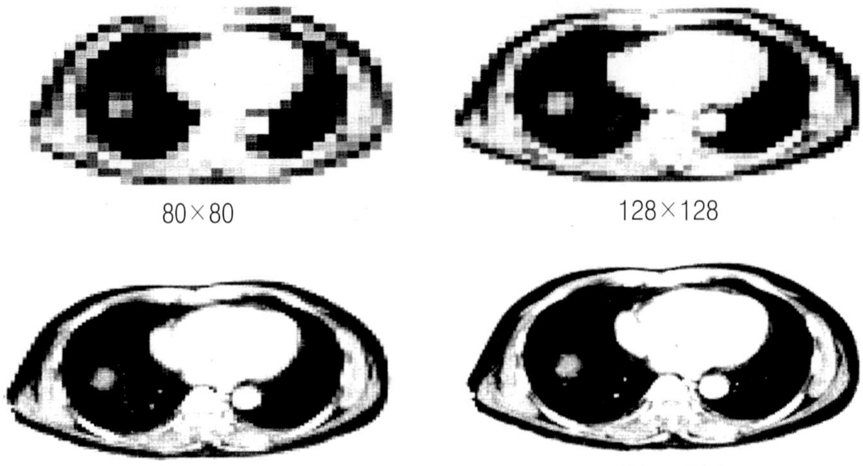

80×80 128×128

256×256 512×512

그림 6-32 매트릭스 크기에 따른 공간분해능의 차이

(7) High resolution CT

고해상능 CT는 "Mayo 1991"이라는 책에서 "현재 폐의 구조평가에서 가장 정확하면서도 비침습적인 검사방법" 이라고 소개된 것처럼 폐의 질환을 평가하는 한 방법으로 발전되었다.

고해상능 CT는 주로 폐야의 질환이나 측두골의 검사에서 필수적이나 임상에서는 HR lung CT로 대변되어 사용되고 있다. 그림 6-33의 (b)는 폐야의 미세병변 관찰을 목적으로 하는 high resolution lung CT영상이다.

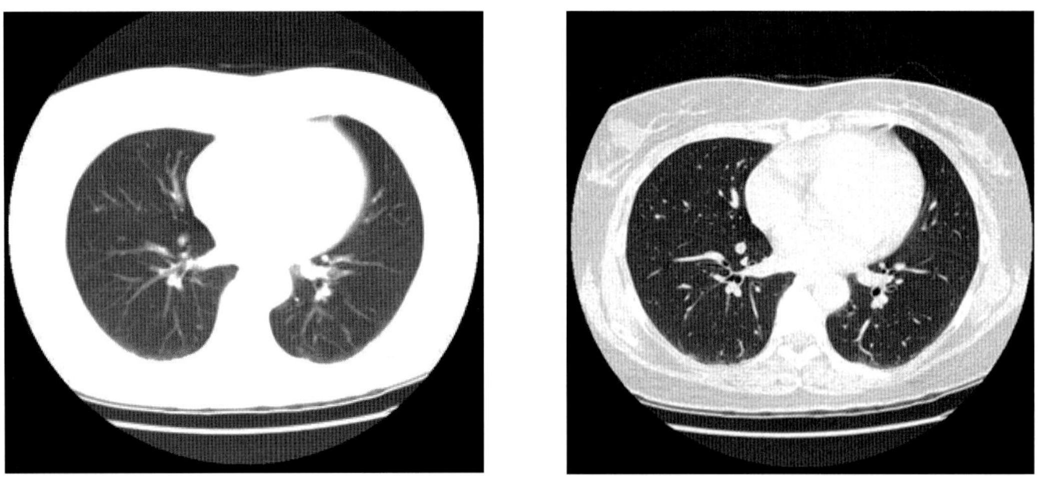

(a) Routine CT 영상(10mm 두께) (b) High resolution CT영상(1mm 두께)

그림 6-33 Routine CT와 high resolution lung CT영상

HRCT 검사기법의 특징으로는 첫째, 좁은 선속(narrow beam collimation)을 사용하여 1.0mm 내지 2.0mm의 얇은 슬라이스 두께를 사용하여 부분체적효과(partial volume averaging)에 의한 아티팩트를 줄여야 한다. 두 가지의 다른 슬라이스 두께를 사용한 영상의 공간분해능의 비교를 그림 6-34에 나타내었다.

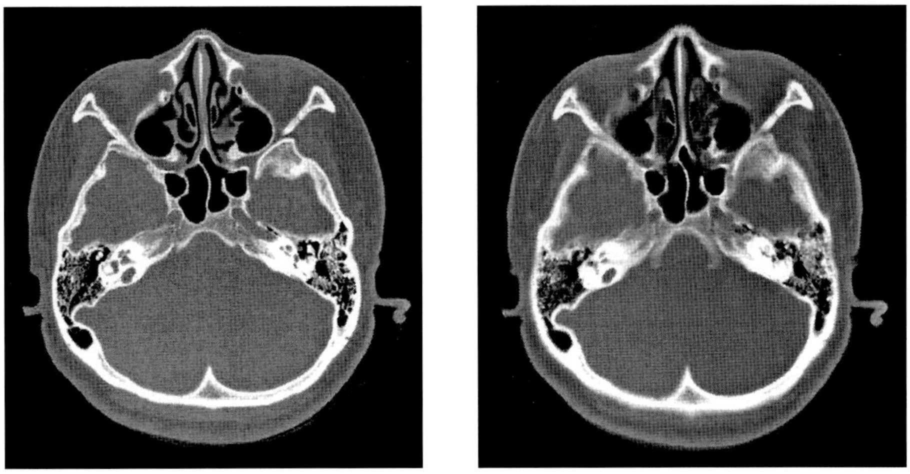

(a) 1mm 두께 (b) 5mm 두께

그림 6-34 슬라이스 두께에 따른 temporal bone 영상의 공간분해능 차이

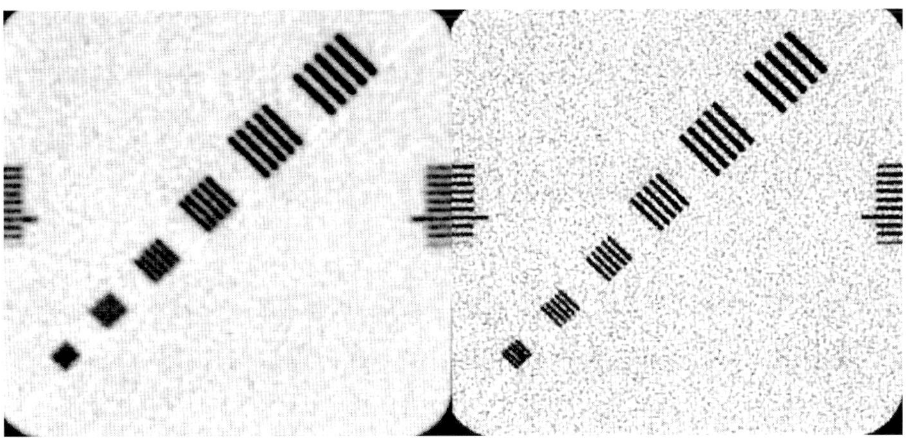

(a) (b)

그림 6-35 Low(a)와 high spatial frequency algorithm(b) 적용시 팬텀영상의 공간분해능 비교

둘째, bone이나 ultrahigh 등의 high spatial frequency algorithm을 사용하여야 하는 반면에 노이즈도 증가하는 단점이 있다. 그림 6-35는 low와 high spatial frequency algorithm 사용시의 공간분해능을 비교한 팬텀영상이며, 그림 6-36은 temporal bone CT에서 standard와 bone 알고리즘을 적용한 영상을 비교한 것이다.

셋째, 가능한 130kVp 내지 140kVp 정도의 고관전압 기법이 필요하다. 그리고 high resolution lung CT에서는 가능한 scan time을 줄여 respiration artifact를 줄이는 것이 필요하다. 만약 영상 노이즈를 감소시키기 위하여 mA나 scan time과 같은 technique factor를 증가시킨다면 결과적으로는 환자에게 주어지는 피폭을 증가시키는 결과가 되므로 피해야 한다.

넷째, 공간분해능을 더욱 향상시키기 위해서는 픽셀의 크기를 더 감소시키는 것이 필요하다. 이것은 display FOV를 줄여서 사용함으로써 가능하다.

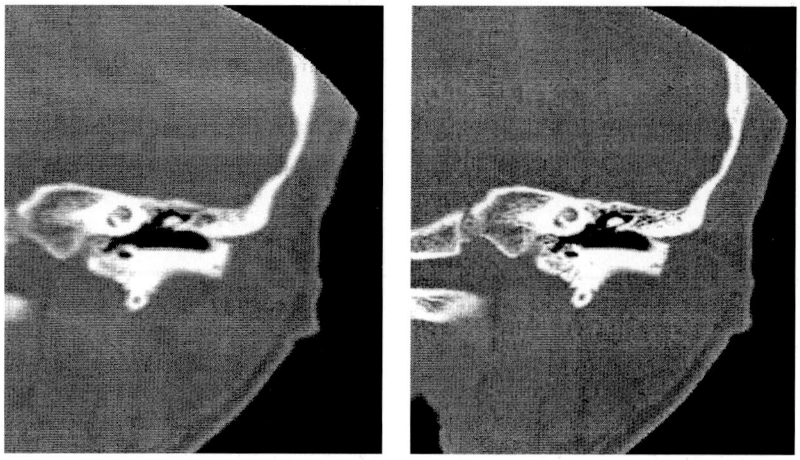

그림 6-36 Standard와 bone 알고리즘을 적용한 temporal bone CT의 coronal 영상

DFOV에 따른 픽셀크기의 관계, 최대분해능(maximum resolution 또는 maximum resolving power)는 다음의 식으로 표현된다.

$$\text{Pixel size} = \frac{\text{DFOV}}{\text{matrix size}} \qquad \text{Maximum resolution} = \frac{1}{\text{line pair}}$$

예를 들어, 512×512 매트릭스를 사용하고 DFOV를 40cm로 설정하는 경우 픽셀의 크기는 400/512=0.78mm이 된다. 만일 DFOV를 20cm으로 줄이면 픽셀의 크기는 0.39mm가 되며, DFOV를 13cm으로 줄이면 픽셀의 크기는 0.25mm로 더욱 작아진다. 이와 같이 DFOV의 감소는 픽셀 크기를 감소시켜 영상을 재구성함으로써 공간분해능을 증가시킬 수 있다.

이처럼 raw data(scan data)를 사용하여 재구성 알고리즘이나 display FOV 등을 변화시켜 재구성하는 것을 targeting, retrospective reconstruction 또는 retrospective targeting이라고도 한다.

(예) 복부CT에서 40cm의 DFOV와 512 매트릭스 사용시 픽셀크기와 최대분해능(maximum resolution, maximum resolving power)을 계산해 보기로 한다.

픽셀의 크기가 0.78mm가 되며, 하나의 line pair에는 0.78mm의 픽셀이 2개 존재하므로 1.56mm이 된다. 그러므로 최대분해능= 1/ 1.56mm = 0.64 lp/mm = 6.4 lp/cm가 된다. 표 6-2는 DFOV의 크기를 감소시킴에 따른 픽셀의 크기와 최대분해능을 나타낸 예이다.

그림 6-37은 image data를 이용한 단순 확대영상과 raw data에서 단지 DFOV만 변화시킨 targeting 영상을 비교한 것이며, 그림 6-38은 기하학적인 확대영상에 비교하여 선예도를 증강시킨 targeting 영상을 비교하였다. 단순 확대영상에서는 흐림현상이 현저히 나타난다.

표 6-2 DFOV의 크기에 따른 픽셀의 크기와 최대분해능(512 매트릭스)

DFOV(cm)	10	15	20	25	30	35	40
픽셀 크기(mm)	0.20	0.29	0.39	0.48	0.59	0.68	0.78
최대 분해능(lp/cm)	25.6	17.1	12.8	10.2	8.5	7.3	6.4

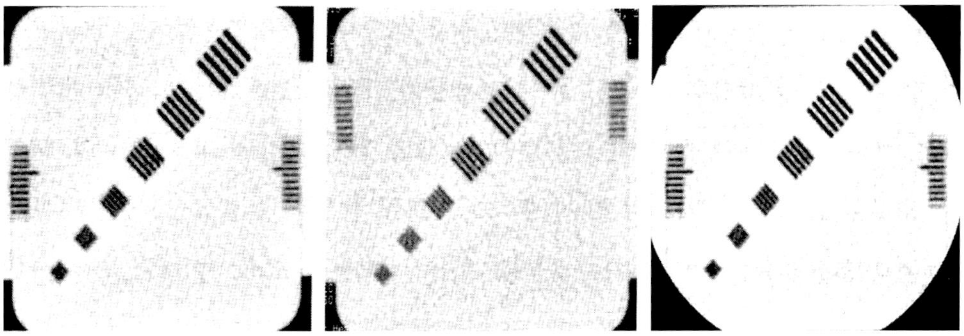

(a) 원 영상(5cm DFOV) (b) 확대영상 (c) Rrospective targeting 영상 (13cm DFOV)

그림 6-37 Retrospective targeting 영상과 확대영상의 공간분해능의 비교

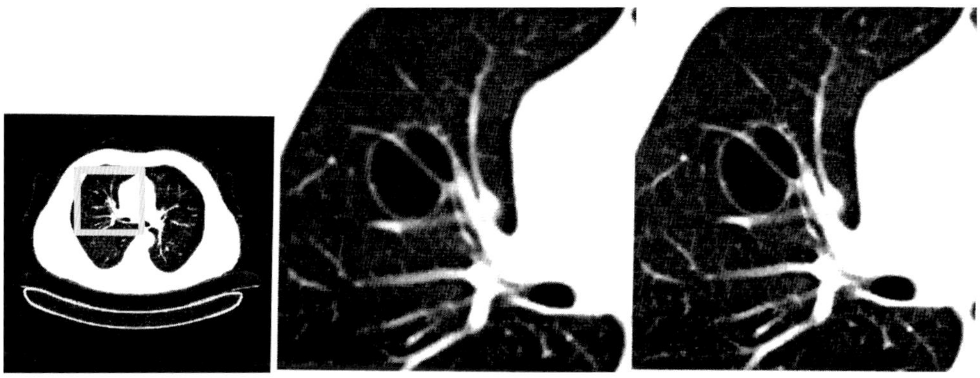

(a) (b)

그림 6-38 폐 부위의 단순 확대영상(a)와 retrospective targeting 영상(b)

그리고 노이즈의 증가는 스캔한 영상을 판독할 때는 별다른 영향이 없을 수도 있지만, 아주 조그만 미세기관지의 변화가 있을 때는 이 아티팩트로 인해 가끔 애매모호할 경우도 있다. 이와 같은 문제를 해결하기 위해서는 영상의 디스플레이시 적절한 window setting을 사용하고 스캔시 조건을 증가시켜서 아티팩트를 감소시켜야 하며, 특히 덩치가 큰 환자에게는 조건의 증가가 필수적이다.

6) 대조도분해능(contrast resolution)

(1) 정의

조직분해능, sensitivity, low contrast sensitivity 또는 low contrast detectability라고도 불리는 대조도분해능은 작은 감약계수 차이로 인해 미세한 대조도 차이를 보이는 부위를 CT장치가 어느 정도까지 분리 식별할 수 있는 능력을 의미한다. 다시 말해 대조도분해능은 조직의 대조도에서 어떤 작은 변화를 나타낼 수 있는 CT장치의 능력을 말한다.

일반적인 CT장치의 대조도분해능은 조그만 피사체가 위치하고 있는 그 속에서 2~3mm 정도의 아주 조그만 농도의 변화까지도 나타낼 수 있는 능력을 말하며, 이는 곧 조직대조도의 미세한 변화를 표현할 수 있는 능력이라고 말할 수도 있다.

밀도와 원자번호가 다른 지방과 근육, 뼈의 3종류의 구조에서 예를 들어 설명하기로 하자.

만약 일반 방사선촬영장치로 이 구조를 영상화한다면 단지 뼈와 연부조직(근육과 지방이 함께 포함)에 대해서만 좋은 대조도를 보여주는 영상을 얻을 수 있다. 근육과 지방의 밀도와 그 원자번호는 서로를 확실히 구분해 내기에는 너무 근소한 값을 가지므로 연부조직을 나타낼 때 그림자처럼 보여진다. 그래서 이 두 조직 사이에는 확연한 대조도 차이가 나타나지 않고, 뼈와 연부조직 사이에만 확실히 구분이 나타나는데 이것은 두 조직간의 밀도나 원자번호가 확실히 다르기 때문이다.

그러나 CT장치는 대조도분해능이 확실히 우수하다는 장점이 있다. 이는 다른 디지털 모달리티와 근본적으로는 큰 차이는 없지만, CT는 밀도나 원자번호가 근소하게 차이를 갖는 조직을 다양하게 영상화 할 수 있는 것이다.

보통 일반 방사선촬영장치가 10% 정도의 밀도차이를 구분해 낼 수 있는 반면, CT는 기종과 모델에 따라서 다소 차이는 있지만 0.25~0.5%의 밀도차이도 구분할 수 있다. 이를 감약계수분해능이라는 용어로도 표현된다. 이를 가능케 하려면 적어도 1% 정도의 연부조직 대조도 차이를 구별할 수 있는 detector가 필요하다.

(2) 측정

대조도분해능의 측정을 위해서는 기본 블록에 1~2%(10~20HU) 정도의 감약계수 차이를 갖는 물질을 원형의 다양한 크기로 제작하여 삽입한 팬텀을 스캔한 영상에서 식별가능한 가장 작은 크기의 구멍으로 나타내는 방법을 주로 사용한다.

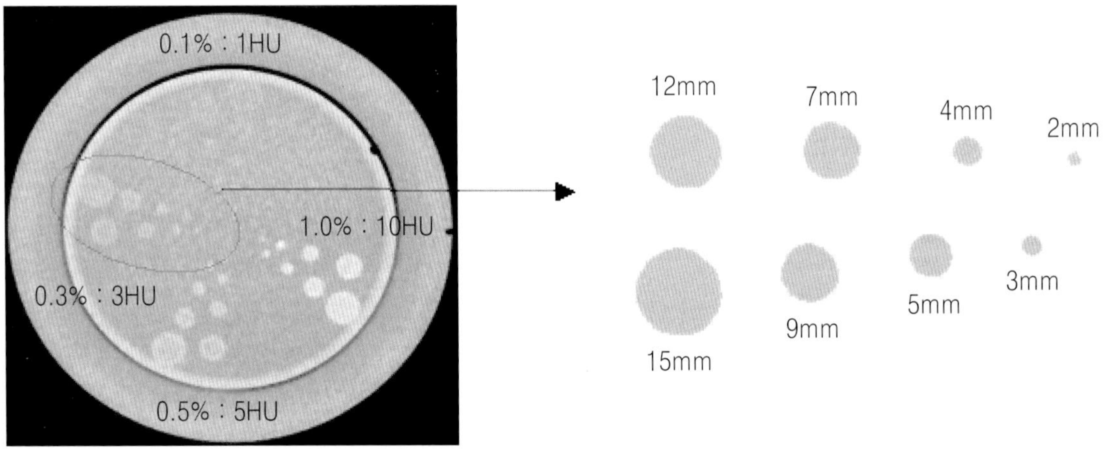

그림 6-39 저대조도분해능 측정용 20cm CATPHAN 팬텀의 구조

(3) 영향인자

노이즈가 대조도분해능에 가장 밀접한 관계를 갖는 것은 명백한 사실이며 그 외 CT장치에서 대조도분해능에 영향을 미치는 인자로는 kVp와 mAs 그리고 선속의 여과정도에 의해 좌우되는 X-선 광자의 양, 슬라이스 두께, 선속의 감약에 영향을 미치는 환자의 크기, detector의 감도 특성, 재구성 알고리즘이 관련된다.

CT에서는 노이즈도 대조도분해능에 영향을 주는 요소로서(여기에서 언급하는 노이즈는 양적인 노이즈를 말한다) 너무 적은 양의 X-선 광자가 detector에 검출되면 노이즈가 많은 영상으로 나타나고 대조도분해능도 감소된다.

보통 노이즈와 저대조도 영역의 공간분해능을 같이 저대조도분해능(low contrast resolution)이라 부르며, 여기에서 저대조도분해능과 공간분해능을 동시에 개선시키기 위해서는 반드시 선량을 증가시켜서 더 많은 광자가 detector에 도달하여 강한 신호를 만들도록 해야 한다.

광자의 양(photon flux)은 kVp, mAs, 선속의 여과에 따라서 좌우되는데 이러한 요소들은 detector에 도달하는 광자의 질과 양을 결정하는 요소가 된다. 더불어 환자의 크기는 선속의 감쇄에 영향을 줌으로써 detector에 도달하는 광자의 흐름을 좌우하게 되는 것이다.

kVp나 mAs와 같은 technical factor를 증가시키면 광자의 양은 증가하지만, 선속의 여과를 증가시키거나 환자의 크기가 커지면 선속의 감쇄가 많아지게 되어 광자의 양은 감소하게 되는 것이다. 그러므로 CT검사시에는 이러한 인자들을 최적화하여 대조도분해능을 개선하여야 한다.

슬라이스 두께는 CT에서 대조도분해능에 영향을 주는 또 다른 요소로서, 이는 선속의 open geometry에 따라 일반 방사선촬영에서 많이 발생하는 산란선에 의한 대조도의 저하를 CT에서는 collimation을 조절하는 방법으로서 해결한다.

일반적으로 single detector CT에서는 콜리메이션이 슬라이스의 두께를 결정하는데, 아주 얇은 슬라이스의 영상을 얻으려면 아주 좁게 콜리메이션을 해야 한다. 이러한 좁은 형태의 콜리메이션은 detector로 가는 산란선을 중간에 차단함으로써 대조도분해능을 개선하는 것이다. 하지만, 슬라이스 두께를 감소시킴에 따라서 노출을 증가시켜야만 하는 부담이 생긴다.

이와는 다른 측면이지만, 슬라이스 두께를 두껍게 설정하면 얇은 경우 보다 노이즈가 상대적으로 감소되므로 대조도분해능이 향상되는 효과를 얻을 수 있다.

Detector의 감도(sensitivity) 역시 대조도분해능의 영향 요소로서 CT detector는 X-선 흡수과정에서 조그만 차이가 나더라도 이를 구분할 수 있는 능력이 있어야 하는데 연부조직의 대조도에서 적어도 1% 이상의 작은 차이는 측정할 수 있어야 한다.

대조도분해능에서도 재구성 알고리즘의 효과는 아주 크며, low spatial frequency algorithm 은 영상을 smoothing 하게 만드는데 이용되고 이것은 metastasis와 같은 저대조도 병변에 있어서는 눈에 인지할 수 있을 정도로 증강효과가 크며 대조도 만으로는 구분해내기 어려운 복부 등에서도 유용하다.

모니터 스크린의 크기와 영상을 관찰하는 거리도 역시 대조도분해능에 영향을 준다. 1977년 McCullough가 이에 대해 정리한 바에 따르면, 대형의 스크린에 있는 영상을 보기 위해 관찰하는 거리를 증가시킬수록 저대조도 부위를 검출하는 능력은 향상된다고 한다.

현재 많이 사용되고 있는 CT장치의 대조도분해능은 2.0mm at 0.25% at 30mGy(또는 2.0mm at 0.25% at 200mAs) 정도인데, 이는 30mGy(또는 200mAs)의 선량에서 background와 0.25%의 대조도 차이를 가질 때 직경 2.0mm의 피사체를 구별해 낼 수 있다는 것을 의미한다. 물론 이 값은 사용하는 팬텀의 크기와 종류, 그리고 선량에 따라 다소 차이가 날 수 있다.

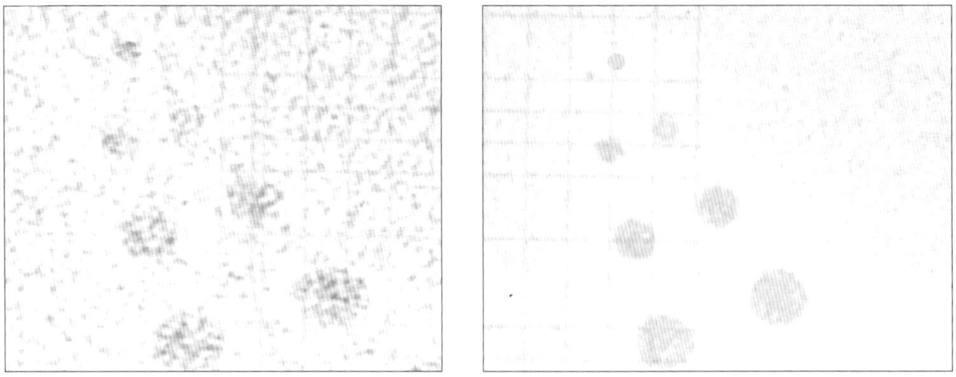

(a) 50mAs (b) 250mAs

그림 6-40 선량(mAs)에 따른 대조도분해능의 차이를 보여주는 팬텀영상

(4) Contrast-detail diagram

CT장치의 해상능 특성을 나타낼 수 있는 가장 좋은 방법은 contrast-detail diagram(CDD)이다. 이는 횡축에는 피사체의 크기, 종축에는 피사체의 대조도를 대수화된 스케일로 좌표상에 표시하는 그래프이다. 이 그래프로서 사용자는 CT장치의 공간분해능과 대조도 분해능의 정보를 얻을 수 있다.

그림 6-41에 나타내었듯이 약 1,000HU 이상의 값을 갖는 피사체 대조도는 영상의 노이즈가 거의 없거나 노이즈의 영향을 받지 않는 부위의 공간분해능을 나타낸다. A곡선의 꼭대기에서 하행하

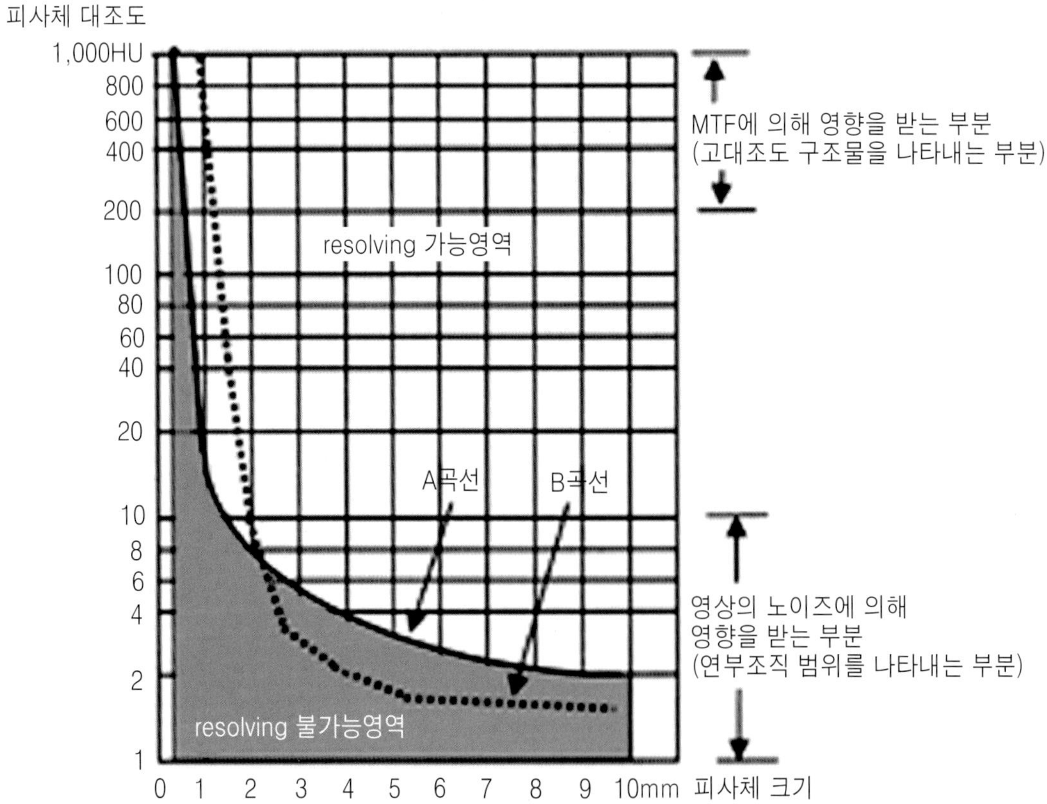

그림 6-41 Contrast-detail diagram

는 수직방향의 점근선(직선)은 노이즈가 없는 이상적인 CDD이다. 이 직선을 기준으로 하여 좌측의 영역은 resolving 할 수 없는 영역이며, 우측은 resolving 되는 영역이다. 그리고 A 곡선에서 보면 해상능의 최대점인 100% 대조도(1,000HU)에서 검출될 수 있는 최소의 피사체 크기는 직경이 약 0.4mm이며, 1% 대조도(10HU)에서는 약 1.4mm의 직경을 갖는 피사체임을 알 수 있다.

저대조도에서의 분해능은 어떠한 직경에서도 구해질 수 있다. 피사체의 대조도가 감소하면 분해능은 저하되는데, 저대조도 부위에서 곡선이 평평해지는 부위를 노이즈 한계라고 한다. 그리고 1,000HU에서 밑으로 내린 점근선과 곡선A 사이의 음영을 준 부위를 노이즈라고 할 수 있다.

점선으로 표시된 B곡선은 다른 CT장치의 CDD 곡선을 나타내는데, 이는 A곡선에 비해 공간분해능이 낮으나 대조도 분해능이 우수한 특성을 갖는다. 그리고 B곡선은 A곡선에 비해 노이즈가 적은 smoothing 알고리즘을채택한 경우에 해당된다.

Contrast-detail diagram을 결정하는 가장 단순한 방법은 노이즈가 없는 bore hole 팬텀의 시뮬레이션 영상을 노이즈만 있는 영상에 중복시키는 작업을 수 차례 반복하여 bore hole의 직경을 측정함으로써 얻어진다.

7) CT검사의 질 영향인자

실제 CT검사를 시행시 화질에 영향을 미치는 일반적인 인자로는 system related factors, patient related factors, scanning을 위한 positioning 및 technical factors를 생각할 수 있다.

(1) System related factors

CT장치의 calibration 상태가 좋아야 하며 조영제 주입기, imager 및 현상 시스템 등이 제대로 작동되어 양질의 영상을 얻어낼 수 있는 적절한 상태로 유지되어 있어야 한다.

앞에서 자세히 설명하였듯이 CT영상의 해상능에 관계하는 장치적 요소로는 초점의 크기, detector aperture size, sampling rate, system magnification 등이 해당된다.

(2) Patient related factors

CT검사시 영상의 질에 영향을 미치는 환자관련 요소로는 사전 준비(pre-study concerns and preparation), 검사에 대한 정보제공, 검사시 환자협조, 그리고 환자가 편하게 검사를 받을 수 있도록 필요한 액세서리의 적절한 사용으로 생각할 수 있다. 사전 준비사항으로는 환자의 챠트의 구비와 최근에 바륨 등을 사용한 검사여부의 확인, 아티팩트 발생물질의 제거, 조영제 부작용 경력 등이 해당된다.

(3) Positioning & technical factors

진단목적에 맞는 양질의 영상을 얻어내기 위해서는 테이블의 높이를 적절히 조절하여 보고자 하는 부위를 갠트리의 중앙에 위치시키고 적절한 scan FOV와 재구성 알고리즘, 슬라이스 두께, 노출조건 등을 사용하여야 한다. 노출조건이 너무 낮은 경우에는 영상이 grainy하게 되고 노이즈가 많이 발생하여 대조도분해능이 특히 저하되는 점을 명심하여야 한다. 그리고 진단목적에 알맞게 conventional scan, helical scan 등이 선택되어져야 하며, 나선형 스캔의 경우 linear interpolation method, 적절한 pitch를 선택, 조영제의 주입속도와 주입양에 관심을 가져야 한다.

3. 아티팩트

1) 정의

아티팩트(artifact)란 검사 목적과는 관계없이 발생되는 통계적인 오차로 인해 정확한 CT영상의 구성을 교란하거나 방해하여 영상의 질을 저하시키고 미세부분의 관찰능력을 감소시키는 장해음영이다.

2) 측정 및 영향인자

영상 내에 보여지는 아티팩트는 진단의 정확도를 저하시키는 요소로 항상 고려되어야 하며 측정과 발생원인의 규명을 통해 이의 예방이 필요하다.

육안으로 선명하게 나타나는 경우도 있지만 미세한 아티팩트의 관찰 및 측정은 물이나 폴리에틸렌 등의 장비 제조사에서 제공되거나 상품화되어 있는 여러가지 팬텀을 이용하여 스캔한 후 window setting을 변화시켜 가며 평가가 가능하다.

AAPM의 성능평가용 팬텀을 사용하여 평가하는 경우 내부의 알루미늄핀 부위를 스캔한 영상에서 핀의 모양이 원형이 아닌 육각형이나 팔각형, 그리고 타원형으로 나타나는 여부의 관찰과 핀 주위의 직선형 줄무늬나 짧고 불규칙한 곡선, 원형의 곡선 등의 발생여부를 관찰한다.

CT영상의 아티팩트는 물리적인 요인인 X-선속의 경화현상이나 부분체적효과에 의하여 발생되거나 장치의 하드웨어적인 기능 이상(이에는 기계적인 구성품의 잘못된 배치나 불안정성, detector를 비롯한 검출 시스템의 결함), 영상처리 과정에서 발생되는 아티팩트(이에는 감약값의 측정시 오류, 부적당한 데이터 전송, 재구성 알고리즘의 변동)가 주된 원인이 되며, 그 외에 환자나 검사과정에서 기인되어 발생될 수 있다. 이의 종류와 발생원인에 대해서는 다음 절에서 자세히 언급된다.

이러한 아티팩트들은 영상화 과정의 데이터와 최종적인 산물인 영상에 불균등을 초래하여 진단의 정확도와 능률을 저하시키는 요인으로 작용하므로, 수시적으로 발생여부의 관찰과 측정 및 보정이 필요하다.

3) 아티팩트의 일반적인 분류

CT영상에 있어서 아티팩트는 여러 측면으로 분류되고 설명되고 있으나, 여기서는 방사선사의 관점에서 발생원인과 장치의 결함, 검사운영 측면에 따라 언급하기로 한다. 즉, CT영상처리 과정에서 발생되는 아티팩트, 장치의 기능오류에 의한 아티팩트, 환자와 검사자 요소에 의해 발생되는 아티팩트를 중심으로 설명하고자 한다.

(1) CT영상처리 과정에 관련된 아티팩트

CT영상의 재구성 처리에 관련되어 발생 가능한 아티팩트로는 view 데이터의 기하학적 불일치, 감약 측정치(attenuation measurement) 오류, 디지털화 과정의 aliasing artifact, 재구성 알고리즘의 변동에 의해 발생될 수 있다.

View 데이터의 기하학적 불일치(기하학적 오류에 의한 아티팩트)는 view를 구성하는 모든 ray measurement가 적절한 방향인 일직선적인 상태에서 행해지지 않아 발생되는 아티팩트이다. 이의 대표적인 예로는 view의 불충분에 기인된 아티팩트(view insufficiency artifact), 부분체적효과(partial volume effect)에 의한 아티팩트, 환자의 motion, moving, 호흡에 의한 아티팩트 등이 해당된다.

감약 측정치(attenuation measurement) 오류에 의한 아티팩트의 대표적인 예로는 선속경화에 의한 아티팩트, 부분체적효과에 의한 아티팩트, 산란선에 의한 아티팩트(scatter ray artifact), 고감약계수를 갖는 이물질이 체내에 존재하여 발생되는 아티팩트, 그리고 scan field of view의 바깥에 환자가 positioning되어 발생되는 아티팩트(out of field artifact) 등이 이에 해당된다. 이에 대해서는 다음 절에서 자세히 언급하기로 한다.

(2) 장치의 기능오류(malfunction)나 결함(faulty)에 의한 아티팩트

X-선관, detector, 또는 DAS가 정상적으로 작동하지 못하는 상태에서 발생된다.

세부적으로 발생원인을 구분하면 X-선 tube의 과도한 spit 발생, detector 결함, acquisition 채널의 결함으로 인한 데이터 두절, DAS의 결함, calibration 상태 불량 등이 이에 해당된다.

Dctector 결함에 의해 발생되는 아티팩트는 하나 또는 여러 개의 detector 채널이 다른 채널들의 입출력 특성과 다른 경우에 발생되는데 이에는 detector cell의 기능 저하 또는 불량, 접촉 불량 등에 기인된다. 주로 FOV의 중앙에 원형의 모양으로 발생한다. 데이터 두절(data blackout)에 의한 아티팩트는 장치의 기능 이상으로 인해 single 또는 multiple projections의 손실로 인해 직선형의 아티팩트로 나타난다. 그리고 data acquisition system(DAS) board의 결함으로 인해 measurement conversion error가 발생되며, calibration data가 나쁜 경우에도 아티팩트가 발생되는데 이는 주로 원형으로 나타난다.

3세대 장치에서 원형의 아티팩트 발생원인은 그림 6-43에 나타낸 바와 같이 X-선관과 detector array가 회전하는 동안 결함을 갖는 detector element에 의해 측정된 rays가 원에 접선적으로 지나기 때문이다. 만일 detector가 offset을 갖거나 이웃하는 detector와 0.1% 이상의 gain 차를 가지면 원형의 아티팩트가 영상에 나타난다. 이러한 아티팩트는 detector gain이 calibration되어야 함을 시사한다.

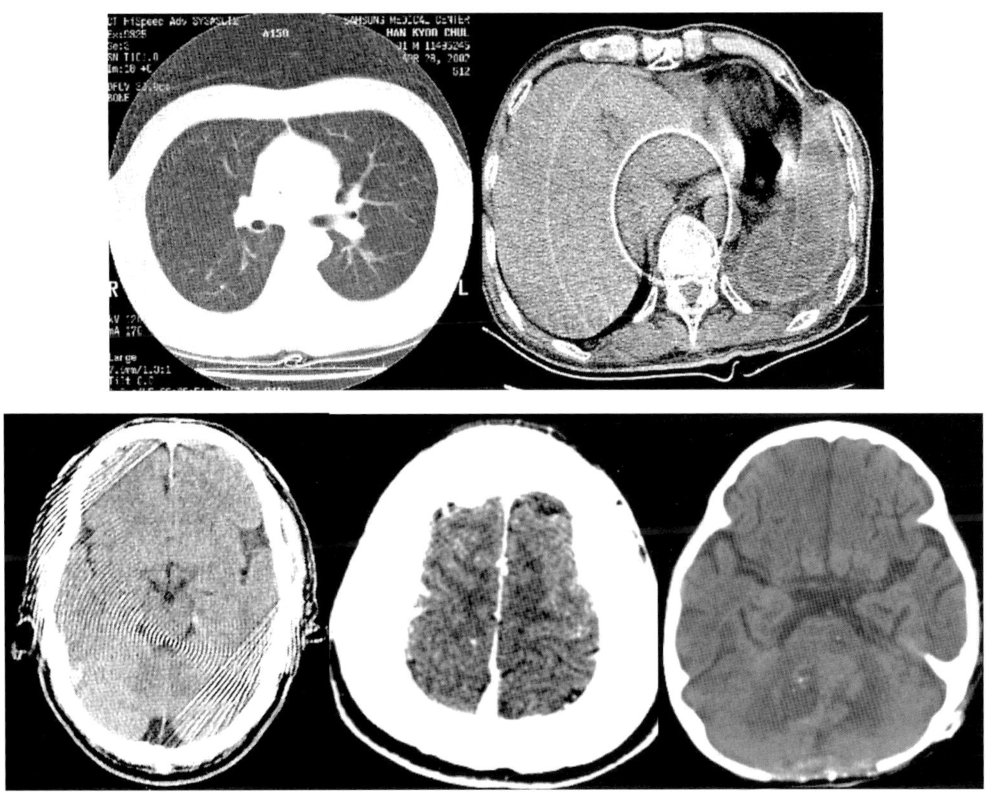

그림 6-42 Detector 결함에 의한 streak 또는 ring artifact

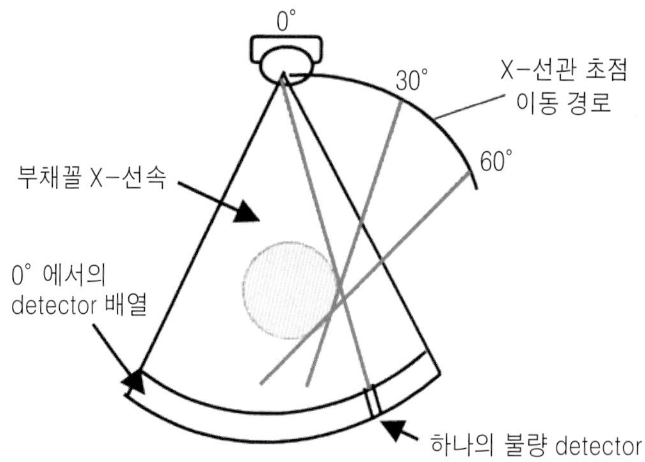

그림 6-43 3세대 장치에서 나타나는 원형 아티팩트의 발생원인

4세대 장치에서의 detector 결함은 눈으로 감지될 정도의 아티팩트를 발생시키지는 않는다. 왜냐하면 각 detector가 view를 획득하기 때문이다. 또한 4세대 장치에서의 detector-to-detector 채널 변화는 detector가 스캔 도중 raw radiation beam에 의해 calibration되기 때문에 심각한 문제를 야기시키지는 않는다. 하지만 X-선 소스의 변동(fluctuation) 역시 4세대 장치에서 아티팩트를 발생시킬 수 있다.

3세대 장치에서는 view의 rays가 기본적으로 동시에 획득되므로 소스의 변동은 다음 절에서 자세히 설명되는 view to view 변화(view의 기하학적 불일치에 의한 아티팩트)를 야기시키지만 X-선 출력을 모니터링 함으로써 쉽게 교정이 된다. 하지만 4세대 장치에서는 출력의 모니터링을 통한 교정이 쉽지 않으며 출력 변화가 데이터 샘플링과 동기화되어 Moire 패턴으로 나타날 수 있다. 설령 X-선관의 출력이 모니터링되고 교정이 된다 할 지라도 회전자의 맥동(rotor ripple)과 연관된 스펙트럼의 변화로 인해 소스의 변동에 의한 아티팩트의 발생은 근본적으로 피할 수 없다. 그러나 기술의 발달로 인해 최근의 4세대 CT장치에서는 출력 변동의 모니터링과 교정, 그리고 데이터 수집과 비동기적인 방법으로 회전자를 회전시킴으로써 회전자 맥동에 의한 아티팩트를 최소화시키고 있다.

또한 각 detector 소자가 동일한 방사선의 입사에도 불구하고 동일한 신호를 나타내지 못할 수 있다. 이와 같이 calibration file의 질적 저하로 인해 detector 소자가 잘못된 신호를 출력할 때 그림 6-44의 (b)에 나타난 바와 같이 원형으로 띠를 형성하는 아티팩트가 발생된다. 이의 제거를 위해서는 re-calibration이 필요하다.

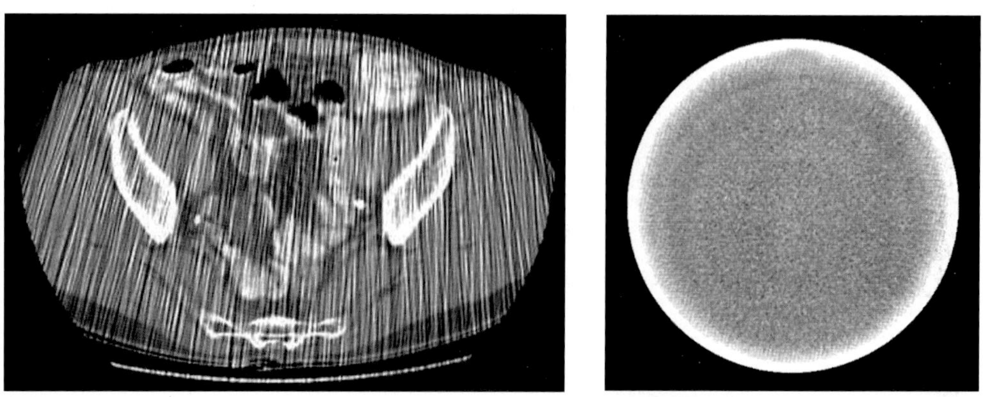

(a) (b)

그림 6-44 X-선관의 출력 이상으로 tube spit이 과다하게 발생한 경우(a)와 detector 소자의 출력신호 오류(b)에 의한 아티팩트

(3) 환자 및 사용자, 검사 운영상에서 발생되는 아티팩트

환자의 몸속에 고흡수치를 갖는 foreign body가 있거나, 환자를 scan FOV에서 벗어나 positioning한 경우, 검사에 필요한 보조기구가 장치되어 있어 이로 인해 발생되는 아티팩트 등이 이에 해당된다.

4) 아티팩트의 종류

(1) View insufficiency artifact

영상 데이터의 획득시 사용되는 view의 수가 증가되면 재구성의 정확도가 증가되지만 view의 수가 불충분하다고 해서 항상 아티팩트가 발생되는 것은 아니다.

최근의 CT장치에서는 거의 발생되지 않지만, view의 수가 불충분하면 back-projection 과정에서 흐림(blurring)의 불충분한 소거로 인해 고대조도의 경계부로 부터 떨어진 부분에서 방사형 또는 접선형의 streak이 발생된다. 이러한 streaks을 view insufficiency artifact 라고 부르며, 보통 영상의 중앙부로부터 방사상으로 폭이 커지며 균일한 감약부위에서 명백하게 표시된다.

이를 임상적인 면에서 살펴보면, 스캔시 노출조건을 부족하게 설정하면 필요한 영상화하고자 하는 환자구조의 view가 불충분해지고 구조적 노이즈 패턴이 초래된다. 그러므로 적절한 방사선량을 사용하여 영상의 질을 유지하고, display FOV를 통해 나타나는 장치의 시스템 MTF를 적절하게 유지하려면 충분한 수의 view로써 영상이 재구성되어야 한다. 충분한 view의 확보를 위해서 X-선관이 360° 회전하는 normal scan 보다 400° 정도로 회전하여 영상을 획득하는 over scan을 권고하는 장치도 있다. 이러한 over scan에서는 스캔의 시작과 끝에서 얻어진 데이터를 merge하는 방식을 취하여 영상을 재구성한다.

이와는 다소 차이가 있지만 획득되어진 신호의 저하로 인해 영상의 저농도 부위가 희미하게 흐려져 나타나는 현상이 나타날 수 있는데 이를 inhomogeneous artifact 라고 하기도 한다. 이를 방지하기 위한 방법으로는 노출을 증가시켜 조사선량을 증가시키는 것이 좋다.

(2) 광자량의 부족에 의한 아티팩트(photon starvation artifact)

어떤 특별한 프로젝션(예, shoulder의 lateral view)에서 detector에 도달되는 신호(광자량)가 적어 발생되는 아티팩트이며, streak 형태로 나타난다(그림 6-45 참조).

스캔시 얇은 슬라이스의 일률적인 적용이 이의 빈번한 발생을 유도시킨다. 그러나 최근의 CT장치에서는 dose modulation 소프트웨어의 채택으로 photon starvation artifact의 발생을 예방하고 있다.

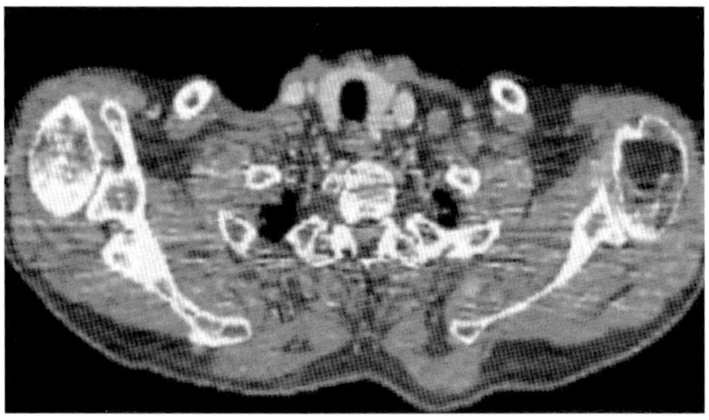

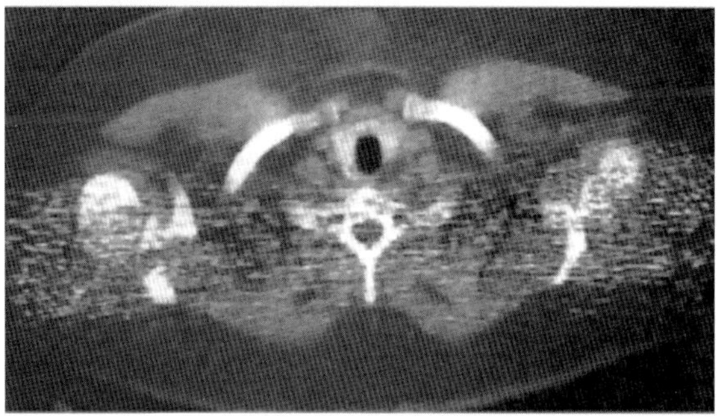

그림 6-45 광자량의 부족에 의한 아티팩트(photon starvation artifact)

(3) Edge gradient effect

2개의 유사한 views 사이에서 X-선속의 각도가 다를 때 생길 수 있는 현상으로 뼈 부위나 조영제 물질과 같은 고대조도 부위로 부터 방사형으로 나타나는 직선형의 아티팩트이다. 이를 예방하기 위해서는 긴 스캔시간(예, 하나의 영상당 2초 스캔)을 사용하거나 얇은 단면두께를 사용한다. 그리고 edge gradient effect와 유사하게 stomach CT영상에서 공기와 양성 조영제가 맞닿는 부위에서 고밀도와 저밀도 물질사이의 심한 농도차이에 의해 직선형으로 나타나는 아티팩트를 air-contrast interface artifact 라고 부르는 경우도 있다(그림 6-46 참조).

아티팩트의 발생시 필요에 따라 decubitus 또는 prone position으로 추가스캔을 실시하면 진단에 도움이 된다.

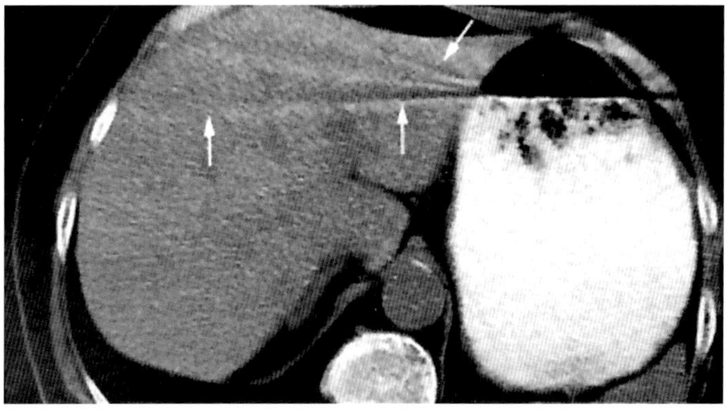

그림 6-46 Air-contrast interface artifact

(4) 환자의 움직임에 기인된 아티팩트

① Moving에 의한 아티팩트

이는 스캔 도중 환자의 움직임에 의해 발생되며, 이는 데이터 획득과정에서 움직인 부위의 경계 부분에서 발생되는 view 데이터(복셀)의 기하학적 불일치 현상을 재구성 알고리즘이 보상을 하지 못해 발생한다. 보통 고대조도의 경계부에 접선하여 streak 형으로 나타난다.

3세대나 4세대 CT장치에서 하나의 view 내의 rays는 본질적으로 거의 동시에 얻어지고 하나의 view에서 rays 샘플링은 매끄럽게 이어진다. 하지만 360° 스캔 도중 환자의 움직임이 발생한다면 처음과 마지막 view 사이에 불일치가 일어난다. 이로 인해 처음과 마지막 view의 rays와 일치되는 방향으로 streak artifact가 발생하는 것이다. 고식적 스캔 방식에서는 테이블이 움직이지 않고 고정된 위치에서 스캔이 시작되고 끝나기 때문에 이러한 환자의 움직임에 의한 아티팩트는 항상 같은 방향으로 나타난다. 이를 방지하기 위해서는 고정용 끈을 사용하거나 고식적 스캔 보다는 단시간 검사가 가능한 나선형 스캔을 시행하여 줄일 수 있다.

② 심장 및 장관, 횡경막의 운동에 의한 motion artifact

장관(bowel)의 연동운동이나 횡경막 또는 심장의 운동에 의해 발생된다. 이를 방지하기 위해서는 복부 CT검사시 연동운동 억제제를 주사하거나 사용 장치에서 가능한 소프트웨어(예를 들면 peristaltic option, AVR)을 적용하거나 흉부 CT검사시 ECG triggering을 한다. 그림 6-48은 복부 CT에서 장내 조영제의 움직임으로 인해 발생된 motion 아티팩트와 움직임에 의한 아티팩트를 보여준다. 그리고 그림 6-49는 Siemens사의 아티팩트 교정을 위한 소프트웨어인 motion correction software(MCA)의 사용전과 사용후의 차이를 보여주는 영상이다.

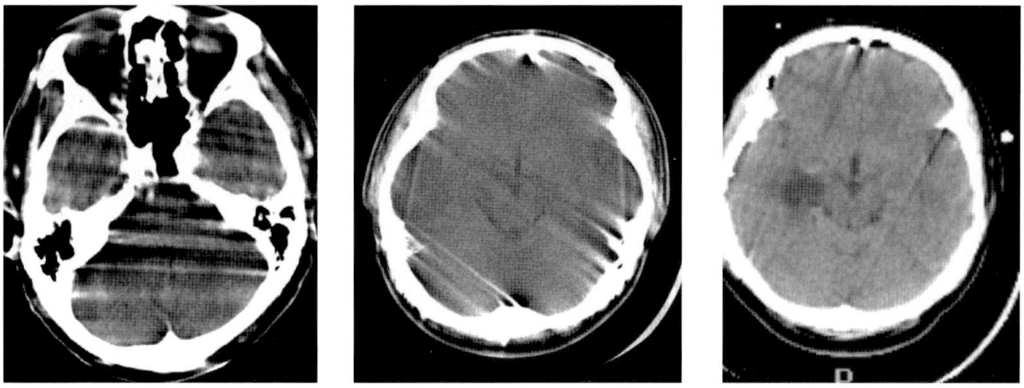

그림 6-47 환자의 움직임에 의한 아티팩트

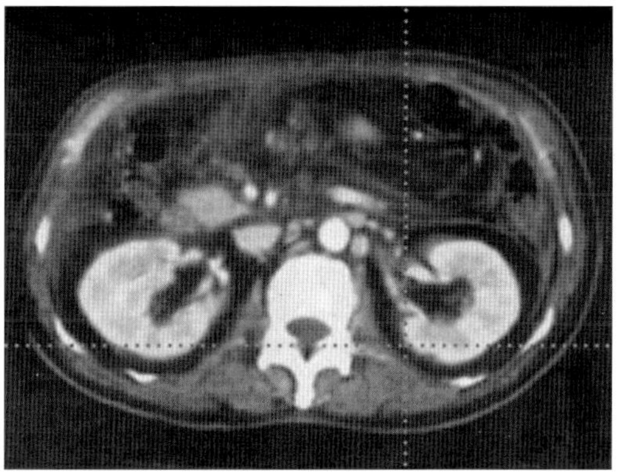

(a) 연동운동

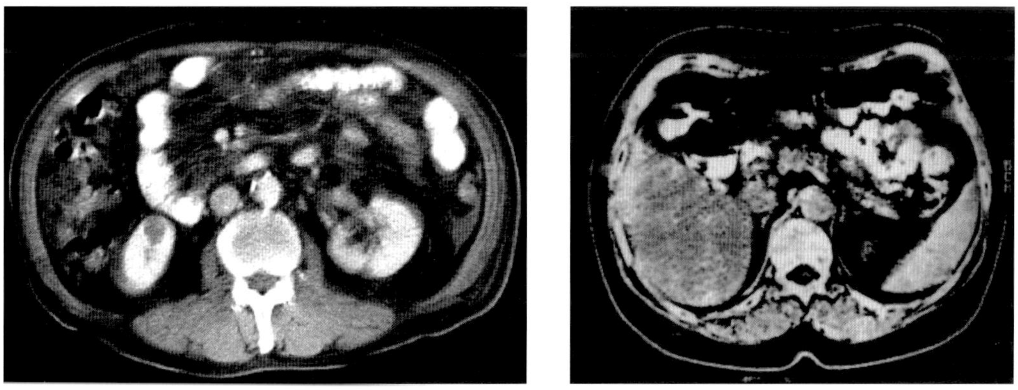

(b) 움직임

그림 6-48 연동운동에 의한 아티팩트

③ Respiratory artifact

스캔시 환자의 호흡불량이나 조절의 잘못으로 인해 발생된다. 그림 6-50과 51에 대표적인 예를 나타내었다. 이의 발생을 방지하기 위해서는 짧은 rotation time을 적용하거나 나선형 스캔시 영상의 질적 저하가 없는 범위 내에서 pitch를 높여 스캔한다.

만일 움직임이나 연동운동 등에 의해 불가피하게 아티팩트가 발생한 경우 segment 기능을 이용하여 90° 또는 120° 회전의 부분적인 프로젝션 데이터만으로 영상을 재구성하여 아티팩트가 없는 영상을 얻을 수 있다. 이러한 raw data를 이용한 segment 영상은 움직임이 없이 갠트리가 360° 회전하여 얻은 영상에 비해 질적 저하가 있지만 움직임이 있는 영상보다는 훨씬 진단적 가치가 있게 된

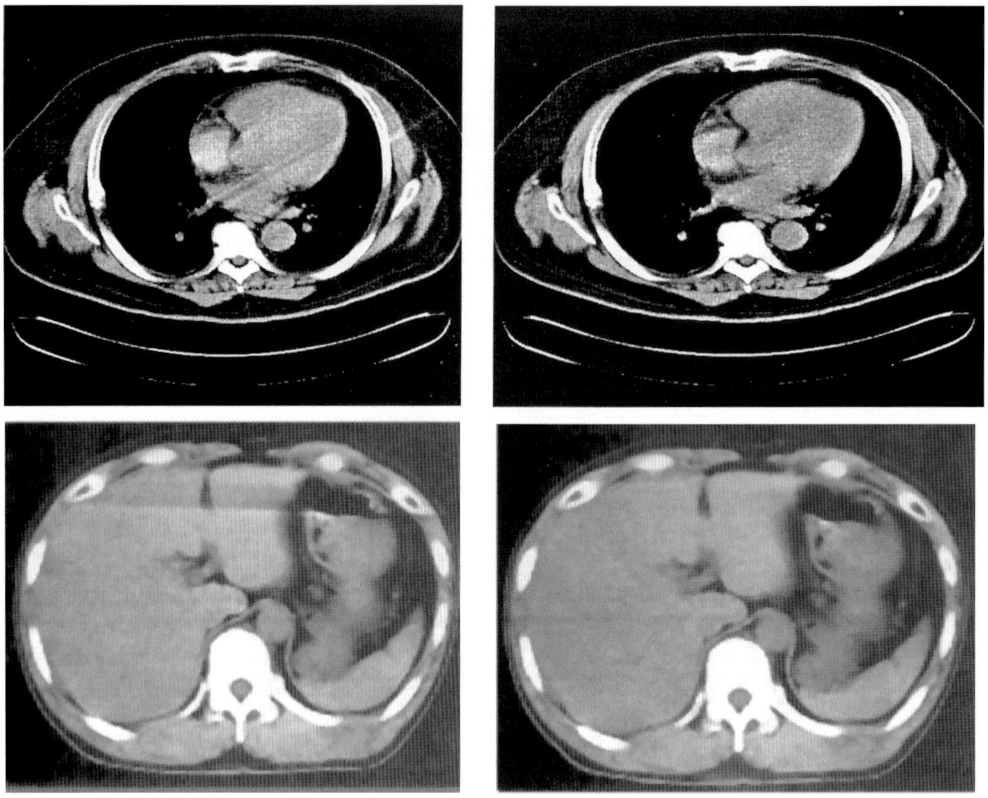

그림 6-49 움직임과 motion artifact 교정 소프트웨어의 유무

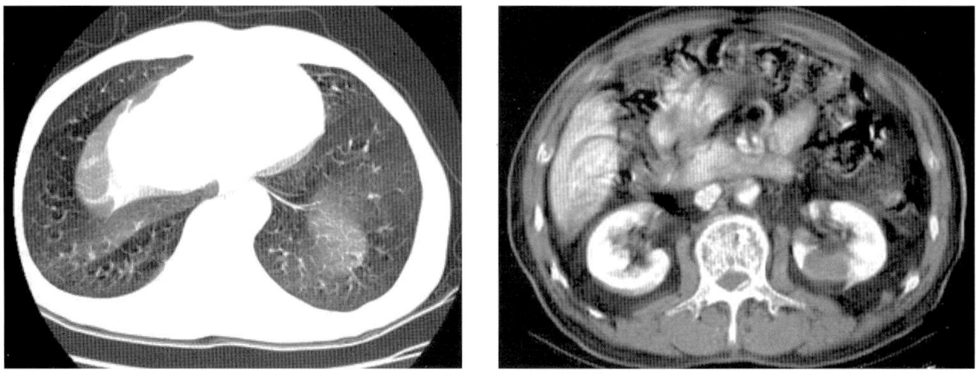

그림 6-50 Respiratory artifact 영상

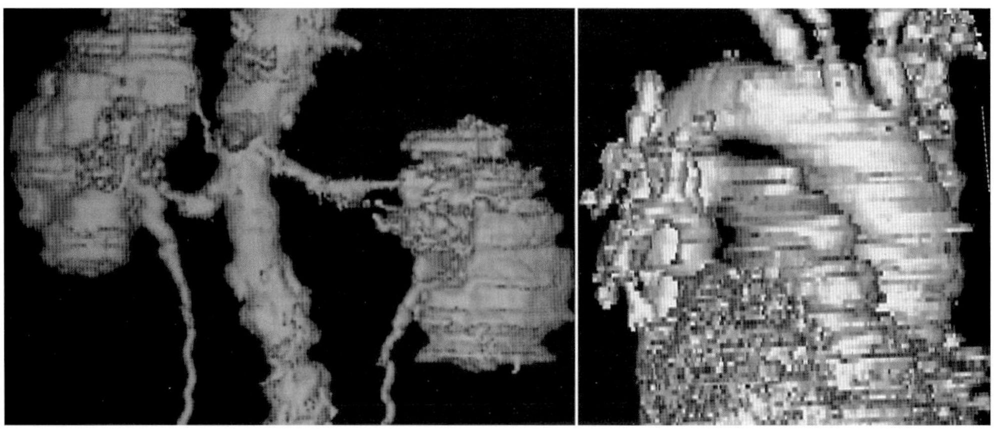

그림 6-51 호흡조절 잘못으로 인해 3차원 영상 재구성시 생긴 mis-registration artifact(또는 stair-step artifact)

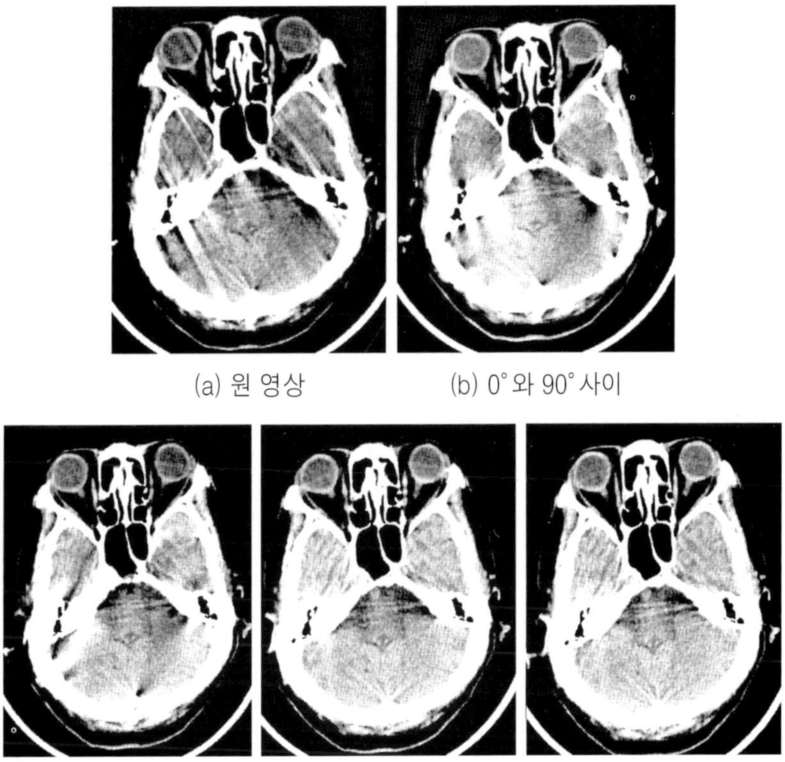

(a) 원 영상 (b) 0° 와 90° 사이

(c) 90° 에서 180° 사이 (d) 180° 에서 270° 사이 (e) 270° 에서 360° 사이

그림 6-52 스캔중 환자의 움직임으로 인해 moving 아티팩트가 발생한 영상을 90° 씩 4개로 segment하여 재구성한 영상

다. 그림 6-52는 스캔 중 환자의 움직임으로 인해 moving 아티팩트가 발생한 영상을 90° 씩 4개로 segment하여 재구성한 영상이다. 180° 와 270° 사이의 3번째 영상과 270° 에서 360° 사이에서 얻은 4번째 영상에서는 움직임이 없음을 알 수 있다.

(5) 선속경화에 의한 아티팩트

CT를 포함한 X-선을 사용하는 모든 장치에서는 선속의 각 광자에너지가 동일한 단색 X-선(monochromatic X-ray)로 가정하여 계산을 행한다. 그러나 실제 X-선의 광자에너지는 multi-chromatic한 특성을 가지므로 환자를 투과하면 에너지가 낮은 광자는 쉽게 흡수되고 높은 에너지의 광자가 많아져 유효 에너지가 높아진다. 즉, 피사체를 통과할 때 피사체가 낮은 광자에너지를 흡수하여 여과(filtering) 역할을 하여 결과적으로 투과된 선속의 평균에너지는 증가되는데 이러한 현상을 선속경화현상(beam hardening effect)이라 한다. 그림 6-53은 X-선 튜브에서 발생된 광자 스펙트럼과 20cm와 30cm 직경의 물을 통과한 후의 광자 스펙트럼을 비교한 것이다.

CT에서 다색 X-선의 사용은 단색 X-선 보다 피사체의 농도가 다소 약하게 나타나며 투과된 강도의 측정값을 대수화(logarithm)하는 과정에서 직선성이 저하된다. 만일 이를 교정하지 않으면 cupping 아티팩트를 갖는 영상을 얻게 되며 CT값의 왜곡현상이 초래된다. 이러한 왜곡현상은 두부의 구개부에서 뼈와 조직의 인접부위를 따라 연부조직의 CT number가 증가되는 효과를 나타내는데 이는 영상에서 bands 또는 streak 모양의 cupping 아티팩트로 나타나는 것이다.

이러한 cupping 현상에 의한 아티팩트의 교정은 보통 두 번의 과정으로 나누어 시행되는데, 첫번째 과정은 관찰된 감약값을 기준으로 하여 detector 출력을 대수화하는 과정에서 직선화하는 것이다. 동일한 양의 감약치를 기준으로 할 때 원자번호가 높은 bone이 연부조직 보다 감약되는 양이 많기 때문에, 이러한 교정작업은 연부조직이 아닌 bone이 위치하고 있는 부위에서 좋은 효과를 나타낸다.

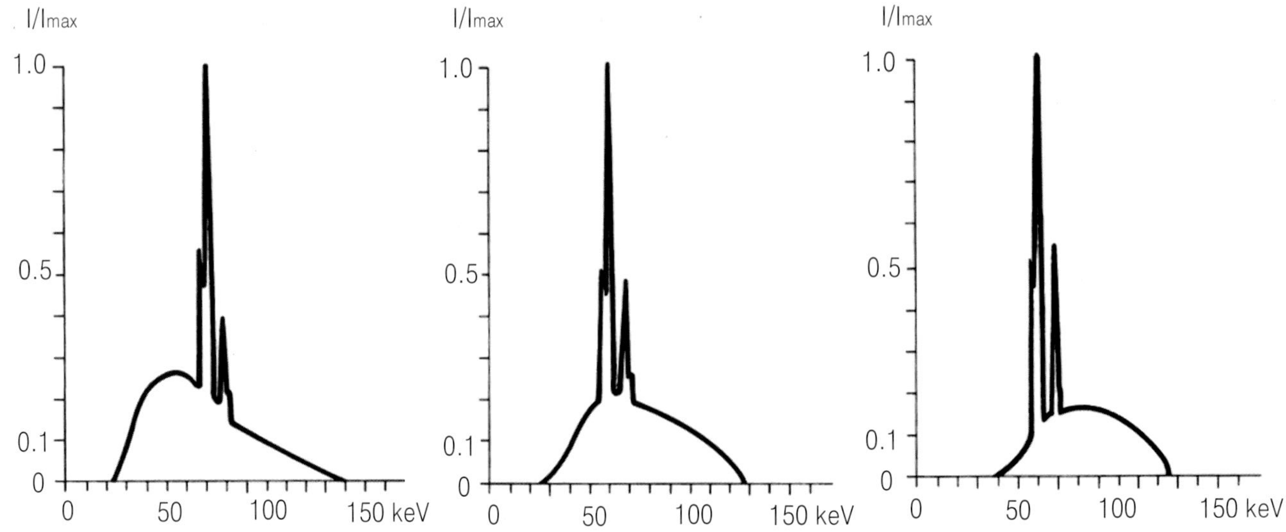

(a) X-선 튜브 스펙트럼　　(b) 20cm 물을 통과한 후의 광자 스펙트럼　　(c) 30cm 물을 통과한 후의 광자 스펙트럼

그림 6-53 X-선 튜브에서 발생된 광자 스펙트럼과 20cm와 30cm 직경의 물을 통과한 후의 광자 스펙트럼의 비교

그러나 첫번째 교정 과정은 petrous ridges와 같은 뼈가 쌍으로 존재하는 부위 사이에서는 streak 아티팩트를 만들어낸다. 이 streak 아티팩트를 최소화시키기 위해서 다시 두번째의 선속경화의 교정이 시행되는데 이는 각 ray를 따라 bone과 연부조직의 양을 결정하기 위해서 최초의 재구성된 영상 정보를 이용한다. 이 정보는 직선적인 데이터의 정확한 평가와 두번째의 교정 영상을 재구성하기 위한 목적으로 사용된다.

두번째 교정 과정은 다음 절에서 언급되는 IBO, BHC 등의 소프트웨어이며, body CT검사 보다는 head CT 검사에서 주로 적용되고 있다.

결론적으로 선속경화에 의한 아티팩트란 CT감약값의 측정과정에서 오류에 의해 발생되는 물리적인 요인의 아티팩트라고 하였다. 즉, 다색 방사선이 흡수체를 통과시 흡수체에 의해 저에너지 X-선이 흡수되어 평균에너지가 증가하며 이로 인해 선감약계수가 변화되어, 조영제나 뼈 부위의 고밀도 부분에서 broad streaks로 나타나거나 영상의 중앙부가 어둡고 주변부가 밝게 나타나는 cupping 현상과 저농도 부위가 희미하게 나타나는 현상을 일컫는 말이다. 이는 두개부의 CT검사시 skull base 부분에서 주로 발생되며, 많은 장치에서는 소프트웨어적인 option을 적용하거나 X-선관 초점 부근에서의 pre-filtering을 하여 줄이고 있으나 만족할만한 수준은 아니다.

그러므로 장치 사용자의 입장에서 이를 줄이기 위해서는 높은 조직밀도가 많은 부위의 검사시 kVp를 올리고 mAs를 낮추거나, 단면두께를 얇게 설정한다. 그 외 갠트리 각도나 환자 positioning를 조절하여 뼈와 같은 조직밀도가 높은 부위를 피해 스캔함으로써 아티팩트 발생을피하도록 한다.

그림 6-54는 앞에서 설명한 cupping 효과를 그림으로 나타낸 것이다. (a)는 선속경화현상에 의해 피사체 두께의 증가에 따라 CT number가 직선적으로 증가하지 않는 것을 보여주며, (b)는 물 팬텀이나 피사체가 선속을 경화시킴으로 인해 중앙부의 선감약계수가 낮아지기 때문에 중앙부에서 CT number가 주변부 보다 낮아지는 cupping 효과를 보여준다. 이러한 cupping 효과는 대부분의 CT장치에서 선속경화 교정 소프트웨어를 사용함으로써 어느 정도 감소되는 효과를 얻는다(그림 6-56부터 6-58 참조).

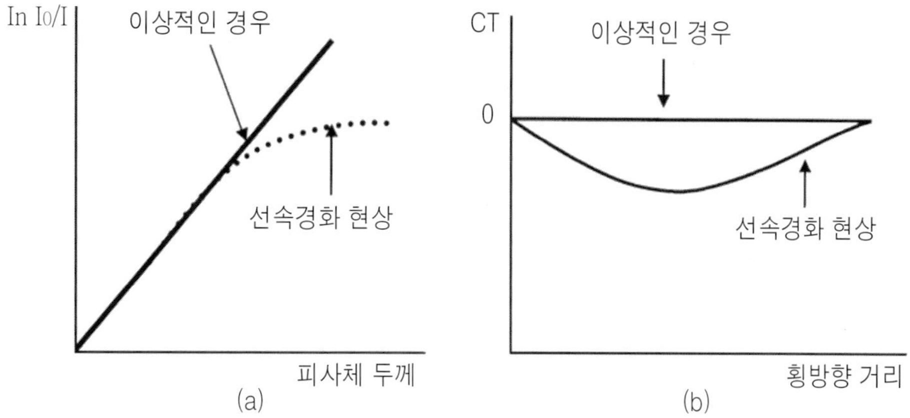

그림 6-54 선속경화현상(a)과 물팬텀을 스캔한 경우 선속경화현상에 의한 영상의 cupping 효과(b)

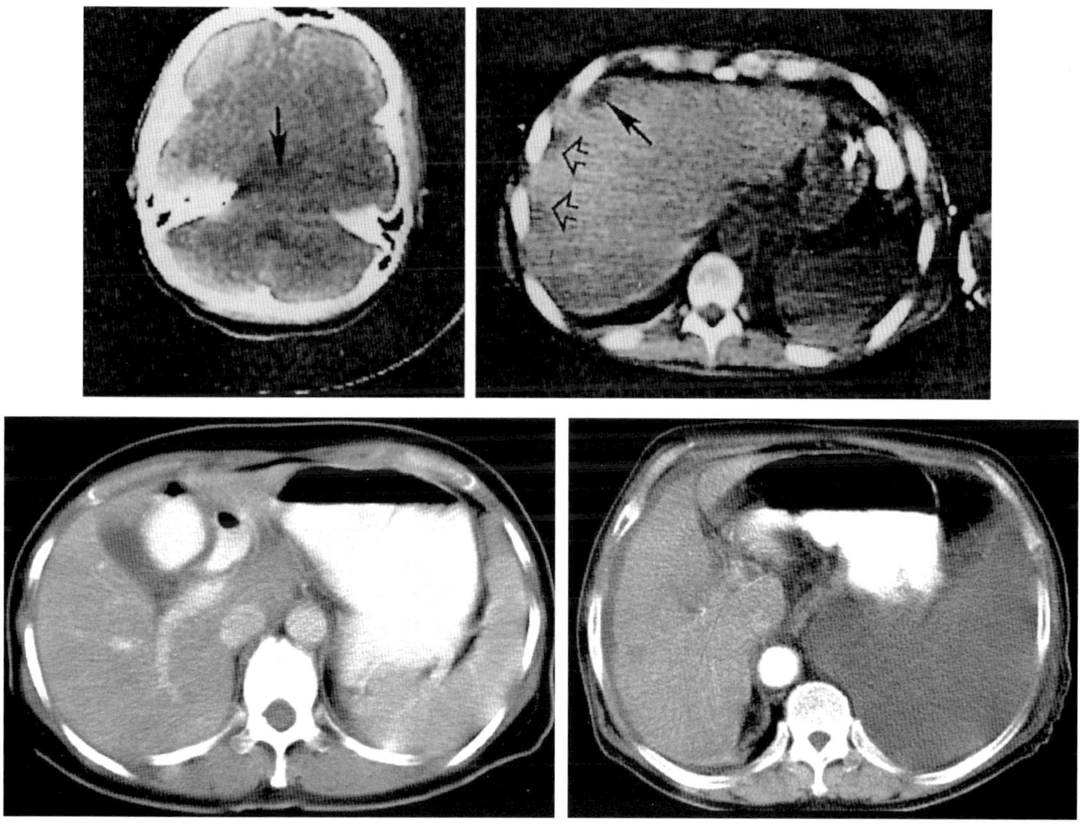

그림 6-55 선속경화에 의한 아티팩트가 발생된 두부와 복부영상

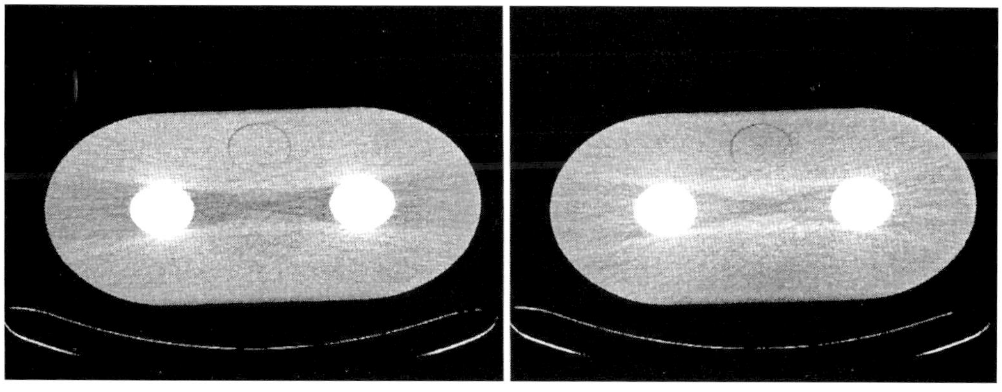

그림 6-56 선속경화현상의 교정 전(좌)과 교정 후(우)의 팬텀영상

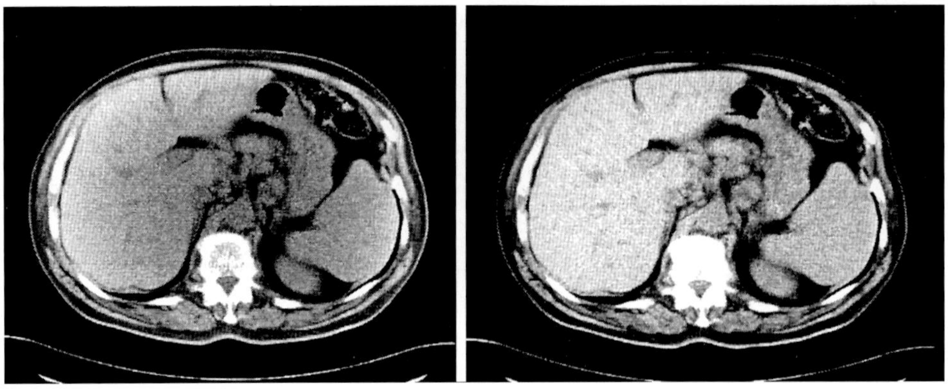

(a) Cupping현상으로 비균일한 CT number값 (b) 균일한 CT number값

그림 6-57 선속경화효과로 심한 cupping을 보이는 복부영상과 교정영상

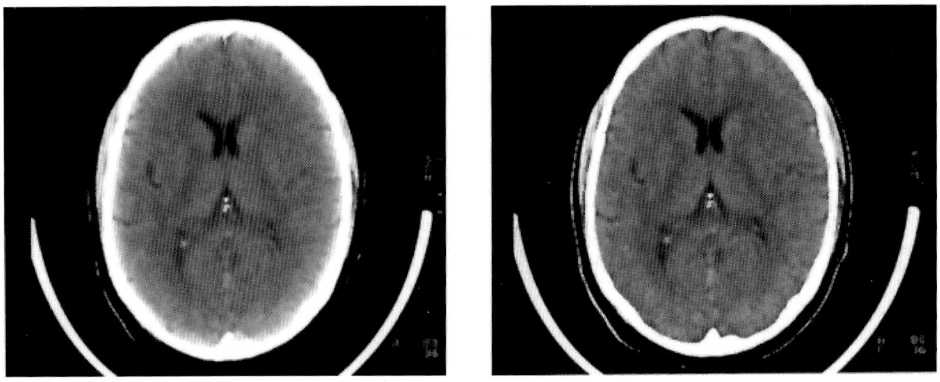

(a) 비 적용시 (b) 적용시

그림 6-58 선속경화 교정 소프트웨어의 적용시와 비적용시의 brain CT영상

앞에서 cupping 효과로 인해 영상에서 streak 모양의 cupping 아티팩트가 나타난다고 하였으나, 이와는 반대로 영상의 중앙부가 주변부보다 높아져 볼록하게 보이는 capping 효과(아티팩트)는 컴퓨터가 선속경화 현상을 과보정(overcorrection)하여 나타나는 현상이다.

(6) 부분체적 효과에 의한 아티팩트

부분체적효과(partial volume effect)에 의한 아티팩트는 선속경화현상에 의한 아티팩트와 마찬가지로 영상획득시 view 데이터의 기하학적인 불일치로 인해 CT감약값의 측정과정에서 발생되는 오류에 의한 물리적인 요인의 아티팩트이다.

즉, 하나의 복셀 내에 감약계수의 차가 크게 나는 조직들이 포함될 때 선감약은 복셀의 감약계수의 평균값에 비례하여 일어난다. 이러한 복셀에서는 재구성 알고리즘이 각 복셀의 감약치를 균일하게 가정함으로써 볼륨이 평균화되어 계산되는데 이로 인해 발생되는 오류가 부분체적효과에 의한 아티팩트이다.

그림 6−59에 나타낸 바와 같이 매우 높은 조직밀도를 갖는 피사체(예를 들면, 뼈)가 스캔 plane의 주변부(off−center)에 부분적으로 포함될 때 높은 대조도 오류를 발생시키는 아티팩트인데, 이는 view들 간의 불일치(inconsistencies between views)로 인해 streak과 shading 아티팩트가 발생된다.

그림 6−60에서 예를 들어 설명해보자. 강도 I_1과 강도 I_2의 두 개의 강도는 검출기에서 두 강도의 합 (I_1+I_2)으로 측정된다.

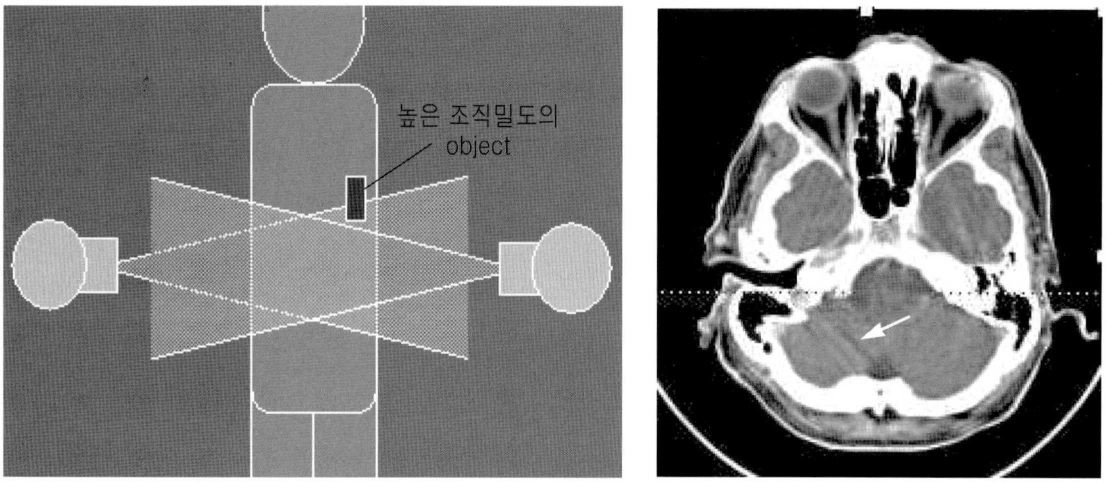

그림 6-59 부분체적효과에 의한 아티팩트의 원인과 발생영상

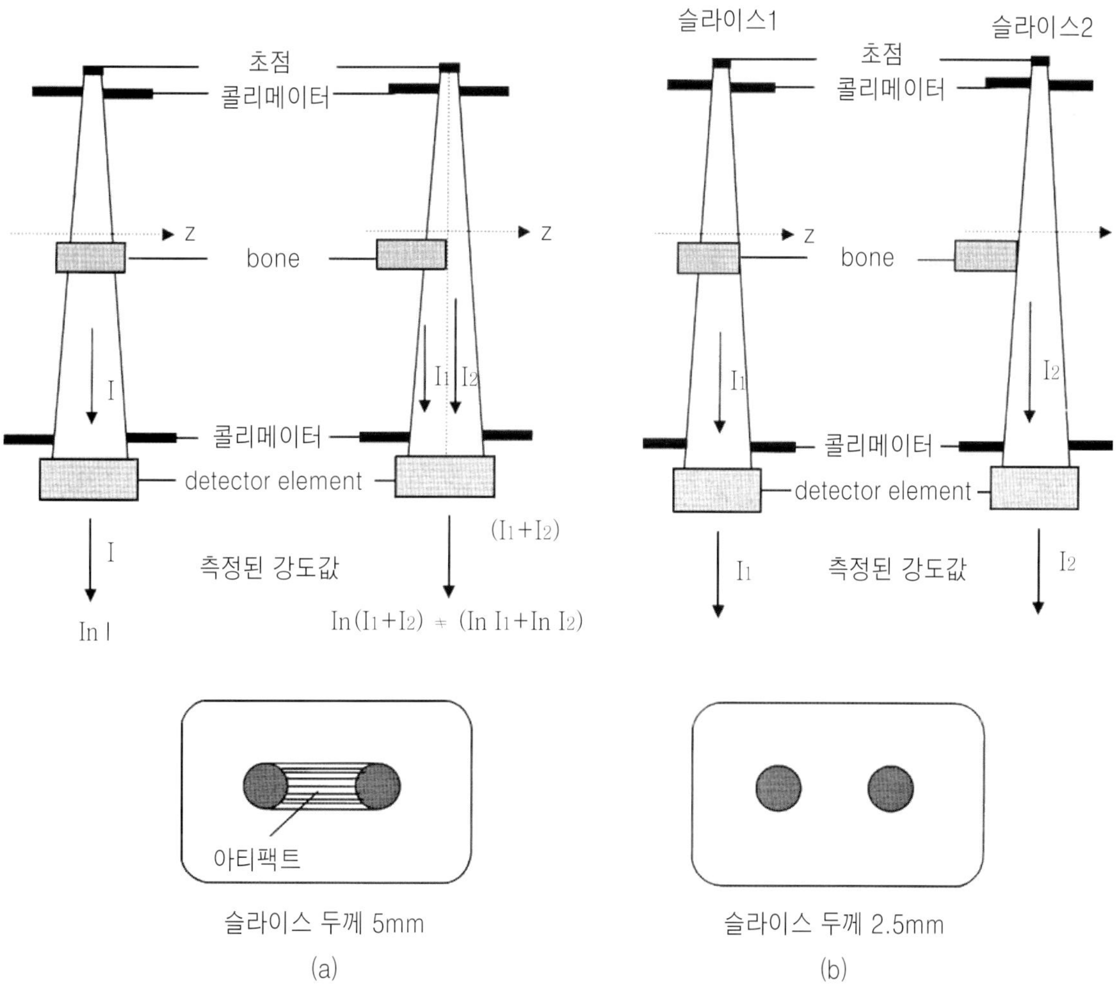

그림 6-60 부분체적 효과의 발생 원인과 이로 인한 아티팩트의 발생(a),
그리고 얇은 슬라이스 두께의 적용으로 이의 해결을 보여주는 개념도(b)

CT number의 정확한 재구성을 위해서는 영상의 전처리 과정(엄밀히 말하면, 대수화 처리)에서 $\ln(I_1+I_2)$이 아니고 $\ln I_1+\ln I_2$의 대수의 합으로 나타내어져야 한다. 이는 각 강도값의 합을 대수화한 것은 각 강도값을 대수화하여 합한 것과는 다르기 때문이다(그림 6-60의 (a)참조). 이러한 차이는 재구성된 영상에서 streak, rings, 또는 심지어 커다란 면적을 가진 아티팩트의 모양을 가진 부분체적 아티팩트로 나타난다. (b)는 슬라이스 두께의 1/2에 해당되는 얇은 두께로 스캔시 부분체적 효과가 제거되는 것을 피상적으로 보여준다. 이러한 전형적인 예는 선속경화현상과 부분체적효과의 결과로 petrous bone 또는 posterior fossa 부위에 나타나는 "Hounsfield bar"로 이는 그림 6-61의 (a)에 잘 나타나 있다.

이러한 아티팩트의 발생을 줄이기 위해 제조사에 따라 명칭을 달리한 소프트웨어가 개발되어 사용되고 있다. 여러 개의 얇은 슬라이스 영상들을 결합하여 하나의 두꺼운 슬라이스 영상을 만들어내는 기법을 이용하는 Siemens사의 VAR(volume artifact reduction), GE사의 IBO(iterative bone option), Shimadzu사의 BHC(beam hardening correction)와 PVE(partial volume artifact ejection) 등이 해당된다.

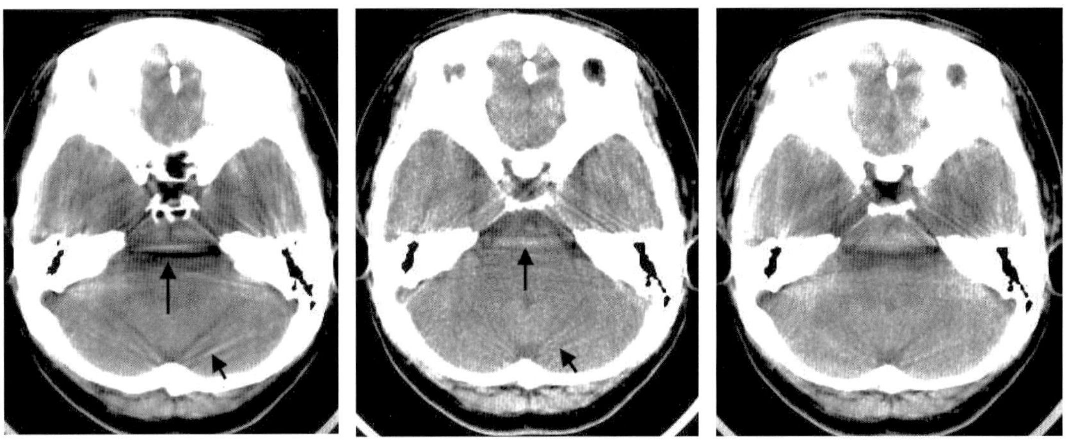

(a) 7mm (b) 3mm (c) 3mm, 예방소프트웨어 적용

그림 6-61 선속경화 현상(긴 화살표)과 부분체적 효과(짧은 화살표)로 인한 아티팩트 발생 예방 소프트웨어(GE사IBO) 사용 영상

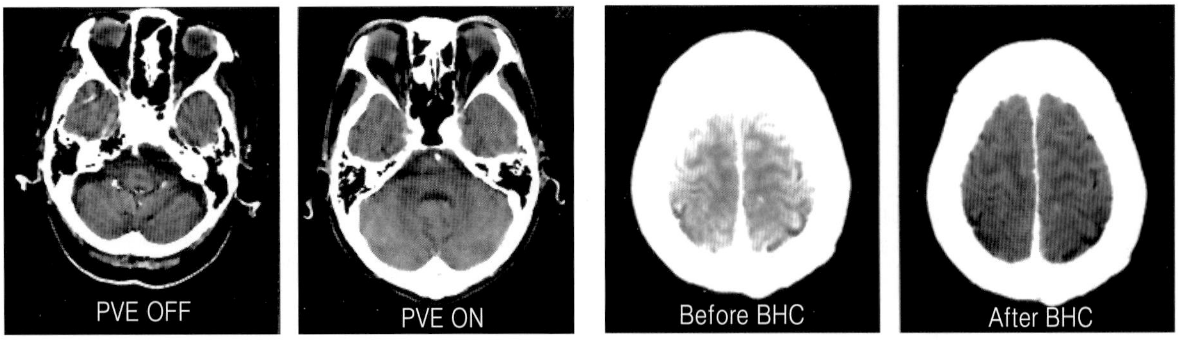

(a) PVE (b) BHC

그림 6-62 Shimadzu사의 아티팩트 발생 예방 소프트웨어 사용 영상

부분체적효과에 의한 아티팩트는 얇은 슬라이스 두께의 설정, 중복스캔(overlapping scan)으로 감소될 수 있으나 이 경우 선량의 증가를 피할 수 없다. 그리고 큰 매트릭스를 선택하여 영상을 구성하는 픽셀 크기를 작게 하고, 140kVp 등의 고관전압 기법을 사용함으로써 아티팩트 발생의 감소가 가능하다.

나선형 CT장치에서는 영상재구성 plane을 이동시키거나 Z-축을 따라 multiple reconstruction을 시행함으로써 부분체적효과에 의한 아티팩트를 감소시킬 수 있다. 그리고 최근의 MDCT에서는 부분체적효과에 의한 아티팩트의 감소를 위해 슬라이스를 얇게 함으로써 발생되는 노이즈 발생을 피하는 방법으로, 얇은 두께로 영상을 얻은 후 여러 슬라이스를 합쳐서 원하는 두께의 슬라이스로 re-build 처리를 고려해 볼 수 있다.

(7) 산란선에 의한 아티팩트

그림 6-63은 이상적인 감약 프로필과 산란선에 의해 영향을 받는 경우를 비교한 것이다. 그림에서 알 수 있듯이 산란선은 감약 프로필을 smooth하게 변화시키며 특히, 많은 감약이 일어나는 부위에서는 산란선에 의한 측정값의 오류가 커진다.

CT장치에서 콜리메이션이 매우 잘된 부채형 선속을 사용한다 할지라도 척추 뒷 부분에서는 산란선의 영향으로 인해 선량이 약간 높아진다. 이로 인해 선속경화효과와 유사하게 척추 부위가 실제의 농도에 비해 약간 검게 나타난다.

즉, 많은 양의 산란선이 detector에 도달하면 background current가 있는 것처럼 나타난다. 이로 인해 피사체를 실제보다 검게 나타나 보이며 데이터의 불연속으로 인한 일종의 감약값의 측정 오류인 아티팩트가 발생되기도 한다. 이러한 아티팩트를 scatter ray artifact라고 한다. 이러한 아티팩트 문제는 4세대 장치와 인체의 두꺼운 부위에서 심해진다.

가스 detector를 채택한 3세대 장치에서는 anode/cathode 판이 몇 cm 정도 깊이 위치되어 있어 그리드(high ratio grid)의 역할을 하여 산란선을 줄여주며, solid state diode detector 장치에서는 detector 앞에 콜리메이터가 설치되어 발생되는 산란선을 줄여주는 효과를 한다. 그러나 4세대 CT 장치에서는 detector가 angle의 범위 내에서 X-선을 검출해야 하므로 산란선에 의한 영향을 더 많이 받는다. 일반적으로 4세대 장치의 고유 디자인은 환자와 detector 사이에 실질적인 갭이 존재하므로 산란선의 효과는 다소 줄어든다.

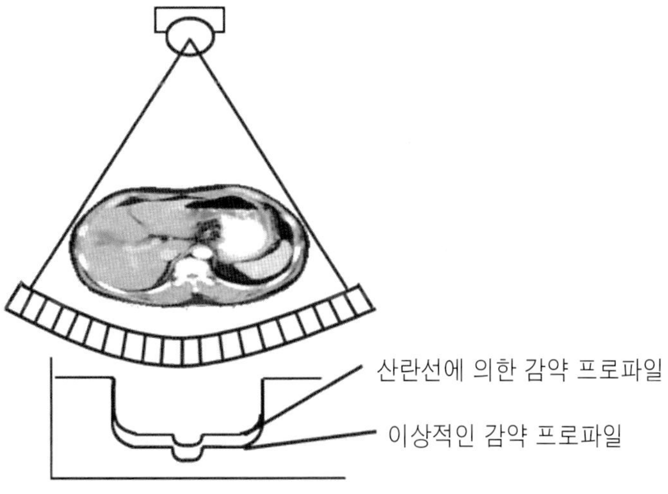

그림 6-63 이상적인 감약 프로필과 산란선에 의해 영향을 받은 감약 프로필의 비교

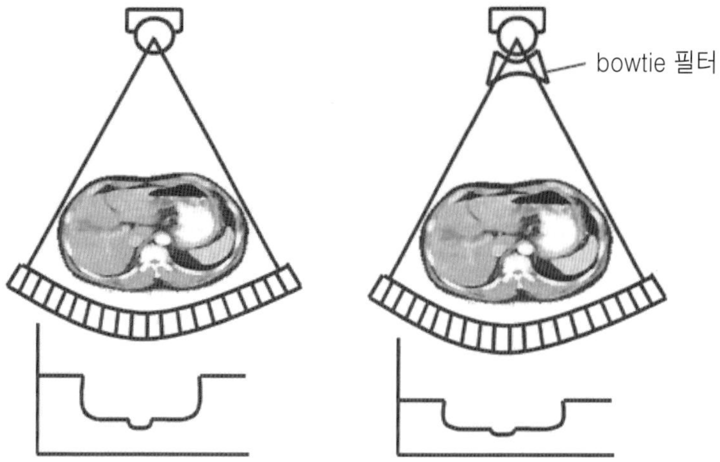

그림 6-64 Bowtie 필터의 유무에 따른 감약 프로필의 비교

산란선을 조절하기 위한 일반적인 방법으로는 선속조절 필터(beam shaping filter) 또는 bowtie 필터를 사용한다. 이들은 전체적으로 X-선을 감소시키며 특히, 산란선 발생이 심한 환자 주변부의 X-선 강도를 감소시킨다. 그림 6-64에 나타낸 바와 같이 필터는 프로젝션의 중앙부로 산란되는 방사선량을 줄여준다. 산란선은 영상의 재구성과정에서 교정이 되지 않으므로 calibration 과정에서 부분적으로나마 고려되어야 한다.

(8) High contrast foreign body artifact

치아 충전물이나 외과용 클립 등의 금속성 이물질, 바륨 등의 조영제와 같은 고밀도 물질이 체내에 존재하는 경우 이들은 X-선을 거의 모두 흡수하여 일명 "radiation shadows"를 나타내는데, 이로 인해 발생하는 감약값 측정오류의 한 종류이며, 보통 줄무늬(streak type) 또는 방사상(starburst type)으로 나타난다.

High contrast foreign body artifact의 발생을 방지하기 위해서는 교정 소프트웨어를 적용하는 방법 외에 두부 스캔시 갠트리 각도를 변화시키거나, 흉부 CT검사시 혈관조영제의 고집적으로 인해 발생되는 아티팩트(그림 6-66 참조)의 예방을 위해 조영제를 희석시켜 사용하거나 스캔 방향을 밑에서 위로 시행하는 것이 권고된다.

그림 6-67은 고감약계수를 갖는 이물질을 포함하는 부위의 감약 프로필과 이의 교정을 위한 소프트웨어에서 채택하는 interpolated profile을 나타낸 것이며 그림 6-68은 metal artifact reduction 소프트웨어의 적용을 보여주는 예이다.

(9) Scan FOV 바깥에 환자 positioning으로 인한아티팩트

올바른 영상재구성을 위해서는 필요한 모든 해부학 부위가 포함되어야 한다. 그렇지 않으면 측정값이 FOV 안에서 발생되는 감약을 제대로 표현하지 못하며 재구성에 오류가 발생된다. 이러한 오류는 재구성된 영상에서 구조적 노이즈 패턴으로 명백히 나타나며 아티팩트의 정도는 FOV 바깥에 해부학적 부위가 어느 정도로 위치되었는 가에 좌우된다. 이러한 구조적 노이즈 패턴을 out of field artifact 또는 transgression of scan field라고도 불리며, 이는 환자가 scan field에 충분히 포함되지 않았을때 영상의 주변부의 shading으로 나타난다. 이를 예방하기 위해서는 검사시 scan field를 크

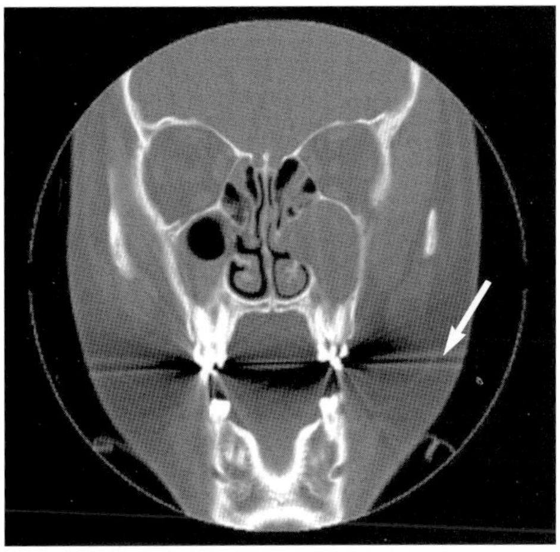

(a) 금속

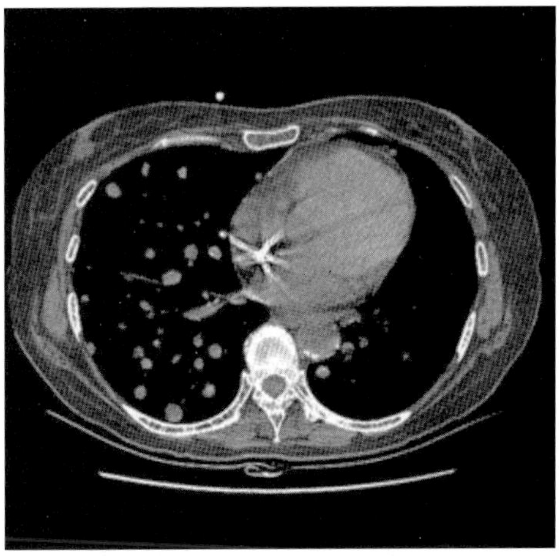

(b) 외과 수술용 클립

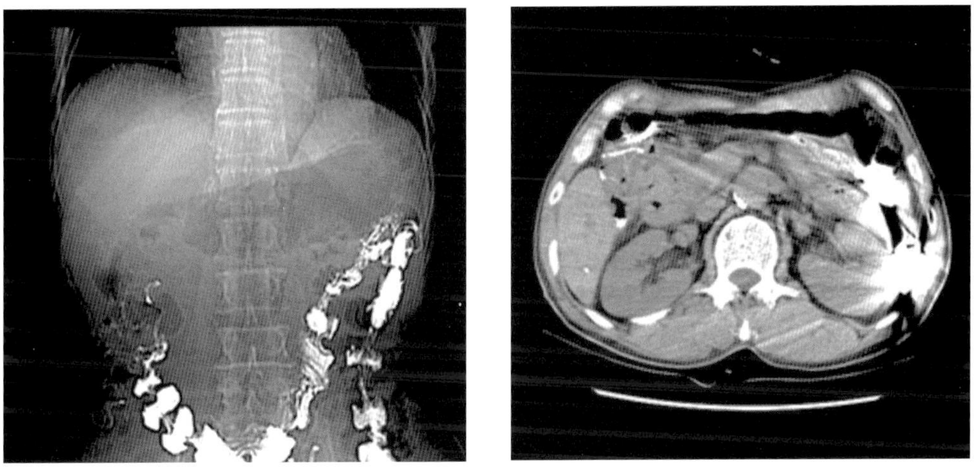

(c) 고농도의 경구조영제

그림 6-65 High contrast artifacts

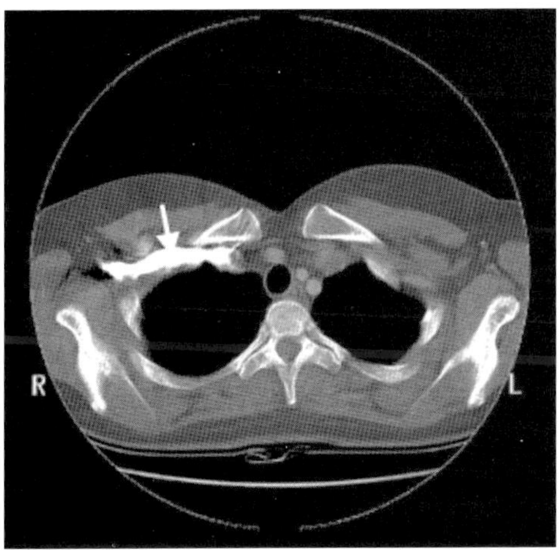

(a) 쇄골하정맥

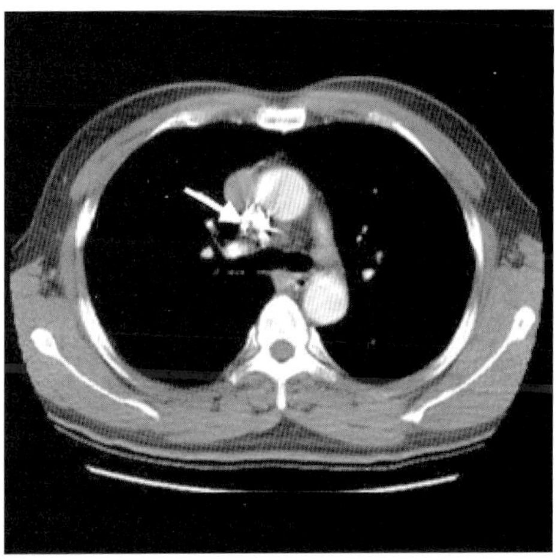

(b) 상대정맥

그림 6-66 흉부CT에서 혈관조영제의 급속주입으로 생긴 아티팩트(high contrast artifacts)

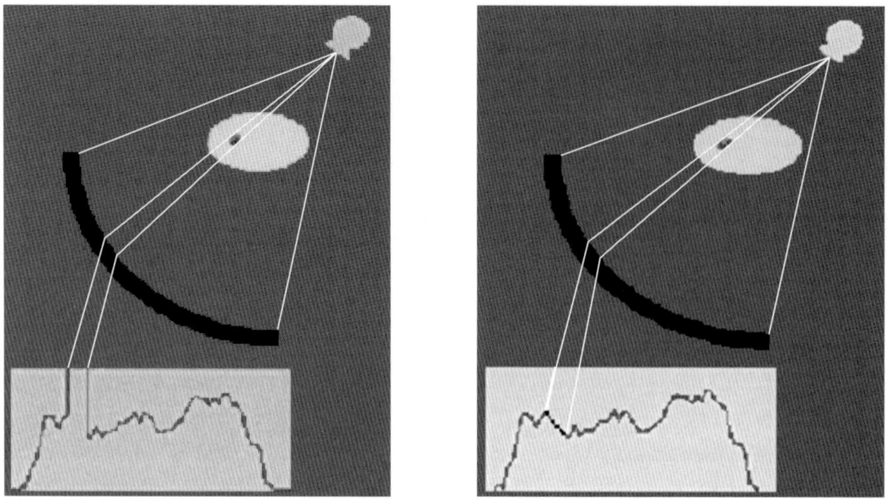

(a) Attenuated profile (b) Interpolated profile

그림 6-67 High contrast foreign body를 포함하는 부위의 고유 감약 프로필(a)과 교정 소프트웨어에서 채택하고 있는 interpolated profile(b)

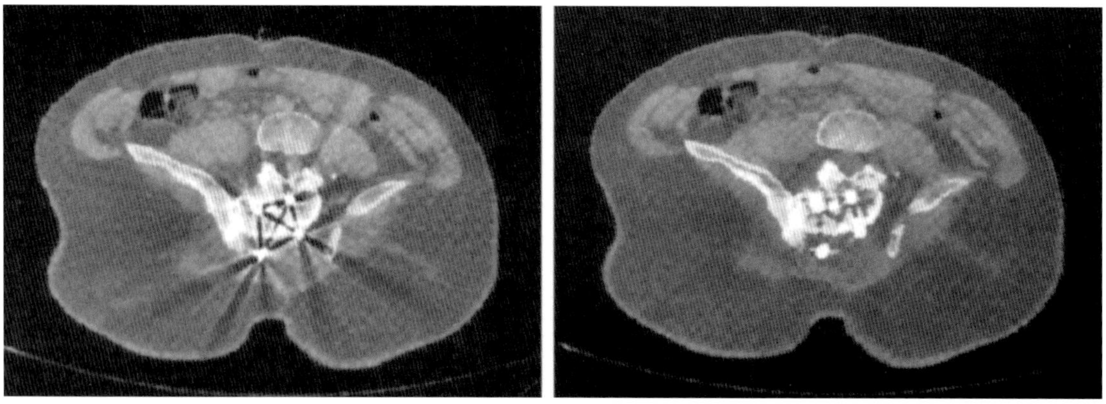

(a) 원래 영상 (b) 소프트웨어 적용 영상

그림 6-68 Metal artifact reduction 소프트웨어의 적용

게 설정하거나 환자를 갠트리 중심부에 위치시켜 스캔하여야 한다. 그리고 환자의 positioning을 잘못하여 cradle extender의 결합부인 금속 부위에서 스캔하여 심한 streak 아티팩트가 발생하는 경우도 있다(그림 6-69 참조).

그 외 그림 6-70에 나타낸 바와 같이 흉부나 복부CT에서 팔을 위로 올리지 못해 스캔영역에 포함되어 아티팩트가 생길 수 있으며, 노출조건을 너무 낮게 설정한 경우 노이즈가 심한 영상으로 나타난다. 그리고 원형이 아닌 피사체에서는 단축보다 장축 방향(예를 들면, shoulder의 경우 lateral 방향)을 따라서 X-선의 감약이 커지지 때문에 방향적인 노이즈가 발생되는 경우가 있다. 이를 줄이기 위해서는 Philips사에서는 adaptive 필터를 사용한다. 이런 경우의 adaptive 필터 사용 전과 사용 후의 팬텀영상을 그림 6-71에 나타내었다.

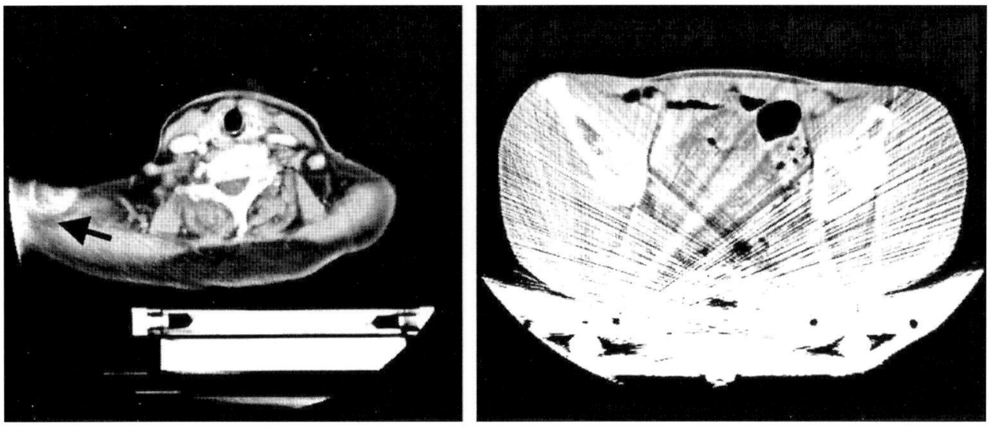

(a) Out of field artifact (b) 테이블 금속부위에 환자 positioning

그림 6-69 잘못된 positioning으로 인해 발생된 아티팩트

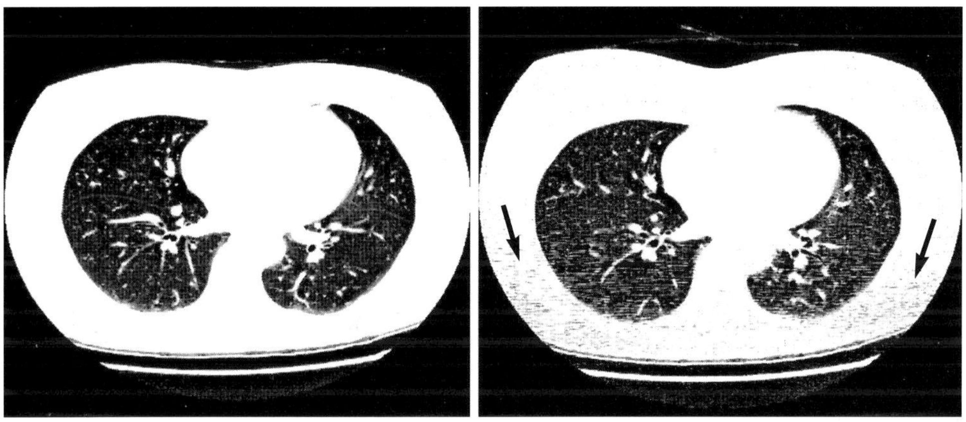

(a) (b)

그림 6-70 흉부 CT시 팔을 올린 경우(a)와 올리지 못해 스캔 영역에 포함되어 아티팩트가 발생된 영상(b)

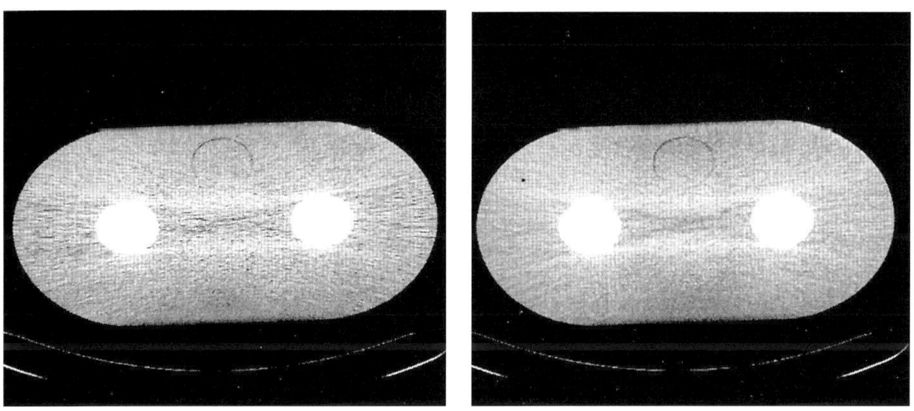

(a) (b)

그림 6-71 비원형의 피사체에서 장축 방향으로 X-선 감약이 심해 발생되는 노이즈성 아티팩트의 제거를 위한 adaptive 필터 사용 전(a)과 후(b)의 영상

(10) 검사 보조기구에 의해 발생되는 아티팩트

대표적인 예로는 뇌정위 CT시 금속 프레임에 의해 발생되거나 치료계획용 CT시 환자 밑에 받치는 보조기구 등에 의해 발생된다.

(11) Aliasing artifact

Sampling error에 의한 아티팩트 라고도 하며 앞 절에서 언급된 영상처리 과정에 관련되어 발생되는 아티팩트이다. 그림 6-74의 (a)와 같이 검출기에서 획득된 아날로그 데이터인 projections의 샘플링(표본화) 과정에서 샘플링 간격이 2배의 최대주파수 보다 넓어(이를 거칠게 샘플링 된다고도 함) 영상의 고대조도 경계부에서 방사상의 streaks이 발생하거나 모자이크 모양의 아티팩트가 나타나는 것을 aliasing artifact라고 한다.

이를 예방하기 위해서는 rotation time을 늘리거나 partial scan을 피하고 360° 스캔 모드인 normal scan을 사용한다. 그러나 현재 사용되는 고기능의 CT장치에서는 이러한 문제가 극복되어 잘 나타나지는 않는 아티팩트이다. 또한 (b)는 빠른 속도의 tube 회전시 view starvation에 의해 발생되는 직선형의 aliasing 아티팩트이다. 이는 샘플링률을 증가시키면 해결이 가능하다.

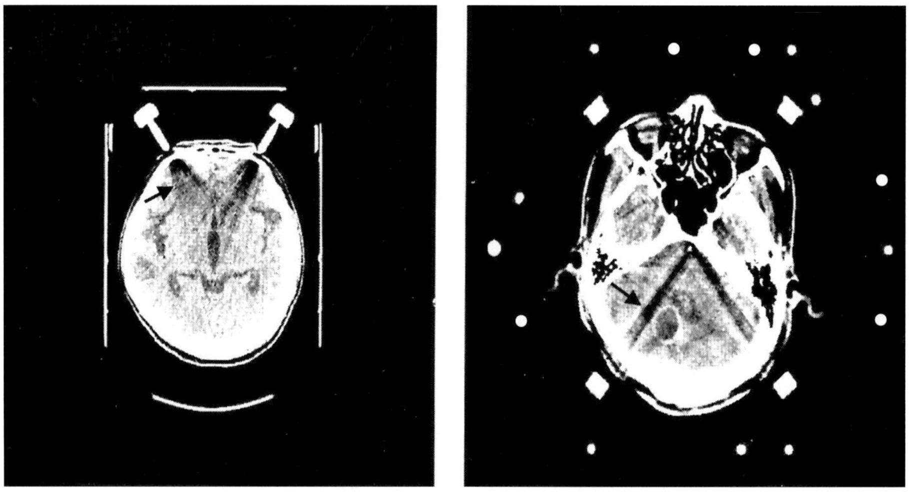

그림 6-72 Stereotatic frame에 의한 아티팩트

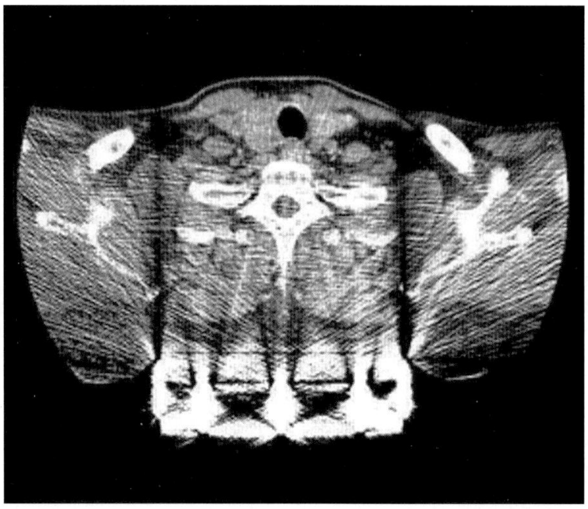

그림 6-73 방사선 치료계획 CT시 보조기구에 의한 아티팩트

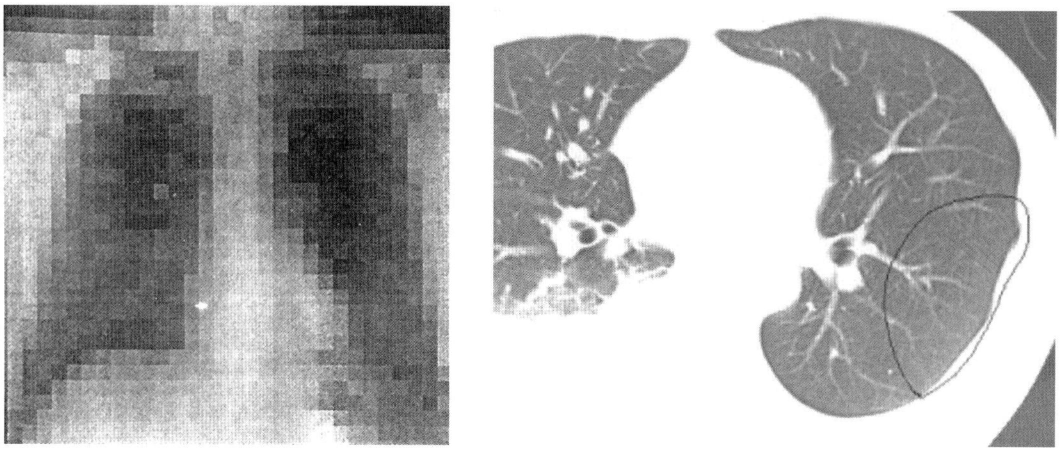

(a) 모자이크 모양 (b) 직선 모양

그림 6-74 Aliasing artifact

(12) 재구성 알고리즘의 변동(algorithm factor)에 의한 아티팩트

영상재구성 과정에서 사용되는 kernel이나 필터함수는 다른 소스로부터 야기되는 streak 아티팩트를 억제시키는 역할을 하지만 반대로 또 다른 아티팩트를 야기시킬 수 있다. 만일 edge enhancement kernel을 사용하는 경우 bone과 폐처럼 감약차이가 큰 부분의 경계부 인터페이스에서 지나침(overshoot)이 발생한다. 이러한 지나침 현상은 Gibbs 현상으로 알려져 있으며, 이는 brain CT에서 지주막하강을 시사하는 빛 처럼 보이거나 폐에서는 흉막의 석회화 현상처럼 보인다.

Brain CT에서 bone kernel이 적용되었을 때 이러한 문제가 주로 발생될 수 있으나 임상적으로 중요한 문제가 야기되지는 않는다. 그러나 bone이나 edge enhancement kernel이 사용된다면 환자의 움직임이나 부분체적효과에 의한 아티팩트가 발생된 경우 아티팩트의 모양과 형태는 더욱 선명해지므로 조심이 필요하다. 이와는 달리 soft tissue kernel을 사용하거나 bone에 비해 선예도가 다소 저하되는 kernel을 사용하는 경우 영상의 경계부와 작은 부위의 미세한 해상능은 약간 저하되지만 아티팩트의 발생은 감소된다. 그리고 재구성에 사용된 kernel 역시 작은 부위의 CT number에 영향을 미치므로 양적인 측정이 필요한 CT검사에서는 이의 고려가 필요하다.

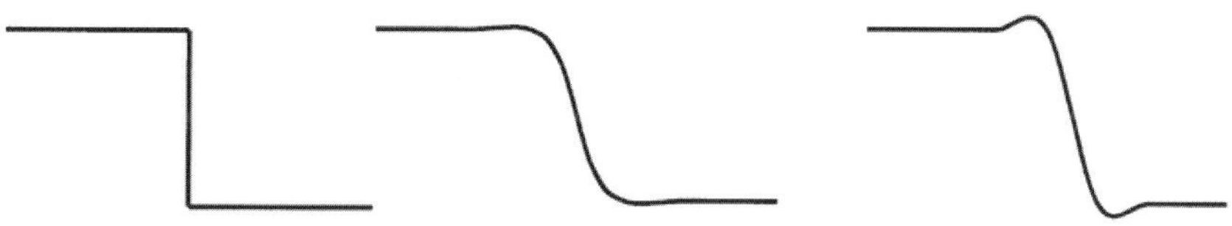

(a) 원래의 경계부 (b) Smoothing kernel 적용 (c) Edge enhancement kernel 적용

그림 6-75 Kernel에 따른 경계부의 표시

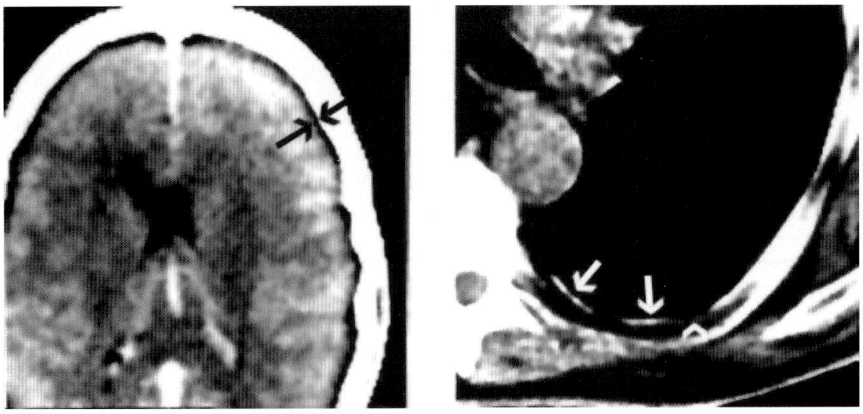

그림 6-76 영상재구성 필터 error에 기인된 아티팩트

(13) Documentation artifacts

이는 영상표시를 위한 imager의 휘도의 설정이나 processor의 설정 잘못으로 인해 발생되는 artifact이다.

(14) Hige artifact

이는 high pitch로 인한 데이터 부족, aliasing, zooming reconstruction에 의해 야기된다.

그림 6-77의 (c)에서high pitch 사용으로 인해 (a)와 (b)에서 보이지 않던 hige artifact를 볼 수 있으며, 또한 그림 6-78에서는 small DFOV를 적용한 (c)에서 hige artifact를 볼 수 있다.

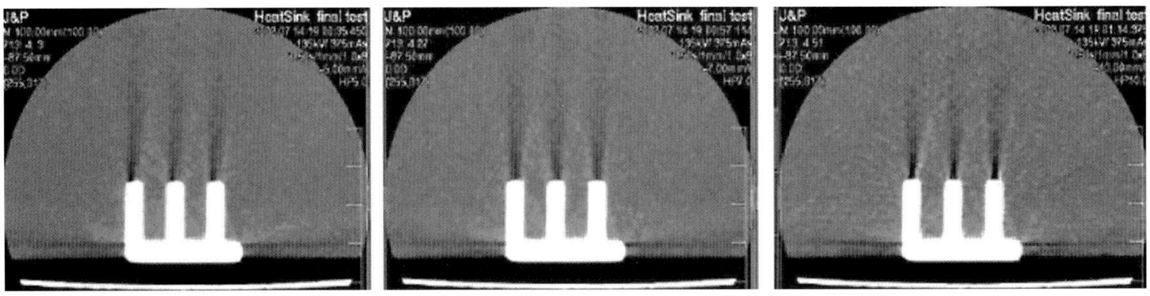

(a) 0.313 pitch (b) 0.438 pitch (c) 0.625 pitch

그림 6-77 High pitch 사용으로 인해 hige artifact를 보여주는phantom 영상

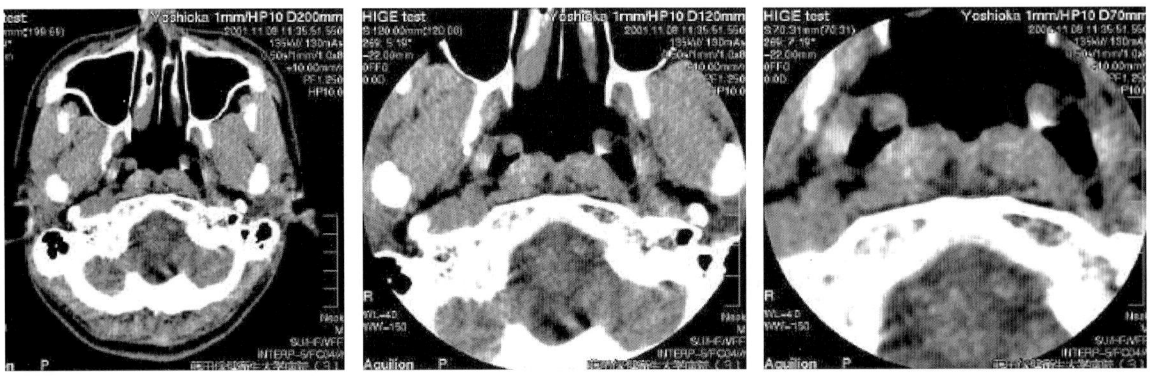

(a) 20cm (b) 12cm (c) 7cm

그림 6-78 Small DFOV의 사용으로 관찰되는 hige artifact

5) 아티팩트 모양

(1) Ring artifact

주로 detector cell의 기능이상이나 접촉불량, calibration 상태의 저하에 의해 발생되며, 그 외 정격 kVp가 발생되지 않을 때나 collimator 고장시, 또는 가스 detector의 경우 제논가스의 압력이 낮을 경우에 생길 수 있다. Tube와 detector가 같이 회전하는 3세대 CT장치에서 주로 생기며 그림 6-79와 같은 형태이다. 특히 고성능의 CT장치에서 오른쪽 영상과 같이 고해상능의 알고리즘을 사용하는 경우 발생하는 경우가 종종 있다.

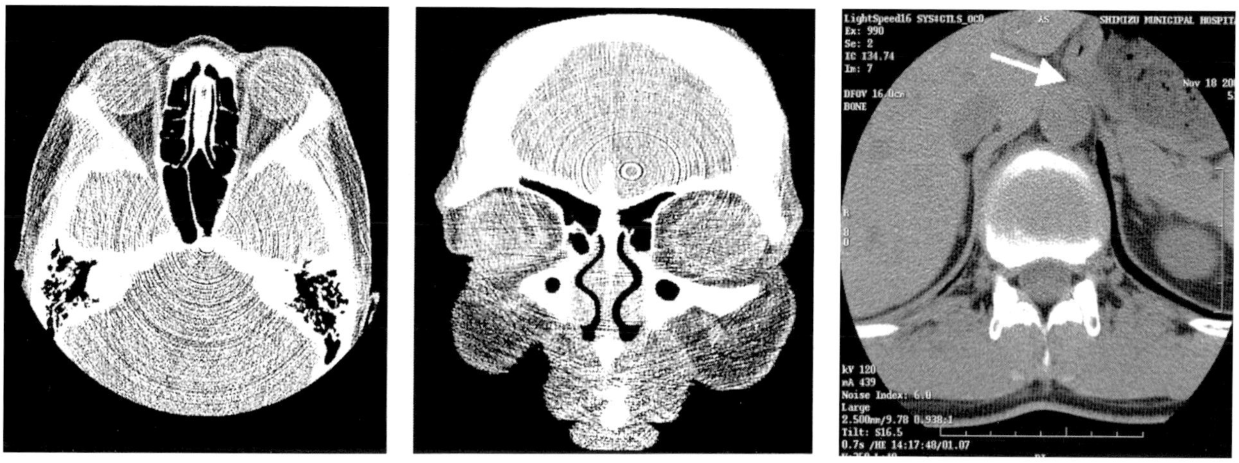

그림 6-79 Ring artifact

(2) Streak artifact

부분체적효과, photon starvation, 금속성 artifacts, 환자의 moving시, detector나 data acquisition system의 오류나 접촉불량에 의해 axial 영상 또는 scout 영상에서 직선형으로 나타나는 artifact 이다. 앞의 그림 6-44의 (a)에서 잘 나타나 있다.

(3) Star shape artifact

그림 6-80과 같이 인체 내 바륨이나 금속 등의 고농도 물질에 의해 사방으로 퍼져 나타나는 모양이다.

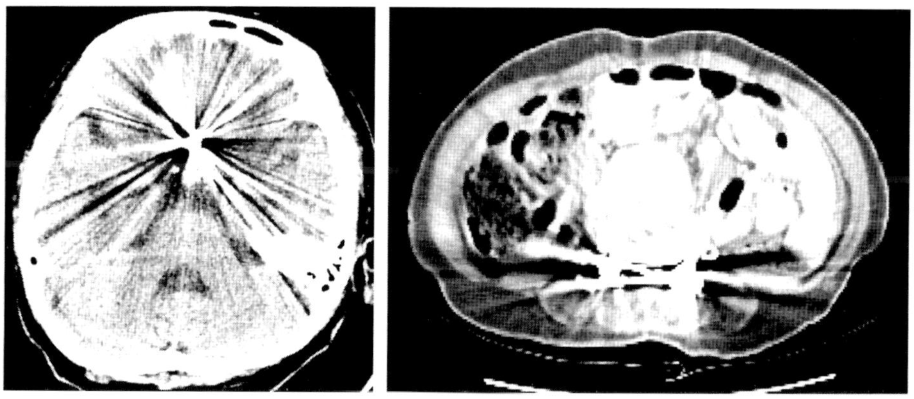

그림 6-80 Star shape artifact

(4) Shading artifact

그림 6-81에서 화살표로 나타낸 바와 같이 희미한 거짓 음영의 형태로 나타나며, 주로 나선형 CT 장치의 interpolation의 잘못으로 인해 발생되는 경우가 많다.

그 밖의 모양의 artifact로는 앞의 그림 6-61의 (a)와 같은 dark bar 형태의 아티팩트, 그림 6-57의 (a)에 잘 나타나 있는 cupping artifact가 있다.

(5) Zebra artifact

VRT나 MIP 기법의 3차원 영상에서 낮은 신호영역에서의 구조적 노이즈와 나선형 스캔의 노이즈 효과에 의해 나타나는 아티팩트로 블라인드형의 횡줄모양으로 나타난다. 그림 6-83에서 Toshiba사의 MIP Zebra artifact correction 소프트웨어를 적용한 영상을 적용하지 않은 영상과 비교하였다.

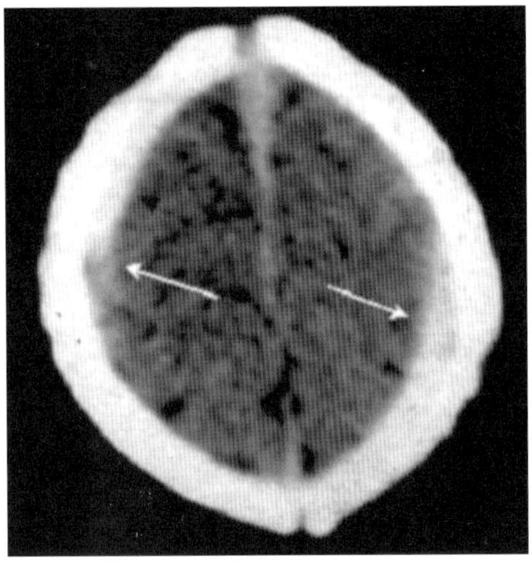

그림 6-81 Shading artifact

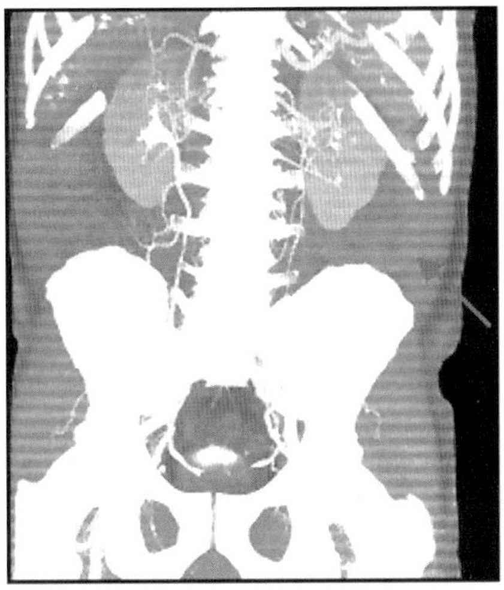

그림 6-82 MIP Zebra artifact

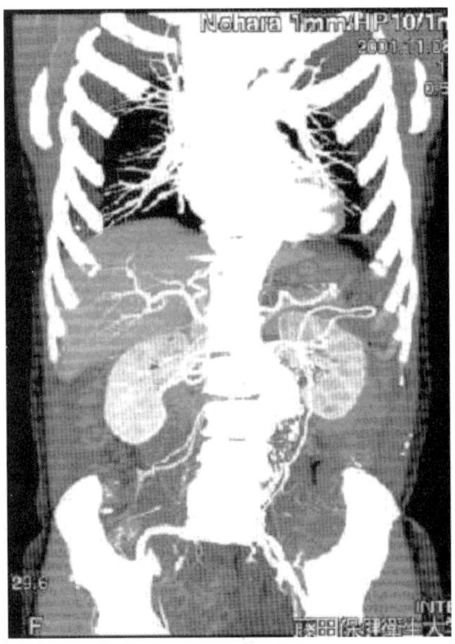

(a) 비적용시

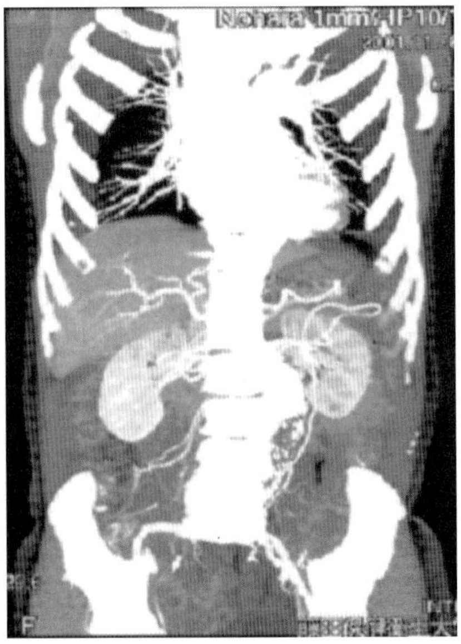

(b) 적용시

그림 6-83 Toshiba사의 MIP Zebra artifact correction의 적용

참고문헌

김영일. 진료영상기기 QC. 대학서림. 1993; 299-303.

임흥선. CT의 성능관리. 대한전산화단층기술학회 연수강좌(QC & QA). 2000; 41-56.

한동균. Quality of CT image. 대한전산화단층기술학회 2002년도 제1차 보수교육. 2002; 3-41.

한동균, 김문찬. Parameter 변화에 따른 CT number와 노이즈의 의존성 평가. 서울특별시방사선사회지 제3권 제1호. 2001; 169-177.

진단용 방사선 발생장치의 안전관리에 관한 규칙 해설. 식품의약품 안전청 의료기기 평가부. 제56권. 2002.

윤대성. 나선형 컴퓨터단층촬영에서 피치변화에 따른 공간분해능의 평가. 석사학위논문, 경기대학교 대학원 의학물리학과. 1999.

Burkhart RL et al. CT quality assurance in the mid 1980s appl. Radiology vol.16. 1987; 25-37.

David Platten. Multi-slice helical CT physics and technology. http://www.impactscan.org/ slides/eanm 2002.

Dennis Foley. Image quality in dynamic CT: A clinical discussion. RadioGraphics vol. 13. 1993; 225-233.

Edwin C McCullough. Specifying and evaluation of the performance of computed tomography scanner. Med Phys. vol. 7 No. 4. 1980; 291-296.

Euclid Seeram. Computed tomogaphy: physical principle, clinical application & quality control. Philadelpia, W.B. Saunders company. 1994; 47-63.

G Wang, MW Vannier. Helical CT image noise: Analytical results. Med Phys vol.20 No.6. 1993; 1635-1640.

Josip Nosil, Keith I Pearce, Richard A Stein. Linearity and contrast scale control in computed tomography. Med Phys. vol.16 No.1. 1989; 110-113.

K Cederlund, Maintained image quality and dose reduction with spiral CT of the thorax and upper abdomen. Advance in CT III. Springer-Verlag 1994; 108-112.

Kalender WA, Polacin A. Physical performance characteristics of spiral CT scanning. Med Phys. 1991; 18: 910-915.

Massachusetts General Hospital. Results of CT scanner quality assurance, safety evaluation, and calibration. Boston. 1993.

McCullough EC. Specifying and evaluating the performance of computed tomography scanner. Med Phys. vol.7 No.1 1980; 291-296.

McCullough EC. Factors affecting the use of quantative information from a CT scanner. Radiology. vol. 124, 1977; 99-107.

NCRP. Quality assurance for diagnostic radiology, National Council on Radiation Protection and measurement. No. 99, 1988.

NCRP Report No.99. Quality assurance for diagnostic imaging. 1990; 120-124.

Nicholas J Schneiders, Stewart C Bushong. CT quality assurance: Computer assisted slice thickness. Med Phys. vol. 7, No. 1. 1980; 61-63.

Polacin A, Kalender WA, Marchal G. Evaluation of section sensitivity profole and image noise in spiral CT. Radiology vol. 184, 1992; 29-35.

Siemens aktiengesellschaft. The technology and performance of the Somatom Plus. Henkestrasse, Siemens. 1989.

Siemens medical systems. Influence of scanning parameters on image quality. Somatom Plus/Plus-S image quality guide. 1994.

Siemens medical systems. Physical principles and their relevance to CT image quality. Somatom Plus/Plus-S image quality guide. 1994.

Siemens medical systems. The technology and performance of the Somatom Plus. Somatom Plus/Plus-S image quality guide. 1989.

Timothy R Jones, Richard T Kaplan, Barton W Atlas et al. Single- versus multi-detector row CT of the brain: Quality assessment. Radiology. vol. 219, 2001; 750-755.

Yoshihiro Hiramatsu. Study on CT scanning technique. General Electric Medical Systems. 1998; 8-17.

7

장치의 성능관리

7 장치의 성능관리

1. 성능관리의 개념

CT영상의 질은 결국 인체의 미세한 구조를 어느 정도로 명료하고 정확하게 영상으로 나타낼 수 있느냐에 의해 좌우되며, CT영상의 질을 결정하는 중요한 요소들로는 물질의 감약 정도를 표현하는 CT number의 정확도, 공간 및 대조도분해능, 노이즈 특성, artifact, 그리고 선량이라고 할 수 있다. 이러한 영상의 질 결정요소들은 장치의 관리나 사용 연도에 따라 크게 영향을 받으므로 정기적인 성능관리가 필요하며 일정 기준에 미달하면 데이터 보정이나 수리가 요구된다.

특히, CT장치는 첨단의 컴퓨터 기술과 X-선장치가 결합된 장치로서 타 영상화 장치보다 전기, 기계적으로 정밀도가 매우 높아 전기적 특성과 온습도 등 외부적인 영향에 매우 민감하며 이에 따른 장치의 성능저하나 고장발생이 많은 편이다. 또한 CT장치를 구성하는 부품들의 신뢰성 및 안정성의 저하로 영상의 질이 저하되는 경우가 많으므로 장치의 성능을 최적화시키는 것이 중요하다.

이러한 CT장치의 성능관리는 장치성능을 최적화시키며 영상의 질을 일정하게 유지시키기 위한 제반활동을 말한다. 이는 진단의 정확도를 향상시키고 방사선 피폭을 경감시키고, 환자 및 사용자의 안전을 관리하여 경제성을 향상시키는데 있다. 이를 위해서는 정기적이고 지속적인 평가항목 측정을 실시하여 여기서 얻는 자료는 기록되어야 하며, 그 결과의 비교 검토를 통해 문제 발생 전에 변화를 감지하여 필요한 조치가 행해져야 한다.

국내에서는 의료법 제32조 2와 제32조 3에 의해 CT장치의 설치 · 운영 기준, 품질검사와 성능관리 규정이 명시되어 있다.

세부적으로 의료법 제32조 2(진단용방사선발생장치)에 의거한 진단용방사선발생장치의 안전관리에 관한 규칙(보건복지부령 제3호(1995 신규 제정), 제25호(1996 개정), 제186호(2001.01.13 개정))하에 시행되고 있는 CT장치의 성능관리검사로는 사전검사(장비의 신규 또는 이전 설치하는 경우)와 정기검사(X-선관을 교체하는 경우와 설치 후 3년 주기로 시행)가 있다.

그리고 의료법 제32조의 3(특수의료장비의 설치 · 운영)에 의거한 특수의료장비의 설치 및 운영에 관한 규칙(보건복지부령 제235호(2003.01.14 신규 제정), 제299호(2004.11.26 일부 개정), 386호(2007.02.20 일부 개정))하에 시행되고 있는 서류검사(설치시와 1년 주기), 정밀검사(3년 주기)가 있다.

이러한 검사들은 대부분 대행 검사기관 또는 품질관리원에 의해 이루어지고 있다. 병원 자체적인 성능평가는 일부 대형병원에서만 이루어지고 있으나, 장치의 제조회사에서 제공하는 정도관리용 팬텀과 프로토콜 하에 장치 사용자에 의해 부분적으로 시행되고 있으며 이는 실제 환자 검사시에 사용되고 있는 조건과는 거리가 있다. 그러므로 CT제조사에서 제공되는 성능평가 조건과 프로토콜에서 탈피하여 환자검사에 실제로 적용하고 있는 조건을 사용하여 시행될 필요성이 있다.

그 외에 이루어지는 성능관리로는 대부분의 장치가 2~3개월 단위로 시행되는 정기예방점검시, tube나 검출기 등 중요부품의 교체시, 그 외 장치의 심각한 고장이나 현격한 질적 저하현상이 발생하는 경우 담당 엔지니어에 의해 시행되고 있다.

2. 성능관리용 팬텀

CT영상의 질을 측정하거나 장치의 성능유지에 필요한 주요 항목의 측정을 위해 몇 종류의 팬텀이 사용되고 있다. 장치의 구입시 CT제조사에서 제공하는 팬텀과 여러 종류의 CT장비에 범용으로 적용이 가능한 전문업체에서 제작된 팬텀이 있다. 널리 사용되고 있는 것으로는, starburst와 bar 패턴을 갖고 있으며 Alderson Research Lab.에서 제작한 Catphan phantom과 미국 의학물리학자 협의회(AAPM)에서 만든 performance phantom 등이 있다.

1) AAPM의 performance phantom

Performance phantom은 직경이 21.6cm인 아크릴 재질의 원통형으로 제작되어 있으며, 특수의료장비의 설치 및 운영에 관한 규칙에 규정된 서류검사의 한 항목인 팬텀영상검사 및 자체 정도관리에서 사용되는 표준팬텀이다. CT number calibration 블록, 슬라이스 두께 측정 블록, 공간분해능 측정용 블록, 대조도분해능 측정용 블록, 그리고 큰 피사체의 공간분해능과 노이즈 측정을 위해 연결이 가능한 외부 노이즈링의 5부분으로 구성되어 있다.

CT number calibration 블록에는 다시 물의 CT number, 노이즈, 균일도, 중심선정렬의 측정이 가능한 부분과 CT number의 직선성 측정이 가능한 2부분으로 나누어져 있다.

직선성 측정이 가능한 부위에는 직경이 2.0cm이며 원형인 폴리에틸렌, 폴리스티렌, 나일론, 렉산, 아크릴 성분의 핀 5개가 장착되어 있으며 주위에는 증류수로 채워져 있다. 각 핀의 밀도는 0.95 g/cm^3, 1.05 g/cm^3, 1.10 g/cm^3, 1.20 g/cm^3, 1.19 g/cm^3이다.

AAPM 보고서에 의하면 100~140kVp 범위에서 폴리에틸렌핀의 선감약계수는 $0.179cm^{-1}$, 폴리스티렌핀이 $0.187cm^{-1}$, 나일론핀이 $0.209cm^{-1}$, 렉산핀이 $0.212cm^{-1}$, 그리고 아크릴핀이 $0.217cm^{-1}$이며 물의 선감약계수는 $0.190cm^{-1}$이다. 그리고 인체의 bone 성분과 동일한 0.25인치 두께의 테프론 밴드가 탱크의 외부에 위치되어 있어 선속경화효과에 의한 아티팩트 측정이 가능하다.

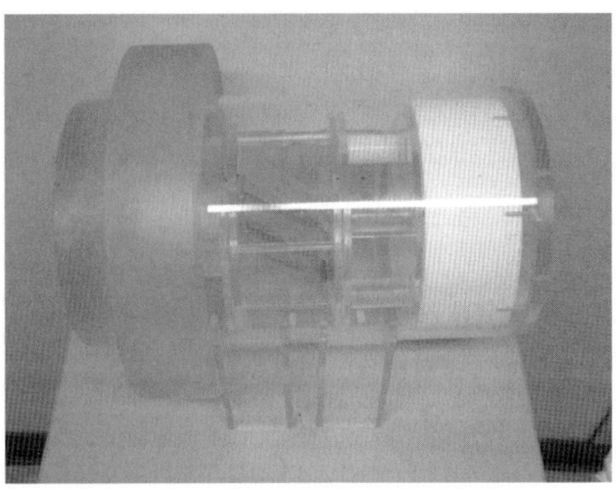

그림 7-1 미국 의학물리학자 협의회에서 고안된 성능평가용 팬텀의 외형

공간분해능 측정용 블록에는 고체의 아크릴 블록에 4.3mm의 간격으로 공기구멍이 5개씩 그룹화되어 있으며 총 8그룹의 구멍들로 구성되어 있다. 공간분해능을 측정할 수 있는 8세트의 공기구멍의 직경은 1.75mm, 1.50mm, 1.25mm, 1.00mm, 0.75mm, 0.60mm, 0.50mm, 0.40mm의 8단계로 제작되어 있다. 그리고 공간분해능을 측정할 수 있는 블록에는 아크릴 블록 바깥에 선확산계수(line spread function) 측정이 가능하도록 스테인레스 스틸 재질의 철사줄이 삽입되어 있다. 또한 별개의 외부 노이즈링이 삽입 가능하여 이를 내부의 아크릴 탱크와 부착하면 33cm 직경의 팬텀이 구성되므로 영상의 주변부에서의 공간분해능과 노이즈를 측정할 수 있도록 되어 있다.

대조도분해능 측정용 블록은 아크릴 블록 내에 2.25인치 깊이의 구멍이 있어 아크릴과 선감약계수 차이가 1~2% 이하인 물질(예를 들면 요오드 조영제를 희석한 물)을 삽입할 수 있도록 제작되어 있으며, 대조도분해능을 나타내는 구멍의 직경은 1인치, 3/4인치, 1/2인치, 3/8인치, 1/4인치, 1/8인치의 6단계로 제작되어 있다.

2) CT spiral phantom

이는 5개의 각각 다른 크기의 석영판(lucite plates)로 고정되어 있으며, 각 plate의 옆면에 조그만 구멍들이 대각선 형태로 뚫려있다. 스캔된 영상에서 구멍의 모양을 통해 bed index 및 각 성능평가를 할 수 있다. 즉, light localization orientation, 슬라이스 두께의 정확도, 갠트리 경사도, 테이블이동 정확도(bed index accuracy), 각도 및 거리 정확도, 슬라이스 내의 기하학적 균일도, 기하학적 왜곡도, image slice overlap, pitch factor와 image interpolation에 따른 슬라이스 두께 변화, 노이즈 레벨의 측정 등의 측정이 가능하다(그림 7-2 참조).

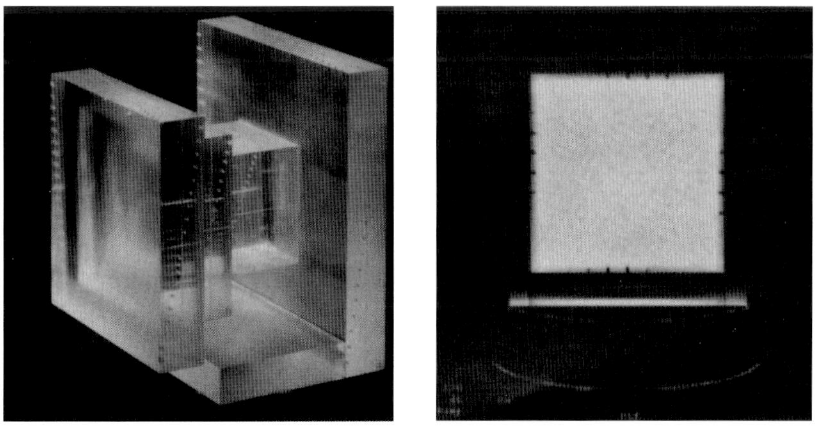

그림 7-2 CT spiral phantom과 영상

3) 공간분해능 측정용 팬텀

공간분해능의 육안 평가에 이용되는 팬텀은 hole이나 bar를 사용하여 공간주파수를 단계적이고 반복적으로 증가시키는 패턴을 갖는다.

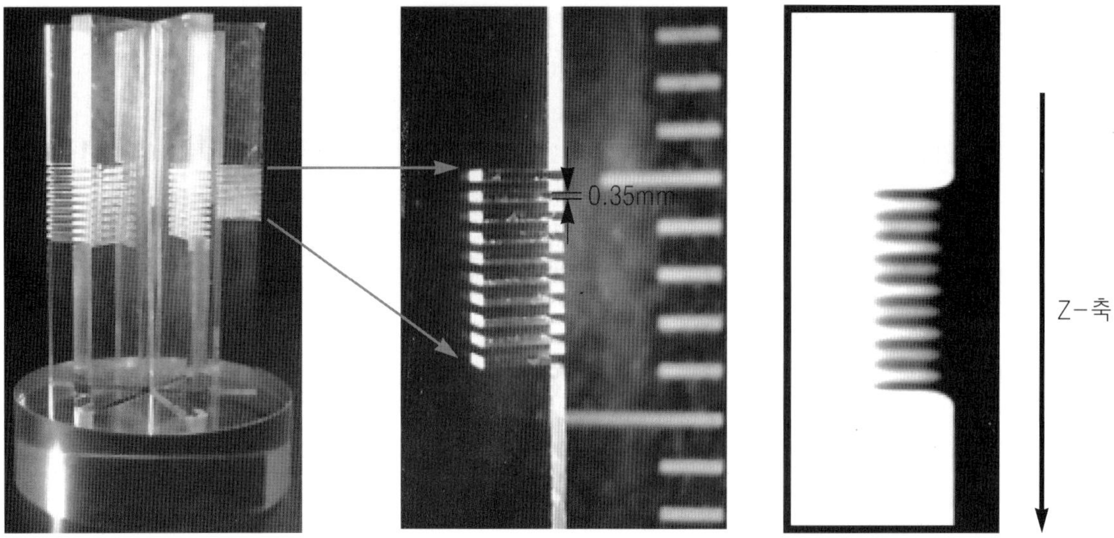

(a) 외관 (b) 확대 사진 (c) 스캔된 MPR 영상

그림 7-3 Spatial resolution 측정용 comb phantom과 영상

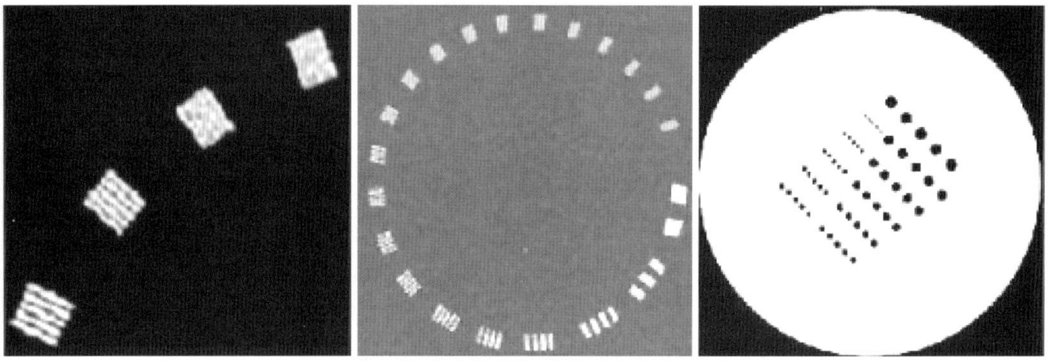

(a) CATPHAN phantom (b) ImPACT air hole phantom

그림 7-4 Spatial resolution 측정용 CATPHAN phantom과 ImPACT air hole phantom

그림 7-3은 350 micron의 해상능을 갖는 spatial resolution 측정용 comb phantom의 외관과 이를 스캔한 영상이다. 그림 7-4의 (a)는 spatial resolution 측정용 CATPHAN phantom이다. 물속에 알루미늄핀을 삽입한 것으로 1lp/cm의 단계로 1~20lp/cm 범위의 해상능을 측정할 수 있다. (b)는 ImPACT air hole phantom으로 0.83 lp/cm의 단계로 3.1~12.5lp/cm 범위의 해상능을 측정할 수 있다.

4) Lesion detectability phantom

저대조도 부위의 검출능을 테스트하거나, 작은 크기의 저대조도 부위의 검출이 적절한 스캔 프로토콜 설정을 돕기 위해 사용된다. 두부나 복부에 적용시킬 수 있으며 디스크는 간조직(liver tissue)의 등가물질인 에폭시 물질(epoxy material)로 이루어져 있다. 디스크 내에는 각각 7개의 서로 다른 직경을 갖는 원형 타켓들(10mm, 9.5mm, 6.3mm, 4.8mm, 4.0mm, 3.2mm 그리고 2.4mm)이 3열로 배치되어 있다. 각 열의 타켓들은 주위 간조직 등가물질에 비해 5HU, 10HU, 20HU씩 낮은 물질들로 이루어져 있다(그림 7-5 참조).

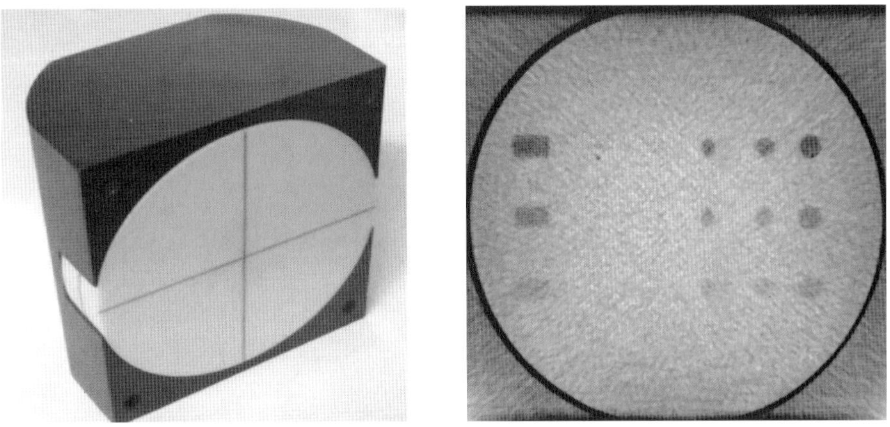

(a) 팬텀 외형 (b) CT 스캔영상

그림 7-5 Lesion detectability phantom

5) Gray-white matter phantom과 slice sensitivity profile(SSP) 측정용 팬텀

그림 7-6의 (a)는 대조도분해능의 측정을 위해 사용되는 gray-white matter phantom의 외형과 스캔된 영상이며, (b)는 slice sensitivity profile 측정용 팬텀과 이를 통해 얻은 프로필이다.

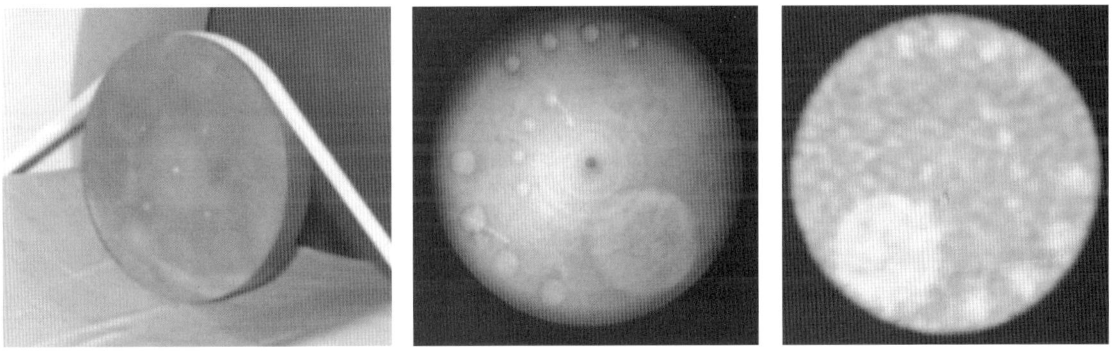

(a) Gray white matter phantom의 외형과 스캔영상

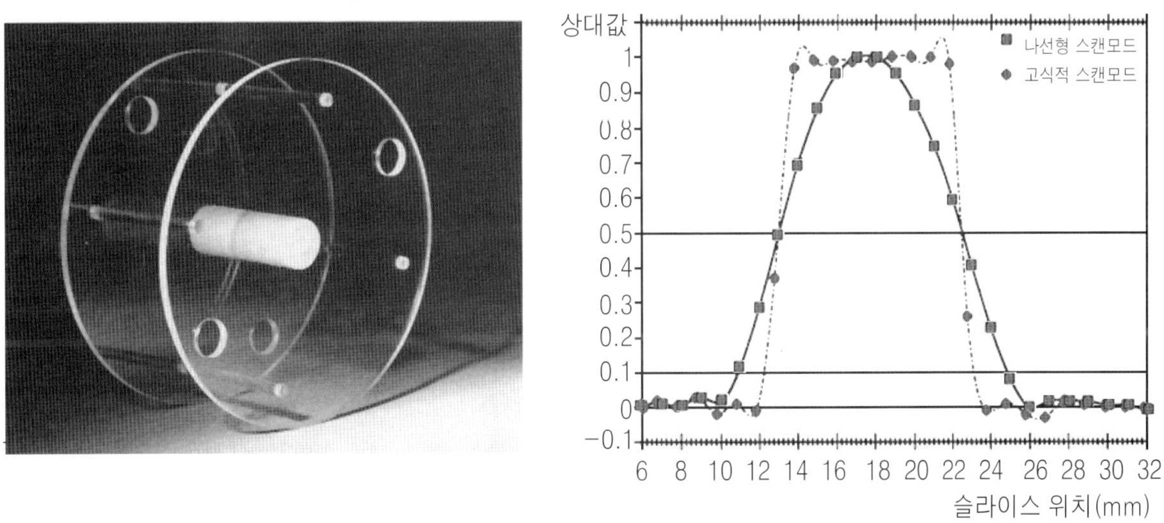

(b) Slice sensitivity profile 측정용 팬텀과 프로필

그림 7-6 Gray-white matter phantom과 slice sensitivity profile 측정용 팬텀

6) GE사의 성능평가용 팬텀

직경 210mm의 아크릴 재질의 원통형으로 그 내부는 증류수로 채워져 있으며 팬텀 내부에는 대조도 척도, 고대조도분해능, 중심선 정렬(alignment light accuracy), 슬라이스 두께를 측정할 수 있는 제 1영역과 저대조도분해능을 측정할 수 있는 제 2영역, 그리고 물의 CT number, 노이즈, 그리고 균일도를 측정할 수 있는 제 3영역으로 나누어져 있다.

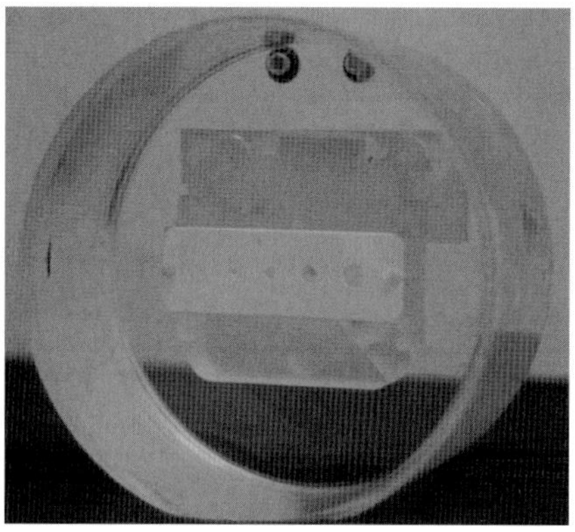

(a) 외형

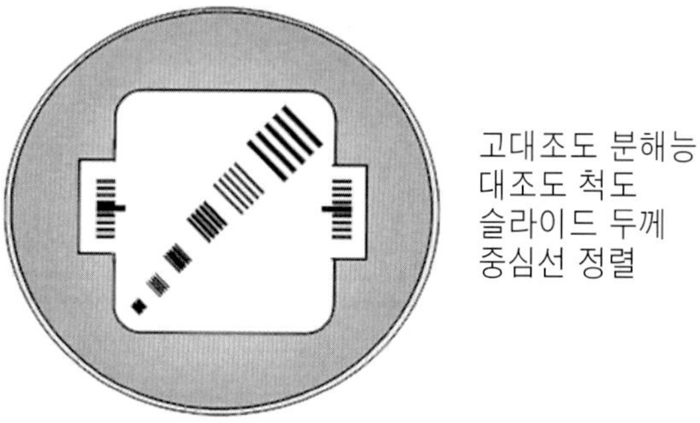

(b) 영역 1 (위치 : 0mm)

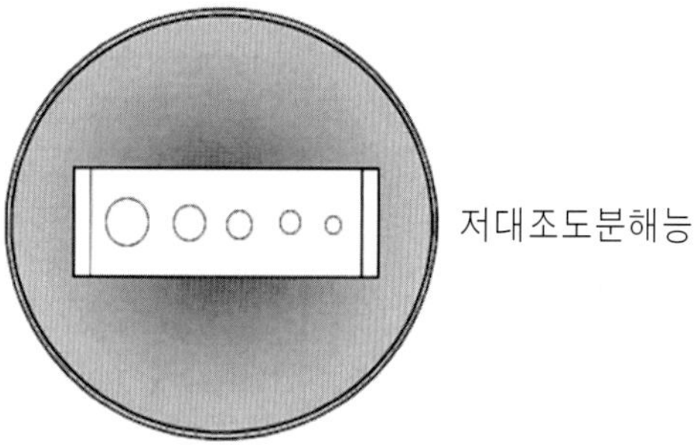

(c) 영역 2 (위치 : S35mm)

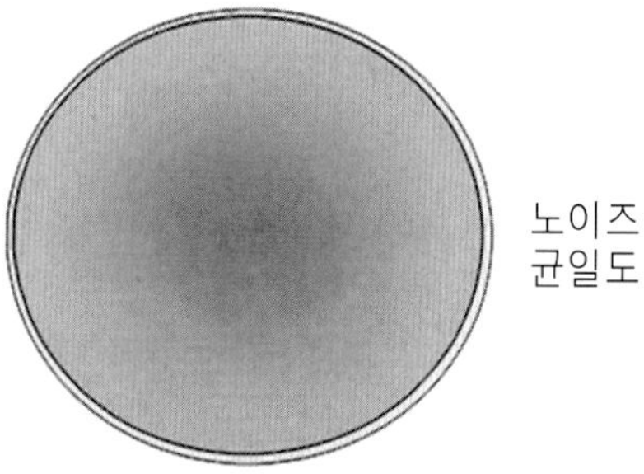

(d) 영역 3 (위치 : S50mm)

그림 7-7 GE사의 성능평가용 팬텀 외형과 내부 단면도

7) Philips사의 성능평가용 팬텀

Philips사의 성능평가용 팬텀(system test phantom)은 그림 7-8에 나타낸 바와 같이 head phantom과 body phantom이 복합적으로 연결된 형태를 갖는다.

Head phantom은 직경이 20cm이고 증류수가 채워진 PVC shell로 되어 있으며 다음의 세부분으로 구성되어 있다. 가장 바깥쪽에 위치한 physical layer는 impulse response와 슬라이스 두께, 해상능 측정이 가능하며, 가운데 위치한 water layer에서는 균일도와 노이즈 측정이 가능하다. 그리고 안쪽에 위치한 multi-pin layer는 low contrast scale 측정이 가능하다. 반면에 body phantom은 직경이 30cm인 나일론 재질의 실린더(CT number가 100±10HU)로 이루어져 있으며 내부에 테프론핀(890±50HU)과 water hole(0±10HU)이 위치되어 있다(그림 7-8 참조).

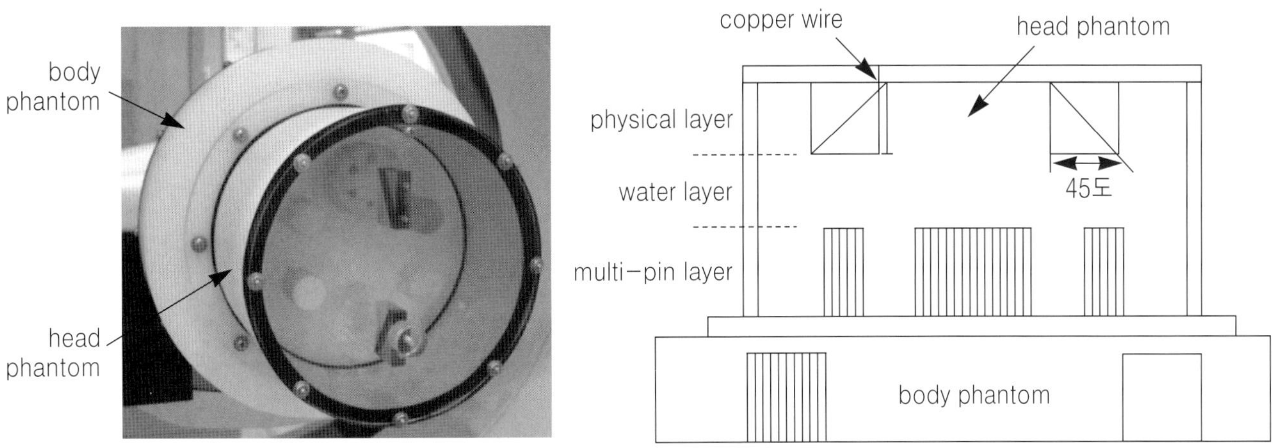

그림 7-8 Philips사의 성능평가용 팬텀의 외형 및 내부구조

그림 7-9의 (a)는 head phantom의 multi-pin layer를 스캔한 영상으로 공간분해능과 대조도분해능, 직선성 측정 등이 가능하다.

공간분해능 측정용 아크릴 재질의 실린더에는 한 줄에 5개씩의 같은 크기의 구멍들이 총 7개 행으로 위치되어 있다. 가장 작은 구멍의 직경은 1mm이며, 1.25mm, 1.5mm, 1.75mm, 2mm, 2.5mm, 3mm의 크기 순으로 배열되어 있다. 그리고 각 구멍들은 최소 1mm에서 최대 3mm의 간격으로 떨어져 있다.

대조도분해능 측정용 나일론 재질의 실린더에는 3mm, 4mm, 5mm, 6mm, 7mm, 8mm 직경의 렉산핀이 위치되어 있다. 그리고 직선성 측정을 위한 렉산핀의 CT number는 120±10HU, 아크릴은 140±10HU, 테프론은 1,065±50HU, 그리고 폴리에틸렌은 −80±10HU이다.

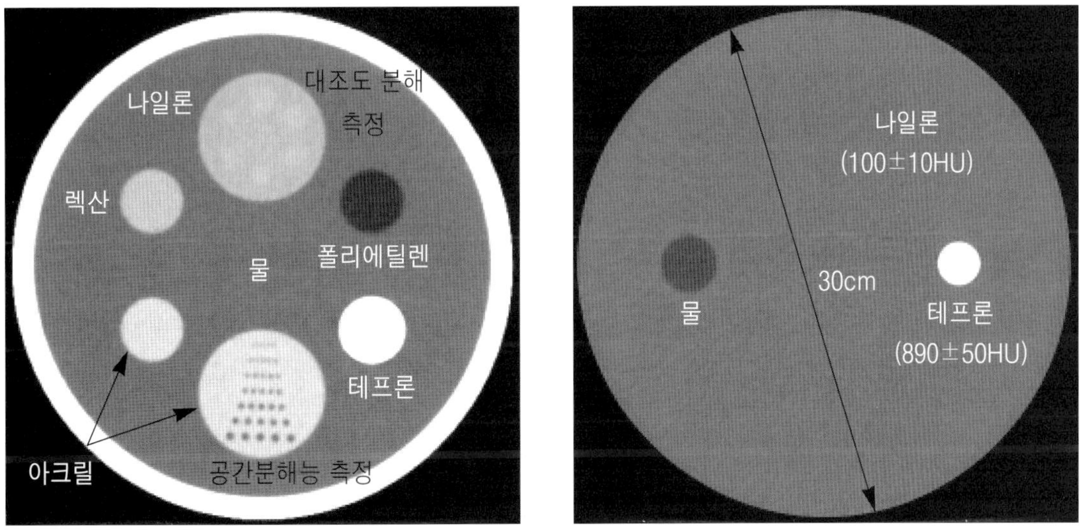

(a) Head phantom 영상

(b) Body phantom 영상

그림 7-9 Philips사의 성능평가용 팬텀의 스캔영상

8) Siemens 및 Toshiba사의 성능평가용 팬텀

그림 7-11은 Toshiba사의 32cm 직경의 성능평가용 팬텀(TOS 팬텀)이다. 공기의 CT number는 −980±40HU, 델린은 340±20HU, 아크릴은 130±20HU, 나일론은 90±20HU, 폴리에틸렌은 −105±20HU, 그리고 물은 0±5HU이다.

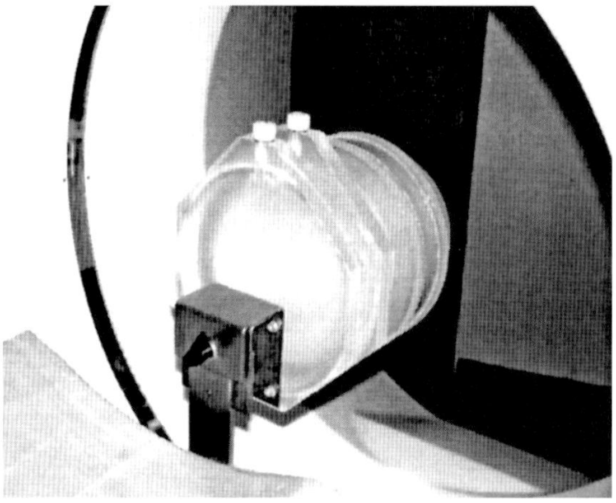

그림 7-10 Siemens사의 성능평가용 팬텀

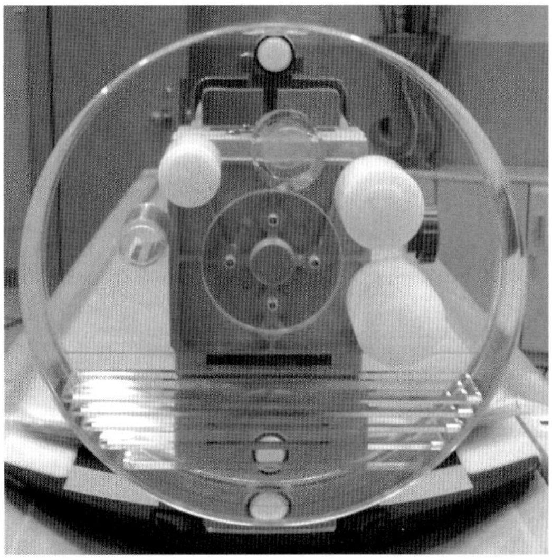

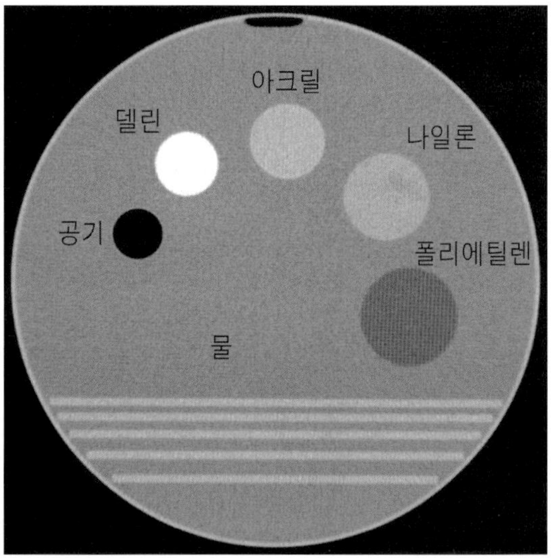

그림 7-11 Toshiba사의 성능평가용(TOS) 팬텀의 외형 및 스캔 영상

9) Calibration용 팬텀들

Calibration이란 스캔 데이터를 이미지 데이터로 재구성하는데 필요한 reference 정보를 입력하거나, 입력된 정보가 망가지거나 질적 저하가 발생시 이를 조정(재입력)하는 것이다.

그림 7-12의 (a)는 GE사 CT장치의 calibration에 사용되는 폴리스티렌 재질의 medium, large phantom이다. 그리고 (b)와 (c)는 각각 Philips사 및 Toshiba사 phantom이다.

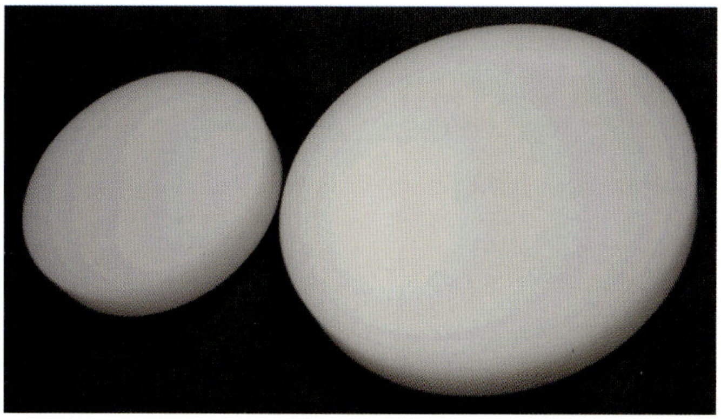

(a) GE사

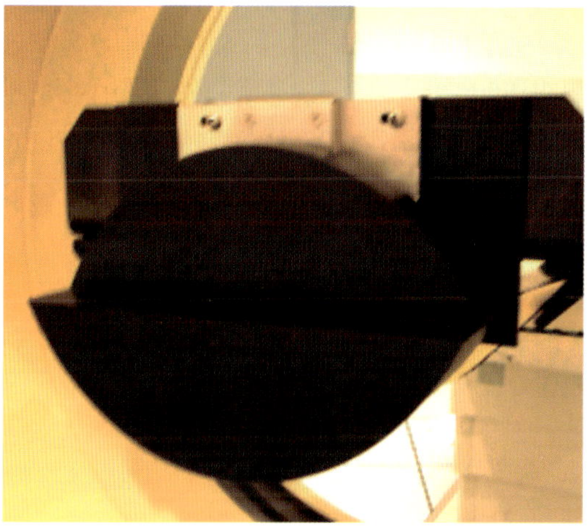

(b) Philips사

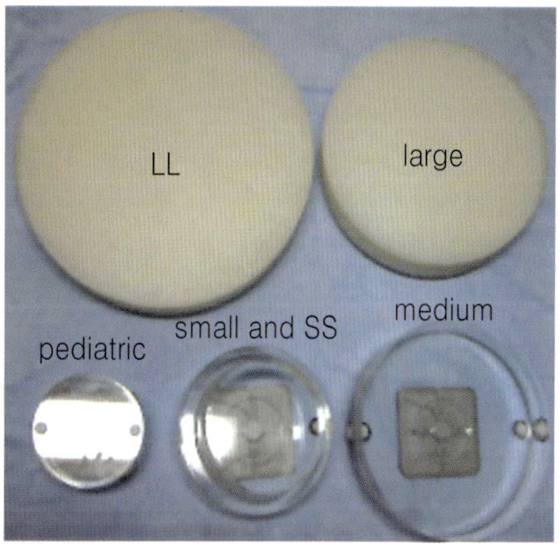

(c) Toshiba사

그림 7-12 각 장비사의 calibration용 팬텀들

3. 성능평가관련 법적 규제

1) 국제적인 경향

(1) 미국

CT장치의 품질관리에서 가장 기본이 되는 성능평가에 대한 표준화가 외국에서는 이미 법제화되어 적극적으로 실시되고 있다.

미국의 경우 1976년 의학물리학자협의회(AAPM)에서 최초로 CT장치의 표준화를 위한 활동이 제시되었으며, 1979년에는 미국 식품의약청(FDA)에서 권고안을 만들었다. 그리고 미방사선의학회(ACR)에서도 인증 기준치를 만들어 사용하고 있는데 팬텀영상검사의 항목별 평가기준은 다음과 같다.

물의 CT감약계수는 ±7HU(권장치:±5HU), 노이즈는 7HU(권장치:5HU) 이하, 균일도는 중심부와 주변부간의 차이가 5HU 미만, 공간분해능은 1.0mm 이하, 대조도분해능은 6mm 이하, 슬라이스두께는 ±1.5mm 이하, 인공물은 없어야 하며, 그리고 중심선정렬은 상하 좌우 각각 ±5.0mm 이내에 들어야 한다.

(2) 일본

일본에서도 1979년 장치의 평가기준을 위한 1차 권고안이 제시되었고 1982년에는 2차 권고안이 발표되었는데 이에 의하면 장치의 출하시 제조사에서 시행하는 성능시험과 장치 설치후 즉시 시행되는 성능시험, 그리고 장치 사용자에 의해 정기적으로 시행되는 일반적인 시험의 3단계로 권고하고 있다.

(3) 한국

국내에서의 CT장치의 성능관리와 관련된 법적 규제로는 앞에서 언급한 바와 같이, 보건복지부령인 진단용방사선발생장치의 안전관리에 관한 규칙과 특수의료장비의 설치 및 · 운영에 관한 규칙이 해당된다.

이에 따르면, 특수의료장비에 속하는 CT를 운영하기 위해서는 진단용방사선발생장치의 검사성적서, 방사선방어시설의 검사성적서를 사전에 발급받아야 한다. 그리고 특수의료장비등록필증과 특수의료장비등록대장(특수의료장비 설치등록 내역, 특수의료장비 인력현황, 특수의료장비 시설현황이 기재되어 있음)을 발급 받아야 하며, 식품의약품안전청에서 허가하는 의료기기수입품목허가증도 필요하다. 또한 한국의료영상품질원의 품질관리검사필증을 발급받아야 한다.

2) 진단용방사선발생장치의 안전관리에 관한 규칙

(1) 개요

이 규칙은 의료법 제32조 2의 규정에 의하여 의료기관에서 설치 · 운영하는 진단용방사선발생장치를 안전하게 관리함으로써 환자 및 방사선관계종사자에 대한 방사선으로 인한 위해를 방지하고 진료의 적정을 기하기 위하여 필요한 사항을 규정함을 목적으로 한다.

의료법 제32조의 2(진단용방사선발생장치)

① 진단용방사선발생장치를 설치 · 운영하고자 하는 의료기관은 보건복지부령이 정하는 바에 따라 시장 · 군수 · 구청장에게 신고하여야 하며, 보건복지부령이 정하는 안전관리기준에 적합하게 설치 · 운영하여야 한다(1997년 개정).
② 의료기관의 개설자 또는 관리자는 진단용방사선발생장치를 설치한 때에는 보건복지부령이 정하는 바에 따라 안전관리책임자를 선임하고, 정기적으로 검사와 측정을 받아야 하며, 방사선관계종사자에 대한 피폭관리를 실시하여야 한다(1997년 개정).
③ 제1항 및 제2항의 규정에 의한 진단용방사선발생장치의 범위 · 신고 · 검사 · 설치 및 측정기준 등에 관하여 필요한 사항은 보건복지부령으로 정한다.

의료법 제32조의 3(특수의료장비의 설치 · 운영)

① 의료기관은 보건의료 시책상 적정한 설치 및 활용이 필요하여 보건복지부장관이 정하여 고시하는 의료장비(이하 "특수의료장비"라 한다)를 설치 · 운영하고자 하는 때에는 보건복지부령이 정하는 바에 따라 이를 보건복지부장관 또는 시 · 도지사에게 등록하여야 하며, 보건복지부령이 정하는 설치인정기준에 적합하게 설치 · 운영하여야 한다.
② 의료기관의 개설자 또는 관리자는 제1항의 규정에 따라 특수의료장비를 설치한 때에는 보건복지부령이 정하는 바에 따라 보건복지부장관에게 정기적인 품질관리검사를 받아야 한다.
③ 의료기관의 개설자 또는 관리자는 제2항의 규정에 따른 품질관리검사 결과 부적합하다고 판정받은 특수의료장비를 사용하여서는 아니 된다.
④ 보건복지부장관은 제2항의 규정에 따른 품질관리검사업무의 전부 또는 일부를 보건복지부령이 정하는 바에 따라 관계 전문기관에 위탁할 수 있다.

그리고 의료법 제32조의 2 제1항의 규정에 의하여 의료기관의 개설자 또는 관리자는 진단용방사선발생장치를 설치하는 때에는 사용일 3일전까지, 진단용방사선발생장치의 설치 및 사용신고서(별지 제1호 서식)에 진단용방사선발생장치검사성적서 사본 1부, 방사선방어시설검사성적서 사본 1부, 방사선관계종사자신고서 1부(처음 설치하는 경우), 양도자의 신고필증 사본 1부(양도받아 설치하는 경우)를 첨부하여 당해 의료기관의 소재지를 관할하는 시장 · 군수 · 구청장에게 제출하여야 한다.

또한 사용을 중지한 때에는 사용중지일부터 3일 이내에, 양도 또는 폐기한 때에는 그 사유가 발생한 날부터 30일 이내에 진단용방사선발생장치 사용중지 · 양도 · 폐기신고서(별지 제1호의2서식)에 신고필증 원본, 양도양수를 확인할 수 있는 서류 1부(양도신고를 하는 경우), 폐기를 확인할 수 있는 서류 1부(폐기신고를 하는 경우)를 첨부하여 당해 의료기관의 소재지를 관할하는 시장 · 군수 · 구청장에게 제출하여야 한다.

(2) 시험항목

우리나라에서도 이와 관련되어 진단용방사선발생장치의 안전관리에 관한 규칙이 1995년 보건복지부령 3호로 제정되어 6개의 시험항목(아티팩트, 슬라이스 두께, 관전압, 환자피폭선량, mA 또는 mAs, CT number의 직선성)에 대해 평가가 이루어져 왔으며, 1996년 제25호의 개정을 거쳐 2001년 1월 13일에 재개정된 보건복지부령 제186호에서는 2개의 항목(잡음과 고대조도 공간분해능)을 추가하여 2007년 3월 현재 총 8개의 시험항목으로 보강되어 시행되고 있다.

(3) 각 항목별 평가기준

- 관전압: ±10% 이내
- 관전류: ±15% 이내 (mAs ±20% 이내)
- 슬라이스 두께: 5mm와 10mm의 슬라이스 두께에서 측정치가 설정치±1mm 이내
- 아티팩트 및 중심선정렬: 물 부위를 스캔한 팬텀영상에서 인공물이 없어야 하고, 중심선정렬이 잘되어 있어야 한다.
- CT number의 직선성, 잡음, 고대조도 공간분해능, 환자피폭선량: 제조업소 자가기준에 준한다.

진단용방사선발생장치의 안전관리에 관한 규칙에 의하면 새로운 모델의 CT장치를 국내에 최초로 설치하려면 생산기술원 등에 의한 정밀검사인 type test를 거친 후 설치되어지며, 국내 다른 의료기관에서 운영 중인 모델의 CT장치를 설치하는 경우 사전검사가 필요없다. 하지만 장비설치 가동후 3년 단위, 또는 CT tube나 detector의 교체가 이루어진 경우에는 사후품질검사를 받아야 한다. 사후품질검사는 대부분 허가된 검사기관에서 대행되고 있다.

그러나 4개의 시험항목이 제조업소의 자가규정에 따르고 있는 현재의 형편에서 벗어나 더욱 구체적인 성능평가항목 및 기준이 필요하며 더 나아가 다음에 설명하는 국민건강보험 재정건전화특별법에 의한 시험항목과 중복되는 항목이 있어 통합이나 항목의 조정이 필요하다. 이를 위해서는 장치의 사용자 및 관리자 뿐만 아니라 장치의 판매회사와 측정 및 유지보수회사, 그리고 의학회 및 전문기술학회의 많은 활동과 협력이 필요하다.

3) 특수의료장비의 설치 및 운영에 관한 규칙

국민건강보험 재정건전화특별법(2002~2006년 동안 한시적 적용)의 만료에 따라 기존의 특수의료장비의 설치 및 운영 등 동법에서 규정하고 있는 주요사항들을 의료법 제32조의 3(특수의료장비의 설치 · 운영)를 신설하여 규정하였으며, 이에 관련된 세부내용을 보건복지부령 제235호와 299호, 그리고 제386호(특수의료장비의 설치 및 운영에 관한 규칙)에 규정 및 개정하였다.

(1) 개요

환자진료의 적정을 도모하기 위하여 특수의료장비(전산화단층촬영장치, 자기공명영상촬영장치, 유방촬영장치)를 설치 · 운영하고자 하는 의료기관은 시 · 도지사에게 등록하고 설치인정기준에 맞게 설치 · 운영하여야 하며, 정기적인 품질관리검사를 받도록 한다.

의료기관의 개설자 등은 특수의료장비의 설치등록필증을 당해 장비의 철거 후 1년까지 보관하며, 특수의료장비를 이용하여 진료한 경우 영상출력물과 그 검사소견서를 5년간 보존해야 한다. 그리고 특수의료장비의 품질관리검사에 관한 검사성적서 및 정도관리대장 그리고 특수의료장비수리 · 변경이력대장을 5년간 보관해야 한다.

그리고 품질관리검사기관의 장은 특수의료장비의 품질관리검사에 관한 서류를 5년간 보존해야 하며, 검사에 필요한 기기의 품질관리에 관한 서류는 당해 장비의 폐기시까지 보존한다.

(2) 품질관리검사

의료기관 개설자 등은 특수의료장비 품질관리기준에 따라 특수의료장비를 설치하는 경우(이를 설치시 정밀검사라고 하며 검사기관은 한국의료영상품질관리원이다. 검사항목으로는 인력검사, 시설검사, 팬텀영상검사이며 현지조사로 시행된다)나 사용중지신고를 하였거나 부적합한 것으로 판정되어 사용금지명령을 받은 특수의료장비를 다시 사용하고자 하는 경우, 설치장소를 변경하는 경우 장비를 사용하기 전에 설치시 정밀검사를 받아야 한다. 또한 모든 특수의료장비는 주기적인 품질관리검사를 받아야 한다. 주기적인 품질관리검사는 서류검사와 정밀검사로 구분된다.

① 서류검사

서류검사는 인력검사, 시설검사, 팬텀영상검사, 정도관리기록검사로 구성되며 장치 설치 후 1년 주기로 시행된다. 품질관리 검사기관으로는 보건복지부나 한국의료영상품질관리원이다.

서류검사를 위해서는 특수의료장비 품질관리 검사신청서(규칙별지 제8호 서식), 특수의료장비를 등록 후 등록관청으로부터 교부받은 특수의료장비 등록필증 사본 1부, 의료기관 개설허가(신고)필증 사본 1부, 장비사용 인력현황표 1부(별지 제11호 서식이며, 특수의료장비 등록필증에 기재된 인력에 한하며, 이에는 상근 방사선사 1명과 비상근 진단방사선과 전문의 1인 이상임)가 필요하며 정도관리기록검사(정도관리대장 1부, 특수의료장비수리/변경 이력대장 1부)와 팬텀영상검사 데이터를 준비해야 한다.

만일 특수의료장비의 공동활용동의 의료기관이 있는 경우에는 특수의료장비공동활용동의 의료기관 현황(별지 제12호 서식)을 제출해야 하며, 서류의 사본을 제출하는 경우 원본과 동일하다는 확인(원본대조필 날인)이 필요하다. 그리고 인력현황의 변경이 발생한 경우에는 등록관청에 변경통보하여 등록필증을 재교부 후, 변경된 인력을 인력현황표에 포함하여야 한다.

팬텀영상검사 데이터는 검사 지정일로부터 1개월 내에 측정한 것으로 CD 또는 필름으로 하드카피하여 제출한다. 필름 크기가 14×17인치인 경우 2포맷으로 영상을 출력하며 작은 사이즈 필름 사용시 1포맷으로 출력한다. 팬텀 스캔의 조건 및 파라메터를 판정하기 쉽게 페이퍼화하여 별첨한다(표 7-1 참조). 또한 2배 이하로 적절히 확대된 영상이 권고되는 항목(슬라이스 두께 정확도 시험)과 항목별 영상의 window setting은 제시된 대로 시행되어야 한다.

정도관리검사는 정도관리업무를 외주업체에 의뢰 시행한 경우 관리대장에 측정결과를 기록하여 제출하며 업체에서 제공된 보고서는 자체보관한다. 단, 환자피폭선량 데이터는 업체에서 제공된 성적서 사본 1부를 첨부하여 제출한다. 정도관리업무를 의료기관에서 자체 시행시 대장에 기록하여 제출하고 비고란에 측정기구의 모델명과 제조번호를 기록한다.

② 정밀검사

3년 주기로 시행되며 현지조사를 통해 이루어지며, 서류검사 항목 외에 임상영상검사가 추가된다. 품질관리 검사기관은 한국의료영상품질관리원이며, 임상영상검사의 자세한 내용은 다음 절을 참조하기 바란다.

(3) 팬텀영상검사

① 목적

CT에서 영상의 질은 결국 인체의 미세한 구조를 어느 정도 명료하고 정확하게 영상으로 나타낼 수 있는냐에 의해 좌우되며, CT영상의 질을 결정하는 중요한 요소들로는 물질의 감약정도를 표현하는 CT number의 정확도, 공간분해능, 대조도분해능, 잡음특성, 인공물, 선량 등이라고 할 수 있다. 이러한 영상의 질을 결정하는 요소들을 객관적으로 평가함으로써 사진의 질이 적절한가를 평가하기 위한 것인 팬텀영상검사의 목적이다.

② 팬텀촬영조건

AAPM CT Performance phantom 76-140 모델의 표준팬텀을 사용하여 120kVp, 250mAs, 10mm 콜리메이션, 50cm의 scan FOV(50mm의 scan FOV 사용이 불가능한 장치에서는 25cm~50cm), 25cm의 display FOV를 적용하고 single slice conventional scan으로 standard reconstruction algorithm 하에서 시행한다.

그리고 장비의 구비 조건상 기본촬영조건을 정확히 준수할 수 없는 경우 가장 근접한 조건으로 검사하고 이를 명시해야 한다. 절편두께 측정을 제외한 모든 측정에서 10mm의 두께를 적용하며, 촬영할 때 장치별 또는 검사목적 별로 따로 적용하는 option은 가능한 배제하여 모든 장비가 동일한 조건에서 측정이 가능하도록 해야 한다. 측정오차의 감소를 위해 가능한 각 항목별 2회 이상 스캔한다.

③ 시험항목

시험항목은 물의 CT감약계수, 노이즈, 균일도, 공간분해능, 대조도분해능, 슬라이스 두께(5mm 및 10mm), 인공물유무의 7개 항목이다. 각 항목별 구체적인 검사방법과 평가기준은 다음 절에서 소개하기로 한다.

④ 적합기준

- 물의 CT감약계수: 0±7HU 이내
- 노이즈: 7HU 이하
- 균일도: 중심부와 주변부간 CT number 차이가 5HU 이하
- 공간분해능: 1.0mm 이하 식별(mm로 기록)
- 대조도분해능: 6.4mm 이하 식별(mm로 기록)
- 슬라이스 두께: 5mm와 10mm에서 측정치가 1mm 이하, -1mm 이상
- 인공물 유무: 없어야 함

이 항목들에 규정한 합격기준은 각 장비회사에서 제공하는 옵션과 프로토콜을 배제하고 국내 임상에서 실질적으로 사용되고 있는 조건을 채택함으로써, 국내 현실에 맞지 않는 이론적이고 제시적인 장비의 성능이 아니라 실제 환자의 검사에서 반영되는 성능을 평가하고자 함에 있다.

⑤ 팬텀영상검사 데이터의 제출

검사예정일 1개월 내에 촬영한 팬텀검사영상을 필름이나 CD에 담아 CT팬텀영상 촬영기록표와 함께 제출하여야 한다. 팬텀영상검사 데이터의 제출시 CT 팬텀영상 촬영기록표(표 7-1 참조)와 장비고유번호와 촬영일이 표시된 영상 1부를 필름으로 하드카피하거나 CD에 기록하여 제출하도록 되어있다.

ⓐ 필름으로 제출하는 방법

14×17인치 크기의 필름인 경우 2포맷으로, 그 미만의 크기 필름으로 현상하는 경우 1포맷으로 하드카피하여 제출한다.

ⓑ CD로 제출방법

별첨하는 CT 팬텀영상 촬영기록표에 DICOM인 경우 사용 PACS 프로그램명과 PACS viewer 내장 여부, CD 장수를 기록하여 제출한다.

표 7-1 CT 팬텀영상 촬영기록표 (별지 제5호 CT서식)

<table>
<tr><td colspan="3">CT 팬텀영상 촬영기록표</td></tr>
<tr><td>팬텀모델명</td><td></td><td>비 고</td></tr>
<tr><td>검사날짜</td><td>년 월 일</td><td></td></tr>
<tr><td>검사조건</td><td>관전압: kVp, 관전류: mA, mAs:
Collimation: mm, SFOV: cm, DFOV: cm
Standard reconstruction algorithm 사용 여부 : ( )</td><td></td></tr>
<tr><td>영상제출방법</td><td>1. 필름인 경우
14×17inch ( )장
다른 크기일 경우 크기 (×) inch ( )장
2. DICOM인 경우
사용 PACS 프로그램 ( )
PACS viewer 내장 여부(있다 / 없다)
CD 장수 (장)</td><td>- 14×17inch 시 2×1 형식으로
- 그 보다 작은 필름크기는 1×1 형식으로 제출</td></tr>
<tr><td>확인사항
준수사항
(O, X로 표시)</td><td>① 각각의 영상에는 병원명칭, 장비명, 길이보정용 자, 촬영조건(kVp, mAs, image thickness, reconstruction kernel), 촬영일시 및 window setting 조건(window width/window level)이 표기되어 있는가? ( )
② Window width와 level은 공간분해능을 제외하고는 width는 300~400HU, level은 0~100HU으로 하고, 공간분해능의 경우 level은 -200~-100HU으로 하였는가? ( )
③ ROI로 잰 모든 CT값과 표준편차 그리고 ROI의 면적을 영상에서 직접 확인할 수 있는가? ( )
④ 대조도분해능 검사영상의 경우 아크릴과 구멍내용물의 평균 CT감약계수가 10HU이내이어야 하고 각각의 CT값이 영상에 표기되어 있는가? ( )
⑤ 슬라이스 두께 검사영상의 경우 5㎜와 10㎜ 스켄에서 반치폭을 계산할 수 있는 장비에서는 반치폭의 수치가 표기되어 있어야 하고, 반치폭을 계산하지 못하는 장비에서만 측정한 값이 영상에 표기되어 있어야 하며 2배 이하의 확대영상을 보냈는가? ( )</td><td></td></tr>
<tr><td colspan="3">점검자 성명 : (인)
관리자 성명 : (인)</td></tr>
</table>

ⓒ 팬텀/임상영상 soft copy 제출방법

(가) 영상저장방법

(a) DICOM 3.0 표준방식에 의해 저장한 파일을 제출한다.

(b) 제출영상에는 촬영기관, 촬영기기명, 촬영날짜가 포함되어야 한다.

(c) 제출팬텀영상에는 모든 측정치가 포함되어 있어야 한다.

(d) DICOM 3.0 표준에 저장하지 않은 image file도 제출할 수 있으나 단, DICOM file이 아닌 경우나 DICOM gateway를 사용하여 DICOM file로 변환한 경우 pixel spacing 정보를 포함하여야 하고 이에 따른 검사시 발생할수 있는 오차의 책임은 제출병원에 있다.

(나) 검사시 사용 viewer

(a) 대표적인 DICOM image viewer로 검사한다(거리측정, window조절이 가능한 viewer).

(b) 품질관리원 서버에는 대표적인 PACS회사의 프로그램을 설치하고 있으며 이 프로그램으로 검사업무를 수행한다.

(다) 제출시 유념사항

(a) 각각의 영상에는 병원명칭, 장비명, 길이보정용 자, 촬영조건(kVp, mAs, image thickness, reconstruction kernel), 촬영일시 및 window setting 조건(window width/window level)이 표기되어 있어야 한다.

(b) Window width와 level은 공간분해능을 제외하고는 width는 300~400HU, level은 0~100HU으로 한다. 공간분해능의 경우 level은 −200~−100HU으로 한다.

(c) ROI로 잰 모든 CT값과 표준편차 그리고 ROI의 면적을 영상에서 직접 확인할 수 있어야 한다.

(d) 공간분해능 검사영상은 확대영상을 허용하지 않는다.

(e) 대조도분해능 검사영상의 경우 아크릴과 구멍내용물의 평균 CT감약계수가 10HU 이내이어야 하고 각각의 CT값이 영상에 표기되어 있어야 한다.

(e) 슬라이스 두께 검사영상의 경우 5mm와 10mm 스캔에서 반치폭을 계산할 수 있는 장비에서는 반치폭의 수치가 표기되어 있어야 하고 반치폭을 계산하지 못하는 장비에서만 측정한 값이 영상에 표기되어 있어야 한다. 검사의 용이를 위해 확대한 영상을 보내는 것을 권장하며 이때 확대율은 2배 이하로 한다.

(f) Hard copy나 soft copy로 제출시 모니터 상에서 잰 수치나 ROI가 같이 출력되거나 저장되지 않는 경우 수치가 표시된 모니터 화면을 찍은 사진을 hard copy나 soft copy와 함께 첨부하여야 한다.

(4) 임상영상검사

① 제출영상

제2조 제2항에 의한 특수의료장비등록필증에 등록된 용도가 전신용인 경우 두부영상, 흉부영상, 복부영상 중 2가지를 택하여 제출한다. 만일 용도가 전용기기인 경우 해당영상을 제출한다.

3년 주기로 행해지는 정밀검사는 현지조사이며, 서류검사항목에 임상영상검사가 더하여진다. 임상영상검사를 위해서 각 의료기관에서 동일 부위의 환자영상을 3부 준비하면 연구원이 3부 중 한부를 무작위로 확보한다. 전신용 CT의 경우 의료기관은 두 부위에 대하여 각각 3부, 즉 총 6부의 환자영상을 준비하여야 한다.

표 7-2 두부의 항목별 평가내용 및 세부사항과 배점

항목	평가내용	세부사항	점수
일반정보항목			
검사표지	1. 환자이름, 2. 환자번호, 3. 성별, 4. 나이, 5. 촬영날짜, 6. 촬영기관명		각1점
일반정보	1. Scanogram이 있다. 2. 영상순서가 확인된다. 3. Scaler가 표시되어 있다. 4. 좌우 방향표시가 있다.	2. Image number, scan time 등	각2점
촬영조건의 적정성	1. 적정한 kVp를 적용하였다. 2. 적정한 mAs를 적용하였다.	kVp, mAs 표시가 되어 있어야 한다. 적절한 mAs는 영상의 품질로 평가한다.	각2점
현상조건의 적정성	제출된 사진에 노화(황화)현상이 없다.	PACS의 경우 점수를 준다.	2점
영상정보항목			
인공물	1. 환자의 움직임에 의한 인공물이 없다. 2. Beam hardening artifact가 없다. 3. Ring artifact가 없다. 4. 그 외의 인공물이 없다.	2. 진단에 지장을 주지 않는 후두개와의 beam hardening artifact는 점수를 준다.	각3점
포함범위	1. 두정부에서 두개골 기저부까지 포함한다. 2. 두개골 전폭이 포함되었다. 3. Orbitomeatal line에 맞추어 tilting되었다. 4. 좌우가 대칭적으로 촬영되었다.	1. 대뇌실질과 소뇌실질이 보이지 않고 두개골만 보이는 사진이 상하로 최소한 1장씩 있어야 한다. 3. 경구개와 OML 사이에서 판독에 지장을 주지 않을 정도의 tilting이 이루어지면 점수를 준다.	각4점
해상도 및 대조도	1. 회백질과 백질의 구분이 가능하다. 2. 기저핵이 구분된다. 3. Sylvian fissure가 구별된다. 4. 뇌고랑이 식별된다. 5. 중대뇌동맥의 근위부가 식별된다. 6. 소뇌 충부(vermis)가 식별된다. 7. Cerebellopontine cistern이 식별된다. 8. 소뇌의 피질과 심부백질의 구분이 가능하다.	1. 측내실 체부 레벨의 전두엽에서 평가한다. 4. Centrum semiovale 레벨의 전두엽에서 평가한다. 5. 중대뇌동맥 M1 segment의 근위부 1/3 이상이 식별된다. 6. 중뇌부 레벨에서 평가한다. 8. Middle cerebellar peduncle 레벨에서 평가한다.	각5점
영상창의 적정성	뇌설정과 골격설정이 별도로 인화되었다.	Softcopy인 경우 영상창의 조절이 가능해야 한다.	4점
절편두께의 적정성	1. 절편두께가 천막상부에서 8mm 이하, 후두개와에서 5mm 이하이다. 2. 절편간격이 없어야 한다.	1. 후두개와에서 5mm, 천막상부에서 10mm일 경우 점수를 주지 않는다.	각4점
총점			/100점

② 점수의 계산

일반정보항목 점수(20점)+영상정보항목 점수(80점)=100점

③ 합격기준

일반정보항목과 영상정보항목 점수를 합한 점수가 60/100 이상인 경우 합격으로 인정된다. 다만, 전신용 CT인 경우 제출된 모든 영상이 각각 60/100 이상인 경우 합격으로 인정된다.

④ 재검사 기간

만일 의료기관의 개설자 등이 재검사를 신청한 경우 해당자료를 확보하기 위한 보완기간을 1개월의 범위 내에서 허용할 수 있다. 단, 국민건강보호를 위하여 필요하다고 판단될 경우 이를 취소할 수 있다.

⑤ 부위별 자세한 평가기준

ⓐ 두부

제출영상의 선행조건은 조영증강 전의 사진이며, 정상 또는 정상에 가까운 영상을 제출한다.

그림 7-13부터 그림 7-18은 품질관리원에서 제공한 영상으로, 두부의 임상영상검사 중 영상정보항목에서 필요한 해부학적 특성 몇 가지를 예로 들었다.

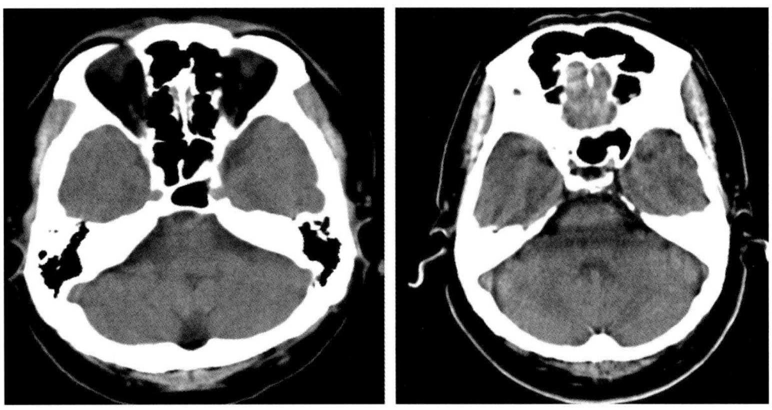

그림 7-13 진단에 지장을 주지 않는 후두개와의 beam hardening artifact의 예

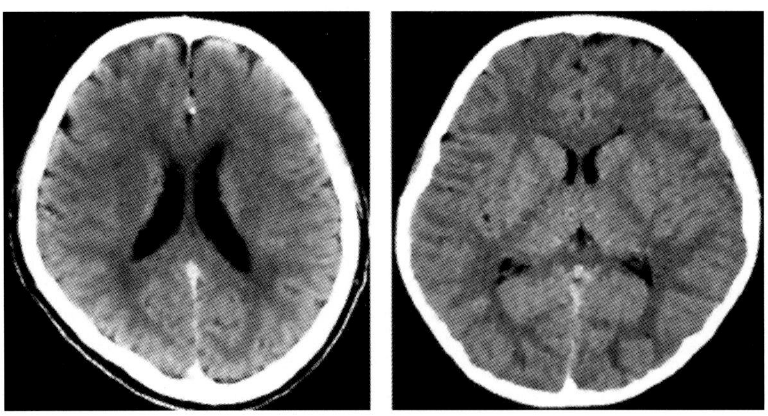

(a) (b)

그림 7-14 측내실 체부(body of lateral ventricle) 레벨의 전두엽에서 평가된 회백질과 백질의 구분이 가능한 영상(a)과 기저핵(대뇌 기저핵, basal ganglia)의 구분이 가능한 영상(b)의 예

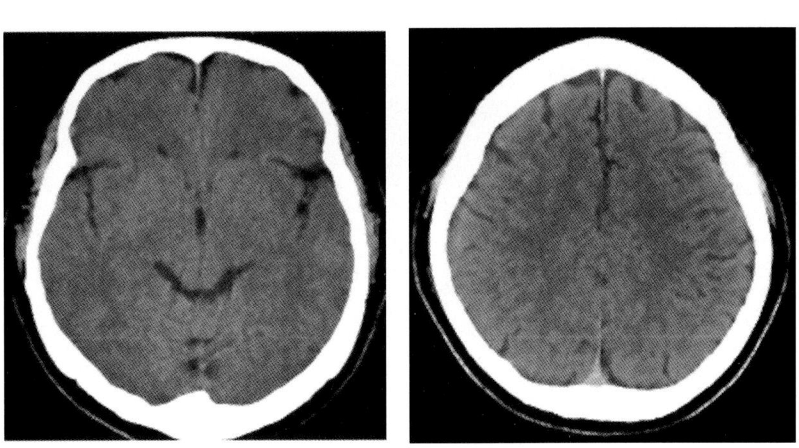

(a) (b)

그림 7-15 Sylvian fissure가 잘 구별되는 영상(a)과 난형중심(centrum semiovale) 레벨의 전두엽에서 뇌고랑(sulci)이 잘 구별되는 영상(b)의 예

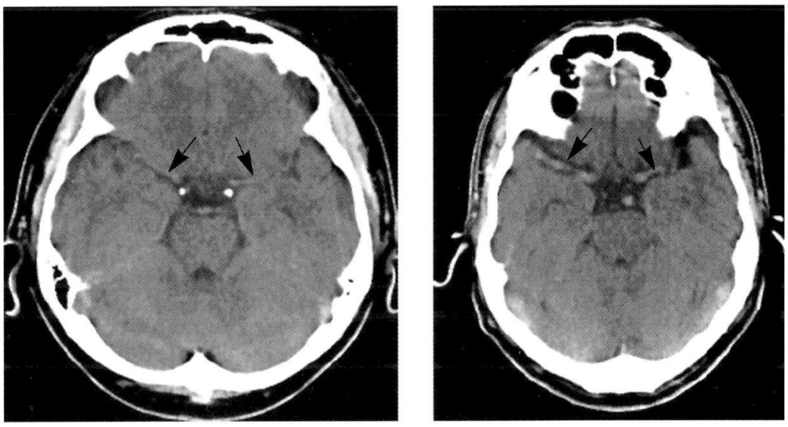

(a)

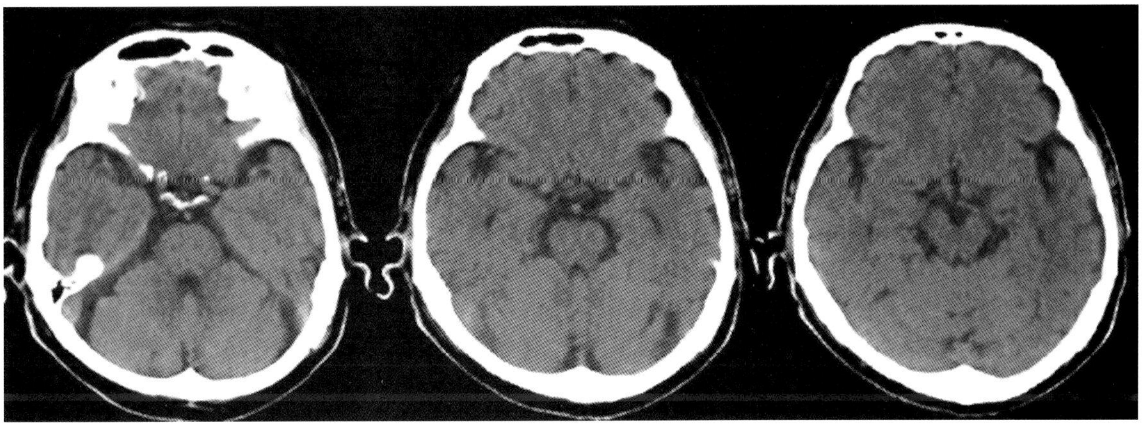

(b)

그림 7-16 중대뇌동맥 M1 segment의 근위부 1/3 이상이 식별되는 영상(a)과 그렇지 못한 영상(b)의 예

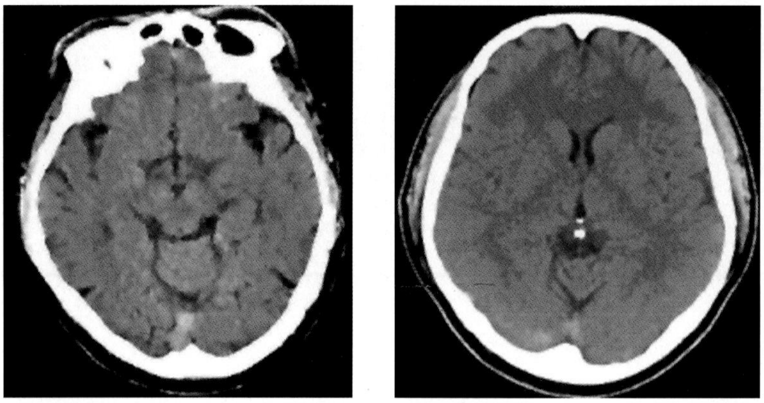

그림 7-17 중뇌부 레벨에서 소뇌충부(vermis)가 식별되는 영상의 예

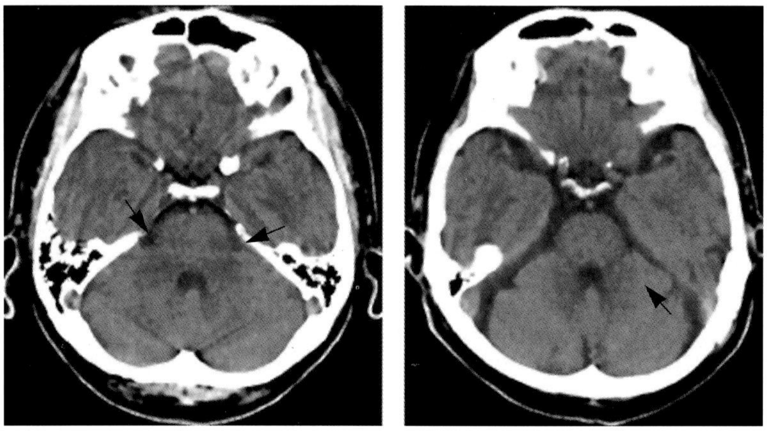

(a) (b)

그림 7-18 중뇌부 레벨에서 소뇌연수조(cerebellopontine cistern)가 식별되는 영상(a)과
중소뇌각(middle cerebellar peduncle) 레벨에서 소뇌의 피질과 심부백질이 구분되는 영상(b)의 예

표 7-3 흉부의 항목별 평가내용 및 세부사항과 배점

항목	평가내용	세부사항	점수
일반정보항목			
검사표지	1. 환자이름, 2. 환자번호 3. 성별, 4. 나이, 5. 촬영날짜, 6. 촬영기관명		각1점
일반정보	1. Scanogram이 있다. 2. 영상순서가 확인된다. 3. Scaler가 표시되어 있다. 4. 좌우 방향표시가 있다.		각2점
촬영조건의 적정성	1. 적정한 kVp를 적용하였다. 2. 적정한 mAs를 적용하였다.	kVp, mAs 표시가 되어 있어야 하며 적정성은 영상의 품질로 평가한다.	각2점
현상조건의 적정성	제출된 사진에 노화(황화)현상이 없다.	PACS의 경우 점수를 준다.	2점

인공물	1. Motion artifact가 없다. 2. 기기 자체에서 발생한 artifact가 없다. 3. Beam-hardening artifact가 없다.	1-1. 호흡에 의한 운동이 없다. 1-2. 심장박동에 의해 상행대동맥과 폐동맥의 경계가 흐려지지 않는다. 1-3. 심장박동에 의해 하행대동맥과 폐정맥의 경계가 흐려지지 않는다. 2. 하등의 장비적 artifact가 없다. 3. 견관절 부위를 제외한 전체 흉부영역에서 beam-hardening artifact가 없다.	1점 1점 1점 3점 3점
포함범위	1. 폐첨부에서 횡경막늑골각까지 포함되었다. 2. 흉벽 전체가 포함되었다. 3. 흉벽의 최대 좌우폭이 레이아웃의 80% 이상이다.	1-1. 폐첨부보다 적어도 한장 이상이 더 촬영되었다. 1-2. 횡경막늑골각 이하 폐가 보이지 않는 사진이 최소 1장 더 있다. 1-3. 부신이 완전히 포함되었다. 2-1. 횡경막 상단에서 흉벽측부가 피부까지 완전히 포함되었다. 2-2. 양측 상완골두가 직경의 1/2 이상 포함되었다. 3. 횡경막 상단에서 몸통의 좌우직경이 화면 직경의 80% 이상이다.	2점 2점 1점 3점 2점 5점
해상도 및 대조도	1. 원위부 1/3 이하의 폐혈관이 구분 가능하다. 2. 분엽 기관지 근위부까지 구분가능하다. 3. 흉선을 비롯한 전종격동 구조가 구분 가능하다. 4. 기관 주변조직이 구분 가능하다. 5. 폐문부의 림프절과 폐혈관을 구분할 수 있다.	1. 원위폐야에서 폐혈관과 폐실질의 경계가 분명하다. 2. 분엽 이하의 세기관지벽이 구분된다. 3-1. 심막지방과 종격동 지방조직, 림프선이 정확히 구분된다. 3-2. 내흉동정맥의 주행을 확인할 수 있다. 4-1. 기관의 외벽과 인접한 종격동 구조와의 구분이 가능하다. 4-2. 기관주변 림프선의 존재여부가 확인된다. 5-1. 폐문부에서 주요 폐혈관과 림프선, 기타 조직의 존재가 분명히 구분된다. 5-2. 폐문부에서 폐동맥과 폐정맥의 주행을 분리해 추적할 수 있다.	각5점
영상창의 적정성	폐설정과 종격동 설정이 별도로 인화되었다.	Softcopy인 경우 영상창의 조절이 가능해야 한다.	5점
조영증강의 적정성	1. 조영제 주입부위와 주입총량이 표시되어 있다. 2. 폐문부위 폐동맥이 주위조직과 구분된다. 3. Internal mammary artery가 식별된다. 4. 촬영초기와 말기의 영상이 유사한 품질을 유지한다.	1. 매 장마다, 혹은 별도의 screen capture로 기록되어 있어도 무방하다. 2. 폐문부 폐동맥이 조여증강된 감쇄도가 주변 근육보다 높다. 3. 내흉동맥의 조영증강이 확인된다. 4. 마지막 영상에서 조영증강된 대동맥의 감쇄도가 주변 근육보다 높다.	각4점
절편두께의 적정성	1. 절편두께가 8mm 이하이다. 2. 절편간격이 없어야 한다.		각5점
총점			/100점

ⓑ 흉부

제출영상의 선행조건은 일반흉부 CT영상(고해상능 CT영상은 제출대상에서 제외)이며, 원칙적으로 조영증강 후의 영상을 제출하며 부득이한 경우 조영증강 전의 영상을 제출할 수 있으나 해당 항목의 점수를 받을 수 없다. 그리고 정상 혹은 정상에 가까운 영상을 제출한다.

그림 7-19부터 그림 7-21에서 흉부 임상영상검사에서 영상정보항목 중 해상도에 관련된 몇 가지 예를 들었다.

ⓒ 복부

제출영상의 선행조건은 조영증강 후의 영상을 제출하며, 정상 또는 정상에 가까운 영상을 제출한다(신장이나 간내 낭종 등은 가능하나 췌장에 병변이 있는 경우는 피한다).

그림 7-22부터 그림 7-24에서 복부 임상영상검사에서 영상정보항목에 관련된 몇 가지 예를 들었다.

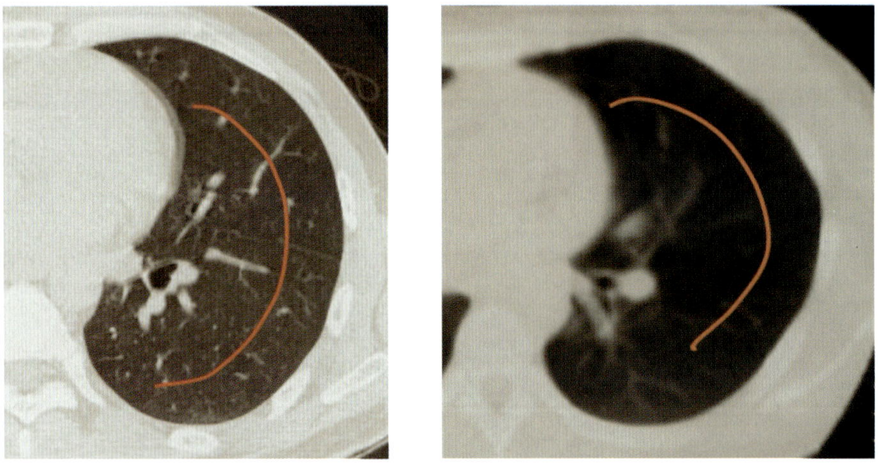

그림 7-19 해상도 항목 중 원위부 1/3 이하의 폐혈관이 구분되는 영상과 그렇지 못한 영상의 예

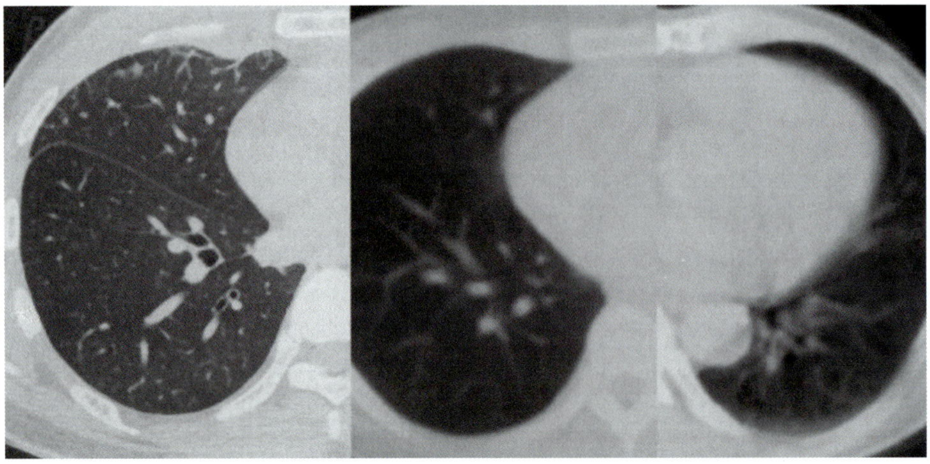

그림 7-20 해상도 항목 중 분엽 기관지 근위부까지 구분되는 영상과 그렇지 못한 영상의 예

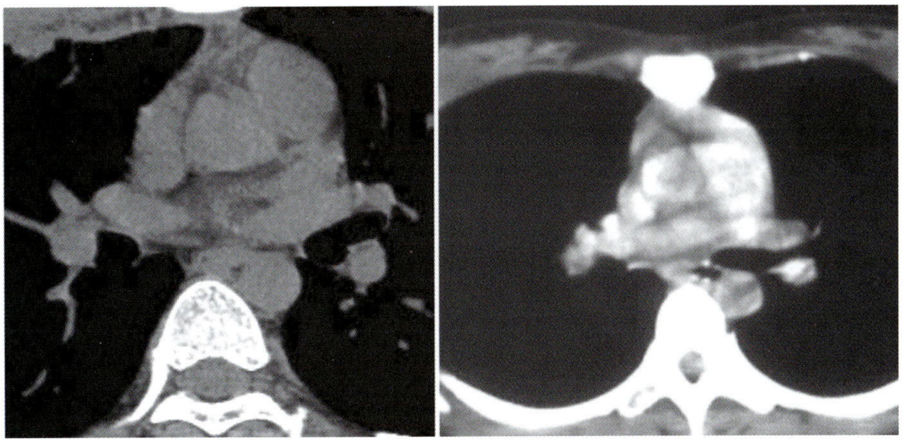

그림 7-21 해상도 항목 중 폐문부의 림프절과 폐혈관이 구분되는 영상의 예

ⓓ 요추

제출영상의 선행조건은 추간판을 위주로 검사한 영상이며, 정상 또는 정상에 가까운 영상을 제출한다.

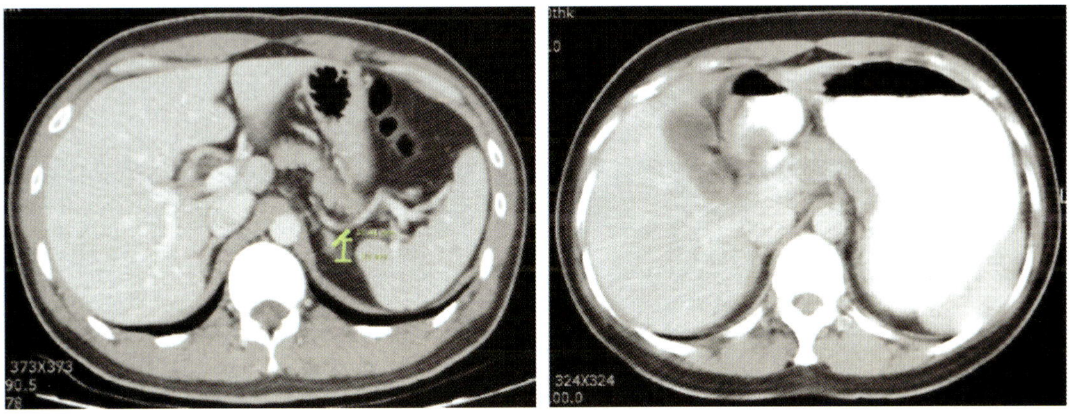

그림 7-22 간문부에서 간동맥 및 문맥이 구분되는 영상과 그렇지 않은 영상의 예

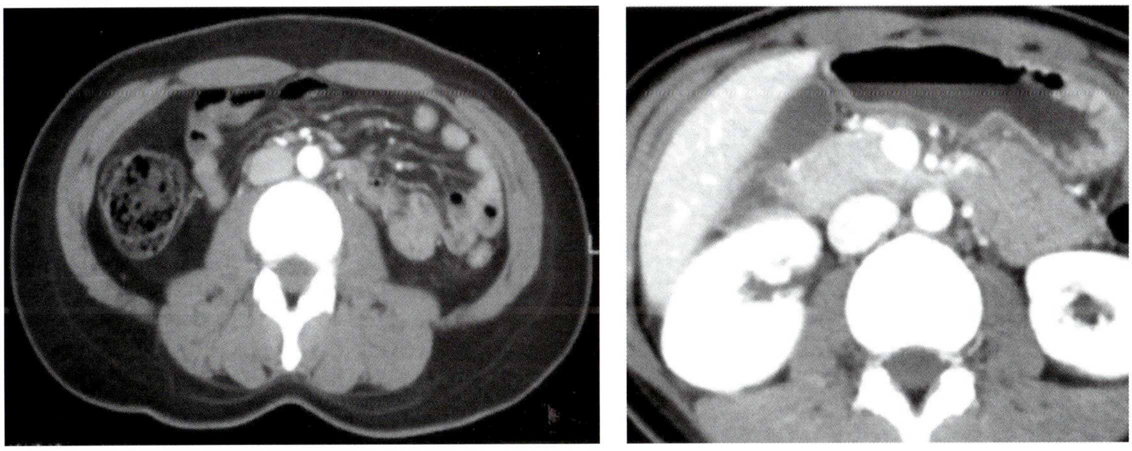

(a) (b)

그림 7-23 장간막 말초혈관이 주위 장과 선명히 구분되는 영상(a)과 위점막이 다른 층과 구분되는 영상(b)의 예

표 7-4 복부의 항목별 평가내용 및 세부사항과 배점

항목	평가내용	세부사항	점수
일반정보항목			
검사표지	1. 환자이름, 2. 환자번호 3. 성별, 4. 나이, 5. 촬영날짜, 6. 촬영기관명		각1점
일반정보	1. Scanogram이 있다. 2. 영상순서가 확인된다. 3. Scaler가 표시되어 있다. 4. 좌우 방향표시가 있다.		각2점
촬영조건의 적정성	1. 영상에 kVp가 표시되어 있다. 2. 영상에 mAs가 표시되어 있다.	kVp, mAs 표시가 되어 있어야 한다. 적절한 mAs는 영상의 품질로 평가한다.	각2점
현상조건의 적정성	제출된 사진에 노화(황화)현상이 없다.	PACS의 경우 점수를 준다.	2점
영상정보항목			
인공물	1. 환자의 움직임에 의한 인공물이 없다. 2. Beam hardening artifact가 없다. 3. Ring artifact가 없다. 4. 그 외의 인공물이 없다.	1. 장운동에 의한 인공물은 점수를 준다. 2. 진단에 지장을 주지 않는 beam hardening artifact는 점수를 준다.	각3점
포함범위	1. 횡경막 첨부가 포함되었다. 2. 장골능(iliac creast)까지 포함되었다. 3. 탈장부를 포함한 복벽 전체가 포함되고, 좌우폭이 레이아웃의 80% 이상이다.	1. 간첨부가 보이지 않고 폐만 보이는 사진이 최소한 1장은 있어야 한다.	3점 3점 1점
해상도 및 대조도	1. 간문부에서 간동맥 및 문맥이 구분되어야 한다. 2. 췌장의 전장이 보이며 그 경계를 그릴 수 있다. 3. 양측 주 신장동맥 모두가 대동맥 기시부부터 신장문(renal hilus)까지 명확히 연결되어 보인다. 4. 장간막 말초혈관이 주위 장과 선명하게 구분된다.	4. 장간막 동정맥의 주가지보다 말초부위의 혈관(intestinal or straight artery) 레벨에서의 구분을 의미한다.	각5점
영상창의 적정성	1. 적절한 영상창 설정의 변화를 주었다. 2. 폐기저부의 폐설정이 있어야 한다.	1. Window width : 350-500HU, Window level : 10-40HU를 권장하며 적정한 정도의 평가는 평가자의 판단에 따른다. 2. Softcopy로 제출할 경우 영상창 설정 변경이 안되면 폐설정의 사진이 포함되어 있어야 한다.	각5점

조영증강의 적정성	1. 조영제 주입속도, 총량, 방법, 지연시간 등이 표시되어 있다		1점
	2. 간문맥이 주위 간과 선명하게 구분된다.	2. 간동맥이 구분되는 정도 이상으로 구분이 되어야 한다.	5점
	3. 위의 점막과 다른 층이 구분된다.	3. 구분되어 보이면 점수를 준다.	5점
	4. 경구조영제가 75% 이상 소장을 채워야 한다(50% 이상 3점).	4. 양성, 음성조영제 모두 가능하다.	5점
	5. 촬영초기와 말기의 영상이 유사한 품질을 유지한다.	5. 조영증강후 사진에서 첫장과 마지막장의 대동맥의 조영증강정도가 비슷하여야 하며 좋은 품질이어야 한다.	5점
절편두께의 적정성	1. 절편두께가 일반 CT에서 8mm 이하이다. 2. 절편간격이 없어야 한다.	한 환자에서 절편두께가 다른 경우 가장 두꺼운 절편이 8mm 이하여야 한다.	각5점
총점			/100점

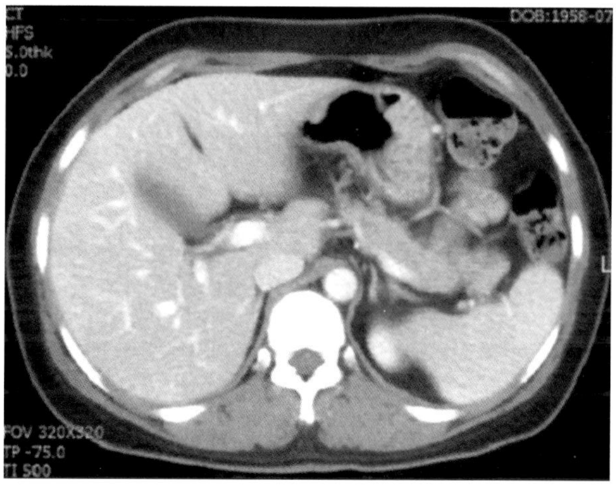

(a)

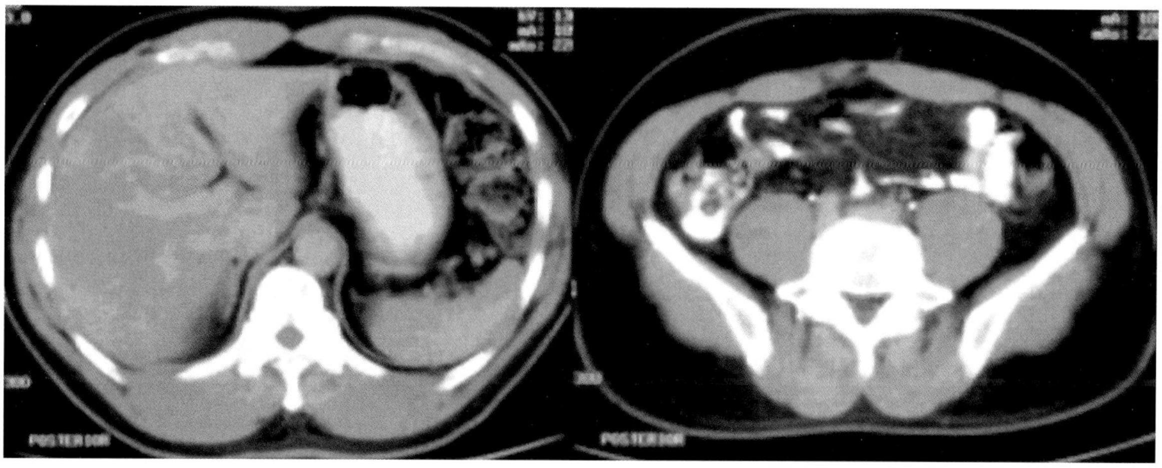

(b)

그림 7-24 간문맥이 주위 간과 선명히 구분되는 영상(a)과 초기와 말기의 조영증강 정도는 비슷하나 문맥이 선명하게 구분되지 않고 위점막도 구분되지 않아 좋은 품질이 아닌 영상(b)의 예

표 7-5 요추의 항목별 평가내용 및 세부사항과 배점

항목	평가내용	세부사항	점수
일반정보항목			
검사표지	1. 환자이름, 2. 환자번호 3. 성별, 4. 나이, 5. 촬영날짜, 6. 촬영기관명		각1점
일반정보	1. Scanogram이 있다. 2. 영상순서가 확인된다. 3. Scaler가 표시되어 있다. 4. 좌우 방향표시가 있다.		각2점
촬영조건의 적정성	1. 적절한 kVp를 적용하였다. 2. 적정한 mAs를 적용하였다.	kVp, mAs 표시가 되어 있어야 한다. 적절한 mAs는 영상의 품질로 평가한다.	각2점
현상조건의 적정성	제출된 사진에 노화(황화)현상이 없다.	PACS의 경우 점수를 준다.	2점
영상정보항목			
인공물	1. 환자의 움직임이 없다. 2. Ring artifact가 없다. 3. 그 외의 인공물이 없다.	진단에 지장을 주지 않을 정도의 인공물은 점수를 준다.	각3점
포함범위	1. 5개 이상의 추간판이 포함되었다. 2. 각각의 추간판에 평행한 방향으로 영상을 얻었다. 3. 각각의 추간판 후면윤곽이 충분히 포함되었다. 4. 3개 이상의 추간판에 대하여 위아래의 종판이 충분히 포함되었다. 5. 각각의 횡단면 영상이 요추 어느 부위인지 알 수 있다.	1. 추간판당 한 단면만 있어도 인정된다. 2. 고식적 CT에서 L5-S1 추간판은 평행하게 검사하기 어려울 수 있다. 3. 추간판 후면 1/2 이상이 보여야 인정된다. 4. 추간판이 섞이지 않는 종판이 보여야 한다. 5. 반드시 scanpgram과 비교하여 알 수 있어야 한다.	각6점
해상도 및 대조도	1. 추간판의 바깥쪽을 따라 윤곽을 그릴 수 있어야 한다. 2. 추간판과 경막강의 구분이 가능하다. 3. 요추 4-5번에서 황색인대의 두께를 측정할 수 있어야 한다. 4. 양측 돌기관절 공간이 보여야 한다.	1. 3개의 추간판이 주변조직과 구별되어 윤각을 알 수 있다. 2. 3개 이상의 추간판이 경막강과 감쇄정도의 차이가 있어 구별된다.	각8점
영상창의 적정성	연부조직 설정과 뼈 설정이 별도로 인화되었다.	Softcopy로 제출할 경우 영상창 설정의 변경이 안되면 두 종류의 설정사진이 포함되어 있어야 한다.	5점
절편두께의 적정성	1. 절편두께가 3mm 이하이다. 2. 추간판 부위에서 절편간격은 0이다.		각2점
총점			/100점

(5) 정도관리검사

특수의료장비를 설치 운영하는 의료기관의 개설자 등은 주기별 정도관리항목을 포함하는 정도관리대장을 만들어 정도관리검사를 시행해야 하며, 특수의료장비/변경이력대장의 기록관리를 통한 정도관리를 하여야 한다.

정도관리검사는 매일, 매주, 3개월, 6개월, 그리고 1년 주기로 세분화하여 시행하도록 하였다. 필름 사용시와 PACS 사용시로 구분하였으며, 각각 18항목과 17항목으로 구성되어 있다(표 7-6 참조). 각 항목별 검사방법에 대한 자세한 설명은 다음 절을 참고하기 바란다.

① 매일 점검항목

매일 점검항목은 기본적으로 기계를 정상적으로 사용하기 위해 점검하는 항목들로 구성되어 있다. 점검유무를 O 또는 X로 기록표에 표시하면 된다. 서류검사시 제출하지는 않으나 정밀검사시 시행여부를 확인한다. 매일 정도관리 검사항목은 다음과 같다.

ⓐ 테이블 이동점검

갠트리에 부착된 스위치와 콘솔의 작동스위치를 이용하여 테이블이 정상적으로 작동하는지를 점검한다.

ⓑ 하드카피장치의 작동점검

하드카피장치가 정상적으로 작동하는 지를 점검한다.

표 7-6 CT장치의 주기별 정도관리검사항목

주기	필름 사용시	PACS 사용시
매일	테이블 이동 점검 하드카피장치의 작동점검 데이터 저장장치 작동점검 현상기 성능관리 조영제 주입기 작동점검	테이블 이동점검 데이터 저장장치 작동점검 조영제주입기 작동점검
매주	판독실의 조명, 환기, 온도, 소음점검 응급환자 구조용 시스템 점검 응급 중단 스위치 작동점검	좌동
3개월	임싱영싱평가	임상영상평가 판독용 모니터 관리
6개월	환자테이블의 이동간격 정확도 시험 관전압 시험 관전류 시험 표준팬텀을 이용한 시험	좌동
1년	CT number 직선성 위치확인영상(scout localization view)의 정확도 점검 영상에서의 측정치와 실측정치의 비교평가 판독대와 판독실의 조도측정 환자피폭선량 측정시험	좌동 (단, 판독대의 조도측정은 제외)

ⓒ **데이터 저장장치 작동점검**

데이터 저장장치가 정상적으로 작동하는 지를 점검한다.

ⓓ **현상기 성능관리**

현상기의 작동점검을 매일 시행하고, 매월 1회 sensitometry film을 출력하여 보관한다.

ⓔ **조영제주입기 작동점검**

조영제주입기가 정상적으로 작동되는 지 확인한다.

② **매주 점검항목**

매일점검항목과 동일하게 점검유무를 O 또는 X로 기록표에 표시하면 된다. 서류검사시 제출하지는 않으나 정밀검사시 시행여부를 확인한다. 매주 정도관리 검사항목은 다음과 같다.

ⓐ **판독실의 조명, 환기, 온도, 소음 점검**

판독실의 추천조건은 다음과 같다.

- 판독실의 조명: 직사광선이 완전히 차폐되어야 하며 가급적 간접조명으로 조도가 50Lux 이하로 충분히 낮아야 한다.
- 판독실의 환기와 온도: 창문의 차광으로 환기시설 및 온도조절 시설이 있어야 한다.
- 판독실의 소음: 다른 공간으로부터 격리되어 조용하고 편안하여야 한다.
- 판독대의 밝기: 판독대의 조명이 균등해야 하며 충분히 밝아야 하며(권장사항: 7000Lux), 판독대의 표면에 인공물을 유발하는 착색이나 손상은 없어야 한다.

ⓑ **응급환자 구조용 시스템 점검**

응급소생술 담당자가 선임되어 있어야 하며, 응급연락체계가 있어야 한다. 책임자는 응급소생술 교육을 필하여야 하며, 응급처치 세트가 접근이 용이한 곳에 비치되어 있고 작동되어야 한다. 그리고 검사자는 응급담당자의 파악과 연락처를 숙지하여야 하며, 응급연락 체계표가 부착되어 있어야 한다.

ⓒ **응급 중단스위치 작동 점검**

응급중단 스위치가 정상적으로 작동되는지 확인한다.

③ **3개월 주기 점검항목**

ⓐ **임상영상검사**

전속 또는 비전속 진단방사선과(영상의학과) 전문의가 임상영상평가를 3개월에 한번씩 시행한다. 정밀검사의 임상영상평가표 내용을 이용하여 검사하며 전신용 CT의 경우 두부, 흉부, 복부검사를 각 한 건씩 검사한다. 환자번호와 이름, 촬영일시, 평가일시, 평가자의 이름 및 전문의 번호를 포함한 영상평가표(표 7-12의 (a)~(d))를 보관하며 정도관리기록표에는 검사유무를 O, X로 표시하고 평가자의 성명을 기록한다.

검사방법은 정밀검사에 포함되어 있는 임상영상검사와 동일하며, 앞에서 설명하였으므로 여기서는 생략한다.

ⓑ **판독용 모니터 관리**

필름 사용시는 시행하지 않고 PACS 사용시에만 시행한다.

㉠ 품질관리 대상 장치의 기준

통상적으로 PACS 시스템의 운영시, 영상의학과에는 판독용, 각 임상과에는 임상용 모니터를 설치하여 운영한다. 이 중 임상용 모니터의 경우 일반적으로 전문용의 고성능 모니터를 사용하지 않으며 판독용 모니터의 경우 전문용 모니터 장비를 사용하게 된다. 환자의 진료에 있어서 의료영상의 화질을 최상으로 유지하기 위한 품질관리의 중요성도 주로 판독용 모니터에 강조된다. 따라서 본 권고안에서 품질관리의 주된 대상은 판독용 모니터에 국한하며 이는 의료기기로 등록된 장비를 일컫는다.

㉡ 판독용 모니터 관리기준의 원칙

관리기준은 다음과 같은 원칙를 목적으로 제정되었다.

첫째, 기존의 필름-판독대 시스템과 비교하여 진단용 모니터를 이용한 영상의학적 진단의 정확성이 저하되어서는 안된다.

둘째, 기존의 필름-판독대 시스템과 비교하여 PACS 시스템을 이용한 업무의 기능성이 저하되어 진료에 소요되는 시간이 증가되어서는 안된다.

셋째, 기존의 필름-판독대 시스템과 비교하여 진단용 모니터를 이용하는 의사의 피로도가 증가하여서는 안된다.

㉢ 판독용 모니터의 권장 최저기준

첫째, 모니터 갱신주파수(refresh rate)는 최저 70Hz 이상(LCD의 경우 60Hz 이상)이어야 한다.

둘째, 진단용 장비는 하나의 워크스테이션당 최소 2개 이상의 진단용 모니터가 장착되어야 한다.

셋째, 공간해상도는 최저 2M pixel(1200×1600) 이상(4M pixel 이상을 권장)이어야 하며, 1,200×1,600 해상도 패턴을 디스플레이하여 패턴의 어느 한 곳도 뭉게지면 안된다.

넷째, 백색휘도는 백색화면 상태에서 화면의 중심부와 네 모서리에서 각각 측정한다. 이 5점에서 측정한 휘도 중 가장 낮은 값이 60fL(200cd/m^2)를 넘어야 한다.

참고로 휘도는 TV나 컴퓨터 등의 표시화면으로 부터 방사되는 빛의 밝기의 척도이다. 단위는 cd/m^2, fL(foot-lambert, 1fL = 3.4cd/m^2 임), nit(1nit = 1cd/m^2 임)이다.

다섯째, 휘도 균일도는 네 모서리에서 측정하며 측정 휘도값이 중심부의 값을 기준으로 70%를 넘어야 한다.

여섯째, 흑색휘도는 흑색화면 상태에서 다섯 곳에서 측정한다. 측정한 휘도 중 가장 높은 값이 0.4fL(1.2cd/m^2) 이하여야 한다.

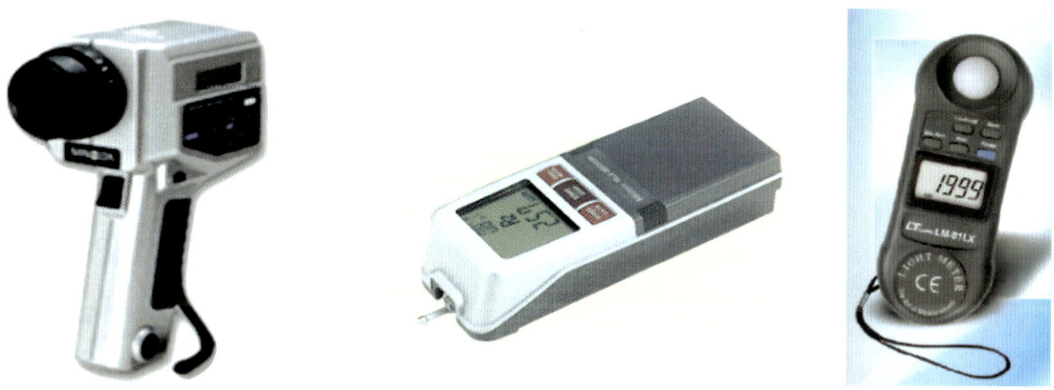

(a) (b)

그림 7-25 휘도계(a)와 조도계(b)의 예

일곱째, 공간왜곡도는 모니터 내의 가용한 화면 어느 곳에서도 측정될 수 있다. 화면 어느 곳에서도 직선패턴의 영상이 직선에서 5mm 이상 벗어나면 안된다.

참고로 20인치 일반 TV의 공간해상도는 640×480, 일반모니터는 1,600×1,200, 의료용 모니터는 2,500×2,000 정도이다.

㉣ 판독용 모니터의 관리

판독용 모니터는 매일 사용되는 장비이며 사용시간에 따라 화질의 열화가 진행된다. 모니터의 상태를 최상으로 유지하기 위하여 다음과 같은 관리가 필요하다.

첫째, 판독실의 밝기는 50Lux 이하로 유지하도록 한다. 주변환경이 밝을수록 모니터의 휘도를 높게 조정하게 되며 이는 모니터의 수명을 단축시킨다.

둘째, 판독실의 실내온도는 25°C 이하로 유지하도록 한다. 모니터, 특히 진단용 모니터는 다량의 열을 발생하며 높은 온도는 모니터의 왜곡을 유발할 수 있다.

셋째, 워크스테이션의 화면보호기 기능에서 "모니터 끄기" 기능을 활성화시킨다. 사용하지 않을 때 모니터가 꺼져 있어야 수명이 연장된다. 화면보호기 기능은 실제로 모니터의 수명이나 절전에 도움이 되지 않는다.

넷째, 적어도 1주일에 1회는 모니터의 화면을 청소하도록 한다. 모니터는 미세한 흠집이 발생하지 않도록 모니터 전용타월 또는 안경세척용 천으로 닦는다.

㉤ 판독용 모니터의 정기점검

판독용 모니터는 정기적으로 점검하여 기준이하의 성능에 대하여 정비하여야 한다. AAPM의 TG18-QC pattern 또는 SMPTE pattern을 이용한 모니터의 목측 점검과 휘도 측정기를 이용한 모니터의 점검은 3개월에 한번씩 시행한다. QC 패턴은 관리원 홈페이지에서 다운받아 디스플레이할 수 있다. 판독용 모니터의 정기점검은 모니터 고유번호를 기입하고 각 모니터를 별지서식 점검표 양식(표 7-7)에 따라 점검을 시행하며 정도관리기록표에는 실행여부를 O, X 표시한다. 각 모니터에 대한 별지서식은 보관한다.

PACS 환경에서 CT와 MRI가 같은 모니터를 사용하기 때문에 각 모니터에 대한 점검표는 CT/MRI와 상관없이 한 부만 보관하고 CT나 MRI의 정도관리점검표에 점검유무와 대수를 표시한다.

(가) TG18-QC 패턴 또는 SMPTE 패턴을 이용한 목측검사방법

패턴을 모니터에 디스플레이한 후 다음 사항을 관찰하고 서식에 O, X로 표시하며, 기하학적 왜곡이 있을 경우 왜곡된 정도를 mm로 표시한다.

(a) 밝기 및 대조도: TG18-QC 패턴 또는 SMPTE 패턴의 빨간 네모 부위 안의 검은색 0%에서 흰색 100%까지의 대조도 변화를 관찰한다. 노란 화살표로 표시된 0%와 100% 네모 안에 5%와 95%의 작은 네모가 분명히 구분되어 보여야 한다.

(b) 인공음영: 패턴에서 인공음영이 보이면 유무를 기입하고 조정한다.

(c) 기하학적 왜곡: 흰색 가로선과 세로선(grid lines)으로 이루어진 사각형이 정사각형으로 보여야 하며 어떠한 왜곡도 없어야 한다. 볼록 튀어 나오거나 오목하게 보이면 직선에 비하여 가장 왜곡이 심한 부위의 왜곡된 정도를 mm로 표시한다. 모니터의 어느 부분에서도 왜곡 정도가 5mm 이상 벗어나면 안된다.

(d) 공간해상도: 패턴의 모서리 4곳과 중앙의 연두색 네모 안의 흰선과 검은선의 쌍이 구별되어 보여야 한다. TG18-QC 패턴의 경우 4개칸이 구별되어야 하며 5군데 중 한군데에서도 이상이 있으면 안된다. 반면에 SMPTE 패턴의 경우 6개칸이 구별되어야 하며 5군데 중 한군데에서도 이상이 있으면 안된다.

표 7-7 특수의료장비의 설치 및 운영에 관한 규칙에 의거한 3개월 주기 정도관리검사 항목의 하나인 판독용 모니터 정기점검 항목표

판독용 모니터 정기점검 항목표

모니터 고유번호					
분기별 점검항목		1분기	2분기	3분기	4분기
검사일시					
밝기 및 대조도					
인공음영					
공간해상도					
기하학적 왜곡도					
백색 휘도	C				
	LU				
	RU				
	LL				
	RL				
흑색 휘도	C				
	LU				
	RU				
	LL				
	RL				
휘도 변이량	백				
	흑				

* 목측검사 항목인 밝기 및 대조도, 공간해상도, 기하학적 왜곡, 인공음영 항목의 경우 O, X로 표시하며, 기하학적 왜곡이 있을 경우 왜곡된 정도를 mm로 표시한다.
* 휘도 측정기를 사용하여 측정한 5부위의 흑색휘도와 백색휘도를 기입하고, 휘도변이량은 네모서리에서 측정한 휘도값 중 가장 낮은 부위의 흑색 및 백색 휘도값을 중심부 값을 기준으로 퍼센트로 각각 계산하여 기입한다.

점검자 성명 : ________________ (인)

관리자 성명 : ________________ (인)

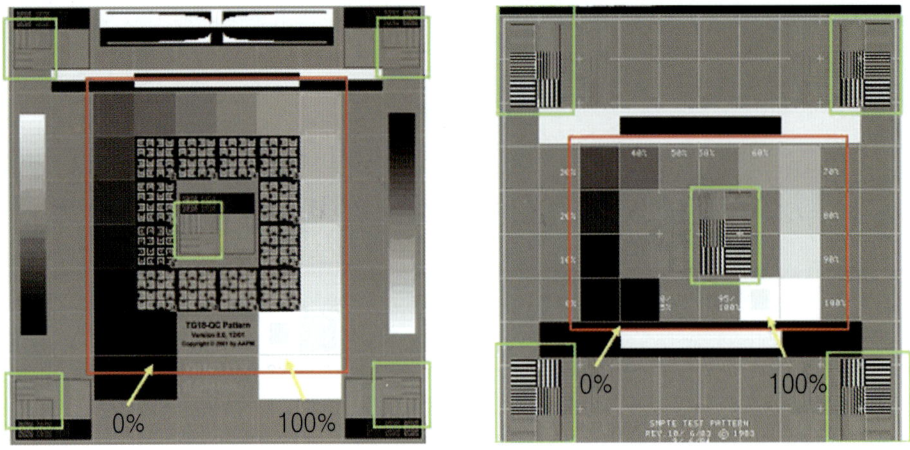

그림 7-26 TG18-QC 패턴(좌)과 SMPTE 패턴(우)

(나) 휘도 측정기를 이용한 모니터의 정기점검

AAPM의 TG18-UNL 10 흑색휘도 패턴과 TG18-UNL80 백색휘도 패턴을 사용하거나 모니터를 완전히 검게, 완전히 희게 맞춘 후 휘도 측정기를 사용하여 그림 7-27과 같이 5부위의 휘도를 측정한다.

각 부위의 흑색휘도와 백색휘도를 정기점검 항목표에 기입하고 중심부 값을 기준으로 하여 네모서리에서 측정한 휘도값을 퍼센트로 계산하여 가장 낮은 퍼센트를 휘도 균일도 항목에 기입한다.

권장값은 앞에서 설명한 바와 같이 백색휘도는 백색화면 다섯 군데에서 측정한 휘도 중 가장 낮은 값이 60fL(200cd/m^2)를 넘어야 하며, 흑색휘도의 경우 흑색화면 상태에서 다섯 군데에서 측정한 휘도 중 가장 높은 값이 0.4fL(1.2cd/m^2) 이하여야 한다. 그리고 휘도 균일도의 경우 네 모서리에서 측정한 휘도값 중의 가장 낮은 값이 중심부 값을 기준으로 70%를 넘어야 한다.

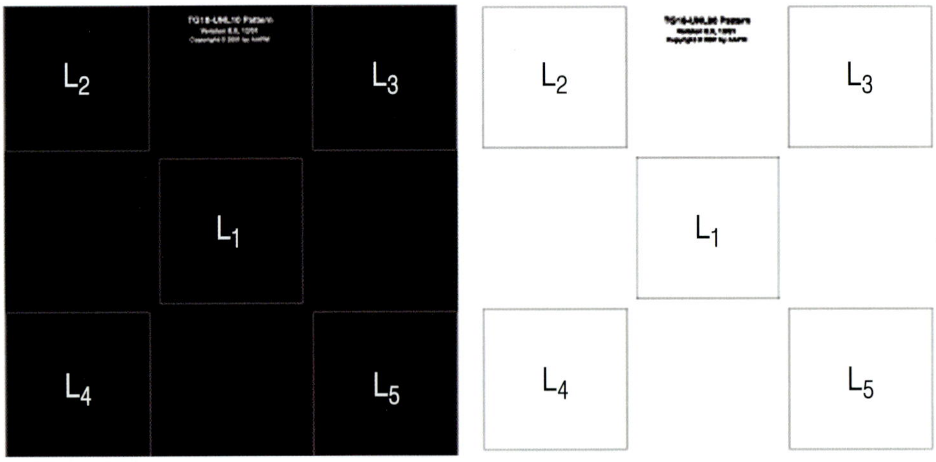

(a) 흑색휘도 패턴(TG18-UNL10) (b) 백색휘도 패턴(TG18-UNL80)

그림 7-27 휘도 측정기를 이용한 판독용 모니터의 흑색휘도 및 백색휘도 측정

④ 6개월 주기 점검항목

6개월 주기의 정도관리검사는 환자테이블의 이동간격 정확도 시험(bed indexing test), 관전압 시험, 관전류시험, 그리고 표준팬텀을 이용한 시험이다.

관전압 시험과 관전류시험은 기준적합 판단항목이며, 표준팬텀을 이용한 시험은 1년 주기의 서류검사에 속하는 팬텀영상검사와 동일한 7개 항목으로 이루어져 있으며 정도관리점검표에 기록시 자체 평가자인 전문의의 면허번호를 기록하며 팬텀영상은 보관해야 한다. 검사방법 및 평가기준은 다음 절을 참고하기 바란다.

⑤ 1년 주기 점검항목

1년 주기의 정도관리검사는 CT number의 직선성, 위치확인영상(scout localization view)의 정확도 점검, 영상에서의 측정치와 실측정치의 비교평가, 판독대와 판독실의 조도측정(PACS 사용시 판독대의 조도측정은 제외함), 그리고 환자피폭선량 측정시험이다.

환자피폭선량 측정시험은 기준적합 판단항목이며 정도관리점검표에 제품의 제조사 자가기준값을 표시해야 한다.

검사방법 및 평가기준은 다음 절을 참고하기 바란다.

4. 항목별 성능평가방법 및 기준

1) 물의 CT number

(1) 측정방법

순수한 물팬텀의 중앙부에서의 특정 개수 이상의 픽셀의 평균 CT number로서 측정한다. CT number 측정을 위해 설정하는 ROI의 크기는 다소 차이가 있지만, Siemens사의 경우 팬텀 영상면적의 10% 이상이 되도록 권고하고 있다.

특수의료장비의 설치 및 운영에 관한 규칙에 의거한 팬텀영상검사에서의 물의 CT number 측정법은 다음과 같다. 물이 채워져 있는 CT number calibration block의 중앙부를 standard 알고리즘을 사용하여 120kVp, 250mAs, 50cm SFOV, 25cm DFOV에서 conventional mode로 single slice scan한다. 그림 7-28의 (b)와 같이 모니터에서 팬텀의 중앙부에서 6시 방향으로 대략 1/4 지점에 4cm×4cm 크기의 사각형(또는 원형) 커서를 설정한 후 장치의 ROI analysis 기능을 이용하여 커서 내의 평균 CT number와 표준편차(노이즈)를 측정하여 screen save한다. 이때 ROI의 면적은 1,580mm^{2}과 1,620mm^2 사이에 들어야 한다.

(2) 평가기준

① 국제방사선방어 및 측정위원회(NCRP) : 0(1.5HU 이내이다(물 팬텀의 중앙부에서 측정).
② 특수의료장비의 설치 및 운영에 관한 규칙 : 0(7HU 이내이다.
③ 장치 제조업소 : GE사의 자사기준은 0(3.0HU이내이며, Siemens사의 자사기준은 0(4.0HU이내이다(물 팬텀의 중앙부에서 측정).

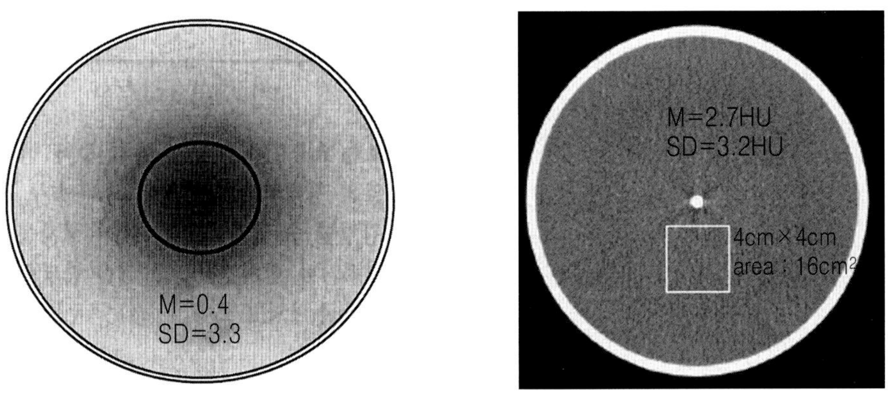

(a) (b)

그림 7-28 물의 CT number 및 잡음 측정

(3) CT number의 교정

물의 CT number 측정값이 0HU에서 많이 벗어나는 경우 이를 0HU에 가깝게 교정하는 것이다. 대부분의 CT장치에서 서비스 모드에서 교정이 가능하다.

2) 피사체 크기에 따른 CT number의 의존성

(1) 측정방법

동일한 필터와 재구성기법을 사용한 상태에서 피사체 크기의 직경이 5cm에서 30cm 사이에서 변화될 때 각 팬텀의 중앙부에서 물의 평균 CT number를 측정한다.

(2) 평가기준

국제방사선방어 및 측정위원회(NCRP): 0±20HU 이내에 들어야 한다.

3) 팬텀의 위치에 따른 CT number의 의존성

갠트리 내에서 팬텀이 놓여진 위치에 상관없이 물 팬텀을 스캔한 후 얻어진 각 영상에서의 평균 CT number는 ±15HU 내에 들어야 한다.

4) 관전압 변화에 따른 CT number의 의존성

(1) 측정방법

kVp를 변화시키며 스캔한 물팬텀 영상의 중앙에 100픽셀 이상의 ROI를 설정하여 측정한다.

(2) 평가기준

Euclid: 평균 CT number는 ±3HU 이내에 속해야 한다.

5) 슬라이스 두께 변화에 따른 CT number의 의존성

슬라이스 두께를 변화시키며 스캔한 직경 20cm의 물팬텀 영상의 중앙에 100픽셀 이상의 ROI를 설정하여 측정한 평균 CT number는 ±3HU 이내에 속해야 한다.

6) 재구성 알고리즘 변화에 따른 CT number의 의존성

물팬텀을 한 번 스캔한 후 얻은 raw 데이터를 서로 다른 재구성 알고리즘으로 변화시켜 얻은 영상의 중앙에 2~3cm^2 크기의 ROI를 설정하여 측정한 평균 CT number는 +3.0HU 이내에 속해야 한다.

7) 노이즈(잡음)

(1) 측정방법

별도의 계산없이 장치에서 간단히 구할 수 있는 방법인 물팬텀 중앙부에서 특정 개수 이상의 CT number의 표준편차로 얻는 방법이 주로 사용되고 있다. 이는 앞 절에서 설명한 물의 CT number 측정법과 동일하다(그림 7-28 참조).

하지만 Toshiba사 Aquilion 64 모델에서 적용하는 자체 성능평가방법은 지름이 240mm와 400mm의 물팬텀을 255×255 픽셀 크기의 ROI를 통해 노이즈를 측정한다. 이때 사용되는 노출조건은 120kVp, 400mA, 1초 스캔, 10mm의 슬라이스 폭을 적용한다.

(2) 평가기준

① 진단용방사선발생장치의 안전관리에 관한 규칙 제4조 1항: 제조업소 자가기준에 준한다.
② 특수의료장비의 설치 및 운영에 관한 규칙: 7HU 이내에 속해야 한다.
③ 장치 제조업소
 - GE사의 자사규정은 물 팬텀 중앙부에서 3.5±0.35 사이에 속해야 한다.
 - Toshiba사 Aquilion 64 모델에서의 평가기준은 직경 240mm의 물팬텀에서는 6.0 이하이고, 직경 400mm의 물팬텀에서는 26.0 이하에 속해야 한다.
④ 국내 S 측정기관: 3.4±0.41(3.4±12%) 이내에 속해야 한다.
⑤ 미국 M 종합병원의 QC 기준: 노이즈율이 0.5%(=5HU)이하에 속해야 한다.

8) 균일도(uniformity)

(1) 측정방법

물팬텀의 중앙부, 12시 방향 주변부, 3시 방향 주변부에서 CT number를 비교하거나 6시, 9시 방향 주변부를 포함하여 5영역에서 CT number를 비교하는데, 이때 영상 면적의 2~5% 크기의 ROI를 사용하도록 권고하고 있다.

특수의료장비의 설치 및 운영에 관한 규칙에 의한 균일도 측정은 물의 CT number 측정시와 동일한 방법으로 스캔을 시행한다. 그 후 모니터 영상에서 CT number 측정시와 동일한 위치에서 4cm ×4cm 크기의 커서를 사용하여 CT number를 얻고, 커서를 9시 방향, 12시 방향, 3시 방향으로 중앙에서 주변으로 대략 2/3 지점에 위치시킨 후 ROI analysis 기능으로 각각의 CT number를 구한 화면을 screen save한다(그림 7-29의 (b) 참조).

보관 및 팬텀영상검사 제출용 자료는 스캔된 영상을 영상창의 window width를 300~400HU, window level을 0~+100HU 사이에서 영상이 선명하게 보이는 조건으로 조정하여 ROI가 없는 영상(검사조건 및 인공물 평가용), 4개의 ROI와 각각의 수치가 표기된 영상을 인화한다. 만약 1개의 영상에 4가지 ROI를 모두 표현할 수 없는 경우 2개 이상의 영상에 나누어 인화해도 무방하다.

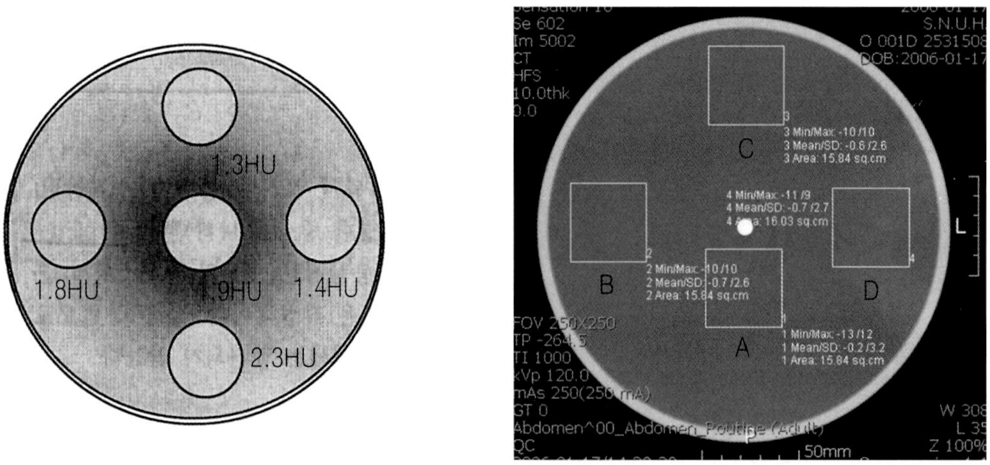

(a) (b)

그림 7-29 균일도 측정법

(2) 평가기준

① 국제방사선방어 및 측정위원회(NCRP): 20cm 직경의 균일한 물 팬텀의 중앙부 및 주변부에서 평균 CT number의 차이는 5HU 이하여야 한다.
② 특수의료장비의 설치 및 운영에 관한 규칙: 중심부와 주변부 사이의 CT number 차이가 5HU 이내에 속해야 한다.
③ 장치 제조업소: GE사와 Siemens사의 자사규정은 각각 −3HU와 +3HU 사이, −4HU와 +4HU 사이이다.
④ Euclid 권고: 중앙부와 주변부의 CT number 차이가 2HU 이하이어야 한다.

9) 대조도 척도(contrast scale)

(1) 측정방법

장치 제조사에 따라 측정법에는 다소 차이가 있다. GE사, Siemens사, AAPM에서 제안하는 방법을 예로 든다.

① GE사: 아크릴 재질의 plexglas(CT number:+120HU)와 물 부위의 CT number의 차이로 구하며 평가는 물과 아크릴판에 1cm×1cm 크기의 정사각형 커서를 각각 위치시킨 후 ROI 기능을 이용하여 CT number를 측정한다.
스캔 방법으로는 테이블에 팬텀 holder를 위치시킨 다음 팬텀을 holder에 고정시킨 후 alignment light를 그림 7-30(a)의 원주기준선(circumferential reference line)에 일치시켜 제1영역(location: 0)에 맞추어 single slice scan 한다. 이때 120kVp, 340mAs의 노출조건과, head SFOV, 10mm의 슬라이스 두께, 그리고 standard 알고리즘을 적용한다.
측정을 위해서는 그림 7-30(b)에 나타낸 바와 같이 1cm×1cm 크기의 정사각형 커서를 아크릴 재질의 plexiglas와 물 부위에 위치한 후 ROI 기능을 이용하여 평균 CT number를 기록한다.
② AAPM: AAPM 팬텀을 사용하는 경우 대조도 척도는 다음의 식에서 구해질 수 있다.

$$\text{대조도 척도} = \frac{\text{아크릴의 선흡수계수} - \text{물의 선흡수계수}(0.19\text{cm}^{-1})}{(\text{아크릴의 평균 CT NO.} - \text{물의 평균 CT NO.})}$$

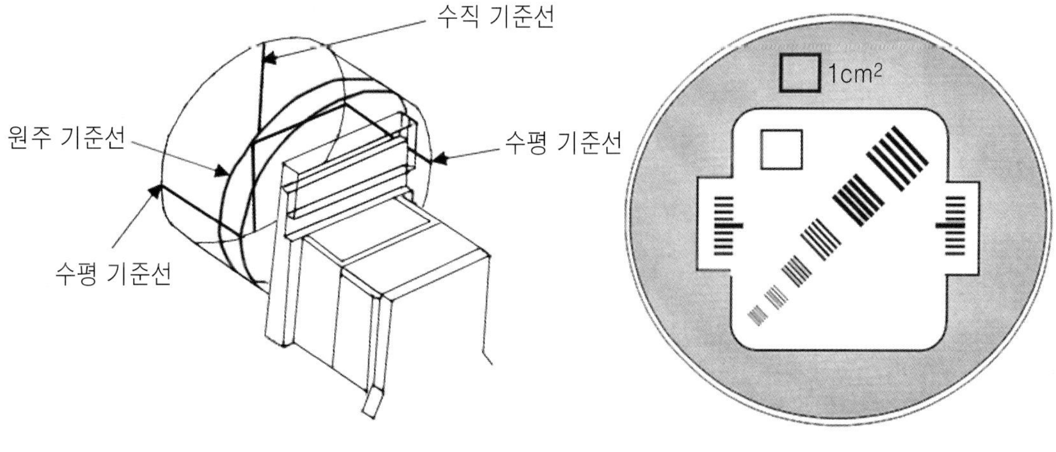

(a) 팬텀을 holder에 설치 (b) 대조도 척도를 구하는 방법

그림 7-30 GE사의 성능평가용 팬텀으로 대조도 척도의 측정법

③ Siemens사: 아래의 식을 이용하여 측정한다.

$$\text{대조도 척도} = \frac{\text{물의 선흡수계수}(0.19\text{cm}^{-1})}{(\text{물의 평균 CT NO.} - \text{공기의 평균 CT NO.})}$$

(2) 평가기준

GE사의 자사규정은 아크릴 재질의 plexiglas와 물 부위의 CT number 차이가 120(12HU) 이내에 속해야 한다.

10) 직선성(linearity) 또는 CT number의 직선성

(1) 개요

CT number의 직선성이란 선흡수계수에 의해 좌우되는 각 조직의 CT number를 장치가 제대로 표현할 수 있는가를 평가하는 것이며, 선택된 CT number의 영역에 대한 대조도 척도의 일치성 여부를 평가하는 것이다. 이러한 CT number 직선성은 골조직의 미네랄 소실정도를 판단하는 BMD CT의 경우 매우 중요한 요인이 되므로 항상 직선성의 유지가 필요하다.

(2) 측정방법

① AAPM 팬텀 이용법

AAPM에서 제안된 performance phantom을 사용하는 것으로 특수의료장비의 설치 및 운영에 관한 규칙에 의거한 1년 주기의 정도관리검사 항목이다. 측정방법은 CT스캔의 중심부와 팬텀의 중심부를 일치시키고 CT감약계수의 직선성 측정이 가능한 부위를 스캔한 후 나일론, 폴리에틸렌, 폴리스틸렌, 아크릴, 폴리카보네이트(렉산) 부위에 ROI를 최대한으로 크게 설정하여 각 핀의 평균 CT 감약계수를 측정한다(그림 7-31 참조).

평가를 위해서는 횡축에는 각 물질의 선흡수계수를, 그리고 종축에는 CT number의 평균값을 표시하여 1차원 함수의 그래프로 나타내는 방법이 사용되는데 만일 CT장치가 정상적인 상태에서 가동이 된다면 그래프가 직선으로 나타나야 하며 이는 장치의 직선성이 양호한 상태임을 의미한다(그림 7-32 참조).

그리고 각 핀별로 CT number를 측정하여 제조사에서 제시된 기준값의 ±5HU 범위 내에 속하는지의 여부로 직선성을 평가하거나 통계적으로 상관계수를 이용하여 장치의 전체적인 직선성을 평가하는 방법도 사용된다.

② 제조사 자체 팬텀 이용법

Toshiba사 Aquilion 64 모델에서는 제조사 자체 팬텀인 TOS 팬텀의 직선성 측정부위를 스캔하여 측정한다(그림 7-11 참조). 이때 노출조건은 120kVp, 400mA, 1초 스캔, 10mm의 슬라이스 폭을 적용한다.

③ 물과 공기의 CT number를 이용한 약식 측정법

GE사나 Siemens사의 경우 물과 공기의 CT number로 대체하여 약식으로 CT number의 직선성을 측정한다.

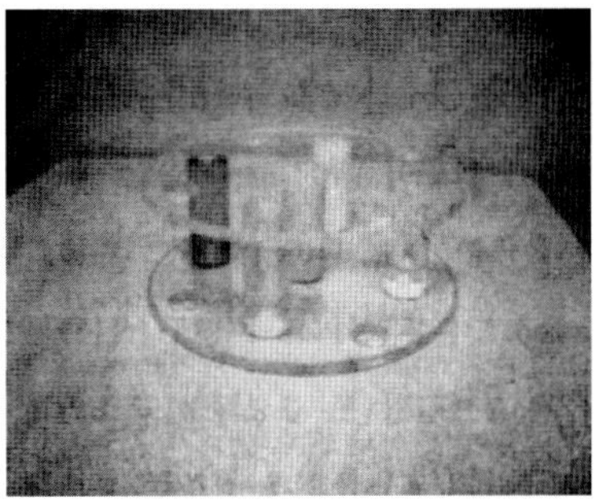

(a)

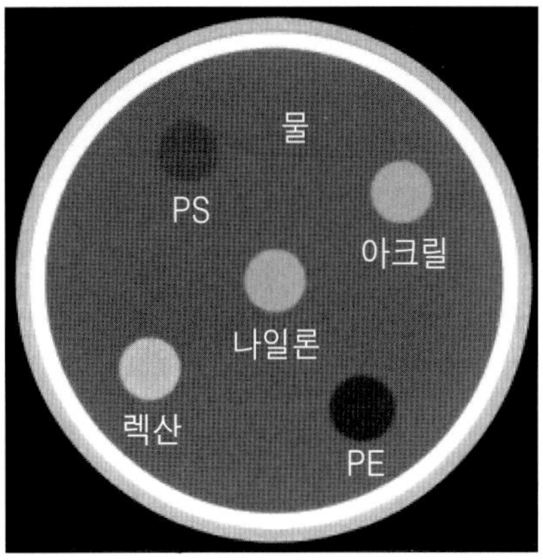

(b)

그림 7-31 AAPM의 성능평가용 팬텀의 내부의 직선성 측정 팬텀(a)과 스캔 영상(b)

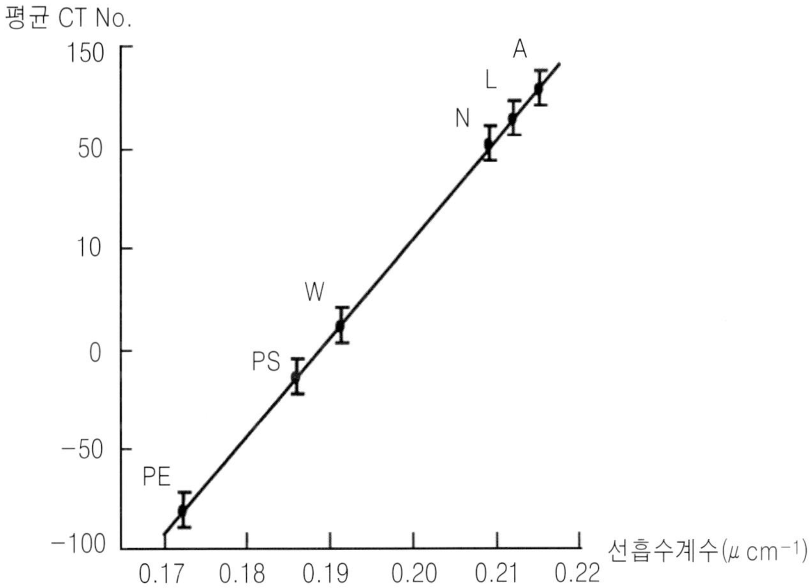

그림 7-32 CT장치의 직선성을 나타낸 그래프

(3) 평가기준

① AAPM

각 핀별의 CT number가 제조사에서 제시된 기준값의 ±5HU 범위 내에 속하는 지의 여부로 직선성을 평가한다. 이 경우 아크릴은 115~125HU, 나일론은 87~97HU, 폴리스틸렌은 -29~-19HU, 폴리에틸렌은 -97~-87HU, 그리고 폴리카보네이트는 97~107HU 사이에 들어야 한다.

② 진단용 방사선 발생장치의 안전관리에 관한 규칙: 제조업소 자가기준에 준한다.

③ 특수의료장비의 설치 및 운영에 관한 규칙의 권장기준

아크릴은 110~130HU, 나일론은 82~102HU, 폴리스틸렌은 -34~-14HU, 폴리에틸렌은 -82~-102HU, 그리고 폴리카보네이트는 92~112HU 사이에 들어야 한다.

④ 장치 제조사

- GE사나 Siemens사의 경우 약식으로 물과 공기의 CT number로 대체하여 측정한다. 이때 GE사의 경우 물의 CT number는 0±3HU 이내, 공기의 CT number는 -1,000±6HU 이내로 권고하고 있다.

- Siemens사의 경우 물의 CT number는 0±4HU 이내, 공기의 CT number는 −1,000±10HU 이내로 권고하고 있다.
- Toshiba사 : 자체 팬텀인 TOS 팬텀을 사용하는 Toshiba사에서 Aquilon 64 모델에 적용하는 평가기준은 공기의 경우 CT number가 −995±40HU, 델린과 아크릴은 각각 340±20HU와 130±20HU 이내이며, 나일론, 폴리프로필렌, 물은 각각 100±20HU, −105±20HU, 0±5HU 이내이다.

11) 고대조도 분해능 (공간분해능, high contrast resolution, spatial resolution)

(1) 측정방법

① AAPM 및 특수의료장비의 설치 및 운영에 관한 규칙에 의거한 팬텀영상검사

고대조도 분해능은 임상에서 공간분해능(spatial resolution)과 동일하게 사용되는 용어이다. 아크릴 핀에 공기를 삽입한 resolution bars(또는 구멍)가 구분되는 가장 작은 크기를 시각적으로 판정하거나, 팬텀 내에 위치된 공간분해능 측정용 철사줄 부위를 스캔한 후 MTF 소프트웨어를 사용하여 계산적으로 측정한다. 이러한 측정용 팬텀 내의 두 물질인 물과 아크릴의 대조도 차이는 10% (100HU) 이상이어야 한다.

그림 7-33은 여러 기종의 CT장치에 공통적으로 적용가능한 AAPM에서 제안된 performance phantom의 고대조도 분해능 측정부위의 모양과 이를 스캔한 영상이다. 일반적인 고대조도 분해능의 시각적 평가는 구멍이 주위의 아크릴판과 구별이 잘 되도록 window setting을 변화시켜 모니터로부터 50cm 이상 떨어져서 육안으로 구별가능한 구멍의 크기로 평가한다.

특수의료장비의 설치 및 운영에 관한 규칙에 의거한 팬텀영상검사에서는 AAPM 팬텀의 공간분해능 측정용 블록의 중앙부를 120kVp, 250mAs, 50cm SFOV, 25cm DFOV의 촬영조건과 10mm 절편두께로 single slice scan한다. 보관 및 품질관리원 제출용 팬텀영상검사 자료는 스캔된 영상을 window width를 300~400HU, window level을 −200~−100HU 사이에서 가장 작은 구멍들이 사라지지 않을 정도로 조정하여 인화(또는 screen save)한다. 그리고 단순히 확대한 영상은 허용되지 않으며 영상은 촬영조건(25cm의 표시야(display FOV))에 맞아야 한다.

그림 7-34는 window level 설정을 달리한 공간분해능 측정영상이다.

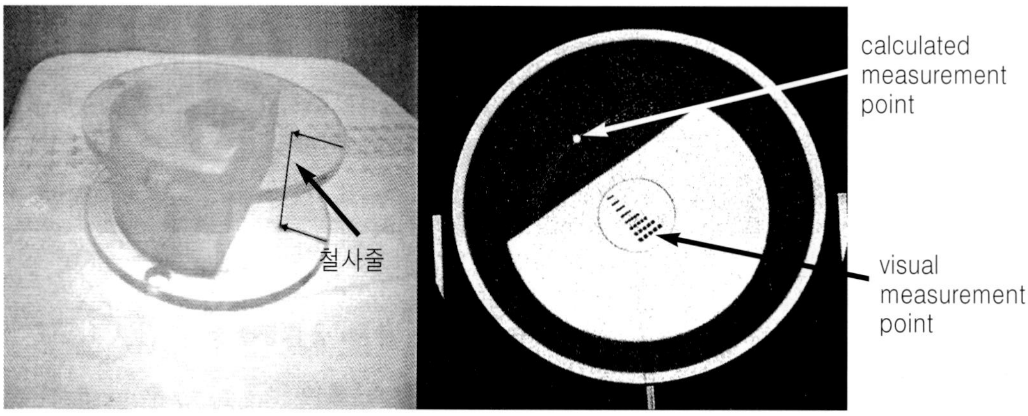

그림 7-33 AAPM의 성능평가용 팬텀 내부의 고대조도 분해능 측정부위(a)와 스캔 영상(b)

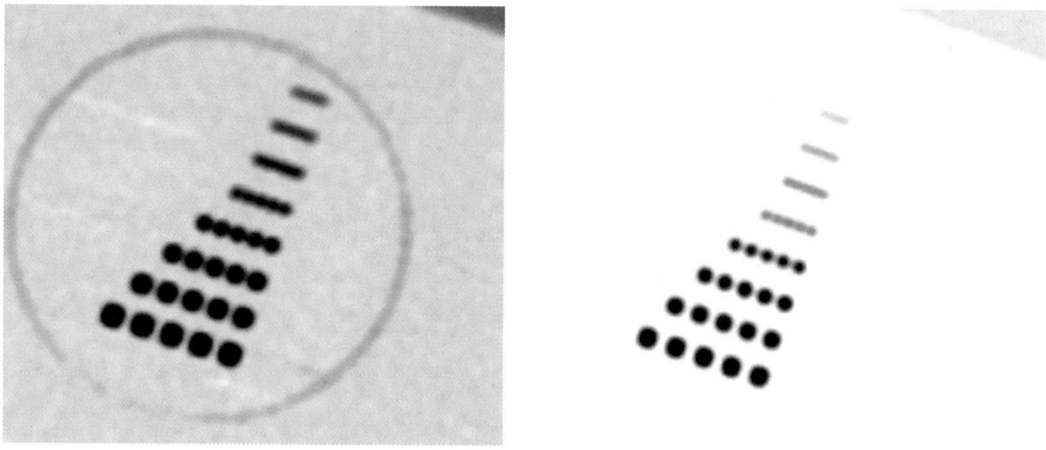

(a) 40HU 이상의 window level 설정 (b) −100~−200HU의 window level 설정

그림 7-34 Window level 설정을 달리한 고대조도 분해능 측정부위 영상

(a)는 window width와 level을 312/17로 설정한 것으로 level을 높여서 인화하면 가장 작은 구멍까지 보이게 되나 구멍들이 뭉개져 식별능이 저하됨을 보여준다. (b)는 395/−163의 window setting이다. 가장 작은 구멍이 보일 듯 말 듯 한 정도로 가능한 level을 낮은 조건으로 조정하는 것이 식별에 적절한 영상을 얻을 수 있다.

② GE사

GE사의 성능평가용 팬텀을 사용하여 측정하는 방법으로는 제1영역(location: 0)에 맞추어 single slice scan 한다. 이때 120kVp, 340mAs의 노출조건과, head scan FOV, 10mm의 슬라이스 두께, 그리고 bone 알고리즘을 적용한다. 그리고 그림 7-35의 팬텀영상에서 육안으로 구별가능한 최소 크기의 막대패턴(이들 구멍의 크기는 각각 1.6mm, 1.3mm, 1.0mm, 0.8mm, 0.6mm, 0.5mm 임)으로 고대조도 분해능을 평가하거나(이를 visual measurement method라고 함), 1.6mm 크기의 막대패턴 세트에 최대한의 크기의 사각형 커서를 위치시키고 ROI 기능을 이용하여 표준편차를 구하여 평가한다. 이때 표준편차가 40±4HU 이내에 속해야 한다.

③ Siemens사

반면에 Siemens사의 경우에는 자사 성능관리용 팬텀과 소프트웨어를 이용하여 AAPM에서 제안

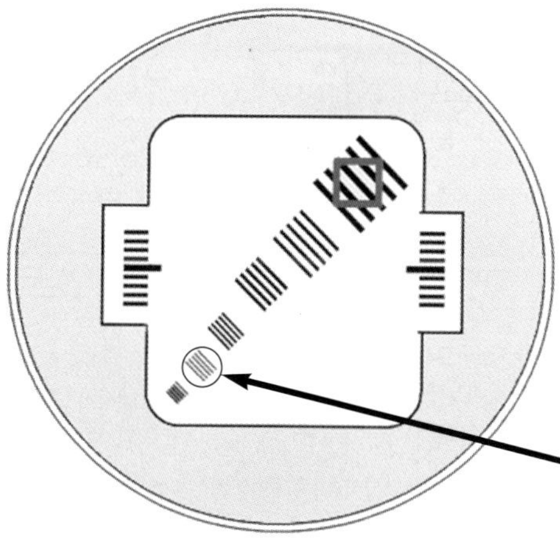

그림 7-35 GE사의 성능평가용 팬텀으로 고대조도 분해능의 측정(visual measurement method)

한 calculated measurement method와 같이 0.05mm 또는 0.2mm의 얇은 텅스텐 철사와 같은 점 모양의 흡수체가 들어있는 팬텀을 스캔한 후 철사줄의 단면영상을 확대하고 점확산계수(PSF) 처리를 시행한 후 퓨리에변환(2D FT)을 통해 MTF 곡선을 구하여 고대조도 분해능을 측정한다.

④ Toshiba사

Aquilion 64 모델에서 적용하는 자체 성능평가방법은 직경 160mm의 공간분해능 측정용 팬텀을 촬영하고 분석 소프트웨어에서 MTF를 구한다. 이때 촬영조건은 120kVp, 400mA, 0.5초의 스캔시간, 2mm의 슬라이스 폭을 적용한다.

(2) 평가기준

① 국제방사선방어 및 측정위원회: 주변물질에 비해 핀의 X-선 감약계수가 10% 이상 차이가 날 경우 1mm 직경의 핀이 시각적으로 구분되어야 한다.
② 진단용방사선발생장치의 안전관리에 관한 규칙: 제조업소 자가기준에 준한다.
③ 특수의료장비의 설치 및 운영에 관한 규칙: 1.0mm 이하의 구멍이 식별되어야 한다.
④ 장치 제조업소

- GE사의 자사규정은 기종에 따라 약간의 차이는 있으나, 120kVp, 340mAs, 10mm의 슬라이스 두께를 사용하는 CTi 기종의 경우 standard 알고리즘과 25cm의 DFOV를 사용할 때 고대조도 분해능은 0.8mm 이내여야 하며, bone 알고리즘과 15cm의 DFOV를 사용할 경우 0.6mm 이내여야 한다.
- Toshiba사의 Aquilion 64 모델에서의 공간분해능의 평가기준은 MTF로 나타내며 14.5lp/cm 이다.

12) 대조도분해능(contrast resolution, low contrast resolution)

(1) 측정방법

① AAPM 및 특수의료장비의 설치 및 운영에 관한 규칙에 의거한 팬텀영상검사

저대조도 분해능과 동일한 의미로 사용되며 기본 블록에 1~2%(10~20HU) 정도의 감약계수 차이를 갖는 물질을 원형의 다양한 크기로 제작하여 삽입한 팬텀을 스캔한 영상에서 식별 가능한 가장 작은 크기의 구멍으로 나타낸다. 그림 7-36은 AAPM에서 제안된 성능평가용 팬텀(CT performance phantom) 내부의 대조도분해능 측정부분과 이를 스캔한 영상이다.

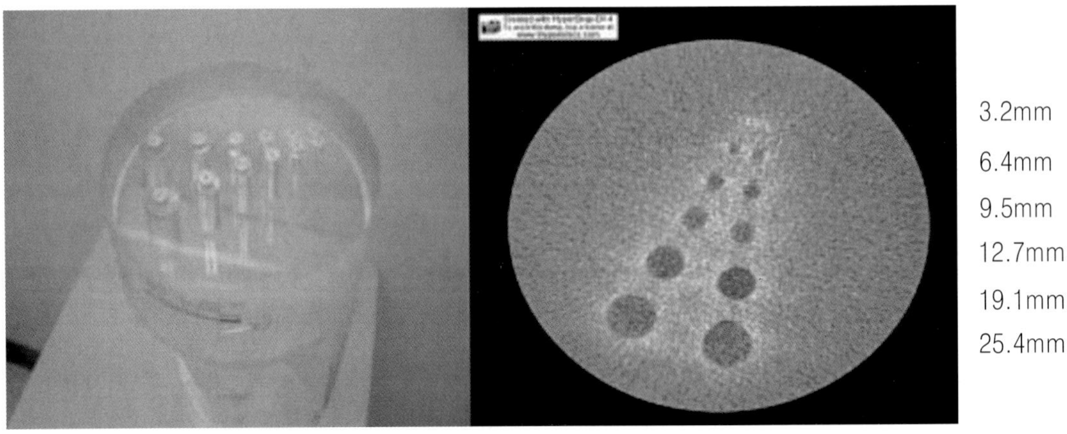

(a) (b)

그림 7-36 AAPM의 성능평가용 팬텀 내부의 대조도분해능 측정부위(a)와 스캔 영상(b)

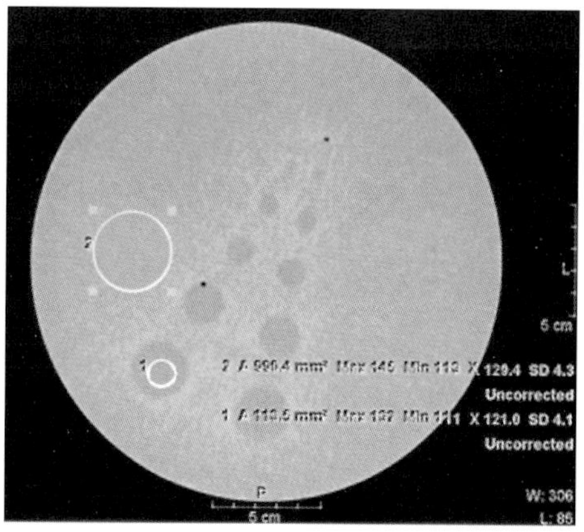

그림 7-37 특수의료장비의 설치 및 운영에 관한 규칙에 의거한 팬텀영상검사에서의 대조도분해능 측정법(AAPM 팬텀 사용)

일반적인 분석방법은 팬텀영상의 window width를 300HU 이상으로 설정하고 window level을 조절하면서 모니터로부터 50cm 이상 떨어져서 시각적으로 구분이 가능한 가장 작은 크기의 구멍을 확인한다.

특수의료장비의 설치 및 운영에 관한 규칙에 의거한 팬텀영상검사에서는 AAPM 팬텀의 대조도분해능 측정용 블록을 120kVp, 250mAs, 50cm SFOV, 25cm DFOV, 10mm의 슬라이스 두께의 촬영조건으로 single slice scan한다. 아크릴과 구멍 내용물 사이에 CT number차이가 10HU 이내이어야 하고 구멍 내용물의 CT number가 아크릴보다 낮아야 한다. 이를 위하여 대조도분해능 팬텀의 구멍에는 생리식염수와 조영제(농도 300~370)를 100 : 1 내외로 혼합한 용액을 채우도록 한다. 사전 스캔을 시행하여 구멍 내에서 측정된 용액의 감약계수가 낮으면 소량의 조영제를 추가하고 감약계수가 높으면 식염수를 추가하여 보정한다. 공기는 없어야 한다.

보관 및 품질관리원 제출용 자료의 준비를 위해서는 스캔된 영상의 window width를 300~400HU, level을 0~100HU 사이에서 구멍들이 잘 보이는 조건으로 조정하여 인화(또는 screen save)한다. 이때 영상에 가장 큰 구멍 내용물과 아크릴의 CT number를 같이 표시하여야 한다. 그림 7-37에서 아크릴과 구멍의 내용물의 CT number 129.4HU와 121.0HU으로 8.4HU의 차이가 남을 알 수 있다.

② GE사

GE사 장치에서 사용되는 대조도분해능의 측정방법은 AAPM에서 제안된 방법과 큰 차이는 없다. GE사의 성능평가용 팬텀 내부에 삽입되어 있으며 10mm의 슬라이스 두께로 촬영시 감약계수의 차이가 0.7~0.8%인 물과 폴리스티렌판으로 구성된 저대조도분해능 측정부위를 스캔한 후 식별 가능한 가장 작은 크기의 구멍으로 나타낸다.

그림 7-38의 (a)는 GE사 CT장치에서 사용하고 있는 두가지의 대조도분해능 측정법을 나타낸 것이다. 시각적으로 측정할 수 있는 간단한 방법은 측정부위(location: S50mm)를 10mm의 슬라이스 두께와 soft tissue알고리즘을 사용하여 스캔한 영상에서 폴리스티렌판 내의 식별 가능한 가장 작은 크기의 구멍(직경 10mm, 7.5mm, 5mm, 3mm, 1.5mm)으로 대조도분해능을 나타내는 것이다.

다른 방법은 5cm×50mm의 직사각형 커서를 사용하여 폴리스티렌판 윗부분과 물 사이의 CT number의 차이값을 구한다. 그리고 폴리스티렌 판의 밑부분과 물 사이의 CT number의 차이값을 구한다. 그리고 이 두 값의 차이를 대조도분해능 수준으로 나타낸다. 이때 영상 디스플레이시 권장되는 window width는 30HU, 그리고 level은 구멍을 구별할 수 있는 수준으로 변경한다.

③ Siemens사

반면 Siemens사에서는 감약계수 차이가 0.6±0.1%(6±1HU)인 물 등가의 플라스틱 원통형 팬텀을 사용하여 스캔한 후 식별 가능한 가장 작은 크기의 구멍으로 나타낸다.

그림 7-38의 (b)는 저대조도분해능 측정용 ATS 팬텀이며 (c)는 이를 스캔한 영상이며 짧은 화살표 부위는 물의 CT number를 측정하는 부위이며, 긴 화살표로 표시된 부위는 디스크의 CT number를 측정하는 부위이다.

④ Toshiba사

Aquilion 64 모델에서 적용하는 자체 성능평가방법은 직경 160mm의 대조도분해능 팬텀을 촬영하여 식별가능한 직경을 구한다. 이때 촬영조건은 120kVp, 500mA, 0.5초의 스캔시간, 10mm의 슬라이스 폭을 적용한다.

⑤ CATPHAN 팬텀 이용법

그림 7-38의 (d)는 20cm 직경의 CATPHAN 팬텀을 사용하여 시각적인 평가방법(visual method)으로 대조도분해능을 측정한 영상이며 화살표 부위가 시각적으로 구분 가능한 최소 크기의 핀이다. 반면에 (e)는 (d)와 동일한 팬텀을 사용하여 핀이 있는 부위와 없는 부위의 HU 차이를 비교

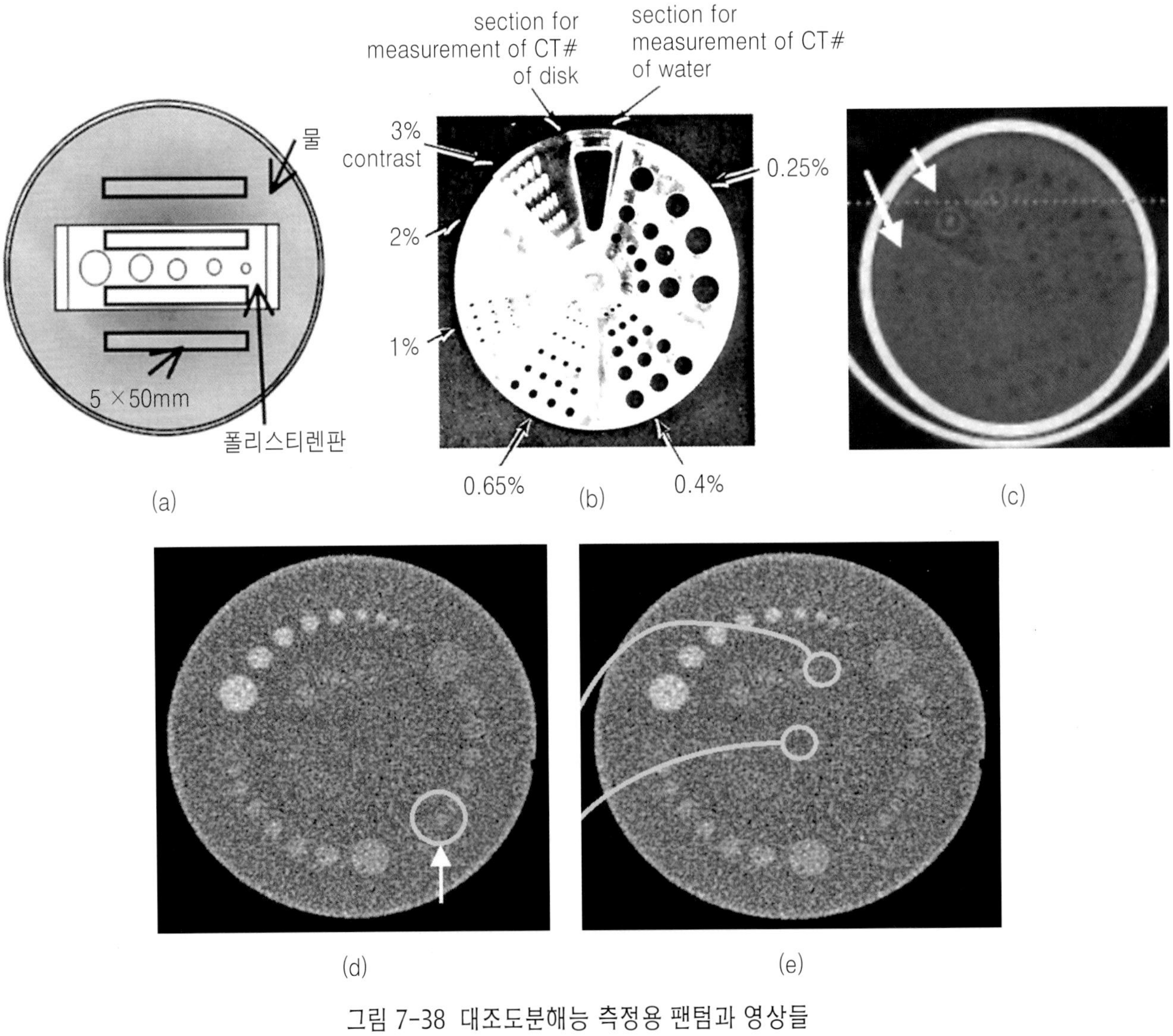

그림 7-38 대조도분해능 측정용 팬텀과 영상들

하는 통계적인 평가방법으로 측정한 영상이다. 이는 관찰자의 주관이 적게 반영되며 질이 다소 저하된 영상에서도 측정이 가능한 장점이 있다.

(2) 평가기준

① 국제방사선방어 및 측정위원회: 주위물질과 핀의 X-선 감약계수 차이가 1~2% 정도일 때 0.5~0.8mCkg^{-1}(이는 2~3R에 해당됨)으로 직경 5mm의 핀이 시각적으로 구분되어야 한다.
② 특수의료장비의 설치 및 운영에 관한 규칙: 직경 6.4mm 이하의 구멍이 식별되어야 한다.
③ 장치 제조사
- GE사의 자사규정은 QA팬텀의 대조도분해능 측정부위를 스캔한 후 5cm×50mm 크기의 직사각형 커서를 사용하여, 폴리스티렌판 윗부분과 물의 CT number 차이값에서 폴리스티렌판의 밑부분과 물의 CT number 차이값을 뺀 값이 0~10HU 이내에 속해야 한다.
- Toshiba사 Aquilion 64 모델에서 직경 160mm의 대조도분해능 팬텀을 사용하는 자체 성능평가에서는 대조도분해능의 평가기준이 0.625mm(0.25%×2.5mm) 이하에 속해야 된다.

13) 슬라이스 두께

(1) 측정방법

① AAPM 및 특수의료장비의 설치 및 운영에 관한 규칙에 의거한 팬텀영상검사

스캔축에 대해 45° 경사진 판이 설치된 팬텀이 주로 사용되며 각 슬라이스 두께별로 응답된 section 프로필의 반치폭(full width at half maximum)을 측정하거나 이러한 기능이 없는 장치의 경우 경사판의 폭을 측정하여 계산한다. 그림 7-40은 AAPM에서 제안된 performance 팬텀 내부의 사진과 이를 스캔한 영상에서 중앙에 위치된 알루미늄판의 폭을 재거나 슬라이스 프로필을 구해 반치폭을 측정하는 것을 보여준다.

특수의료장비의 설치 및 운영에 관한 규칙에 의거한 팬텀영상검사에서는 AAPM 팬텀의 슬라이스 두께 측정부위를 120kVp, 250mAs, 50cm SFOV, 25cm DFOV의 촬영조건으로 5mm와 10mm의 슬라이스 두께로 스캔한다. 분석을 위한 방법으로 콘솔 또는 워크스테이션에서 각 두께별(5mm와 10mm)로 팬텀의 중앙에 위치한 알루미늄 판의 section profile을 얻은 후 반치폭을 구하여 평가한다. 이 경우 계산된 반치폭의 수치가 화면에 표시되어야 한다.

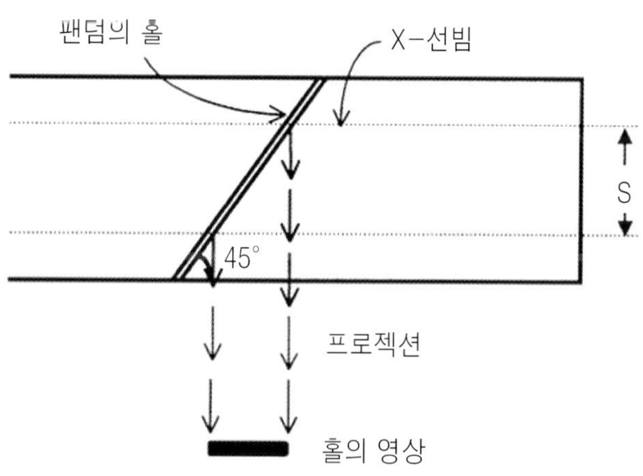

그림 7-39 슬라이스 두께의 측정 모형도

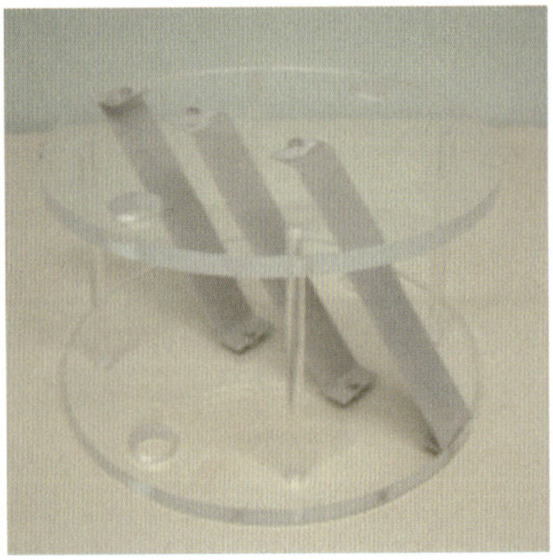

(a) 팬텀의 슬라이스 두께측정부위

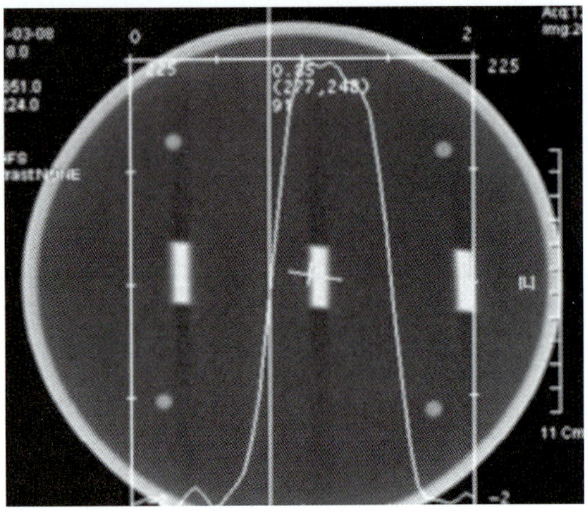

(b) 프로필 기능을 이용하여 반치폭(FWHM)을 통한 슬라이스 두께 측정

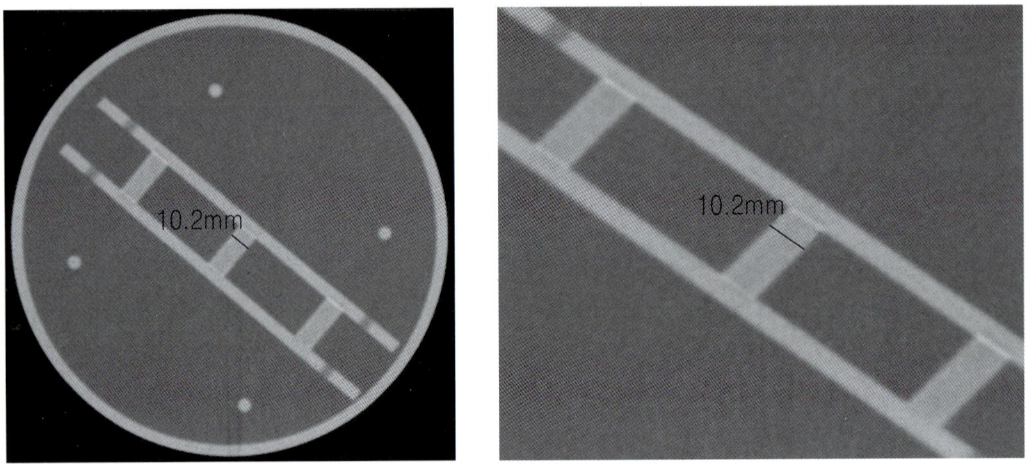

(c) 길이 측정기능을 이용한 슬라이스 폭의 측정

그림 7-40 AAPM 팬텀 사용시의 슬라이스 두께 측정법

반치폭을 구할 수 없는 장치의 경우 모니터 영상에서 중앙에 위치된 알루미늄 폭을 cursor를 이용하여 수동으로 측정한다. 수동 측정시에는 window width를 300~400HU, window level을 0~100HU 사이로 조절하여 알루미늄 판들이 잘 보이도록 한 상태에서 스캔된 직사각형의 긴 변에 수직으로 두께를 측정 인화(또는 screen save)한다. 반치폭을 구할 수 없는 장치는 프린트된 영상에서 캘리퍼를 이용하여 절편두께를 측정하고 이를 영상 내에 표시된 보정용 자의 길이에 대한 reduction factor를 계산하여 실측치를 구한다.

평가를 좀 더 용이하도록 하기 위해 보관 및 제출시 원래 크기의 2배 이하로 확대한 영상을 추가하도록 권장하고 있다.

② GE사

GE사의 CT장치에서의 슬라이스 두께 측정방법은 그림 7-41의 (a)와 같이 팬텀의 양쪽에 공기가 들어있는 구멍들이 1mm 간격을 두고 대각선으로 위치하고 있는 plexiglas 팬텀을 스캔한 후 window width와 level을 적절히 조절한 다음 영상에서 보이는 검은색의 구멍선 숫자를 세어 슬라이스 두께를 평가한다. 이때 1개의 검은선이 1mm의 슬라이스 두께를 의미하며, 구멍선이 흐리게 나타나는 경우에는 0.5mm의 두께로 산정한다.

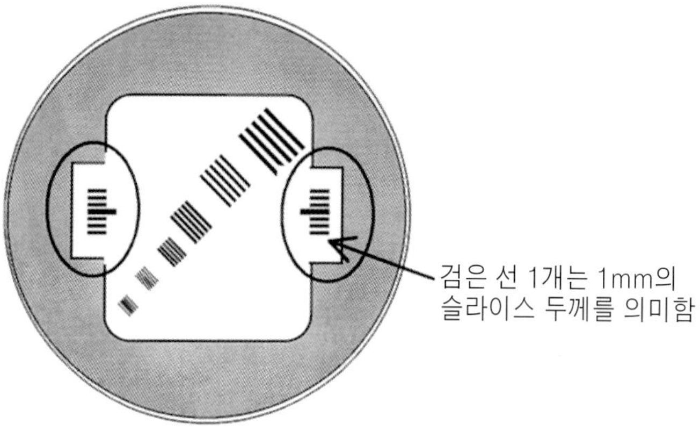

(a) GE사

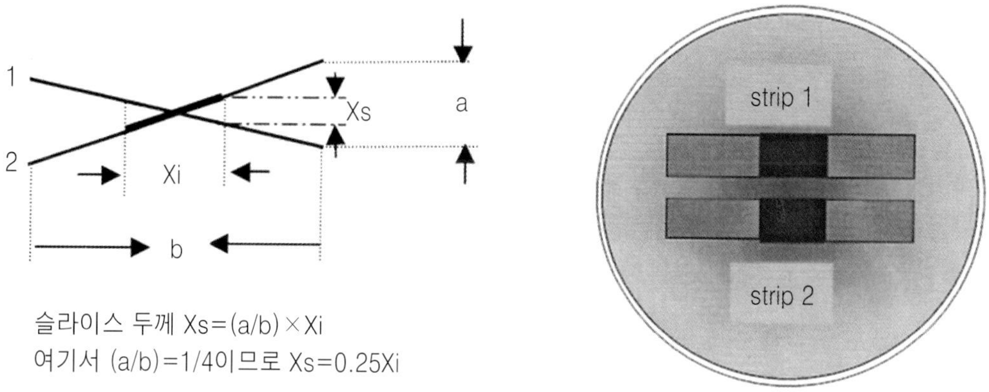

(b) Siemens사

그림 7-41 GE 및 Siemens사 CT장치의 슬라이스 두께측정 모형도

영상평가를 위한 디스플레이시 window width를 +250HU으로 설정하고 1.0mm의 슬라이스 두께에서는 level을 −100HU으로 설정하고, 3.0mm와 5.0mm 두께에서는 각각 −50HU과 0HU, 그리고 7.0mm와 10mm에서는 각각 +25HU와 +50HU으로 level을 설정한다.

③ Siemens사

Siemens사의 CT장치에서의 슬라이스 두께 측정방법은 스캔축에 대해 45° 경사진 2개의 알루미늄 판이 삽입된 팬텀을 스캔한 후 QC 전용 소프트웨어를 사용하여 장치가 자체적으로 슬라이스 두께를 계산하여 나타낸다. 그림 7-41의 (b)는 Siemense 장치의 슬라이스 두께 측정의 원리를 보여준다.

(2) 평가기준

① 국제방사선방어 및 측정위원회: 45°의 경사진 핀을 사용하여 반치폭으로 측정할 경우 슬라이스 두께가 5~15mm일 경우 설정치와 측정치간의 허용오차는 +1mm이며, 두께가 5mm 미만일 경우의 허용오차는 +0.5mm 이내여야 한다.

② 진단용방사선발생장치의 안전관리에 관한 규칙: 측정치와 설정치 간의 허용오차가 +1mm 이내여야 한다.

③ 특수의료장비의 설치 및 운영에 관한 규칙: 5mm와 10mm에서 측정치가 1mm 이하, −1mm 이상이다.

④ 장치 제조업소

- GE사 및 Siemens사의 자사기준은 동일하며 측정치와 설정치 사이의 허용오차가 +1mm 이내여야 한다.
- Toshiba Aquilion 64의 자사기준은 5mm, 7mm, 10mm의 경우 설정치 +10% 이내이다.

⑤ Euclid: 7mm 이상의 두께에서는 허용오차가 +2mm 이내여야 한다.

14) 중심선정렬(alignment light accuracy)

(1) 측정방법

① AAPM

중심선정렬의 정확도 검사란 환자의 위치잡이에 사용되는 상하와 좌우의 중심선정렬이 갠트리의 isocenter와 일치하는지를 알기 위해 시행하는 것이며 이는 방사선 치료계획용 CT검사나 조직생검을 위한 CT검사에서 특히 중요한 항목이다.

중심선정렬 측정은 노이즈 측정부위와 동일하게 물로 채워져 있는 팬텀을 사용한다. AAPM에서 제안된 팬텀의 CT number calibration 블록 중앙을 alignment light를 사용하여 갠트리의 isocenter에 정확하게 일치시킨 후 standard 알고리즘을 사용하여 중앙부를 스캔한다. 영상의 window width와 level을 적절히 설정하여 팬텀의 중앙부에 삽입되어 있는 알루미늄핀 중앙의 X, Y-축 좌표를 측정한다.

② GE사

GE사 장치의 경우 테이블의 팬텀 holder에 팬텀을 고정시킨 후 alignment light를 원주기준선에 정확히 일치시켜 제1영역(location : 0)에 맞추어 single slice scan한다. 촬영한 팬텀영상에 grid를 디스플레이하여 grid의 종축과 횡축 직선이 plexiglas 팬텀의 바깥 테두리 선과 일치하는 정도로써 중심선정렬 상태를 수치로 계산한다(그림 7-42의 (b) 참조).

이 외에도 슬라이스 두께 측정부위에서 양 끝단의 물이 들어 있는 가장 긴 라인의 대비가 일치되는 정도로 중심선정렬 상태를 판단한다. 이 경우 GE사의 자사기준은 슬라이스 두께 측정부위에서 양 끝단의 물이 들어있는 가장 긴 라인을 연결하였을때 오차가 ±1° 이내에 들어야 한다.

(2) 평가기준

① 국제방사선방어 및 측정위원회: 1993년 AAPM 보고서(number 39)와 동일하게 위치잡이용

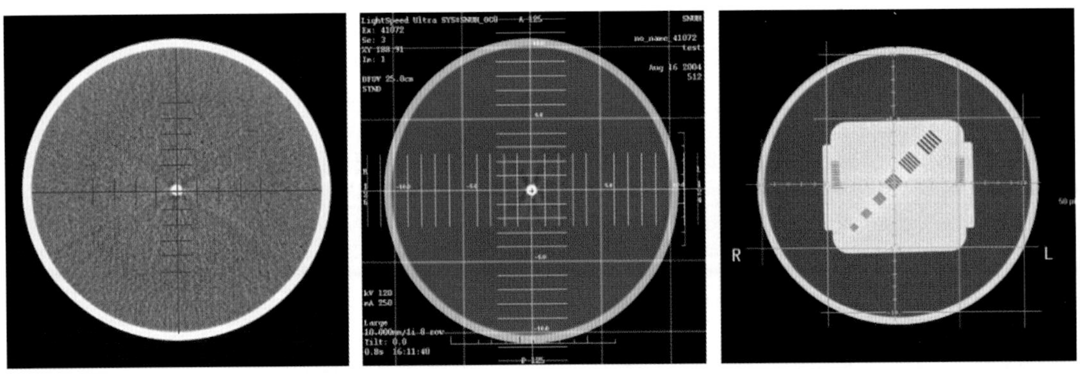

(a) AAPM 팬텀 사용 (b) GE사 팬텀 사용

그림 7-42 중심선정렬 측정법

중심선이 갠트리의 중앙(isocenter)에서 좌우 방향과 상하 방향 각각 ±2.0mm, ±2.0mm의 범위 안에 들어야 한다.

② 진단용방사선발생장치의 안전관리에 관한 규칙: 육안으로 확인하여 중심선정렬이 잘되어 있어야 한다.

③ 장치 제조업소: GE사의 자사규정은 슬라이스 두께 측정부위에서 양 끝단의 물이 들어있는 가장 긴 라인을 연결하였을때 오차가 ±1° 이내에 들어야 한다.

15) 인공물(아티팩트) 유무검사

(1) 검사방법

인공물(아티팩트) 유무검사란 검사 목적과는 관계없이 발생되는 통계적인 오차로 인해 정확한 CT영상의 구성을 교란하거나 방해하여 영상의 질을 저하시키고 미세부분의 관찰능력을 감소시키는 장해음영의 발생유무나 정도를 검사하는 것이다.

검사방법은 노이즈 검사와 동일한 방법으로 물 부위의 팬텀을 스캔한 후 모니터 상에서 window width와 level을 적절히 설정하여 artifact의 발생유무를 육안으로 조사한다.

특수의료장비의 설치 및 운영에 관한 규칙에 의거한 팬텀영상검사에서는 평가대상의 모든 영상을 육안으로 평가하였을 때 검사를 위한 팬텀의 중앙심과 받침대에서 의해 생기는 beam hardening artifact를 제외한 인공물은 없어야 한다. 단, beam hardening artifact도 너무 심할 경우 부적합이 된다. 그리고 인공물은 장비 자체에서 생기는 것뿐만 아니라 현상과정에서 생길 수 있는 모든 종류를 포함한다. 단 이동시 생길 수 있는 scracth는 제외한다.

특수의료장비의 설치 및 운영에 관한 규칙에 의거한 팬텀영상검사에서의 인공물의 예는 다음과 같다.

① Ring artifact : CT기계 상의 오류

② 물의 density가 균일하게 보이지 않은 경우

- 가운데와 가장자리의 density가 달라 보이는 경우: beam hardening의 cupping이나 capping
- 얼룩덜룩한 무늬가 있는 경우
- 줄무늬가 있는 경우
- 물의 층이 보이는 경우: 불균일한 CT number

③ 팬텀이 원형으로 보이지 않고 타원형이나 찌그러진 경우

④ 흰 점들이나 검은 선 등의 현상시 문제가 있는 경우

⑤ 황화현상이 있는 경우

⑥ 그 외 보이는 모든 인공물

(2) 평가기준

진단용방사선발생장치의 안전관리에 관한 규칙과 특수의료장비의 설치 및 운영에 관한 규칙에 의거한 팬텀영상검사에서는 아티팩트가 없어야 된다고 규정하고 있다.

16) 관전압 시험

(1) 개요

스캔시 측정된 관전압이 설정치 대비 적정 허용범위에 속하는가를 알기 위해 시행한다. 특수의료장비의 설치 및 운영에 관한 규칙에 의거한 정도관리검사에서 6개월 주기로 시행하는 항목이다.

(2) 측정방법

① 일반적인 측정법

CT장치의 관전압 측정은 크게 세 가지로 구분된다. 디지털 KV메터, 오실로스코프, Dynalyzer 등의 접속형 측정기를 사용하는 경우에는 고압변압기 2차측에 고전압 분압기를 연결하여 그 양단에 가해지는 관전압을 측정한다.

그러나 PMX-III Multimeter, Nero, Multifunction meter, Non-invasive kVp divider 등의 비접속형 측정기를 사용하는 경우에는 X-선관에서 방출되는 X-선을 검출한 후 그 양을 환산하여 측정한다. 그리고 kVp 측정 카세트를 사용하는 경우는 penetrometer 카세트의 원리를 이용하여 필터 전후의 조사선량의 비율을 비교하는데, 그 카세트가 표시하는 match step 번호에서 그 관전압을 환산하여 측정한다.

예를 들면 GE사의 경우에는 시험기준의 표에서 정한 시험점에서의 X-선 generator를 포함한 X-선관 장치 anode와 cathode간에 고전압 분압기(bleeder, divider)를 접속하고 그 양단의 전압을 디지털 KV 메터 또는 오실로스코프로 측정한다.

② 특수의료장비의 설치 및 운영에 관한 규칙에 의거한 정도관리검사

- 120kVp에서 시행하며, 상기한 관전압을 설정이 불가능한 경우 가장 근접한 값으로 설정하며, 설정치와 측정치를 기록하고 백분율 표준오차를 기록한다.
- 실제 출력값을 콘솔 모니터에서 survey mode로 확인할 수 있는 기계의 경우 모니터 상에 나타난 결과를 사진으로 찍어 보관하고, 그 모니터의 위치를 확인할 수 있는 사진을 찍어 함께 보관한다.
- 콘솔 모니터에서 survey mode로 확인할 수 없는 기계의 경우 비접속형이나 접속형 기구를 사용하여 측정한다. 접속형 측정기(디지털 KV meter, 오실로스코프, Dynalyzer 등)의 사용시에는 고압변압기 2차측에 고전압 분압기를 연결하여 그 양단에 가해지는 관전압을 측정한다. 비접속형 측정기(PMX-III multimeter, Nero, Multifunction meter, Non-invasive kVp divider 등)의 사용시에는 X-선관에서 방출되는 X-선을 검출한 후 그 양을 환산하여 측정한다.
- 자체측정의 경우 측정기구의 모델명과 제조번호, 검사날짜를 기록하고 검사과정을 사진을 찍어 보관한다.
- 외주시에는 외주업체와 그 업체에서 발행한 공식결과보고서와 검사과정을 찍은 사진을 보관하여야 한다.
- 기준적합 항목이다.

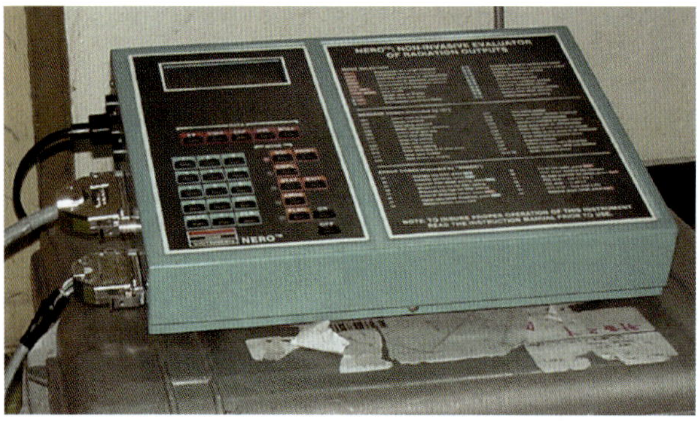

(a) Nero 시스템

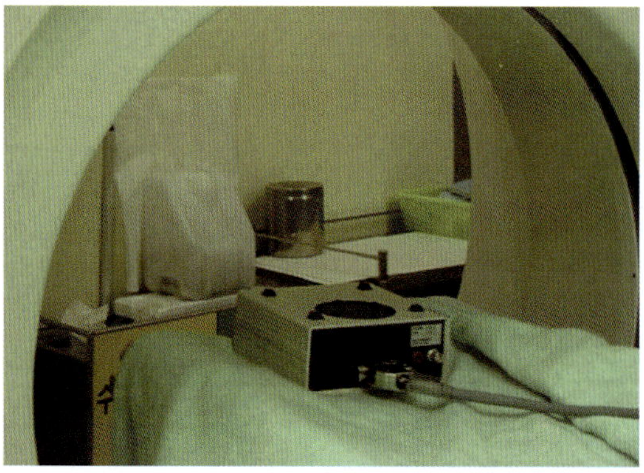

(b) PMX-III

그림 7-43 비접속형 측정기를 사용한 관전압 측정

(3) 평가기준

① 진단용방사선발생장치의 안전관리에 관한 규칙: 관전압의 백분율평균오차는 지시치에 대하여 ±10% 이내여야 한다.

② 특수의료장비의 설치 및 운영에 관한 규칙에 의거한 정도관리검사: 120kVp±10% 이내여야 한다.

③ 장치 제조업소: GE사의 자사기준은 각 지시치에 대하여 ±7% 이내여야 한다.

17) 관전류(또는 mAs) 시험

(1) 개요

스캔시 측정된 관전류가 설정치 대비 적정 허용범위에 속하는가를 알기 위해 시행한다. 관전압 시험과 동일하게 특수의료장비의 설치 및 운영에 관한 규칙에 의거한 정도관리검사에서 6개월 주기의 검사항목이다.

(2) 측정방법

① 일반적인 측정법

관전류를 측정할 수 있는 접속형 측정기에는 디지털mA meter, Dynalyzer 등이 있다. 전파정류장치의 경우에는 고전압변압기의 2차측 중성점에는 교류전류가 흐르는데, 디지털 mA메터를 사용하는 경우에는 여기에 측정기를 직접 연결하여 관전류를 측정하며, Dynalyzer를 사용하는 경우의 측정기 접속 및 측정방법은 자사기준에 따른다. 일반적으로 측정회수는 5회 정도로 한다.

Nero 등의 비접속형 측정기를 사용하는 경우 detector에 X-선을 조사하여 미리 설정되어 있는 mAs로부터 측정된 조사시간으로 나누어 mA를 계산한다. 또한 콘솔에 출력되는 관전류값이 표시되지 않거나 접속형 기구로 측정이 불가능한 경우에 한해서만 예외규정으로 mAs linearity 검사로 대신하기도 한다. 예를 들면, GE사의 경우 암페어메터 또는 멀티메터를 이용하여 갠트리 내에 위치한 mA 보드상의 측정단자를 통한 측정을 권고하고 있다.

② 특수의료장비의 설치 및 운영에 관한 규칙에 의거한 정도관리검사

- 200mA에서 시행하며 이의 설정이 불가능한 경우 가장 근접한 값을 설정하여, 설정치와 측정치를 기록하고 백분율 표준오차를 기록한다.
- 실제 출력값을 콘솔 모니터에서 survey mode로 확인할 수 있는 기계의 경우 모니터 상에 나타난 결과를 사진으로 찍어 보관하고, 그 모니터의 위치를 확인할 수 있는 사진을 찍어 함께 보관한다.
- 콘솔 모니터에서 survey mode로 확인할 수 없는 기계의 경우 접속형 기구를 사용하여 측정한다. 참고로 접속형 측정기의 사용시에는 전파정류장치의 경우에는 고전압변압기의 2차측 중성점에 교류전류가 흐르는데, 디지털 mA meter를 사용하는 경우에는 여기에 측정기를 직접 연결하여 관전류를 측정하며, Dynalyzer를 사용하는 경우의 측정기 접속 및 측정방법은 자사기준에 따른다. 일반적으로 측정회수는 5회 정도로 한다. 비접속형 측정기(Nero 등) 사용시에는 detector에 X-선을 조사하여 미리 설정되어 있는 mAs로부터 측정된 조사시간으로 나누어 mA를 계산한다.
- 자체측정의 경우 측정기구의 모델명과 제조번호, 검사날짜를 기록하고 검사과정을 사진을 찍어 보관한다.

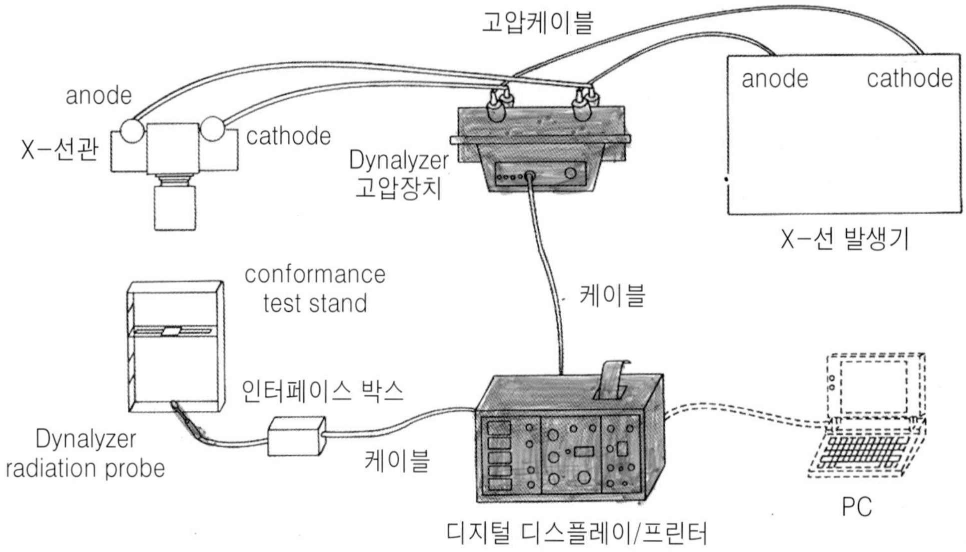

그림 7-44 관전압, 관전류, mAs 등의 측정이 가능한 Dynalyzer의 일반적인 접속도

- 외주시에는 외주업체와 그 업체에서 발행한 공식결과보고서와 검사과정을 찍은 사진을 보관하여야 한다.
- 기준적합 항목이다.

(3) 평가기준

① 진단용방사선발생장치의 안전관리에 관한 규칙 검사기준항목 제4조 1항 관련: mAs의 지시치에 대한 백분율 평균오차는 ±20%(mA는 ±15%) 이내여야 한다.

② 특수의료장비의 설치 및 운영에 관한 규칙에 의거한 정도관리검사: 200mA±15%(200mAs±20%) 이내여야 한다.

③ 장치 제조업소

- GE사의 CTi 기종의 경우 10mA부터 440mA까지 10mA씩 증가하며 측정할 수 있으며 ±10% 범위 이내에 속해야 한다.
- Toshiba Aquilion 64의 경우 120kVp와 100mA의 노출조건을 설정시 측정된 mA는 100mA ±15% 이내에 들어야 한다.

18) 환자피폭선량 측정시험

(1) 개요

CT전용 ion chamber를 사용하여 두부 팬텀과 전신용 팬텀을 일정한 스캔 파라메터 하에서 중앙부와 주변부 4곳의 흡수선량을 측정하여 CTDI로 계산하여 기준값의 허용오차에 속하는지를 확인한다. 특수의료장비의 설치 및 운영에 관한 규칙에 의거한 정도관리검사의 1년 주기 항목이다.

(2) 측정방법

① 일반적인 측정법

환자의 피폭선량은 노출조건과 scan FOV 등 스캔 파라메터에 영향을 받으며 제조사나 기종에 따라 차이가 있으므로 제조사에서 제공되는 기준이 중요한 요인이 된다.

측정장비로는 PTW Dali-CT시스템, PTW사의 Diados 시스템, Radcal사 시스템 등이 있으며 이들은 공통적으로 모니터, ionization chamber(probe), 케이블, 그리고 아크릴 재질의 원통형 팬텀으로 구성된다. 세부적인 내용을 살펴보면, CT전용의 연필형 chamber는 유효길이가 10cm 이상이 되어야 하며, FDA(21 CFR 1020.33b(6))에는 팬텀의 재질은 밀도가 $1.19\pm0.01g/cm^3$인 폴리메틸-메타아크릴 재질이어야 된다고 규정되어 있다.

CT ionization dosimetr 전용팬텀은 중앙부와 주변부에 5개 또는 9개의 구멍이 파여 있어 ion chamber를 삽입할 수 있는 구멍이 뚫혀있다. 16cm 직경의 두부팬텀(small phantom)과 32cm 직경의 전신팬텀(body phantom)으로 구분된다. 모니터에서는 전하량과 조사선량을 직접 읽을 수 있으며, Unforce instrument사의 601-PMS와 같이 Gy 단위의 흡수선량을 직접 디스플레이하는 시스템도 있다.

미국 FDA에서 적용하는 일반적인 CTDI 측정방법으로는 CT전용 팬텀의 중앙부와 표면 1cm 밑부분에 연필형 CT전용 ionization chamber를 삽입하고 일정한 스캔 파라메터 하에서 single slice scan(360°의 conventional scan 모드)을 시행하여 얻어진 조사선량(또는 전하량)을 아래의 공식을 이용하여 CTDI(CT dose index)로 변환하여 나타낸다.

$$\text{CTDI(cGy)} = \frac{0.78(\text{cGy/R}) \times \text{C} \times \text{모니터 측정값(R)} \times \text{chamber length(cm)}}{\text{N} \times \text{T(cm)}}$$

GE사의 장치성능평가의 기준으로 사용되는 피폭선량의 측정은 1988년 4월 1일 개정된 미국의 Code of Federal Regulations(CFR) part 1020.33(C)에 따라 시행하고 있다.

여기서 0.78은 아크릴에서 조사선량을 흡수선량으로 변환시키는 상수이며, C는 calibration factor이며, chamber length는 10cm이다. 모니터에서의 측정값은 R.cm로 나타나며, N은 슬라이스 수, T는 슬라이스 두께이다. SDCT에서의 기본적인 측정은 10mm의 슬라이스 두께를 사용하고

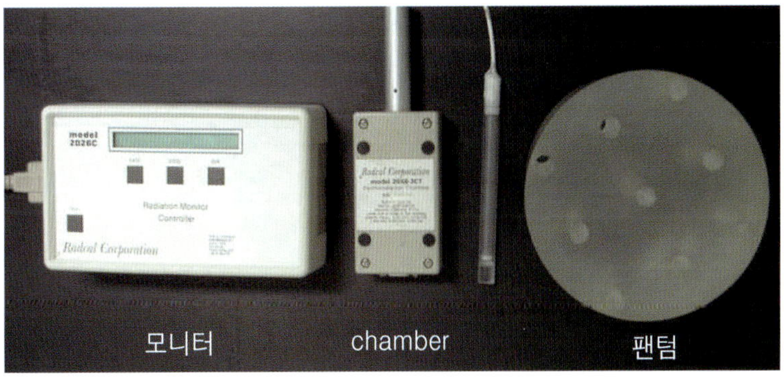

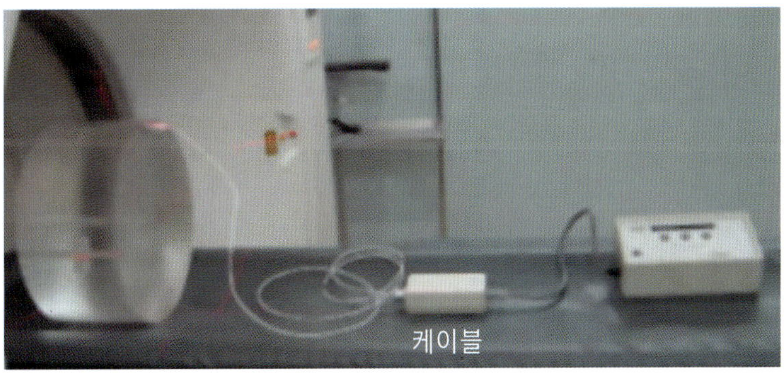

그림 7-45 Radcal사의 CT전용 ionization chamber 시스템

single slice scan을 시행하므로 N×T는 1이 된다. 만약 슬라이스 두께를 5mm로 설정하여 스캔한 경우에는 T를 0.5로 계산하면 된다.

제조회사 또는 모델에 따라 피폭선량의 기준을 100mAs 당 CTDI의 흡수선량으로 계산하는 경우도 있다.

MDCT에서의 CTDI 측정시 위의 계산식에서 분모에 해당되는 슬라이스 두께는 사용되는 beam collimation 값(GE사의 16 MDCT의 경우 10mm 또는 20mm의 선택이 가능하며, Siemens사나 Philips사의 16 MDCT의 경우 12mm 또는 24m의 선택이 가능함)이 사용되어야 한다. 만일 Siemens사나 Philip사의 16 슬라이스 MDCT에서 beam collimation을 12mm로 설정하고 0.75mm의 슬라이스 폭으로 16개의 영상을 얻는 방식에서 CTDI를 측정하는 경우 슬라이스 두께는 1.2로 계산한다.

② 특수의료장비의 설치 및 운영에 관한 규칙에 의거한 정도관리검사

위에 설명한 방법과 동일하게 시행하며, 기록지에 제조사 기준치와 실측정치를 기록한다(표 7-8 참조). 기준 적합 판단항목이다.

(2) 평가기준

① 진단용방사선발생장치의 안전관리에 관한 규칙: 제조업소 자가기준에 준한다.
② 특수의료장비의 설치 및 운영에 관한 규칙에 의거한 정도관리검사: 제조업소 자가기준에 준한다.

표 7-8 환자피폭선량 측정시험 기록의 예

장치명: Philips Brilliance 40			점검일: 2007년 03월 30일		점검자:
검사 항목			자사 기준치	측정치(mGy)	판정
환자피폭선량 측정시험	head	A	23.9mGy ± 20% 이내	23.5	합격
		B	28.3mGy ± 20% 이내	27.0	합격
		C	26.9mGy ± 20% 이내	27.2	합격
		D	28.0mGy ± 20% 이내	27.4	합격
		E	28.4mGy ± 20% 이내	26.5	합격
	body	A	7.4mGy ± 20% 이내	7.3	합격
		B	18.3mGy ± 20% 이내	16.7	합격
		C	17.2mGy ± 20% 이내	15.8	합격
		D	15.5mGy ± 20% 이내	14.8	합격
		E	17.6mGy ± 20% 이내	15.9	합격

* 측정치는 2회 시행하며 평균값을 기록한다.
* 검사조건
- Head: 120kVp, 200mAs, 0.75초, 50cm SFOV, 35cm DFOV
- Body: 120kVp, 200mAs, 0.75초, 50cm SFOV, 35cm DFOV
- 16×2.5mm의 axial scan mode
* A는 중앙부, B는 12시 방향, C는 3시 방향, D는 6시 방향, E는 9시 방향 주변부임.

③ 국제전기위원회(IEC 1223-2-6): 측정된 CTDI는 기준값에서 ±20%를 초과하지 않아야 한다.

④ 장치 제조사

ⓐ GE사 HiSpeed Advantage 모델: 25cm SFOV, 120kVp, 340mAs, 10mm 슬라이스 두께를 사용한 두부 스캔에서 중앙부 및 표면부의 기준선량은 동일하게 40mGy이다. 그리고 48cm SFOV, 120kVp, 340mAs, 10mm 슬라이스 두께를 사용한 body 스캔시 중앙부 및 표면부의 기준선량은 각각 11mGy, 20mGy이다. 또한 48cm SFOV, 120kVp, 250mAs, 10mm 슬라이스 두께를 사용한 smart beam body 스캔시 중앙부 및 표면부의 기준선량은 각각 11mGy, 22mGy이다. 이때 GE사의 자사기준은 IEC 1223-2-6와 동일하게 각 기준값에서 ±20%를 초과하지 않아야 한다(그림 7-46 참조).

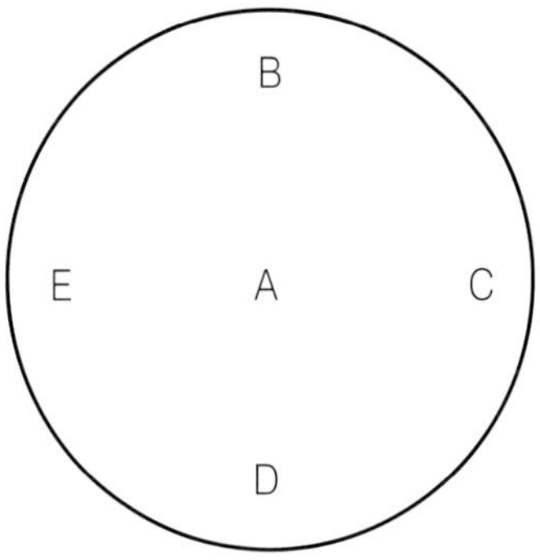

위 치	두부팬텀	전신팬텀
A	40mGy ± 20%	11mGy ± 20%
B	40mGy ± 20%	20mGy ± 20%
C	40mGy ± 20%	20mGy ± 20%
D	40mGy ± 20%	20mGy ± 20%
E	40mGy ± 20%	20mGy ± 20%

그림 7-46 Ionization chamber를 사용한 CT선량 측정부위와 GE사 single detector 나선형 CT의 CTDI 기준 및 허용치(Head: 25cm SFOV, 120kVp, 340mAs, 10mm 슬라이스 두께, Body: 48cm SFOV, 120kVp, 250mAs, 10mm 슬라이스 두께)

ⓑ Siemense사 Volume Zoom 모델: Siemens사의 경우 120kVp와 140kVp에서 head 및 body 팬텀의 중앙부와 표면부의 CTDI값을 100mAs 기준으로 계산하는데 기종별과 kVp별로 기준을 다르게 설정하였다.

Volume Zoom 모델의 경우 120kVp, 100mAs, 최대 슬라이스 두께로 설정하였을때 16cm 직경의 두부 스캔에서 중앙부의 선량은 각각 14.4mGy 이하(14.4mGy/100mAs 이하)여야 하며 표면부의 선량은 16.3mGy이하여야 한다. 32cm 직경의 body 스캔에서는 중앙부와 표면부의 허용선량은 각각 4.6mGy와 10.6mGy 이하여야 한다. 그리고 140kVp를 사용하고 위와 동일한 조건을 설정한 경우 두부 스캔에서 중앙부와 표면부의 기준선량은 각각 22.2mGy와 24.7mGy 이하에 들어야 하며, body 스캔에서는 각각 7.0mGy와 15.3mGy 이하에 들어야 한다.

ⓒ Somatom Plus 4 모델: 120kVp, 100mAs, 10mm 슬라이스 두께로 설정하였을 때 두부 스캔에서 중앙부와 표면부의 선량은 각각 16.7mGy와 17.8mGy 이하여야 하며, body 스캔에서는 중앙부와 표면부의 선량은 각각 5.8mGy와 10.6mGy 이하여야 한다. 그리고 동일한 조건에서 140kVp를 사용한 경우 중앙부와 표면부의 기준선량은 각각 23.6mGy와 24.7mGy 이하에 들어야 하며, body 스캔에서는 각각 8.6mGy와 15.2mGy 이하에 들어야 한다.

ⓓ Toshiba사 Aquilion 64 모델

- 자사 성능평가시험: CTDI 대신 표면선량(주변부 선량)을 사용하고 있다. 직경 160mm의 선

량측정용 두부팬텀을 사용하여 120kVp, 400mA, 1초 스캔, 10mm의 슬라이스 폭으로 주변부의 흡수선량을 측정한다. 평가기준은 80mGy 이하에 들어야 한다.

- 국제표준화기구(international organization for standardization; ISO)에 따른 CTDI 기준값: 120kVp, 300mA, 1sec의 노출조건과 normal wedge를 적용하고 Radcal사의 10X5-10.3CT ionization chamber를 사용한다. Head에서는 160mm의 직경을 갖는 phantom을 사용하여 240mm의 SFOV로, body에서는 320mm 직경의 phantom을 사용하여 400mm의 SFOV를 적용하여 스캔한다. 그리고 conventional scan mode에서 4×2.0mm의 detector combination을 적용하여 측정하기를 권고하는데, 이때 100mAs 당 $CTDI_{100}$의 기준값은 head의 중앙부는 21.5mGy, 주변부는 24.8mGy, $CTDI_{100w}$는 23.7mGy이다. 그리고 body의 중앙부는 7.6mGy, 주변부는 17.1mGy, $CTDI_{100w}$는 14.0mGy이다.

  참고로 4×4.0mm의 conventional scan mode를 적용하면 100mAs 당 $CTDI_{100}$의 기준값은 head의 중앙부는 18.4mGy, 주변부는 21.5mGy, $CTDI_{100w}$는 20.5mGy이다. 그리고 body의 중앙부는 6.6mGy, 주변부는 14.8mGy, $CTDI_{100w}$는 12.1mGy이다. 모든 경우에서 합격기준은 각 기준값에서 ±20%를 초과하지 않아야 한다.
- FDA에 따른 CTDI 기준값: 120kVp, 300mA, 1sec의 노출조건과 normal wedge를 적용하고 BeO 재질의 TLD를 사용한다. Head에서는 160mm의 직경을 갖는 phantom을 사용하여 240mm의 SFOV로, body에서는 320mm 직경의 phantom을 사용하여 400mm의 SFOV를 적용하여 스캔한다. 그리고 conventional scan mode에서 4×2.0mm의 detector combination을 적용하여 측정하기를 권고하는데, 이때 100mAs 당 $CTDI_{FDA}$의 기준값은 head의 중앙부와 주변부에서 19.3mGy이다. 그리고 body의 중앙부는 7.2mGy, 주변부는 13.6mGy, weighted $CTDI_{FDA}$는 11.5mGy이다.

  참고로 4×4.0mm의 conventional scan mode를 적용하면 100mAs 당 $CTDI_{FDA}$의 기준값은 head의 중앙부는 17.9mGy, 주변부는 19.3mGy, weighted $CTDI_{FDA}$는 18.8mGy이다. 그리고 body의 중앙부는 9.6mGy, 주변부는 15.5mGy, weighted $CTDI_{FDA}$는 13.6mGy이다. 모든 경우에서 합격기준은 각 기준값에서 ±20%를 초과하지 않아야 한다.

  만일 normal wedge가 아닌 dose reduction wedge(DR wedge)를 적용하는 경우 CTDI 기준값은 40~50%로 감소된다.

ⓔ Philips Brilliance 40 모델

자사 기준값 및 측정방법에 대해서는 앞의 표 7-8을 참조하기 바란다.

표 7-9 GE사 MDCT 모델별 환자피폭선량(CTDI) 기준치 (unit; mGy/100mAs)

	head center	head surface	body center	body surface
LightSpeed Ultra 16	17.2	18.8	4.9	11.3
LightSpeed Ultra	14.0	15.3	4.0	9.4
LightSpeed QXi	17.4	19.0	5.0	11.4

* LightSpeed Ultra 16의 스캔조건 : 120kVp, 260mA, 1sec, head의 경우 25cm의 SFOV와 16×1.25mm의 beam collimation, body의 경우 50cm의 SFOV와 2×10mm의 beam collimation
* LightSpeed QXi와 LightSpeed Ultra의 스캔조건 : 4×5mm의 beam collimation, 기타사항은 LightSpeed Ultra16과 동일함.

19) 조사선량의 재현성

(1) 측정방법

KSA 4022.6(e)에 의하여 조사선량을 5회 측정하고 변동계수를 산출한다.

(2) 평가기준

촬영시의 X-선 출력의 변동계수는 모든 CT촬영조건의 조합에서 0.05 이하여야 한다.

20) 산란선 및 누설선량 측정

(1) 측정방법

두부팬텀을 사용하여 두부 검사시와 동일한 노출조건을 설정한 후 survey meter 또는 산란선 측정이 가능한 ionization chamber를 사용하여 각 스캔마다 위치를 변경하며 선량을 측정한다.

(2) 평가기준

정량적으로 허용된 범위는 없지만 스캔당 25mR 이하로 권고되고 있다.

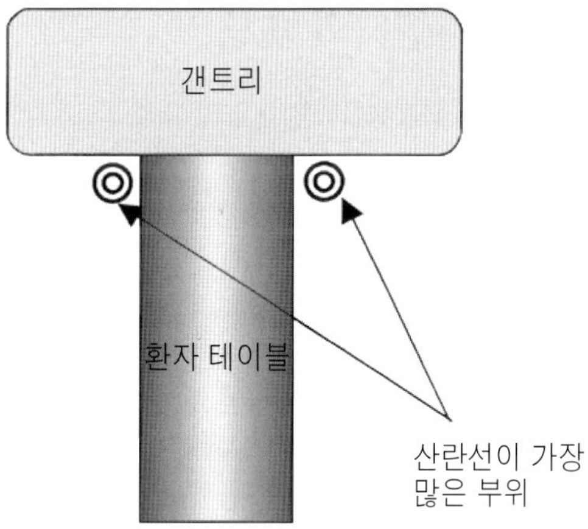

그림 7-47 CT검사에서 산란선 및 누설선량 측정위치

21) 스캔 시간(scan time)

(1) 측정방법

스캔 시간은 SCR이 On되어 Off될 때 까지의 시간을 말하는데, 엄밀히 말하면 tube 전위의 75% 값으로 처음 도달될 때의 시간과 마지막 같은 값으로 떨어질 때의 시간을 측정한다.

(2) 평가기준

온라인 스캔시간은 설정치±5% 범위 이내에 속해야 한다. 하지만 Toshiba Aquilion 64 모델의 경우 평가기준이 설정치±10% 범위 이내이다.

22) 유효 조사야(scan FOV) 시험

Detector를 통한 최대 정보수집 가능범위를 시험하는 것으로 테이블에 팬텀 홀더를 장착하고 유효조사야(GE사의 예를 들면 large scan field of view)와 동일한 크기의 팬텀을 위치시키고 100mA로 스캔한 후 나타난 영상의 직경의 거리를 측정하여 적합한가를 검사한다.

23) 갠트리의 검사 개구부 및 갠트리 회전시간 정확도

(1) 측정방법

줄자를 사용하여 개구부의 직경이 정확한가를 시험한다. Toshiba Aquilion 64 모델의 성능평가시험에서 갠트리 회전시간 정확도 측정은 갠트리 회전을 360도(0도~0도까지) 개시점의 포지션 센서 신호를 fan recoder에 기록하여 그 값을 읽는다.

(2) 평가기준

GE사의 경우 개구부의 직경이 70cm인 장치의 경우 70cm±0.5cm 내에 속해야 한다. 그리고 Toshiba Aquilion 64 모델에서는 설정한 회전시간±10% 이내에 들어야 한다. 즉, 0.5초 스캔을 예로 들면, 회전시간이 0.5±0.05초 내에 들어야 한다.

24) 갠트리의 경사도 및 경사화 속도

(1) 측정방법

경사도 측정은 갠트리의 좌측 또는 우측에 각도기를 설치한 후 갠트리를 전방과 후방으로 경사시켜 측정한다. Toshiba Aquilion 64 모델의 성능평가시험시 경사도 측정은 +30°, −30°, 0°의 위치에서 측정을 시행하며, 0° 위치에서 +30° 및 −30°로 경사를 주었을 때 경사화 속도(사입속도)를 측정한다.

(2) 평가기준

최대 각도±0.5°를 유지해야 한다. Toshiba Aquilion 64 모델의 경우 경사화 속도는 각각 50초 이하여야 한다.

25) 환자테이블의 재질 및 소음

(1) 측정방법

테이블의 재질을 조사하고, 테이블을 상하와 수평방향으로 이동시 총소음을 측정한다.

(2) 평가기준

테이블의 재질이 1.5mm Al 당량 이하여야 하며, GE사의 예를 들면 테이블의 상하와 수평이동시 총소음이 65데시벨을 초과하지 않아야 한다.

26) 환자테이블의 이동범위 및 속도

(1) 측정방법

상하 이동범위의 시험방법은 테이블을 최저상태로 놓은 후 바닥으로부터 craddle 상부의 주베어링의 중앙까지의 거리를 측정하며, 테이블을 최고 상태로 놓은 후에도 바닥으로부터 craddle 상부의 주베어링의 중앙까지의 거리를 측정한다.

그리고 수평방향의 이동범위 시험은 Out에서 In 한계까지의 이동량을 곧은 자로 실측하며, 수평방향의 이동속도는 고속과 저속 이동시 각각 스톱워치를 이용하여 측정한다.

(2) 평가기준

상하 이동속도의 평가는 저속과 고속의 경우 지시속도±10% 내에 들어야 한다. 또한 수평방향의 이동범위는 전후방향으로 최대 이동범위의 지시치±10% 내에 들어야 하며, 수평방향의 이동속도는 저속과 고속에서 지시속도±10% 내에 들어야 한다. Toshiba Aquilion 64 모델을 예로 들면, 수평방향의 저속과 고속 이동속도는 각각 35초와 5초 이하에 들어야 한다.

27) 환자테이블 지시치의 정확도

환자테이블의 실제 위치는 지시치에서 ±2mm 이내에 속해야 하며, 테이블 이동시 움직임에 의한 반대방향의 반동(backlash)은 ±1mm 이내에 속해야 한다.

28) 환자테이블의 이동간격 정확도(bed indexing test)

(1) 개요

Longitudinal table motion의 정확성과 재현성을 평가하는 시험이다. 즉 테이블을 작동스위치를 이용하여 일정한 거리를 이동시켰을 때 실제 이동거리와의 오차를 보는 검사이다.

환자테이블의 이동간격 정확도 시험은 특수의료장비의 설치 및 운영에 관한 규칙에 의거한 정도관리검사의 6개월 주기 항목이며, 검사장면을 사진으로 찍어 보관하는 보관항목이다.

(2) 측정방법

① Ready-Pak film 사용법

환자테이블의 이동간격 정확도가 저하되는 경우는 드라이버 메커니즘의 문제나 위치 지시기에 문제가 있음을 시사한다.

정확한 측정을 위해서는 10×12인치의 Ready-Pak film(코닥사)이 필요하다. 측정을 위해서는 먼저 필름의 장축이 테이블의 장축에 평행되게 위치시키고 10mm 슬라이스 간격과 5mm 이하의 얇은 슬라이스 두께로 10~12개의 스캔을 시행한다. 이때 실제 환자의 검사와 비슷한 환경에서 스캔이 되도록 약 50Kg의 물체를 올려 놓는 것이 권고된다.

그림 7-48에 나타낸 바와 같이 얻어진 영상에서 자를 사용하여 각 스캔에서 필름과 테이블이 얼마씩 이동하였는 가를 측정하기 위해 밴드 사이의 거리를 잰다. 정상적으로 가동되는 CT장치인 경우 필름에 노출된 밴드의 중앙부에서 다음 중앙부까지의 거리가 10mm가 되어야 한다.

Euclid는 환자테이블의 이동간격 정확도의 권장수준은 일련의 10스캔(9개의 interscan space)의 첫번째 밴드에서 마지막 밴드까지의 거리가 90±1mm 이내여야 한다.

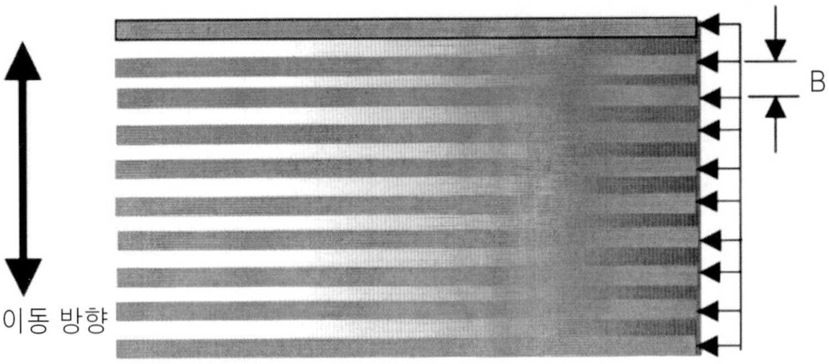

그림 7-48 Ready-Pak film을 사용한 환자테이블의 이동간격 정확도 시험

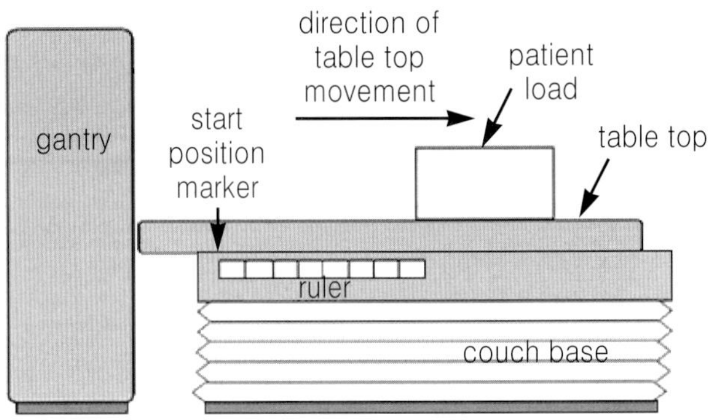

그림 7-49 특수의료장비의 설치 및 운영에 관한 규칙에 의거한 정도관리검사 항목인 환자테이블의 이동간격 정확도 시험방법

② 특수의료장비의 설치 및 운영에 관한 규칙에 의거한 정도관리검사

그림 7-49와 같이 환자등가하중(70~80Kg)을 테이블에 가한 후 테이블의 가장자리에 자나 눈금테이프를 두고 시작지점을 표시한다. 작동스위치를 이용하여 한 방향으로 30cm 이동시킨 후 다시 반대방향으로 30cm을 움직였을 때 갠트리에 표시되는 값과의 오차를 계산한다. 머리방향과 다리방향으로 각각 3회씩 반복하여 평균값을 적는다.

(3) 평가기준

특수의료장비의 설치 및 운영에 관한 규칙에 의거한 정도관리검사에서 평가기준은 오차의 평균이 +2mm 이하여야한다.

29) Scout localization view(위치확인영상)의 정확도

(1) 개요

Axial scan을 하여 얻은 영상이 scout 영상에서 선정한 위치와 동일한 지를 평가하는 것이다. 특수의료장비의 설치 및 운영에 관한 규칙에 의거한 정도관리검사의 1년 주기 검사항목이다.

(2) 측정방법

① Localization view의 정확도 측정용 팬텀 사용법

Localization 영상(위치확인 영상)에서 목적물이 될 수 있는 target을 갖고 있으며, 스캔 후 얻어진 CT영상이 target으로부터 얼마나 정확히 일치하는지를 측정할 수 있는 localization testing device를 사용한다. 즉, axial scan을 하여 얻은 영상이 scout 영상에서 선정한 위치와 동일한 지를 평가하는 것이다.

Localization view의 정확도 측정용 팬텀은 플라스틱 재질로 구성되어 있으며 팬텀내부에 서로 수직되지만 교차하지는 않고 영상축에 45°를 이루는 2개의 작은 구멍기둥이 만들어져 있다.

측정방법으로는 먼저 그림 7-50의 (a)와 같이 팬텀으로 scout 영상을 얻은 후 중앙부인 target 부위에 single axial scan을 시행한다. 그 후 axial 영상에서 두 기둥 사이의 거리 L을 측정한다. 그림 (b)는 2개의 구멍이 정확히 정렬되어 보이는 정상적인 횡단면 영상이며, (c)와 (d)는 각각 횡단면 영상이 낮게 나오는 경우와 높게 나오는 경우이다. 정확도가 저하되는 경우는 테이블 위치 메커니즘의 calibration이 잘못되어 있거나 소프트웨어적인 문제에 기인된다.

② 특수의료장비의 설치 및 운영에 관한 규칙에 의거한 정도관리검사

- Long needle를 90도로 상호 교차시켜 X자를 만들고 isocenter에 오도록 CT테이블 위에 두고 위치확인영상(frontal projection의 scout image)을 찍는다.

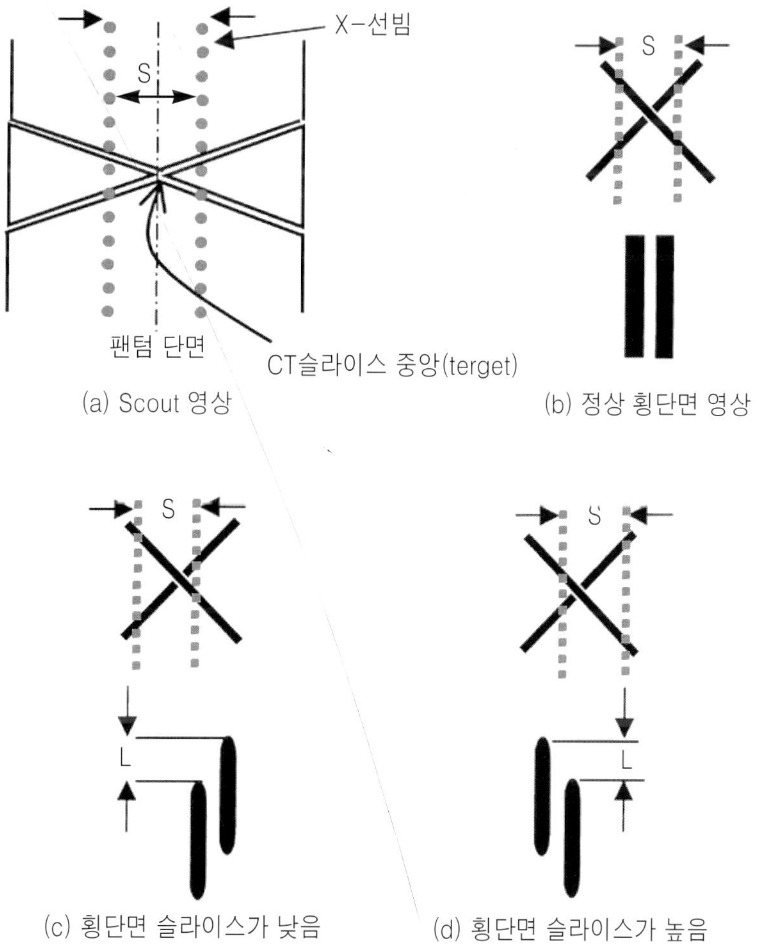

그림 7-50 Scout localization view(위치확인 영상)의 정확도 측정영상

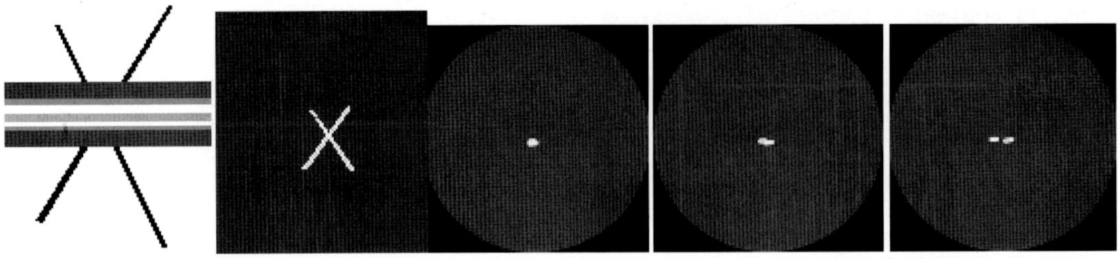

그림 7-51 특수의료장비의 설치 및 운영에 관한 규칙에 의거한 정도관리검사의 한 항목인 scout localization view의 정확성 측정방법(왼쪽의 두번째부터 오른쪽 방향으로 위치확인영상, needle이 서로 겹쳤을 때, 3mm 벗어났을 때, 5mm 벗어났을 때의 영상임)

- Long needle이 겹치는 부위가 선택절편의 center에 오게 위치를 잡은 다음 3mm 절편두께로 스캔하고 axial mode(not spiral mode)로 1mm씩 테이블을 이동시켜 위아래로 각각 4 slice씩 찍어 총 9 slice의 axial scan을 시행한다(그림 7-51 참조).
- Axial 영상에서 needle이 정확히 겹치는 부위와 원래 기준지점과 slice 차이를 통해 오차를 계산한다. 검사영상은 보관요구 항목이다.

(2) 평가기준

① Localization view의 정확도 측정용 팬텀을 사용시 Euclid는 scout localization view의 정확도는 target으로 부터 상하 방향으로의 거리인 L이 3mm 이내에 들어야 한다고 권고한다.

② 특수의료장비의 설치 및 운영에 관한 규칙에 의거한 정도관리검사: 기준점과 needle이 정확히 겹치는 부위와의 오차가 3mm 이상이면(즉, 3 slice 이상이면) 교정이 필요한 것으로 한다, 즉, 평가기준은 ±3mm 이내에 들어야 한다.

30) 거리 및 각도측정 기능의 정확도(영상에서의 측정치와 실측정치의 비교평가)

(1) 개요

재구성된 영상에서 측정한 거리와 각도가 팬텀의 실제거리와 각도와 동일한지의 평가이다.
특수의료장비의 설치 및 운영에 관한 규칙에 의거한 정도관리검사의 1년 주기 검사항목이다.

(2) 측정방법

특수의료장비의 설치 및 운영에 관한 규칙에 의거한 정도관리검사에서 채택하고 있는 방법은 다음의 두 가지를 제시하고 있다.

① 표준팬텀 이용법

표준팬텀의 공간분해능 측정부위에서 시행된다. 길이는 아크릴판의 직선부의 거리를 측정하여 비교하며, 각도는 MTF 측정용 철사줄과 아크릴판 직선부의 양쪽 끝 부분을 연결하여 측정한다(그림 7-52 참조).

② 스치로폴 이용법

스치로폴의 한쪽에 needle을 꼽고 14cm 떨어진 거리에 다른 needle을 꼽는다. 두 needle을 잇는 선과 140°를 이루도록 또 다른 needle을 꼽는다. 그 후 스치로폴을 세로로 세워 스캔을 시행한 후 모니터상에서 거리와 각도를 잰다.

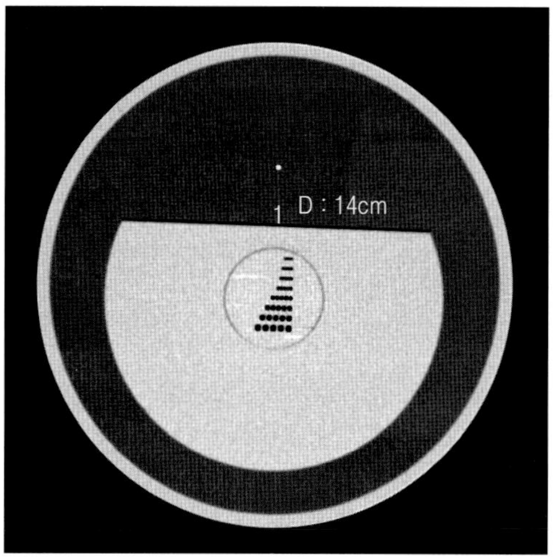

(a) 길이

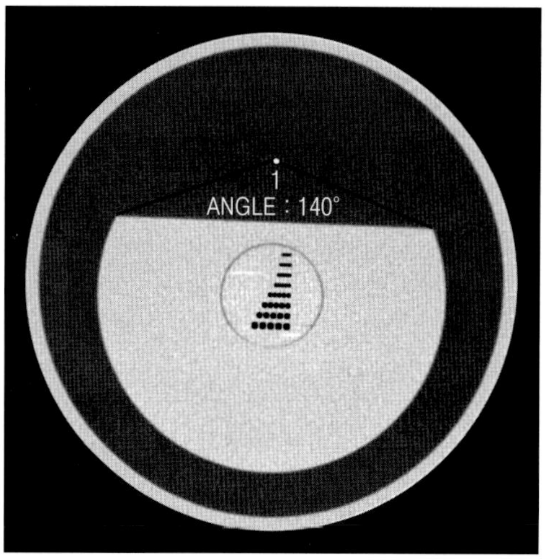

(b) 각도

그림 7-52 특수의료장비의 설치 및 운영에 관한 규칙에 의거한 정도관리검사에서 채택하고 있는 길이와 각도의 정확성 측정방법

(3) 평가기준

① 국제방사선방어 및 측정위원회(NCRP): CT영상에서 거리를 측정하였을 때 측정된 거리는 실제거리±1mm 이내에 속해야 한다.

② 특수의료장비의 설치 및 운영에 관한 규칙에 의거한 정도관리검사: 팬텀내 아크릴판의 직선부의 실제 거리는 140mm이며, 평가기준은 140±3mm 이내이다. 그리고 MTF 측정용 철사줄과 아크릴판 직선부의 양쪽 끝 부분을 연결한 실제 각은 140°이며, 평가기준은 140±3° 이내이다.

31) 영상 저장후의 재생상 정도

(1) 측정방법

실제 촬영하여 얻어진 영상과 보조기억장치에 저장한 후 다시 읽어들인 영상의 중심에서 CT number를 측정하여 비교한다.

(2) 평가기준

GE사의 경우 CT number의 편차가 1% 이내여야 한다.

32) 판독대와 판독실의 조도측정

(1) 개요

PACS 사용시 판독실의 조도만 측정한다. 조도계를 사용하여 판독대와 판독실의 조도를 측정하여 기록한다. 특수의료장비의 설치 및 운영에 관한 규칙에 의거한 정도관리검사의 1년 주기 검사항목이다.

(2) 측정방법

조도계를 사용하여 판독대와 판독실의 조도를 측정 기록한다(그림 7-25 참조).

(3) 평가기준

특수의료장비의 설치 및 운영에 관한 규칙에 의거한 정도관리검사에서 조도의 평가기준은 판독대의 경우 7,000lux 이상이며, 판독실의 경우 50lux 이하라야 한다.

표 7-10은 GE사 single detector CT를 사용하는 경우 자체 성능관리용 팬텀을 사용하여 시행하는 성능관리기록지이다. 우측의 기준치는 좌측의 시험항목에 대하여 GE사가 권고하는 값이다. 그리고 표 7-11의 (a)~(d)는 특수의료장비의 설치 및 운영에 관한 규칙에 의거한 정도관리검사 점검표이며 표 7-12의 (a)~(d)는 3개월 주기의 정도관리검사 항목인 임상영상검사 평가표이다.

표 7-10

QA Data Form

· 장치명 :

· 날짜 :

· 측정자 :

CT number, 잡음, 균일도

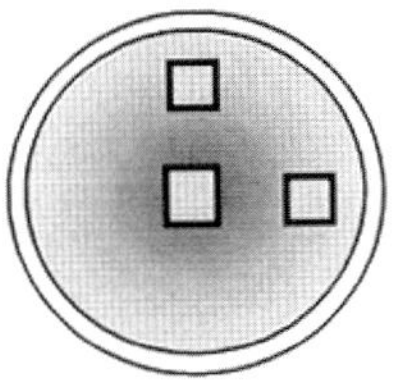

측정치

	평균값	표준편차	균일도
중앙			
좌측			
상부			

기준치

(0±3.0HU)
(3.5±0.35HU)
(0±3.0HU)

대조도 척도

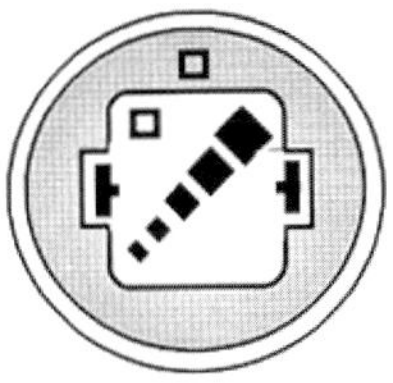

	평균값
플라스틱	
물	
차이	

(120±12HU)

고대조도 분해능

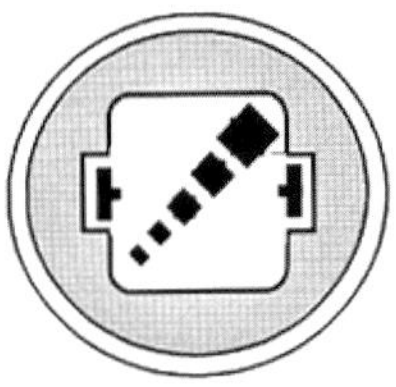

막대 크기	
표준편차	
해상능	

(0.6mm 이내)

저대조도 분해능

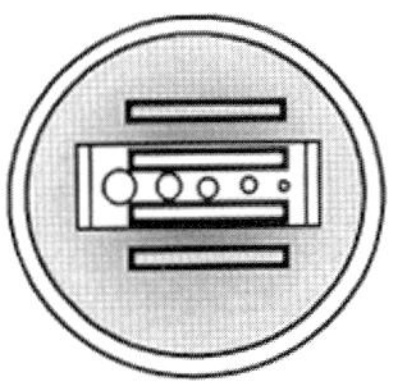

	상부 CT#	하부 CT#
Membrance		
Water		

(0~10HU)

중심선 정렬

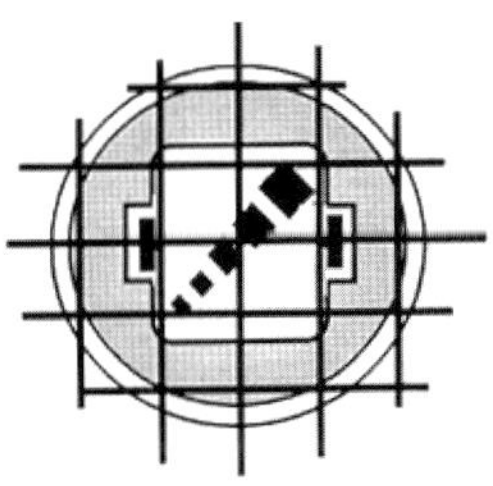

0° laser(Y)	mm
90°/270° laser(X)	mm

(±1mm)

슬라이스 두께

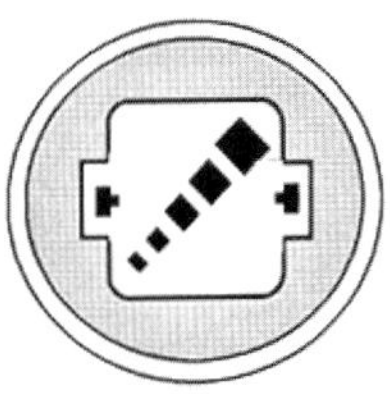

Slice thick.	WW	WL	#of visible lines
10mm	250	50	
7mm	250	25	
5mm	250	0	
3mm	250	−50	
1mm	250	−100	

(±1mm)

표 7-11(a) CT 정도관리 점검표(매일, 매주) (별지 제4호 CT(1) 서식)

CT 정도관리 점검표 (1)

년 월

점검일 항목 (점검주기)	1	2	3	4	5	6	7	8	9	10	11	12	13	14	15	16	17	18	19	20	21	22	23	24	25	26	27	28	29	30	31	조치사항 (조치일)	비고
매일 점검항목 (필름)																																	
테이블 이동 점검 (매일)																																	
하드카피장치의 작동 점검(매일)																																	
데이터 저장장치 작동 점검(매일)																																	
현상기 성능관리 (매일)																																	
조영제 주입기 작동 점검(매일)																																	
매일 점검항목 (PACS)																																	
테이블 이동 점검 (매일)																																	
데이터 저장장치 작동 점검(매일)																																	
조영제 주입기 작동 점검(매일)																																	
매주 점검항목																																	
판독실의 조명, 환기, 온도, 소음 점검(매주)																																	
응급환자 구조용 시스템 점검 (매주)																																	
응급 중단 스위치 작동 점검(매주)																																	

※ 매일, 매주 점검은 점검계획 하에 실시 유무를 O, X로 표시한다.
※ 매일 점검항목은 필름과 PACS를 구분하여 표시한다.

점검자 성명 : (인)
관리자 성명 : (인)

표 7-11(b) CT 정도관리 점검표(3개월, 6개월) (별지 제4호 CT(2) 서

<table>
<tr><td colspan="15">

CT 정도관리 점검표 (2)

년</td></tr>
<tr><td>월
항목(참고치,
기준치, 점검주기)</td><td>1</td><td>2</td><td>3</td><td>4</td><td>5</td><td>6</td><td>7</td><td>8</td><td>9</td><td>10</td><td>11</td><td>12</td><td>조치사항
(조치일)</td><td>비고</td></tr>
<tr><td rowspan="3">임상영상평가
(3개월)</td><td colspan="3"></td><td colspan="3"></td><td colspan="3"></td><td colspan="3"></td><td rowspan="3"></td><td rowspan="3">평가유무/
평가자 표시</td></tr>
<tr><td colspan="3">평가자 (인)</td><td colspan="3">평가자 (인)</td><td colspan="3">평가자 (인)</td><td colspan="3">평가자 (인)</td></tr>
<tr><td colspan="3">전문의번호</td><td colspan="3">전문의번호</td><td colspan="3">전문의번호</td><td colspan="3">전문의번호</td></tr>
<tr><td>판독용 모니터관리
(3개월, PACS)</td><td colspan="3"></td><td colspan="3"></td><td colspan="3"></td><td colspan="3"></td><td></td><td>평가대수 표시</td></tr>
<tr><td>환자테이블 이동간격 정확도시험
(beam thickness±2mm 이하) (6개월)</td><td colspan="6">mm</td><td colspan="6">mm</td><td></td><td>필름보관</td></tr>
<tr><td>관전압 시험
(설정치와 측정치를 기록하고 백분율 평균오차를 기록
기준치: 120kVp±10%
안전관리규칙에 근거)
(6개월)</td><td colspan="6">1. 측정치/설정치: / kVp
2. 백분율평균오차: %
3. 시행날짜:
4. 측정기구 모델명과 제조번호:

5. 측정업체(외주시):</td><td colspan="6">1. 측정치/설정치: / kVp
2. 백분율평균오차: %
3. 시행날짜:
4. 측정기구 모델명과 제조번호:

5. 측정업체(외주시):</td><td></td><td>기준적합
판단항목</td></tr>
<tr><td>관전류 시험
(지시치에 대한 백분율 평균오차를 기록
기준치: 200mA±15%
또는 250mAs±20%
안전관리규칙에 근거)
(6개월)</td><td colspan="6">1. 측정치/설정치: / mA
2. 백분율평균오차: %
3. 시행날짜:
4. 측정기구모델명과 제조번호:

5. 측정업체(외주시):</td><td colspan="6">1. 측정치/설정치: / mA
2. 백분율평균오차: %
3. 시행날짜:
4. 측정기구모델명과 제조번호:

5. 측정업체(외주시):</td><td></td><td>기준적합
판단항목</td></tr>
<tr><td colspan="15">※ 모니터는 평가대수를 점검표에 표시하고 각 모니터에 대하여 판독용 모니터의 정기점검표 양식에 따라 평가를 수행한다.
※ 자체측정의 경우 측정기구 모델명과 제조번호를 기록하고 외부기관 의뢰시에는 그 기관에서 발행한 결과 보고서를 비치.
※ 관전압과 관전류의 기준값으로 설정이 불가능한 경우 가장 근접한 값으로 한다.

점검자 성명 : (인)
관리자 성명 : (인)</td></tr>
</table>

표 7-11(c) CT 정도관리 점검표(표준팬텀이용 시험, 6개월) (별지 제4호 CT(3) 서식)

<table>
<tr><td colspan="6">CT 정도관리 점검표 (3)</td></tr>
<tr><td colspan="2">년도
항목 (참고치, 기준치, 점검주기)</td><td colspan="2">결과</td><td>조치사항
(조치일)</td><td>비고</td></tr>
<tr><td rowspan="8">표준팬텀을
이용한 시험
(6개월)</td><td>시행일</td><td>
평가자 (인)
전문의번호</td><td>
평가자 (인)
전문의번호</td><td></td><td rowspan="8">팬텀영상
보관
/
평가자
표시</td></tr>
<tr><td>물의 CT감약계수(중심부에서 4×4 cm cursor 측정) (0±7HU 이내)</td><td>HU</td><td>HU</td><td></td></tr>
<tr><td>노이즈(중심부에서 4×4 cm cursor 측정) (7HU 이내)</td><td>HU</td><td>HU</td><td></td></tr>
<tr><td>균일도(중심부와 주변부의 HU 차이를 기록) (중심부와 주변부간 5HU 이내)</td><td>HU</td><td>HU</td><td></td></tr>
<tr><td>공간분해능(mm로 기록) (1.0mm 이하 식별가능)</td><td>mm</td><td>mm</td><td></td></tr>
<tr><td>대조도분해능(mm로 기록) (6.4mm 이하 식별가능)</td><td>mm</td><td>mm</td><td></td></tr>
<tr><td>슬라이스 두께(5mm와 10mm측정시 오차범위를 기록) (+1mm 이하, −1mm 이상)</td><td>mm/mm</td><td>mm/mm</td><td></td></tr>
<tr><td>인공물유무 (유무로 표시) (인공물이 없어야함)</td><td></td><td></td><td></td></tr>
<tr><td colspan="6">※ 표준팬텀을 이용하여 1년마다 시행하는 서류검사에 포함되는 표준팬텀검사와 같은 방법으로 검사를 시행하고 결과를 표시한다.

점검자 성명 : (인)
관리자 성명 : (인)</td></tr>
</table>

표 7-11(d) CT 정도관리 점검표(표준팬텀이용 시험, 6개월) (별지 제4호 CT(4) 서식)

<table>
<tr><td colspan="6">CT 정도관리 점검표 (4)</td></tr>
<tr><td>년도
항목
(참고치, 기준치, 점검주기)</td><td>실행날짜</td><td colspan="2">결과</td><td>조치사항</td><td>(조치일)</td></tr>
<tr><td rowspan="5">CT Number직선성 (1년)
아크릴: 110 to 130 HU
나일론: 82 to 102 HU
폴리스틸렌: −34 to −14 HU
폴리에틸렌: −82 to −102 HU
폴리카보네이트: 92 to 112 HU</td><td rowspan="5"></td><td>아크릴</td><td>HU</td><td rowspan="5"></td><td rowspan="5"></td></tr>
<tr><td>나일론</td><td>HU</td></tr>
<tr><td>폴리스틸렌</td><td>HU</td></tr>
<tr><td>폴리에틸렌</td><td>HU</td></tr>
<tr><td>폴리카보네이트</td><td>HU</td></tr>
<tr><td>Scout localization view의 정확성
(오차가 3 mm 이상이면 교정 필요)
(1년)</td><td></td><td colspan="2">mm</td><td></td><td>필름보관</td></tr>
<tr><td>영상에서의 측정치와 실측정치의 비교 평가
(14cm와 140도에 대한 오차를 기록) (1년)</td><td></td><td colspan="2">mm
도</td><td></td><td></td></tr>
<tr><td>판독대와 판독실 조도 측정
(조도를 직접측정기록)
(참고치: 판독대 7,000Lux 이상, 판독실 50Lux 이하) (1년)</td><td></td><td colspan="2">Lux</td><td></td><td></td></tr>
<tr><td>*환자피폭선량 피폭시험
(제조사 제품의 자가기준값 표시 기록) (1년)</td><td></td><td colspan="2">측정치 : Gy
자가기준치 : Gy</td><td></td><td>기준적합
판단항목</td></tr>
<tr><td colspan="6">※ 자체 측정의 경우 측정기구 모델명과 제조번호를 기록하고 외부기관 의뢰 시에는 그 기관에서 발행한 결과보고서 비치

점검자 성명 : (인)
관리자 성명 : (인)</td></tr>
</table>

표 7-12(a) 두부 임상영상평가표 (별지 제4호 CT(6) 서식)

임상영상평가표 (두부)					
환자번호	환자 이름	촬영일시	평가일시	평가자 이름	전문의번호
				(인)	
항목	평 가 내 용			기준점수	점수
일반정보항목					
검사표지	1. 환자의 이름 2. 성별 3. 나이 4. 환자번호 5. 촬영날짜 6. 촬영기관명			각1점	
일반정보	1. Scanogram이 있다. 2. 영상 순서가 확인된다. 3. Scaler가 표시되어 있다. 4. 좌우 방향표시가 있다.			각2점	
촬영조건의 적정성	1. 적정한 kVp를 적용하였다. 2. 적정한 mAs를 적용하였다.			각2점	
현상조건의 적정성	제출된 사진에 노화(황화)현상이 없다.			2점	
일반정보항목 점수				20점	
영상정보항목					
인공물	1. 환자의 움직임에 의한 인공물이 없다. 2. Beam-hardening artifact 가 없다. 3. Ring artifact 가 없다. 4. 그 외의 인공물이 없다.			각3점	
포함범위	1. 두정부에서 두개골 기저부까지 포함한다. 2. 두개골 전폭이 포함되었다. 3. Orbitomeatal line 에 맞추어 tilting 되었다. 4. 좌우가 대칭적으로 촬영되었다.			각4점	
해상도 및 대조도	1. 회백질과 백질의 구분이 가능하다. 2. 기저핵이 구분된다. 3. sylvian fissure 가 구별된다. 4. 뇌고랑이 식별된다. 5. 중대뇌동맥의 근위부가 식별된다. 6. 소뇌 충부(vermis) 가 식별된다. 7. Cerebellopontine cistern 이 식별된다. 8. 소뇌의 피질과 심부백질의 구분이 가능하다.			각5점	
영상창의 적정성	뇌설정과 골격설정이 별도로 인화되었다.			4점	
절편두께의 적정성	1. 절편두께가 천막상부에서 8mm 이하, 후두개와에서는 5mm 이하이다. 2.절편간격이 없어야 한다.			각4점	
영상정보항목 점수				80점	
총 점				100점	

표 7-12(b) 흉부 임상영상평가표 (별지 제4호 CT(7) 서

<table>
<tr><th colspan="6">임상영상평가표 (흉부)</th></tr>
<tr><td>환자번호</td><td>환자 이름</td><td>촬영일시</td><td>평가일시</td><td>평가자 이름</td><td>전문의번호</td></tr>
<tr><td></td><td></td><td></td><td></td><td>(인)</td><td></td></tr>
<tr><td>항목</td><td colspan="3">평 가 내 용</td><td>기준점수</td><td>점수</td></tr>
<tr><td colspan="6">일반정보항목</td></tr>
<tr><td>검사표지</td><td colspan="3">1. 환자의 이름
2. 성별
3. 나이
4. 환자번호
5. 촬영날짜
6. 촬영기관명</td><td>각1점</td><td></td></tr>
<tr><td>일반정보</td><td colspan="3">1. Scanogram이 있다.
2. 영상 순서가 확인된다.
3. Scaler가 표시되어 있다.
4. 좌우 방향표시가 있다.</td><td>각2점</td><td></td></tr>
<tr><td>촬영조건의 적정성</td><td colspan="3">1. 적정한 kVp를 적용하였다.
2. 적정한 mAs를 적용하였다.</td><td>각2점</td><td></td></tr>
<tr><td>현상조건의 적정성</td><td colspan="3">제출된 사진에 노화(황화)현상이 없다.</td><td>2점</td><td></td></tr>
<tr><td colspan="4">일반정보항목 점수</td><td>20점</td><td></td></tr>
<tr><td colspan="6">영상정보항목</td></tr>
<tr><td rowspan="7">인공물</td><td rowspan="3">1. Motion artifact가 없다.</td><td colspan="2">호흡에 의한 운동이 없다.</td><td>1점</td><td></td></tr>
<tr><td colspan="2">심장박동에 의해 상행대동맥과 폐동맥의 경계가 흐려지지 않는다.</td><td>1점</td><td></td></tr>
<tr><td colspan="2">심장박동에 의해 하행대동맥과 폐정맥의 경계가 흐려지지 않는다.</td><td>3점</td><td></td></tr>
<tr><td>2. 기기 자체에서 발생한 artifact가 없다.</td><td colspan="2">하등의 장비적 artifact가 없다.</td><td>2점</td><td></td></tr>
<tr><td rowspan="2">3. 검사조작상의 artifact가 없다.</td><td colspan="2">견관절부위를 제외한 부위에서 beam-hardening artifact가 없다.</td><td>2점</td><td></td></tr>
<tr><td colspan="2">전체 흉부 영역에서 beam-hardening artifact가 없다.</td><td>1점</td><td></td></tr>
<tr style="display:none"></tr>
<tr><td rowspan="6">포함범위</td><td rowspan="3">1. 폐첨부에서 횡격막늑골각까지 포함되었다.</td><td colspan="2">폐첨부보다 적어도 한장 이상이 더 촬영되었다.</td><td>2점</td><td></td></tr>
<tr><td colspan="2">횡격막늑골각 이하 폐가 보이지 않는 사진이 최소 1장 있다.</td><td>2점</td><td></td></tr>
<tr><td colspan="2">부신이 완전히 포함되었다.</td><td>1점</td><td></td></tr>
<tr><td rowspan="2">2. 흉벽전체가 포함되었다.</td><td colspan="2">횡격막 상단에서 흉벽측부가 피부까지 완전히 포함되었다.</td><td>3점</td><td></td></tr>
<tr><td colspan="2">양측 상완골두가 직경의 1/2 이상 포함되었다.</td><td>2점</td><td></td></tr>
<tr><td>3. 흉벽의 최대 좌우폭이 레이아웃의 80% 이상이다.</td><td colspan="2">횡격막 상단에서 몸통의 좌우 직경이 화면 직경의 80% 이상이다.</td><td>5점</td><td></td></tr>
<tr><td>해상도 및 대조도</td><td colspan="3">1. 원위부 1/3 이하의 폐혈관이 구분가능하다.
2. 분엽기관지 근위부까지 구분할 수 있다.
3. 흉선을 비롯한 전종격동 구조가 구분 가능하다.
4. 기관 주변 조직이 구분 가능하다.
5. 폐문부의 림프절과 폐혈관을 구분할 수 있다.</td><td>각5점</td><td></td></tr>
<tr><td>영상창의 적정성</td><td colspan="3">폐설정과 종격동 설정이 별도로 인화되었다.</td><td>5점</td><td></td></tr>
<tr><td>조영증강의 적정성</td><td colspan="3">1. 조영제 주입여부와 주입총량이 표시되어 있다.
2. 폐문부위 폐동맥이 주위 조직과 구분된다.
3. Internal mammary artery가 식별된다.
4. 촬영초기와 말기의 영상이 유사한 품질을 유지한다.</td><td>각4점</td><td></td></tr>
<tr><td>절편두께의 적정성</td><td colspan="3">1. 절편두께가 8mm 이하이다.
2. 절편간격이 없어야 한다.</td><td>각5점</td><td></td></tr>
<tr><td colspan="4">영상정보항목 점수</td><td>80점</td><td></td></tr>
<tr><td colspan="4">총 점</td><td>100점</td><td></td></tr>
</table>

표 7-12(c) 복부 임상영상평가표 (별지 제4호 CT(8) 서식)

임상영상평가표 (복부)					
환자번호	환자 이름	촬영일시	평가일시	평가자 이름	전문의번호
				(인)	
항목	평 가 내 용			기준점수	점수
일반정보항목					
검사표지	1. 환자의 이름 2. 성별 3. 나이 4. 환자번호 5. 촬영날짜 6. 촬영기관명			각1점	
일반정보	1. Scanogram이 있다. 2. 영상 순서가 확인된다. 3. Scaler가 표시되어 있다. 4. 좌우 방향표시가 있다.			각2점	
촬영조건의 적정성	1. 적정한 kVp를 적용하였다. 2. 적정한 mAs를 적용하였다.			각2점	
현상조건의 적정성	제출된 사진에 노화(황화)현상이 없다.			2점	
일반정보항목 점수				20점	
영상정보항목					
인공물	1. 환자의 움직임에 의한 인공물이 없다. 2. Beam-hardening artifact가 없다. 3. Ring artifact가 없다. 4. 그 외의 인공물이 없다.			각3점	
포함범위	1. 횡격막 첨부가 포함되었다. 2.장골능(iliac crest)까지 포함되었다. 3.탈장부를 포함한 복벽 전체가 포함되었으며 좌우폭이 레이아웃의 80% 이상이다.			3점 3점 1점	
해상도 및 대조도	1. 간문부에서 간동맥 및 문맥이 구분된다. 2. 췌장의 전장이 보이며 그 경계를 그릴 수 있다. 3. 양측 주 신장동맥 모두가 대동맥 기시부부터 신장문 (renal hilus) 까지 명확히 연결하여 보인다. 4. 장간막 말초혈관이 주위 장과 선명하게 구분된다.			각5점	
영상창의 적정성	1. 적절한 영상창 설정의 변화를 주었다. 2. 폐기저부의 폐설정이 있어야 한다.			4점	
조영증강의 적정성	1. 조영제 주입속도, 총량, 방법, 지연시간 등이 표시되어 있다. 2.간문맥이 주위 간과 선명하게 구분된다. 3.위의 점막이 다른 층과 구분되어 보인다. 4.경구조영제가 75% 이상 소장을 채워야 한다. (50% 이상 3점) 5.촬영초기와 말기의 영상이 유사한 품질을 유지한다.			1점 5점 5점 5점 5점	
절편두께의 적정성	1. 절편두께가 일반 CT에서 8mm 이하이다. 2. 절편간격이 없어야 한다.			각4점	
영상정보항목 점수				80점	
총점				100점	

표 7-12(d) 요추 임상영상평가표 (별지 제4호 CT(9) 서식)

임상영상평가표 (요추)					
환자번호	환자 이름	촬영일시	평가일시	평가자 이름	전문의번호
				(인)	
항목	평 가 내 용			기준점수	점수
일반정보항목					
검사표지	1. 환자의 이름 2. 성별 3. 나이 4. 환자번호 5. 촬영날짜 6. 촬영기관명			각1점	
일반정보	1. Scanogram이 있다. 2. 영상 순서가 확인된다. 3. Scaler가 표시되어 있다. 4. 좌우 방향표시가 있다.			각2점	
촬영조건의 적정성	1. 적정한 kVp를 적용하였다. 2. 적정한 mAs를 적용하였다.			각2점	
현상조건의 적정성	제출된 사진에 노화(황화)현상이 없다.			2점	
일반정보항목 점수				20점	
영상정보항목					
인공물	1. 환자의 움직임에 의한 인공물이 없다. 2. Ring artifact가 없다. 3. 그 외의 인공물이 없다			각3점	
포함범위	1. 5개 이상의 추간판이 포함되었다. 2. 각각의 추간판에 평행한 방향으로 영상을 얻었다. 3. 각각의 추간판 후면윤곽이 충분히 포함되었다. 4. 3개 이상의 추간판에 대하여 위아래의 종판이 충분히 포함되었다. 5. 각각의 횡단면 영상이 요추 어느 부위인지 알 수 있다.			각6점	
해상도 및 대조도	1. 추간판의 바깥쪽을 따라 윤곽을 그릴 수 있다. 2. 추간판과 경막강의 구분이 가능하다. 3. 요추 4-5번에서 황색인대의 두께를 측정할 수 있다. 4. 양측 돌기관절공간이 보인다.			각8점	
영상창의 적정성	연부조직 setting과 뼈 setting의 변화를 주었다.			5점	
절편두께의 적정성	1. 절편 두께가 3mm 이하이다. 2. 추간판 부위에서 절편간격은 0 이다.			각2점	
영상정보항목 점수				80점	
총점				100점	

참고문헌

보건복지부령 제186호(2001년 1월 13일 개정). 진단용방사선발생장치의 안전관리에 관한 규칙.

안상경, 경광현, 김혁주 등. 전산화단층촬영장치의 품질관리에 관한 연구. 국립보건원보 제26권. 1989; 591-645.

이경수, 김문찬, 김은아 등. 화질관리 숙제보고 연구과제. CT부문. 대한방사선의학회 숙제보고. 2000.

이경수, 장원석, 김문찬 등. 전산화단층X-선촬영장치의 성능평가. 식품의약품안전청. 2001.

한국의료영상품질관리원. CT 임상영상; 두부 및 흉복부. 2006 및 2007. 관리자교육자료.

AAPM. AAPM report No.1. Phantoms for performance evaluation and quality assurance of CT scanners.

AAPM. AAPM report No.39. Specification and acceptance testing of computed tomography scanners. May 1993.

Cacak RK, Hendee WR. CT quality assurance. The selection and performance of radiographic equipments. Williams & Wilkins. 1985; 195-197.

Cacak RK, Hendee WR. Performance evaluation of fourth generation computed tomography scanner. Photo-Optical Instrum Eng. vol.173. 1979; 194-207.

Cynthia H McCollough, Frank E Zink. Performance evaluation of a multi-slice CT system. Med Phys. vol.26 No.11. 1999; 2223-2230.

Francis R Verdun, Alban Denys, Jean-Francois Valley et al. Detection of low-contrast objects: Experimental comparison of single- and multi-detector row CT with a phantom. Radiology. vol.223, 2002; 426-431.

General Electric Medical Systems. Quality assurance. CT-HiSpeed advantage technical reference. A training in partnership program. Milwaukee GE. vol.3, 1994; 45-78.

Heuscher DJ, Mattson PA. Volume scanning of a three-dimensional resolution phantom. Radiology vol.177, 1990; 307-311.

J Anthony Seibert, Gray T Barnes, Robert G Gould. Specification, acceptance testing and quality control of diagnostic X-ray imaging equipment: CT accepting test. Medical physics monograph. No.20; 863-936.

K Cederlund, Maintained image quality and dose reduction with spiral CT of the thorax and upper abdomen. Advance in CT III. Springer-Verlag. 1994; 108-112.

Kalender WA, Polacin A. Physical performance characteristics of spiral CT scanning. Med Phys. 1991; 18: 910-915.

Kriz RJ. Acceptance testing of radiological imaging equipment. AAPM. 1982; 290-301.

Nuclear Associate. Manual of computerized tomography performance phantom. Victoreen Inc. 1980; 1-13.

8

CT검사의 선량

8 CT검사의 선량

1. 방사선량과 단위

방사선 측정을 위한 방사선량에는 조사선량, 흡수선량, 등가선량, 유효선량이 있으며 그 외에도 방사선으로부터 인체를 보호하기 위한 방호량으로써 예탁선량(committed dose), 집단선량(collective dose) 등이 있다.

1) 조사선량

(1) 정의

X-선량은 air-kerma(Kinetic energy release in material; mGy로 측정됨)나 조사선량(exposure dose)으로 평가된다.

조사선량이란 공기를 이온화시키는 X-선의 능력으로, 사람이 피폭된 선량을 의미하는 것이 아니라 단순히 공간상의 어떤 위치에서 방사선 강도의 세기를 나타내는 양이다.

즉, 조사선량은 X-선 또는 r-선 광자의 조사에 의하여 공기 1kg 중에서 발생한 2차전자에 의하여 만들어진 이온(ionization)이 갖는 전기량이다. 그러므로 조사선량은 공기의 체적요소 중에서, 흡수된 에너지양을 표시하는 것이 아니라, 얼마나 많은 이온이 존재하고 있는 가를 나타내 것으로 전형적으로 ion chamber와 electrometer로 측정된다.

조사선량 $X = dQ/dm$으로 표시된다.

dQ는 dm의 질량을 가진 공기의 체적요소 중에서 광자에 의하여 생긴 전체 전자가 공중에서 완전히 정지하기까지 이온이 갖는 전체 전기량의 절대치이다.

(2) 단위

SI 단위로는 C/kg, 특수단위로는 뢴트겐(R)이 사용된다. 1R의 조사선량은 표준 온도와 기압(STP)의 공기 1kg에서 수집된 2.58×10^{-4}C의 전하량에 해당된다.

2) 흡수선량

(1) 정의

영상은 X-선과 물질과의 상호작용에 의해 만들어지며, 상호작용이 일어나는 동안 물질에서는 X-선에 의해 방출된 약간의 에너지를 흡수한다. 이때 흡수된 양을 나타내는 간단한 방법은 물질의 단위 질량당 흡수된 방사선 에너지량인데 이를 흡수선량(조직 흡수선량, absorbed dose)이라 한다.

즉, 흡수선량이란 조사된 X-선빔이 조직이나 물질의 어떤 지점에서 단위 질량당 흡수된 평균에너지(J/kg)의 양이다. 이는 CT 등에서 조직/장기의 방사선 위험을 평가하는 기본 양으로 사용되지만, 선량이 흡수된 부위나 조사된 조직에의 상대적인 방사선감수성(방사선예민도, specific radio-sensitivity)이나 리스크를 반영하는지는 않는다.

흡수선량 D = dE/dm로 표시되며, dE는 dm의 질량을 가진 물질이 방사선에 의해 흡수된 에너지이다.

1Gy는 1J/Kg이며 114R에 해당된다(1R=0.00876Gy).

(2) 단위

선량측정에 사용되는 SI 단위로는 gray(Gy), 특수단위로는 rad가 사용된다.

1Gy는 1J/kg이며, 1rad = 100erg/g = 0.01J/kg이므로 1Gy는 100rad, 1cGy는 1rad에 해당된다. 참고로 rad는 radiation absorbed dose의 약자이다.

3) Organ dose

(1) 정의

검사로 인해 인체조직이나 기관에서 흡수된 평균 에너지이다.

(2) 단위

흡수선량과 동일한 mGy가 사용된다.

4) 등가선량(equivalent dose) 또는 선량당량(dose equivalent)

(1) 정의

방사선은 종류가 다양하고 같은 종류라도 그 에너지가 다양하므로 물질 내에서 에너지를 전달하는 방식이 다르다. 따라서 같은 크기의 흡수선량을 인체가 피폭하더라도 인체에서 나타나는 생물학적 영향은 달라진다. 즉, 같은 1Gy의 흡수선량이라도 X-선에 의한 것과 중성자에 의한 것은 그 효과면에서 큰 차이가 있다. 그러므로 방사선의 질에 따른 방사선피폭의 생물학적 영향을 고려하여 흡수선량에 방사선의 질에 따른 상대적 효과를 보정한 양을 등가선량으로 정의한다.

1997년에 발표된 ICRP 26에 의하면, 등가선량이란 방사선 생물학적인 단위로 H=DQN으로 표시된다. 여기서 D는 흡수선량, Q는 선질계수인데 방사선의 종류와 에너지에 따라 변화되며 LET(linear energy transfer)와 상관관계가 있다. LET란 광자가 조직을 투과할 때 전달되는 에너지의 양을 의미하며 X, β, r-선, 전자선의 LET는 1이며, 중성자 및 양성자선은 5, α-선은 20이다. LET가 클수록 선질계수가 커진다. 그리고 N은 기타의 수정계수이며 체외 피폭의 경우 N은 1이다.

하지만 1990년에 발표된 ICRP 60에서는 기존의 선질계수를 대신해 방사선하중계수(W_R)를 도입하여 인체의 조직 또는 장기에 평균적으로 흡수되는 방사선의 선질에 의하여 하중되는 흡수선량(D_{TR})을 고려하여 등가선량을 나타낸다. 방사선하중계수(방사선가중치) 역시 방사선의 종류에 따라 다르게 주어지는데, 선질계수와 거의 동일하게 광자(X, β, r-선)나 전자선의 경우 1이며, 중성자는 에너지에 따라 5~20 범위에 속한다. 그리고 α-선은 20이다.

(2) 단위

SI 단위로는 Sv(sievert), 특수단위로는 rem이 사용된다. 1Sv는 100rem에 해당된다. 참고로 rem은 Roentgen equivalent in man의 약자이다.

5) 방사능

(1) 정의

방사능이란 방사성 물질의 붕괴수이다. 이는 CT검사와는 거리가 먼 선량이다.

(2) 단위

SI 단위로는 Bq(becquerel), 특수 단위로는 Ci(curie)이다.
1Bq은 1/sec이며 1Ci는 1초 동안에 방사성 물질의 붕괴수이며 3.7×10^{10} Bq에 해당된다.

6) 유효선량(effective dose)

(1) 정의

앞에서 설명한 등가선량은 원칙적으로 방사선에 피폭되었을 때 인체 조직 및 장기에 흡수된 방사선 에너지를 물리적 차원의 선질에 대해서만 고려된 선량이다.

하지만 유효선량(예전에는 effective dose equivalent 라고도 명명되었음)은 방사선이 흡수된 부위를 고려하고, CT와 같이 부분적이며 비균일적인 조사에 의해 조직에 실질적으로 흡수된 흡수선량으로부터의 확률적인 리스크를 반영하는 equivalent whole-body dose이다. 즉, 생물학적 차원의 확률적 영향을 고려하여 조직 및 장기에 가중치를 주는 선량이다.

유효선량은 다음과 같이 표시된다.

$$E = \Sigma_T (W_T \cdot W_R \cdot D_{T,R})$$

여기서 E는 유효선량이며, W_T는 조직의 가중치(tissue weighting factor 또는 organ weighting factor)이며, 방사선가중계수(radiation weighting coefficient)이다. X-선의 경우 방사선가중계수는 1이다. 그리고 $D_{T,R}$은 조직에 대한 평균흡수선량이며, 아래첨자로 표시된 T는 각 방사선 예민조직을, 아래첨자 R은 방사선의 종류(여기서는 단지 X-선이다)를 나타낸다.

가 조직의 방사선가중계수는 국제방사선방호위원회(International Commission on Radiological Protection; ICRP)의 간행물 60(ICRP Report No. 60)에 나타나 있으며, 표 8-2에 기록하였다.

다시 말하면, 유효선량은 방사선에 노출된 특정 조직의 방사선 예민도를 표현하는 가중치를 감안하여 확률적 위험의 관점을 포함한 조직이나 기관의 선량이다. 그러므로 방사선 노출에 따른 위험정도를 하나의 양으로 나타내기 위하여 피폭된 모든 조직에 대하여 각 조직의 등가선량에 해당 조직의 가중치를 곱하여 합산한 양으로 나타낸다. 이 경우 전신피폭된 조직 가중치의 합은 1로 한다.

또한, 특정 조직내 흡수선량, 노출된 방사선 에너지 유형과 에너지에 대한 상관효과 그리고 특정조직과 연관된 확률적 유해성을 통합하여 나타내므로 방사선에 노출된 사람들의 향후 생활에 영향을 끼칠 수 있는 확률적 결과의 가능성이 증가하는 것을 알려주는 척도로 이용된다.

1991년 국제방사선방호위원회는 장기선량의 가중된 합으로 산출되는 유효선량은 여러 CT기술이나 다른 형태의 방사선학적 검사와 폭 넓은 비교에 유용한 총체적 피폭의 편리한 지표를 제공한다고

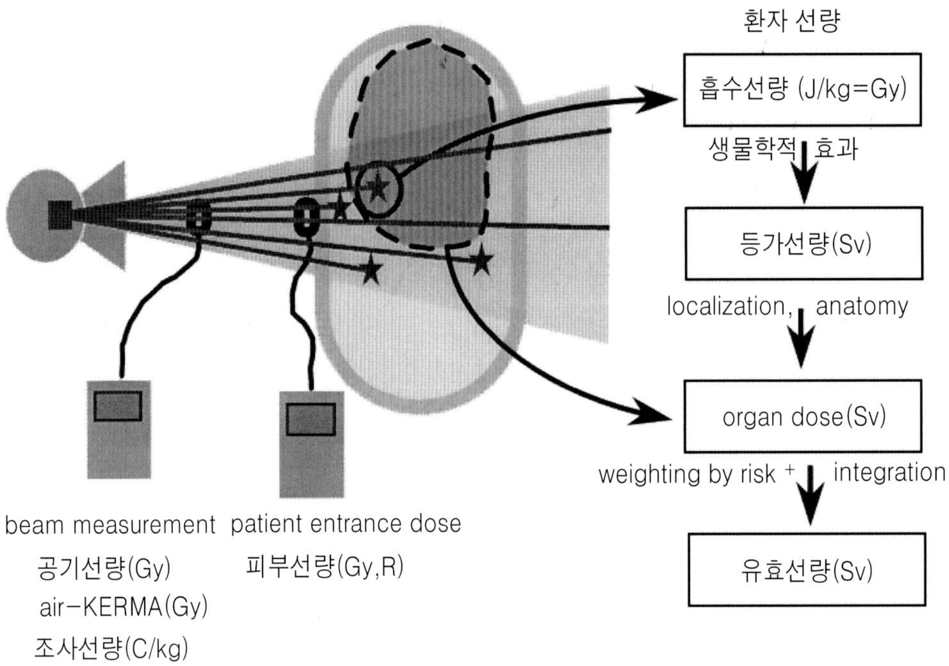

그림 8-1 CT에서 사용되는 각종 선량의 개념도와 단위

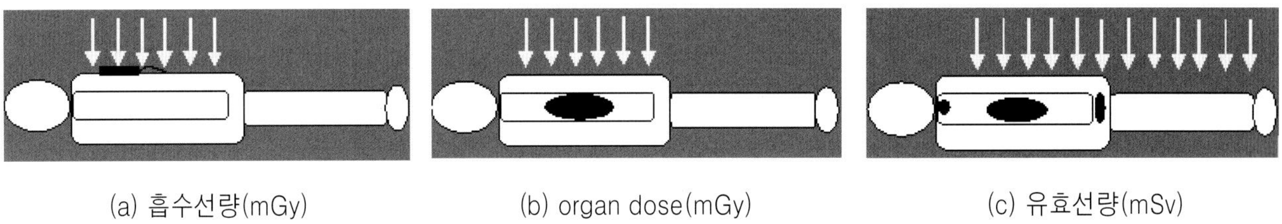

그림 8-2 흡수선량, organ dose, 유효선량의 개념 비교

했으며, 또한 국제방사선방호위원회 간행물 90(ICRP Report No. 90)에서는 유효선량을 방사선 위험을 반영하는 지표라고 정의하고 있다.

그림 8-1과 그림 8-2는 유효선량을 비롯한 환자선량의 개념을 모식화한 것이다. 각 진단검사에서의 유효선량값과 유효선량의 계산법에 대해서는 다음 절(5 유효선량)에서 자세히 다루기로 한다.

(2) 단위

선량당량과 동일하게 SI 단위로는 Sv 또는 mSv가 사용된다. 그리고 특수 단위로는 rem이 사용된다. 1sv는 100rem이다.

7) 집단선량과 예탁선량

집단선량(collective dose)은 환자 집단의 유효선량의 합으로 man-Sv 또는 person-Sv로 나타낸다. 그리고 예탁선량(commited dose)이란 방사성 물질의 섭취로 인한 내부피폭을 평가하는데 사용되는 선량이다.

이를 합하여 2man-Sv/yr와 같이 연간 집단예탁선량이란 용어도 사용된다.

2. 방사선의 생물학적 영향

방사선의 생물학적 영향(biological effects)은 전리작용을 통해 세포핵에서 DNA 체인을 파괴시켜 세포를 죽이거나 기능이상(malfunction)을 일으킨다. 이러한 영향은 축적성을 가지며, 노출된 방사선의 수준에 의해 좌우되는데 적은 선량에 의한 확률적 영향(stochastic effects)과 상대적으로 고선량에 의한 비확률적 영향(non-stochastic effects)으로 구분된다.

1) 확률적 영향

우리가 취급하는 일반 X-선촬영이나 CT검사로 인해 환자가 받는 저선량 수준의 방사선에 의한 영향은 확률적인 영향의 범주에 속한다.

1~2Gy 이하의 선량에 의해 일어나는 확률적인 영향이란 암과 같은 어떤 병리적인 변화의 돌발적인 발생이 증가되는 위험으로 정의되며, 방사선 노출과 이로 인한 병리학적 변화의 발생이 비례하는 직선성을 가지며, 영향의 발생 유무를 결정하는 문턱값이 없는 것이 특징이다.

확률적인 위험은 인구집단의 총선량에 의해 좌우되며 확정적인 문턱값 이하에서는 피폭에 관계된 개인적인 위험을 규명하기는 불가능하다.

저선량에 의한 확률적인 영향은 유전자변이(10만 이상의 유전자에서 1 유전자 정도만 영향을 받음), 비정상 염색체(chromosome aberration, 1Sv당 0.1개의 염색체에 이상이 발생됨), 세포독소, 태아의 분화 및 성장에 영향을 미칠 수 있으며 발암의 위험(risk)을 증가시킨다.

확률적 영향에 해당되는 방사선의 방어를 위한 개념으로는 피폭자수와 질병발생이 비례의 관계를 갖는 선형가설(linear hypothesis)이 적용된다. 이는 1,000명의 100mSv에 노출은 10,000명이 10mSv에 노출됨과 동일하게 간주된다.

마치 병리적 질병이 발생할 확률이 있는 경우의 예방처럼 방사선 방어에도 이에 대한 예방이 필요하다. 선량관리는 인구집단 수준에서 총체적으로 행해져야 하며, 인구집단의 총선량은 인구집단내의 모든 개인이 받은 선량의 합에 비례하며 인구수와 sievert를 곱하여 계산된다.

노출시의 즉각적인 위험은 노출된 선량에 비례하여 발생되며, 방사선 노출에 의한 병리적인 현상의 발생 위험은 생존기간이 길수록 증가된다. 즉, 노인에서는 위험이 적어지고 젊은이에게서는 상대적으로 많아진다.

2) 비확률적 영향

비확률적 영향은 deterministic effect 라고 하며, 한 부위에서의 선량이 노출된 조직의 문턱값을 초과할 때 방사선으로 인해 급성 병리적인 변화가 발생되는 효과로 정의된다. 이러한 비확률적 영향은 직업성 폭로와 방사성 사고에 의한 전신폭로에 의해 발생되며 방사선 검사에 의한 노출과는 다른 상황이며, 피폭량의 평가는 각 부위별로 흡수선량을 사용하여 행한다.

주된 영향으로는 조혈세포, 눈, 소화기계, 생식기계 장애를 초래하며 선량관리는 개인적이고 지역적으로 행해진다.

보통 1~2Gy 정도인 확정적인 문턱값(deterministic threshold) 보다 높은 흡수선량은 급성의 조직손상(damage)을 초래하며, 3~5Gy 이상의 선량에서는 탈모, 홍반, 화상, 조직의 괴사가 일어난다.

3) 급성 및 만성 영향

급성영향은 1~50Sv 이상에서 발생하며, 만성영향으로는 피부질환, 백내장, 유전적 위험, 재생불량성 빈혈 및 백혈병, 발암 등이 해당된다.

4) CT검사의 방사선 리스크

고선량의 X-선 피폭은 피부홍반, 피부 injury, 유전적 효과(genetic effects), birth defects 등의 건강상 부작용을 야기시킬 수 있지만 CT를 비롯한 대부분의 의료영상검사에서 발생되는 정도의 노출수준에서는 부작용을 발생시키지 않는다. X-선 노출로 인한 cancer risk의 평가는 통계적으로 매우 광범위하여 불확실성을 내포하고 있으며 특히, 저선량 방사선의 영향에 관해서는 많은 과학적인 논쟁이 있어 왔다.

하지만 pediatric CT건수의 급속한 증가와 프로토콜의 전문화로 인한 선량증가는 pediatric CT의 시행시 각별한 고려를 요구하고 있다. 일반적인 pediatric CT로 인한 유효선량은 5~60mSv의 범위에 속한다. 그리고 CT검사를 받은 소아들 가운데 약 1/3은 적어도 3회의 반복 CT검사를 받는다.

이런 이유에서 The National Cancer Institute and The Society for Pediatric Radiology에서는 “Radiation risks and pediatric computed tomography: A guide for health care provider”를 제정했으며, 미국 식품의약안전청은 “Reducing radiation risk from computed tomography for pediatric and small adult patients”를 통해 소아의 방사선 리스크를 이슈화하고 있다.

또한 ICRP 60에서는 치사암에 대하여 일반인은 Sv당 5%, 방사선 작업자는 Sv당 4%의 리스크를 부여하고 있다. 그리고 치사암과 함께 비치사암, 심각한 유전적 장해, 수명단축을 포함했을 경우 일반인과 방사선 종사자에게 각각 Sv당 7.3%와 5.6%의 리스크를 부여하고 있다. 이는 일반인이 매년 10mSv의 유효선량을 받을 경우 방사선에 의해 암이 발생될 리스크는 0.05%(1%는 100명 중 1명이므로 0.05%는 10,000명 중 5명)가 된다는 것을 의미한다.

미국의 경우 자연적인 치사암 발생건수는 20%이며, 통계청의 사망원인 통계에 의하면 우리 국민의 암사망율이 17%로 되어있다. 이는 우리 국민 10,000명 중 1,700명이 암으로 사망한다는 것이다. 반면에 10,000명이 매년 지속적으로 10mSv의 유효선량을 받을 경우 추가발암으로 인한 사망자는 5명(5% 10,000명 0.01Sv)이라는 것이다(표 8-1 참조).

표 8-1 연령별 방사선 피폭에 의한 치사암 발생 리스크(ICRP 60)

연령 구분	리스크(death per mSv)
소아(0-10세)	14/100,000
청년(10-20세)	18/100,000
성인(20-30세)	7.5/100,000
성인(30-40세)	3.5/100,000
성인(60세)	2.0/100,000
성인(80세)	1.0/100,000
평균	5.0/100,000

다시 말하면, 10mSv의 유효선량을 부여하는 CT검사를 매년 1회씩 지속적으로 받는다면 약 2,000분의 1(이는 0.05%에 해당 됨)의 치사암(fatal cancer) 발생 가능성을 갖는다. 즉, 어떠한 사람에게 암을 발생시키는 방사선 리스크는 자연적인 암발생 리스크에 비해 매우 적으며, 일회 시행으로 2~10mSv의 유효선량을 발생시키는 단발적인 CT검사로 인해 암이 유발되는 확률도 매우 작다. 그럼에도 불구하고 개인에 있어서 방사선에 의한 암발생 리스크의 작은 증가는 많은 수의 인구집단에서는 공중보건의 측면에서 큰 관심사가 되기 때문에 CT검사로 인해 발생되는 저선량 방사선에 의한 리스크의 평가는 많이 알려져야 할 필요성을 갖는다. 특히 방사선 리스크는 연령 의존성이 높기 때문에 임신한 여성의 피폭에 연관되는 in-utero 리스크는 더욱 제한되어야 한다.

5) CT검사로 인한 임부 및 태아의 방사선 리스크(CT in pregnancy)

임부의 자궁에 주선속이 조사되는 CT검사(주로 abdomen+pelvis CT, female pelvis CT, bladder CT 등)에서는 태아가 받게 되는 선량의 평가가 필요하다. 이를 위한 대략적인 선량평가 방법으로는 최근 CT장치의 콘솔에 표시되는 $CTDI_{VOL}$값이 쉽게 이용될 수 있다.

임신한 여성의 자궁에 조사되는 방사선은 비정상 태아출산(fetal abnormalities), 지능저하(mental retardation), 그리고 소아기의 발암 가능성을 증가시킨다. 하지만 natural risk에 비교해 볼 때 200mSv 이하의 organ dose에서는 비정상 태아출산의 리스크는 실질적으로 증가하지 않는다. 임신 8~15주 외의 기간에 받는 1Sv 이하의 organ dose에서는 지능저하가 발생될 리스크 역시 실질적으로 증가하지 않는다. 하지만 뇌가 성장되는 중요한 시기에 500mSv를 초과하는 선량은 소아기에서 지능저하를 일으킨다. 그리고 소아기에 암을 유발시킬 리스크는 10mSv의 선량부터 natural risk를 초과하기 시작한다. 그러나 최대 50mSv의 선량까지는 소아기 발암의 리스크는 0.7% 이하이다.

진단목적의 CT시 스캔 파라메터의 적절한 사용은 자궁에 조사되는 선량을 20mSv($CTDI_{VOL}$ = 20mGy) 이하로 감소시킬 수 있다. 심지어 다중시기 스캔에서도 organ dose는 100mSv를 초과해서는 안된다. 그럼에도 불구하고 임신한 여성의 자궁이 포함되는 3중시기 pelvis CT가 임상적으로 해야 될 필요성이 있는데 이 경우 평가되는 선량이 100mSv 이하이면 이로 인해 비정상 태아의 출산이나 지능저하가 natural risk를 초과하여 발생될 리스크는 없다고 추정된다. 만일 예상 평가선량($CTDI_{VOL}$값)이 100mSv를 초과된다면 사용장치와 환자에 관련된 특정 데이터를 이용하여 얻어진 표준값에 기초하여 정밀한 선량계산이 필요하다. 더 나아가 태아가 받는 선량이 200msv를 초과된다면 사용장치와 환자에 기초한 정밀측정을 통한 선량계산이 이루어져야 한다. 이러한 평가를 통한 결과선량들은 태아에 대한 개별적인 리스크를 제시하는 것이며, 고선량을 받게되는 환자의 경우에는 출신 후 검사시행을 논의할 수 있을 것이다.

3. CT의 선량분포 특성

1) Projection radiography와 비교한 CT의 선량분포

그림 8-3은 여러 스캔축 방향에서 projection radiography와 CT의 선량분포(dose distribution)를 비교한 것이다. Projection radiography에서는 입사부에서 출사부 방향으로 연속적으로 선량이 현저하게 감소되는 분포를 보이지만(출사부는 입사부에 비해 100 : 1에서 1,000 : 1의 범위에서 감소를 보임), rotational geometry를 갖는 CT의 특성으로 인해 동일 scanning plane에서의 주변부 선량은 큰 차이없이 비슷하게 분포되며 중앙부의 선량은 주변부에 비해 어느 정도 감소되고 있다. 또

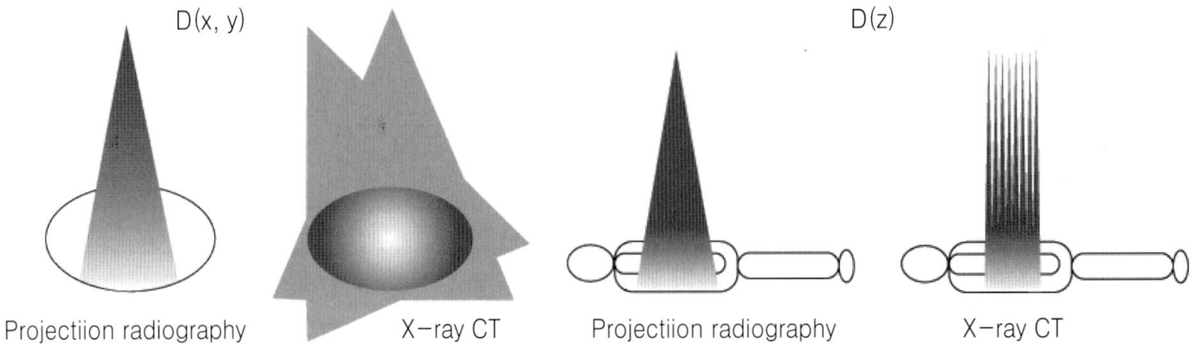

그림 8-3 Projection radiography와 비교한 CT의 X,Y-축과 Z-축 방향의 선량분포

한 출사부 쪽으로 갈수록 심한 선속의 확산이 일어나는 projection radiography와는 달리 CT에서는 beam shaping과 collimation의 영향으로 선속의 확산이 상대적으로 적게 일어난다. 그러므로 피부 선량 관점에서의 CT와 projection radiography의 선량비교는 의미가 없다.

CT에서의 선량분포는 초점의 크기, beam shaper, 필터, primary collimation, 장치의 scan geometry, 그리고 환자의 크기에 따라 많은 차이를 나타낸다. 균일한 선량분포를 얻기 위해서는 적절한 필터링과 beam shaping이 필요하다.

2) 동일 단면내 부위별 선량분포(variation within scan plane)

CT검사에 있어 피폭선량이란 검사시 X-선이 조사된 인체조직의 국소영역 내 아주 작은 용적에서 단위질량 당 흡수된 에너지를 말한다. 이 선량은 주선속 뿐만 아니라 인체구조의 투과시 발생되는 산란선, X-선관 용기로부터 누설되는 2차 방사선에 의해 조직 내 단층촬영되는 단면과 직각방향 뿐만 아니라 동일 단면 내의 위치에 따라 차이가 생긴다.

그림 8-4의 (a)는 피사체의 중앙부와 주변부의 선량분포를 개념적으로 나타낸 것이며, (b)와 (c)는 실제 인체등가물질을 갖는 Rando 팬텀에서 TLD를 사용하여 두부 및 복부 CT검사시 동일 단면 내의 각 부위별로 실측된 피폭선량의 분포를 나타낸다. (b)의 두부 스캔에서는 중앙부의 선량이 주변부와 많은 차이를 보이지 않으나, (c)의 복부와 같이 scan FOV나 환자의 두께가 증가하면 중앙부의 선량은 주변부에 비해 30% 이상 감소됨을 알 수 있다. 일반적으로 경선(hard beam) 보다는 연선(soft beam)을 사용할 경우, shaping filter보다는 flat filter를 채택한 경우 body phantom(큰 SFOV)이 head phantom(작은 SFOV)에 비해 중앙부와 주변부 사이의 선량 차이가 많이 난다.

3) Z-축 방향의 선량분포(Z-axis variations)

그림 8-5는 Z-축 방향의 선량분포를 나타낸 것이다. (a)는 산란선이 없는 상태에서 공칭 슬라이스 두께가 10mm인 이상적인 슬라이스 프로필(또는 이상적인 선량 프로필)이다. 그러나 실제로 얻어지는 프로필은 (b)와 같이 종모양의 선량분포를 나타내며, section collimation(또는 슬라이스 프로필)에 비해 선량프로필(dose profile)이 현저히 넓어지는 것을 알 수 있다. 이는 선속의 확산과 산란에 의해 기인된다. 그리고 음영으로 표시된 부분은 영상화되는 단면 밖의 조직이 받는 선량을 나타낸다.

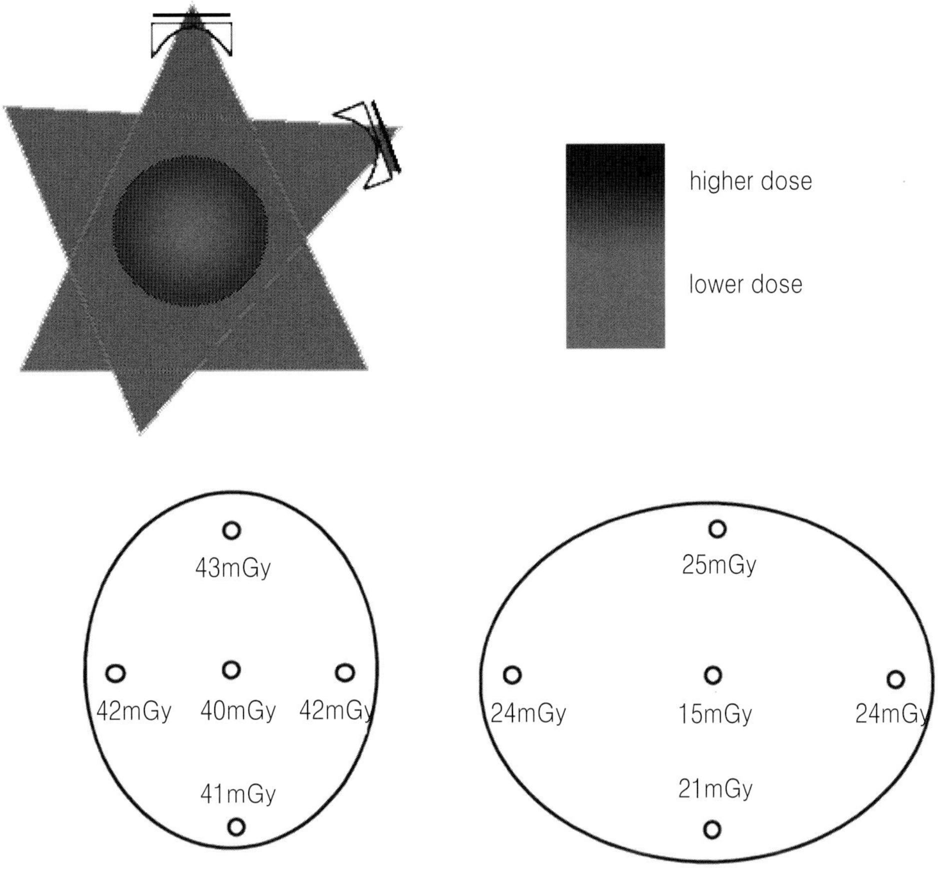

그림 8-4 CT검사시 동일 단면내의 각 부위별 선량차이

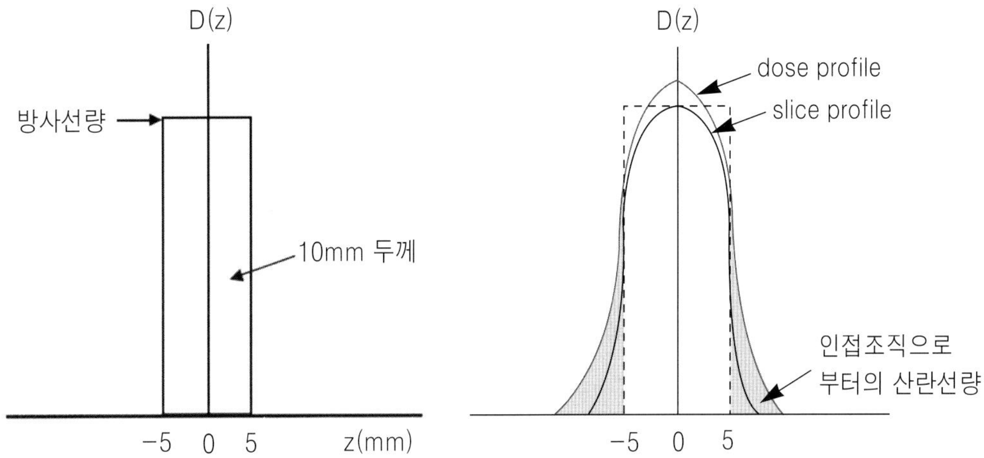

(a) 이상적 선량분포(ideal dose profile) (b) 산란선이 포함된 실제의 선량분포

그림 8-5 CT의 Z-축 선량분포

나선형 스캔의 경우 Z-축 방향의 선량분포는 앞에서 설명한 바와 같이 section sensitivity profile과 같이 pitch factor에 의해 많은 영향을 받는다.

그림 8-6은 공기, 팬텀의 표면부와 중앙부에서의 Z-축 선량 프로필을 비교한 것이다.

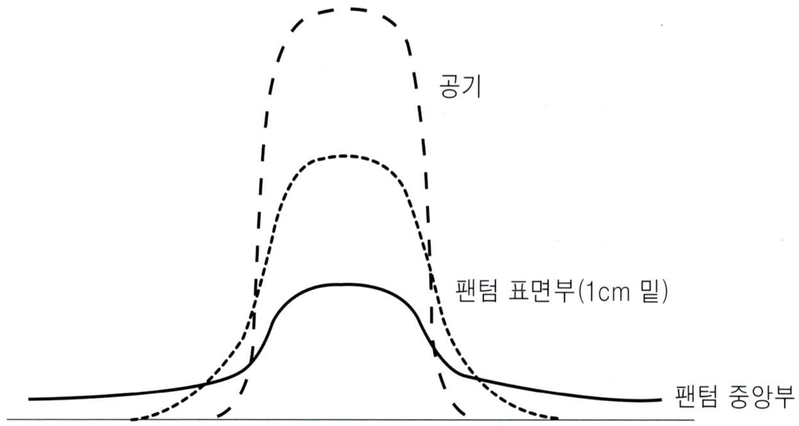

그림 8-6 공기와 팬텀에서의 Z-축 선량 프로필 비교

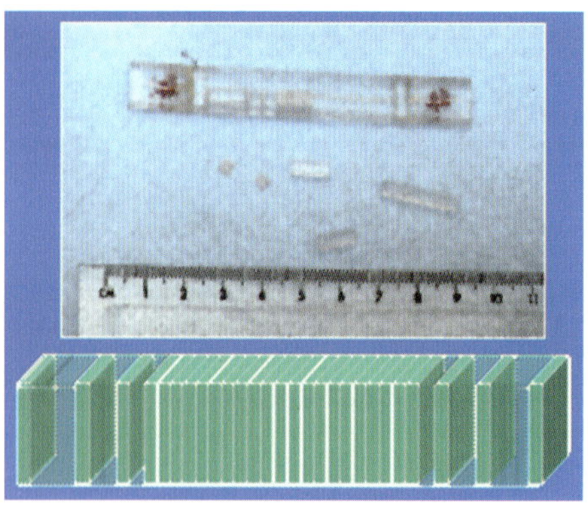

(a)

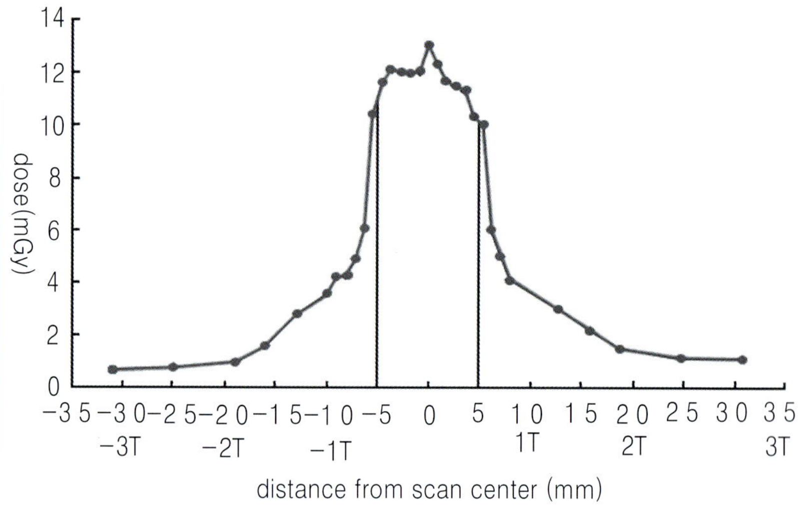

(b)

그림 8-7 TLD chip tray와 10mm 슬라이스 두께에서 single slice scan한 dose profile의 예(31개의 LiF 재질의 TLD를 사용)

4) 선량 프로필의 측정

Single slice의 선량 프로필은 그림 8-7의 (b)에 나타낸 바와 같이 종모양으로 나타난다. 이러한 선량 프로필의 측정을 위해 예전에는 film dosimetry가 사용되기도 하였으나 현재는 열형광소자를 사용하는 방법이 주로 사용된다.

이는 선속 폭의 한쪽 끝에서 다른 쪽 끝까지 열형광소자를 밀착시켜 배치한 후 single slice 스캔하여 각 소자에 흡수된 선량을 측정한 후위치에 따른 곡선의 모양을 그린다. 그 외 선량 프로필을 측정하는 다른 방법으로는 특별히 제조된 ionization chamber tray(그림 8-7의 (a) 참조)를 사용하여 선속 폭 내의 여러 부위에 chamber를 배치시켜 측정하기도 한다.

이러한 dose profile의 측정은 많은 시간이 소요되고 특별한 장비가 필요하다. 비록 profile 데이터는 선량곡선의 형태에 관한 정보는 제공되지만 CT스캔에 의한 실질적인 선량측정에는 크게 도움이 되지 못한다.

4. CT의 선량표시(dose descriptors)

CT에서 특별한 dose descriptors가 필요한 이유는 하나의 CT검사가 좁은 X-선속이 시리즈로 조사되어 이루어지며, 피크선량과 선량 프로필의 모양에 의해 CT장치의 선량특성이 정해지기 때문이다. 이러한 이유에서 CT검사로 인한 선량은 다른 X-선 영상장치에서의 선량과는 달리 매우 지역적이며 다양한 분포특성을 갖는다.

CT의 선량표시는 크게 CTDI, MSAD, DLP, 유효선량으로 구분된다. 하지만 임상에서 중요시되는 선량표시 파라메터는 local dose를 나타내는 $CTDI_{vol}$과 total scan dose를 나타내는 DLP, 그리고 radiation risk를 나타내는 유효선량이라고 할 수 있다.

1) CTDI

CTDI(CT dose index)란 공칭 슬라이스 두께 T로 분리된 single slice scan에서 dose profile의 Z-축 방향의 적분값이며, 연필형 ion chamber를 사용하여 측정된 선량이다.

1981년 BRH(Bureau of radiological health, 현재는 Center for Devices and Radiological Health로 변경되었음)에서 최초로 CTDI와 multiple scan average dose(MSAD)의 개념을 제안한 이후, CTDI는 장치 제조회사가 1984년 이후로 미국의 식품의약청(FDA)과 장치구매자에게 사용된 관전압 및 mAs와 함께 제공되도록 제도화되어 있으며, 두부와 전신용 아크릴(lucite) 팬텀과 ion chamber 시스템을 사용하고 일정한 검사조건 하에서 팬텀의 중앙부와 몇 개의 주변부에서 측정된 일반적인 선량지표이다.

CTDI는 동일한 운영상황에서 환자가 받는 선량정보를 조작자에게 제공하며 장비의 성능을 관리하는 기준선량의 역할을 하므로 장비의 사전검사 및 사후검사나 자체적인 QA 측정에서 주로 사용된다. 우리나라에서도 생산성기술원이나 식품의약청 승인 하의 측정기관에서 시행하는 CT장치의 성능검사시 CTDI 값을 이용하여 판정하고 있다.

그림 8-8의 (a)는 CTDI의 개념과 선량 프로필의 넓고 좁음에 따른 CTDI의 차이를 나타낸 것으로, 사각형의 면적은 슬라이스 두께 T(mm)에 CTDI(mGy)를 곱하여 구해진다.

$$\text{그러므로 CTDI} = \frac{\text{면적}}{\text{슬라이스 두께}} \text{(mGy)로 나타낸다.}$$

그리고 동일한 슬라이스 두께에서 산란선이 많은 선량 프로필인 (b)가 프로필 (a)에 비해 CTDI가 높게 나타남을 보여준다. 또한 여러 번의 스캔으로 구성되는 CT검사에서의 환자가 받는 선량(MSAD)의 평가도 CTDI 선량에서 수치적인 계산을 추가하여 얻어질 수 있다.

CTDI는 공기, 두부 및 전신용 팬텀, 적분의 길이를 달리 적용하는 경우 등의 여러 상황에서 세분화되고 있으며, 주로 100mAs 당 CTDI 값으로 나타낸다.

(1) CTDI in air ($CTDI_{air}$)

독일의 DIN 6868-53에 예를 들어 기술되어 있으며, 일부 유럽 규정에서 사용되는 선량지표이다. 팬텀을 사용하지 않고 회전축(갠트리의 isocenter)에 chamber를 위치시켜 측정한다. $CTDI_{air}$(free in air dose)는 ion chamber를 사용하여 100mm의 적분값을 얻어 흡수선량(mGy)으로 계산되거나, exposure/air kerma로 얻어진다.

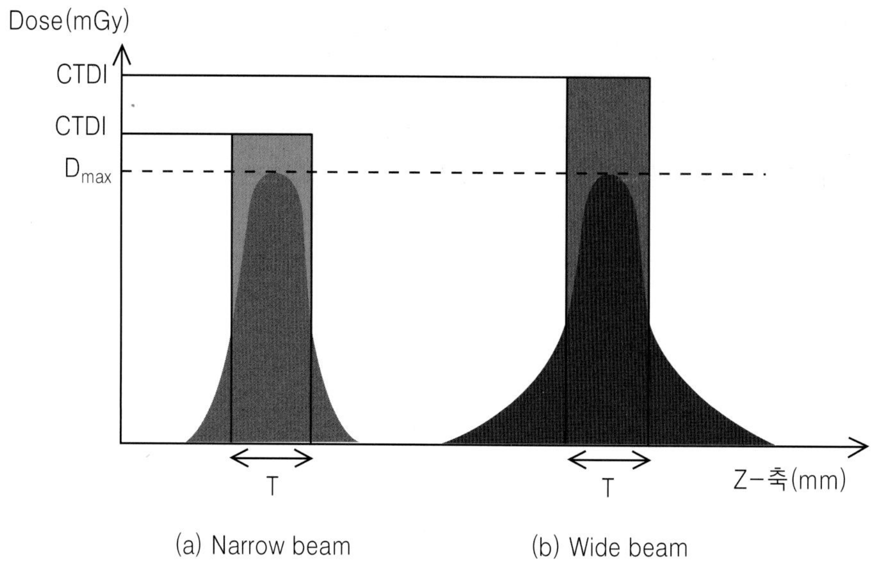

그림 8-8 Narrow beam과 Wide beam의 CTDI 차이

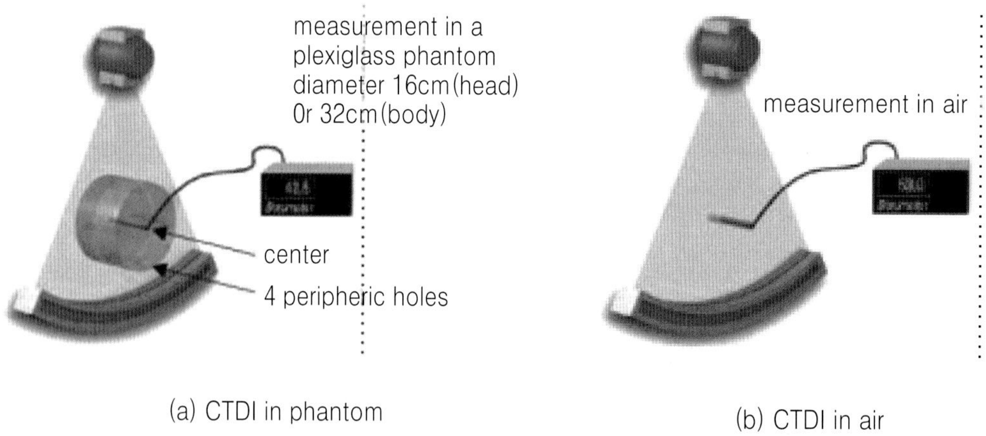

그림 8-9 $CTDI_p$과 $CTDI_{air}$의 개념

$CTDI_{air}$는 인체감약이 없는 상태에서 얻어지므로 선질(X-선빔의 에너지 스펙트럼)과 scanner geometry(tube의 focus에서 갠트리 중심간의 거리)를 충분히 반영시키지 못하는 단점이 있어 임상적으로는 사용이 적으며, 실제 환자선량에 포함되는 갠트리의 회전축 바깥부분의 빔은 $CTDI_{air}$으로 측정이 불가능하다. 하지만 organ dose와 유효선량을 평가하는 수학적 모델링 소프트웨어 프로그램의 입력 파라메터로 사용되는 중요한 지표이다.

Body의 CTDI와 $CTDI_{air}$ 사이에는 장치의 타입과 제조사에 따라 다양한 차이를 보이는데, 장치의 디자인 특히, beam shaping filter에 의해 많이좌우된다. 공기에서의 CTDI는 다음 절에 언급되는 팬텀에서의 CTDI 보다 약 11% 정도 높은 수준이다. 그림 8-9는 공기에서의 CTDI와 팬텀에서의 CTDI 측정을 나타낸 모식도이다.

(2) CTDI in phantom (CTDI,$CTDI_{FDA}$, $CTDI_{14T}$)

미국의 식품의약청(21 CFR 1020-33)에 소개되어 있으며, 위에서 언급하였듯이 균일한 아크릴 재질의 원통형 두부(16cm 직경의 polymethyl methacrylate)와 전신용 팬텀(32cm 직경)을 사용하여 팬텀의 중앙부와 표면에서 1cm 깊이의 흡수선량을 측정하는 일반적인 CTDI 측정법이다. $CTDI_{14T}$는 $CTDI_{FDA}$라고도 불리며, 공칭 슬라이스 두께의 14배에 해당되는 길이의 적분값을 취한다. 이에 대해서는 다음 장에서 자세히 언급하기로 한다.

$$CTDI_{FDA} = 1/NT \int_{-7T}^{7T} D_{single}(z)\ dz$$

여기서 N은 스캔 당 얻어지는 section 수(데이터 채널 수)이며, T는 각 section의 공칭폭이다. 그러므로 NT는 획득에 사용되는 X-선빔의 폭이 된다. 그리고 CTDI 계산시 아크릴에서 조사선량을 흡수선량으로 변환시키는 conversion factor는 0.78cGy/R이 적용된다.

(3) $CTDI_{100}$

$CTDI_{100}$은 $CTDI_{14T}$의 제한점을 극복하기 위해 개발된 CT선량지표이다. IEC 60601-2-44에 소개되어 있으며, 유럽의 과학논문이나 보고서에 주로 사용된다. 얇은 슬라이스 두께에서 발생되는 산란선을 포함하기 위해 적분값을 취하는 범위가 14개의 슬라이스 폭에서 100mm로 변화되어 사용되며 아래식으로 나타내진다. 그리고 $CTDI_{100}$ 계산시 공기에서 조사선량을 흡수선량으로 변환시키는 conversion factor인 0.87cGy/R이 적용된다.

$$CTDI_{100} = 1/NT \int_{-5cm}^{5cm} D_{single}(z)\ dz$$

이론적으로 7mm의 슬라이스 두께에서는 $CTDI_{14T}$과 $CTDI_{100}$의 geometry는 거의 동일하다.

$CTDI_{100}$은 측정된 $CTDI_{14T}$에 correction factor를 적용하여 구할 수 있으며, 몇 개의 장치 제조사에서는 이러한 correction factor를 제공하고 있다.

그림 8-10은 body center 부위에서의 $CTDI_{14T}$(= $CTDI_{FDA}$)와 $CTDI_{100}$의 선량을 비교한 것이다. 10mm의 슬라이스 두께에서 $CTDI_{14T}$가 $CTDI_{100}$에 비해 높음을 알 수 있다. D_{air}가 $CTDI_{14T}$나 $CTDI_{100}$보다 높으며, 7mm의 두께에서는 $CTDI_{14T}$와 $CTDI_{100}$ 사이에 큰 차이가 없다. 그리고 슬라이스 두께가 7mm 보다 얇으면 $CTDI_{100}$이 $CTDI_{14T}$에 비해 높아진다.

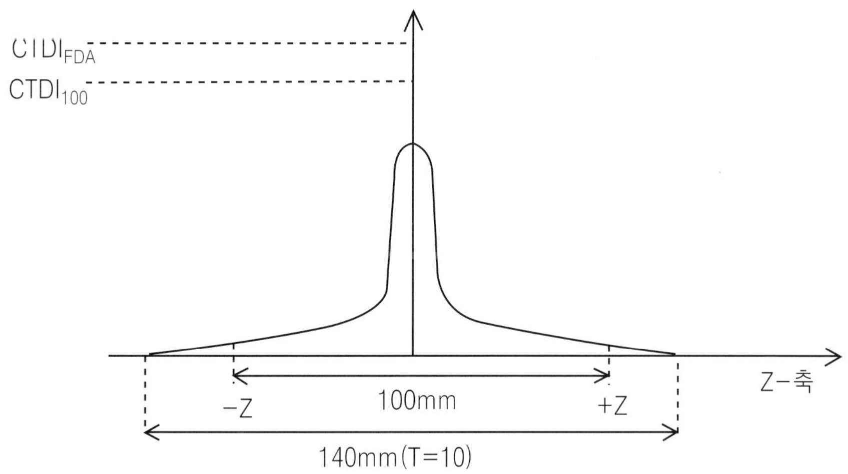

그림 8-10 $CTDI_{100}$과 $CTDI_{14T}$의 비교

(4) $CTDI_W$

Weighted CTDI라고도 명명되며, 한 슬라이스 상의 평균선량 평가를 위해 도입된 선량지표로 중앙부에서의 1/3 CTDI와 주변부에서의 2/3 CTDI를 합한 평균선량의 개념이다. 이와 마찬가지로 $CTDI_{100w}$는 중앙부에서의 1/3 $CTDI_{100}$와 주변부에서의 2/3 $CTDI_{100}$를 합하여 표시한다.

$$CTDI_W = 1/3\ CTDI_{center} + 2/3\ CTDI_{periphery}$$

복부 CT검사시 실제로 받는 환자선량은 감약 특성의 차이로 인해 32cm 직경의 팬텀에서 구해진 CTDIw와 다를 수 있다는 것을 염두에 두어야 한다. 체형이 큰 환자에서는 주변부에서 선량의 흡수가 많이 일어나기 때문에 마른 환자에 비해 중앙부에서의 선량이 적어진다(스캔 파라메터가 동일하다는 가정 하에서 임). 또한 체형이 큰 환자에서는 선량의 감약이 더욱 많아지므로 주변부에서의 선량 역시 감소한다.

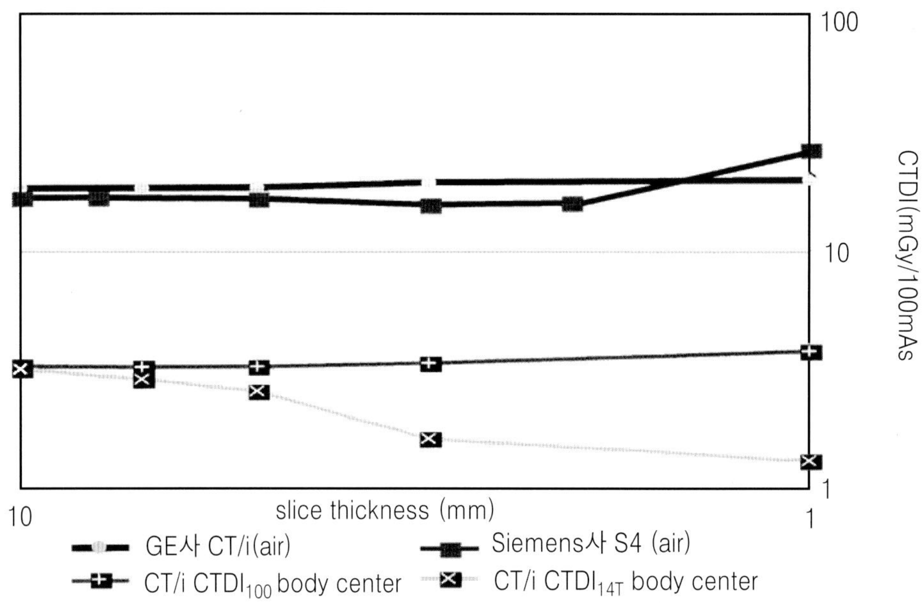

그림 8-11 여러 모델의 single detector 나선형 CT장치에서 슬라이스 두께 변화에 따른 여러 종류의 CTDI값의 비교

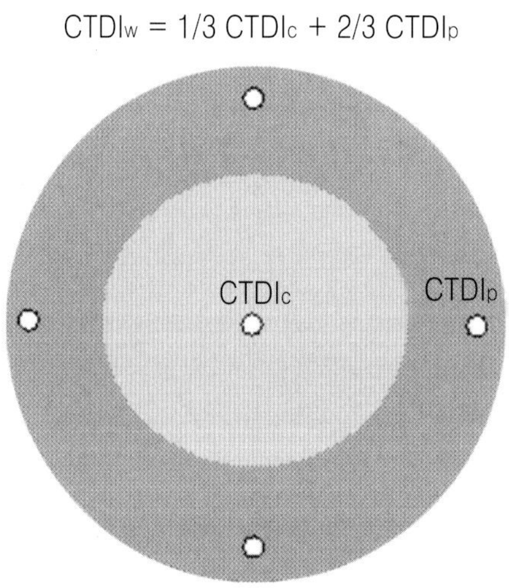

그림 8-12 $CTDI_W$의 개념

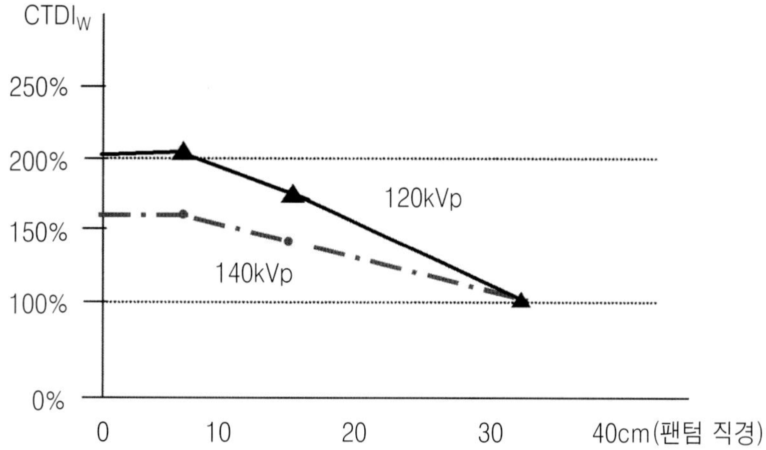

그림 8-13 팬텀 크기에 따른 $CTDI_W$ 비교

팬텀 크기에 따른 CTDIw를 비교한 그림 8-13에서도 알 수 있듯이 직경이 큰 팬텀에서의 $CTDI_W$는 작은 직경의 팬텀에 비해 감소된다. 이는 소아나 마른 체형을 갖는 환자의 경우 실제로 받는 평균선량은 16cm나 32cm 직경의 선량측정용 표준팬텀을 통해 표시되는 $CTDI_W$ 선량에 비해 과소평가됨을 의미한다. 즉, 동일한 조건을 사용시 소아나 마른 체형을 갖는 환자는 장치에서 제시되는 $CTDI_W$에 비해 실제로는 많은 선량을 받는다는 것이다. 결론적으로 매우 큰 체형의 환자에서는 장치에서 표시되는 $CTDI_W$(또는 $CTDI_{vol}$)값에 비해 스캔 볼륨 내에서 실제로 받는 평균선량은 적어질 수 있으며, 소아나 작은 체형의 환자, 경부나 흉부와 같은 감약이 적은 부위가 실제로 받는 평균선량은 장치에서 표시되는 $CTDI_W$(또는 $CTDI_{vol}$)값에 비해 많아질 수 있다.

(5) $CTDI_{vol}$

$CTDI_{vol}$은 volume CTDI 또는 effective weighted CTDI($CTDI_W$, eff.)라고 불리며, Z-축의 노출변동을 감안한 scan plane에서의 average local dose이다. 다시 말해, $CTDI_{vol}$은 $CTDI_W$를 non-contiguous axial scan이나 beam pitch가 1이 아닌 나선형 스캔에 확대 적용하는 것으로, 다음 식을 통해 $CTDI_{vol}$을 계산할 수 있다. 여기서 packing factor란 pitch의 역수로 slice thickness / slice interval 또는 (슬라이스 수×collimation width) / slice interval을 의미한다. 즉, contiguous axial scan이나 beam pitch가 1인 나선형 스캔에서는 $CTDI_{vol}$은 $CTDI_W$와 동일하다.

$$CTDI_{vol} = CTDI_W \times \text{packing factor} \qquad \text{(고시적 스캔시)}$$

$$CTDI_{vol} = \frac{CTDI_W}{\text{pitch}} \qquad \text{(나선형 스캔시)}$$

최근의 CT장치에서는 $CTDI_{vol}$과 DLP를 CT콘솔에 직접 나타내므로 사용자 입장에서 쉽게 접하는 선량지표이며, 환자에서 부과되는 선량에 대해 즉각적인 피드백을 제공한다. 이러한 콘솔에서의 $CTDI_{vol}$ 디스플레이는 EU의 규정에서 요구되어진다, 그러나 EU의 규정에 따르지 않는 제조사들은 고객의 요청이 있는 경우에만 단지 $CTDI_{vol}$의 디스플레이를 제공하고 있다.

$CTDI_{vol}$은 mAs, kVp, filtering 뿐만 아니라 pitch와 packing factor에 영향을 받으며, 다른 스캔 파라메터 설정시나 프로토콜의 비교에 가치있는 선량지표이며, 심지어 다른 제조사 장치와도 직접적인 선량의 비교를 할 수 있게 한다. 그러나 $CTDI_{vol}$ 역시 CT검사로 인해 환자 개개인이 받는 정확한

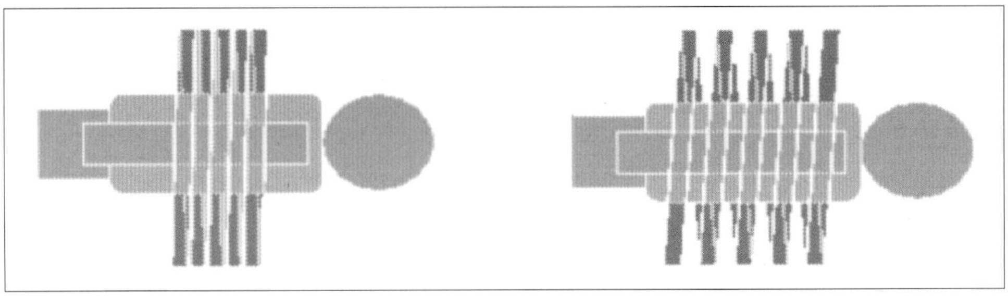

(a) Pitch가 1일 때 $CTDI_{vol} = CTDI_W$ (b) Pitch가 1.5일 때 $CTDI_{vol} = CTDI_W/1.5$

그림 8-14 나선형 스캔시 pitch factor에 따른 $CTDI_{vol}$

선량을 나타내지는 않으며 $CTDI_W$와 마찬가지로 소아나 마른 체형의 환자에서는 스캔 볼륨 내에서의 평균선량이 과소평가되고 뚱뚱한 환자에서는 과대평가될 경향이 많다. 이런 이유에서 어떤 제조사에서는 소아에서의 $CTDI_{vol}$ 값을 선택되는 프로토콜이나 FOV를 기준으로 하여 수정 제시하고 있다. 하지만 이는 장치 간의 선량비교를 어렵게 만드는 요인이 되고 있다.

2) DLP(dose length product)

$CTDI_{VOL}$은 슬라이스 당 노출된 선량값인 반면, DLP는 스캔된 일련의 모든 영상에 대한 총 선량값이다. 즉, DLP는 아래의 식에 나타낸 바와 같이 $CTDI_{vol}$에 스캔된 거리를 곱하여 나타내며 단위는 mGy.cm가 사용된다.

$$\begin{aligned} DLP &= CTDI_W \times NT \\ &= CTDI_{VOL} \times \text{scan length} \end{aligned}$$

여기서 T는 공칭 슬라이스 두께, N은 conventional scan에서는 슬라이스 수, 나선형 스캔에서는 revolution 수(rotation 수)를 의미한다. 또한 irradiated length는 나선형 스캔에서는 일반적으로 imaged length보다 약간 길다는 것을 염두에 두어야 한다.

(예) Body 스캔시 $CTDI_W$가 10mGy이고, 5mm의 슬라이스 두께로 총 30 슬라이스(또는 revolutions)를 스캔하였을 경우의 DLP를 계산해보자.

스캔된 거리는 15cm이므로, DLP는 10mGy × 15cm = 150mGy.cm이다.

DLP는 주어진 프로토콜에서 환자선량을 반영하며, 유효선량의 계산에도 이용된다. 일정한 해부학적 부위에서 high pitch helical scan을 적용하면 revolution의 수가 줄어듦으로 DLP가 감소된다.

3) MSAD

Multiple slice 스캔을 시행하는 실제 CT검사에서는 각 슬라이스에서의 피폭량 외에 이웃하는 슬라이스로 부터의 산란선 중복현상이 발생되어 환자가 받는 선량은 한슬라이스 스캔시의 선량에 비해 증가된다. MSAD(multiple scan average dose)는 이렇게 인접 슬라이스들에 의해 증가된 선량을 포함하는 개념이며, 스캔 범위 내에서 multiple contiguous scans에 의해 얻어지는 평균선량으로 정의된다.

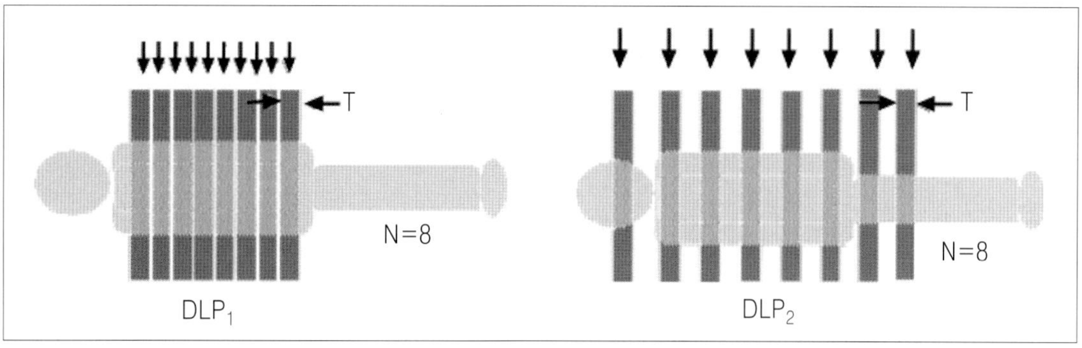

그림 8-15 DLP의 개념($DLP_1 = DLP_2$)

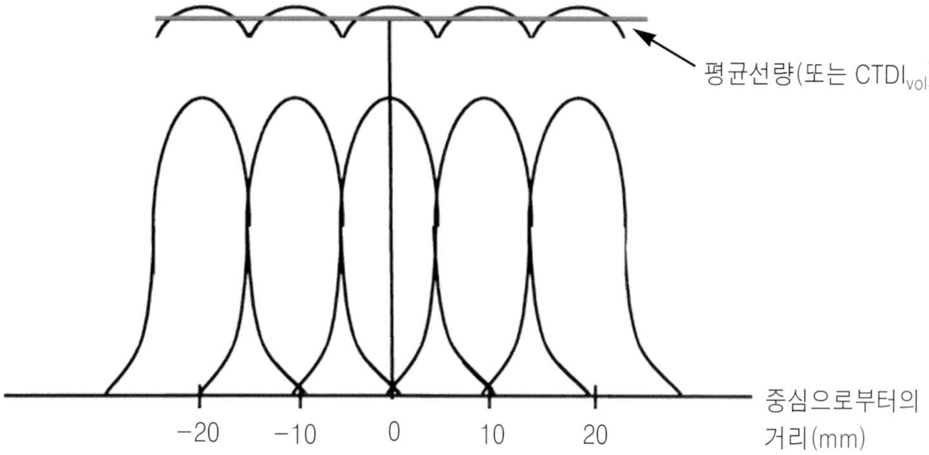

그림 8-16 Multiple scan시의 radiation dose

$$MSAD = 1/I \int_{-I/2}^{I/2} D_{series}(z)\, dz$$

여기서 I는 스캔의 간격이며, $D_{series}(z)$는 CT 시리즈 스캔으로부터 생기는 Z-축에 평행인 위치 Z에서의 선량이다.

일반적으로 슬라이스 두께와 간격을 동일하게 설정하는 contiguous 기법의 multiple slice 스캔에서 인체 표면부위의 선량은 single slice 스캔에서 받는 선량의 1.2배 정도에 해당되며, 중앙부에서는 인접 슬라이스로부터 발생되는 산란선의 영향으로 인해 더욱 증가될 수 있다(그림 8-16 참조). 만일 multiple scan에 의해 발생되는 총선량 분포곡선을 정확히 알고 있다면 multiple scan 선량곡선의 피크값과 골짜기값을 수학적으로 샘플링함으로써 평균선량을 계산할 수 있다.

CT스캔시 환자가 받는 피폭선량은 설정된 노출조건 뿐만 아니라 스캔기법에 따라 차이가 난다. 슬라이스 두께를 증가시켜 중복스캔(overlapping scan)을 시행하면 contiguous 스캔에 비해 환자선량은 증가하고, 슬라이스 두께보다 영상 사이의 간격(interval, increment)을 넓히면 환자선량은감소된다. 다시 말하면 슬라이스 두께와 간격(또는 table feed)의 비율에 의해 피폭선량이 달라지는데, 10mm 슬라이스 두께와 8mm의 간격을 사용하여 연속적으로 스캔을 시행하였을때 dose index는 이론적으로 1.25배로 증가하며, 3mm의 슬라이스 두께와 2mm의 간격으로 중복스캔을 시행한 경우 3mm의 슬라이스 두께와 3mm의 간격을 사용한 contiguous 스캔에 비해 환자선량은 약 50%가 증가된다.

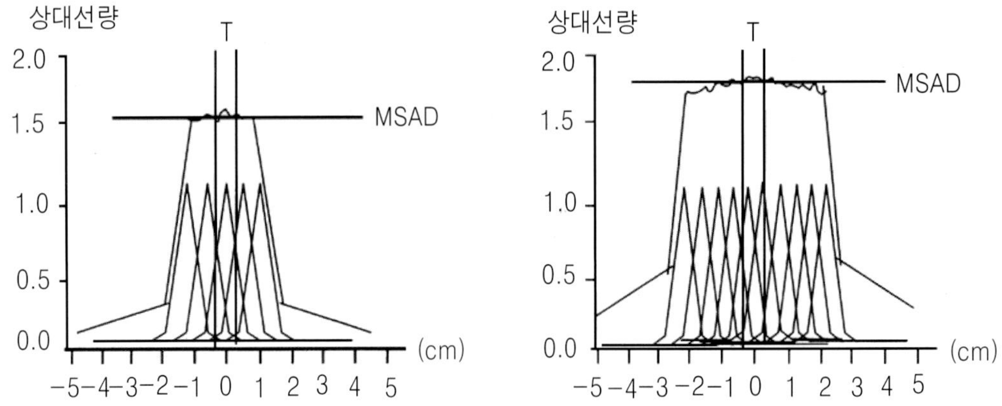

(a) 5mm 두께와 5mm 간격의 5개의 스캔

(b) 5mm 두께와 5mm 간격의 10개의 스캔

그림 8-17 스캔 수에 따른 MSAD의 분포를 나타내는 그래프

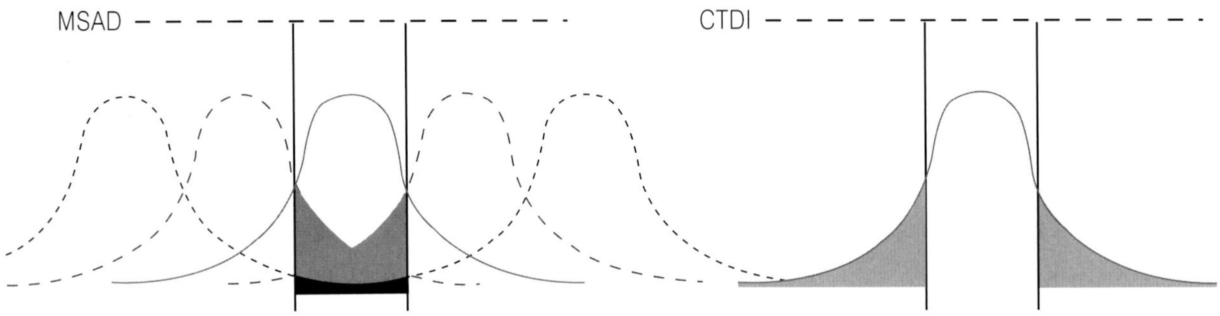

그림 8-18 Contiguous scan시의 MSAD와 동일한 CTDI

슬라이스 두께를 table feed로 나눈 값을 packing factor(이는 pitch의 역수임)라고 하며, 중복스캔에서는 packing factor가 항상 1보다 큰 값을 갖는다.

그리고 동일한 조건 하에서도 슬라이스 수에 따라서도 선량의 차이가 발생하는데(엄격히 말하면, CTDI와 organ dose는 변화없고 DLP와 유효선량은 증가함), 그림 8-17은 동일한 슬라이스 두께와 간격을 사용하고 전체 스캔 수를 변화시켰을 경우 조직이 받는 선량의 차이를 나타낸 것이다.

그리고 single detector 나선형 스캔에서는 사용하는 pitch에 따라 피폭선량에 현저한 차이가 난다. 저자의 실험에 의하면 상복부 나선형 CT검사에서 다른 모든 조건을 동일하게 적용한 상태에서 환자의 간을 비롯한 복부조직이 받는 평균선량은 1.0 pitch의 적용을 기준으로 하였을 때 1.2의 pitch를 적용시 82.1%, 1.5의 pitch를 적용시 72.2%, 1.8의 pitch를 적용시 56.8%를 나타내었다. 그리고 2.0의 pitch를 적용시 49.5%, 2.5의 pitch를 적용시 42.0%, 3.0의 pitch를 적용시 37.3%로 감소하였다.

MSAD란 이러한 실제 CT검사시 조직이나 장기가 받는 흡수선량의 측정에 주로 사용하는 선량 표시방법이다. MSAD의 측정방법은 2가지로 나눌 수 있다. 일반화된 방법은 인체모형 팬텀을 사용하여 관심 조직이나 장기에 열형광선량계를 직접 삽입하여 스캔 후 측정한다. 다른 방법으로는 측정된 CTDI 값을 pitch나 테이블 이동간격을 고려하여 계산하는 방법이다.

이론적으로는 슬라이스 사이에 중복이나 갭이 없을 때(슬라이스 두께와 테이블 이동간격이 동일한 경우이며 이를 contiguous scan 이라고 함)나 beam pitch가 1.0일 경우에는 MSAD와 CTDI는 동일하다(그림 8-18 참조), 만일 10cm 유효길이의 ion chamber가 선량 프로필의 꼬리부분에서 모든 선량을 수집한다면 MSAD는 $CTDI_{VOL}$값과 역시 동일해진다.

4) 기타 선량표시법

(1) ESE

ESE(입사표면선량, entrance skin exposure)는 피부선량을 측정하는 것으로 고식적인 X-선검사에서 많이 사용하는 환자선량이다. 이는 scanner geometry와 X-선빔의 에너지 스펙트럼에 많은 의존성을 가지므로 CT 환자선량의 측정법으로는 좋은 방법이 되지 못한다.
즉, ESE 값이 동일한 두 가지 경우라도 서로간의 $CTDI_{VOL}$은 큰 차이를 가질 수 있다.

(2) 부여된 에너지 측정법

부여된 에너지(imparted energy) 측정법은 방사선 노출량 측정에 있어서 물리적으로 가장 정확성을 갖는다. 이는 인체나 기관 내에 남아있는 방사선 에너지를 측정해낸다. 하지만 측정과정이 CTDI에 비해 복잡하므로 임상적으로는 널리 사용되지 않고 있다.

(3) Air kerma

Air kerma는 선량측정을 위한 중요한 역할을 한다. 하지만 air kerma를 어떤 물질의 흡수선량으로 변환시키기 위해서는 보정계수(correction factors)가 필요하다. 하지만 어느 장비에서는 보정계수 적용이 자동적으로 시행되기도 한다.

5. 유효선량

1) 진단용 X-선 검사의 일반적인 유효선량값

유효선량은 방사선 위험(risk)을 반영하는 선량지표이며 유효선량의 계산은 일어날 수 있는 잠재적인 위험을 예측하기 위한 목적으로 사용된다고 앞에서 언급한 바 있다. 대부분의 사람들이 검사로 인해 받게 되는 방사선의 양 보다는 피폭으로 인한 위험에 더 많은 관심을 갖는데, 이러한 피폭에 의한 위험이 제대로 평가되려면 노출된 조직이나 기관의 방사선 예민도(radiation sensitivity)가 고려되어야 한다. 그러므로 유효선량은 각 조직의 방사선 예민도를 포함하여 정의되는 선량이므로 조사된 부위가 다른 경우 각 부위에서의 선량을 단순 비교하는 것은 적절하지 못하다.

국제방사선방호위원회(ICRP)는 암을 발생시킬 수 있는 조직의 가중치를 표로 만들었으며, 진단목적 등으로 간헐적으로 조사되는 방사선에 기인된 위험을 평가하거나 여러 방사선 검사들의 방사선 위험을 상대적으로 비교하기 위한 방법으로 유효선량을 사용하기를 권고한다.

1Sv의 유효선량은 개인의 체중에 관계없이 1Gy의 전신균일조사가 이루어진 것으로 정의된다. CT를 비롯한 방사선 진단검사로 인해 발생되는 선량은 비확률적인 영향을 유발시키는 확정적인 문턱값(1~2Sv)보다 훨씬 낮은 레벨이며, 일반적으로 CT에서의 유효선량의 계산은 조직이나 기관의 가중치 외에 스캔된 슬라이스 두께/간격의 요소를 포함시켜 구하는 것이 좋다.

표 8-2 유효선량의 계산을 위한 각 조직의 가중치 (ICRP 60, ICRP Publication 26, 1990년)

조직 또는 기관	가중치	조직 또는 기관	가중치
고환	0.20	간	0.05
활성화 골수	0.12	식도	0.05
폐	0.12	갑상선	0.05
위	0.12	골	0.01
대장	0.12	피부	0.01
유방	0.05	기타	0.05
방광	0.05		

그리고 1996년 The British Journal of Radiology에 발표된 Poletti JL의 연구(뒤에서 언급되는 dose area product를 이용하여 유효선량을 계산하였음)에 의하면 1992년에 뉴질랜드에서 고식적 CT를 사용하여 시행한 routine head CT시 유효선량의 평균은1.8mSv(1.1~5.0mSv 범위)였다. 그리고 chest CT, abdomen CT, pelvis CT, lumbar spine CT시 유효선량의 평균은 각각 8.9mSv, 9.7mSv, 6.9mSv, 4.7mSv였다. 여기서 동일한 CT검사에서 유효선량의 많은 차이를 나타낸 것은 장치의 종류와 모델에 따른 스캔기법과 노출조건의 차이 외에도 pre-contrast의 추가 여부에 많은 영향을 받았으리라고 추측된다.

표 8-3의 윗부분은 ImPACT 2002에서 제시된 일반 방사선촬영 및 CT의 일반적인 유효선량이며, 아랫부분은 European Commission에서 제시된 각 진단검사의 일반적인 유효선량과 이를 chest PA와 자연방사선량에 비교한 것이다. 어떤 검사의 유효선량이 연간 자연방사선량에 비교하여 나타낸 것을 background equivalent radiation time(BERT)라고 한다. 이에 대해서는 다음 절에서 자세히 언급된다. 그리고 그림 8-19는 1992년 NRPB가 제시한 각종 X-선촬영과 CT촬영시의 일반적인 유효선량을 나타낸 것이다.

표 8-3 일반 방사선촬영 및 CT의 일반적인 유효선량

diag. procedure	max. effe. dose(mSv)	diag. procedure	max. effe. dose(mSv)
skull X-ray	~0.03	head CT	~2
chest X-ray(PA)	~0.02	chest CT	~8
abdomen X-ray	~0.7	abdomen CT	~10
pelvis X-ray	~0.7	pelvis CT	~10

* From Image Performance Assessment of CT(ImPACT) 2002

diagnostic procedure	typical effe. dose (mSv)	No. of chest X-ray for equivalent effe. dose	time period for equivalent effe. dose from natural background radiation(BERT)
chest X-ray(PA)	0.02	1	2.4days
skull X-ray	0.07	4	8.5days
lumbar spine	1.3	65	158days
intravenous urogram	2.5	125	304days
upper GI	3.0	150	1.0year
barium enema	7.0	350	2.3years
head CT	2.0	100	243day
abdomen CT	10.0	500	3.3years

* From European Commission report
* 자연방사선량은 2.53.6mSv/year이나, 여기서는 미국의 자연방사선량인 3.0mSv/year를 기준으로 하였음

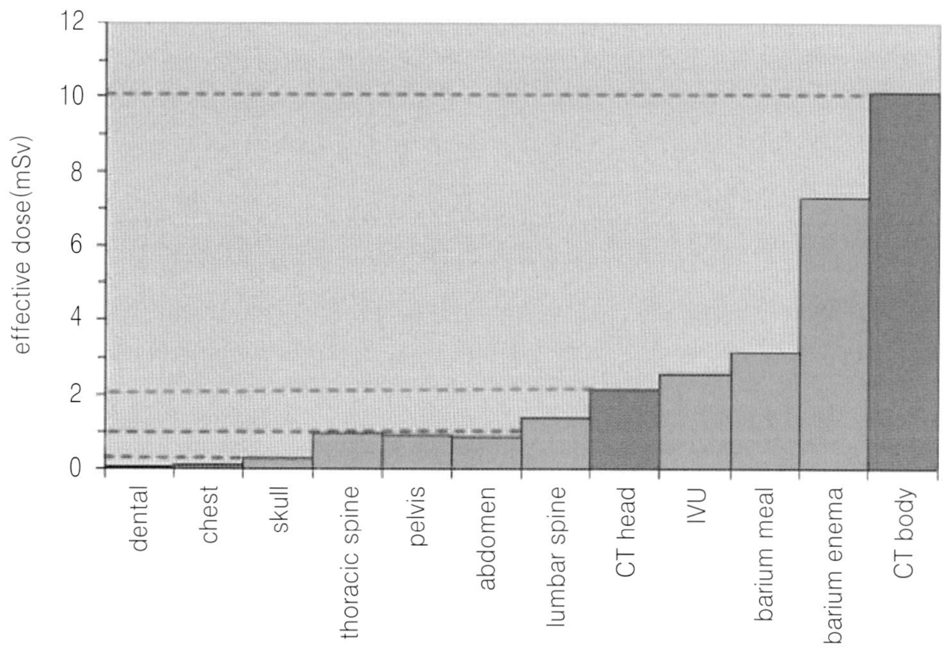

그림 8-19 각종 진단용 X-선 검사의 유효선량(NRPB, 1992)

2) 유효선량의 계산법

CT검사로 인해 검사부위에 속하는 조직이나 기관의 organ dose의 평가에서 한 걸음 더 나아가 CT검사에 의해 야기되는 방사선의 위험정도를 평가하기 위해서는 유효선량의 계산이 필요하다.

이의 확립을 위한 연구의 결과로 국제방사선방호위원회의 간행물 26과 60에 잘 나타나 있듯이 임상에서 손쉽게 이용할 수 있는 유효선량의 계산은 Monte Carlo simulation을 이용한 ImPACT의 계산 소프트웨어, CT콘솔에 표시되는 DLP 값에 각 부위의 DLP 당 유효선량비를 곱하여 얻는 방법, 그리고 환자에게 부여된 에너지를 이용하여 계산하는 방법이 주로 이용된다.

유효선량과 organ dose를 계산할 수 있는 ImPACT calculator는 해부학적 위치에 기인되어 Z-축 방향에 따라 변하는 장기변환인자(organ conversion factors)를 계산할 수 있는 수학적인 모델링(Monte Carlo simulation)이 이용된다. 수학적인 모델링은 표준체격을 갖는 성인 남녀의 인체팬텀을 이용하고 많은 종류의 CT장치와 인체기관을 포괄할 수 있는 여러 가지 컴퓨터 프로그램들이 이용되며, 이러한 프로그램들은 1990년 국제방사선방호위원회의 간행물 60에서 제시된 각 조직의 가중치(organ weighting factor)를 사용하여 가중화된 인체 각 기관의 선량들을 계산한 후 합산을 행한다.

수학적인 모델링을 위한 데이터는 남녀 뿐만 아니라 소아에서 성인까지 다양한 나이의 독자적인 데이터들이 있지만, 임상적으로는 70kg의 표준체격의 성인 데이터가 가장 빈번하게 사용된다. 하지만 표준체격의 데이터를 사용하는 유효선량의 평가는 소아나 마른 체형의 환자에서는 방사선 리스크가 과소평가되고 뚱뚱한 환자에서는 과대평가될 경향이 많다.

앞에 나타낸 표 8-2는 유효선량의 계산을 위해 필요한 각 조직의 가중치(organ weighting factor 또는 conversion factor)를 나타낸 것이다.

(1) Software tools에 의한 유효선량 계산

NRPB의 CT Monte Carlo 데이터 세트를 이용하여 선량을 계산하는 초기의 소프트웨어인 CT DOSE 소프트웨어와 이를 최근 장비와 운영 시스템에 적합하게 업그레이드시킨 ImPACT의 dose calculator가 있다.

CT DOSE 소프트웨어는 hermaphrodite phantom의 각 5mm 두께로 시뮬레이션된 데이터를 기초로 하고 있다. 그리고 CT Monte Carlo 데이터 세트는 1989년 영국에서 사용 중이던 27개 모델의 CT장치를 대상으로 하여 $CTDI_{air}$에 표준화시킨 데이터이며, 1991년 영국의 NRPB에서 최초로 제작하였다. Monte Carlo calculation은 흡수선량으로 표현된 organ dose와 effective dose data를 얻을 수 있다.

ImPACT의 dose calculator는 NRPB의 CT Monte Carlo 데이터 세트를 업그레이드한 CT선량계산 소프트웨어이다. Organ dose, 각 인체조직의 가중치, 유효선량을 제공하며, 이 외에도 $CTDI_W$, $CTDI_{VOL}$, DLP를 화면 오른쪽 밑 칸에 표시한다. 이는 최근의 MDCT 모델에도 적용시킬 수 있으며 나선형 스캔 및 소아CT의 선량도 계산할 수 있다. 하지만 기존의 NRPD의 CT Monte Carlo data sets와 마찬가지로 수학적인 팬텀의 길이 내에서만 계산이 가능하며, 갠트리 경사를 주는 경우에는 적용할 수 없고, constant mA를 적용하는 경우에만 선량계산이 가능하다.

CT DOSE 및 ImPACT의 dose calculator에 대한 자세한 내용은 제9장을 참조하기 바란다.

(2) D_{air}, $CTDI_W$, DLP로 부터 유효선량 계산

Zankl 등의 논문에 기술되어 있으며 널리 사용되고 있는 DLP conversion factor(E_{DLP})를 이용하여 유효선량을 계산하고 이를 $CTDI_W$와 DLP를 이용하여 측정한 값을 비교하여 1999년 The British Journal of Radiology에 발표한 Hidajat 등의 논문에 의하면, 두경부와 흉부CT의 경우 유의한 상관관계를 보였음을 알 수 있으며(두부 r=1.0, 흉부 r=0.87), D_{air}가 $CTDI_W$에 비해 높은값을 나타내었다.

표 8-4는 Hidajat 등에 의해 제시된 두부와 경부 그리고 흉부CT에서 D_{air}당 유효선량비, $CTDI_W$ 당 유효선량비, 그리고 DLP 당 유효선량비를 나타낸 것이다. 즉, DLP 값을 이용하여 유효선량을 계산하고자 하는 경우 얻어진 DLP에 DLP 당 유효선량비(region-specific conversion factor, E_{DLP})를 곱하여 유효선량을 계산할 수 있다.

$$유효선량 = DLP \times E_{DLP}$$

다음은 CT콘솔에 나타나는 DLP 값을 Hidajat 등이 제시한 유효선량 계산방법을 통해 얻는 것을 예를 든 것이다.

(예) X-선관의 일회전 당 0.5초가 소요되는 CT장치에서 120kVp와 220mA를 사용하여 brain pre- & post-contrast CT를 시행하였을 경우 78.42%의 dose efficiency와 329.58mGy.cm의 DLP가 화면에 표시되었다. 이를 유효선량으로 계산해보자.

Effective dose = 329.58mGy.cm × 0.7842 × 0.0028mSv mGy^{-1} cm^{-1} × 2회 = 1.45mSv가 된다.

표 8-4 Hidajat 등에 의해 제시된 D_{air}, $CTDI_W$, DLP 당 유효선량비(conversion factor)

부위	측정방법	측정방법에 따른 인체부위별 유효선량비(conversion factor)
두부	D_{air}	0.020 mSv mGy^{-1}
	$CTDI_W$	0.027 mSv mGy^{-1}
	DLP	0.0028 mSv mGy^{-1} cm^{-1}
경부	D_{air}	0.165 mSv mGy^{-1}
	$CTDI_W$	0.087 mSv mGy^{-1}
	DLP	0.0062 mSv mGy^{-1} cm^{-1}
흉부(trunk)	D_{air}	0.154 mSv mGy^{-1}
	$CTDI_W$	0.337 mSv mGy^{-1}
	DLP	0.0190 mSv mGy^{-1} cm^{-1}

또한 측정된 $CTDI_W$를 다음의 식에 대입하여 organ dose로 추정할 수 있다.

$$Organ\ dose\ (mSv) = CTDI_W \times 1.34\ mSv\ mGy^{-1}$$

여기서 변환계수 1.34(장치 모델에 따라 0.87에서 1.79 사이의 값을 보였음)는 여러 종류의 장치에서 실험으로 얻어낸 값이므로 정확도에서는 다소 미흡한 값이지만 임상적으로는 적용이 가능하리라고 생각된다.

표 8-5 EUR 16262 가이드라인과 Shrimpton 등, 그리고 Stamm 등에 의해 제시된 부위별 DLP 당 유효선량비

(unit; mSv mGy^{-1} cm^{-1})

부위	EUR 가이드라인	Shrimpton 등	Stamm 등
두부	0.0023	0.0021	–
경부	0.0054	0.0048	0.0090
흉부	0.017	0.0140	0.015
복부	0.015	0.0120	–
골반	0.019	0.0160	0.17
간	0.012	–	0.018
abdomen+pelvis	0.015	–	0.017
chest+abdomen	0.016	–	0.016

그리고 표 8-5는 1998년 Shrimpton 등과 1999년 European guideline on Quality Criteria for Computed Tomography(EUR 16262), 그리고 2001년 Stamm과 Galanski가 제시한 유효선량의 계산에 필요한 인체 부위별 DLP당 유효선량비를 나타낸 것이다.

실제 임상에서 유효선량의 계산은 Jessen 등의 작업에 기초된 EUR 16262에서 제시한 DLP 당 유효선량비를 이용한 방법이 주로 사용되고 있다. 이러한 접근법은 유효선량을 쉽게 계산하도록 하지만 patient-specific 또는 examination-specific gactors가 고려되어 있지 않음을 알아야 한다.

이와는 다소 다르지만 Stamm은 $CTDI_{VOL}$값으로부터 유효선량을 간단히 추정하여 제시하였다. 즉, 경부CT(20cm의 scan length)의 유효선량은 $CTDI_{VOL}$값의 20%이며, 흉부CT(30cm의 scan length)의 유효선량은 $CTDI_{VOL}$값의 42%, liver CT(scan length가 20cm)와 pelvis CT(scan length가 20cm)의 유효선량은 각 $CTDI_{VOL}$값의 32%와 41%로 추정하였다. 그리고 abdomen +pelvis CT(40cm의 scan length)와 chest+abdomen CT(60cm의 scan length)의 유효선량은 각 $CTDI_{VOL}$값의 73%와 96%로 추정하였다.

Ion chamber와 EUR 16262에서 제시한 DLP 당 유효선량비를 이용하여 유효선량을 계산하는 예를 들어보기로 한다.

(예) 4 data channel로 body phantom 부위를 120kVp와 240mA 그리고 0.8sec의 노출조건과 3.75mm의 Z-axis collimation thickness와 11.25mm의 table increment를 적용하여 25cm의 area를 스캔하였다. Active chamber length가 100mm이고 chamber correction factor가 1.0일 경우 유효선량을 계산해보자. 단 center 부위의 측정선량은 153.7mR, 주변부 선량은 309.7mR이었다.

$$\text{Center 부위의 CTDI} = \frac{1.0 \times 0.78\text{cGy/R} \times (153.7 \times 1/1{,}000)\text{R} \times 10\text{cm}}{4 \times 3.75\text{mm}} = 8.0\text{mGy}$$

$$\text{주변부의 CTDI} = \frac{1.0 \times 0.78\text{cGy/R} \times (309.7 \times 1/1{,}000)\text{R} \times 10\text{cm}}{4 \times 3.75\text{mm}} = 16.1\text{mGy}$$

$CTDI_W$ = (1/3 × 8.0mGy) + (2/3 × 16.1mGy) = 13.4mGy이며
$CTDI_{VOL}$ = $CTDI_W$ × nT/I = 13.4mGy × (4 × 3.75mm) / 11.25mm = 17.9mGy가 된다.
DLP = $CTDI_{VOL}$ × 25cm = 447.5mGy.cm
Effective dose = DLP × 0.015 = 6.7mSv가 된다.

(3) 환자에게 부여된 에너지로 부터의 유효선량 계산

미국 플로리다 대학의 SUNY Upstate medical center 방사선과의 Walter Huda 교수와 그의 동료들에 의해 고안된 CT검사의 유효선량 계산 프로그램이다.

이러한 계산법에 관해 발표된 대표적인 논문으로는 1997년 Radiology 203권에 발표된 "An approach for the estimation of effective radiation dose at CT in pediatric patients", 1999년 Radiology 210권에 발표된 "Radiation effective doses to patients undergoing abdominal CT examinations", 그리고 2000년 Medical physics 27권 제5호에 발표된 "Effective doses to patients undergoing thoracic computed tomography examinations"이다.

에너지로부터 유효선량을 계산하는 방법에서의 중요한 요소는 CT검사로 인해 환자에게 전달되는 에너지의 정확한 평가이다.

Walter Huda 등은 CT스캔으로 인해 환자에게 부여된 에너지를 측정하여 이를 유효선량으로 계산하는 방법을 다음의 식으로 제시하였다. 즉, 체중이 Mkg인 환자가 CT스캔으로 어떠한 body 부위 i에서 ∈p joule을 흡수한 경우 유효선량은 다음과 같이 계산된다.

$$E = \in p \times (E/\in)i \times 70/M$$

여기서 ∈p는 환자에게 부여된 에너지(J 또는 mJ)이며, (E/∈)i는 70kg의 인체 body 모형의 등가 팬텀의 i 부위에서 CT스캔시 부여된 에너지 당 유효선량값(mSv/J)이다. 이는 표 8-6에 나타내었다. 또한 ∈p는 다음 식에 의해 구해진다.

$$\in p = N \times Mp \times Dm$$

Mp는 N개의 연속된 CT단면에서 직접적으로 조사받는 단면 당 부피이며, Dm은 평균단면선량(mean section dose)이다. 평균 단면선량은 환자(또는 팬텀)에 부여된 총에너지를 직접적으로 조사된 총부피로 나눈 값으로 얻어진다. Mp는 다음 식에 의해 구해진다.

$$Mp = \pi \times r^2 \times T \times \rho w$$

T는 단면두께, r은 조사된 환자에 상응되는 실린더형 물원통 팬텀의 반지름이고, w는 물의 밀도이다. 그리고 팬텀의 반지름 r은 다음 식으로 구해진다.

$$r = [a \times b \times (\rho / \rho w)]^{1/2}$$

여기서 a와 b는 각각 팬텀에게서 측정된 반장축과 반단축이며 는 팬텀 trunk(인체 trunk)의 밀도이다. 신생아와 성인의 인체 trunk 밀도는 각각 0.995g/cm^3와 1.018g/cm^3이다(표 8-6 참조).

그리고 여기서 기준으로한 성인의 체중은 70kg이며, 15세, 10세, 5세의 소아는 각각 55kg, 32kg, 19kg에 해당된다. 또한 1세의 소아와 신생아의 체중은 각각 9.8kg과 3.4kg에 해당된다.

표 8-7은 성인을 기준으로한 부위별 부여 에너지당 유효선량 변환값을 나타낸 것이다. 균일한 전신조사시 환자의 체중이 적을수록 투과에너지를 유효선량으로 변환시키는 변환요소(conversion factor)가 높아진다.

표 8-6 인체모형 팬텀의 평균밀도

연령	head (g/cm3)	body (g/cm3)
신생아	1.057	0.995
1세	1.071	1.002
5세	1.090	1.000
10세	1.095	1.005
15세	1.104	1.030
성인	1.112	1.018

From Cristy M, Eckerman KR. Specific absorbed fractions of energy at various ages from internal photon sources. 1987.

표 8-7 성인을 기준으로한 부위별 부여 에너지 당 유효선량 변환값

부위	부여된 에너지 당 유효선량 변환값(mSv/J)
두부	9.1
흉부	17.9
복부	17.8
골반	17.8
경추	13.4
흉추	17.2
요추	17.4

From Antherton JV, Huda W. Energy imparted and effective doses in computed tomography. Medical physics. 1996(23). 735-741.

환자에게 부여되는 에너지는 관전류, 조사시간, 슬라이스 두께와 슬라이스에 직접적인 영향을 받으며, CT검사와 같은 비균일한 노출의 경우 투과에너지로부터 유효선량을 계산할 경우 노출된 조직의 방사선 예민도와 슬라이스 두께/간격이 고려되어야 한다.

ICRP 간행물 60에 의하면, 1Gy의 균일한 전신조사는 노출된 개인의 체중에 관계없이 1Sv의 유효선량을 제공하는 것으로 정의되며, 1997년 Radiology에 발표된 Walter Huda 등의 연구에 의하면, 70kg 체중의 성인이 방사선에 균일하게 전신노출된 경우 1joule의 흡수에너지는 14.3mSv의 유효선량에 해당되었다. 그리고 위에서 제시된 부여에너지를 이용하여 측정된 유효선량의 결과는 다음과 같았다.

즉, 환자의 나이에 맞추어 제작한 원통형의 물 등가팬텀(cylindrical water-equivalent phantoms)을 제작하여 계산된 두부 CT검사(10mm의 슬라이스 두께 사용)에서의 organ dose는 36.8mGy~41.3mGy(120kVp와 400mAs를 사용한 성인의 경우 36.8mGy였으며, 120kVp와 380mAs를 사용한 5세의 소아의 경우 38.8mGy, 그리고 120kVp와 300mAs의 조건을 사용한 신생아의 경우 41.3mGy)의 범위였다. 이를 유효선량으로 나타내면 1.5~6.0mSv(성인 1.5mSv, 5세 소아 4.0mSv, 그리고 신생아 6.0mSv)에 해당된다.

또한 복부CT에서의 organ dose는 11.2mGy~19.7mGy(120kVp와 200mAs를 사용한 성인의 경우 11.2mGy였으며, 120kVp와 160mAs를 사용한 5세의 소아의 경우 15.0mGy, 그리고 120kVp와 150mAs의 조건을 사용한 신생아의 경우 19.7mGv)의 범위였다. 이를 유효선량으로 계산하면 3.1mGy~5.3mSv(성인 3.1mSv, 5세 소아 3.7mSv, 그리고 신생아 5.3mSv)에 해당된다.

이와 동일한 방법을 사용하여 GE사 HiSpeed CTi 모델에서 흉부 CT검사시의 유효선량을 측정한 Huda 등의 또 다른 논문(2000년 Medical physics 27권 제5호 발표)에서는 70kg과 10kg의 환자에게 부여된 에너지는 각각 310mJ과 85mJ이었으며, 유효선량은 각각 5.4mSv와 9.6mSv를 나타냈다.

시뮬레이션된 인체모형 팬텀을 대상으로 시행한 이 연구에서 일반적인 검사조건을 사용한 CT검사시 환자에게 부과되는 에너지는 환자의 크기가 클수록 증가하였으나, CT검사로 인해 환자가 받는 유효선량은 신생아가 가장 높았으며, 소아, 성인의 순서를 보였다. 이는 환자의 나이가 적을수록 방사선 예민도가 높으며 발생될 수 있는 방사선에 의한 위험이 크다는 것을 의미한다.

환자에게 부여된 에너지로 부터 유효선량을 간단히 계산하는 예를 들기로 한다.

(예 1) 120kVp와 400mAs를 사용하여 직경 18.9cm의 인체모형의 성인 head CT시 팬텀에 부과된 에너지가 165mJ이었다. 유효선량은?

E = 165mJ × 9.1mSv/J × 1 = 1.5mSv

참고로 이 경우 측정된 평균 organ dose는 36.8mGy였음

(예 2) 120kVp와 200mAs를 사용하여 직경 28.6cm의 인체모형의 성인 abdomen CT시 팬텀에 부과된 에너지가 172mJ이었다. 유효선량은?

E = 172mJ × 17.8mSv/J × 1 = 3.1mSv

참고로 이 경우 측정된 평균 organ dose는 11.2mGy였음

(예 3) 120kVp와 150mAs를 사용하여 15.1cm 직경인 1살의 소아 abdomen CT시 팬텀에 부과된 에너지가 32.8mJ이었다. 유효선량은?

E = 32.8mJ × 17.8mSv/J × (70/9.8) = 4.2mSv

참고로 이 경우 측정된 평균 organ dose는 16.6mGy였음

(4) DAP로부터 유효선량의 계산

1996년 The British Journal of Radiology에 발표된 Poletti JL의 연구에 의하면 dose area product(DAP)를 이용하여 유효선량의 측정을 시행하였다. 이는 CT장치에서 DAP가 제공되는 구형 모델에서의 유효선량 계산에 간단히 적용시킬 수 있는 유용한 방법이었다.

이미 1994년 Hart D 등은 conventional radiography에서 단위 DAP 당 유효선량을 제시하였다. 유효선량을 좌우하는 중요한 파라메터로는 관전압과 필터임에 의심할 여지가 없다. 그러나 일반 방사선촬영과는 달리 CT에서는 정확한 필터링값을 알기가 쉽지 않으며, 특히 beam shaping filter(예를 들면, bowtie filter)를 사용한 경우 정확한 필터링값은 더욱 알기가 어려워 DAP 값을 통한 유효선량의 계산은 선질의 민감도에 대한 데이터의 부족으로 인해 정확도가 다소 저하될 우려가 크다.

DAP를 이용한 유효선량의 계산을 위해서는 다음 식에서 알 수 있듯이 CTDI의 측정이 필요하다. CTDI는 팬텀의 중앙부에서 측정하거나, 중앙부와 표면부에서의 측정값을 조합하는 방법이 고려되었으나 Hart D 등의 연구에서는 표면부에서의 측정값이 유효선량의 계산에 가장 좋은 결과를 나타내었으므로 표면으로부터 1cm 깊이에서의 표면선량을 이용하여 유효선량을 계산하였다.

표 8-8 Poletti JL에 의해 제시된 부위별 DAP 당 유효선량비

부 위	DAP 당 평균 유효선량비(mSv Gy^{-1} cm^{-2})	표준편차
head	0.034	0.003
chest	0.101	0.019
abdomen	0.091	0.016
pelvis	0.109	0.021
lumbar spine	0.064	0.018

DAP = $2\pi r$L pf CTDI이고, E = R × DAP이므로
E = $2\pi r$R wN (CTDI/mAs) mAs이다.

여기서 E는 유효선량(mSv), DAP는 dose area product(Gy cm^2), R는 DAP 당 유효선량비(mSv/(Gy cm^2)), r는 팬텀(Perspex)의 반경, w는 슬라이스 두께, N는 슬라이스 수, L은 슬라이스 간격, 그리고 pf는 packing factor(=Wn/L)이다. 실제로 스캔시 다른 요소들은 고정적이므로 DAP는 스캔된 실제 길이에 의해 결정된다.

앞에서 설명된 방법을 이용하여 1992년 당시 뉴질랜드에서 사용되던 대표적인 6개의 고식적인 CT모델을 대상으로 R값과 유효선량을 계산한값은 다음과 같다.

387~921mAs를 적용하고, 6~10mm의 슬라이스 두께와 간격으로 12~16개의 슬라이스로 스캔된 brain CT에서의 DAP와 R값의 평균이 각각 47.6Gy cm^2와 0.034mSv/(Gy cm^2)이었고, 유효선량은 평균 1.6mSv(1.0~2.8mSv의 범위)였다.

그리고 272~528mAs를 적용하고, 8~12mm의 슬라이스 두께와 간격으로 20~40개의 슬라이스로 스캔된 abdomen CT에서는 DAP와 R값 평균이 각각 107.4Gy cm^2와 0.091mSv/(Gy cm^2)였으며 유효선량은 평균 9.6mSv(6.3~15.4mSv의 범위)에 속했다.

이를 다시 정리하면, 부위별 DAP 당 유효선량비는 표 8-8로 나타낼 수 있다.

3) BERT(background equivalent radiation time)

유효선량은 특히 CT검사를 받는 환자에게는 체감이 부족한 다소 추상적인 선량개념이다. 이에 John Cameron 박사는 방사선 장치에 의해 발생되는 X-선을 자연방사선에 직접 비교하는 방법을 제안했다. 즉, 두 가지 source를 비교함으로써 진단영역에서 발생되는 X-선을 자연방사선에 의한 노출에 상응하는 기간으로 표현하는 time figure로 변환시켰다. 이렇게 함으로써 진단용 X-선 검사의 BERT가 자연방사선의 부가적인 노출의 분, 시, 일, 주, 월수로 표현된다.

자연방사선 레벨은 위치에 따라 차이가 나므로 스캔 프로토콜에서 나타내지는 BERT 값은 자연방사선의 세계적인 평균값인 연간 2.4mSv를 기초로 하고 있다.

만일 지역적인 BERT 값이 필요하다면 UNSCEAR 2000 report, 부록 B(Exposures from natural radiation sources, published by the United Nations Scientific Committee on the Effects of Atomic Radiation)를 참고하여 계산될 수 있다. 앞에서 제시된 표 8-3의 밑부분은 미국의 자연방사선 평균치인 3.0mSv/year를 기준으로 하여 각 진단검사의 BERT를 예로 든 것이다.

6. 각 CT검사의 선량

1) CT검사와 환자선량

1991년 Jones DG 등에 의해 시행된 영국 방사선방호원 조사(NRPB survey)에 의하면, 영국의 경우 CT검사의 수가 전체 방사선 검사의 약 2%를 차지하였는데 비해 CT검사로 인한 방사선 피폭은 X-선검사 집단선량(collective dose to population)의 20% 정도를 차지하였으며, CT장치 수와 검사건수의 증가로 1995년에는 X-선검사 집단선량의 약 33%를 차지했다. 1999년에는 전체 방사선 검사의 4%를 차지하는데 비해 CT검사로 인한 방사선 피폭이 총인구선량의 40% 정도로 증가하였다고 했다. 그리고 2009년에는 CT검사가 전체 방사선검사의 약 8%를 차지하리라고 예상하고 있다.

그리고 1996년 The British Journal of Radiology에 발표된 Poletti JL의 논문에 의하면, 1992년에 뉴질랜드에서 시행된 약 1,500,000 검사의 conventional radiography로 인한 연간 1인당 유효선량은 400μSv인데 비해 약 60,000 검사의 CT로 인해 발생된 연간 1인당 선량은 81μSv였다. 전체 방사선검사의 4%에 해당되는 CT검사의 피폭이 총인구선량의 17%를 차지하였으며, 시행된 CT검사의 약 75%가 routine head, chest, abdomen, L-spine이었다. 그리고 CT검사로 인한 총 피폭선량(collective dose)은 연간 271person-Sv였는데 이는 axial scan에서의 선량이며, scout 촬영은 약 2%의 선량을 증가시킨다고 하였다.

UN 방사선영향과학위원회(UNSCEAR)가 2000년에 발표한 자료에 의하면 세계의 CT장치 수는 대략적으로 34,000대로서 연간 약 9,300만건의 검사가 이루어지는데 이는 세계적으로 1,000명의 인구당 16명의 빈도에 해당된다. 그리고 총 검사의 6%가 아동(0~15세)에서 이루어진다. 또한 CT검사는 모든 의료용 X-선검사의 5%에 해당되며 X-선 집단선량의 34%를 차지한다고 했다. 이 중 건강 관심수준이 가장 높은 국가들(UNSCEAR 분류로 수준 I 국가)에서의 기여분은 각각 6%와 41%였다고 한다.

비슷한 시기인 2001년에 Stanley H. Stern 등이 RSNA에 발표된 2,000~2,001년 Survey (National evaluation of X-ray trends; NEXT)에 의하면, 한해 동안 미국에서 시행된 총 CT검사 수는 58,000,000(표준편차: ±9,000,000)이었고, brain, chest, abdomen, pelvis, abdomen+pelvis, chest+abdomen+pelvis의 6항목이 전체 CT의 79%를 차지하였다고 한다. 또한 multi-slice scanning이 29%를 차지하였다. 6항목의 평균 유효선량은 6.2mSv였으며, CT검사로 인한 집단선량은 360,000person-Sv였다.

Modan의 연구에 의하면 인체장해를 일으킬 수 있는 저선량 방사선의 한계는 1회 노출시 약 100mSv이며, 한준구 등의 연구에 의하면 일반적인 흉부 단순방사선촬영(chest PA)과 복부 단순방사선촬영(abdomen AP)의 경우 입사되는 표면부는 약 0.3~1mGy와 1~6mGy 정도의 피폭선량을 받는다고 한다. 그리고 골반부의 측면촬영시 표면선량은 약 14mGy 정도되며, 위투시 X-선검사(UGI)에서는 10~15mGy 정도의 피폭을 받으며, 일반적인 관상동맥성형술(PTCA) 시행시 피부가 받는 총선량은 30~100mGy가 되는 것으로 알려져 있다.

진단목적에서 실시되는 뇌 CT검사가 뇌종양을 유발시키는 원인이 될 수 있다는 경고도 있지만, CT검사에 의한 저선량의 의료상 피폭은 현단계에서 환자에게 큰 영향을 미치지 않는다. 즉, CT검사로 인해 환자가 받는 선량은 확정적인 문턱값에 미치지 않는다고 한다.

하지만 CT검사는 단순방사선촬영에 비해 상대적으로 많은 양의 방사선 피폭을 발생시키며, 인구집단 레벨에서 많은 양의 방사선(1~100mGy of organ dose, 1~10mSv of effective dose)을 사용하는 검사임에는 틀림없다. 구체적인 예를 들어보면, 복부 CT검사로 인해 받는 선량이 약 10mSv라고 하면, 이는 4년간 받는 자연방사선량(natural background radiation)에 해당되며, 흉부 일반방사선촬영(chest PA)에 비해 400배 이상의 선량을 받는다고 영국, 왕립대학 방사선교실은 밝히고 있으며, European Commission report에서는 3.3년의 자연방사선량(미국에서의 연간 자연방사선량 3mSv를 기준)이며, chest PA의 500배에 해당된다고 발표했다. 이러한 이유에서 New Euratom Directive 97/43에서는 CT검사를 중재적 방사선시술과 방사선치료와 함께 환자에게 고선량을 제공하는 대표적인 장치로 규정하고 있다.

국내 CT장치의 대부분을 차지하고 있는 single detector 나선형 CT 및 multi detector CT는 고식적 CT에 비해 주사시간의 단축과 호흡이나 움직임에의한 인공음영(artifact)을 감소시켜 영상의 질을 향상시키고, 연속적인 데이터를 획득함으로써 고식적 CT에서는 간과될 수있는 촬영단면의 경계부위에 위치하는 작은 병소의 발견을 용이하게 하였으며 스캔속도를 향상시켜 심장검사와 전신혈관검사를 가능케 하였다. 그러나 해상능을 향상시키기 위해 얇은 슬라이스 두께를 사용하고 인체의 단면영상을 다방면 또는 3차원의 입체영상으로 재구성하기 위해서 촬영단면수가 증가되었으며, 조영제 주입후 동맥 및 정맥상 그리고 지연상을 획득하기 위해 동일부위를 2~3회 노출시키는 경우가 많아졌다. 이로 인해 환자가 받는 방사선 노출은 더욱 증가되고 있는 경향이다.

그러나 긍정적인 측면도 고려될 수 있다. 즉, detector 효율의 향상과 함께 연속스캔으로 인해 CT 튜브의 냉각률 저하와 mAs의 저하는 환자의 피폭선량을 감소시키며, 스캔시간의 단축으로 조영제 사용시 초기 혈관계의 강조가 가능하여 낮은 노출량에서도 영상대조도가 증가되므로 결과적으로 환자의 피폭선량 감소가 가능하다. 또한 체적 데이터의 획득과 영상재구성 기법의 발전으로 중복스캔이 필요없어지고 움직임이나 호흡조절 실패에 기인된 재검사가 줄어듦으로 환자의 피폭선량이 감소되는 효과를 얻는다.

어쨌던 국내에서도 CT장치의 보급과 이용이 급속히 증가되고 있고 CT검사가 방사선 영상검사에서 중요한 위치를 차지하고 있는 상황에서 CT로 인한 방사선 피폭은 반드시 중요한 문제로 고려되어야 할 것이다.

CT검사로 인한 방사선 피폭상의 특징은 일반 방사선촬영과는 다소 차이가 있다. 즉, 높은 투과력으로 노출된 모든 X-선 광자가 영상재구성에 기여하도록 높은 에너지 선속과 필터가 사용되며, 약간의 산란선 발생을 포함하지만 촬영하는 단층축 안에서 방사선 노출이 이루어진다(slice by slice irradiation). 그리고 단층면 내에서의 선량분포는 single projection X-ray에 비해 균일한 특성을 갖는다. 또한 일반적으로 중앙부의 선량이 주변부에 비해 감소되는 특성을 보이나, 작은 크기의 피사체에서는 중앙부의 선량이 주변부에 비해 비슷하거나 높을 수 있다. 요약하면, CT선량은 scanner geometry, 필터링의 정도, 선량 프로필의 모양에 의해 좌우된다.

그리고 CT검사는 인체 횡단면의 정보획득이라는 특성으로 인해 CT검사에서 인체의 각 부분에 위치하는 장기나 조직이 받는 선량측정이 중요한 의미를 갖는다. 이런 연유에서 1984년 미국 식품위생국에서는 별도의 CT피폭선량 지표(CTDI)를 사용하여 장비 제조회사에서 흡수선량의 정보를 사용자에게 제공할 의무를 신설하였으며, 이에 따라 모든 CT장치에는 단순한 형태의 균일 재질인 원통형의 두부팬텀과 전신용 팬텀의 중앙부와 표면부에서 측정된 표준선량이 제공되고 있다. 그러나 이 선량은 인체와는 실효원자번호와 밀도에서 차이가 있는 아크릴 팬텀에서 특정한 노출조건과 일률적인 위치에서 측정하여 제시된 값이므로 장치의 사후검사나 성능관리를 위한 기준으로는 활용이 가능하나, CT검사로 인해 인체장기나 조직의 직접적인 피폭선량의 평가에는 제한성을 갖는다.

2) Single detector CT의 선량

(1) 1980년대 후반에 시행된 McCrohan의 측정

26개국에 분포되어 있는 250대의 single detector CT장치를 대상으로 1980년대 후반에 시행된 McCrohan의 연구에 의하면, 고식적 두부CT시의 흡수선량(MSAD) 측정에서는 뇌의 중앙부가 받는 선량은 22~68mGy였다.

(2) 1989년 Panger 등에 의한 측정

1989년 Panger 등에 의해 시행된 측정에 의하면, 흉부CT에서 폐와 유방의 선량은 19~26mGy와 24~27mGy였다. 그리고 상복부CT에서 간은 20~27mGy, 골반부 CT에서 자궁은 16~22mGy였다.

(3) 1992년 발간된 AAPM의 교육자료

1992년 발간된 AAPM의 교육자료에 의하면, 일반적인 multiple scan시 검사부위가 받는 평균 흡수선량은 두부CT시 40~60mGy, 폐나 복부의 CT검사시 10~40mGy의 범위에 속한다고 하였다.

(4) 1998년 시행된 국내 연구

1998년 GE사 single detector 나선형 CT장치인 HiSpeed advantage 모델에서 국내에서 주로 사용되는 검사조건과 스캔기법을 적용하고 정교한 인체모형 팬텀과 최신의 열형광선량계를 사용하여 흡수선량을 측정한 저자의 연구에서의 주선속부위에 속하는 조직이나 기관이 받는 선량은 다음과 같았다.

① 두부CT(brain non-contrast CT)

120kVp와 300mAs의 노출조건을 사용한 brain non-contrast CT에서 안구나 뇌가 받는 피폭선량은 35~45mGy였다.

② 흉부 CT

120kVp와 200mAs의 노출조건을 사용한 chest routine CT에서의 폐가 받는 선량은 약 23mGy, 유방은 약 17mGy였다. 그리고 고해상능 폐CT(high resolution lung CT)에서의 폐가 받는 선량은 약 3mGy였다.

③ 복부 일반CT(abdomen routine CT)

120kVp와 200mAs의 노출조건을 사용한 abdomen routine CT에서 간과 신장이 받는 선량은 20~26mGy와 22~24mGy였으며, pelvis routine CT에서의 자궁과 난소의 선량은 약 20mGy와 16mGy였다.

④ Liver 3 phase CT

GE사의 single detector CT장치에서 나선형 스캔모드로 120kVp와 180mAs의 노출조건과 5mm의 슬라이스 두께와 간격으로 3 phase liver CT를 시행한 경우, 인체모형 팬텀과 TLD를 사용하여 간이 받는 선량을 측정한 결과는 pitch 1.0을 적용한 경우 62.9mGy였다. 그리고 pitch 3.0을 적용한 경우 23.7mGy(pitch 1.0의 37.7%)의 선량을 나타내었다.

⑤ 산란선 부위의 선량

CT검사에서 주선속 부위에 속하지 않는 조직이 산란선에 의해 받는 선량은 0.1mGy에서 3.1mGy의 범위에 속했으며, topogram에 의해서는 1mGy 이하의 선량을 받는 것으로 나타났다.

이들 측정결과에서 미루어 보면, 주선속 부위의 경우 두부CT의 선량은 흉부나 복부의 선량보다 약 1.5~2.5배 많았는데 이는 두부 CT검사시 골구조로 둘러싸인 뇌의 해부학적 특징에 기인하여 흉복부에 비해 상대적으로 많은 노출을 사용하였으며 두개저 부위에서 선속경화에 의한 인공음영의 발생을 줄이기 위해 얇은 단면두께를 사용하였기 때문으로 추정된다.

사용된 장치와 방법 그리고 측정 부위에서 다소의 차이는 있지만, 국내에서 주로 사용되는 조건에서 측정된 연구의 피폭선량은 외국에서 선행된 연구들에 비해 두부CT의 선량은 증가된 추세를 보였으나 다른 모든 부위에서는 대체로 비슷한 수치와 양상을 보였다. 그러나 몇 가지 기술적 요인에서 변화가 관찰되었다. 즉, 검출장치의 효율향상으로 인해 두부 CT에서는 약 10%, 그 외 부위의 CT검사들에서 노출조건이 20~40% 감소되었으나, 해상능을 향상시키기 위해 상대적으로 얇은 단면두께를 사용하고 있으며, 폭 넓은 영상정보를 얻기 위해 스캔범위를 넓게 하여 각 검사의 총 단면수가 증가되었기 때문에 전반적으로 피폭선량은 크게 차이가 나지 않은 것으로 추정된다. 또한 나선형 CT 검사시의 환자 피폭선량은 동일한 촬영범위와 기하학적 요인을 적용한 연속 스캔에서는 고식적 CT의 선량과 차이가 없다.

3) SDCT에서 기술적 요소의 변화에 따른 선량변화(실험적 결과)

(1) 관전압 변화

Single detector CT와 인체모형 팬텀을 사용한 복부일반 CT검사에서 48cm의 조사야(SFOV)를 사용하고 200mAs와 7mm의 단면두께와 간격으로 고정한 상태에서 kVp를 100, 120, 140으로 변화시키며 고식적 스캔방법으로 32개 슬라이스의 contiguous scan을 시행하였을 경우 주선속 부위인 복부조직이 받는 피폭선량을 열형광소자로 측정한 저자의 연구결과는 다음과 같았다.

관전압이 100kVp인 경우 복부선량은 16.9±0.7mSv였으며, 120kVp인 경우 28.0±1.0mSv, 그리고 140kVp인 경우에는 38.9±1.2mSv였다(표 8-9).

또한 표 8-10은 Michael F. McNitt-Gray가 GE사 SDCT(CTi 모델)를 사용하여 관전압 변화에 따른 head 및 body phantom의 $CTDI_w$를 RadioGraphics 2002 (vol. 22: 1541-1553)에 발표한 내용이다.

표 8-9 인체모형 팬텀을 사용한 복부CT에서 관전압 변화에 따른 복부선량 (unit: mSv)

kVp	우복부	중앙부	좌복부	평균
100	16.1	17.9	16.6	16.9±0.7
120	26.9	29.3	27.8	28.0±1.0
140	37.7	40.5	38.4	38.9±1.2

표 8-10 SDCT에서 관전압 변화에 따른 head 및 body phantom의 $CTDI_W$

kVp	head phantom에서의 $CTDI_W$ (mGy)	body phantom에서의 $CTDI_W$ (mGy)
80	14	5.8
100	26	11
120	40	18
140	55	25

* Scan technique: 300mA, 1sec, 10mm slice thickness

(2) mAs 변화

Single detector CT와 인체모형 팬텀을 사용하여 48cm의 스캔 조사야, 120kVp, 7mm의 단면두께와 간격으로 고정한 상태에서 mAs를 100, 150, 200, 250으로 변화시키며 고식적인 contiguous scan을 시행하였을때 주선속 부위에 속하는 복부조직이 받는 선량을 측정한 저자의 실험결과는 다음과 같았다. 100mAs, 150mAs, 200mAs, 250mAs에서의 복부선량은 각각 14.2±0.5mSv, 21.1±0.9mSv, 28.0±1.0mSv, 34.8±1.5mSv로 거의 일정한 비율로 증가하였다(표 8-11).

또한 표 8-12는 Michael F. McNitt-Gray가 GE사 SDCT를 사용하여 mAs 변화에 따른 head 및 body phantom의 CTDIw를 RadioGraphics 2002 (vol. 22: 1541-1553)에 발표한 내용이다.

표 8-11 인체모형 팬텀을 사용하여 시행된 복부CT에서 mAs 변화에 따른 복부선량 (unit: mSv)

mAs	우복부	중앙부	좌복부	평균
100	13.9	14.9	13.9	14.2±0.5
150	20.5	22.3	20.5	21.1±0.9
200	26.9	29.3	27.8	28.0±1.0
250	34.5	36.7	33.1	34.8±1.5

표 8-12 SDCT에서 mAs 변화에 따른 head 및 body phantom의 $CTDI_W$

mAs	head phantom에서의 $CTDI_W$ (mGy)	body phantom에서의 $CTDI_W$ (mGy)
100	13	5.7
200	26	13
300	40	18
400	53	23

* Scan technique: 120kVp, 10mm slice thickness

(3) 슬라이스 두께의 변화

Single detector CT와 인체모형 팬텀을 사용하여 48cm의 스캔 조사야, 120kVp, 200mAs로 고정한 상태에서 슬라이스 두께를 3mm, 5mm, 7mm, 10mm로 변화시키며 고식적인 contiguous scan을 시행하였다. 이때 두께 변화에 따라 얻어진 슬라이스 수는 각각 66개, 44개, 32개, 그리고 22개였다.

측정결과 복부 일반CT에서 주선속 부위인 복부조직이 받는 선량은 각각 28.1±0.9mSv, 28.2±1.0mSv, 28.4±1.0mSv, 28.9±0.7mSv였다. 즉, 3~10mm의 슬라이스 두께에서 측정된 선량은 얇은 슬라이스 두께를 사용하면 선량이 많아진다는 일반적인 이론과는 달리 약간의 증가는 있었지만 통계적으로 유의한 차이는 없었다(표 8-13).

표 8-13 SDCT를 이용하고 인체모형 팬텀과 TLD를 사용하여 시행된 복부CT에서 슬라이스 두께 변화에 따른 복부선량 (unit: mSv)

슬라이스 두께(mm)	우복부	중앙부	좌복부	평균
3	26.9	29.1	28.2	28.1±0.9
5	27.3	29.6	27.9	28.2±1.2
7	27.9	29.3	27.8	28.4±1.0
10	28.1	29.6	29.1	28.9±0.7

(4) 스캔 조사야(scan field of view)의 변화

인체모형 팬텀과 TLD를 사용하고 120kVp와 200mA, 그리고 7mm의 단면두께와 간격으로 고정한 상태에서 스캔 조사야를 25cm와 48cm로 변화시키며 고식적인 contiguous scan을 시행한 저자의 실험연구에서 복부조직이 받는 선량은 각각 28.0±1.0mSv와 29.0±0.6mSv로 통계적으로 유의한 차이가 없었다(표 8-14).

표 8-14 복부CT에서 스캔 조사야 변화에 따른 주선속 부위의 피폭선량 (unit: mSv)

scan FOV	우복부	중앙부	좌복부	평균
large(48cm)	26.9	29.3	27.8	28.0±1.0
small(25cm)	28.3	29.8	28.6	28.9±0.6

(5) 고식적 스캔과 SDCT의 나선형 스캔

그림 8-20과 같이 일정한 스캔범위를 동일한 슬라이스 두께와 간격을 적용하면(pitch factor = 1.0) 고식적 스캔과 나선형 스캔 사이의 average organ dose, 그리고 DLP는 각각 동일하며, 유효선량은 거의 동일하다.

SDCT에서 48cm의 스캔 조사야를 적용하고 120kVp와 200mA로 고정한 상태에서 고식적 스캔은 7mm의 슬라이스 두께와 간격으로 contiguous scan을 시행하였다. 반면 나선형 스캔은 7mm의

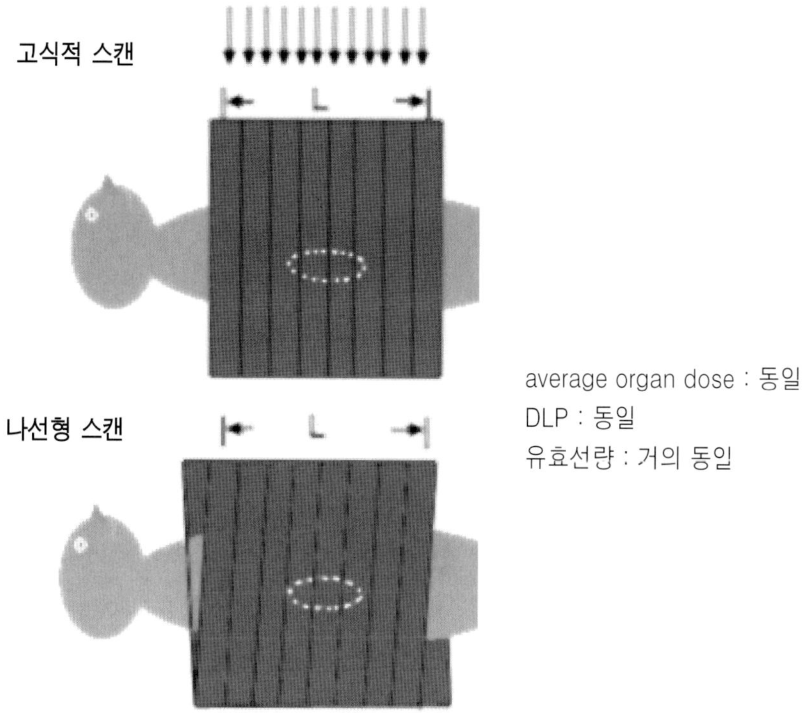

그림 8-20 고식적 스캔과 single detector나선형 스캔의 선량비교

표 8-15 고식적 스캔과 single detector 나선형 장치에서 시행된 복부 CT에서 스캔 조사야 변화에 따른 주선속 부위의 선량 (unit: mSv)

scan type	우복부	중앙부	좌복부	평균
고식적 스캔	26.9	29.3	27.8	28.0±1.0
나선형 스캔	25.0	29.0	27.9	27.2±1.7

슬라이스 두께와 1 : 1의 pitch를 적용하여 고식적 스캔과 동일한 조건이 되도록 한 상태에서 스캔을 시행하였다. 이러한 방법에서 주선속 부위에 속하는 선량을 측정된 저자의 연구결과 고식적 스캔과 나선형 스캔에서 복부선량은 각각 28.0±1.0mSv와 27.3±1.7mSv로 통계적으로 유의한 차이가 없었다(표 8-15).

(6) 나선형 스캔에서의 pitch 변화

나선형 CT데이터 획득시 두 helix 간의 거리를 Z-sampling space 또는 Z-갭이라 한다. SDCT에서 pitch를 증가시키면 Z-갭이 증가되고, 일정 스캔 범위에서 스캔 속도가 빨라져 방사선 피폭은 줄어든다.

그림 8-21은 SDCT에서 pitch 1.0과 2.0의 적용시 선량의 변화를 나타낸 것이다. 동일한 슬라이스 두께와 스캔 범위를 적용하고 revolution 당 동일하게 mAs를 적용하면 DLP는 반으로 감소하며, average organ dose와 유효선량은 거의 반 정도로 감소한다.

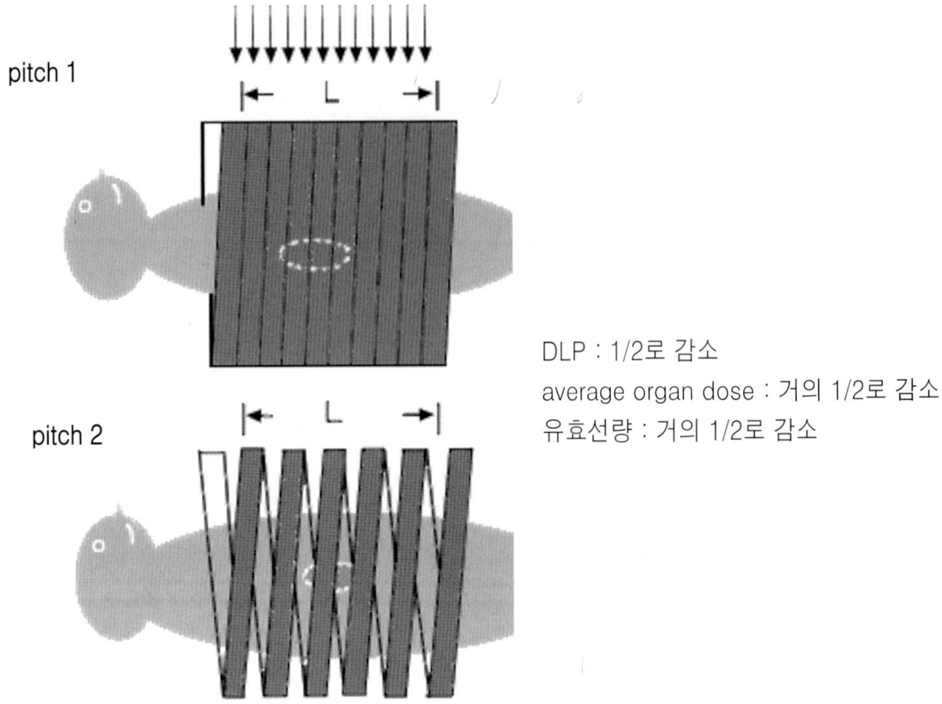

그림 8-21 SDCT에서 pitch 1.0과 2.0의 적용시 선량의 변화

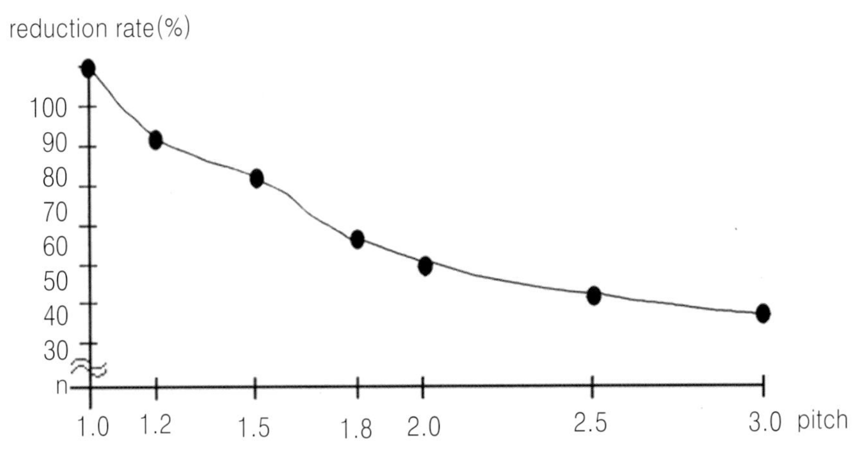

그림 8-22 Single detector 나선형 CT에서 시행된 복부 CT검사시 pitch 증가에 따른 주선속 부위의 선량 감소율

그림 8-22는 single detector helical CT(SDCT)에서 인체모형 팬텀과 열형광선량계를 사용하고 복부 CT검사의 조건(120 kVp와 200mAs의 노출조건과 7mm의 단면두께)에서 시행된 나선형 스캔에서 pitch 변화에 따른 간 조직이 받는 선량의 변화를 나타낸 그래프이다.

1.0의 pitch를 사용한 경우에 환자가 받는 피폭선량(평균 25.7mGy)을 기준으로 하였을 때 1.2 pitch의 적용시 선량은 82.1%로 감소하였으며, 1.5 pitch의 적용시 선량은 72.2%로 감소하였으며, 1.8 pitch의 적용시 선량은 56.8%로 감소하였다. 그리고 2.0 pitch와 2.5 pitch의 적용시 선량은 각각 49.5%, 42.0%로 감소하였으며, 3.0 pitch의 적용시는 9.6mGy를 나타내어 1.0 pitch시의 선량의 37.3%로 감소되었다.

표 8-16 SDCT에서 pitch 변화에 따른 head 및 body phantom의 $CTDI_{VOL}$

pitch	head phantom에서의 $CTDI_{VOL}$ (mGy)	body phantom에서의 $CTDI_{VOL}$ (mGy)
0.5	80	36
0.75	53	24
1.0	40	18
1.5	27	12
2.0	20	9

* Scan technique: 120kVp, 300mAs, 10mm slice thickness

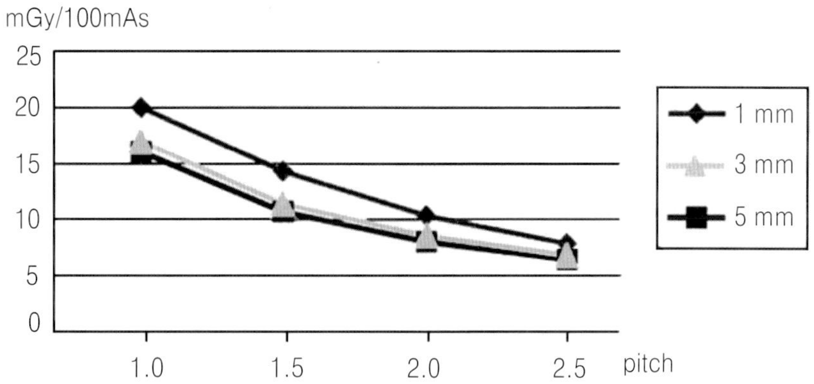

그림 8-23 Single detector 나선형 CT에서의 pitch 변화에 따른 선량변화

그리고 표 8-16은 Michael F. McNitt-Gray가 GE사 SDCT(CTi 모델)를 사용하여 pitch 변화에 따른 head 및 body phantom의 $CTDI_{VOL}$을 RadioGraphics 2002(vol. 22: 1541-1553)에 발표한 내용을 인용한 것이다.

그림 8-23은 Siemens사의 single slice detector 나선형 CT(Somatom Plus 4)에서 120kVp를 사용하여 시스템 축에서의 공기선량(dose in air)을 측정한 것이다. 그림에서 알 수 있듯이 pitch의 증기에 따라 선량은 감소하였으며, 동일한 pitch에서는 두꺼운 슬라이스보다 얇은 슬라이스 두께에서 선량이 약간 증가하였다.

(7) Low-dose helical CT와 HR lung CT의 선량비교

Single detector 나선형 CT장치에서 인체모형 팬텀과 열형광선량계를 사용하고 120kVp와 3mm의 슬라이스 두께, 2.0 : 1의 pitch를 적용하고 40mAs의 low-dose로 시행된 흉부의 volumetric helical CT에서 폐조직이 받는 선량은 3.2mGy였으며, 70mAs를 사용한 경우 4.8mGy, 그리고 100mAs와 150mAs를 사용한 경우 각각 6.5mGy와 10.4mGy였다. 반면 120kVp, 170mAs, 1mm의 슬라이스 두께와 10mm의 간격으로 시행된 high resolution lung CT에서 폐조직이 받는 선량은 2.2mGy(1.9~2.7mGy)이었다. 40mA를 사용한 low-dose volumetric helical CT에서 폐의 선량은 high resolution lung CT에서 받는 양보다 약 1.0mGy 더 많았다.

4) Multi detector CT의 선량

(1) MDCT의 wasted dose

그림 8-24는 thin slice collimation 적용시 SDCT와 MDCT의 wasted dose를 비교한 것이다.

Umbra는 선속의 중앙부위에 위치하고 비교적 균일한 강도를 가지며 선형의 신호반응을 보인다. 반면 penumbra는 선속의 경계부에 위치하며 균일하지 않는 강도를 갖는 wasted dose이다. 일반적으로 총선량 중 wasted dose가 차지하는 비율(wasted dose ratio)은 thick slice thickness보다 thin slice thickness에서 많다. (a)의 SDCT에서는 매우 적은 양의 wasted dose가 발생된다. 이에 비해 (b)의 4 슬라이스 획득시에는 많은 양의 wasted dose가 발생되어 환자선량을 증가시키는 요인으로 작용되며, (c)의 16 슬라이스 획득시에는 기술적인 진보로 인해 4 슬라이스 획득에 비해 비율적으로 훨씬 적은 양의 wasted dose가 발생된다.

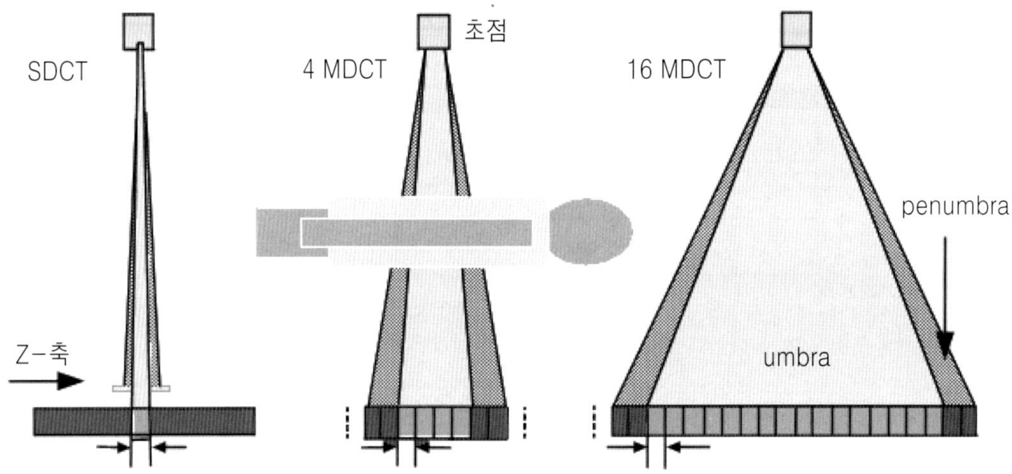

그림 8-24 Thin slice collimation 적용시 SDCT와 MDCT의 wasted dose 비교

(2) MDCT와 SDCT의 선량비교

① MDCT의 선량증가 배경

SDCT와 비교한 MDCT의 선량은 제조사와 기종에 따라 차이는 있지만 대체로 증가한다고 생각할 수 있다. 이의 원인으로 생각될 수 있는 사항들은 다음과 같다.

- MDCT의 경우 고유 beam geometry에 의해 X-선이 총 유효검출폭(total active detector width)보다 넓게 조사되기 때문이다. 즉, detector array 바깥부분의 반음영 효과를 피하기 위해서 1차 콜리메이션이 선택된 slice thickness보다 더 넓어야 한다. 이러한 overbeam 현상은 얇은 slice thickness에서 더욱 심각하다. 이로 인해 많은 선량이 낭비되고 기하학적 선량효율이 감소된다.

  4 MDCT에서는 overbeaming이 가장 큰 골치거리이다. 장치 종류에 따라 다르겠지만 wide collimation(4×5mm)에서는 10~25%의 선량증가가 있는 반면 narrow collimation(4×1mm)에서는 40~100%의 선량증가가 발생된다. Overbeam은 collimator setting과는 관계없이 장치에 따라 일정한 값을 갖는데 이는 focal spot size와 focal spot-collimator-회전축

사이의 거리에 의해 좌우된다. Dose profile의 양쪽 모서리에 있는 삼각형의 반음영을 결합함으로써 얻어지는 직사각형의 폭(Z-축 방향의 폭)을 조절하는 overbeaming correction 기술도 도입되고 있다. 하지만 기술의 발달과 함께 16, 64 MDCT에서는 4 MDCT에 비해 overbeam 현상이 줄어드는 경향이 있다.

- MDCT의 solid state detector element의 interspacing strip(격벽)과 detector row의 모서리의 감소된 sensitivity 때문에 기하학적 효율이 감소된다. 이는 선량증가의 원인이 된다.
- MDCT는 재구성 알고리즘상 모든 detector row에서의 데이터가 필요하므로 실제 촬영범위(effective scan length)가 설정된 촬영범위(nominal irradiated volume)를 초과하기 때문이다.
- MDCT의 X-선관과 검출기 사이의 거리가 SDCT보다 짧아진 기하학적인 원인에 의해 선량이 증가된다.
- Fan beam 대신에 cone beam을 사용함으로써 산란선의 발생이 많아지는데 이는 더 많은 선량의 사용을 요구하거나 기하학적 효율의 감소와 관련된 기술의 적용이 요구된다.
- 약간의 overlapping이 발생하는 pitch setting은 image quality의 향상을 제공하므로 장치 사용자들에게 선호된다. 이는 AEC 기능이 없는 CT장치의 경우 선량의 증가를 초래한다.
- Z-축 공간분해능을 향상시키기 위해 더 얇은 슬라이스가 선호되는데 이에는 노이즈의 증가가 동반된다. 노이즈 증가를 보상하기 위해 더 많은 선량이 필요할 것이다.

이에 각 장치 제조사에서는 MDCT에서 증가되는 선량을 감소시키기 위하여 여러 가지의 소프트웨어적인 방법을 개발하고 있다. 이의 대표적인 것이 dose modulation 기법이며 CareDose 4D, smart mA, SureExposure 등으로 불린다.

② Beam geometry 측면에서 MDCT와 SDCT의 선량비교

그림 8-25는 SDCT와 4 슬라이스 MDCT에서 각 콜리메이션에서의 CTDI를 비교한 것이다. Beam collimation이 커질수록 4 슬라이스 MDCT의 선량이 SDCT와 근접하는 것을 볼 수 있다. CTDI를 면적/슬라이스 두께의 개념으로 인식할 때 relative CTDI는 1.0에 일치되어야 이상적이라고 할 수 있다.

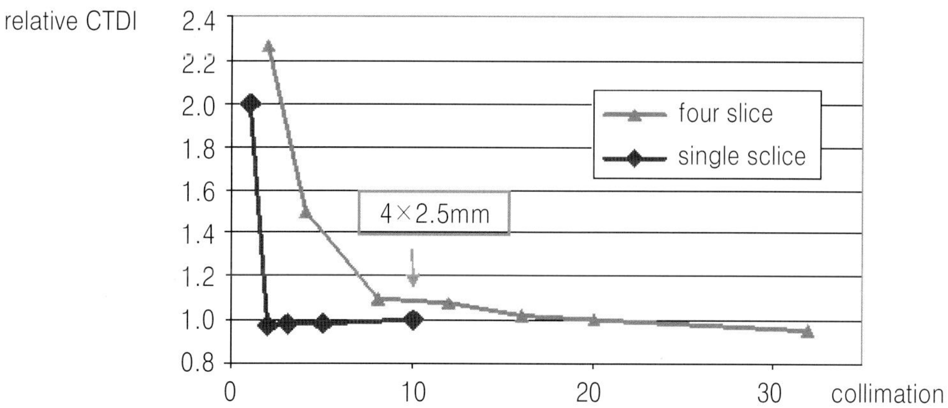

그림 8-25 SDCT와 4 슬라이스 MDCT에서 각 콜리메이션에서의 CTDI 비교

③ 4 MDCT와 SDCT의 선량비교

ⓐ McCollough 등에 의한 연구

- GE사의 4 슬라이스 MDCT(LightSpeed Qxi Ver. 1.0 모델)와 SDCT(HiSpeed CTi 모델) 사이의 선량을 비교한 McCollough 등의 연구에서는 axial scan 모드(고식적 스캔 모드라고 할 수 있음)를 사용한 두부 및 body CT에서 표면부의 CTDI를 비교한 결과 4개×1.25mm 획득방식의 MDCT가 5mm 슬라이스 두께의 SDCT에 비해 190% 이상의 선량을 나타내었다. 그리고 4개×5mm 획득방식(1회의 노출에 20mm의 스캔 범위를 cover함)의 MDCT가 5mm 슬라이스 두께의 SDCT에 비해 두부에서는 53%, body에서는 50~76%의 선량을 나타내었다.
- McCollough 등은 업그레이드된 4 슬라이스 MDCT(LightSpeed Qxi Ver. 1.1 모델)를 사용하여 시행한 후속연구에서 axial scan 모드에서 측정한 표면부의 CTDI를 SDCT와 비교하였는데, 4개×1.25mm 획득방식의 MDCT가 5mm 슬라이스 두께의 SDCT에 비해 1.05배의 선량을 나타내었으며, 4개×5mm 획득방식의 MDCT가 5mm 슬라이스 두께의 SDCT 선량의 10%에 그쳤는데, 이는 최신 MDCT에서의 피폭선량이 초기 MDCT 모델에 비해 선량이 줄어듦을 보여준다.
- 참고로 GE사의 4 슬라이스 MDCT와 SDCT(ProSpeed SX 모델)의 CTDI와 $CTDI_W$를 측정 비교한 외국의 또 다른 연구에서는 4개×1.25mm 획득방식의 MDCT가 5mm 두께의 SDCT에 비해 최고 36%의 선량증가를 나타내었다고 보고된다.

ⓑ 남윤철 등의 실험연구

위와 동일한 기종의 4 슬라이스 MDCT와 SDCT를 이용하고 동일한 beam geometry 상황 하에서 axial scan과 나선형 스캔에서의 선량을 각각 비교 측정하여 2003년 발표한 남윤철 등의 연구결과는 다음과 같았다.

- Axial scan에서는 5mm×1i로 스캔된 4 슬라이스 MDCT의 선량이 5mm 슬라이스 두께로 시행된 SDCT 선량의 약 2.1배를 나타냈으며, 10mm×1i로 스캔된 4 슬라이스 MDCT의 선량이 10mm 슬라이스 두께의 SDCT 선량의 약 1.7배를 나타내었다.
- 1.5 beam pitch(HS 모드)를 동일하게 적용한 상태에서 각각 5mm의 콜리메이션과 10mm의 콜리메이션으로 나선형 스캔을 시행한 후 동일 조건으로 시행된 SDCT의 선량과 비교한 결과 4 슬라이스 MDCT가 SDCT에 비해 1.8~2.1배의 선량을 나타내었다.
- 0.75 beam pitch(HQ 모드)에서의 나선형 스캔은 SDCT에서 설정이 불가능하여 비교되지 않아 다소 미흡한 생각이 들지만 이러한 결과는 앞에 언급한 McCollough 등의 연구결과와 크게 다르지 않음을 추측하게 있다.

ⓒ Detector 조합(combination)에 따른 선량비교

인체모형 팬텀과 TLD를 사용하고 axial scan 모드에서 120kVp와 300mAs의 노출조건과 5mm의 슬라이스 두께와 간격으로 brain routine CT를 시행한 경우, 뇌조직이 받는 선량을 측정 비교한 저자의 실험결과는 다음과 같았다.

1개×5mm 조합의 4 슬라이스 MDCT(LightSpeed Qxi 모델)에서는 5mm 두께와 간격으로 시행된 SDCT(HiSpeed Adv. 모델)의 선량에 비해 약 96%를 나타내었고, 2개×5mm 조합에서는 75%, 그리고 4개×5mm 조합에서는 72%를 나타내었다.

④ 16 MDCT와 SDCT의 선량비교

남윤철 등의 논문에 의하면, GE사의 16 슬라이스 MDCT와 SDCT에서 10mm의 콜리메이션과 1.375 beam pitch를 적용하고 동일한 beam geometry에서 시행된 나선형 스캔에서 MDCT의 선량이 SDCT에 비해 1.8배 정도 많았다. 그리고 1.75 beam pitch를 적용한 상태에서의 선량은 MDCT가 SDCT에 비해 1.7배 많았다.

(3) MDCT의 선량

① 두부 일반CT

GE사 16 슬라이스 MDCT에서 120kVp와 300mAs, 5mm 두께로 일 회전에 2개의 영상을 획득하는(5mm×2i mode) 고식적 스캔시 주선속 부위인 뇌가 받는 평균선량은 43.2mGy였다.

② 저선량 흉부 screening CT

120kVp와 50mAs, 20mm beam collimation를 적용하고 16 슬라이스 MDCT에서 주로 사용하는 0.875 beam pitch를 사용한 저선량 흉부 screening CT에서 주선속 부위에 속하는 폐의 평균선량은 10.1mGy였다.

③ HR lung CT

GE사 16 슬라이스 MDCT에서 120kVp와 72mAs, 20mm beam collimation, 0.875 beam pitch를 적용한 기관지확장증 진단 프로토콜(bronchiectasis protocol)로시행한 고해상능 폐 CT(HR lung CT)에서의 폐부위의 선량은 15.3mGy였다.

④ 흉부 일반CT(chest routine CT)

- 16 슬라이스 MDCT에서 pre-contrast HRCT를 시행하고 120kVp와 168mAs, 20mm beam collimation를 적용하고 16 슬라이스 MDCT에서 주로 사용하는 0.875 beam pitch를 적용하여 나선형 스캔을 시행한 조영제 증강후의 main helical scan, 그리고 expiratory HRCT를 추가로 시행한 흉부 일반CT 시행시 주선속 부위에 속하는 폐의 선량은 44.5mGy였다.
- Philips사의 40 슬라이스 MDCT(Brilliance 40 모델)에서 시행한 이대규 등의 연구에 의하면, 120kVp와 200mAs의 노출조건과 dose modulation(automatic exposure control, AEC) 기능을 사용하지 않고, 25mm beam collimation으로 0.625mm×40개의 영상을 얻는 방식을 적용하고 0.976 beam pitch를 적용한 상태에서 흉부 부위에 1회의 나선형 스캔을 시행한 경우 폐와 유방의 평균선량은 각각 32mGy와 28mGy였다.
- 그리고 위와 동일한 장비와 조건으로 X, Y-축의 dose modulation을 사용한 경우 실제로 적용되는 mAs는 폐상부에서는 149mAs, 폐중부와 폐하부에서는 각각 181mAs와 178mAs로 감소되었으며 이때 폐와 유방의 평균선량은 각각 26mGy와 25mGy였다.

  또한 Z-축 방향의 dose modulation을 사용한 경우 실제로 적용되는 mAs는 폐상부와 폐중부에서는 188mAs, 폐하부에서는 149mAs로 감소되었으며 이 경우 폐와 유방의 평균선량은 각각 25mGy와 25.9mGy로 감소했다.

⑤ 복부 일반CT(abdomen routine CT)

- GE사의 4 슬라이스 MDCT(LightSpeed QXi Ver. 1.0 모델)와 나선형 스캔이 가능한 SDCT(HiSpeed CTi 모델) 사이의 선량을 비교한 McCollough 등의 연구에서 5mm 슬라이스 두께와 간격으로 abdomen+pelvis 부위의 나선형 스캔시 4 슬라이스 MDCT가 SDCT에 비해 평균 50% 정도가 높았다.

- GE사 16 슬라이스 MDCT(LightSpeed Ultra 16 모델)에서 나선형의 abdomen routine CT를 시행시 주선속 부위에 속하는 조직선량을 측정한 저자의 실험결과는 다음과 같았다.
  120kVp와 200mAs, 20mm beam collimation으로 1.25mm×16개의 영상을 얻는 방식을 적용하고 16 슬라이스 MDCT에서 주로 사용하는 0.875와 0.938 beam pitch를 적용한 경우 liver 선량은 각각 47.1mGy와 42.3mGy였다. 그리고 20mm beam collimation에서 1.375의 beam pitch를 적용한 경우 31.0mGy였다.
  또한 동일한 노출조건으로 10mm beam collimation과 0.875의 beam pitch를 적용한 경우에는 54.9mGy이었고, 10mm beam collimation과 0.938의 beam pitch를 적용한 경우에는 46.3mGy였다.
  이는 동일한 제조사의 나선형 SDCT(HiSpeed advantage 모델)에서 주로 사용하는 1.2와 1.3 pitch를 적용한 경우의 선량인 22.4mGy와 19.7mGy(참고로 1.5 pitch 적용시 18.5mGy 였음)에 비해 약 2배(1.9~2.4배)의 선량임을 알 수 있다.
- Philips사의 40 슬라이스 MDCT에서 120kVp와 200mAs의 노출조건과 dose modulation 기능을 사용하지 않고, 25mm beam collimation으로 0.625mm×40개의 영상을 얻는 방식을 적용하고 0.976 beam pitch를 적용한 경우 liver의 평균선량은 37.5mGy였다.
- Philips사의 40 슬라이스 MDCT에서 120kVp와 200mAs의 노출조건과 X, Y-축의 dose modulation을 적용한 경우 실제로 적용되는 mAs는 174mAs로 감소되었으며, liver 선량 역시 31.4mGy로 감소하였다.
  그리고 Z-축 방향의 dose modulation을 적용한 경우 실제로 적용되는 mAs는 144mAs로 감소되었으며, liver 선량은 26.1mGy였다.

⑥ 3 phase liver CT

- GE사의 SDCT(HiSpeed advantage) 장치에서 나선형 스캔모드로 120kVp와 180mAs의 노출조건, 5mm의 슬라이스 두께와 간격을 적용하고 TLD를 인체모형 팬텀의 liver 부위에 삽입한 상태에서 3 phase liver CT를 시행한 경우 liver 부위의 선량은 pitch 1.0을 적용한 경우 62.9mGy이었고, pitch 3.0을 적용한 경우 23.7mGy였다.
- GE사의 4 슬라이스 MDCT 장치에서 나선형 스캔모드로 120kVp와 180mAs의 노출조건과 5mm의 슬라이스 두께와 5mm의 간격으로 3 phase liver CT를 시행한 경우, 인체모형 팬텀과 TLD를 사용하여 liver가 받는 선량을 측정한 결과는 다음과 같았다.
  0.75 beam pitch(슬라이스 pitch = 3.0)인 HQ모드의 선량은 149mGy이었으며, 1.5 beam pitch (슬라이스 pitch = 6.0)인 HS모드에서는 78.4mGy였다. 이는 4 슬라이스 MDCT에서 일반적으로 사용되는 HQ와 HS모드의 선량이 1.0 pitch의 SDCT에 비해 각각 2.4배와 1.2배 정도임을 보여준다.
- GE사 16 슬라이스 MDCT(LightSpeed Ultra 16 모델)에서 120kVp와 200mAs를 사용한 상태에서 0.938 beam pitch와 20mm beam collimation으로 1.25mm×16개의 영상을 얻는 경우 liver 선량은 124mGy였다. 이는 1.0 pitch의 SDCT에 비해 약 2배의 선량을 받는 것을 알 수 있다.

⑦ 관상동맥의 석회화 침착검사(calcium scoring study)

GE사의 8 슬라이스 MDCT(LightSpeed Ultra)에서 prospective EKG triggering을 사용하고 120kVp와 150mAs의 노출조건, 2.5mm×8i(20mm beam collimation)의 axial scan으로 calcium scoring CT를 시행한 경우 심장이 받는 평균선량은 약 23mGy였으며 폐가 받는 평균선량은 약 18mGy였다.

⑧ 관상동맥 CT혈관조영검사(coronary CT angiography)

- GE사의 16 슬라이스 MDCT에서 retrospective EKG triggering을 사용하고 120kVp와 175mAs의 노출조건을 사용하고, 10mm의 beam collimation과 16개×0.625mm의 폭, 0.3 pitch의 Snapshot burst 모드의 나선형 스캔시 심장과 폐가 받는 평균선량은 각각 145mGy와 119mGy였다. 그리고 갑상선이 받는 선량은 약 4mGy였다.
- Toshiba사의 Aquilion 64 슬라이스 MDCT에서 120kVp와 400mA, 0.4초 rotation time, 0.225 beam pitch, 32mm beam collimation(64×0.5mm), retrospective EKG triggering을 사용하고 인체모형의 Rando 팬텀과 광학유리선량계를 사용하여 측정한 남윤철 등의 연구에서는 heart의 평균선량은 98.4mGy(180mm 직경의 SS, 240mm 직경의 small 또는 320mm 직경의 medium scan FOV 적용시)였으며, DLP를 이용하여 계산된 유효선량은 16.1mSv를 나타내었다. 하지만 동일한 조건에서 scan FOV를 400mm 직경인 large나 500mm 직경인 LL로 변화시켜 측정한 경우 heart의 organ dose와 유효선량의 평균은 각각 138.0mGy와 21.9mSv로 증가되었다.

5) MDCT에서 기술적 요소의 변화에 따른 선량변화(실험적 결과)

MDCT에서 환자선량에 영향을 미치는 중요한 스캔 파라메터로는 pitch 변화, beam collimation, detector configuration 등이 있다.

(1) Pitch 변화

MDCT에서는 pitch 변화에 따른 선량변화는 SDCT와는 다른 특성을 보이고 있으며, 장치 제조사에 따라서도 많은 차이를 보이고 있다.

예를 들어, Siemens사의 4 슬라이스 MDCT를 대상으로 시행된 Mahesh 등의 연구에 의하면 표 8-17에 나타낸 바와 같이 pitch를 증가시켜도 선량이 유의하게 감소되지 않았다고 한다. 그 이유는 pitch를 증가시키면 그림 8-26에 나타낸 바와 같이 SNR을 향상시키기 위해서 장비 자체에서 자동적으로 X-선 관전류를 증가시키기 때문이다. 또한 pitch factor를 적게 사용하여 중복스캔이 이루어지는 경우에도 mAs가 자동적으로 저하되므로 contiguous scan과 중복스캔 사이에도 선량의 변화가 크게 없어진다.

즉, Siemens사의 MDCT에서는 pitch를 상승시키면 관전류가 증가시켜 발생되는 방사선량을 증가시키고, 반대로 pitch를 감소시키면 관전류를 감소시켜 발생되는 방사선량을 줄이는 소프트웨어적

표 8-17 Siemens사 4 슬라이스 MDCT에서의 pitch 변화에 따른 선량 (100mAs, 8cm의 스캔 범위)

영상수×슬라이스 두께	slice pitch	beam pitch	선량(mGy)
4개×1mm	2	0.2	10.98±0.07
	4	1	11.10±0.05
	8	2	11.54±0.01
4개×2.5mm	2	0.5	9.92±0.09
	4	1	9.94±0.15
	8	2	10.12±0.18

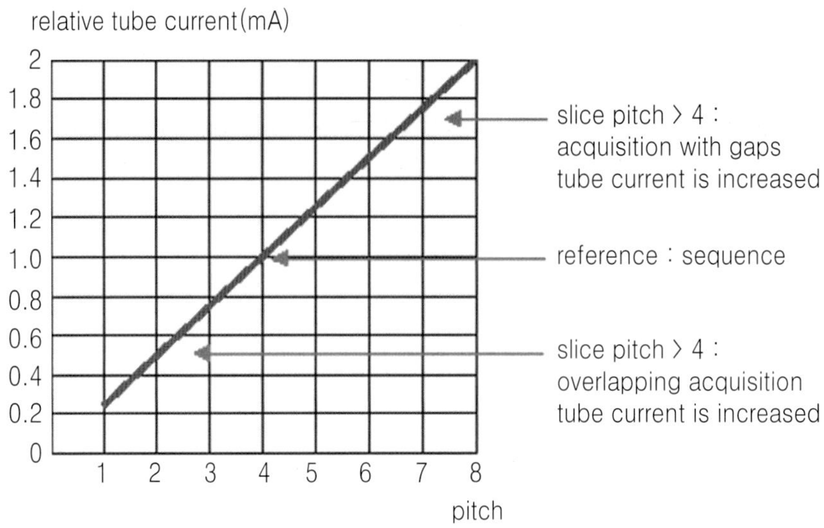

그림 8-26 Siemens사의 4 슬라이스 MDCT에서 일정한 선량을 유지하기 위해 pitch 변화에 따른 관전류(tube current)의 자동적인 변화기능

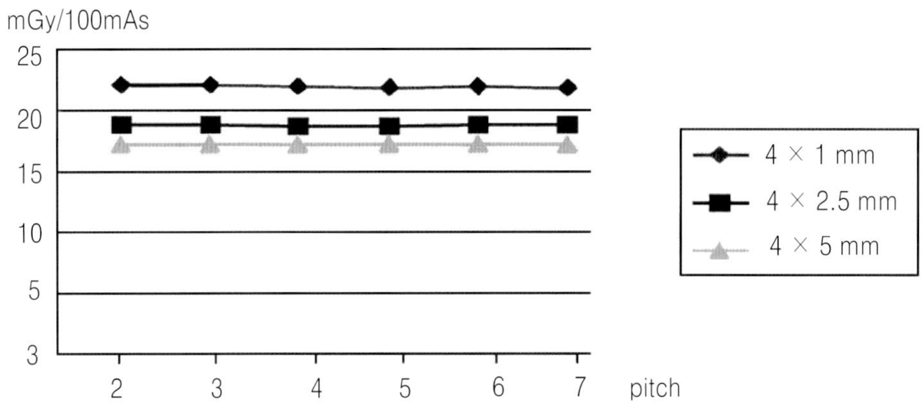

그림 8-27 Siemens사의 4 슬라이스 MDCT에서의 pitch 변화에 따른 선량변화

인 관전류(tube current)의 자동적인 변화기능(예, adaptive axial interpolation method)을 채택하여 pitch 변화에도 불구하고 일정한 선량을 유지하고 있다. 따라서 MDCT에서는 기존의 SDCT와 동일하게, pitch를 증가시키면 선량이 감소된다는 일률적인 개념은 적절하지 않으며, 이상적으로는 pitch의 변화는 선량의 차이를 유발하지 않음을 인식해야 한다.

그림 8-27은 Siemens사의 4 슬라이스 MDCT(Somatom Volume Zoom)에서 120kVp를 사용하여 시스템 축에서의 공기선량(dose in air)을 측정한 것이다. 그림에서 알 수 있듯이 pitch 변화에도 선량은 크게 변하지 않으며, 두꺼운 슬라이스보다 얇은 슬라이스 두께에서 선량이 약간 증가하였다.

반면에 표 8-18은 effective mAs를 채택하지 않는 GE사의 16 슬라이스 MDCT에서 pitch 변화에 따른 선량의 차이를 측정한 것이다. 8 detector configuration을 사용하고 0.625 beam pitch를 기준으로 할 때, 0.875 beam pitch를 적용한 경우 26~29% 정도의 선량이 감소하였으며, 1.35 beam pitch와 1.675 beam pitch를 적용한 경우에는 각각 51~55%와 59~61%가 감소하였다. 그

표 8-18 16 슬라이스 MDCT에서 8 detector configuration과
16 detector configuration 사용시 pitch 변화에 따른 선량(GE사)

	8 detector configuration							
pitch	0.625		0.875		1.35		1.675	
collimation(mm)	10	20	10	20	10	20	10	20
dose(mGy)	76.1	64.3	54.9	47.7	34.2	31.4	29.5	26.3

	16 detector configuration							
pitch	0.562		0.938		1.375		1.75	
collimation(mm)	10	20	10	20	10	20	10	20
dose(mGy)	77.8	72.4	46.3	41.6	34.7	31.4	28.6	25.5

리고 16 detector configuration을 사용하고 0.562 beam pitch를 기준으로 할 때, 0.938 beam pitch를 적용한 경우 40~43% 정도 선량이 감소하였으며, 1.375 beam pitch와 1.75 beam pitch를 적용한 경우에는 각각 56~57%와 63~65%가 감소하였다.

(2) Beam collimation 차이

MDCT에서는 beam collimation 차이에 따라 선량이 유의하게 큰 차이를 보인다. 즉, beam collimation이 커질수록 환자선량이 뚜렷하게 감소한다.

TLD와 인체모형 팬텀을 이용한 저자의 실험에 의하면, GE사의 16 슬라이스 MDCT의 경우 8 detector configuration과 16 detector configuration에서 동일하게 20mm의 beam collimation을 사용한 경우가 10mm의 beam collimation보다 10% 정도의 선량이 감소하였다.

그리고 Hamberg LM 등의 연구에 의하면, 16 MDCT의 경우 5mm에 비해 10mm의 beam collimation에서 $CTDI_W$가 평균 21% 감소했으며, 10mm에 비해 15mm의 beam collimation에서 2%의 감소, 15mm에 비해 20mm의 beam collimation에서 11%가 감소했다고 한다.

(3) Detector configuration 차이

GE사의 16 슬라이스 MDCT의 경우 동일한 스캔 조건으로 일정한 검사부위에서 8 detector configuration과 16 detector configuration에서 선량의 유의한 차이는 없었다.

7. 선량 영향인자 및 감소방법

CT에서 환자가 받는 선량은 일반 X-선 검사에 의해 받는 선량에 비해 영상화되는 조직의 단편 내에서 훨씬 더 균일한 선량을 받게 된다. 하지만 선속의 확산, 반음영, 산란선의 복합적인 영향으로 영상화하고자 하는 단면의 바깥부분에서도 피폭이 일어나게 된다.

MDCT의 개발과 함께 CT촬영시 선량감소의 필요성은 적극적으로 언급되기 시작했으며 적절한 선량에 대한 기초적인 연구가 많이 이루어지고 있다. 하지만 법적 규제 등 강제성을 갖는 구체적인 규정은 아직 이루어지지 못하고 있는 실정이다.

이 절에서는 선량과 관계되는 장치적인 요소는 무엇이 있는지, 선량과 영상의 질은 서로 어떠한 관계가 있는지, 검사에 적절한 선량을 위해서 사용자가 무엇을 해야 할 것인지에 대해 알아보기로 한다.

1) 선량의 영향인자

CT검사로 인한 환자선량에 영향을 미치는 요소로는 선속 필터링, 초점과 회전축간의 거리, 검출기 특성 등의 CT장치 디자인적인 요소, 스캔 과정에서 선택하는 관전압, 관전류, helical pitch 등의 기술적인 요소, 그 밖에 환자적인 요소로 구분된다.

(1) 장치 관련요소(equipment related factors)

① Generator의 전압파형(waveform)

X-선관의 power supply는 보통 적은 양의 전압파동(ripple)을 갖는 generator(high-frequency generators)로부터 제공받는다. 최근의 CT장치에서는 매우 드문 경우이지만 오래된 conventional X-선 장치에서는 파동이 큰 전압파형을 보이는 경우가 종종 있다. 가장 기본적인 요소이지만 generator의 전압파형은 선량에 영향을 미치는 요소이다.

② 관전류의 설정 간격

최근 많은 관심의 대상으로 인식되고 있는 저선량 CT(low-dose CT)의 시행은 관전류 설정 정도에 좌우된다. 선량 측면이 많은 관심사항으로 떠오르지 않았던 과거에는 많은 CT장치에서 50mAs가 이용 가능한 최저 노출조건이었으며, 오래된 CT장치에서는 conventional X-선 장치와 마찬가지로 관전류 설정시 대수적 방법(logarithmic manner)을 적용하지 않고 단순히 동일하고 너무 큰 간격으로(예를 들면 50, 75, 100, 125mAs 등) 설정하도록 되어있다. 이로 인해 선량의 선택은 coarse하게 행해질 수 밖에 없었다. 결론적으로 선량은 적용되는 mAs 설정에 비례하므로 관전류의 설정 간격은 선량에 영향을 미치는 요소 중의 하나로 생각될 수 있다.

③ 선속 필터(선속 여과, beam filtering)

필터는 영상의 노이즈를 감소시키고 피부선량을 줄이고 더욱 균등한 선량분포를 얻기 위해 사용된다. 필터링의 증가는 환자의 피폭선량을 감소시키지만 표면선량 대비 심부선량률을 상대적으로 증가시킨다.

초기의 CT에서는 선속 여과가 상대적으로 컸다. 선속경화효과에 의한 아티팩트를 줄이고 균일한 선속을 얻기 위해 약 18mm의 알루미늄에 등가되는 0.5mm 두께의 구리 필터가 많이 사용되었다. 수학적인 필터링으로 선속경화현상을 교정할 수 있게 되면서 선속의 필터링이 감소하기 시작했으며, 이는 X-선 소스의 출력을 증가시키고 스캔 시간을 감소시키는 이점을 제공했다.

최근의 CT튜브에서는 고유 필터링을 위해 1~3mm 두께의 알루미늄이, 부가적인 필터링을 위해 0.1mm 정도의 구리를 사용하고 있다. 이 경우 총 선속의 필터링은 약 5~6mm의 알루미늄에 해당된다. 이와는 달리 약 0.2mm 두께의 구리를 부가필터로 추가로 적용하는 장치가 종종 있는데 이러한 장치에서의 총 필터링은 약 8~9mm의 알루미늄에 해당된다. 결과적으로 선속 여과를 많이 하는 CT 장치에서는 CTDI 등의 공칭선량(normalized dose value)이 적어지는데, 특히 팬텀에서의 CTDI에 비해 공기에서 측정되는 CTDI($CTDI_{air}$)가 적어진다.

가끔 선속 여과를 많이 채택한 CT장치가 선속 여과를 적게하는 장치와 비교하여 선량효율적인 장치의 지표로 오해되기도 한다. 실제로는 항상 그렇지 않음을 인식해야 한다.

선속의 여과효과는 팬텀으로 측정시에는 선량이 골고루 분포되어 측정이 비교적 정확하지만 공기중에서 측정을 하면 선속이 한 곳에 집중적으로 지나기 때문에 균등한 측정이 이루어지지 않으므로 선속 여과효과는 공기가 아닌 팬텀에서 측정되고 판단되어야 하며 팬텀의 주변부에서 뿐만 아니라 전체적인 횡단면의 선량분포를 포함해야 한다.

1989년 H D Nagel의 연구에 의하면, 선속의 여과는 선량측면 외에도 선속경화와 선속감약 특성으로 인해 영상의 질에 영향을 미친다고 한다. 그리고 부가필터의 사용은 검출기 측면에서 보면 단위 mAs 당 선속의 강도를 감소시키므로 근본적으로 대조도를 저하시키고 노이즈를 증가시킨다. 이러한 역효과를 보상하기 위해서는 mAs를 증가시킨다. 만일 mAs 보상을 하지 않는다면 미세부위의 검출능에 영향을 미치는 대조도-노이즈 비(CNR)가 감소된다.

그리고 H D Nagel는 대조도-노이즈 비(즉, 동일한 영상의 질)를 유지하고자 할 경우 0.1mm의 구리필터를 증가시켜 감소되는 선량은 유효선량의 측면에서 실제적인 감소분은 5%를 넘지 않는다고 한다. 동시에 선속 강도의 감소를 보상하기 위해서는 튜브 부하가 10% 증가되어야 한다. 결론적으로 선속 여과의 증가는 기대하는 만큼의 이점을 주지 못하므로 충분한 CT튜브 부하량이 제공되는 경우에 한하여 이루어지는 것이 좋다.

④ Beam shaper(beam shaping filter)

대부분의 CT장치에서는 부채꼴 형태로 방출되는 선속의 공간적인 분포를 교정하는 전용 필터장치가 구비되어 있다. Bowtie filter로 대표되는 이러한 필터는 바깥 경계부 쪽으로 두께가 증가되는 형태를 가지며, 부채꼴 선속의 바깥부분에 위치된 피사체 부위에서 감약이 적게 일어나는 현상을 보상하여 피사체의 중앙부와 경계부를 통과하는 선속 강도를 균등하게 조절하는 역할을 한다. 더불어 detector system의 동적범위를 축소시키며 선속경화효과를 줄이는 역할도 한다. 거의 조직등가의 감약특성을 갖기 위해서 beam shaper는 원자번호가 낮은 원소들로 이루어진 물질로 만들어지는 것이 좋다.

또한 beam shaper는 피사체 경계부의 선량에 부분적으로 영향을 미치므로 주변부 CTDI값($CTDI_P$)을 감소시킨다. 중앙부에서의 선량은 피사체 주변부에서 발생되는 산란선에 의한 영향을 받으므로 중앙부에서의 CTDI값($CTDI_C$) 역시 어느 정도 감소시킨다. 즉, 피사체 안쪽의 선량분포를 더욱 균일하게 하여 영상 노이즈의 균일도를 향상시킴으로써 중앙부 선량 대비 주변부 선량률이 감소된다. 일부 CT장치에서는 피사체의 특성과 직경에 따라 다른 타입의 beam shaper가 선택 사용될 수 있다.

그림 4-61에 나타낸 바와 같이 최신 모델인 Siemens사의 Definition CT 모델에서는 기존의 bowtie filter(regular bowtie filter) 외에 cardiac filter(additional cardiac filter)를 추가 배치하여 양질의 cardiac CT영상을 획득함과 더불어 환자선량을 감소시키고 있다.

결론적으로, 이런 beam shapeing filter의 선택은 선량의 공간적인 분포를 어느 정도 수정시킬 수 있다.

⑤ 소프트웨어적인 노이즈 필터링(noise filtering)

제3장에서 구체적인 예를 통해 자세히 설명하였듯이 각 CT제조사에서는 각 detector elements에서의 저신호 효과(높은 노이즈 레벨)를 감소시키는 디지털 필터링 옵션을 포함시켜 왔다. 이는 detector elements에서의 신호가 너무 낮아지면 주위 detector elements로 부터의 신호를 이용하여 평균화시킨다. 이러한 과정은 raw data 단계에서 이루어진다. 어떤 위치의 detector elements를 평균화시키는 것은 수학적인 factor를 사용하여 detector dose를 부분적으로 증가시키는 동일한 효과를 갖는다. 단지 각 projection angle에서 너무 낮은 신호를 갖는 detector elements(예를 들면, 척추부위를 cover하는 중앙부 elements)는 많지 않기 때문에 평균화는 총 projection data의 일부분에만 영향을 미치게 되고 결과적으로 공간분해능(inplane resolution)은 최소한의 영향을 받게 된다.

최근에는 raw data에 대한 3차원적인 필터링이 적용되고 있는데, 3차원적인 필터링은 만일 어떤 projection의 detector 신호가 너무 낮으면 주위 detector elements이며 유사한 projection angles의 데이터를 Z-축을 따라서 부분적으로 평균화시키는 3차원의 가중함수를 사용한다. 이러한 기술은 실질적으로 노이즈에 연관되어 shoulder나 pelvis 부위에서 발생되는 streak artifacts를 줄일 수 있다.

결론적으로 높은 노이즈 레벨을 감소시키는 디지털 필터링 옵션의 사용은 detector dose를 증가시키는 효과를 제공하므로 환자선량을 감소시키는 요인이 된다.

⑥ 부채꼴 선속의 각도

현재 사용되는 장치의 대부분을 차지하는 3세대와 4세대 장치는 넓은 각도의 부채꼴 선속(fan beam)과 수백 내지 수만 개의 detector element를 사용하는 기하학적 특성으로 인해 더 많은 양의 산란선이 발생되시킨다. 이러한 산란선은 영상대조도를 감소시킴과 동시에 환자의 방사선 피폭을 증가시키는 요인으로 작용한다. 이를 감소시키기 위해 사용되는 beam shaping filter(예를 들면, bowtie filter)는 산란선을 줄여 영상의 질을 향상시키고 더불어 환자피폭을 감소시킬 수 있다. 그리고 CT tube와 detector의 회전중심의 위치도 환자가 받는 선량의 분포에 영향을 미친다.

⑦ Focal spot의 크기

초기의 MDCT의 X-ray tube는 small 및 large 필라멘트로 구성되어 있고(최근의 high version MDCT에서는 하나의 필라멘트를 사용하여 소초점과 대초점을 분리 사용하고 있는 경향임) 이 것은 각각 소초점과 대초점에 상응한다. GE사의 4 슬라이스 MDCT의 예를 들면, 전원이 24KW를 초과시 large focal spot으로 자동적으로 변환된다. 이 경우 small focal spot에 비해 선량의 증가가 발생된다.

Hamberg LM 등은 GE사 4 슬라이스 MDCT의 경우 large focus의 conventional scan 모드에서 small focus에 비해 $CTDI_{100W}$가 약 10%의 선량이 증가되었다고 보고했다(Radiology 2003 vol.226).

⑧ Focal spot tracking

초창기 MDCT에서는 scan time의 단축을 위한 tube 회전속도가 빨라짐에 따라 나선형 스캔시 원심력으로 인해 발생되는 focal spot의 위치변화를 해결하기 위해서 tube측 콜리메이션을 원하는 슬라이스 두께보다 약간 넓게 설정하여 overbeaming시키는 방법을 사용했다. 이는 얇은 슬라이스의 영상획득시 환자선량의 상당한 증가는 피할 수 없다.

하지만 최근의 MDCT에서는 기존의 고정 콜리메이션법(conventional collimation method)에서 벗어나 콜리메이터 setting을 약간 조절함으로써 focal spot을 이동시키는 focal spot tracking 기법을 적용하고 있다. Focal spot tracking 기법을 적용한 장치에서는 overbeaming의 필요성이 없어지므로 고정 콜리메이션을 채택한 장치에 비해 환자선량이 감소된다.

Focal spot tracking 기법에 관한 자세한 내용은 제4장 spiral CT 및 multi-detector CT편을 참조하기 바란다.

⑨ Scan angle

영상재구성을 위해서는 X-선 소스의 일회 또는 여러 번의 회전으로 얻어진 데이터가 사용되며,한 각도의 위치에서 얻어진 감약 프로필들은 반대편 위치에서 얻어진 감약 프로필들과 동일한 특성을 갖는다. 즉, 단지 180°의 제한적 범위에서 얻어진 데이터를 사용하여도 영상재구성은 충분히 가능하다. 이러한 방식의 스캔을 많은 장치에서 partial scan이라고 부르며, 이 모드를 사용하는 경우 비록 노이즈는 증가하지만 선량은 50% 정도까지 감소된다. 또한 single slice scan을 위해 필요한 시간을 감소시키며 움직임에 의한 아티팩트를 피할 수 있도록 한다.

Partial scan mode에서의 영상재구성을 위해서는 보통 180°에 fan angle을 더한 각도 범위(전형적으로 230°)에서 스캔이 이루어진다. 이 경우 선량은 감소되지만 비대칭적인 선량분포가 이루어짐을 인지해야 한다. 즉, 스캔의 시작점과 선량측정용 팬텀의 설정에 따라 주변부에서의 선량값 중 선량계가 삽입된 한 두 군데의 위치에서는 적게 나온다.

어떤 CT장치에서는 동일한 각도의 위치에서 스캔을 시작하므로 모든 슬라이스에서 비대칭적인 선량분포가 항상 유사하게 이루어지지만, 또 다른 CT장치에서는 임의의 위치에서 스캔을 시작하므로 전체적인 선량분포의 비대칭을 어느 정도 보상해야 할 필요성도 있다.

Over scan 이라고 불리는 스캔 모드는 360° 이상(보통 360°+30°)의 범위에서 데이터 획득이 이루어진다. 이 경우 환자의 움직임에 의한 아티팩트를 감소시키기 위해 full rotation의 시작점과 끝점의 인접 부위에서 측정된 데이터가 interpolation되거나 shift된다. Normal scan에 비해 over scan에서의 선량은 추가적인 회전에 의해 다소 증가된다.

⑩ Scan field of view(SFOV)

Scan field of view는 데이터 획득과 직접적인 연관을 갖는 원형의 면적이다. 상용되고 있는 CT장치는 하나의 scan field size로 단일화되어 있는 CT(예를 들면, Siemens Sensation 모델)도 있지만 서로 다른 직경을 갖는 여러 개의 scan field를 선택할 수 있는 CT가 대부분이다.

GE사 LightSpeed Ultra 16 모델의 예를 들면, 25cm 직경의 small SFOV와 48cm 직경의 large SFOV로 구분된다. 그리고 Toshiba Aquilion 64 모델에서는 5개의 scan FOV로 구분되는데, 18cm 직경의 SS, 24cm 직경의 S, 32cm 직경의 M, 40cm 직경의 L, 그리고 50cm 직경의 LL scan FOV 이다.

Toshiba Aquilion 64 모델에서 32cm 직경의 body 아크릴 팬텀과 CT전용 ion chamber를 사용하고 120kVp와 400mA, 0.4sec의 노출조건으로 scan FOV를 변화시키면서 single slice scan한 경우의 선량을 측정한 저자의 실험연구결과 $CTDI_W$가 SS, S, M에서는 약 17.2mGy로 거의 동일하였으며 L과 LL에서는 약 23.1mGy로(SS, S, M에 비해 약 34% 증가) 거의 동일하였다. 이는 SS, S, M scan FOV에서는 동일한 크기의 beam shaping filter가 적용되고 L과 LL scan FOV에서는 동일한 크기의 beam shaping filter가 적용되고 있음을 시사한다. 또한 GE사 LightSpeed Ultra 16 모델에서도 일반적인 body CT에서 large SFOV에서의 $CTDI_W$가 small SFOV에 비해 약 16% 많았다.

결론적으로, scan FOV가 구분된 CT장치에서의 일반적인 body scan에서 큰 scan FOV를 선택하면 작은 scan FOV에 비해 환자선량이 증가함을 알 수 있다.

만일 SFOV 직경이 환자의 횡단면 직경보다 작으면 일종의 beam limitation이 발생되어 어느 정도의 환자선량을 감소시킨다. 이는 L-spine study에서는 중요할 수 있다. 일반촬영과는 달리 CT에서는 scan FOV 바깥 부위에서도 노출이 발생되지만 X-선관이 회전하는 전체 동안에 노출이 발생하지는 않는다. 이 경우 결과적인 선량감소는 환자와 scan FOV의 직경에 대한 비율로 대략적으로 평가된다.

만일 환자의 횡단면이 원형이 아니라면 lateral projection에서는 beam limitation이 거의 효과가 없으므로 선량감소가 약간 적을 것이다. 이는 평균환자의 직경(양축의 평균 직경)을 사용하여 평가를 하기 때문이다.

Partial fan beam을 사용하는 컴팩트한 3세대 CT scanner가 비슷한 경우인데 이러한 CT장치는 초점과 회전축 사이의 거리가 짧으며 detector array의 한쪽이 반대편에 비해 길게 비대칭적으로 정렬되어 있다. 이러한 컴팩트한 3세대 CT의 경우 어느 한 순간에는 scan field의 일부분에서 노출이 발생되지 않는다. 그러므로 제대로 된 영상을 만들어내기 위해서는 X-선 tube의 충분한 회전을 포함하는 full scan이 필요하게 된다.

⑪ Beam collimation(또는 slice collimation, section collimation)

영상화되는 슬라이스의 두께를 결정하는 beam collimation은 X-선관 측의 primary collimation에 의해 이루어진다.

선량 프로필의 형태는 콜리메이터의 aperture, 초점과 콜리메이터 사이의 거리, 초점의 크기와 형태(예를 들면, 강도 분포)에 의해 결정된다. Collimation의 폭이 좁으면 반음영 효과가 발생되고 더욱 좁을수록 심해진다. 선량 프로필이 피폭의 측면에서 특히 중요하므로 primary collimation의 질은 환자선량에 영향을 크게 미친다. 반면에 영상화 측면에서 환자선량에 양적으로 중요한 것은 detector 측에 위치된 secondary collimation으로부터 만들어지는 sensitivity profile(슬라이스 프로필과 동일한 개념)이다.

영상의 형성에 기여하지 못하는 산란선은 secondary collimation에서 제거된다. 그러나 산란선 제거는 회전축을 따라 분포되는 선량에만 적용되고, 영상화축(Z-축)에서는 적용되지 않는다.

즉, 부채꼴 선속 안에 위치한 부분은 산란선의 영향을 거의 받지 않고, 조사선량 뿐만 아니라 흡수선량으로 표시되는 CTDI는 단위 부피당 방사선량을 측정하므로 SDCT에서 thick section은 thin section에 비해 X-선 광자를 많이 함유하지만 조사된 부피 역시 커진다. 그러므로 이론적으로는 thin collimation과 thick collimation 사이에는 CTDI의 차이가 없어야 한다. 하지만 실제로는 thick collimation에 비해 thin collimation에서는 산란선의 중첩이 더욱 많이 발생하므로 CTDI가 다소 증가된다.

그리고 SDCT에 비해 MDCT에서는 비록 재구성 영상에서는 동일한 슬라이스 두께를 가질지라도 사용한 beam collimation 차이에 따라 선량이 유의하게 큰 차이를 보인다. 즉, beam collimation이 커질수록 선량이 뚜렷하게 감소한다.

Hamberg LM 등의 연구에 따르면, 16 MDCT의 경우 5mm에 비해 10mm의 beam collimation에서 $CTDI_W$가 평균 21% 감소했으며, 10mm에 비해 15mm의 beam collimation에서 2%의 감소, 15mm에 비해 20mm의 beam collimation에서 11%가 감소했다고 한다.

Collimation이 선량(CTDI)에 미치는 영향은 제조사간에 큰 차이를 보인다. 대부분의 SDCT의 경우 3mm 이상의 section collimation에서는 CTDI가 거의 일정하지만 이 보다 작은 collimation에서는 약간 증가된다. SDCT에서는 이상적인 section profile로 부터의 선량 뿐만 아니라 산란선과 초점외 방사선에 의한 반음영도 영상화에 사용된다.

단면감성윤곽(section sensitivity profile; SSP)을 향상시키기 위해 검출기측 콜리메이터를 채택한 경우, 그리고 detector dose에서의 손실을 보상하기 위해서 tube측 콜리메이터를 많이 열도록 디자인된 경우에도 선량이 증가된다. 검출기측 콜리메이터를 채택한 어떤 SDCT에서는 2mm 두께에서 1mm 두께의 스캔으로 변경시 $CTDI_{VOL}$이 2배가 된다.

특히, CT장치는 2mm 이하의 슬라이스 두께에서도 콜리메이션 조절이 잘 되어야 한다. 그러나 2mm 이하의 슬라이스 두께에서는 초점이 부분적으로 cut off될 정도로 콜리메이션이 좁아진다. 이 경우 detector는 더 이상 전체 초점면적을 인지할 수 없고 단지 단편으로만 인지한다. 이러한 문제를 극복하기 위한 방법으로는 작은 초점을 사용하거나(이는 X-선관 부하량을 감소시킴), 2mm의 primary collimation을 적용시 secondary collimation을 1mm로 감소시키는 것이다.

Secondary collimation을 감소시키는 방법은 X-선관 부하량이 증가된 상태에서 큰 크기의 초점을 사용할 수 있는 장점이 있어 많은 장치에서 적용되고 있다. 그러나 환자에게 노출된 선량에 비해 영상화에 이용되는 선량이 부분적이므로 환자선량 측면에서 보면 1.5~2.0배 사이에서의 $CTDI_{100}$의 증가는 피할 수 없다.

선량감소 방법의 하나인 반음영을 줄이기 위해서는 적절한 콜리메이션 외에 미세초점의 채택이 요구된다. 그리고 초점과 콜리메이터 사이의 거리를 넓히는 것이 필요한데 이는 X-선관의 출력이 저하되고 갠트리 크기가 증가되며, detector aperture의 제한으로 인해 한계가 있다. 또한 X-선관측 콜리메이터 내에 선속분할기(splitters)의 사용도 시도되었다.

그림 8-28은 X-선관 측에서 시행하는 primary collimation과 환자를 투과한 후 검출기 측에서 시행하는 secondary collimation의 피폭선량을 모식적으로 비교한 것이다. 소초점의 사용과 primary collimation 방법이 필요없는 환자선량을 감소시킬 수 있다는 것을 알 수 있다.

표 8-19는 GE사 SDCT와 4 슬라이스 MDCT에서 콜리메이션의 차이에 따른 $CTDI_W$의 변화를 나타낸 것으로, Michael F. McNitt-Gray가 RadioGraphics 2002 (vol. 22: 1541-1553)에 수록되어 있다. SDCT에 비해 MDCT에서 선량의 차이가 많음을 알 수 있는데, head phantom에서 최대 35%, body phantom에서는 최대 40% 정도의 $CTDI_W$ 변화를 보이고 있다.

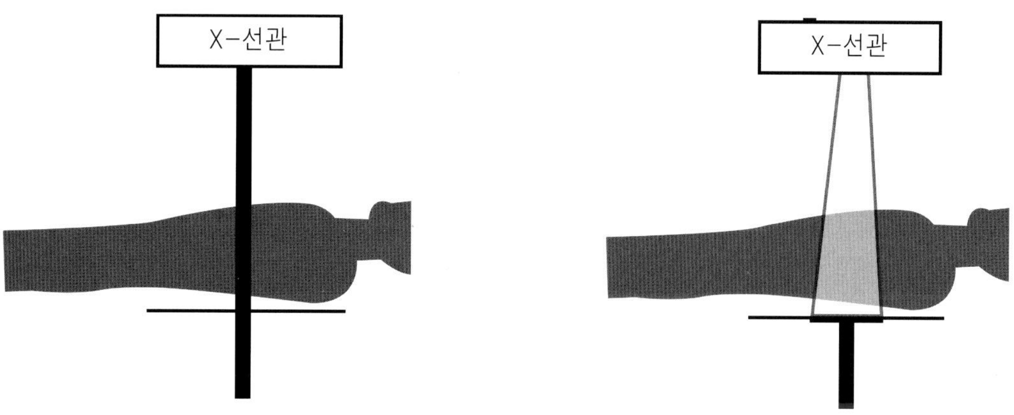

(a) Primary collimation (b) Secondary collimation

그림 8-28 Primary collimation과 secondary collimation 시스템의 모식적인 피폭선량 비교

표 8-19(a) SDCT에서 콜리메이션의 차이에 따른 $CTDI_W$의 변화

콜리메이션 (mm)	head phantom의 $CTDI_W$ (mGy)	body phantom의 $CTDI_W$ (mGy)
1	45	19
3	41	18
5	40	18
7	40	18
10	40	18

* 노출조건: 120kVp, 300mAs, 기타 요인들은 고정

표 8-19(b) 4 슬라이스 MDCT에서 콜리메이션의 차이에 따른 $CTDI_W$의 변화

콜리메이션	total beam width (mm)	head phantom의 $CTDI_W$ (mGy)	body phantom의 $CTDI_W$ (mGy)
4×1.25mm	5	62	33
2×2.5mm	5	62	33
1×5mm	5	62	33
4×2.5mm	10	46	24
2×5mm	10	46	24
4×5mm	20	40	20

* 노출조건: 120kVp, 300mAs, 기타 요인들은 고정

⑫ Scanner geometry (scanner generation)

현존하는 CT장치는 3세대와 4세대 CT장치로 구분된다. Ring 모양의 stationary detector를 갖는 4세대 CT장치에서는 각 detector element들이 X-선 tube의 focal spot 대신에 회전 중심을 향해 정렬되어야 하므로 산란선 방지용 devices를 사용하지 못한다. 이로 인해 발생되는 산란선에 의한 영상의 질적 저하를 부분적으로 보상하기 위해서는 선량의 증가가 필요하다.

그리고 4세대 장치에서의 detector apertures를 감소시키기 위해 사용되는 핀들(aperture grids)은 관전류의 증가를 필요로 하고 광자의 흡수저하가 발생하는데 이를 보상하기 위해서는 노출량을 증가시켜야 한다. 더구나 약간의 4세대 장치에서는 경제적인 이유로 detector element의 수를 적게 배치한 detector array가 사용되기도 한다. 이 경우 공간분해능을 향상시키기 위해서 detectors를 부분적으로 납으로 cover하는데 이는 각 detector array 사이의 gaps에 영향을 미치며 상당한 기하학적 효율의 손실을 야기시킨다. 이는 detector spacing에 대한 유효 detector 비율에 해당된다.

하지만 대부분의 4세대 CT에서는 3세대 CT보다 detector가 환자로부터 멀리 떨어져 있는데 이는 환자의 피폭선량에는 직접적인 영향이 없지만 검출되는 산란선의 양을 줄여서 영상의 질을 향상시키는 효과를 주므로 간접적으로 선량을 감소시키는 영향을 미친다.

결론적으로, 영상화를 위해 필요로 하는 선량측면에서 보면 4세대 장치는 산란선과 기하학적 손실의 증가를 보상하기 위해 선량을 증가시켜야 하는 핸디캡을 피할 수는 없다.

⑬ 초점과 회전축의 거리(focus-isocenter distance, focus-axis distance)

Focus-isocenter distance가 70cm인 예전의 장치에 비해 현재 대부분의 CT장치에서는 focus-isocenter의 거리가 60cm이며, 약 50cm의 컴팩트한 장치도 선보이고 있다. 이러한 short scanner geometry의 주된 채택 이유는 회전시간의 감소에 있으며, 부수적으로 X-선 source의 출력 효율성을 향상시켜 검출효율을 증가시킨다. 또한 장치의 안전과 관계깊은 원심력은 회전 직경에 비례하므로 short geometry는 안전성을 향상시킨다고 할 수 있다. 하지만 short geometry는 환자선량을 증가시키는데, 특히 중앙부 대비 주변부 선량비율을 증가시켜 선량분포의 균일성을 저하시키고 피부선량과 주변부에 위치된 기관의 선량이 증가하게 만든다.

Short geometry의 채택으로 인한 CTDI의 증가는 잠재적인 피폭의 증가를 의미한다. 하지만 constant mA 설정시 detector 신호를 증가시켜(tube 출력의 향상효과) 컴팩트한 CT에서는 스캔시 mAs의 설정을 줄일 수 있다. 그러므로 short geometry를 채택한 컴팩트한 CT가 최종적으로 선량이 증가되는냐 또는 감소되느냐 하는 문제는 영상화 장치(imaging system)의 전체적인 디자인에 달린 것이라고 할 수 있다.

⑭ Detector array의 종류

제논가스 detector는 금속 전극(metal electrodes)에 의해 하나의 검출 chamber가 각각 분리되는 형태를 가지므로 산란선 방지용 그리드의 역할을 한다. 즉, 방향성(directionality)이 뛰어나 산란선에 의한 화질저하가 거의 없다. 그리고 많은 섬광체에서 나타나는 잔상현상(afterglow effects)이 거의 없고, 기하학적 효율이 높으며 X-선속 강도에 영향을 받지 않는 장점이 있다. 하지만 상대적으로 가스 농도가 낮아 많은 X-선 광자가 검출되지 않고 통과하기 때문에 solid state detector(scintillation crystal photodiode detector)에 비하여 검출효율이 저하된다. 이를 보완하기 위해서는 상대적으로 높은 노출조건이 필요하다. 또한 제논가스 detector에서는 알루미늄 윈도우(chamber 내외의 압력차이를 유지시키기 위해 두꺼운 알루미늄 윈도우를 사용 함)에서 많은 손실이 발생된다(그림 2-35 참조).

반면에 최근 CT장치에 주로 사용되고 있는 solid state detector는 검출효율(광자 흡수효율)이 80~95% 정도로 매우 높아 스캔시 가스 detector에 비해 상대적으로 낮은 노출조건의 사용이 가능하다. 하지만 각 검출소자들을 연속적으로 배열하기가 어려워 기하학적 효율은 낮은 편이며(GE사의 single spiral CT장치의 경우 약 80% 정도 임) 산란선에 의한 화질의 저하가 발생된다. 그리고 solid state detector는 제논가스 검출기에서 있는 알루미늄 윈도우(aluminum entrance window)는 필요없지만 산란선을 억제하기 위해 additional measures가 필요하다. 이로 인해 흐림처리(vignetting)가 필요하며 이는 기하학적 손실을 발생시키는 요인이 된다.

검출효율은 적게는 detector array의 형태와 detector electronics에 의해 좌우되고, 크게는 detector array의 특정한 디자인에 의해 좌우된다. 즉, 일정한 영상의 질을 유지하는 상태에서 detector의 검출효율이 향상되면 상대적으로 적은 선량을 사용할 수 있으므로 환자의 피폭선량을 감소시킬 수 있다. 또한 피사체의 두께에 따른 자동적인 관전류의 자동적인 조절기능도 피폭감소에 일조할 수 있다.

결론적으로 1998년 Haar의 연구에 의하면, 3세대 CT장비에서는 solid state detector가 양질의 gas detector에 비해 약 30% 정도의 선량효율이 우수하였으며, 이에 따라 solid state detector array는 동일한 질의 영상을 위해서 gas detector에서 필요한 선량의 단지 75%가 필요하다고 하였다.

⑮ Detector array의 기하학적 검출효율(geometric detection efficiency)

Detector array의 기하학적 검출효율은 beam geometry와 detection system에 기초한 X-선 포획효율(환자를 투과한 선량에 비해 실제로 detector elements에 도달되는 선량)을 나타낸다.

또한 X-축과 Z-축에서 유효검출소자(active detector element)의 수와 검출소자 사이의 간격(detector element spacing)에 의해 좌우된다. 그러므로 detector array의 기하학적 검출효율은 2차원적인 detector array의 유효 검출면적 대비 총 detector array 면적의 비율을 계산함으로써 얻을 수 있다.

기하학적 검출효율은 widths, spatial orientations, 그리고 각 detector elements를 분리시키고 있는 격벽(septa)의 흡수량에 좌우된다. 이러한 격벽은 이웃하고 있는 detector elements 사이의 혼선을 피하고 산란선을 흡수하는데 필요하다.

4세대 장치에 비해 3세대 CT장치는 콜리메이터가 스캔의 중심부가 아니라 tube focus를 중심으로 위치되어 있어 기하학적 검출효율이 증가하는 장점이 있다. 게다가 scintillation diode detector의 경우 scintillator crystal의 cutting으로부터 기인된 각 row의 모서리에서의 sensitivity 감소때문에도 기하학적 손실이 발생한다.

매트릭스 detector 타입의 MDCT에서 wide beam collimation을 사용하면 방사선 불투과성인 격벽은 기하학적 효율을 약간 감소시킨다. 반면에 방사선 투과성인 격벽은 기하학적 검출효율을 높게 유지시키지만 산란선 흡수효과가 저하된다.

⑯ Z-축 기하학적 선량효율(Z-axis geometric dose efficiency)

Z-축 기하학적 선량효율의 일반적인 정의는 데이터 획득시 사용되는 detector elements 범위 내에서의 Z-축 방향 dose profile의 적분값을 Z-방향 dose profile의 총 적분값으로 나누어 퍼센트로 나타낸 값(이는 공칭 슬라이스 폭 범위에서의 dose profile의 적분값을 모든 dose profile의 적분값으로 나눈 값 또는 detector elements의 전체 폭에 대비한 Z-축 선량 프로필의 폭으로도 설명됨)이다.

최근의 CT장치에서는 보통 detector측 콜리메이션이 존재하지 않는데, 이는 환자를 투과한 거의 모든 선량이 detector에 도달됨을 의미한다. 그리고 MDCT에서는 detector가 4 또는 그 이상의 유효 detector 채널로 분할되어 있으며 대부분의 제조사에서는 각 유효 detector row가 동일한 양의 방사선을 받도록 디자인하고 있다. 이를 위해 tube측 콜리메이션을 많이 벌려서 선량 프로필을 넓게 만드는데 이는 결과적으로 선량효율을 감소시키게 한다. 선량 프로필에서 반음영에 의한 경사부는 영상화에 사용되지 않는다. 반음영의 폭과 반음영에 의한 부가적인 방사선 피폭은 장치의 선속 콜리메이션과는 거의 무관하기 때문에 특히, 작은 빔 콜리메이션을 사용하는 경우 반음영을 작게 만드는 것은 상대적으로 쉽지 않아 Z-축 기하학적 효율의 저하와 환자선량의 증가는 피할 수 없다.

결론적으로, cone beam geometry를 기초로 한 MDCT에서는 penumbral region을 야기시키는 overbeaming 현상으로 인해 Z-축 기하학적 선량효율이 저하된다. 이는 선량의 낭비 요인으로 작용하며 영상화에 더욱 많은 선량이 필요함을 의미한다.

⑰ 검출 시스템의 electronic noise

Detector 시스템의 electronics(예를 들면, 신호증폭기)는 조사되는 방사선량과 무관하게 일정한 노이즈를 야기시킨다. 그림 8-29에 나타낸 바와 같이 detector 선량이 증가하면 quantum noise도 증가된다. 하지만 quantum noise의 증가는 detector 신호 증가(제곱근 함수)에 비해서는 적은 양이다.

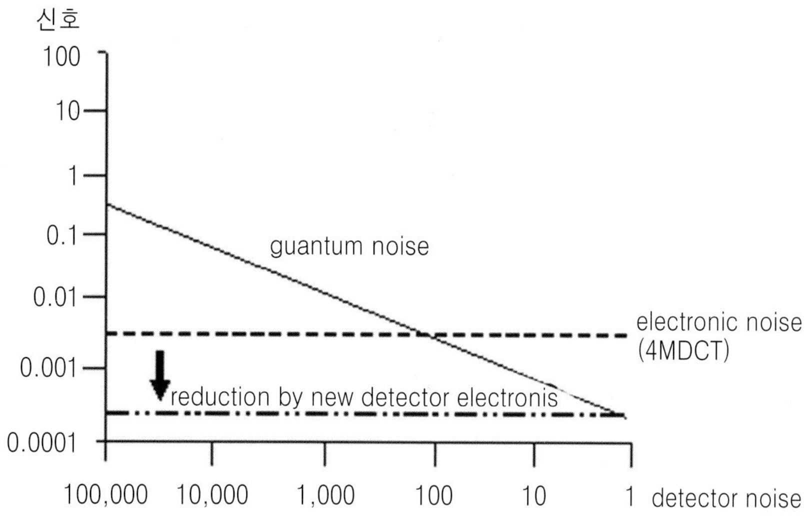

그림 8-29 Detector dose에 따른 electronic noise와 quantum noise

Detector 신호가 높으면 electronic noise는 quantum noise에 비해 무시될 정도로 적지만, detector 신호가 낮으면 electronic noise는 quantum noise에 비슷한 수준으로 많아질 수 있으며 최종 CT영상의 노이즈 수준에 많은 영향을 미칠 수 있다.

Electronic noise는 저선량 CT검사와 thin slice 영상획득을 제한한다. Detector 신호가 적을수록 electronic의 역할이 더욱 커지는데 특히, 뚱뚱한 환자, 저선량 프로토콜 적용시, 얇은 단면의 영상획득시 중요한 역할을 한다. 그러므로 얇은 단면의 영상획득이 일반적으로 사용되는 MDCT에서 뚱뚱한 환자의 노출조건 조절은 electronic noise 양에 매우 중요한 사항이 된다.

하지만 최근의 high version MDCT에서 새롭게 채택되고 있는 detector electronic은 electronic noise를 감소시켜 적은 선량으로도 thin slice 영상획득을 가능케 하고 있다.

⑱ Dose reduction technique(tube current modulation)

Automatic tube current modulation의 사용은 constant mA의 적용시에 비해 환자선량을 현저하게 감소시킬 수 있다. Automatic tube current modulation의 종류와 특성 등에 대해서는 이 장의 마지막 부분에 자세히 언급되어 있으니 여기서는 생략하기로 한다.

(2) 검사시의 기술적 요소(application related factors)

CT장치는 보통 제조사로부터 다수의 pre-installed application programs과 함께 공급되며, 소위 스캔 프로토콜은 관전압, 관전류, 노출시간, 슬라이스 두께 등의 파라메터 설정을 포함하고 있다. 이러한 파라메터 설정값의 선택은 다른 임상적인 indications을 반영하며, 이 중 환자 피폭선량에 영향을 미치는 기술적인 요소로는 촬영단면의 두께와 영상 사이의 간격, 슬라이스의 수, 조사야(scan field of view), 조사야 내에서 설정된 환자의 위치, 관전압과 관전류, 주사시간, 나선형 스캔에서의 pitch 크기, 환자의 자세 등이 해당된다.

① X-선속의 에너지(관전압)

고식적인 projection radiography에서는 뚱뚱한 환자의 경우 조사시간을 단축시키기 위해서, 특히 chest 촬영에서 피사체를 투과할 때 발생되는 차이를 최소화시키기 위해서 또는 환자선량을 감소시키기 위해서 관전압을 증가시킨다. 하지만 CT에서는 tube의 부하를 향상시키거나 영상의 질을 향상시키기 위해 고관전압을 선택적으로 사용한다.

X-선속의 에너지는 장치 사용자에 의해 선택되어지는 관전압에 의해 결정되며 또한 filteration에 의해서도 결정된다.

Constant mAs setting을 사용하는 CT에서 X-선속의 에너지를 결정하는 관전압이 증가하면 tube 출력과 선속의 투과력이 증가하지만, 관전압과 선량은 직선적인 관계를 갖지 않으며 특수한 환경에 따라서 변화하는 지수함수적인 관계를 갖는다. 예를 들면, 검출기에서의 선속의 강도는 3.5KW까지는 관전압에 의해 변화한다. 만일 관전압이 120kVp에서 140kVp로 증가하면 검출기에서 얻어지는 신호는 1.7배로 증가된다(그림 8-30 참조).

그리고 관전압의 증가로 인해 근원적으로 영상 대조도의 저하가 경미하게 발생되지만 노이즈의 감소로 인해 많이 감소되는 것처럼 평가되고 있다(예를 들면, 고관전압 사용은 CNR을 증가시킨다). 하지만 검출기 신호의 불필요한 증가를 막아주는 AEC(automatic exposure control)가 없는 CT장치에서는 대조도의 감소가 많이 발생되는 것은 사실이다.

mAs와는 달리 관전압 다양화의 중요성은 쉽게 평가할 수 없다. mAs 설정이 변하지 않는 한 관전압을 증가시켜도 선량이 감소하지 않고 약간 증가하는 점이 이 사실을 명확히 나타내준다. 2.5KW까지는 관전압을 증가시키면 CTDI의 가중치($CTDI_W$)와 유효선량은 증가한다. 이는 만일 관전압을 120kV에서 140kV로 변화시킬 경우 $CTDI_W$와 유효선량이 50%까지 증가됨을 의미한다.

다시 말하면, 환자선량을 감소시키기 위해 관전압을 높이면 mAs는 낮추어져야 한다. 만일 mAs가 검출기 신호의 gain에 따라서 감소된다면 영상의 질적 저하없이 선량은 다소 감소된다. 120kV 대신 140kV를 사용한다면 mAs가 40% 정도까지 감소될 수 있으며 이로 인해 환자선량은 약 15% 감소된다.

1998년 Galanski는 소아 CT검사의 경우 80kV 또는 100kV 사용을 권고하고 있다. 선속의 투과력 감소로 인해 이러한 권고는 환자선량의 측면에서는 적절치 않지만 실용성은 있다. 즉, 어떤 CT장치에서 설정 가능한 최저치의 mAs를 선정했지만 이것이 여전히 많은 노출조건이어서 더욱 선량을 감소시키고자 할 경우 저관전압을 사용함으로써 선량감소를 이룰 수 있다.

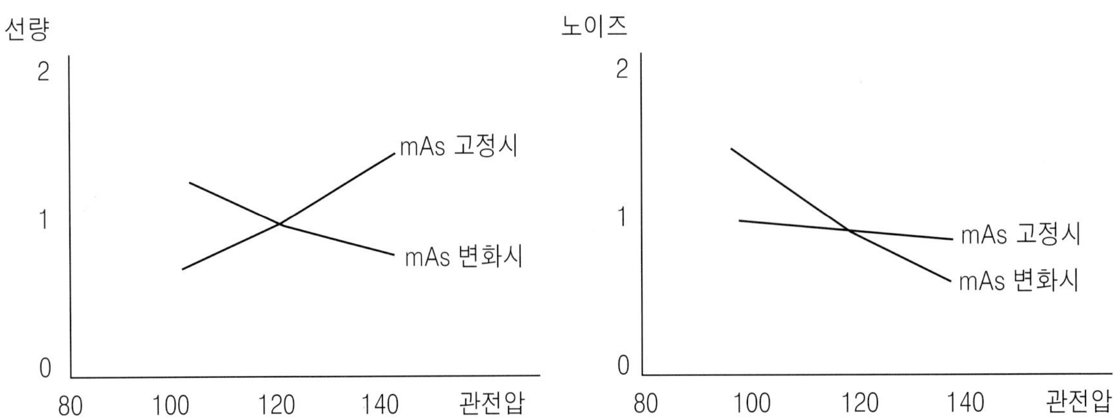

그림 8-30 관전압과 선량, 관전압과 노이즈의 관계

결론적으로 관전압의 상승은 환자선량을 증가시키는데 특히 표면선량 대비 심부 선량률을 증가시키며 관전류의 상승은 선량증가에 비례적으로 작용한다. 관전류를 변화시키지 않고 관전압을 올리면 환자선량은 증가되고 영상의 노이즈는 감소된다. 그러나 관전압을 올리고 관전류를 내리면 노이즈는 동일하게 유지하는 상태에서 선량을 감소시킬 수 있다(그림 8-30 참조). 관전압의 변화에 따른 선량의 차이를 살펴보면, 120kVp의 선량을 기준으로 하여 80kVp에서는 약 0.4배, 140kVp에서는 약 1.4배의 선량을 보인다.

② Photon fluence(mAs)

Photon fluence는 mAs에 의해 좌우된다. Conventional radiography에서와 마찬가지로 photon fluence와 선량사이에는 직선적인 관계를 갖는다. 즉, 모든 선량은 적용된 mAs와 동일한 양으로 변화한다(그림 8-31 참조).

Single scan의 mAs는 관전류에 노출시간을 곱하여 얻어진다. mAs의 변화로 인한 영상의 질적 변화는 단순하며 단지 영상의 노이즈에 영향을 미친다. 즉, 노이즈는 선량의 제곱근에 역비례한다. 가냘픈 환자와 특히 소아의 CT검사에서는 mAs 설정을 상당히 감소시켜야 한다. AEC 기능이 없는 CT의 경우 필요없는 과노출을 피하기 위해서 장치 사용자는 mAs량을 의도적으로 감소시켜야 한다. 작은 크기의 환자의 경우 감약이 줄어들기 때문에 만일 mAs를 적절히 감소시킨다면 노이즈가 증가되지는 않는다. 이는 비록 선량은 감소하지만 영상의 질이 적어도 정상환자와 동일하게 유지됨을 의미한다.

③ X-선관 회전시간(tube rotation time)

움직임에 의한 아티팩트는 노출시간을 감소시킴으로 인해 최소화될 수 있으나 장치의 디자인에 의해 노출시간의 짧고 김이 결정된다. 즉, full rotation을 위해 필요한 최소한의 시간으로 0.5초 스캐너, 1초 스캐너 등으로 불리기도 한다. 오래된 하급의 CT장치에서는 노출시간이 단일화되어 있어 변경이 불가능할 수도 있다. 더불어 많은 장치에서는 360° 이하의 scan angle에서 영상을 획득하는 partial scan이 가능하며 이는 노출시간이 약 1/3까지 감소될 수 있으며 주로 협조가 되지 않는 환자나 움직임이 많은 환자의 스캔, dynamic scan 등에 이용된다. 반면에 노출시간의 증가는 공간분해능을 향상시키는 요인이 되기도 한다.

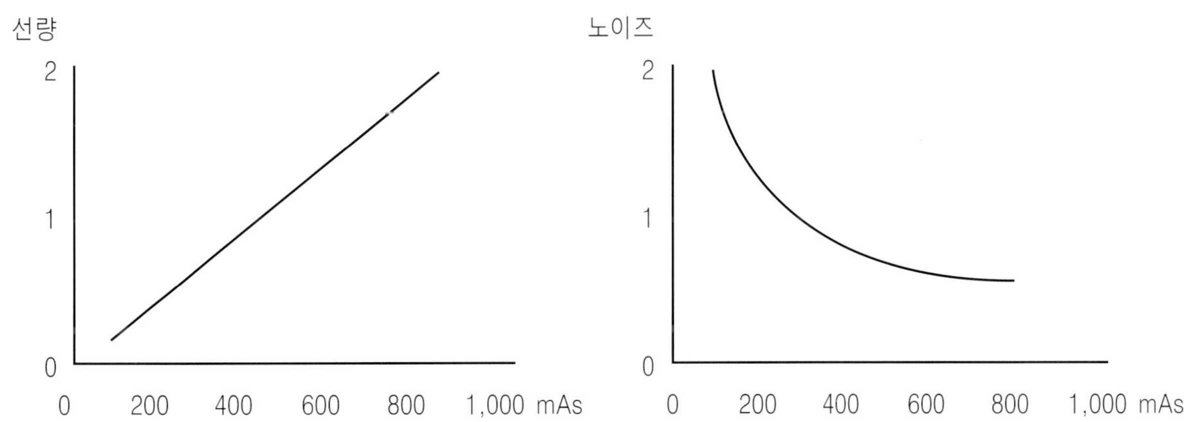

그림 8-31 mAs와 선량, mAs와 노이즈의 관계

긴 노출시간을 사용하면(=rotation time을 증가시키면) 단위시간 당 더 많은 X-선 광자가 조직에 가해지므로, rotation time은 환자선량과 직선적인 관계를 갖는다. 반면에 짧은 노출시간을 선택하면 환자선량은 감소되며, X-선관 부하량의 제한으로 인해 과도한 mAs 설정이 방지되기도 한다. 이에 비해 노출시간을 길게 하면 높은 mAs 설정을 가능케 한다. 이러한 경우의 선량증가는 정당화될 수 있다.

또한 360° 회전방식인 normal scan 방식에서는 tube rotation time을 변화시키면 선량이 비례적으로 변화하나, over scan이나 half scan 방식에서는 튜브의 회전각도 차이로 인해 선량이 비례적으로 변화하지는 않는다.

④ 슬라이스 두께, 슬라이스 수, 스캔 길이(scan length)

Organ dose나 CTDI는 슬라이스 수와 거의 독립적인 관계를 갖는다. 그러나 radiation exposure는 다르다. 즉, radiation exposure를 표현하기에 적절한 양적인 개념인 유효선량과 DLP는 슬라이스 수(스캔 길이)에 비례하여 증가한다. 그러므로 임상적인 요구에 맞추어 스캔 길이를 제한하는 것은 필수적이다. 검사시 대부분 scan projection radiography(topography)를 통해 스캔 길이를 선택하지만 특히, 다중시기 검사나 추적검사의 경우 스캔 길이의 감소가 고려되어야 한다.

동일한 스캔 범위에서 두꺼운 슬라이스 두께를 사용하여 슬라이스 수를 적게 하는 것과 얇은 슬라이스 두께를 사용하여 전체 슬라이스 수를 많게 하는 방법에서의 환자선량은 primary collimation과 second collimation이 적절한 조화를 이루는 상황에서는 선량차이가 거의 나지 않는다.

콜리메이션이 잘된 이상적인 경우 선량 프로필은 공칭 슬라이스 두께와 동일하다. 관전압을 고정시킨 상태에서 슬라이스 두께를 얇게 하면 영상의 노이즈는 증가하나(1mm 슬라이스 두께는 10mm 두께에 비해 노이즈가 3.2배 증가함) 환자가 받는 슬라이스당 선량은 감소된다. 이를 보상하기 위해서는 mAs를 증가시켜야 한다. 즉, 얇은 슬라이스 사용으로 기인되는 노이즈의 감소를 보상하기 위해서는 노출을 증가시켜야 하므로 환자의 피폭은 증가된다. 이는 슬라이스 두께가 노이즈에 영향을 미침으로써 간접적으로 환자선량에 영향을 미치는 것을 의미한다. 이 경우 선량은 슬라이스 두께의 제곱근에 역비례하므로 10mm 대신에 5mm 슬라이스 두께를 사용하면 선량은 1.4배 증가된다.

그림 8-32의 (a)에 나타낸 바와 같이 동일한 슬라이스 폭을 사용하고 스캔 길이를 2배로 늘린 경우(슬라이스 당 mAs와 kVp는 동일한 상태임) 흡수선량(CTDI)과 organ dose(측정하고자 하는 organ 전체가 스캔 범위 내에 포함된 경우)는 변화가 없다. 그러나 DLP와 유효선량은 각각 2배와 거의 2배로 증가된다. 또한 그림 8-32의 (b)와 같이 슬라이스 두께와 간격을 반으로 줄이고 동일한 범위를 스캔한 경우(슬라이스 당 mAs와 kVp는 동일한 상태임)에는 흡수선량(CTDI), organ dose, DLP, 유효선량 모두 변함없이 동일하다.

⑤ Pitch factor

일반적으로 axial scan mode(또는 sequential scan mode)에서는 테이블 이동(table feed)은 슬라이스 두께와 동일하게 설정된다. Pitch가 1.0 이하이면(overlapping scan) 테이블 이동은 슬라이스 두께보다 적어진다. 이러한 낮은 pitch의 설정은 테이블 위치의 이동에 의해 발생될 수 있는 작은 구조물의 진단을 놓칠 수 있는 위험을 최소화시킨다.

Conventional CT장치에서 슬라이스 두께보다 테이블 이동을 빠르게 하면 슬라이스 사이에 갭이 발생되어 정보의 손실이 발생될 수 있다. 반면에 나선형 스캔 모드에서 1.0 이상의 pitch factor를 적용하더라도 진단정보는 유지되고 선량의 감소효과를 얻을 수 있다. 하지만 슬라이스의 sensitivity profile이 넓어지므로 Z-축 방향의 공간분해능이 저하된다. Pitch factor를 증가시키면 spiral의 형

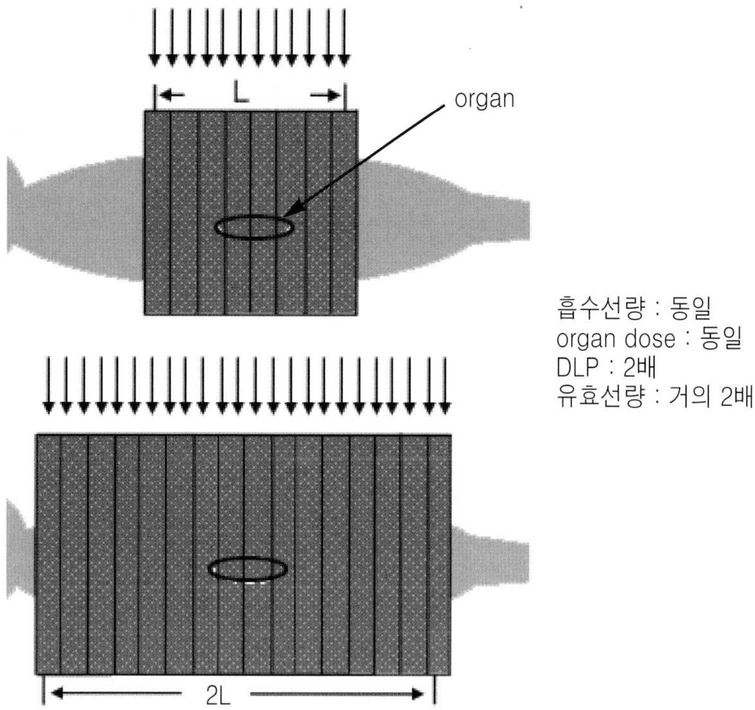

(a) 동일한 슬라이스 폭을 사용하고 스캔 범위를 2배로 늘인 경우

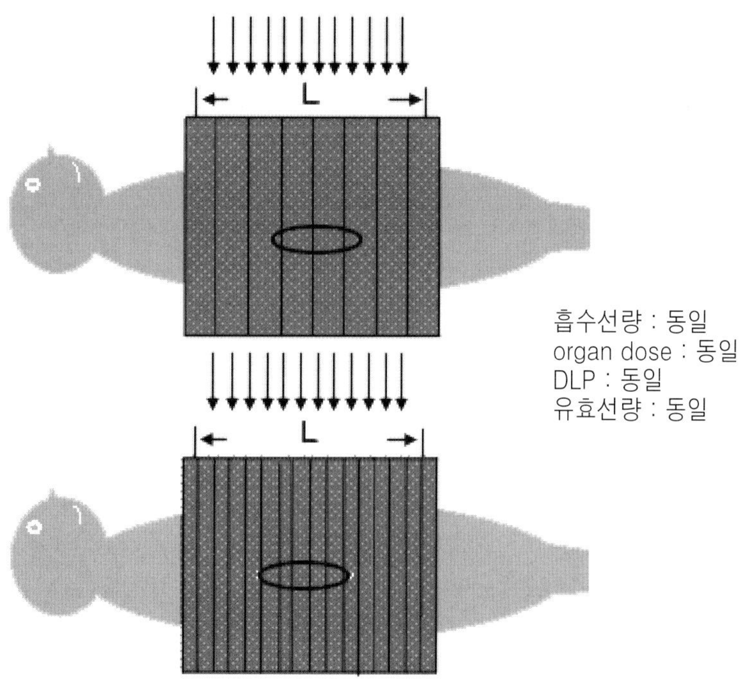

(b) 슬라이스 두께와 간격을 반으로 줄이고 동일한 범위를 스캔한 경우

그림 8-32 슬라이스 두께 및 간격, 스캔 범위의 변경에 따른 선량변화

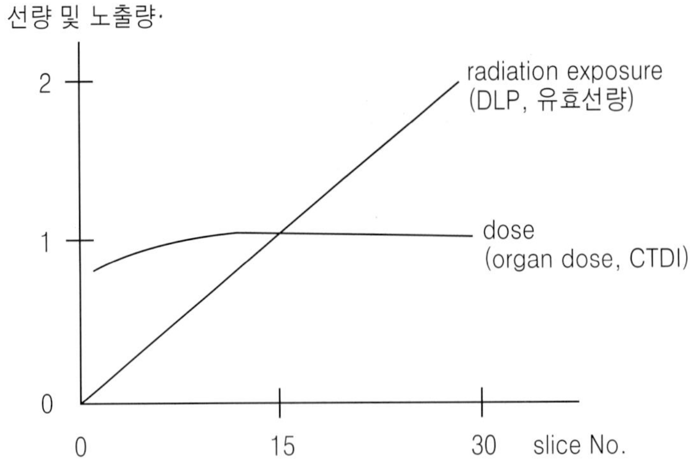

그림 8-33 슬라이스 수에 따른 환자선량 및 노출량

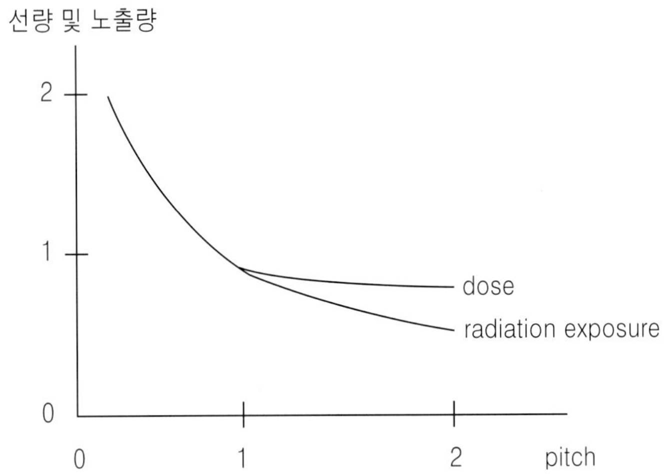

그림 8-34 Pitch 변화에 따른 환자선량 및 노출량

태가 펴지며 환자선량은 비례적으로 감소된다. 이로 인해 선량에 대한 pitch의 영향을 보상하는 개념인 effective mAs(= mAs/pitch)와 $CTDI_{vol}$($CTDI_w$/pitch)가 도입되었다. 결론적으로 pitch factor의 증가로 slice width가 넓어지면 환자선량이 확연히 감소된다.

180° linear interpolation을 사용하는 SDCT에서 pitch를 1.0으로 적용하는 것은 선량 측면에서 매우 비효율적이므로 피해야 한다. 그림 8-34에 나타낸 바와 같이 local dose는 pitch factor에 반비례하며, picht가 1.0 이상에서 radiation exposure는 dose에 비해 더욱 감소되는 폭이 커진다. (a)는 방사선 노출을, (b)는 선량을 의미한다.

MDCT의 경우에도 주어진 노이즈 레벨에서 pitch factor를 증가시키면 환자선량이 감소된다는 법칙은 기본적으로 동일하다. 하지만 Siemens사와 같이 effective mAs를 사용하는 MDCT인 경우 pitch factor를 변화시켜도 선량은 이상적으로 동일하다는 것을 인지해야 한다.

GE사 4 MDCT의 경우 동일한 영상 노이즈 레벨에서 HQ mode에서의 필요선량은 HS mode에 비해 약 50% 증가된다. 반면에 HQ mode에서는 beam collimation과 동일한 slice width를 얻을 수 있지만 HS mode에서는 slice width가 30% 정도 넓어진다.

⑥ 재구성 필터(reconstruction filter)

재구성 필터 또는 필터 커널(filter kernels)이라고 알려진 수학적인 알고리즘을 사용하여 감약측정값(attenuation measurements)의 세트로부터 CT영상이 재구성된다. 이러한 알고리즘들은 영상을 질적인 측면에서 매우 다른 특성을 갖게 한다. 즉, 고해상능 filter kernel은 공간분해능(in-plane spatial resolution)을 향상시키지만 노이즈를 증가시킨다. 반대로 smoothing kernel은 노이즈를 감소시키는 대신 공간분해능을 감소시킨다.

재구성 필터의 특성들은 표준화되기가 쉽지 않고 동일한 제조사의 CT장치들 사이에서도 브랜드에 따라 상당히 변화된다. Smooth나 sharp과 같은 라벨들이 공간분해능과 영상 노이즈(또는 대조도분해능) 사이의 균형의 개략적인 표시로 사용되고 있다. 그림 8-35는 공간분해능의 변화(filter kernel의 변화)에 따른 필요선량과 영상 노이즈를 나타낸 것이다. 공간분해능의 증가에 따라 영상의 노이즈가 증가되며, 공간분해능의 적절한 지하(smoother filter kernel의 적용)는 신량을 감소시긴다.

즉, 재구성 필터는 영상의 질(공간분해능과 노이즈)에 영향을 미침으로써 간접적인 방식으로 환자선량에 영향을 미치는 것이다. 표 8-20은 어떤 장비에서 사용 가능한 필터 커널에 대한 필요선량, 노이즈, 공간분해능의 의존성을 보여주는 일례이다. mAs 설정을 통한 선량변화의 측면에서 노이즈의 차이가 충분히 보상될 수 있는 가를 나타내준다. AB50 커널 대신에 AB30 커널을 적용하면 선량은 40% 감소된다. 반대로 노이즈의 증가를 감수하고 AB50 대신에 AB70이 사용되면 선량이 거의 2배로 늘어난다.

재구성 필터의 적절한 선택을 통해 실제 검사환경에서 선량을 줄일 수 있는 방법을 예로 들기로 한다. 첫번째, 공간분해능이 임상적인 indication에 비해 충분한 경우 제조사의 권고와 달리 smoothing에 한단계 가까운 알고리즘을 선택하는 것이다. 이는 공간분해능은 약간 감소되지만 노이즈의 감소뿐만 아니라 환자선량을 감소시킬 수 있다. 두번째, 고대조도의 구조물(예를 들면, 폐나 골격계)의 검사에서 대조도 잡음비(contrast-noise ratio)가 충분한 경우 공간분해능이 우수한 알고리즘을 사용하는 것이다. 이 경우 노이즈의 증가를 감수하면 환자선량을 감소시킬 수 있다.

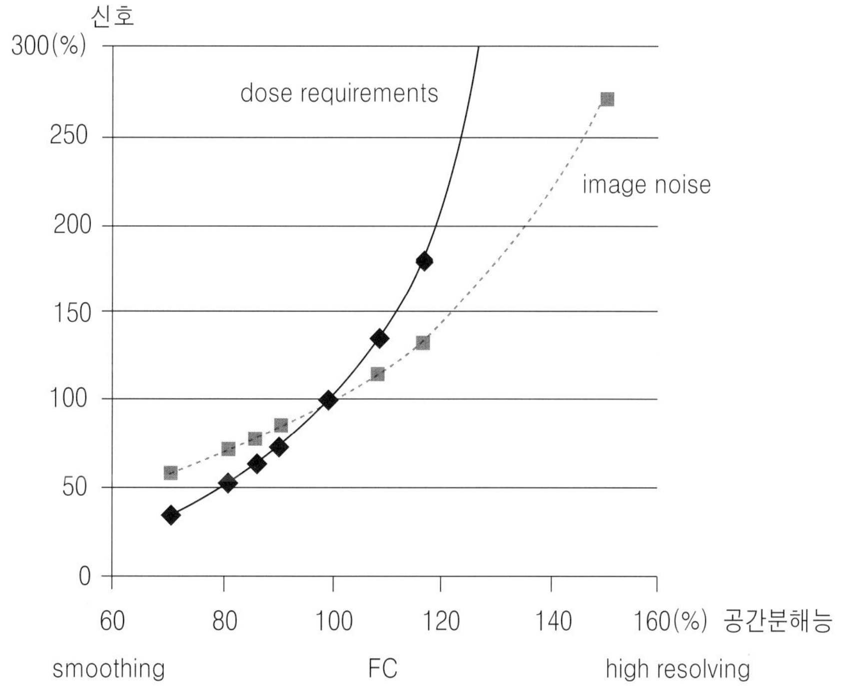

그림 8-35 공간분해능의 변화(filter kernel)에 따른 필요선량과 영상 노이즈

표 8-20 Siemens사 Somatom Plus 4 모델의 선량과 영상의 질 측면에서의 필터 커널의 특성(taken from Prokop98)

reconstruction filter	relative noise level (%)	relative dose request (%)	spatial resolution (lp/cm)
AB10	56	32	4.1
AB20	71	50	4.7
AB30	78	60	5.9
AB40	85	72	5.2
AB50	100	100	5.8
AB60	117	137	6.2
AB70	136	184	6.6
AB82	281	789	7.6
AB91	280	786	7.7

* Relative dose request : 30cm 직경 물팬텀의 중앙부에서 측정
* Spatial resolution : spatial frequency@20% MTF

그리고 이와는 다소 차이가 있지만 SDCT에서 채택하는 Z-filter algorithm(180° 및 360° linear interpolation)에 따라서도 필요한 환자선량의 차이가 발생된다. 이에 대해서는 제4장의 표 4-5 SDCT의 Z-filter algorithm에 따른 슬라이스 두께 및 필요선량을 참조하기 바란다.

⑦ 매트릭스 크기와 Field of view(FOV)

픽셀의 크기나 display FOV, 재구성 알고리즘은 선량에 직접적인 영향을 미치지는 않는다. 하지만 작은 매트릭스(대부분 256 매트릭스)를 사용하면 보통 공간분해능이 저하되며, 여러 개의 작은 픽셀들이 하나의 큰 픽셀로 묶어지는 spatial averaging의 결과로 영상의 노이즈가 감소된다.

매트릭스 크기(matrix size)를 반으로 감소시키면 노이즈도 반으로 감소되며, 필요선량도 원래 크기의 매트릭스 사용시에 비해 3/4으로 감소된다.

반면에 큰 매트릭스를 사용하면 픽셀의 수가 증가하며 공간분해능을 향상시키나 각 픽셀에 동일한 광자량을 유지하기 위해서 추가적인 선량이 필요하다. 그러므로 큰 매트릭스의 선택은 공간분해능의 감소가 예상되어 이를 증가시키고자 하는 경우에 정당화된다.

Smoothing filter kernel과 큰 (scan) FOV의 조합에서는 매트릭스 크기에 의해서가 아니라 filter kernel의 MTF로 인해 공간분해능이 제한을 받는다. 그러므로 이 경우 큰 매트릭스의 사용에도 불구하고 영상의 질 향상은 이루어지지 않는다. 하지만 적어도 viewing condition은 매트릭스 크기에 의해 많이 좌우된다. 큰 매트릭스를 사용하여 공간분해능을 향상시키는 방법은 display FOV를 충분히 크게 설정할 경우에서 효과적으로 이루어진다.

반대로 작은 (scan) FOV의 채택이 필요한 검사의 경우 큰 매트릭스(대부분 512 매트릭스)의 사용은 필수적이다. 특히 매우 작은 FOV를 채택하는 경우에는, filter kernel의 해상능이 제한적인 요인으로 작용되기 때문에, 직관적으로 느껴지는 노이즈가 증가된다. 만일 매트릭스의 크기와 (scan) FOV가 사용된 특정 재구성 필터의 해상능에 일치하지 않으면 일반적으로 이러한 현상이 발생된다. 이 경우 노이즈의 증가를 보상하기 위해 mAs를 증가시키는 것은 환자선량이 과도하게 증가될 수 있음을 상기해야 한다.

⑧ Window width

영상의 노이즈는 window width 설정에 의해서도 좌우된다. 즉, wide window width를 사용하면 노이즈가 감소되며(Prokop, 1998), gray scale value의 수가 작아지므로 영상의 대조도 역시 감소된다. 그러므로 임상에서 wide window width를 사용하여 선량을 감소시키는 방법은 대조도-노이즈율(CNR)이 충분한 경우에 적용해야 한다. 즉, 고대조도 구조물의 영상화시에는 선량을 감소시킬 것을 권장된다.

선량과 노이즈의 비직선적인 관계로 인해 상대적으로 window width를 조금만 넓혀도 유용성이 많다. 예를 들어 고대조도 피사체에서 +300HU 대신에 +350HU를 설정하면 노이즈가 동일한 상태에서 선량은 26% 감소되며 window width를 2배로 증가시키면 필요선량은 3/4으로 감소된다.

⑨ Post-processing like MPVR

선량을 증가시켜 노이즈를 감소시키는 방법은 윤리적 측면에서 바람직하지 못하고, wide window width를 사용하여 노이즈를 감소시키는 방법은 영상의 대조도에 영향을 미쳐 바람직하지 못하다. 하지만 multiplanar volume reconstruction(MPVR)과 같은 post-processing은 선량이 적어 발생되는 영상의 노이즈를 감소시키는 좋은 방법이다. 복부 부위에서의 MPVR 영상의 질은 slice collimation에 많이 좌우된다. 보통 3mm 이상의 슬라이스 두께를 사용시 Z-축 공간분해능은 만족스럽지 못하며 1mm 두께의 횡단면 영상에서는 노이즈가 매우 많아진다. 그러므로 MPVR은 해상능이 우수하고 노이즈가 많이 발생되는 narrow slice collimation으로 스캔시 유리하다.

그림 8-36의 (b)의 우측 영상은 1mm의 슬라이스 두께로 스캔된 좌측영상(공간분해능이 우수하나 노이즈가 많은 영상임)을 8 슬라이스로 combining한 pelvis의 MPVR 영상이다. 이는 공간분해능이 다소 감소되었지만 노이즈는 상당히 감소되었다.

1996년 Diederichs는 선량을 증가시키는 대신 MPVR과 같은 영상후처리에 의해 노이즈가 감소되었으며, 부분체적효과에 의해 기인되는 streak 아티팩트의 감소도 이루어졌다고 하였다. 이로 인해 volume artifact reduction로 불리기도 한다.

(3) 환자 크기(patient size)

CT에서 사용되는 경선(hard beam)의 경우 조직의 반가층은 약 4cm 정도가 된다. 이는 피사체의 직경을 약 ±4cm 변화시키면 검출기에서의 선속 강도가 반으로 감소하거나 배로 증가함을 의미한다. 또한 환자 크기에 상관없이 동일한 mAs를 부여하면 영상의 노이즈는 1.4배 감소하거나 증가하게 된다(그림 8-37 참조).

동일한 기술적인 파라메터가 적용될 경우 소아나 왜소한 체격의 성인의 경우 일반 성인에 비해 더 많은 선량을 흡수하게 된다. 이는 환자직경이 큰 경우 방사선이 조직을 통과하는 동안 많은 감약이 이루어지므로 입사되는 선속의 반대편(exiting area)에 있는 조직은 상대적으로 적은 방사선량을 받기 때문이다. 하지만 직경이 작은 환자의 경우 통과하는 조직에서의 감약이 적으지므로 exiting area의 선량도 enterance area의 선량과 거의 비슷한 수준을 나타내므로 전체적인 환자선량이 상대적으로 증가되는 것이다. 그러므로 정상 크기의 환자에서 얻어진 영상의 질이 적당하다면 얇은 환자나 소아의 CT검사시에는 mAs 설정을 정상적인 감소분보다 더욱 줄여야 한다. AEC 기능이 없는 CT장치의 경우 사용자는 이를 명심하여야 한다.

반대로 두꺼운 환자의 경우 노이즈 증가로 인한 선량을 증가시키는 것이 일반적인 사고이다. 하지만 환자피폭을 생각하여 선량을 증가시키지 않는 채로 smoothing filter를 적용하여 노이즈를 감소시키는 방법을 강구한다. 그래도 만족스럽지 않으면 관전압을 증가시키도록 한다. mAs의 증가에 비

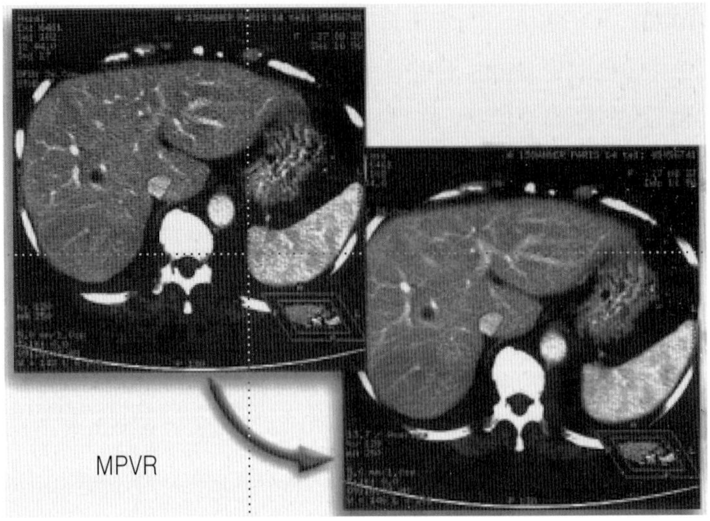

(a)

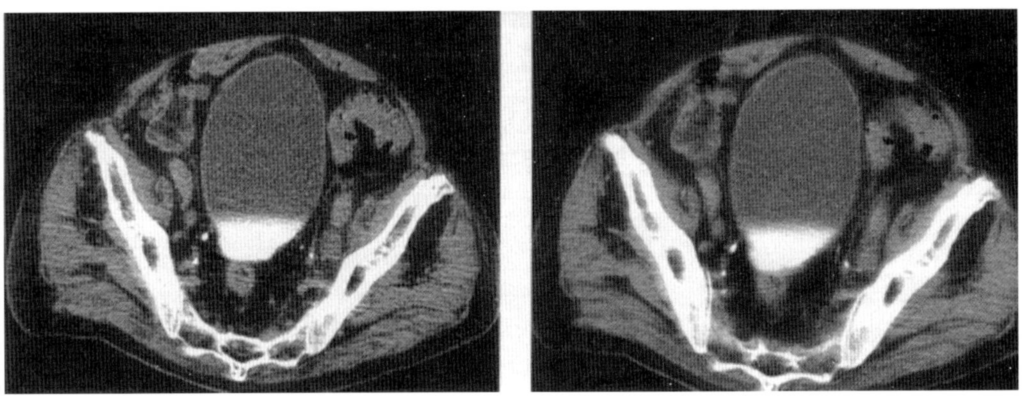

(b)

그림 8-36 추가적인 선량의 증가없이 여러 개의 슬라이스를 더하여 SNR과 대조도분해능을 향상시킴으로써 선량의 감소효과를 얻을 수 있는 MPVR 기법의 영상의 예

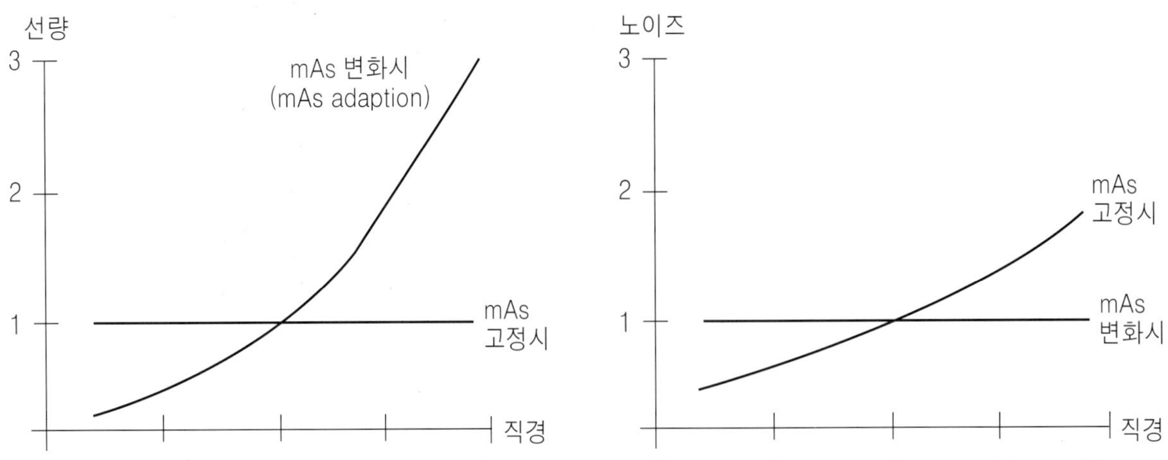

그림 8-37 환자직경 변화에 따른 선량 및 노이즈의 상관관계

해 관전압을 증가시키는 것이 환자선량과 tube 부하를 훨씬 적은 수준에서 증가시키기 때문이다. 예를 들면, 140kVp의 적용은 120kVp에 비해 검출기 신호를 1.7배 증가시키고 환자 직경이 3cm 증가시 발생되는 부가적인 노이즈를 보상한다.

2) 환자선량의 감소방법

(1) 장비 제조사 측면

① Smart beam technology

ⓐ 미세초점과 정확한 콜리메이션

양질의 진단에 적합한 선량효율을 가질 수 있도록 미세초점 X-선과 정확한 콜리메이션(dynamic collimator tracking) 및 반음영을 최소화시키는 광학적 디자인을 통해 반음영을 감소시킴으로써 영상의 질적 향상과 더불어 산란선에 의한 피폭을 줄일 수 있도록 디자인해야 한다.

ⓑ Intelligent filteration

Wedge shaping filter를 이용한 적절한 여과로서 X-선속을 경화시켜(intelligent filteration) 환자의 표면선량을 감소시켜야 한다.

ⓒ Intelligent noise filtering software

소프트웨어적인 3차원 노이즈 필터링를 통해 데이터의 많은 smoothing없이 노이즈를 감소시켜야 한다.

ⓓ 전기적 노이즈 감소

데이터 획득시스템의 전기적인 노이즈를 감소시켜 선량효율을 증가시켜야 한다.

ⓔ Geometric optimization

Source와 isocenter 간의 거리를 가능한 길게 하는 geometric optimization을 통해 환자선량을 감소시킨다.

② 노출시간의 감소(less radiation time)

X-선관 일회전의 소요시간(0.4초, 0.37초 스캔 등)을 단축시켜 총 노출시간을 감소시켜 환자선량의 감소가 이루어지도록 하며, 검출 시스템에서의 direct-to-digital 신호변환과 SNR의 향상을 통해 환자선량을 감소시켜야 한다.

③ 효율적인 dose modulation 기술의 지속적 업그레이드

부분적으로 적용되던 초기적인 dose modulation 기술에서 벗어나 영상의 질을 유지시키고 더 나아가 부분적으로 질 향상에 기여하는 복합적이고 진보된 성능을 갖는 dose modulation 기술이 개발되어야 한다. 또한 사용자가 쉽게 사용하도록 업그레이드시켜야 한다. Dose modulation 기술에 관한 자세한 내용은 다음 절의 dose modulation 기술을 참조하기 바란다.

④ 피폭선량의 인지(more awareness of radiation dose)

장비의 콘솔에서 스캔하고자 하는 프로토콜에 따른 선량표시(CTDI, DLP 등)를 통해 장치 사용자가 쉽게 선량을 인지할 수 있도록 해야 한다. 그리고 프로토콜과 calibration의 적정화를 통하여, 특히 소아전용 프로토콜의 설정을 통해 소아검사시 선량의 감소를 유도하도록 한다.

(2) 사용자 입장

CT에서의 방사선량은 여러 이유에서 중요하지만 특히 중요한 점은 검사시 받는 방사선에 의한 잠재적인 위험 때문이다. 그러므로 CT검사를 시행하는 방사선사는 검사로 인해 환자가 받게 되는 대략적인 방사선량을 알아야 하는 것은 당연하다. 의학적으로 얻어지는 영상정보와 비교하여 피폭이 정당화 될 수 있도록 여러 가지 기술적 인자들의 사용에 심사숙고하며, 질병을 찾아내는 진단적 가치를 저해하지 않는 범위에서 피폭선량을 줄일 수 있는 연구와 노력을 계속해야 한다.

① 스캔시 기술적 요인의 최적 선택

일반적인 CT검사에서 환자가 받는 피폭을 가능한 적게 해야 하지만 영상의 질과 비례하여 노출조건이 증가하기 때문에 영상진단의 가치와 피폭에 의한 장해 등의 판단에 따라 노출조건이 결정되어야 하며, 장치의 사용자는 기술적 요인의 최적 사용을 통해 피폭을 감소시켜야 한다.

이를 위해서는 필요 이상의 촬영 슬라이스 수를 줄이고 스캔시간을 짧게하여 움직임이나 호흡에 의한 인공음영의 발생을 억제하여 반복 노출을 피해야 한다. 그리고 방사선에 예민한 기관인 고환, 안구(특히 렌즈), 갑상선 등의 피폭을 피하고 가능하면 갠트리 경사를 주어 이러한 부위의 직접적인 스캔을 피해야 하며, 방어기구의 효율적 사용으로 2차 X-선에 의한 피폭도 줄여야 한다. 그림 8-38

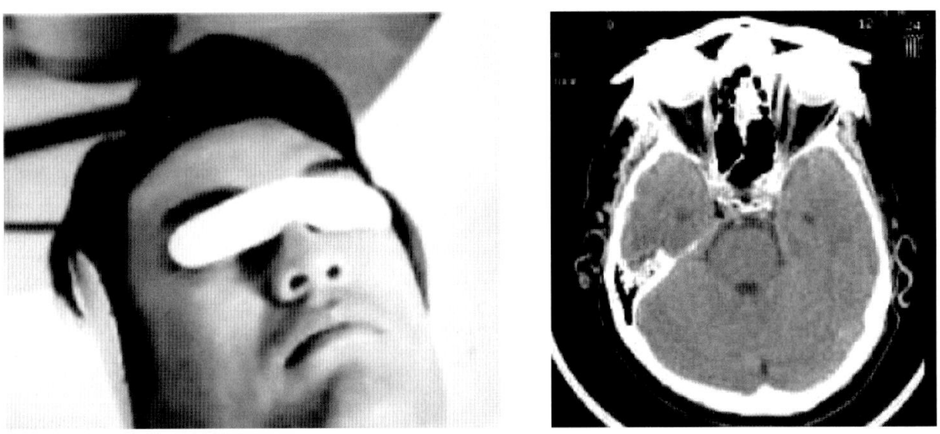

(a) Infab사의 표재성 방사선 예민기관의 차폐에 유용한 bismuth based CT eye shielder(From AJNR 22:1194-1198(6)2001)

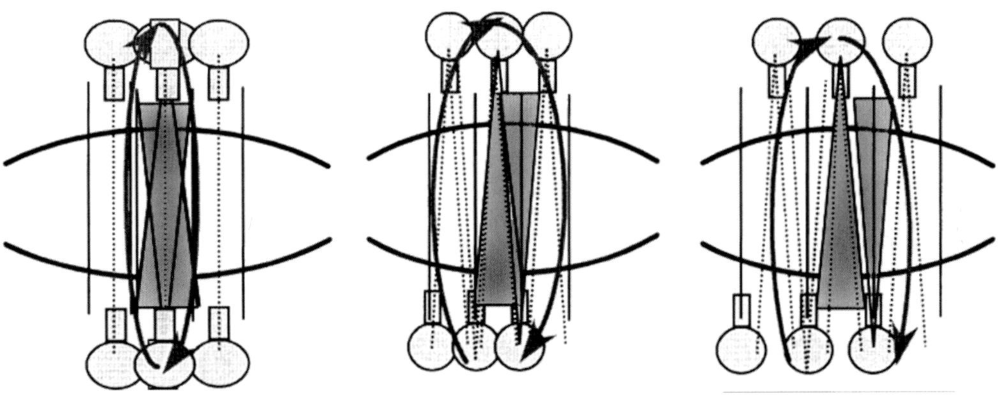

(b) 기하학적 측면에서의 axial scan과 helical scan의 local dose 비교

그림 8-38 Shield 사용과 기하학적 측면에서의 axial scan과 helical scan의 local dose 비교

의 (a)에 나타내었듯이 표재성 방사선 예민기관의 차폐에 유용한 bismuth 재질의 차폐기구(shielder)를 사용하면 영상의 질적 저하없이 눈의 렌즈, 갑상선, 유방 등의 선량을 감소시킬 수 있다.

이론적으로 동일한 scan geometry에서 axial scan에 비해 나선형 스캔이 선량이 15~20% 정도 감소되므로 가능한 나선형 스캔을 채택한다. 그림 8-38의 (b)는 기하학적 측면에서의 axial scan과 helical scan의 선량을 비교한 것이다.

또한 선량을 감소시킬 수 있는 적절한 재구성 알고리즘을 사용하며 영상의 질적 저하가 문제가 되지 않는 한 pitch를 높여 사용하는 것이 권고되며, 가능한 auto bolus tracking 기법을 적용하여 검사에 필요한 스캔 수를 줄이는 노력도 필요하다.

② Indirect scan으로의 대체

Isotrophic resolution 영상의 획득이 가능해짐에 따라 두경부 검사에서 direct coronal scan을 지양하고 MPR 기법을 적극 도입하며, mAs의 추가없이 신호대잡음비와 대조도분해능을 향상시키는 MPVR 등의 여러 슬라이스를 더하는 기법을 적용한다. 그리고 나선형 스캔시 increment 변화를 통한 재구성 기법을 적극 사용하는 것이 권고된다.

③ Dose modulation 기능의 적극 사용

또한 영상의 질을 유지시키는 상태에서 환자의 크기나 스캔되는 횡단면, 그리고 종축의 감약특성에 따라 설정된 관전류의 최대치와 최소치 범위 내에서 자동적으로 관전류를 변화시키는 선량감소 option을 적극 사용해야 한다.

그림 8-39의 (a)는 Siemens사의 CareDose 소프트웨어를 사용하여 얻은 타원형 물 팬텀영상이다. 좌측은 일반적인 스캔 영상이며 우측은 CareDose 소프트웨어를 적용하여 스캔한 영상으로 관전

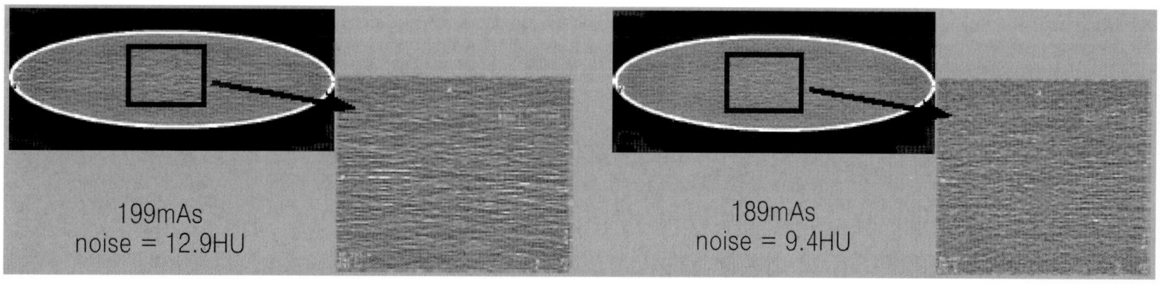

(a) 타원형 물 팬텀 영상

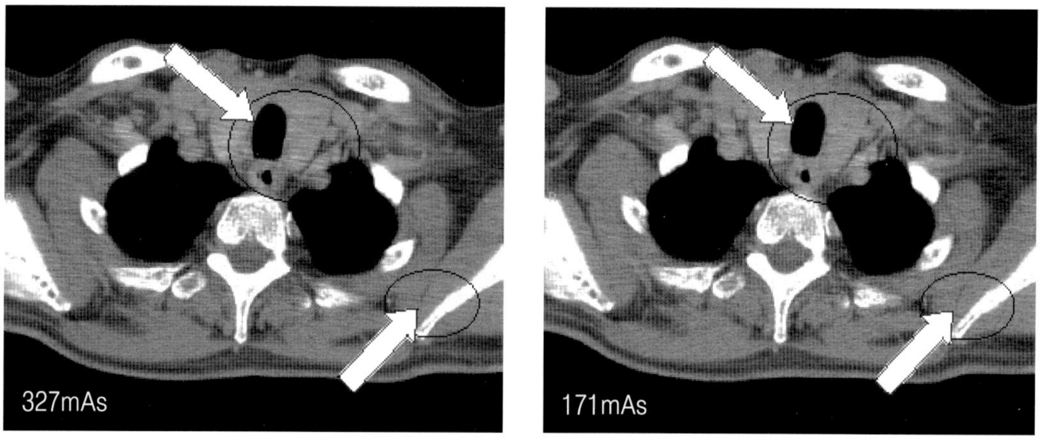

(b) Shoulder 부위의 CT영상

그림 8-39 Siemens사의 dose modulation 소프트웨어인 CareDose의 적용 예

류의 저하에도 불구하고 노이즈가 감소됨을 알 수 있다. 즉, 동일한 영상의 질을 유지하는 상태에서 비교를 해보면 49%의 선량감소 효과를 얻는다. 그리고 (b)는 견부의 CT영상이다. 좌측은 327mAs를 사용한 일반적인 스캔 영상이며, 우측은 CareDose 소프트웨어를 적용하여 171mAs로 스캔한 영상으로 우수한 영상의 질을 유지하는 상태에서 51%의 선량감소 효과를 얻는다.

결론적으로 CT검사시 인체조직이 받는 20mGy~80mGy의 흡수선량은 인체에 뚜렷한 장해를 유발시킬 수 있는 저선량 방사선의 한계에 미치지는 않지만, 이보다 약 3~4배 많은 양의 피폭이 있을 수 있는 조영증강 전후(pre- and post-contrast) CT나 multi-phase의 영상을 얻는 thin slice 나선형 CT를 시행할 경우, 단시일 내에 시행되는 반복 및 집중검사의 경우나 만성적인 노출에 의한 피폭의 축적은 깊은 검토가 필요하다.

④ Low-dose scanning

최근 들어 low-dose lung screening CT를 비롯하여 여러 부위에서 low-dose CT검사가 활용되고 있으며 확장되고 있는 추세에 있다. CT에서 많은 선량을 부여하는 대표적인 검사 중의 하나는 coronary arteries CTA이다. 최근의 Philips사와 GE사의 최신 버전 CT에서는 coronary arteries CTA 시행시 helical oversampling을 제거하고 기존의 retrospective EKG gating을 대체하여 prospective EKG gating을 통해 검사를 시행하는 step and shoot technology(GE에서는 SnapShot pulse라고 함)를 적용하는 소프트웨어가 선보이고 있다. 이러한 기술의 적극적인 수용이 필요하다.

다음에 언급하는 4가지 조건 중에 해당되는 경우에는 필히 low-dose scanning을 활용하는 것이 권고된다.

ⓐ Parts of reduced in image quality requirements

추적검사와 같이 질병에 대해 사전 정보가 존재하는 경우, 대장 screening 검사에서 polypoid lesion이 존재를 확인하는 것처럼 단지 하나의 특별한 임상적 관찰이 요구되는 경우, 그리고 폐암 screening 검사와 같이 고대조도를 갖는 하나의 장기를 관찰하고자 하는 경우에는 low-dose scanning으로 환자선량을 감소시키는 것이 필요하다.

ⓑ Discontinuous evaluation of target organ

미만성 폐질환의 진단을 위한 HR lung CT와 같이 contiguous scan이 아니고 슬라이스 사이에 갭을 두고 스캔을 해도 진단에 무리가 없는 구조물인 경우에는 low-dose scanning으로 환자선량을 감소시키는 것이 좋다.

ⓒ High contrast between interesting structures and there surroundings

폐포공간(alveolar space)과 세포간의 침윤이나 종양은 큰 차이의 흡수치를 갖는다. 이와 같은 고대조도 부위의 해부학적 그리고 병리적 확신이 있는 부위의 검사에서는 low-dose scan이 가능하며, wide window setting을 사용하여 영상을 디스플레이하여도 무방하다. 역으로 wide window setting은 노이즈를 충분히 억제시키므로 저선량 스캔의 적용이 가능하다. 이에 해당되는 대표적인 부위는 폐야와 골격계(사지 포함), 그리고 조영제 주입이 적절하게 되어 혈관과 주위조직 사이의 SNR이 적절이 유지하면서 대조도가 향상된 CTA scan이다. 또한 virtual colonscopy나 관상동맥의 석회화 침착검사(calcium scoring CT) 그리고 fat CT도 이에 포함된다.

ⓓ Little X-ray attenuated patient (pediatric CT)

야윈 환자나 소아의 경우 X-선 감약이 뚱뚱한 환자에 비해 적다. 동일한 이유로 폐는 복부에 비해 저선량 스캔을 가능케 하며, 경부나 하지의 CT검사에서도 동일한 개념으로 저선량 스캔의 적용이 가능하다.

⑤ Radiation protection from CT

CT검사로 인한 피폭은 의료용 방사선 전체 양의 상당부분을 차지한다고 앞에서 언급하였다. 이의 감소를 위해서는 먼저 CT검사가 의학적으로 꼭 필요한 경우에 한정하여 검사를 시행토록 해야 하며(patient selection), 조영제를 투여해야 한다면 non-contrast scan을 가급적 피해야 한다. 추적검사와 병리학적 특성이 이미 알려져 있는 상황에서는 스캔범위와 스캔 sequence의 수를 감소시키도록 해야 한다.

그리고 bismuth나 납을 이용한 차폐(lead shielding)로 산란선에 의한 피폭을 줄여야 한다. 납차폐는 표재 장기의 선량을 감소시키는 간단한 방법이다. 하지만 차폐판이 스캔 부위에 포함되면 streak artifacts를 유발시키기 때문에 각별히 조심하여야 한다. 1996년 연구에서 Hidajat N과 Galanski M은 abdomen CT에서 특별한 기구를 이용한 testis의 차폐를 한 결과 약 95%의 선량을 감소시킬 수 있었다고 하며, 두부 CT에서 갑상선 부위의 차폐(thyroid protector)는 갑상선의 선량을 약 23%로 낮출 수 있었다고 한다.

여성 환자의 liver CT시 가능한 breast의 노출을 피하게 하며, 스캔 범위 밖에 위치한 breast는 납고무(layer of lead rubber)로 덮어야 한다. 그러나 abdomen CT(상복부 CT)시 골반부위의 납차폐는 인체 내부에서의 산란선으로 인해 난소를 방사선으로부터 완전히 방어할 수는 없다는 것을 염두에 두어야 한다.

또한 소아CT의 경우 적절한 스캔 파라메터를 선택으로 선량감소에 각별한 신경을 써야 하며, CT를 이용한 중재적 시술시 검사자 및 시술자의 방사선 피폭의 감소에도 신경을 써야 한다.

3) 선량과 영상의 질

Conventional projection radiography에서와 마찬가지로 선량과 영상의 질은 서로 연결된 관계를 갖는다. 선량과 상반되는 영상의 질을 대표하는 요소로는 노이즈가 대표된다.

제6장에서 자세히 설명하였듯이 노이즈란 영상에서 원하지 않는 불균일한 픽셀값의 변동이다. 노이즈의 증가는 장치의 대조도분해능을 저하시켜 작은 크기의 병변 검출능력을 저하시킨다. 영상의 해상능을 향상시키고 노이즈를 감소시키기 위해 노출을 증가시키면 환자선량 역시 증가된다.

영상재구성시 smoothing filter kernel(standard 대신에 smoothing, high 대신에 standard 알고리즘)을 사용하면 영상의 노이즈를 감소시킬 수 있어 간접적인 선량감소 효과를 얻을 수 있다.

그림 8-40에서 150mAs와 soft tissue kernel을 사용한 (b)영상의 노이즈가 250mAs와 standard kernel을 사용한 (a)영상의 노이즈와 거의 동일함을 알 수 있다(window width/level: 250/70). 이는 standard kernel 대신에 soft tissue kernel을 사용하면 100mAs에 해당되는 환자선량을 감소시킬 수 있음을 보여준다. 다시 말해, 연부조직 관찰시 standard 대신에 soft tissue 알고리즘을 사용하고, lung이나 bone의 관찰시 high resolution kernel을 사용하면 선량감소 효과를 얻을 수 있다. Hidajat N과 Galanski M은 smoothing filter는 공간분해능을 다소 감소시키지만 영상 노이즈를 약 40%~80%로 감소시키며 선량을 15%~64%로 감소시킨다고 하였다.

또한 두꺼운 콜리메이션을 선택하거나, 두꺼운 슬라이스 폭으로 재구성하는 경우 간접적으로 선량감소 효과를 얻을 수 있다. 그러나 이는 Z-축 분해능을 저하시킨다. 반면에 thin section width로 영상을 얻는 것은 노이즈를 증가시킬 뿐만 아니라 환자선량($CTDI_{VOL}$)을 증가시킨다.

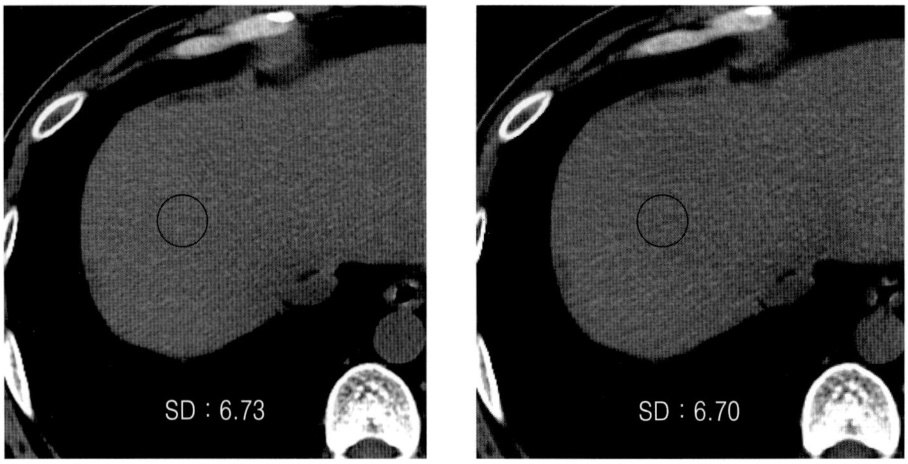

(a) 250mAs, standard kernel (b) 150mAs, soft tissue kernel

그림 8-40 Smoothing kernel의 노이즈 감소효과

다음은 선량과 영상의 질적 관계를 대표하는 것들이다.

- Robb & Morin의 노이즈 관계식에서 알 수 있듯이, 노이즈는 선량의 1/2승에 반비례하므로, 노이즈를 1/2로 줄이려면 선량을 4배로 증가시켜야 한다. 그리고 mAs(선량)을 50%로 감소시키면 41%($1/\sqrt{2} = 1.41$)의 노이즈 증가가 발생된다.

  $$\sigma^{2}(\mu) ≒ kT/t\ d^{3}\ R$$

  여기서 μ: 노이즈에 따른 변화율, T: 투과율(감쇄율의 반대개념으로서 조직의 구성성분에 따라 다름), t: 공칭 슬라이스 두께(nominal section thickness), d: 픽셀 크기, R: 선량, 그리고 k: 표면선량을 흡수선량으로 전환할 때의 상수이다.

  참고로, 위의 공식에 따르면, 10mm 두께의 영상은 1mm 두께 영상에 비해 3.2배 적은 노이즈를 갖는다는 것을 짐작할 수 있다.
- 슬라이스 두께를 1/2로 얇게 변화시킨 상태에서 동일한 질을 유지하려면 선량을 2배로 증가시켜야 한다.
- Beam width와 슬라이스 간격을 각각 1/2로 감소시켜 공간분해능을 2배로 향상시키려면 선량을 8배로 증가시켜야 한다.
- 피사체 직경이 4cm 증가하면 선량을 2배로 증가시켜야 한다.

물론 위의 요소들은 양자 노이즈와 공간분해능(in-plane spatial resolution)의 측면에서 이해되어야 하며 대조도나 전기적 노이즈와 같은 다른 중요한 요인들은 고려되지 않았음을 알아야 한다.

임상적으로 MPR이나 3-D 영상의 재구성을 위해서는 가능한 얇은 슬라이스의 axial 영상이 필요하지만 우수한 SNR을 유지하는 영상을 얻기 위해서는 두꺼운 axial 영상이 요구된다. 이는 임상에서 필요한 최적의 검사 프로토콜을 얻기 위해서는 선량과 영상의 질 사이에서의 균형을 잡는 것이 필요하며, 1991년 CEC에서는 환자선량이 영상품질과 분리되어 고려되어서는 안 된다고 하였다.

우수한 영상의 질을 얻기 위해서는 많은 양의 노출이 필요하다고 하지만, 의학적으로 얻어지는 영상의 진단정보와 피폭에 의한 장해를 감안하여 최적 노출조건을 찾고, 진단적 가치를 저해하지 않는 범위에서 피폭을 줄일 수 있는 연구와 노력이 CT장치의 사용자 입장에서 필요하다.

8. Dose modulation(automatic tube current modulation)

1) 개념

자동노출장치는 진단용 방사선발생장치에서 phototimer를 이용하여 1940년대에 먼저 시도되었는데 당시는 관전압과 관전류를 고정시키고, 노출시간을 조정하여 검사부위의 두께에 따라 방사선량을 조절하였다. 하지만 CT장치에서는 각 부위의 두께, 인접한 부위에서 방사선 흡수량 차이, 주변부와 중심부의 방사선 흡수량의 차이, 불수의적인 움직임의 보정 등 훨씬 많은 변수가 있어 CT장비 제조사들은 환자의 크기 정도(patient size AEC), tube 회전각에 따른 피사체의 두께변화 인식(rotational AEC, angular AEC, circular AEC, AP and lateral AEC), Z-축 방향의 인식(Z-axis AEC)의 3가지 기본적인 방법과 이를 혼합하는 나름대로의 최적의 자동노출방법을 사용하고 있다(그림 8-42 참조).

Dose modulation 기술은 auto exposure control(AEC) 또는 automatic tube current modulation이라고도 명명되고 있다. 환자의 윤곽과 organ 분포에 적절하게 관전류를 조절하여 시행하는 dose modulation 기술의 일반적인 목적은 서로 다른 영상들 사이에서 질적인 변화를 감소시켜 영상의 질을 일정하게 유지시키고 노출의 적정화를 통해 선량을 감소시키기 위함이다. 이를 통해 CT튜브의 부하를 낮추어 스캔 범위를 연장시킬 수 있으며, rotational AEC를 통해서는 photon starvation artifact를 감소시킬 수 있다. Modulation에 필요한 정보는 보통 2개의 topogram(AP와 lateral)이나 previous rotation data로부터 얻어진다.

그림 8-41에서는 AP topogram을 통해 스캔된 인체단면 내의 감약정보가 modulation을 위한 환자직경의 계산에 사용됨을 보여준다. 이 정보로부터 patient size에 적합한 mAs setting이 추론된다.

Modulation 기술에서 영상의 질을 결정하는 파라메터로는 보통 노이즈 레벨이 사용되며, 노이즈 레벨의 지표로는 표준편차값이 주로 사용된다.

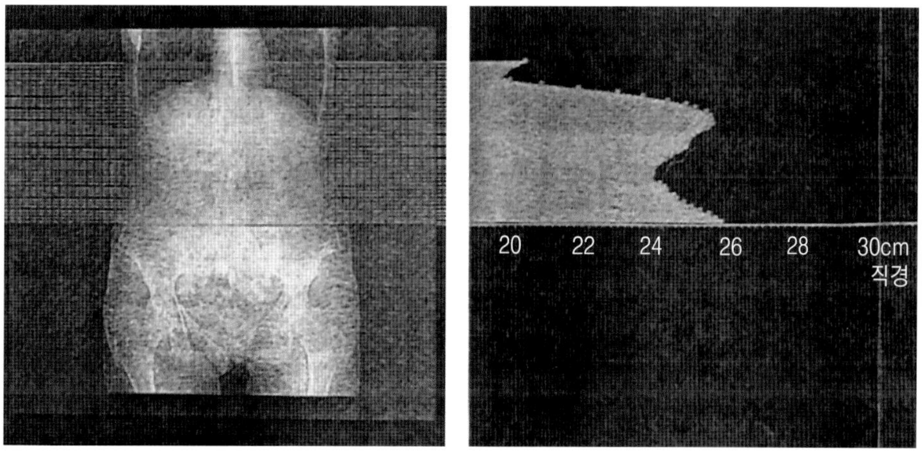

(a) Scan projection radiography (b) 스캔된 인체단면 내의 감약정보

그림 8-41 Modulation 기술에서 환자직경의 계산에 이용되는 AP topogram을 통해 얻어진 인체단면 내의 감약정보 데이터

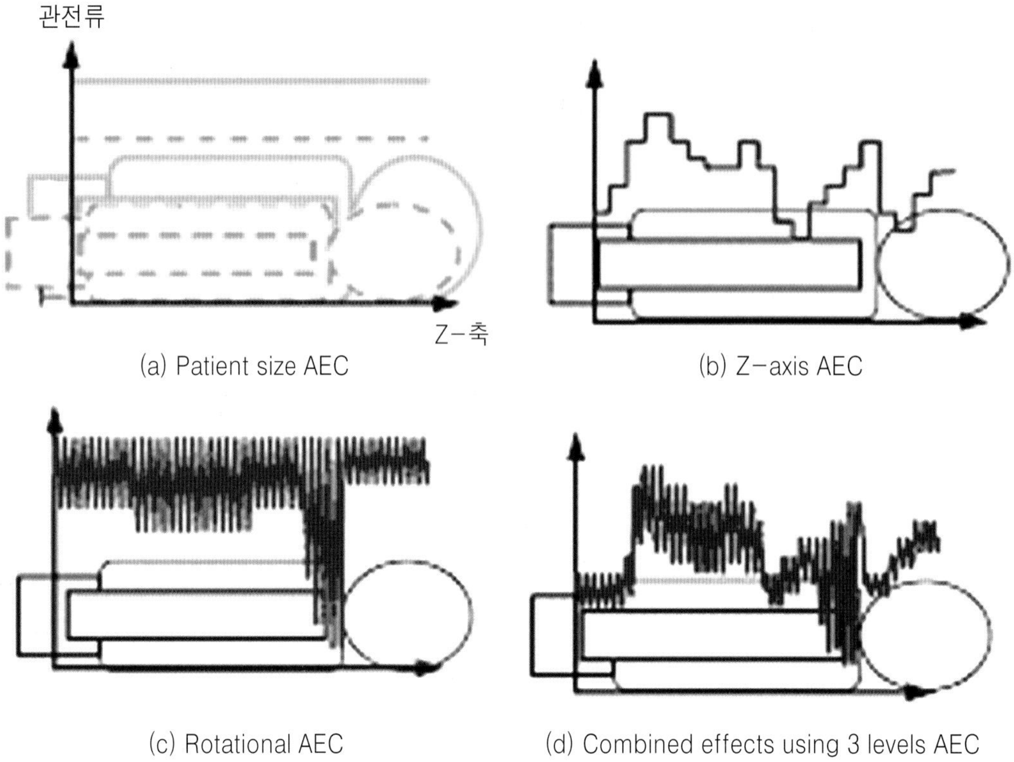

그림 8-42 AEC의 기본 개념도

2) AEC의 종류

(1) Patient size AEC

Patient size AEC는 환자의 전반적인 크기에 기초하여 큰 체격의 환자에서는 관전류를 증가시키고 체격이 작은 경우 관전류를 감소시켜 환자와 환자 사이의 영상의 질적 변화를 감소시킨다. 또한 하나의 examination 또는 시리즈 내에서는 동일한 관전류를 사용한다.

(2) Rotational AEC

대부분의 MDCT에서 채택하고 있는 rotational AEC는 일정한 영상의 질(노이즈)을 유지시키기 위해 노이즈를 설정하면 관전류의 최대치가 설정된다. 주로 측 방향에서 나오던 artifact를 줄이기 위해 측 방향(90° 및 270° 방향)의 관전류를 증가시켜 주는 대신 frontal 방향에서의 관전류를 낮춤으로써 전체적으로 환자가 받는 선량을 줄여줌과 동시에 영상의 질은 높이는 방법을 사용하고 있다. 즉, 각 스캔에서 lateral과 frontal projection 사이의 심한 감약차이를 보상하기 위해 관전류를 조절한다(그림 8-43 참조).

Rotational AEC는 shoulder나 pelvis와 같은 비대칭적인 인체부위에서 특히 유용한 기술이다. 1999년 Kalender WA 등은 shoulder 팬텀을 사용한 연구에서 frontal view의 적절한 modulation은 lateral view에서 사용되는 mA의 10% 이하의 수준이라고 보고했다. Rotational AEC는 출력을 급속히 변화시킬 수 있는 X-선관과 generator를 필요로 하며 특히, sub-second rotation time을 갖는 MDCT에서는 더욱 그렇다. Rotational AEC 소프트웨어가 탑재된 대부분의 CT장비에서는 사용자가 이 기능을 선택하거나 고정된 관전류(constant mA)로 검사할 수 있는 옵션을 제공하고 있다.

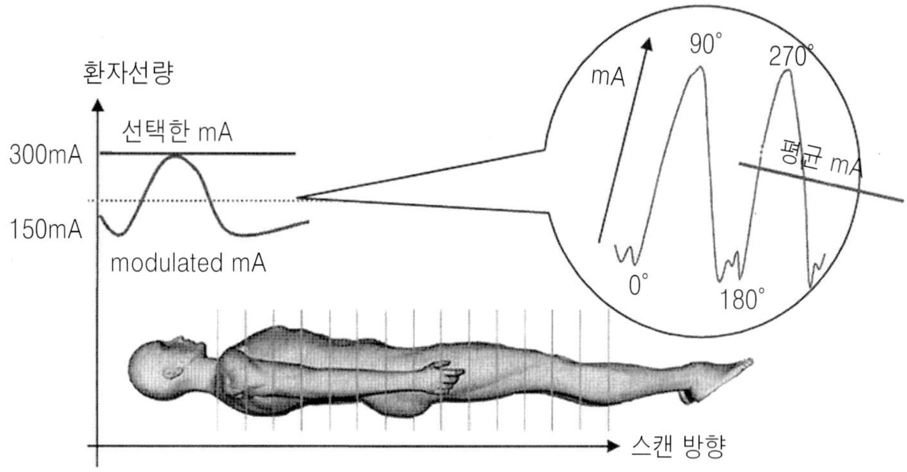

그림 8-43 Rotational dose modulation

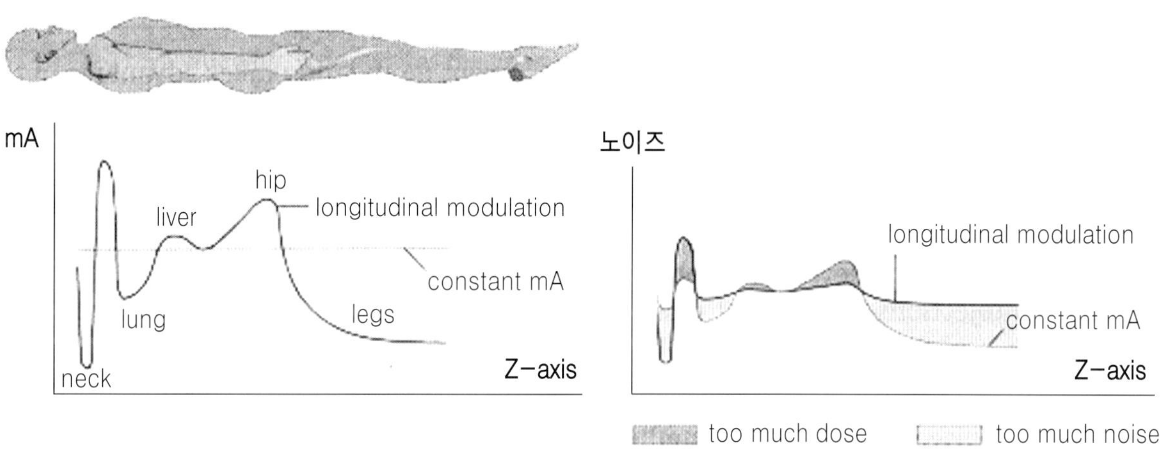

그림 8-44 Z-축 dose modulation에 따른 관전류 및 선량변화

1999년 Greess H 등은 rotational AEC를 사용하여 환자를 대상으로 시행한 최초의 연구에서 CT 검사시 75% 이하의 영상 노이즈를 유지하고 51%의 저대조도 감지능을 향상시키고 전반적인 image quality가 71% 향상된 상태에서 tube current-time product를 38%까지 감소시켰다고 보고했다. 그리고 두부, 경부, 흉부, 복부, 골반부와 하지의 6곳의 해부학적 부위에서 시행한 2000년의 연구에서는 15~50%의 mAs 감소효과를 얻었다고 한다.

(3) Z-축 AEC

Z-축 AEC는 스캔 속도의 향상으로 scan range가 길어진 MDCT 검사 상황에서 일회의 스캔으로 organ 분포가 판이하게 다른 두 부위 이상을 연속적으로 스캔하는 경우 유용한 소프트웨어이다. 즉, 이 기술은 흉부와 복부를 포함하는 CT검사에서 특히 유용하며 환자의 종축에 따른 감약변화를 고려하여 영상의 질이 일정하게 고정시키기 위해 상대적으로 감약이 적은 흉부나 경부에서는 적용되는 관전류가 낮아진다(그림 8-44 참조).

보통 Z-축 방향으로의 환자 프로필의 변화는 점진적으로 일어나므로 각 angle에서의 감약 프로필의 형태가 다음 회전에서의 관전류 조절을 위해 사용된다. 이런 연유에서 high frequency modulation인 rotational AEC에 비교하여 Z-축 AEC를 low frequency modulation이라고도 한다. 실제로 피드백은 환자 형태의 변화와 시스템 반응 사이의 지연을 감소시키기 위하여 앞에 행해진 180° 회전에서 얻어진 스캔 데이터로부터 얻는다. 미리 정의된 사인파와 같은 함수를 사용하여 각 회전에서의 최대값과 최소값사이의 관전류를 변화시키며 projection angle의 감약 변화에 더욱 근접되게 적용하는 함수도 사용될 수 있다.

Z-축 AEC는 patient size AEC와 연계되어 사용되며, 관전류 설정을 위한 환자의 감약을 평가하기 위한 방법으로 AP와 lateral topograms이 이용된다. 그러나 최근의 AEC에서는 하나의 topogram이 사용하는 추세를 보이며 대부분의 CT에서는 axial 및 helical scan에 적용된다.

(4) Temporal dose modulation

최근에 활발히 시행되고 있는 cardiac CT의 경우 정밀진단에 필요한 적정한 영상의 질을 유지하면서 ECG에 기초하여(retrospective triggering) 영상획득에 주로 이용되는 시기인 이완기에 100%의 관전류를 적용시키고 수축기에서는 약 20%의 관전류를 적용시킴으로써 영상획득에 불필요한 선량(mA)을 감소시키는 방법으로 temporal dose modulation(cardiac dose modulation, ECG modulation, ECG pulsing) 소프트웨어를 적용하고 있다. 그러나 이 기술은 이완기 영상 뿐만 아니라 수축기 영상의 획득도 필요한 functional study 측면에서 보면 효용성이 다소 저하되고 있는 것이 사실이다. 이에 대한 자세한 내용은 최신 CT영상기술학 임상편의 cardiac CT편을 참조하기 바란다.

또한 앞에서 설명한 focal spot movement method(dynamic collimation)를 사용하여 불필요한 부분의 선량을 없애는 것도 MDCT에서 환자선량의 modulation의 한 방법이기도 하다.

3) AEC 시스템의 조절방법

AEC 기능이 없는 기존의 CT장치에서는 사용자가 미리 설정된 프로토콜이나 스캔 파라메터 설정 단계에서 수동으로 mA값을 입력시켜 관전류를 변화시킬 수 있었다. 반면에 AEC 기능을 탑재한 최신 CT장치에서는 이 기능을 작동시키기 위해서는 사용자가 원하는 영상의 질적 수준(image quality level)을 스캔 시작 전에 설정해야 한다.

상용 CT장치에서 AEC의 image quality level의 설정은 노이즈(또는 reference image의 노이즈)에 기초한 방식과 reference mAs에 기초한 방식으로 구분된다.

(1) 노이즈에 기초한 방식

픽셀값들의 표준편차의 개념에서 영상의 질적 수준을 결정한다. 즉, 표준편차값을 높게 설정하면 노이즈가 많은 영상을, 반대로 낮게 설정하면 노이즈가 적은 영상을 얻는다. CT장치는 영상대 영상의 basis에서 요구된 표준편차를 얻기 위해 필요한 관전류를 설정한다.

GE사나 Toshiba사에서 채택하고 있는 노이즈에 기초한 방식에서는 AEC가 관전류보다는 image quality의 설정값에 의해 조절된다. 사용자는 영상의 표준편차가 교과서적이지 않으며 선택한 표준편차가 임상의 요구에 적절해야 함을 인식해야 한다. 보통 사용자가 AEC 작동을 위해 요구되는 표준편차보다 낮은 값을 입력시킬 가능성이 많아지는데 이는 AEC의 효능이 발휘되지 못하거나 AEC를 사용하지 않는 경우보다 환자선량이 많아질 수 있음을 인식해야 한다. 또한 영상의 노이즈는 관전류의 제곱에 반비례하므로 표준편차값을 1/2로 줄이려면 관전류를 증가시켜야 하며 이로 인해 환자 선량이 4배로 증가됨을 이해할 필요가 있다. 노이즈에 기초한 방식의 장점으로는 설정한 프로토콜의 결과로 나타나는 image quality를 다른 CT장치와 쉽게 비교할 수 있다. 하지만 다른 제조사 CT장치의 설정치와 비교하는 경우에는 시스템 실행에서의 차이점을 인지하는 것이 중요하다.

(2) Reference image에 기초한 방식

Reference image에 기초한 AEC 방식은 먼저 스캔되어 임상적으로 적절한 quality를 갖는 것으로 판단된 reference image set를 이용하며, AEC 시스템에서는 33cm 직경의 환자에 기초한 reference image의 노이즈에 일치되는 관전류를 조절한다. Philips사에서 채택하고 있는 reference image에 기초한 AEC 방식의 주된 장점은 AEC 사용을 위한 image quality level의 설정시 요구된 image quality가 표준편차의 추상적인 값이 아니라 존재하는 임상적 영상을 통하여 표현되는 점이다. 그러므로 진단목적에 적합한 영상보다는 노이즈가 적은 예쁜 영상을 얻고자 하는 유혹이 생길 수 있으며 이는 필요로 하는 양보다 많은 선량을 사용하게 된다. 하지만 reference image에 기초한 방식에서도 reference image의 quality에 관련된 표준값이 없기 때문에 동일한 모델의 CT장치에서 조차도 스캔 프로토콜은 비교하는 것이 쉽지 않다.

(3) Reference mAs에 기초한 방식

Image quality level의 설정을 위해 CT장치의 프로토콜에 관련된 mAs(또는 mA) 설정을 사용하는데 표준체격의 기준값이 이용된다. 스캔되는 환자 횡단면의 크기를 평가하여 기준값에 대비한 관전류를 조절하는 reference mAs에 기초한 AEC 시스템은 노이즈에 기초한 방식에 비해 관전류 조절에서 유연성을 갖는다.

노이즈에 기초한 방식에서는 영상 노이즈를 항상 일정하게 유지시키고자 하는 목적으로 체격 차이가 있는 환자에 대한 AEC의 반응이 미리 정해지는 반면에 reference mAs에 기초한 AEC 시스템은 필요로 하는 영상의 질에 따른 반응을 쉽게 변화시킬 수 있다. 예를 들면, 작은 체격의 환자의 경우 관전류를 줄임으로써 표준체격의 환자에 비해 노이즈가 적은 영상을 만들고 큰 체격의 환자영상은 표준체격의 환자에 비해 노이즈를 많게 만든다.

임상적으로 작은 크기의 환자영상은 큰 환자보다 더 나은 영상의 질을 필요로 한다. 큰 크기의 환자는 서로 차이가 나는 지방분포를 가짐으로써 기관들의 구분을 쉽게 만들기 때문이다.

Reference mAs 방식들 사이의 성능비교는 직선적이지 못하다. 이는 표준체격의 뚜렷한 정의가 주관적일 뿐만 아니라 표준체격에서 얻어진 관전류값이 선속의 여과와 장치의 기하학적 특성과 같은 장치 디자인에 많이 의존되기 때문이다. 그러나 사용자들은 노이즈보다 mAs값에 더욱 친근감을 느끼므로 노이즈에 기초한 AEC보다는 reference mAs에 기초한 AEC가 가깝게 느껴질 수 있다. 표 8-21은 각 제조사별로 일정한 질적 수준을 내기 위해 exposure level을 조절하는 방법들을 요약한 것이다.

표 8-21 각 제조사별 AEC의 image quality level 설정방법

제조사	exposure level의 설정
GE	noise index
Siemens	표준 체격환자의 reference mAs
Philips	사전에 획득된 reference image로서 동일한 영상 노이즈 레벨을 제공
Toshiba	target 표준편차의 설정(노이즈)

4) 각 제조사별 AEC의 특성

(1) GE

GE사의 경우 초기에는 SmartScan, SmartTechnique이 사용되었으나, LightSpeed Ultra 16 초기 모델에서는 patient size AEC와 연계된 Z-축 AEC가 가능한 Auto mA 소프트웨어가 사용되고 있다.

Auto mA는 가장 최근에 시행된 topogram에서 얻어진 데이터와 영상의 질을 결정하는 파라메터인 노이즈 인덱스값(noise index value)의 설정을 통해 자동적으로 관전류를 조절한다. 이는 standard convolution kernel로서 영상이 재구성될 때 설정된 노이즈 인덱스와 동일한 표준편차를 갖는 영상을 제공한다. 그러므로 다른 convolution kernel을 사용할 경우 설정되어 있는 노이즈 인덱스와 다른 표준편차를 갖는다는 것을 알아야 한다.

최근에는 Auto mA 외에 patient size AEC와 rotational AEC가 가능한 Smart mA가 추가로 개발되었다. 따라서 LightSpeed Ultra 16 최신 모델, LightSpeed Pro 16, 그리고 LightSpeed VCT 모델에서는 Auto mA와 Smart mA가 동시에 설치되어 있어 Z-축 modulation과 rotational modulation을 동시에 적용하려면 Auto mA와 Smart mA를 같이 선택하여야 한다.

표 8-22는 GE사 LightSpeed Ultra 16 모델에 적용되고 있는 Auto mA의 검사부위별 noise index value를 나타낸 것이다.

(2) Siemens

초기의 CAREDose는 patient size 및 rotational modulation이 가능했으나 Emotion과 Sensation 16의 버전 VB10 이상 모델이나 Sensation 64 모델에서 이용 가능한 CAREDose 4D는 Z-축 modulation의 동시적용이 가능하다.

표 8-22 GE사 LightSpeed Ultra 16 모델에서 제공하는 검사부위 및 슬라이스 두께별 noise index value(SD)

	부위	모드	10mm	7.5mm	5mm	3.75mm	2.5mm	1.25mm	0.63mm
1	head	normal	2.20	2.40	2.80	3.00	3.80	5.20	7.00
2	orbit	normal	2.20	2.40	2.80	3.00	3.80	5.20	7.00
3	neck	normal	5.20	5.72	6.63	7.02	9.10	12.22	12.60
4	upper	normal	9.10	10.01	11.57	12.35	15.86	21.45	22.10
5	chest	normal	9.10	10.01	11.57	12.35	15.86	21.45	22.10
6	abdomen	normal	9.10	10.01	11.57	12.35	15.86	21.45	22.10
7	spine	normal	9.10	10.01	11.57	12.35	15.86	21.45	22.10
8	pelvis	normal	9.10	10.01	11.57	12.35	15.86	21.45	22.10
9	lower	normal	9.10	10.01	11.57	12.35	15.86	21.45	22.10
10	misc	normal	9.10	10.01	11.57	12.35	15.86	21.45	22.10

(3) Philips

초기 장치의 DoseRight ACS에서는 reference data를 수동으로 입력시켜야 함으로써 생기는 시간소요와 복잡함 등의 불편함이 있었으나 최근 장치에서는 automatic ACS로 개선되었다. Brilliance CT 버전 2.0 소프트웨어 이전 모델에서는 patient size modulation인 DoseRight ACS와 연계하여 rotational modulation인 DoseRight DOM(DoseRight D-DOM이라고도 함)이 사용 가능했으나, Brilliance 40 모델의 버전 2.0 및 Brilliance 64 모델에서는 Z-축 modulation인 DoseRight Z-DOM이 DoseRight ACS와 연계되어 사용이 가능하다. 하지만 DoseRight DOM과 DoseRight Z-DOM의 동시 적용은 불가능하다.

(4) Toshiba

Toshiba사의 경우 target image의 표준편차를 선택함으로써 AEC가 작동된다. 즉, 사용자는 프로토콜 설정모드에서 target 표준편차값을 선택하여 리스트를 수정함으로써 관전류의 최대값과 최소값이 결정된다. Aquilion 16 모델에서 적용된 sureExposure는 patient size 및 Z-축 modulation이 가능하며, helical scan에서만 modulation 기능이 가능하다. 그러나 Aquilion 64 모델에서 적용되는 sureExposure 3D는 patient size 및 Z-축 modulation 외에 rotational modulation이 동시에 적용된다. 표 8-23은 Toshiba사 Aquilion 32 및 64 모델에서 제공하는 검사부위별 noise index value(SD)이다. 성인 chest나 abdomen CT에서 sureExposure 3D을 적용하는 예를 들기로 한다.

스캔 프로그래밍시 sureExposure 3D에서 quality mode를 선정한다. Standard mode를 선정하면 noise index value(SD)는 12.5이며 적용되는 default mA의 최대치는 500, 최소치는 10이다. 이값을 변경시키고자 할 경우 "Other"를 클릭하여 manual로 SD값과 mA의 최대치와 최소치를 입력한다.

국내 SMC의 경우 정상 체격을 가진 성인의 chest routine CT의 경우 sureExposure 3D를 사용하지 않으면 노출조건을 120kVp와 300mA, 0.6초 스캔을 적용한다. 하지만 sureExposure 3D를 적용하면 noise index value(SD)를 10, 최대 mA를 300, 최소 mA를 100으로 설정하여 사용하고 있다.

표 8-23 Toshiba사 Aquilion 32 및 64 모델에서 제공하는 검사부위별 noise index value(SD)

adult head	high quality mode	4.0
	standard mode	6.0
	low dose mode	8.0
child head	high quality mode	4.0
	standard mode	6.0
	low dose mode	8.0
adult body	high quality mode	7.5
	standard mode	12.5
	low dose mode	15.0
child body	high quality mode	5.0
	standard mode	7.5
	low dose mode	10.0

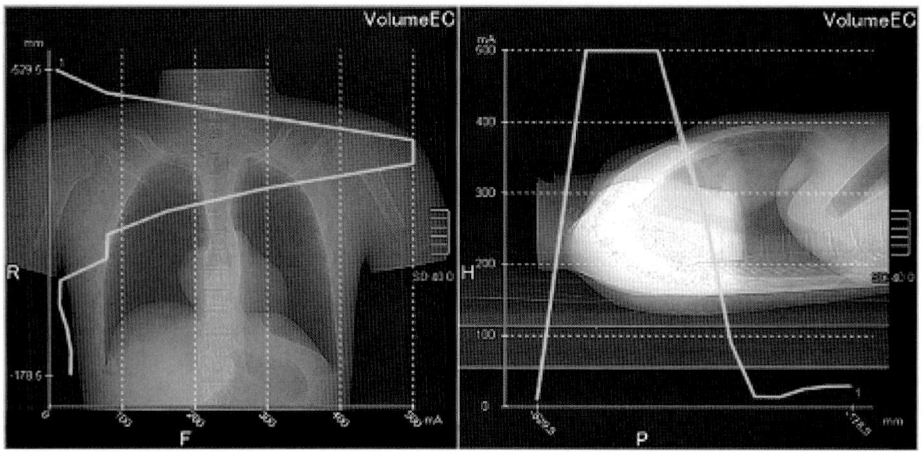

그림 8-45 Toshiba사 Aquilion 64의 경우 chest CT에서 SureExposure 3D 소프트웨어 적용시 topogram에 나타난 위치별 관전류

표 8-24 각 제조사별 AEC 시스템의 요약

제조사	patient size AEC	rotational AEC	Z-axis AEC
GE	AutomA / SmartmA	SmartmA	AutomA / SmartmA
Siemens	CAREDose/CAREDose 4D	CAREDose/CAREDose 4D	CAREDose 4D
Philips	DoseRight ACS*	DoseRight DOM	DoseRight Z-DOM**
Toshiba	^{Sure}Exposure / ^{Sure}Exposure 3D	^{Sure}Exposure 3D	^{Sure}Exposure / ^{Sure}Exposure 3D

* ACS : Automatic current selector의 약자
** DoseRight Z-DOM : Brilliance CT 버전 2.0 소프트웨어에서 적용됨
DOM은 dose modulation의 약자임

표 8-24는 각 장비 제조사들이 채택하고 있는 AEC 소프트웨어의 명칭을 요약한 것이다.

5) AEC에서 영상의 질에 영향을 미치는 파라메터들

AEC의 특성에 영향을 미치는 파라메터들은 장비 제조사에 따라 다소 차이를 보인다. 표 8-25는 스캔 및 영상재구성 파라메터의 변화에 따른 각 제조사별 AEC 시스템의 영향인자들을 비교한 것이다. 여기서는 Toshiba사의 SureExposure 소프트웨어를 예로 들어 영상의 질에 영향을 미치는 파라메터들을 설명하고자 한다. 이에는 가장 중요한 요소인 표준편차(노이즈값) 외에 tube rotation time, pitch factor, 관전압, 슬라이스 두께, convolution kernel, quantum denoising software의 적용유무가 속한다.

표 8-25 스캔 및 영상재구성 파라메터의 변화에 따른 각 제조사별 AEC 시스템의 반응유무

	rotation time	helical pitch	관전압	슬라이스 두께	Convolution kernel
GE	yes	yes	yes	yes	no
Siemens	yes	yes	no	no	no
Philips	yes	yes	yes	yes	no
Toshiba	yes	yes	yes	yes	yes

(출처: http://www.impactscan.org/reports/Report05016.htm)

(1) 표준편차

그림 8-46은 표준편차(노이즈)의 설정을 달리하였을 경우의 관전류 분포와 선량을 비교한 것이다. 표준편차를 적게 설정하면 영상의 질은 좋아지지만 최대 관전류는 증가되며 환자선량도 증가됨을 알 수 있다.

(2) Rotation time

그림 8-47은 tube rotation time의 설정을 달리하였을 경우의 관전류 분포와 선량을 비교한 것이다. Tube rotation time을 짧게하면 영상의 질은 저하되지만 최대 관전류는 증가된다. 하지만 환자선량은 약간 증가됨을 알 수 있다.

(3) Pitch

그림 8-48은 pitch를 달리하였을 경우의 관전류 분포와 선량을 비교한 것이다. Pitch를 0.640에서 0.828로 증가시키면 최대 관전류는 증가되며, 환자선량은 약간 감소됨을 알 수 있다.

(4) 관전압

그림 8-49는 관전압을 달리하였을 경우의 관전류 분포와 선량을 비교한 것이다. 120kVp에서 135kVp로 증가시켰을 경우 최대 관전류는 감소하였으며 환자선량도 다소 감소함을 알 수 있다.

(5) 슬라이스 두께

그림 8-50은 슬라이스 두께의 차이에 따른 관전류 분포와 선량을 비교한 것이다. 5mm에 비해 10mm 슬라이스 두께에서 최대 관전류와 환자선량이 감소함을 알 수 있다.

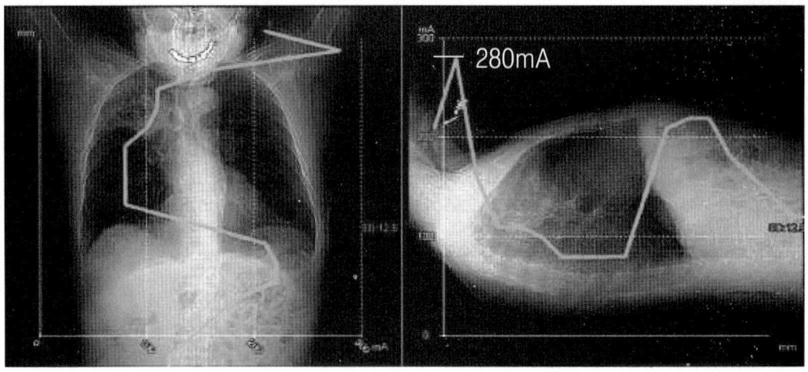

(a) SD : 12.5 (CTDIvol: 20.5mGy, DLP: 502mGy.cm)

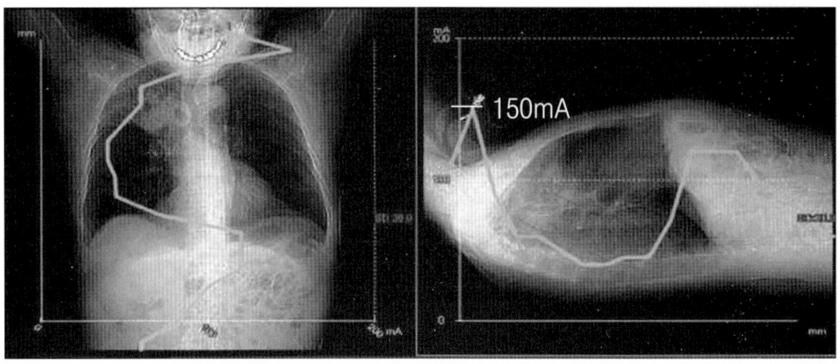

(b) SD : 20.0 (CTDIvol: 11.0mGy, DLP: 272mGy.cm)

그림 8-46 표준편차의 설정을 달리하였을 경우의 관전류 분포

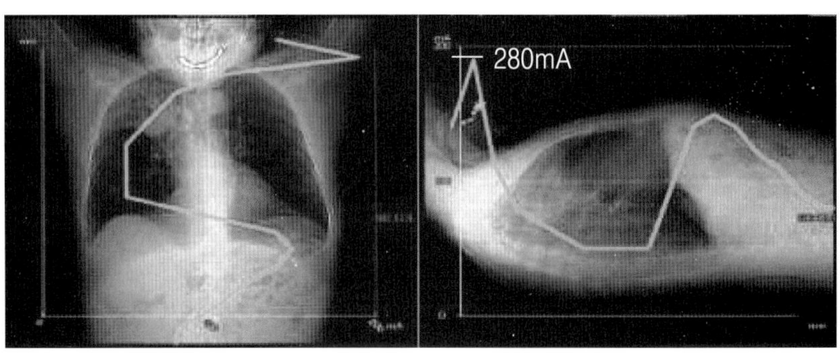

(a) 0.5초 (CTDIvol: 20.5mGy, DLP: 502mGy.cm)

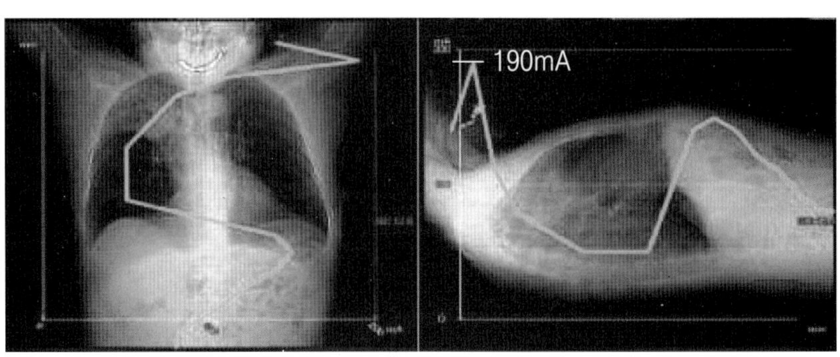

(b) 0.75초 (CTDIvol: 20.8mGy, DLP: 497mGy.cm)

그림 8-47 Tube rotation time을 달리하였을 경우의 관전류 분포

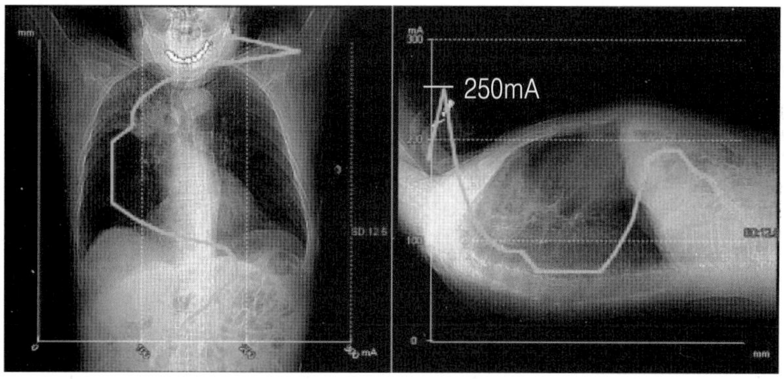

(a) 0.640 pitch (CTDIvol: 20.6mGy, DLP: 512mGy.cm)

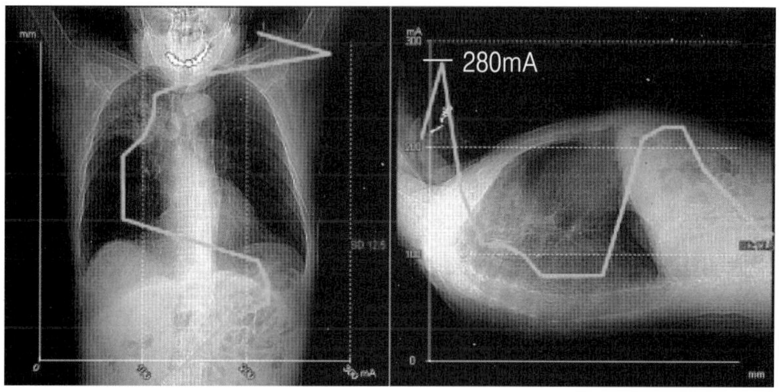

(b) 0.828 pitch (CTDIvol: 20.5mGy, DLP: 502mGy.cm)

그림 8-48 Pitch를 달리하였을 경우의 관전류 분포

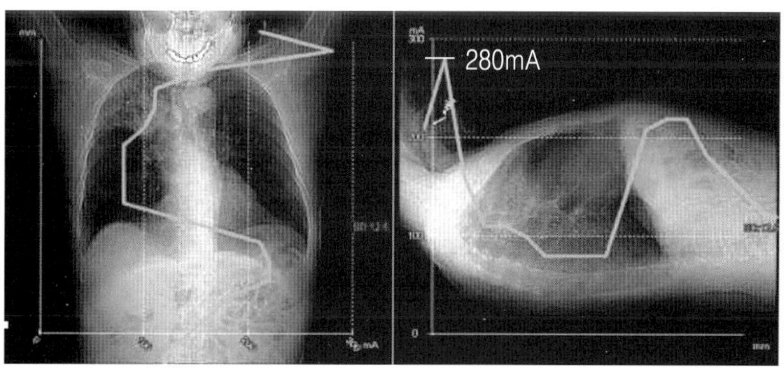

(a) 120kVp (CTDIvol: 20.5mGy, DLP: 502mGy.cm)

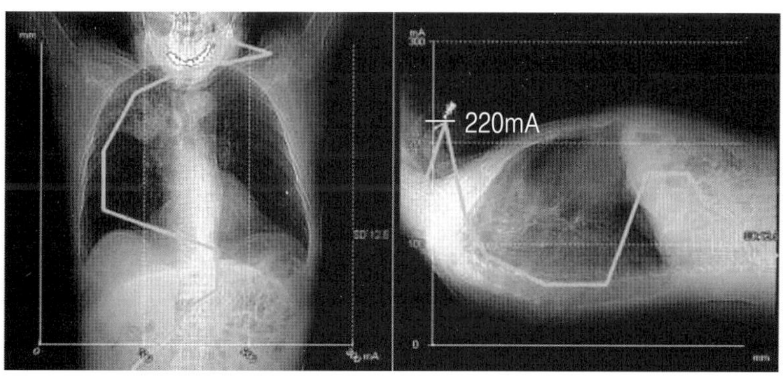

(b) 135kVp (CTDIvol: 20.3mGy, DLP: 493mGy.cm)

그림 8-49 관전압을 달리하였을 경우의 관전류 분포

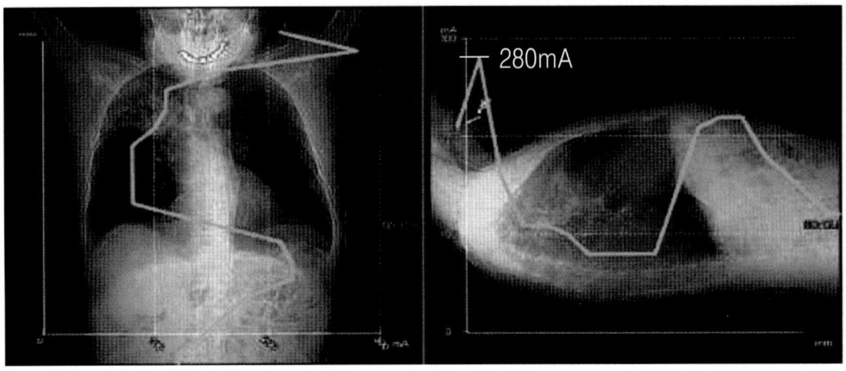

(a) 5mm (CTDIvol: 20.5mGy, DLP: 502mGy.cm)

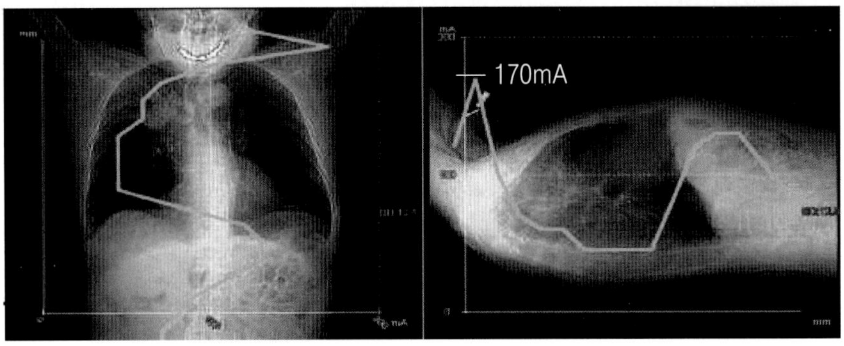

(b) 10mm (CTDIvol: 12.4mGy, DLP: 297mGy.cm)

그림 8-50 슬라이스 두께의 차이에 따른 관전류 분포와 선량

(6) Convolution kernel

그림 8-51은 convolution 차이에 따른 관전류 분포와 선량을 비교한 것이다. Body의 smooth filter kernel (FC11)에 비해 sharp filter kernel(FC13)은 최대 관전류와 환자선량이 증가함을 알 수 있다.

(7) Quantom denoising software(QDS)

그림 8-52는 image data를 사용하여 양자 노이즈를 억제하는 기능을 갖는 일종의 post-scan filter인 Toshiba사의 quantum denoising 소프트웨어의 사용유무에 따른 관전류 분포와 선량을 비교한 것이다. QDS를 사용하지 않은 경우에 비해 사용한 경우가 최대 관전류와 환자선량이 감소함을 알 수 있다.

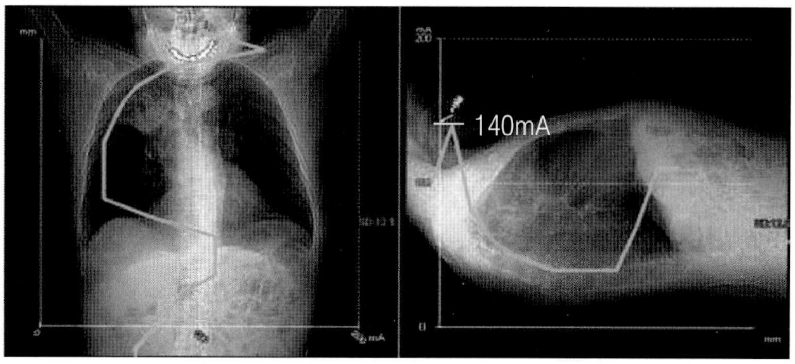

(a) Body smooth filter kernel 11 (CTDIvol: 10.2mGy, DLP: 250mGy.cm)

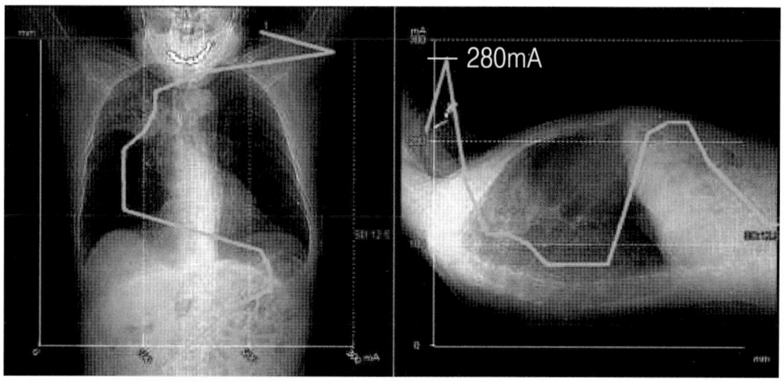

(b) Body sharp filter kernel 13 (CTDIvol: 20.5mGy, DLP: 502mGy.cm)

그림 8-51 Convolution kernel 차이에 따른 관전류 분포와 선량

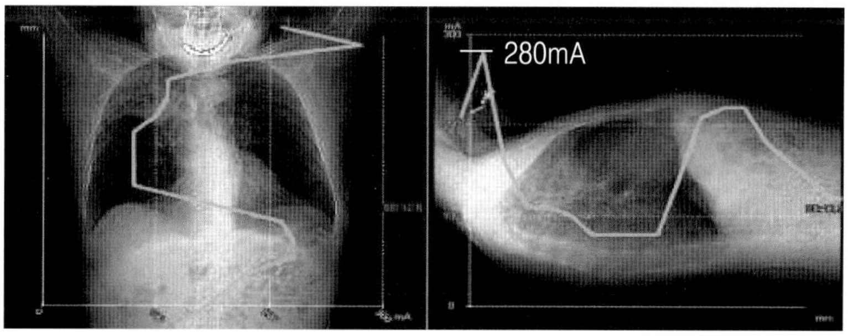

(a) QDS 사용시 (CTDIvol: 20.5mGy, DLP: 502mGy.cm)

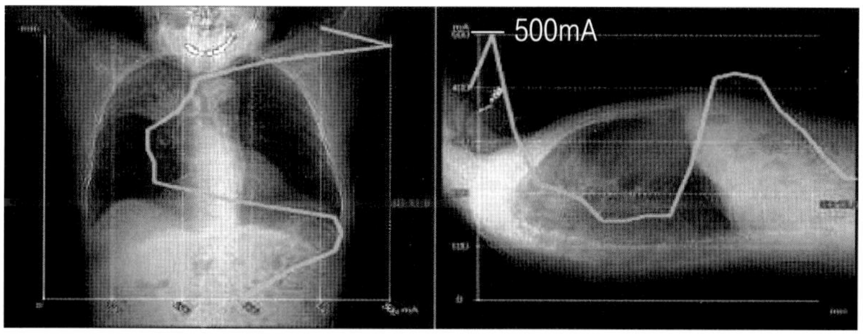

(b) QDS 비사용시 (CTDIvol: 36.6mGy, DLP: 969mGy.cm)

그림 8-52 QDS 사용유무에 따른 관전류 분포와 선량

6) AEC의 성능평가

AEC의 성능은 스캔된 각 슬라이스의 재구성된 영상에서 표준편차를 측정함으로써 평가할 수 있다. ImPACT의 Report 05016에 의하면, 그림 8-53에 나타낸 바와 같이 모든 환자가 하나의 cone 모양의 팬텀으로 나타내지며 팬텀의 각 위치는 다른 환자의 크기를 나타낸다. 아크릴 재질의 팬텀의 길이는 30cm이며 가장 얇은 부위는 61.2mm×40.8mm이며 가장 두꺼운 부위는 428.7mm×285.8mm이다. 이는 동경 국립암센터의 Y Muramatsy에 의해 개발된 아폴로 팬텀에 기초하여 제작된 것이다.

그림 8-54는 Nicholas Keat 등이 ECR 2005에 발표한 논문으로, Constant mA(= AEC off)와 Z-축 AEC의 노이즈 특성을 AEC 팬텀을 사용하여 coronal과 sagittal reformation 영상으로 비교한 것이다. Z-축 AEC를 사용한 경우에서 노이즈 변화가 감소됨을 알 수 있다.

그림 8-55는 Thoshiba사의 AEC 성능평가 결과를 인용한 것이다. 표준편차를 5, 10, 12, 17로 적용시 팬텀 직경의 변화에 따른 표준편차의 측정값을 Constant mA법에 비교하여 나타내었으며, 그림 8-56은 Siemens사 CAREDose 4D에서 팬텀직경에 따른 관전류의 변동성을 평가한 것이다.

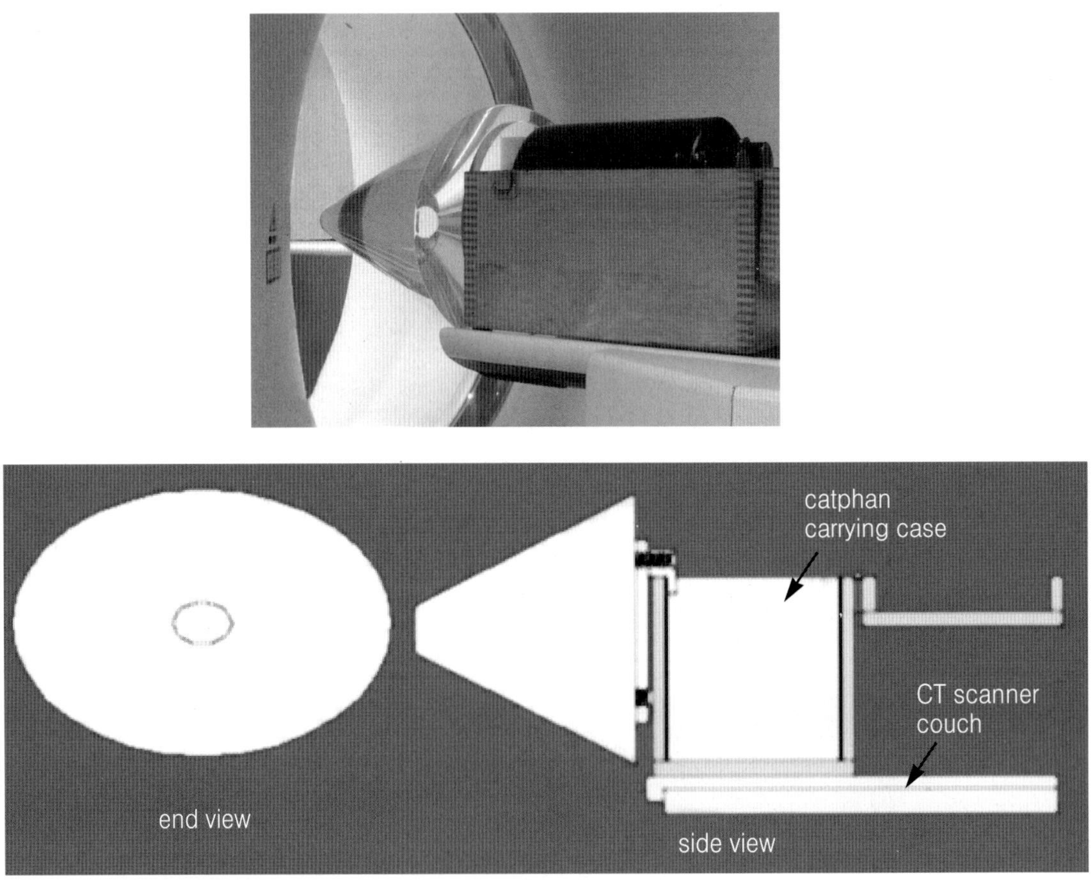

그림 8-53 AEC 성능평가를 위해 ImPACT에서 고안된 아크릴 재질의 cone 모양 팬텀
(출처: http://www.impactscan.org/reports/Report05016.htm)

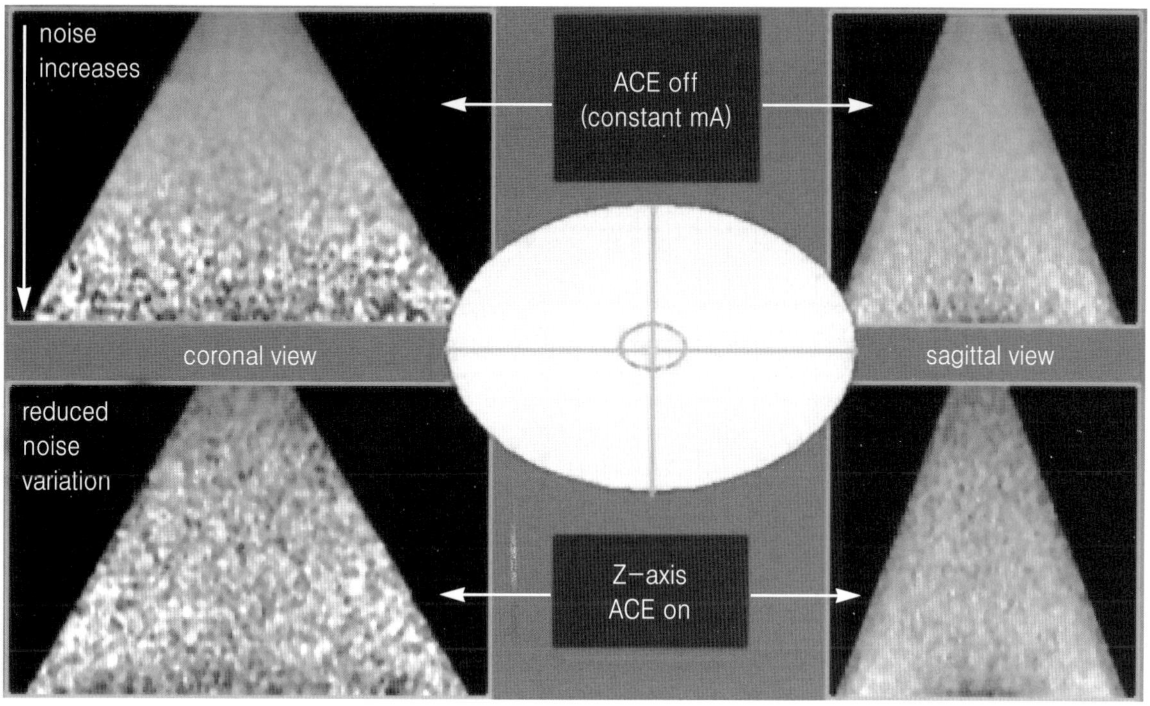

그림 8-54 AEC 팬텀 이용 constant mA와 Z-축 AEC의 노이즈 특성 비교

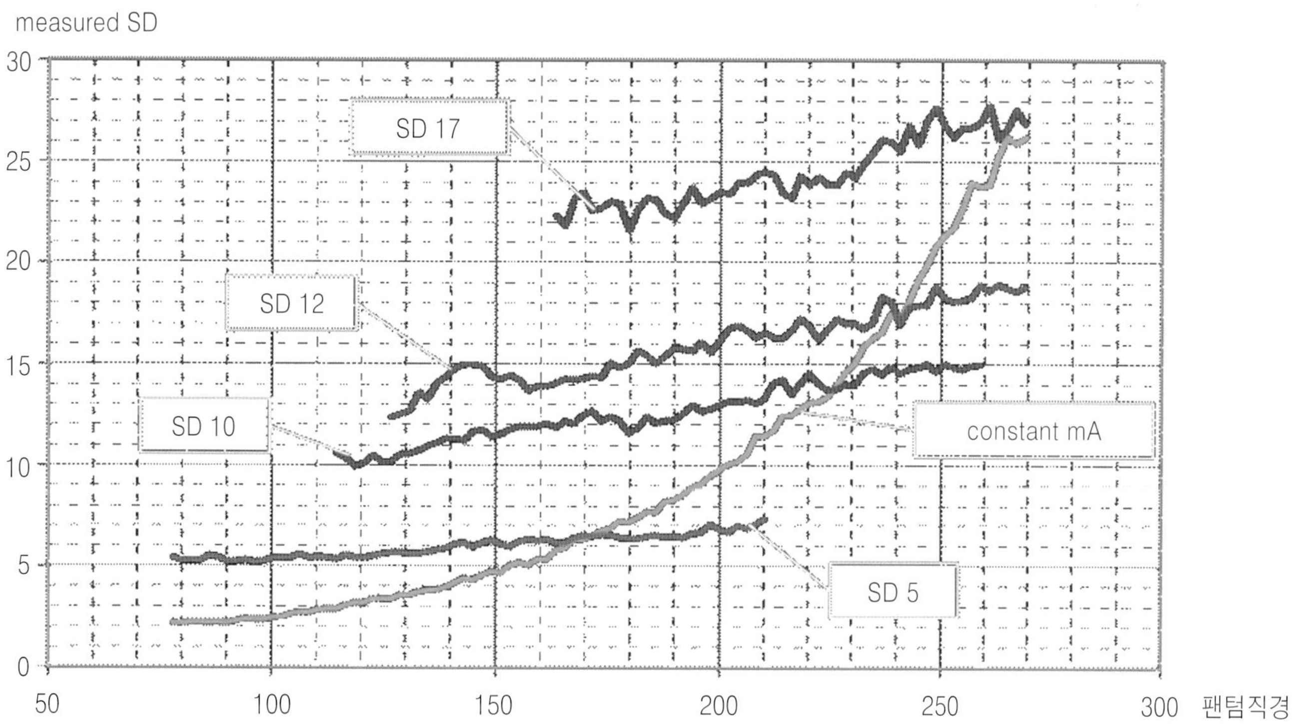

그림 8-55 Thoshiba사 AEC에서 팬텀 직경변화에 따라 설정된 표준편차값의 변동
(출처: http://www.impactscan.org/reports/Report05016.htm)

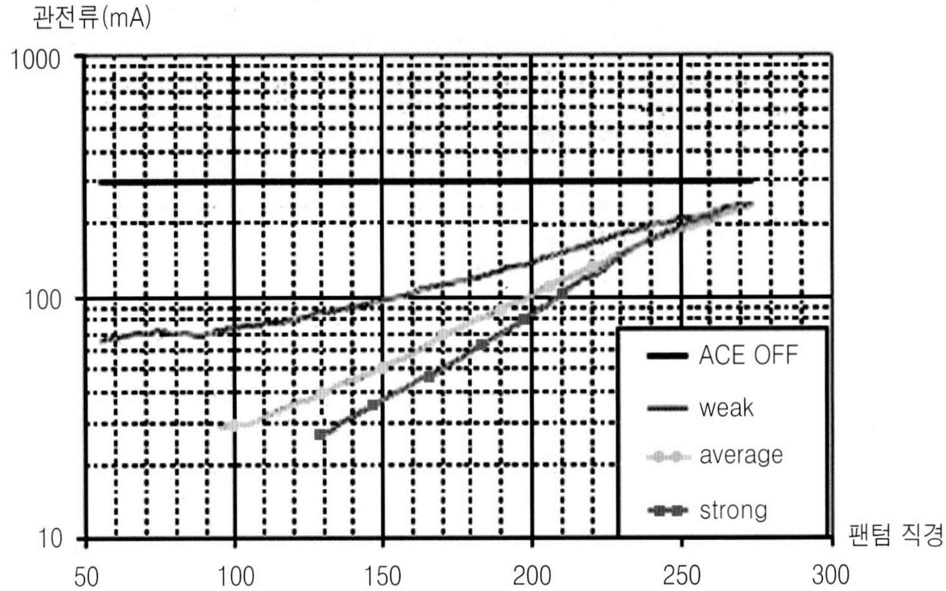

그림 8-56 Siemens사 CAREDose 4D에서 팬텀 직경에 따른 관전류의 변동

9. CT선량 관련 규정 및 가이드라인

CT검사로 인한 선량에 관련된 규정은 유럽이나 미국에서 약 20여년 전부터 준비되어 왔지만, 이러한 규정 또는 가이드들은 장치 사용에 관련되기 보다는 장치제조사 측면에 적용되어 왔다. 가장 기본적인 사항으로는 제조업자는 선량 문서를 제공하도록 했으며, CT장치에 관련된 특별한 요구사항은 많지 않았다. 또한 진료에 관련하여 시행되는 CT환자선량의 최대 한계에 대해서는 강력한 법적 규정이 없는 것이 특징이다.

1) 국제전기표준회의(International Electrotechnical Commission; IEC)

IEC 601-2-44에 따라 조작자가 파라메터를 선택하면 이에 해당되는 $CTDI_{vol}$과 DLP가 CT콘솔에 표시되어야 한다고 규정하고 있다.

2) ImPACT

스캔 파라메터 입력시 CT장치의 Z-축 기하학적 선량효율이 70% 미만인 경우 스캔 콘솔에 선량효율을 표시하도록 권고하고 있다.

3) EC(1996b)

앞에서 언급한 바와 같이 의학적 목적으로 환자선량에 대해 한도를 적용하는 것은 적절치 않지만 EUR에서 제시한 진단참고준위(diagnostic reference levels; DRL)의 개념은 환자방호의 최적화를 위한 기본적인 요구치를 제시하는 유용한 방법으로 점차 인정되고 있다고 ICRP는 1996년 발표하였다. 임상행위를 특성화하는 실용적인 선량으로 설정되어 있는 진단참고준위는 실제 임상에서 사용되는 선량을 내외적으로 상호 비교를 가능케 한다.

표 8-26은 European Commission이 1999년 5월 EUR 16262에 발표된 CT의 질적 기준에 관한 유럽 가이드 라인(European guidelines on quality criteria for computed tomography)에서 발췌한 진단참고준위이다. 이러한 선량수준은 1980년대 후반에 영국에서 이루어진 조사를 바탕으로 하고 있으며 측정에 참여된 CT장치의 75%의 선량수준이 기준으로 채택되었다. DRL은 $CTDI_W$와 dose length product(DLP)의 관점에서 거론되고 있으며 특별한 임상적인 이유가 없는 한 최대선량을 초과하지 않도록 권고한다. 선량의 측정은 16cm 직경의 PMMA head phantom과 32cm 직경의 body phantom을 사용하도록 하고 있으며, $CTDI_W$는 single slice에서, DLP는 한 exam에서 얻는 값이다.

1990년대 후반 들어 독일, 스위스, 호주에서도 이와 유사한 연구들이 시행되었는데 이들은 나선형 CT장치들을 측정하였으며 EUR 16262에 비해 현저히 낮은 선량수준이 사용되었다(표 8-27 참조). 최근 들어 EU에서도 기존에 제시한 선량수준을 재정립하는 노력이 시도되고 있으며 미국에서도 유사한 연구가 시작되고 있다.

표 8-26 Diagnostic reference levels for CT in EUR 16262

검사명	$CTDI_W$(mGy)	DLP(mGy.cm)
두부 일반(brain routine)CT	60	1,060
face & sinuses CT	35	360
외상환자의 척추(vertebral trauma)CT	70	460
흉부 일반(chest routine)CT	30	650
고해상능 폐(HRCT or lung)CT	35	280
복부 일반(abdomen routine)CT	35	780
간과 비장(liver and spleen)CT	35	900
골반부 일반(pelvis routine)CT	35	570
osseous pelvis CT	25	520

표 8-27 독일, 호주, 스위스에서 조사된 평균 CT선량

	$CTDI_W$(mGy)		DLP(mGy.cm)			effective dose(mSv)		
	G	A	G	A	S	G	A	S
후두(larynx) CT	38	33	603	638	390	2.4	2.4	3.4
흉부 일반 CT	18	15	415	326	590	6.4	4.7	9.0
고해상능 폐 CT	–	30	–	96	–	–	1.5	–
복부 일반 CT	21	15	748	469	580	12.9	8.6	10.0
간(liver) CT	21	16	327	321	780	5.9	5.9	13.0
신장(kidney) CT	21	17	327	383	277	5.9	6.2	4.8

G: German survey of 830 institutions(Galanski, 2001)
A: Austrian survey of 15 institutions(Novotny, 2002 person communication)
S: Swiss survey of 6 institutions(Aroua, 2000)

4) IAEA 1996 (BSS)

국제원자력기구(International Atomic Energy Agency; IAEA)에서는 1996년 head와 body의 water phantom을 사용하여 회전축에서 측정한 MSAD로 guidance levels을 제시하였다. Head CT의 경우 50mGy, L-spine CT의 경우 35mGy, 그리고 복부 일반CT의 경우 25mGy이다.

5) NRPB 1999

영국의 국립방사선방호위원회에서는 1999년 head와 body phantom을 사용하여 single slice에서 얻은 $CTDI_w$, 한 exam에서 얻는 DLP값으로 dose guideline을 제시하였다(표 8-28 참조).

표 8-28 Guidelines on patient dose to promote optimization of protection for diagnostic medical in NRPB 1999.

검사	$CTDI_W$ (mGy)	DLP (mGy.cm)
두부 일반CT	60	1,050
흉부 일반CT	30	650
복부 일반CT	35	800
골반부 일반CT	35	600

6) AAPM

미국의학물리학자협의회(American Association of Physicists in Medicine; AAPM)에서는 1999년 phantom을 사용하여 후방산란(backscatter)을 포함한 CTDI값으로 reference level을 제시하였는데, head CT에서는 60mGy, body CT에서는 40mGy이다.

또한 미국의학물리학자협의회는 Diagnostic X-ray Imaging Committee 내에 task group 23(CT Dosimetry)을 조직하여 CT검사에 관련된 방사선량을 이슈로 연구를 진행하고 있다. 이 임무 그룹의 주된 과제는 선량지표와 측정방법을 표준화하고 이에 관련된 교육활동을 하는데 있다. 또한 이 임무그룹은 AAPM의 Radiation Protection Committee(task group 7: Reference values for diagnostic X-ray examinations)의 하부조직이면서 기준값(reference values)을 만들어내는 업무에도 관계하고 있다. 이런 모든 task groups은 AAPM의 science council 밑에서 활동하고 있다.

7) 미국 식품의약청(Food and Drug Administration; FDA)

$CTDI_{14T}$ 데이터를 CT장치의 성능설명서와 함께 서류로 동봉하도록 하는데, GE사의 경우 operator manual 중의 quality assurance에 이를 포함시키고 있다.

그리고 식품의약청의 The Center for Devices and Radiological Health(CDRH)에서는 소아와 작은 체격의 성인 CT검사시의 권고안(public recommendations)을 만들어 웹 사이트에 올려놓고 있다. 또한 CDRH는 2000년에 CT의 Nationalwide Evaluation of X-ray Trends(NEXT)를 완성하였으며 중요한 결과들을 2001년 북미방사선의학회(Radiological Society of North America; RSNA) 컨프런스에 발표하였다. 이 조사에서 미국 내 다른 기관에 설치된 여러 종류의 CT장치의 CTDI값들이 보고되었으며, 서로 다른 종류의 스캔에서 CTDI값들의 범위 뿐만 아니라 평균값을 제시하였다.

8) 독일

독일 표준화 규격인 DIN 6868-53(free in air axis)의 규정에 따라 1998년 6월 이후로 복부와 흉부 CT검사의 D_{air}가 50mGy 보다 적은 선량을 나타내는 조건으로 시행되도록 규정하고 있다. 그리고 장치 제조업자는 적절한 파라메터를 선택할 수 있는 테이블과 프로토콜을 사용자에게 제공해야 하며, 성능테스트에서는 30mGy 미만의 선량을 나타내는 조건을 사용하여야 한다고 규정하고 있다.

9) 기타 관련 기관들의 선량에 대한 관심과 활동

(1) 미국의 소아방사선학회(The Society of Pediatric Radiology)

소아들은 전리방사선에 매우 민감함을 보고하고 있으며, 소아환자에게 사용되는 CT 테크닉이 어른 기준에서 적당히 감소시킨 것이 아니어야 한다고 강조하고 있다.

(2) 미국의 방사선의학회(The American College of Radiology(ACR)

미국방사선의학회의 CT 인증 프로그램(CT accreditation program)을 사용하고 있으며, 이는 소아 body, 성인 head, 성인 body 테크닉에 대한 $CTDI_{100}$, $CTDI_W$, $CTDI_{VOL}$, DLP, 그리고 유효선량을 측정과 계산의 인증을 위해서는 site applying을 필요로 한다.

이 프로그램은 각 검사 프로토콜의 적절한 최저 기준값(value limits)을 제공하는데 비록 인증 프로그램에서 제시되는 기준값은 처음에는 합격과 불합격의 기준이 아니지만 결국에는 합격의 기준에 속하는 방사선량을 사용하게 된다.

참고문헌

남윤철, 김완역, 안동준 등. 복부 CT검사시 SDCT와 MDCT의 선량비교 및 16채널 MDCT에서 scan parameter의 변화에 의한 선량비교.대한전산화단층기술학회지 제5권 제1호 2003; 55-63.

민경숙, 유세종. 의료방사선 종사자의 피폭선량과 방사선 방호실태에 대한 조사. 서울특별시방사선사회지 제3권 제1호 2001; 38-49.

유병규. 저선량 방사선의 건강위해 평가. 대한방사선기술학회지 제22권 제1호 1999; 93-101.

육종철. TLD의 특성과 최근 동향. 대한방사선기술학회지 제12권 제1호 1979;5-23.

하성환. 방사선은 해로운가? 대한방사선기술학회지 제23권 제1호 2000; 1-6.

한준구, 박재형, 강위생. 진단방사선과 촬영에서의 방사선피폭. 대한방사선의학회지 제26권 제2호 1990; 422-425.

AAPM. Reference values-applications and Impact in Radiology. American Association of Physicists in Medicine Task Group. November. 1999.

Cohen BL. Before it's too late; The cancer risk from low dose radiation. New York: Plenum publishing corporation, 1983: 33.

Dan E Ware, Walter Huda, Patricia Mergo etc. Radiation effective doses to patients undergoing abdominal CT examinations. Radioligy vol.210 1999; 645-650.

DJ Mott, AP Jones. A system for the assessment of patient dose in computed tomographic scanning. BIR Report 1988; 146-152.

Edwin C McCullough, Thomas J Payne. Patient dosage in computed tomography. Radiology vol.129 1978; 457-463.

Edwin C McCullough, Thomas J Payne, Hiller L Baker. Performance evaluation and quality assurance of computed tomography scanner, with illustrations from the EMI, ACTA, and Delta scanner. Radiology vol. 120. 1976; 173-188.

Eric J Hall. Risk versus benefits, 2nd edition. Radiation and life. Pergamon press;1993; 216-245.

EUR. European guidelines on quality criteria for computed tomography. EUR 16261, European Commission. May. 1999.

Faiz M Khan. Measurement of absorbed dose and measurement of absorbed dose. The physics of radiation therapy, 2nd edition. Williams and Wilkins. 1994; 94-118, 131-176.

FR Verdun, RA Meuli, FO Bochud et al. Image quality and dose in spiral computed tomography. Eur Radiol. Vol.6 1996; 485-488.

General Electric Medical Systems. CT dose measurement procedure for quality assurance. General Electric Medical Systems Direction 2272826-100, 2000; 9-18.

General Electric medical systems. CT-HiSpeed advantage technical reference 3: 71-79, Milwaukee, 1994.

Hamberg LM, Rhea JT, Hunter GJ etc. Multi-detector row CT: radiation dose characteristics. Radiology. 2003 Mar; 226(3): 762-772.

Hans Dieter Nagel, M Galanski, N Hidajat etc. Radiation exposure in computed tomography: Fundamentals, influencing parameters, dose assessment, optimization, scanner data, terminology. European Coordination Committee of the Radiological and Electromedical Industries. CJB publications (4th revised and updated edition) 2002.

Hidajat N, Galanski. Low-dose CT in clinical routine. Radiation exposure in computed tomography; Fundamentals, influencing parameters, dose assessment, optimization, scanner data, terminology. CJB publications (4th revised and updated edition). 2002; 49-56.

Maurer J, Schroder RJ et al. Relationships between physical dose quantities and patient dose in CT. Br J Radiology vol.72 1999; 556–561.

http://www.safety.duke.edu/RadSafety/ct_ed. Effective dose from CT scanns. 2003.

Huda W, Scalzetti EM, Roskopf M. Effective doses to patients undergoing thoracic computed tomographic examinations. Medical Physics vol.27 No.5 May 2000; 838–844.

IAEA. Facts about low–level radiation. 1989.

IAEA. International basic safety standards protection against ionizing radiation source. Safety series No.115. International atomic energy agency. 1996.

ICRP. 1990 Recommendations of the International Commission of Radiological Protection. ICRP publication 60; Ann. ICRP, 21. Oxford, Pergamon press. 1991.

ICRU. Quantities and units in radiation protection. ICRU Report 51. 1993.

Jones DG, Shrimpton PC. Survey of CT practice in the UK. Part 3: Normalized organ doses calculated using Monte Carlo techniques(NRPB–R250), NRPB, Chilton 1991.

John L McCrohan, Jack F Patterson, Robert M Gagne et al. Average radiation doses in a standard head examination for 250 CT system. Radiology vol.163 1987; 263–268.

Kalender WA, Polacin A. Physical performance characteristics of spiral CT scanning. Med Phys 1991; 18: 910–915.

Kanae Nishizawa, Takashi Maruyama, Makoto Takayama et al. Determinations of organ doses and effective dose equivalents from computed tomographic examinations. The British journal of radiology vol.64 1991; 20–28.

Kalra MK, Maher MM, Toth TL, et al. Techniques and applications of automatic tube current modulation for CT. Radiology vol.233 No.3 2004; 649–657.

Lawrence N Rothenberg, Keith S Pentlow. Radiation dose in CT. RadioGraphics vol.12 1992; 1225–1243.

Lincolon L Berland. Radiation. Practical CT technology and techniques. New York Raven press, 1987; 39–43.

Lois E Romans. Radiation dosimetry. Introduction to computed tomography. Williams & Wilkins 1995; 43–50.

M. Prokop. Radiation dose and image quality. Spiral and multislice computed tomography of the body. New York, Thieme 2004; 131–160.

Mayo JR et al. High resolution CT of the chest: Radiation dose. AJR vol. 160, 1993; 479–481.

McCrohan MS, Patterson JF, Gagne RM, Goldstein HA. Average radiation dose in a standard head examination for 250 CT system. Am J Radiol 1987; 163: 263–268.

McCullough EC. Anthropomorphic phantom for computed tomography scanner performance evaluation. J Comput Assist Tomogr. vol.2 1978; 109–112.

McCullough EC, Payne JT. Patient dosage in computed tomography. Radiology 1978; 129: 457–463.

Medicines and Healthcare products Regulatory Agency. Evaluation Report 05016: CT scanner automatic exposure control systems. February 2005.

Michael D Harpen. A simple theorem relating noise and patient dose in computed tomography. Med Phys vol.26 No.11 1999; 2231–2234.

Michael F McNitt–Gray. AAPM/RSNA Physics Tutorial for Residents: Topics in CT(Radiation Dose in CT). RadioGraphics vol. 22(6) 2002; 1541–1553.

Modan B. Increased risk of breast cancer after low–dose irradiation. Lancet 1989; 1: 629–631.

Mole RH. Radiation effects on pro–natal development and their radiological significance. BJR 1979; 52: 89–101.

NE technology limited. Instruction manual for 0.6cc ionization chamber. 1992; 1−22.

New York state. Guide for radiation/quality assurance program computed tomograpy equipment. New York state department of health Bureau of environmental radiation protection.

Nicholas Keat, Mark Aplin, Sue Edyvean etc. Assessment of automatic exposure control systems on CT scanner using a custom made phantom. Presentation slides of ECR 2005 .

Nishizawa K, Maruyama T, Takayama M et al. Determinations of organ doses and effective dose equivalents from computed tomographic examination. Vol.64 Br J Radiol 1991; 20−28.

NRPB. Guidelines on patient dose to promote optimization of protection for diagnostic medical exposures. Documents of the NRPB, Vol.10, No.1. National Radiological Protection Board. 1999.

P Kovoor, M Ricciardello, L Collins. Radiation exposure to patient ans operator during radiofrequency ablation for supraventricular tachycardia. Aust NZ J Med vol.25 1995;490−495.

Panger W, Scheurer C, Zankl M. Dose to patients in computed tomographic examinations: Results and consequences from a field study in the Fedral Republic of Germany. BIR report NO. 20. London: British Institute of Radiology, 1989.

Poletti J L. An ionization chamber−based CT dosimetry. Phys Med Biol vol.29 1984; 725−731.

Poletti JL. Patient doses from CT in New Zealand and simple method for estimating effective dose. The British journal of radiology vol.69 1996; 432−436.

Radcal corporation. Catalog of 9,000 series meter & multi−function radiation monitor.

Robert Cacak. Measuring patient dose from CT scanners. Computed tomography:

Physical principles, clinical applications & quality control. WB Saunders company.1994; 219−229.

Rothenberg LN, Pentlow KS. Radiation dose in CT. RadioGraphics 1992; 12: 1225−1243.

Shrimpton PC et al. Reference doses in CT. Radiation protection & dosimetry. 1−3 1980; 55−59.

Shope TB, Gagne RM, Johnson GC. A method for describing the doses delivered by transmission X−ray computed tomography. Med Phys vol.8 1981; 488−495.

Shope TB, Morgan TJ, Showalter CK. Radiation dosimetry survey of computed tomography systems from ten manufactures. Br J Radiol vol.55 1982; 60−69.

Solon Technologies Inc. Production information of TLD system & material: Harshaw QS TLD reader, model 5500. 1993.

Stanley H Stern, Richard V Kaczmarek, David V Splelic ete. National evaluation of X−ray trends(NEXT) 2000−2001 survey of patient radiation exposure from computed tomography examinations in the United States, poster 262PH, presented at the 87th scientific assembly and annual meeting of the radiological society of north America, November, 2001.

Terry T Toshizumi, Sudhir K Suneja, James S Teal. Practical CT dosimetry. Radiological technologist vol. 60 No.6 1992; 505−509.

Thomas Fearon, James Vucich. Normalized pediatric organ−absorbed doses from CT examinations. AJR vol.148 1987; 171−174.

Toshiba. X−ray exposure dose in computed tomography. Multislice CT case studies : cardiac imaging 3, 2006.

U Golin, D Borchardt, L Heuser. Radiation exposure in CT using a Somatom Plus S. Advance in CT III. Springer−Verlag 1994; 113−118.

US office of the federal register. Code of federal regulations. Performance standards for ionizing radiation emitting products−Computed tomography equipment(21 CFR 1020.33 of Government printing office, Washington DC. 1984.

W Wittmoser, J Dunst, L Keilholz et al. Optimization of the irradiation of the splenic region by CT angiography. Advance in CT III. Springer−Verlag 1994; 119−123.

Walter Huda, James V Atheroton, Dan E Warw etal. An approach for the estimation of effective radiation dose at CT in pediatric patients. Radiology vol.203 1997; 417-422.

Walter Huda, Ernest M Scalzetti, Marsha Roskopf. Effective doses to patients undergoing thoracic computed tomography examinations. Medical physics vol.27(5) 2000; 838-844.

Ware DE, Huda W, Mergo PJ et al. Radiation effective dose to patients undergoing abdominal CT examinations. Radiology vol.210 1999; 645-650.

Yeoman LJ, Howarth L, Britten A et al. Gantry angulation in brain CT: Dosage implications, effect on posterior fossa artifacts, and current international practice. Radiology vol.184 1992; 113-116.

9

Dosimetry

9 Dosimetry

이 장에서는 CT선량 측정을 위해 필요로 하는 팬텀들의 특성과 Monte Carlo 데이터 세트를 이용하여 선량을 측정하는 방법, ionization chamber를 이용하는 법, TLD method의 특성에 관해 기술한다.

1. 선량측정용 팬텀

1) Ion chamber dosimetry용 팬텀

감약과 산란특성이 인체조직과 유사하여 조직을 대체할 수 있는 균일 재질의 아크릴(acryl)로 이루어진 원통형 팬텀이다. 가는 직경의 ion chamber 삽입이 가능하도록 중앙부와 상하좌우의 주변부 표면에서 1cm 깊이에 직경 1cm 정도의 구멍이 5개 또는 8개 만들어져 있다.

Radcal사, Dali사 등에서 제조되어 상품화되고 있으며 그림 9-1의 (a)에 나타낸 바와 같이 16cm 직경의 두부 팬텀(small phantom)과 32cm 직경의 전신용 팬텀으로 구분된다.

2) TLD 측정용 인체모형 팬텀(anthropomorphic phantom)

방사선 치료 및 진단영역에서의 흡수선량 측정을 위해 주로 사용된다. 건조시킨 뼈, 기도, 폐 그리고 인체의 유효원자번호(7.4)와 유사한 원자번호를 갖는 조직등가물질로 이루어져 있으며, 보통 20~40개의 여러 단면으로 분리되어 있다(그림 9-1의 (b)참조). 각 단면에는 위치에 따른 선량측정을 위해 약 5mm 직경의 구멍이 있어 열형광소자(TLD)의 삽입이 가능하도록 제조되어 있다.

3) Hermaphrodite phantom

1991년 영국의 국립방사선방호위원회(National Radiological Protection Board; NRPB)에 의해 고안되었으며, CT Monte Carlo 데이터 세트(organ dose와 effective dose 계산)를 얻기 위해 사용된 수학적인 팬텀이다(그림 9-2 참조). Body에 있는 방사선 예민기관들의 형태와 위치를 실제 인체와 근사화시키기 위해 cylinders, spheres, cones 형태를 사용했으며 brain, 안구의 렌즈들도 실제 인체와 유사하게 만들었다.

이를 기초로 한 선량계산은 다음 절에서 다룬다.

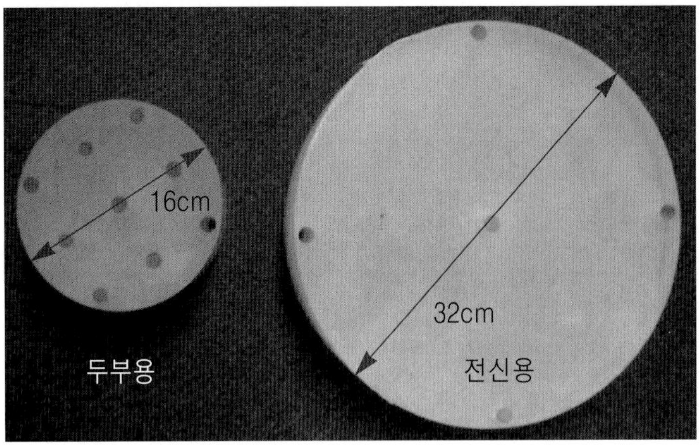

(a) 아크릴 팬텀(ion chamber dosimetry용)

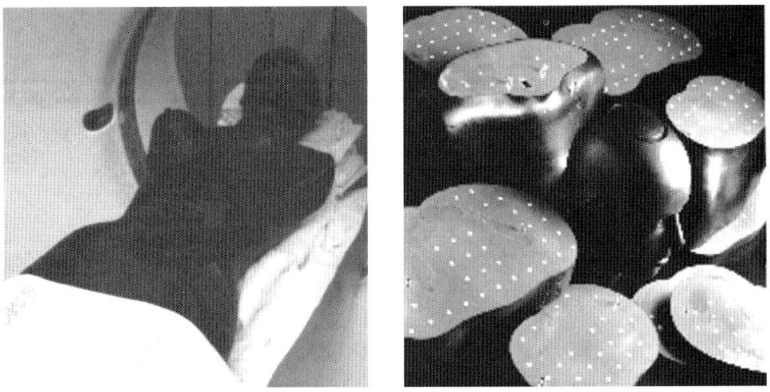

(b) 인체모형팬텀(Rando 팬텀)과 단면

그림 9-1 CT선량 측정에 사용 가능한 팬텀

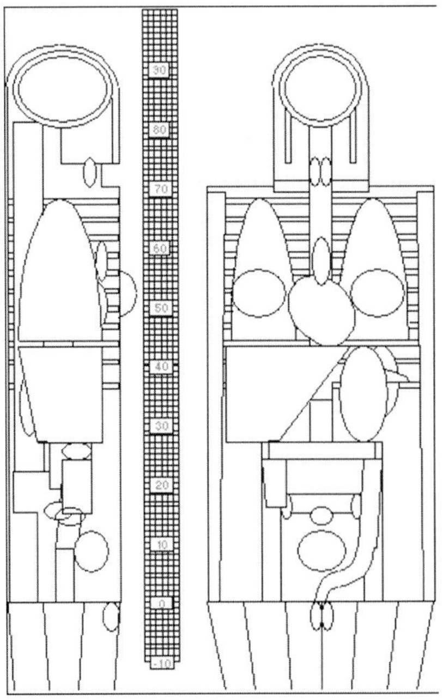

그림 9-2 Hermaphrodite phantom(Hermaphrodite patient model)

4) 기타 팬텀

Monte Carlo 데이터 세트에서 이용되었던 Hermaphrodite phantom의 기초가 된 수학적인 환자 모델인 MIRD V phantom이 있다.

그 외에 GSF(Gesellschaft fur Strahlen- und Um-weltforschung)의 Zankl 등이 개발한 2개의 수학적 남녀 팬텀인 Adam과 Eva가 있다. 이들은 GSF 수학적 팬텀이라고 불리며 1cm 두께의 단면으로 구성되어 있다. Zankl 등은 이러한 GSF 수학적 팬텀을 이용한 선량계산 소프트웨어인 WinDose를 1999년 Eur Radiology vol.9에 발표하기도 했다.

2. CT선량 측정법(CT dosimetry)

일반적인 방사선촬영에서 주된 관심을 갖는 선량은 표면선량이다. 혈관조영촬영과 같이 여러 번의 노출을 시행하는 검사에서 환자가 받는 선량의 측정은 한번 노출시의 선량과 촬영된 필름의 수를 곱하고 투시로 인해 발생되는 선량을 더해서 계산한다.

CT에서 사용되는 X-선빔의 구성과 X-선관의 움직임은 다른 방사선 검사와 매우 큰 차이가 있다. 그러므로 환자에게 주어지는 선량의 분포는 다른 검사와 비교해 매우 다양한 특징을 갖는다. 또한 CT는 폭 넓게 사용되는 영상화 장치이고 피폭선량이 많은 검사중의 하나이며 선량에 제한을 받아야 하는 영상검사이므로 CT검사시의 피폭선량은 보통 일반 방사선검사시의 선량측정과는 달리 특별한 방법과 기구로써 측정된다.

초창기에 이루어진 대부분의 CT의 직접적인 선량측정은 단지 single scan으로 부터의 선량을 측정하는 수준이었다. 예를 들면 횡단면 내의 여러 위치에서 선량분포, Z-축 방향의 선량분포(dose profile), 또는 단면 내의 단순한 선량의 최대값을 측정하는 것이었다.

그리고 최근에는 ion chamber와 아크릴 재질의 균일팬텀을 사용하여 선량지표인 CTDI나 DLP를 계산할 수 있다. 하지만 이는 환자의 조직이나 장기가 받는 직접적인 선량측정 보다는 CT선량지표를 얻음으로써 장비의 검사나 QA측정에 주로 이용되고 있다.

CT검사는 대부분 수십 개 이상의 많은 단면에 연속적인 노출이 이루어지므로 임상적인 면에서는 single scan시 보다는 multiple scan시의 선량측정이 중요하다. Lumbar series 촬영과 같이 여러 번의 노출이 필요한 일반 방사선촬영에서는 에너지가 다른 여러 가지의 X-선빔의 투과가 행해지므로 선량의 측정이 상대적으로 어렵듯이 CT에서 multiple scan시의 선량 역시 single scan시의 선량과 슬라이스 수의 단순한 곱으로 계산이 되지는 않는다. 이는 직접 X-선인 주선속이 영상화되는 단면 내의 조직에 주로 투사되고, 주선속에 비하면 비록 작은 양이지만 산란선에 의한 노출이 인접하고 있는 단면들에게도 이루어지기 때문이다.

물론 실제 CT검사시 적용되는 multiple scan 선량은 환자나 인체모형 팬텀의 측정하고자 하는 위치에서 열형광 선량계를 사용하여 인체조직이나 기관의 실제 선량측정이 가능하며 많이 이용되고 있다.

이 외에 다른 방법은 열형광소자를 사용하여 single scan시의 선량을 측정하고, 각 단면들 사이의 간격에 의해 서로간에 변환된 일련의 single scan 선량을 추가적으로 더함으로써 그 위치에서의 multiple scan시의 선량을 계산하는 것이다. 그러나 이 두 방법은 측정에 시간이 많이 소요되고 비효율적인 방법이다. 반면에 단순한 선량 측정방법은 Monte Carlo Simulation에 의한 계산법 또는 연필형의 ionization chamber와 균일 재질의 아크릴 팬텀를 사용하여 single slice scan에서의 CTDI 측정한 후 이를 MSAD로 계산하는 방법이다.

1) 선량 챠트 이용법(dose estimation by dose chart)

초창기의 소수의 CT장치에서 채택하였던 방법으로, 장치 제조회사에서 제공되는 dose와 노출의 비율을 나타내는 챠트를 사용하여 대략적인 피폭선량을 계산하는 방법이다. 이때 사용되는 계산공식은 다음과 같다.

$$\text{Dose(cGy)} = \frac{\text{(mR/mAs)}}{1{,}000}$$

즉, 제조사에서 제공된 챠트에서 사용된 노출조건 대비 선량를 읽으며, 이때 피크 선량은 40% 이내의 범위에서 추정된다. 그러나 이러한 선량 챠트는 모든 장치에서 제공되지 않았으므로 이를 대체 사용할 수 있는 방법이 필요했다.

2) CT Monte Carlo 데이터 세트에 기초한 소프트웨어 이용법

(1) CT Monte Carlo 데이터 세트

앞 장에서 언급하였듯이 CT Monte Carlo 데이터 세트는 1991년 영국의 National Radiological Protection Board(NRPB) report SR250에서 최초로 도입되었다. 이는 기존에 개발되었던 수학적인 환자 모델(MIRD V phantom)를 기초로 하고 1989년 영국에서 사용 중이던 27개 모델의 CT장치를 대상으로 $CTDI_{air}$를 조사하여 표준화시켰으며, hermaphrodite phantom을 5mm 두께 단위로 시뮬레이션하여 흡수선량으로 표현된 organ dose 및 유효선량(mGy_{org}/mGy_{air})을 포함한다.

Monte Carlo 데이터 세트는 각 organ별 208개의 선량값을 갖고, 총 23개의 데이터 세트를 가지므로 전체적으로 약 5,000개의 선량 데이터를 가지며, 궁극적으로는 표준화된 Monte Carlo 데이터는 여러 가지의 완전한 선량값으로 변환되기 위해 사용된다.

Monte Carlo simulation은 모델링하는 scanner geometry, 스펙트럼, 슬라이스 두께, 선속에 관련된 다른 특성들을 포함하고 있으며, 이러한 simulation으로부터 영상화된 단면들의 각 organ doses가 계산되고 평가된다. 이러한 organ doses는 적절한 가중요소 등과 결합되어 유효선량으로 평가된다.

(2) CT DOSE

그림 9-3은 NRPB의 데이터 세트를 이용하여 선량을 계산하는 초기의 소프트웨어인 CT DOSE로 뉴질랜드 국립방사선교실의 John Le Heron 교수에 의해 개발되었다.

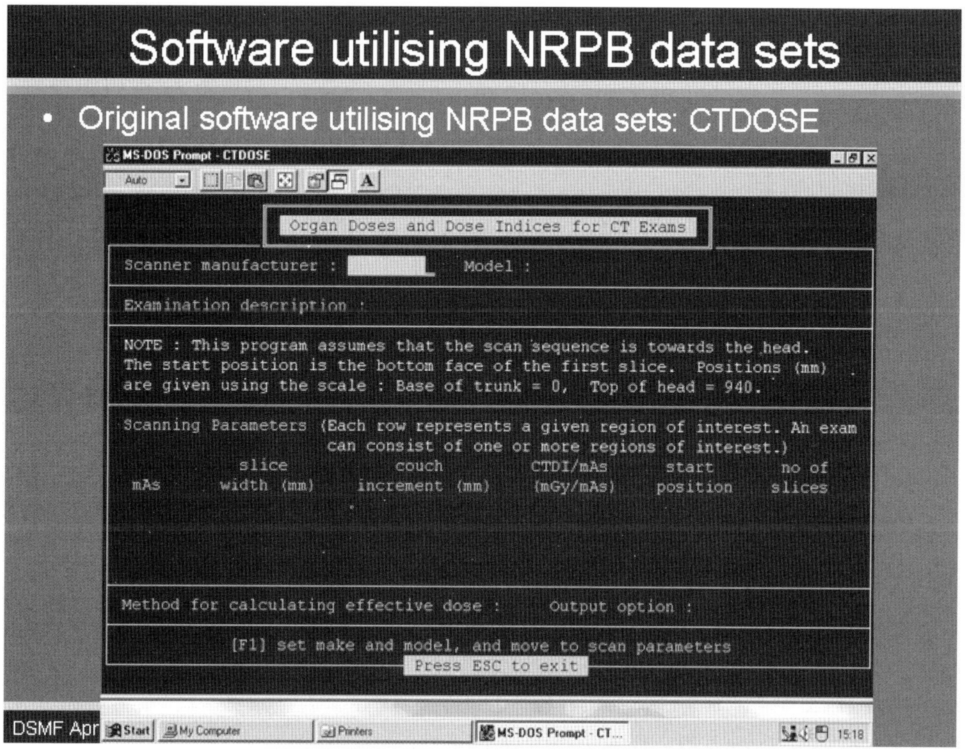

그림 9-3 NRPB의 데이터 세트를 이용하여 선량을 계산하는 초기 소프트웨어(CT DOSE)

계산을 위해서는 장치의 모델과 관전압을 선택한 후, 스캔의 시작위치와 마지막 위치, mAs와 슬라이스 두께 등의 파라메터와 $CTDI_{air}$를 입력하면 organ dose와 effective dose가 계산된다. 그러나 NRPB의 CT DOSE 소프트웨어는 1990년 이전의 CT모델에만 한정되며 나선형 스캔이 아닌 고식적 스캔에서만 계산이 가능하며 스캔시 갠트리 경사를 주는 경우에는 적용할 수 없고, constant mA(mA modulation 기능을 적용하지 않은 상태)에서 표준체격의 환자에만 적용이 가능한 단점을 갖는다.

(3) ImPACT의 CT patient dosimetry calculator

Imaging Performance Assessment of Computed Tomography(ImPACT)는 SR250 report(1993년)에서 만들어진 NRPB Monte Carlo 선량 데이터 세트를 이용한 CT선량계산 소프트웨어(ImPACT CT patient dosimetry calculator, version 9.9e: 2000년 10월 10일)의 발표를 시작으로 매년 이를 업그레이드시킨 제품을 만들어내고 있다.

이는 Excel 형식의 소프트웨어로 pediatric, phantom, Monte Carlo data를 포함한 12개의 worksheets로 구성되어 있다. Microsoft Excel 2000 또는 그 이상에서 가동될 수 있고 최근의 MDCT 모델에도 적용시킬 수 있으며 나선형 스캔에서의 선량도 계산할 수 있다. 하지만 기존의 NRPB의 CT DOSE 소프트웨어와 마찬가지로 수학적인 팬텀의 길이 내에서만 계산이 가능하며, 갠트리 경사를 주는 경우에는 적용할 수 없고, automatic dose controller 소프트웨어를 적용한 경우가 아닌 constant mA를 적용하는 상태에서만 선량계산이 가능하다.

그림 9-4는 ImPACT가 2006년에 발표한 0.99x version의 CT선량계산 소프트웨어 화면이다. 실제로 사용하는 방법을 GE사 64 MDCT를 이용하여 성인 abdomen+pelvis CT 검사시의 선량계산을 예로 들기로 한다.

먼저 (a)에 보이는 바와 같이 제조사 및 장치 모델, 관전압, 환자 성별(이는 gonad dose의 계산에 영향을 미침), scan region(body 또는 head 선택)을 선정한다. 관전류, rotation time을 선정하면 mAs/rotation이 자동으로 결정되며, scan range, beam collimation width와 pitch를 입력한다. 이때 scan range는 (b)화면으로 이동하여 팬텀에서 스캔의 시작위치와 마지막 위치(liver dome부터 sigmoid colon 밑까지)를 결정하면 (a)화면의 start position과 end position이 자동적으로 표시된다. 마지막으로 (a)화면의 update data set를 클릭하면 100mAs당 각 CTDI값(화면의 우상부)과 $CTDI_W$, $CTDI_{VOL}$, DLP(화면의 우하부), 총 유효선량(화면의 좌하부)이 표시된다. 여기서 H_T는 organ dose, W_T는 각 조직의 가중치이며, H_TW_T는 유효선량을 의미한다.

즉, 120kVp, 180mAs, 40mm의 beam collimation width, 0.938 pitch를 사용하고 535mm의 scan range로 시행된 abdomen+pelvis CT에서의 $CTDI_W$는 16.8mGy이며, $CTDI_{VOL}$은 pitch를 0.938을 사용하였으므로 $CTDI_W$값에 비해 약간 많은 17.9mGy를 나타내었다. 그리고 DLP는 17.9mGy에 535mm를 곱하여 958mGy.cm를 나타냈으며 유효선량은 각 조직 및 organ의 H_TW_T를 더한 값인 16mSv를 나타내었다.

하지만 동일한 검사조건에서 beam collimation을 40mm 대신 20mm로 변화시키면(narrow beam collimation 사용) $CTDI_W$, $CTDI_{VOL}$, DLP, 유효선량은 각각 증가되어 18.1mGy, 19.3mGy, 1,032mGy.cm, 18mSv를 나타내었다.

참고로 화면의 우상부에 표시되는 Rel. CTDI는 10mm collimation에서 콜리메이션 시행전의 CTDI값이다. CTDI(air)는 EUR 16262에서 정의된 100mAs당 free in air $CTDI_{100}$이다. 이는 갠트리 isocenter에서 측정되며, (a)에서 보면 $CTDI_{air}$가 23.9mGy/100mAs임을 나타내고 있다.

그리고 CTDI(soft tissue)는 ICRU muscle에 대비한 CTDI값이다. 이는 인체 내 연부조직의 대략 값으로 사용되며, $CTDI_{air}$에 1.07을 곱하여 얻어진다. 또한 $nCTDI_W$는 perspex 재질의 CTDI phantom에서의 weighted CTDI값이며, 이는 100mAs당 계산된 값이다. 즉, abdomen+pelvis CT에서의 $CTDI_W$값은 9.3mGy/100mAs이다.

위에 언급된 선량계산은 평균 체격의 성인을 대상으로 하여 수학적으로 얻어진 값들이며 소아에게는 동일하게 적용해서는 안된다.

ImPACT에서의 소아 CT선량은 Khursheed A 등이 2002년 British Journal of Radiology에 발표한 "Influence of patient age on normalized effective doses calculated for CT examinations"을 기초하여 신생아, 1세, 5세, 10세, 15세 소아로 구분하여 적용하고 있다(표 9-1 참조) 이러한 계산은 GE사의 9800, Siemens사의 DRH, 그리고 Philips사의 LX 모델의 3종류의 CT장치에서 수행된 데이터를 기초로 하고 있다.

그 외 CT선량계산 소프트웨어로는 CT-Expo가 있다. 이는 1999년 독일에서 수집된 데이터(German survey on CT practice in 1999)를 바탕으로 하여 만들어진 계산적인 방법에 기초하고 있다. Stamm G와 Nagel HD에 의해 제작된 CT-Expo는 마이크로소프트사의 엑셀을 적용하고 있으며 2001년 이후부터 상용화되고 있다. 측정 가능한 항목으로는 $CTDI_W$, effective $CTDI_W$, DLP, effective dose, uterine dose가 있다(그림 9-5 참조).

표 9-1 성인을 기준으로 표준화된 소아의 유효선량

	head & neck	chest	abdomen+pelvis
성인	1.0	1.0	1.0
15세	1.1	1.0-1.1	1.0-1.1
10세	1.2-1.3	1.1-1.4	1.2-1.5
5세	1.6-1.7	1.2-1.6	1.2-1.6
1세	2.2	1.3-1.9	1.3-2.0
신생아(0세)	2.3-2.6	1.4-2.2	1.4-2.4

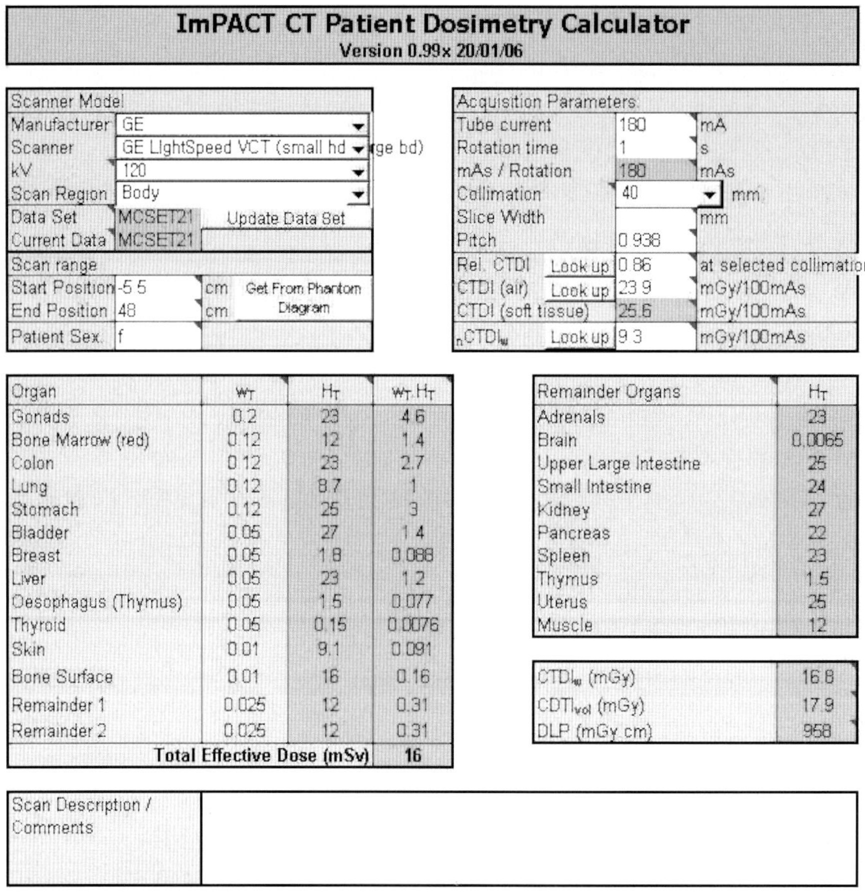

(a) ImPACT CT patient dosimetry calculator 화면

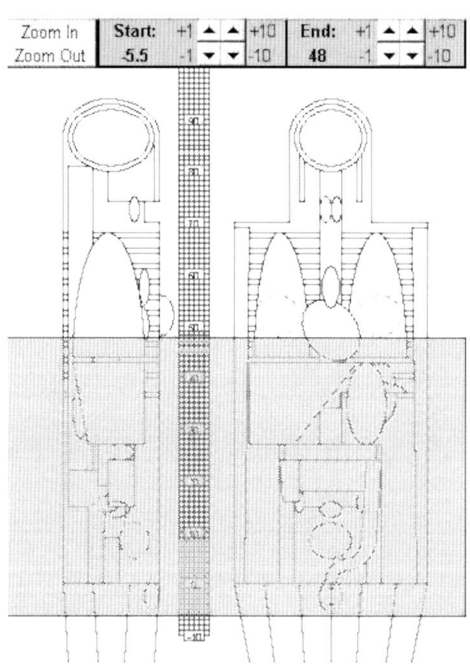

(b) Phantom에서의 scan range 표시

그림 9-4 ImPACT의 CT선량계산 소프트웨어를 이용한 abdomen+pelvis CT의 각 선량계산 (2006년 1월 20일, version 0.99x)

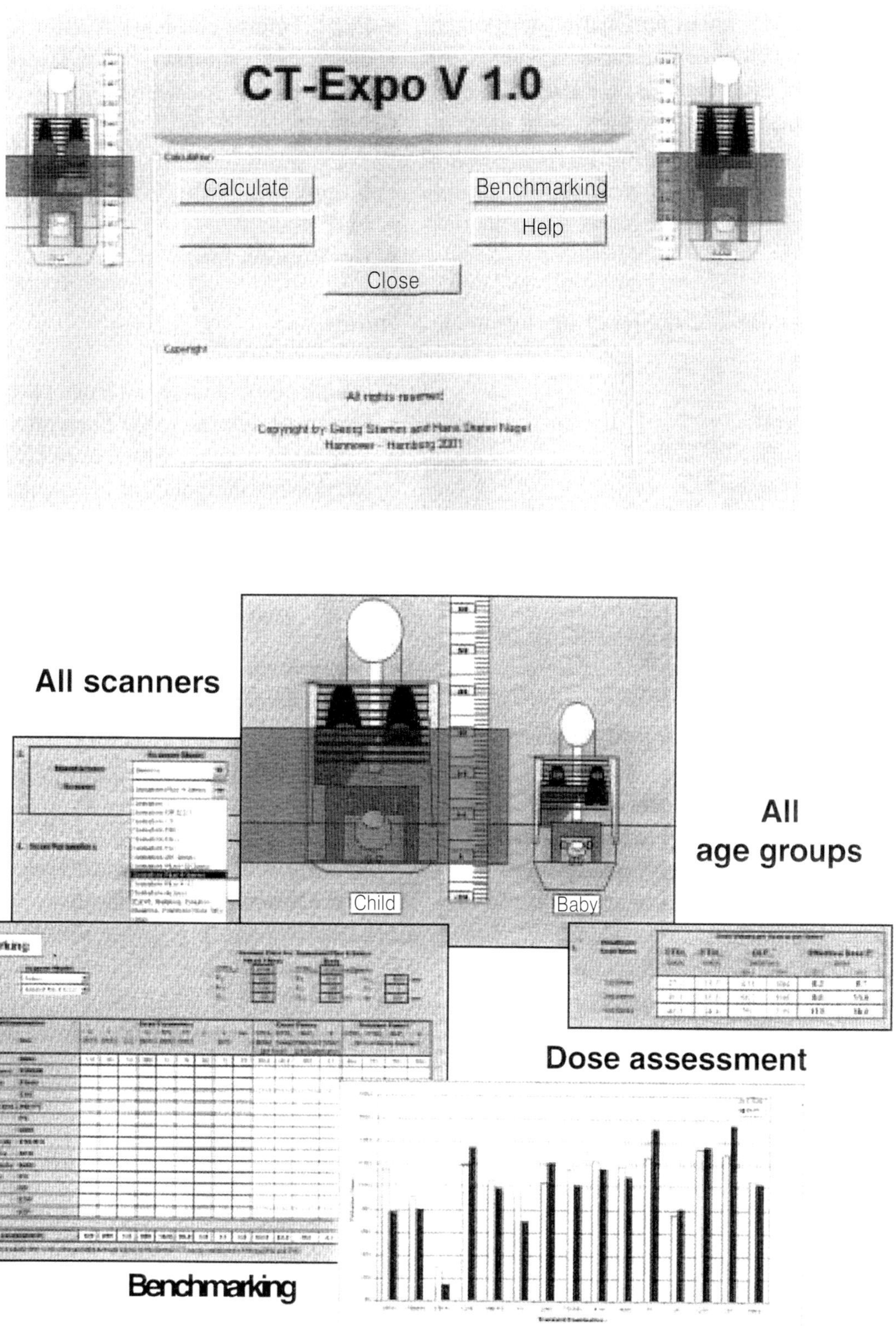

그림 9-5 CT-Expo의 main 화면

3) Ionization chamber dosimetry

전리조 선량계를 이용하는 방법은 측정의 정확도가 높으며, 환자의 조직이나 장기의 선량측정 보다는 CT선량지표(dose index; CTDI)를 구함으로써 장비의 사전 및 사후검사나 QA측정에 주로 사용된다.

(1) 시스템 구성

상용화된 시스템은 연필형의 CT전용 ionization chamber, 전하량이나 조사선량이 표시되는 모니터(최근의 시스템은 전하량, 조사선량이 직접 계산되어 나옴), head와 body 크기의 아크릴(lucite) 팬텀으로 구성된다.

Ionization chamber는 공기로 채워져 방사선이 쉽게 통과될 수 있는 얇은 벽을 가진 작고 가는 용기이며 높은 에너지의 X-선 광자가 ion chamber 안에 밀폐되어 채워져 있는 공기 분자와 충돌하면 일정한 양의 분자가 전리된다. 즉, 하나 또는 그 이상의 전자들이 약간의 분자들로 정지(knock off)된다. 이러한 자유전자들은 전도 와이어나 전도판에 수집되고 전하로써 측정되어진다. 수집된 전하의 양은 chamber를 통과하는 방사선량에 비례하여 즉, 전리화의 양에 비례한다. 그 후 전하는 ion chamber로부터 제거되고 electrometer로 알려진 민감한 기구에 의해 측정된다. Single slice scan 시 X-선에 의해 발생된 총전하량(Q)는 아래의 공식으로 표현이 가능하며 coulombs으로 측정된다. 1 coulombs은 1.6×10^{19}개의 전자에 해당된다.

$$Q = \frac{1}{C}\int_{-\infty}^{+\infty} D(z)\,dz$$

이는 다소 복잡하게 보이는 식이지만, Q는 총전하량(coulombs), C는 균일한 선속에서의 chamber-electrometer calibration factor이며, z는 단층면에 수직인 방향(환자의 장축)에 있는 위치의 범위이며, D(z)는 위치 Z에서의 선량이다. 그리고 적분은 단지 single 선량곡선 하부의 면적 D(z)를 결정하는 것이다.

상용되고 있는 CT전용 ionization chamber는 모양과 크기가 연필과 비슷하여 연필형 ionization chamber라 불리며, 5mm 또는 6.2mm의 직경을 가지며 10cm의 유효길이와 3cc 정도의 유효체적을 갖는다. 그림 9-6은 팬텀의 중앙부에서 ionization chamber를 사용하여 선량을 측정하는 장면과 팬텀의 횡단면 CT영상이다.

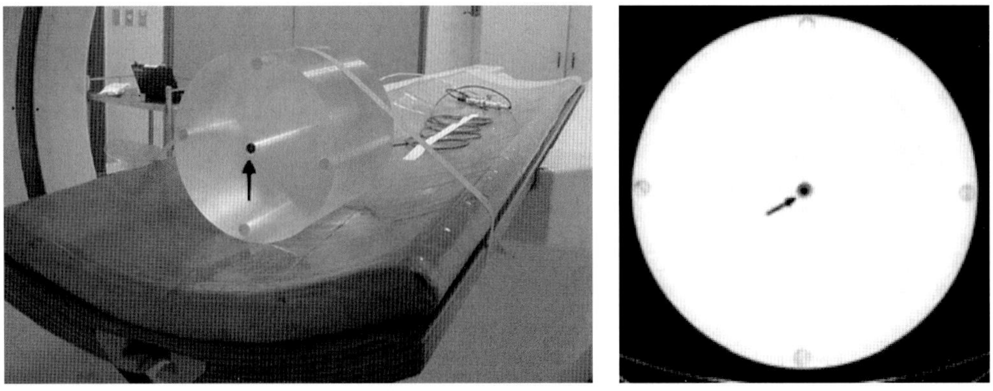

그림 9-6 Ionization chamber dosimetry 장면과 팬텀의 횡단면 CT영상

(2) CTDI의 측정

CTDI의 측정을 위해서는 ionization chamber를 사용하거나 TLDs를 사용하는 방법으로 나누어진다. 하지만 TLDs를 사용하여 CTDI를 측정하는 방법은 거의 사용되고 있지 않는 방법이므로 여기서는 개요만 설명하고자 한다. 3mm 간격의 나선형이며 방사형으로 45° 떨어져서 TLD가 삽입될 수 있도록 고안된 TLD 전용홀더가 사용된다. 이는 112mm의 범위를 커버할 수 있으며, 총 19개의 TLD가 중앙부에는 밀집되고 주변부에는 다소의 간격을 갖고 배치된다. 앞에서 언급된 dose profile을 얻는 방법과 유사하게 single slice scan 후 dose profile을 얻고 이의 면적에 해당되는 적분값을 얻는 것이다.

장치 제조사, 측정기관 그리고 임상에서 주로 사용되고 있는 ionization chamber를 이용한 CTDI 측정법은 미국 Federal regulation 21 CFR 1020.33 (C)에 기술되어 있으며 이는 다음과 같이 요약된다.

먼저 kVp, mAs, 슬라이스 두께 등의 조건을 설정한 후 측정에 적합한 팬텀을 선정한다. 팬텀의 중앙부를 환자 스캔시와 동일하게 갠트리의 isocenter에 설정한 후 ionization chamber를 측정하고자 하는 팬텀의 구멍에 삽입하고 나머지 구멍은 아크릴 플러그로 막는다.

테이블을 이동시켜 스캔하고자 하는 팬텀의 정 위치에서 single slice scan을 시행한 후 전하량과 조사선량을 기록한다. 그 후 동일한 노출조건과 스캔기법으로 팬텀의 다른 위치에서 측정을 계속한다. 이때 chamber는 전하량을 표시하는 모니터와 연결이 되어 있어야 한다.

그리고 스캔방향이 시계방향과 반시계 방향으로 반복 회전하면서 스캔을 하는 고식적 CT장치인 경우 일반적으로 양 회전방향에서의 선량은 약간의 차이를 나타내므로 2회의 스캔을 시행하여 평균하는 것이 권고된다. 동일 팬텀에서 위치를 변화시키며 측정을 하는 이유는 단면내 위치에 따른 선량을 비교하기 위함이다. 마지막으로 모니터에 나타난 전하량이나 조사선량을 다음 절에서 설명하는 계산을 통해 판독한다.

그림 9-7은 좁은 X-선속 전체의 폭이 부채형 선속에 수직으로 위치한 chamber에 포획되는 것을 나타낸 것이다. 그림에서 알 수 있듯이 chamber는 환자의 종축에 평행되게 위치된다.

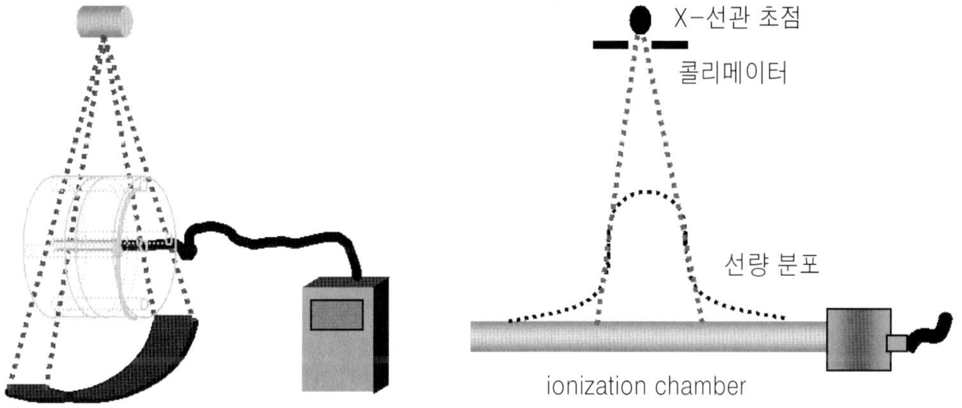

그림 9-7 부채형 선속에 수직으로 위치한 chamber와 X-선량의 분포

(3) CTDI의 계산

Chamber의 출력은 노출량에 직선적으로 비례하며 single 단면의 노출로부터 얻어지는 수집전하를 의미한다. 이 값에 chamber의 유효길이를 곱해 얻어지는 결과적인 선량은 single scan dose profile에서 아래의 면적에 해당된다.

즉, 측정을 위해 조사된 부분이 chamber의 길이(10cm) 보다 적으면 모니터의 표시되는 선량 × chamber의 길이(예를 들면, mGy.cm)로 나타낸다. CTDI는 다음과 같이 정의된다.

$$\text{CTDI} = \frac{1}{T}\int_{-\infty}^{+\infty} D(z)\,dz$$

여기서 T는 공칭 슬라이스 두께이다. 그림 9-8에서 전형적인 선량분포 곡선 아래의 음영으로 표시된 부분이 적분값을 나타낸다. 이 면적이 슬라이스 두께로 나누어지면 CTDI가 되는 것이다. 이러한 정의는 CT장치에 의해 얻어지는 선량분포 곡선의 모든 형태에 적용된다.

곡선 밑의 면적을 크게 하면 CTDI는 증가되며 환자의 방사선량은 증가하게 된다. 면적의 증가는 방사선의 강도를 높여 곡선의 키를 높게 하거나 X-선관 측의 콜리메이션을 많이 열어 곡선의 폭을 넓힘으로써 가능하다.

Ionization chamber를 사용한 CTDI의 측정으로 선량분포 곡선의 형태에 관계없이 MSAD를 계산할 수 있으며, CDRH(Center for Devices and Radiological Health)는 16cm와 32cm 크기의 직경을 갖고 있어 chamber의 삽입이 가능하고 길이가 15cm되는 특별히 고안된 head와 body 아크릴 팬텀의 사용을 제안하였으며 CTDI를 현실적으로 축소하여 공식적으로 다음과 같이 정의하였다.

$$\text{CTDI} = \frac{1}{nT}\int_{-7T}^{+7T} D(z)\,dz$$

D(z)는 팬텀에 흡수된 Z-축의 dose profile이며, n은 single scan에서 만들어진 단층영상의 수이며 일반적으로 1이 된다. 그리고 T는 앞에서 언급하였듯이 공칭 슬라이스 두께를 cm 단위로 표시하며 일반적인 측정에서 1cm가 사용되고 있다.

적분은 무한대의 폭이 아니고 14 스캔의 폭 정도의 거리에서 값을 얻는다. 이는 한계값이 중앙부의 스캔이나 모든 중요한 선량분포를 포함하는 위치로부터 충분히 멀리 떨어져 있다고 생각되기 때문이다.

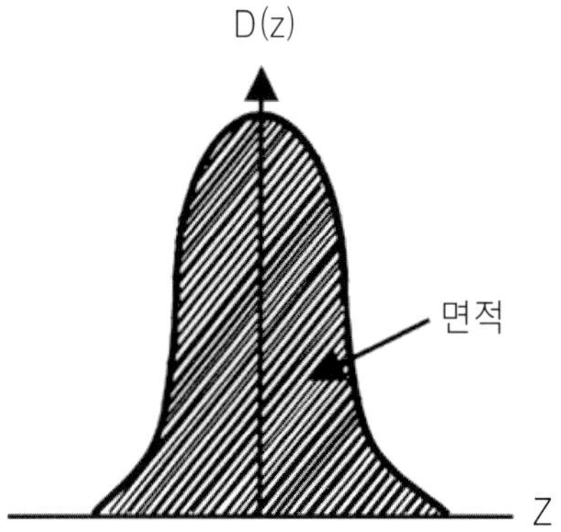

그림 9-8 전형적인 선량분포곡선

가장 간편한 CTDI 계산방법은 다음과 같다.

$$\mathrm{CTDI(rad)} = \frac{\mathrm{C} \times \mathrm{f} \times \text{모니터 측정값(R)} \times \text{chamber length(cm)}}{\mathrm{n} \times \mathrm{T}}$$

Chamber가 스캔축에 수직으로 스캔되어 얻어지는 모니터 측정값(R)에 chamber calibration factor(C), exposure to absorbed conversion factor(f, 0.78cGy/R), chamber의 길이(10cm)를 곱하고 슬라이스 수(n)과 슬라이스 두께(T)로 나눈다.

그림 9-9는 Radcal사의 CT 전용 ionization chamber의 선속에너지와 반가층(HVL)의 변화에 따른 chamber correction factor(= chamber calibration factor)를 나타낸 것이다.

그림에서 chamber의 응답은 30~60KeV의 영역에서는 거의 동일하여 에너지의 차이는 단지 측정값에 약간의 영향을 미치는 정도임을 알 수 있다.

다음은 국내 S측정기관에서 GE사의 conventional CT와 single detector helical CT장치를 대상으로 하여 사용하고 있는 CTDI의 계산식이다.

$$\mathrm{CTDI(cGy)} = \frac{\mathrm{C} \times 0.78\,\mathrm{(cGy/R)} \times \text{모니터 측정값(R)} \times \text{chamber 길이(cm)} \times (A_{14s}/A_{10})}{\text{슬라이스 두께(cm)}}$$

여기서 C는 chamber calibration factor로 보통 1.0에 해당되며, 0.78(cGy/R = rad/R)은 아크릴에서 조사선량을 흡수선량으로 변환시키는 선량변환계수이다. mR으로 표시되는 모니터 측정값은 R으로 환산되어야 하며, 상용 chamber 길이는 10cm이다. 그리고 A_{14S}는 슬라이스 두께의 14배 폭의 면적값에 해당되는 dose profile이며, A_{10}은 100mm 폭의 면적값에 해당되는 dose profile 이다. 이 값은 장치 모델의 기하학적인 요소(예를 들면, 초점에서 isocenter의 거리 등)에 따라 약간의 차이를 갖는데 0.8에서 1.1의 범위에 속하며, 제조사(GE)에서 제공된 값을 사용하고 있다(표 9-2 참조).

참고로 앞 장에서 언급하였듯이 GE사 single detector 나선형 CT장치의 head 스캔의 CTDI 측정을 위한 표준조건은 25cm의 소조사야(small scan field of view)와 120kVp, 340mAs, 10mm의 슬라이스 두께이며, body 스캔의 표준조건은 48cm의 대조사야와 120kVp, 340mAs, 10mm의 슬라이스 두께이다.

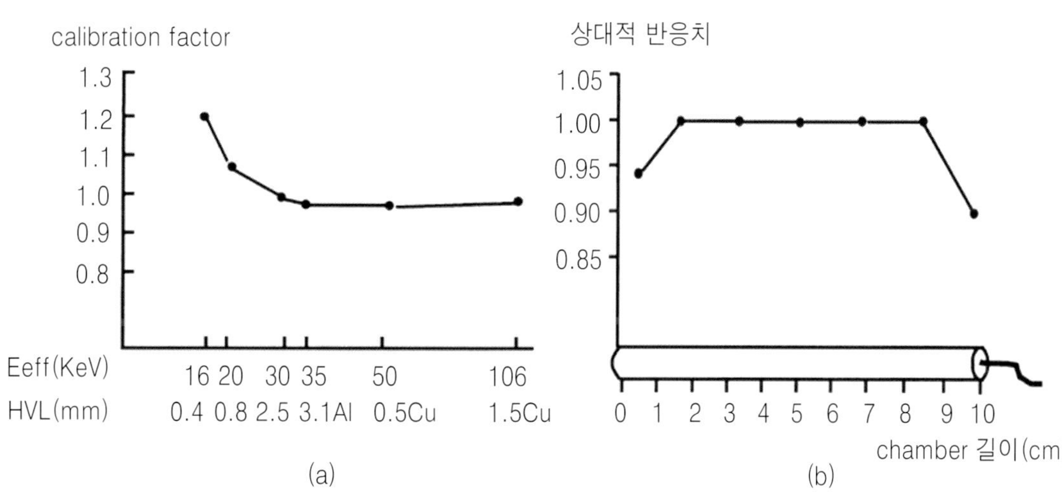

그림 9-9 선속 에너지와 반가층(HVL)의 변화에 따른 chamber correction factor(a)와 직선성(b)

표 9-2 Conventional CT 및 SDCT를 대상으로 GE사에서 제공하는 기종별 A_{14S}/A_{10}의 값

기 종	HiSpeed Adv. HiLight Adv. CT 9800 Quick		Sytec 2000i Sytec 3000i Sytec 4000i		ProSpeed		Sytec Sri	
	head	body	head	body	head	body	head	body
중앙부	1.08	1.08	0.8658	0.9204	0.8376	0.9126	0.858	0.9438
주변부	1.06	1.06	0.8268	0.8346	0.8268	0.8268	0.8268	0.8268
기 종	Sytec 1800i		Sytec 2000		Sytec 3000		MAX	
	head	body	head	body	head	body	head	body
중앙부	0.858	0.897	0.858	0.9048	0.858	0.9126	0.858	0.912
주변부	0.819	0.819	0.819	0.819	0.819	0.819	0.8424	0.8346

스캔 후 표 9-2에 제시된 A_{14S}/A_{10}의 값(head 및 body의 중앙부:1.08, (head 및 body의 주변부:1.06)과 앞에서 언급된 식을 이용하여 계산한다.

이를 통해 표준조건 하에서 최종적으로 제시하는 head 스캔시 중앙부의 CTDI값은 38mGy, 주변부는 40mGy이며 body 스캔시 중앙부의 CTDI값은 11mGy, 주변부는 20mGy이다.

그러나 MDCT에서의 CTDI 측정 및 계산방법은 다소 차이가 있다. 즉, tube의 일 회전에 여러 개의 영상을 획득하는 시스템이므로 A_{14S}/A_{10}의 개념이 없어졌다. GE사의 4 슬라이스 MDCT인 LightSpeed QXi 모델의 CTDI 측정법의 예를 들면 다음과 같다.

Head 스캔시의 CTDI 측정을 위한 표준조건은 25cm의 SFOV와 120kVp, 260mA, 1초 스캔을 적용하고 axial 모드(또는 cine scan 모드)에서 5mm의 4 슬라이스 획득 모드를 적용하고 있으며, body 스캔시에는 50cm의 SFOV와 120kVp, 260mA, 1초 스캔을 적용하고 axial scan 모드 (또는 cine scan 모드)에서 5mm의 4 슬라이스 획득모드를 적용하도록 한다.

GE사의 LightSpeed QXi 모델에서 표준조건 하에서 제시된 CTDI값은 head의 중앙부의 경우 36.51mGy, 주변부는 39.84mGy이다. 그리고 body의 중앙부에서는 10.42mGy, 주변부는 24.50mGy이다. 그리고 $CTDI_{100}$값은 head의 중앙부의 경우 46.75mGy, 주변부는 47.72mGy 이다. 그리고 body의 중앙부에서는 14.34mGy, 주변부는 29.34mGy이다.

GE사에서 권장하는 모든 자사 장치의 CTDI 허용치는 미연방규정 제21 CRF 1020.33(C)과 동일하게 제시된 값±20% 이내이다.

참고로 제시된 표준조건에서 벗어난 상태에서 측정을 시행한 경우 이의 교정은 다음의 방법에 의해 가능하다. 먼저 Convention CT 또는 SDCT에서 슬라이스 두께와 간격이 다르게 스캔된 경우의 CTDI 계산은 다음의 식을 적용하면 된다.

$$CTDI = D_1 \times \frac{T}{I}$$

여기서 D_1는 슬라이스 두께와 간격이 동일한 경우에서 측정된 CTDI 값이며 T는 슬라이스 두께, I는 슬라이스 간격이다.

(예) 10mm 슬라이스 두께를 사용한 골반부의 contiguous scan 에서 CTDI가 30mGy이었다. 만일 10mm 의 슬라이스 두께와 7mm의 간격으로 스캔된 경우의 CTDI는?

30mGy × (10/7) = 43mGy가 된다.

이와는 달리 GE사의 4 슬라이스 MDCT인 LightSpeed QXi 모델의 경우 kVp, scan mode(HS mode, HQ mode), aperture 변화(슬라이스 두께 변화) 등에 따라 CTDI 교정 factor를 head와 body, 그리고 중앙부와 주변부에 따라 별도로 제시하고 있다.

120kVp가 아니고 100kVp를 사용하여 측정하였을 경우의 예를 들면, head의 중앙부는 CTDI 변환 factor인 0.63을, head의 주변부에서는 0.65를 곱하고, body의 중앙부는 0.57을, body의 주변부는 0.61을 곱해주면 된다. 반면에 140kVp를 사용하여 측정하였을 경우 head의 중앙부는 변환 factor 1.37을, head의 주변부는 1.36을 곱하고, body의 중앙부는 1.44를, body의 주변부는 1.36을 곱해주면 된다.

그리고 axial scan 모드를 사용하지 않고 나선형의 HQ 모드를 사용하였을 경우 변환 factor 1.33을 곱하면 되고, 나선형의 HS 모드를 사용한 경우에는 0.67을 곱한다.

또한 5mm × 4i의 사용하지 않고 aperture를 변화시켜 10mm × 1i를 사용한 경우는 다음과 같다. 24KW 이상의 노출조건으로 인해 large focal spot으로 10mm × 1i를 사용한 경우에는 head 중앙부에는 CTDI 변환 factor 0.85를, head 주변부에는 0.93을 곱해주고, body 중앙부에는 0.76을, body 주변부에는 0.91을 곱해준다. 반면에 small focal spot으로 10mm × 1i를 사용한 경우에는 head 중앙부에는 CTDI 변환 factor 0.80을, head 주변부에는 0.87을 곱해주고, body 중앙부에는 0.71을, body 주변부에는 0.85를 곱해준다.

(예) LightSpeed QXi 모델에서 140kVp와 150mA를 사용하고 tube 일 회전당 0.8초 스캔기법과 초당 7.5mm의 테이블 이동속도로 HQ 모드의 나선형의 body 스캔을 시행한 경우 주변부의 CTDI를 계산해 보기로 하자. 단, 표준조건(50cm의 SFOV와 120kVp, 260mA, 1초 스캔을 적용하고 axial scan 모드에서 5mm 두께의 4 슬라이스 획득모드를 적용)에서의 CTDI값은 24.5mGy이다.

140kVp와 HQ 모드를 사용하였으므로 각각 1.36과 1.33을 곱한다. 그리고 24KW 미만의 출력이므로 small focal spot에서 초당 7.5mm의 테이블 이동속도에 해당되는 CTDI 변환 factor가 0.85.이므로 이를 곱한다. 그리고 120mAs가 사용되었으므로 120/260을 곱한다.
그러므로 24.50mGy × 1.36 × 1.33 × 0.85 × (120/260) = 17.39mGy가 된다.

(4) MSAD(multiple scan average dose)의 계산

MSAD의 측정은 앞에서 언급하였듯이 인체모형의 팬텀의 관심부위에 TLD를 삽입한 후 검사와 동일하게 multi-slice의 contiguous scan을 통해 측정하는 방법과 ionization chamber 시스템을 사용하여 CTDI를 구한 후 계산을 통해 얻는 방법으로 구분된다. 여기서는 후자에 대해 설명하기로 한다.

Ionization chamber를 사용하는 경우의 MSAD는 CTDI에 슬라이스 두께와 간격의 비율을 곱함으로써 얻을 수 있으며 MSAD는 아래와 같이 정의된다.

$$\mathrm{MSAD} = \mathrm{CTDI}\,\frac{T}{I}$$

$$= \frac{1}{I}\int_{-\infty}^{+\infty} D(z)\,dz = \frac{1}{I}\int_{-I/2}^{+I/2} D_{N,I}(z)\,dz = \frac{f\,E\,C}{I}$$

여기서 $D_{N,I}(z)$는 슬라이스 사이의 간격이 일정하게 I이고 N번의 multiple scan시 선량분포를 나타내는 스캔 축 내에서의 상수 x와 y의 위치함수 z로서 얻어지는 선량이다.

일반적으로 슬라이스 사이의 간격은 알고 있기 때문에 MSAD의 값은 선량의 총 적분값을 계산하면 되는데 다행히 공식에서의 적분값은 single slice scan 하에서 연필형의 ion chamber를 사용하여 측정함으로써 쉽게 구해진다.

MSAD는 슬라이스의 두께(T)와 슬라이스 사이의 간격(I)에 의해 영향을 받는다. 슬라이스 두께가 일정한 상태에서 슬라이스 간격을 증가시키면 MSAD는 감소되며, 슬라이스 간격을 감소시키면 MSAD는 증가된다.

엄밀하게 말하면, MSAD는 일련의 스캔 중심부에서 구해지는 값이다. 만일 일련의 스캔의 앞 부분 또는 뒷 부분에서의 실제 평균선량은 MSAD로 계산된 값보다 약간 적다. 그럼에도 불구하고 MSAD는 특히 스캔 중심부위에서의 정확한 선량이며, MSAD의 개념은 임상적으로 중요하게 여겨진다.

결론적으로 ion chamber를 사용하여 CT검사의 선량측정시 슬라이스 사이의 간격이 I이고(이는 보통 공칭 슬라이스 두께와 동일함) N번의 contiguous 스캔을 시행하여 전하량 또는 조사선량으로 표시되는 장치의 경우 환자가 받는 MSAD의 계산은 다음식으로 구할 수 있다.

$$MSAD_{N,I} = f\ E\ C(L/I)$$

여기서 N은 스캔 수, I는 슬라이스 사이의 간격(cm)이며 일반적으로 공칭 슬라이스 두께 T와 동일하다. E는 모니터에 표시되는 조사선량 또는 전하량, C는 균일한 선속에서의 chamber-electrometer calibration factor이다. 그리고 L은 chamber의 유효길이이며 상용 제품의 경우 100mm이다.

그리고 최신의 ionization chamber 선량계는 조사선량과 흡수선량이 자체에서 직접 계산되어 표시하기도 하지만 대부분의 ionization chamber 선량계에서는 흡수선량이 아닌 조사선량(R)을 나타낸다. f는 이러한 조사선량을 흡수선량으로의 변환에 필요한 노출대비 선량변환요소(exposure to dose conversion factor)이며 아래의 식으로 계산되어진다.

$$f = \frac{0.869(\mu_{en}/\rho)_{\text{아크릴}}}{(\mu_{en}/\rho)_{\text{공기}}}$$

여기서 $(\mu_{en}/\rho)_{\text{아크릴}}$과 $(\mu_{en}/\rho)_{\text{공기}}$는 아크릴과 공기의 질량에너지 흡수계수이다.

그리고 C와 f는 CT에서 주로 사용되는 일반적인 필터 하의 120~140kVp에 해당하는 70KeV의 유효에너지에서 주로 선택되며, chamber의 유효길이는 10cm로 고정되어 있으므로 다른 공칭단면두께를 사용하는 경우의 MSAD 계산시 contiguous scan의 수를 다르게 적용하여야 한다.

CTDI가 14 스캔에 맞추어져 있기 때문에, 주변부에 있는 스캔 축의 외부 몇 cm 바깥지점에서의 single scan 선량 분포값은 무시되며, 10 또는 12 스캔에서의 CTDI는 MSAD와 거의 동일하다.

물에 대한 선량변환계수 f는 0.93cGy/R이며, 공기에서의 선량변환계수 f는 0.87cGy/R이다. 그러나 장치 제조업체에서 행해진 CTDI의 측정에 사용된 f 변환계수는 조직이나 물이 아닌 아크릴에 대한 선량변환계수이며, CT검사에 사용되는 에너지 범위에서는 아크릴의 f값은 0.78cGy/R이다. 그러므로 사용되는 선속의 질이 현저하게 다른 경우 f 변환계수는 달리 적용해야 한다.

다음은 MSAD를 계산하는 방법을 예로 든다. 측정에 앞서 측정일자, 장치명과 모델의 기록이 필요하며 측정하는 팬텀의 크기가 head인지 body인지를 기록한다. 여기서는 head를 예를 들고자 한다. 또한 사용하는 관전압과 관전류, 주사시간, 슬라이스 두께와 간격 그리고 필터의 기록도 필요하다. 또한 측정하는 단면 내의 위치가 중앙부 또는 앞쪽 표면부인지를 기록하고 ion chamber calibration factor, 노출대비 선량변환요소를 기록한다(예를 들면, C= 101.0×10^{9} R · mm/coulomb, f: 0.78cGy/R).

10mm의 슬라이스 간격으로 head 팬텀의 중앙부를 스캔한 경우 전하량이 2.85×10^{-10} coulomb 이면, 다음 공식을 이용하여 계산한다.

$$MSAD = \frac{fEC}{I}$$

즉, (0.78cGy/R × 2.85 × 10^{-10} C × 101.0 × 10^{9}R · mm/C) ÷ 10mm = 2.245cGy가 된다. 이 값은 head 중앙부의 평균선량(MSAD)를 의미한다. 그러나 head의 앞부분이나 뒷부분에서는 다소 차이가 있을 수 있다는 것을 염두에 두어야 한다.

Shope 등은 실험논문에서 많은 CT장치에서 스캔 수가 12~20개인 경우 CTDI와 MSAD는 거의 동일한 값을 나타낸다고 하였다. 하지만 1992년 RSNA의 AAPM tutorial에서 Lawrence N 등은 1~5mm의 얇은 슬라이스 두께를 사용하는 스캔에서는 CTDI가 MSAD보다 낮으며, 얇은 슬라이스 두께를 사용한 경우의 MSAD 값이 10mm의 두꺼운 슬라이스 두께에서의 MSAD값과 거의 동일하거나 약간 높게 나타났다고 하였다.

그러나 장치의 일반적인 검사조건 하에서 여러 위치에서 측정된 MSAD의 측정값은 CTDI값과 동일하거나 약간의 차이가 나는 정도로 이해가 되어야 할 것으로 생각된다.

그리고 중복(overlapping)스캔인 경우에는 $MSAD_{N,I}$ =(T/I) CTDI로 계산된다. 이는 3mm의 슬라이스 두께와 2mm의 간격으로 중복스캔을 한 경우 contiguous scan에 비해 선량이 약 50% 증가됨을 의미한다.

(5) Ionization chamber dosimetry의 특성

Ionization chamber dosimetry는 사용과 판독이 쉽고 측정의 정확도와 durability가 우수하다. 그러나 여러 위치에서의 동시측정이 어렵고 chamber의 고유체적(3cc)으로 인해 가는 단면두께의 측정시 정확도의 저하가 생길 수 있다. 그리고 측정값 계산시 교정이 까다롭다.

4) TLD(thermoluminescent dosimetry)법

실제 CT검사시 조직이나 장기가 받는 선량측정이나 dose profile 측정에 주로 사용한다.

(1) TLD 소자의 종류 및 형태

가장 많이 사용되는 TLD 소자로는 92.5%의 ^{7}Li와 7.5%의 ^{6}Li로 구성되어 8.2의 원자번호를 갖는 LiF이다. LiF는 활성제(activator)가 필요없고 결정에 고유의 불순물이나 결함에 의해서 덫(trap)이 형성된다. 그리고 실온에서 퇴행이 거의 무시될 수 있으며 평균 원자번호가 낮고 공기 또는 인체조직과 그다지 많은 차이가 나지 않기 때문에 많이 사용되고 있다.

그 외의 TLD 물질로는 Mg_2SiO_4 : Tb, $CaSo_4$: Mn, CaF_2 등이 있다. 여기서 $CaSO_4$: Mn의 Mn은 소량의 불순물인 활성제이다. TLD 물질을 선택하고자 할 때에는 덫의 깊이와 그 물질의 원자번호를 고려해야 한다.

임상에서 주로 사용되는 TLD의 모양은 solid chip이다. 이는 사각형으로 압축되어 있으며 일반 임상에서 가장 많이 사용되고 있고 3.2mm×3.2mm×0.9mm의 크기를 갖고 있다(그림 9-10 참조). 그 외 가는 원통형으로 되어 있는 rod, 정육면체의 micro-cube, 디스크, 리본, 그리고 가루형태로 캡슐에 쌓여 있는 파우더 형태가 있다.

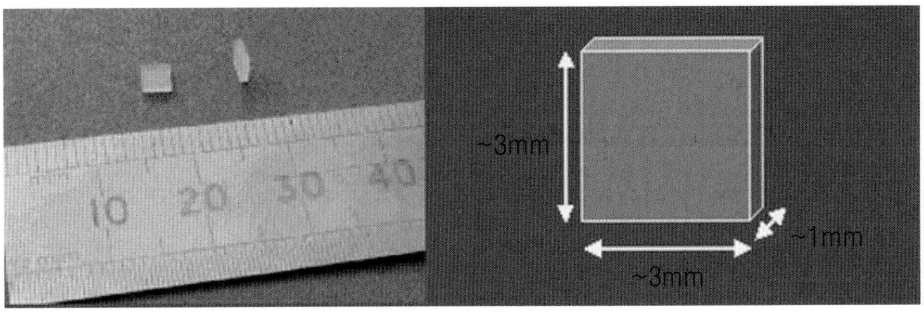

그림 9-10 TLD chip의 크기

(2) TLD 시스템의 구성

Sample changer, TLD 소자 운반디스크, 질소(nitrogen) 공급장치, 가열시스템(오븐), 광증배관 어셈블리가 필요하다. 그 밖에, 데이터 획득시스템 그리고 전용판독기(TLD reader) 및 소프트웨어가 있어 측정기록을 저장하고 측정된 빛을 X-선량으로 변환하는 역할을 한다.

가열오븐은 TLD 소자를 사용하기 전에 높은 온도로 가열하여 소자의 전자나 양공의 생성상태를 영점화시킨다(이는 에너지 상태를 영점화시킴). 이를 annealing이라 하며 선량측정을 위한 X-선 노출이 일어나기 전에 시행된다.

그 후 X-선에 노출된 소자를 판독전에 사전가열(preheating)시키게 되는데 이러한 과정은 깊이 trapping되지 않아 불안정하게 결합되어 있는 전자가 측정치에 영향을 미치지 않도록 하기 위해 소거시키는 것이며 이때 얻어진 빛은 선량에 포함되지 않는다. 다시 말하면, 사전가열은 실제 측정을 행하는 판독 구간까지 온도를 올리는 과정이며, 측정 시스템에 따라 차이가 있지만 사전가열은 0°에서 200° 정도까지 약 100초 정도 시행된다.

이러한 annealing과 사전가열 과정은 판독기(reader)에서 실행하지 않고 가열오븐에서 이루어지는 것이다.

TLD reader는 그림 9-11에 나타낸 바와 같이 TLD 소자를 가열하여 발생되는 빛을 검출하는 장치를 말한다. TLD 소자를 가열하면 TLD 소자로부터 빛이 방출되고 위쪽에 있는 광증배관에서 이 빛을 검출한다. TLD의 가열방식은 직접 또는 간접방식으로 구분되며 이러한 가열과정은 다소 복잡하지만 일반적으로 사용되는 가열 프로그램과 데이터 획득관계는 뒤에 나타낸 그림 9-12와 같다.

판독과정은 판독기 내에서 이루어지는데 약 350°정도 까지 온도를 올리며 PMT에서의 빛 감지는 약 20초 동안 이루어지며 판독구간에서 발생한 빛 광자는 측정선량으로 환산된다. 그 이후 더 높은 온도인 annealing 과정을 거친다.

Annealing은 깊이 trapping된 나머지 에너지를 소거하는 과정으로 약 400° 이상의 온도까지 수시간 동안 가열되며 이때 발생되는 빛 역시 선량의 측정량으로는 합해지지 않는다. 이후 냉각시간을 거쳐 판독과정은 종료된다.

질소가스는 판독과정에서 고열로 가열된 소자가 산소와 반응하여 산화되는 것을 막기 위해 사용된다. 이러한 산화현상은 열형광소자의 수명을 단축시킨다. 그림 9-13은 상용화되고 있는 Harshaw사의 TLD 5500 시스템이다.

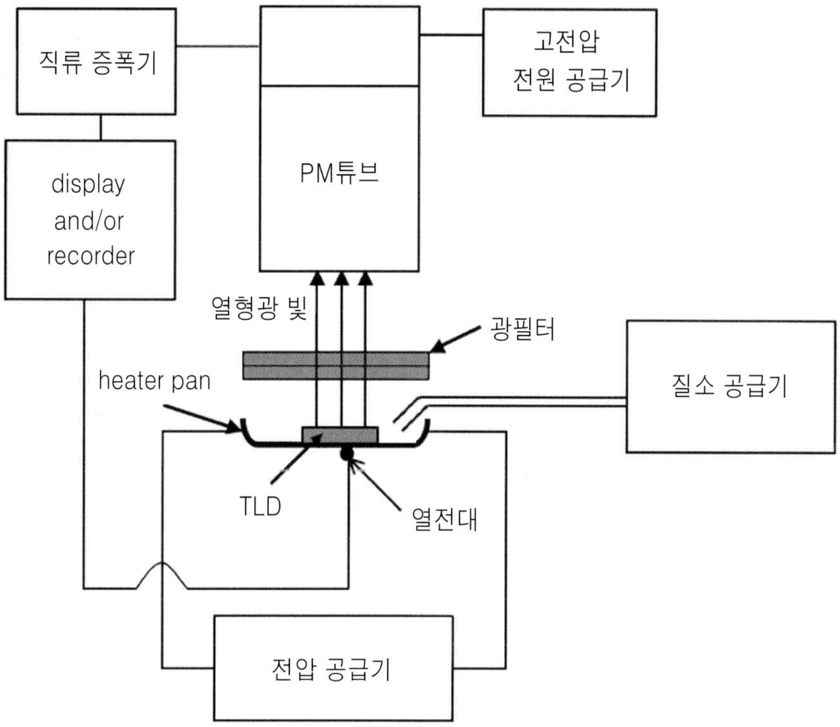

그림 9-11 TLD reader의 구조

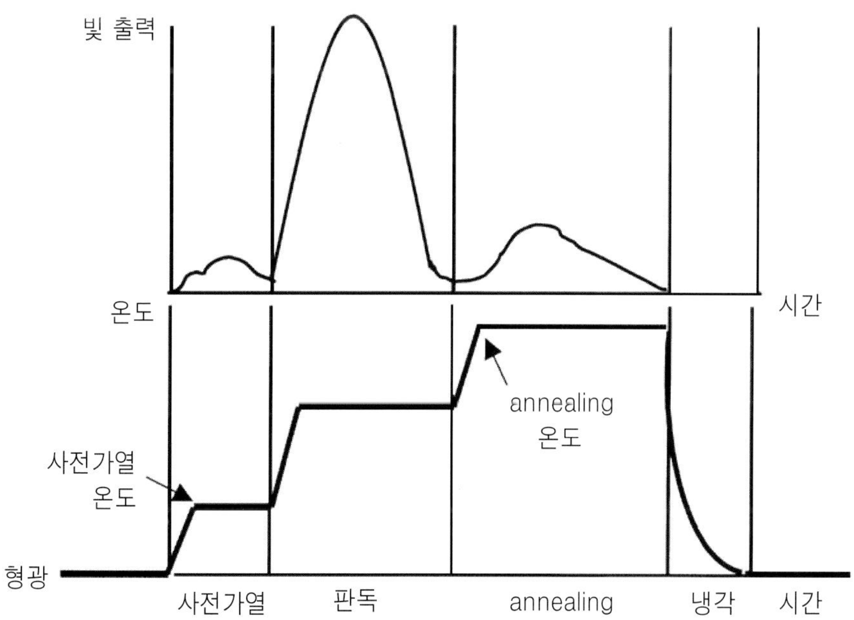

그림 9-12 TLD 판독기에서 전형적으로 프로그램화된 판독 사이클(글로우 곡선)

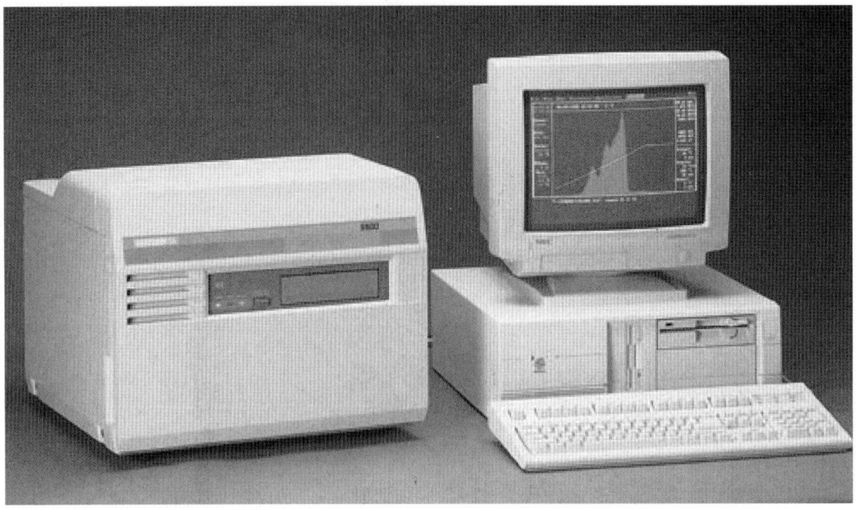

그림 9-13 상용화되고 있는 TLD 시스템

(3) TLD의 원리

Lif나 Mg_2Sio_4 : Tb 형광체에 X-선을 조사한 후 가열기를 이용하여 열을 가하면(예, 300°C) 형광체가 준안정상태인 여기상태로 변환되는 과정에서 형광을 방출하고 이를 광증배관이 수집하여 전기적 신호로 변환시키는 원리를 이용한다.

광흡수율은 앞의 그림 9-12와 같이 글로우 곡선으로 나타낼 수 있으며 온도의 함수로서 기록되어진다. 조사된 X-선에 관련된 기본신호는 방출된 광자의 전체수, 즉 글로우 곡선의 아래쪽에 해당된다. 열형광소자의 온도를 높은 수준으로 올리면 덫은 감소되고 소자에 조사되었던 기록은 소거되므로 열형광소자를 여러 번 반복하여 사용이 가능하다.

(4) 측정 및 판독방법

열형광소자는 시각적인 구별이 불가능하므로 보관 디스크의 위치에 따라 고유번호를 부여하여 취급과 분석과정의 혼란을 방지해야 한다. 그리고 측정의 정확도를 높이기 위해 사용 전에 TLD 소자별 보정(element correction)과 알려진 방사선에 의한 교정(calibration)이 필요하다.

TLD 소자별 보정시 판독 지시값이 실제 지시해야 할 값을 나타내도록 보정해 주는 인자를 소자보정계수(element correction coefficient)라고 한다. 그리고 일반적인 calibration은 선원의 양을 정확히 알 수 있는 동위원소에 노출시켜 행해지나 CT의 경우 CT전용 전리조식 선량계를 사용하여 시행하기도 한다. 그리고 판독기는 측정전 약 30분간의 예열시간이 권고된다.

평가 및 분석의 정확성을 기하기 위해 시스템에 따라 다소의 차이는 있지만 CT스캔 전에 오븐에서 섭씨 200°~800° 정도의 온도로 수 시간의 가열을 통해 열형광소자를 영점화(zeroing)하는 과정이 필요하며, 스캔후 섭씨 200° 이상에서 2시간 정도의 pre-heating을 시행해야 한다. 그리고 난후 전용 판독 소프트웨어를 사용하여 직접 판독한 후 더 높은 온도(섭씨 400° 이상)로 annealing 과정을 거친다. 최종적인 선량은 TLD값에서 TLD background를 뺀 후 calibration factor를 곱하여 구하는 방법이 권장된다. 그림 9-14는 인체모형팬텀에 TLD를 삽입한 후 스캔한 영상들이다.

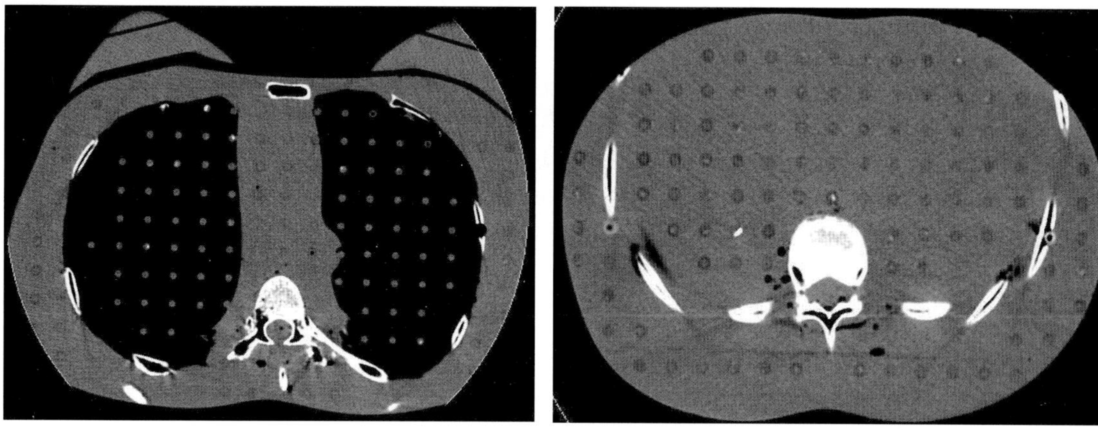

그림 9-14 인체모형 팬텀에 TLD를 삽입한 후 스캔한 영상

(5) 측정 범위

일반적으로 1μGy~20Gy(1Kev~1.2Mev)의 폭 넓은 선량측정에 사용된다. 특히 Lif의 최소감도는 약 100μGy이고 신호는 약 10Gy에 이르기까지 선형성을 갖는다.

CT전용 ion chamber에 비해서는 정확도가 다소 저하되지만, 여러 논문에서 TLD 소자 자체의 오차가 최소 3% 정도가 된다고 하며 숙달된 과정을 거치면 2% 정도까지 측정오차를 줄일 수 있어 CT 검사시의 피폭선량 측정에 많이 사용되고 있다.

(6) 특징

① TLD를 여러 가지 형태로 만들 수 있어 사용에 유리하다. 그리고 크기가 작아 작은 크기의 인체기관이나 조직의 선량측정에 적절하다.

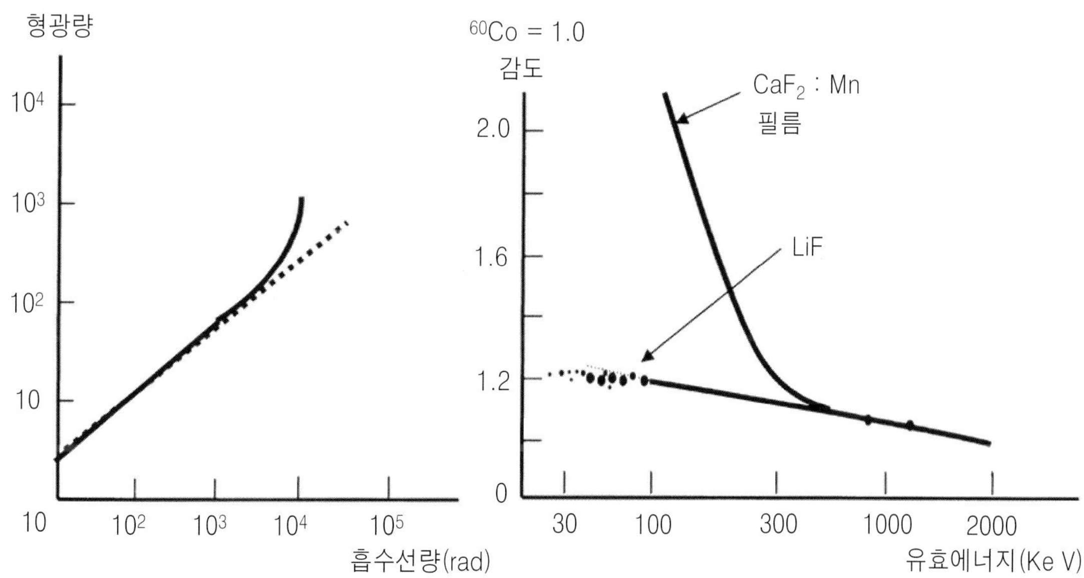

(a) 선량율 의존성 (b) 에너지 의존성

그림 9-15 파우더 형태의 TLD-100 열형광소자의 특성

② 측정가능 선량은 10mR 이상이다. 그러므로 저선량을 포함하여 측정범위가 비교적 넓고, 비교적 에너지 의존성이 작다.
③ 에너지 및 선량률에 대한 의존성이 적고 퇴행현상이 적어 비교적 안정적인 측정방법이다.
④ 장기간(수 개월)의 집적선량 측정이 가능하고, 반복사용이 가능하다.
⑤ 시스템의 구입 가격이 비싸고 관리에 필요한 전문화 인력이 요구된다.
⑥ Calibration 및 사전 열처리(annealing) 등 프로세싱에 많은 시간이 소요된다.

5) Film dosimetry

잘라진 필름을 사용하며 여러 종류의 단면두께에서의 동시적인 선량의 질적평가에 유용하며, 특히 얇은 단면두께의 선량평가에 유리하다. 그러나 sensitometric response의 변화가 심해 최근에는 거의 사용하지 않는 경향이다.

참고문헌

박명환, 이준일, 권덕문. 열형광선량계의 에너지 의존성 보상. 대한방사선기술학회지 제16권 제2호. 1993; 51-59.

하정우. 개인 방사선 피폭선량 계측용 열형광선량계의 특성. 대한핵의학기술학회지. 제1권 제1호. 1996; 63-73.

Churchin Associates Ltd. Manual of Rando phantom system for radiotherapy. 1993.

Cynthia H McCollough, Frank E Zink, Richard L Morin. Radiation dosimetry for electron beam CT. Radiology vol.192. 1994; 637-644.

Jones DG, Shrimpton PC. Normalized organ doses for X-ray computed tomography calcilated using Monte Carlo techniques(NRPB-SR 250). Chilton: National radiological protection board. 1993.

Khursheed A, Hillier MC, Shrimpton PC etc.. Influence of patient age on normalized effective doses calculated for CT examinations. British Journal of Radiology. 2002; 75: 819-830.

Maria Lewis. Principles of CT dosimetry. http://www.impactscan.org/slides/ctdosimetry. 2002.

Solon Technologies Inc. Manual of model 5500 automatic TLD reader. Ohio: Publication. NO. 5500-0-U-0793-003, 1993.

Solon Technologies Inc. Production information of TLD & material: Harshaw QS TLD reader, model 5500. 1993.

Sue Edyvean. Pratical patient dosimetry. http://www.impactscan.org/slides. 2002.

Sue Edyvean. Patient dose assessment. http://www.impactscan.org/slides. 2003.

Zancle M, panzer W, Drexler G. The calculation of dose from external photon exposures using reference human phantoms and Monte Carlo methodes. Part VI: Organ doses from computed tomographic examinations(GSF Report 30/91). Neuherberg: Gesellshaft fur Strahen-und Umweltforschung. 1991.

10

CT실의 관리

10 CT실의 관리

1. CT실의 설계

1) 기본설계

CT검사의 일반화 경향에 따라 방사선검사에서 CT가 차지하는 비중은 갈수록 커지고 있으며 진료의 원활화와 재원일수 등 병원 경영적인 측면에도 중대한 영향을 미치고 있다.

장비의 사용에 의한 노후 뿐만 아니라 새로운 기술의 발전으로 인해 CT장치는 몇 년의 주기로 교체되고 있는 실정이며 이에 따라 CT실의 재설계가 필요한 경우가 늘고 있다. 이러한 CT실의 설계에 있어서는 환자와 근무자의 접근성, 미적인 디자인, 방사선 방어 등의 여러 측면이 고려되어야 한다.

기존의 CT실은 대부분 촬영실, 기계실, 조정실로 구성되어 있으며 공급되는 전력의 불안정성에 기인하여 자동전압조절기(AVR)와 항온항습기가 추가로 설치되어 있다. 하지만 최근에는 입력전압의 질적 향상으로 자동전압조절기의 필요성이 감소되었으며, 부속장치의 소규모화로 인해 기계실을 줄이거나 없애는 반면 영상 후처리용 워커스테이션, PACS 워커스테이션, 컴퓨터, 프린터 등의 필요성에 의해 조정실을 넓혀 배치하는 것이 필요하다.

2) 방사선 방어설계

(1) 방사선 방어구역의 정의

"진단용방사선발생장치의 안전관리에 관한 규칙"에 의하면, 진단용 발생장치를 설치한 장소로서 외부 방사선량이 주당 0.3mSv 이상인 곳으로 벽 방어칸막이 등 구획물에 의하여 구획되어진 곳이다.

(2) 방사선 방어시설

방사선 방어시설이란 진단용 방사선 발생장치를 설치한 곳의 차폐시설과 방사선 장해 방어용 기구로 구분된다. 후자에는 방어용 칸막이, 환자 생식기 방어용 기구, 투시장치 방어용 기구, 치과환자 방어용 앞치마, 기타 방어용 기구가 포함된다.

(3) CT촬영실의 산란선량

촬영실내의 산란선량은 장치모델, X-선관의 출력, 갠트리 내에 위치된 사람의 체형과 같이 산란물질의 유무에 따라 달라지며 스캔너로부터 떨어진 거리에 따라 다양한 값을 갖는다.

거리 역자승의 법칙은 어떠한 방사선원에서도 동일하게 적용되나 CT에서는 X-선관의 회전운동과 collimation으로 인한 point source가 달라지기 때문에 거리가 멀어짐에 따라 선량이 역자승의 법칙보다 더 크게 감소하는 특징이 있다.

문헌에 의하면, 최근 여러 모델의 CT장치에서 body phantom을 사용하고 140kVp, 400mAs의 노출조건으로 스캔할 때 X-선관으로부터 1mm의 거리에서 측정된 산란선량은 스캔당 1.5~5mrad의 범위를 나타내었다고 한다.

GE사 single detector 나선형 CT장치를 대상으로 하여 국내에서 최근에 시행된 산란선량 측정결과는 다음과 같았다.

120kVp, 340mAs, 10mm의 슬라이스 두께를 사용하고 아크릴 재질의 head와 body phantom에서 시행된 single slice 스캔의 경우 isocenter로부터 100mm 지점에서의 산란선량율은 각각 1.4mR/hr와 0.9mR/hr였다. 그리고 조작대에서의 선량은 0.07mR/hr로 동일하였으며, 출입문 바깥에서는 각각 0.06mR/hr와 0.03mR/hr였다.

그림 10-1은 두 종류의 survey meter이다. (b)는 1,800cc의 유효체적을 갖는 ion chamber를 포함하고 있으며, 조사선량의 경우 0.1mR/hr~65R/hr의 rate, 그리고 0.1uR~240R의 dose 측정범위를 갖는다. 반면에 흡수선량의 경우 1uGy/hr~570mGy/hr의 rate, 그리고 0.5nGy~210Gy의 dose 측정범위를 갖는다.

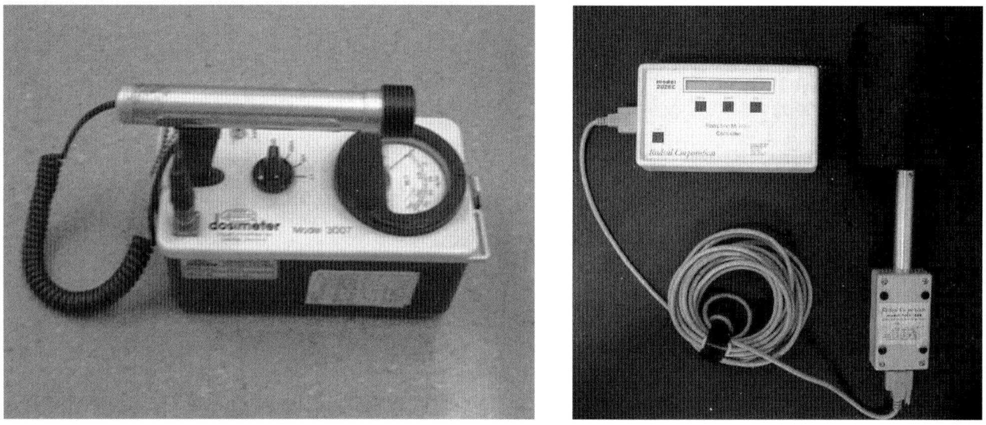

(a) (b)

그림 10-1 산란선 측정용 survey meter

그림 10-2는 GE사와 Siemens사의 single detector 나선형 CT의 전형적인 산란선 분포를 나타낸 것이다. (a)는 Siemens사의 장치에서 120kVp, 100mAs, 0.2mm Cu 필터, 10mm 슬라이스 두께를 사용한 스캔에서의 분포도이다. 일반적으로 초점으로부터 1m의 거리에서는 2μSv 정도를 나타내며, 산란되는 선량은 X-선 초점으로부터 아령과 같은 모양으로 분포한다. (b)와 (c)는 GE사 CT에서 140kVp, 340mA, 2초 스캔, bowtie 필터, 10mm 슬라이스 두께를 사용하여 head와 body 스캔을 하는 경우 isocenter로부터의 거리별 산란선의 전형적인 분포를 나타낸 것이다. (b)의 elevation view에서의 산란선량은 isocenter에서 64cm 거리에서는 3mR을 나타내고, 91cm 거리에서는 2mR, 144cm 거리에서는 1mR, 그리고 278cm 거리에서는 0.17mR을 나타낸다.

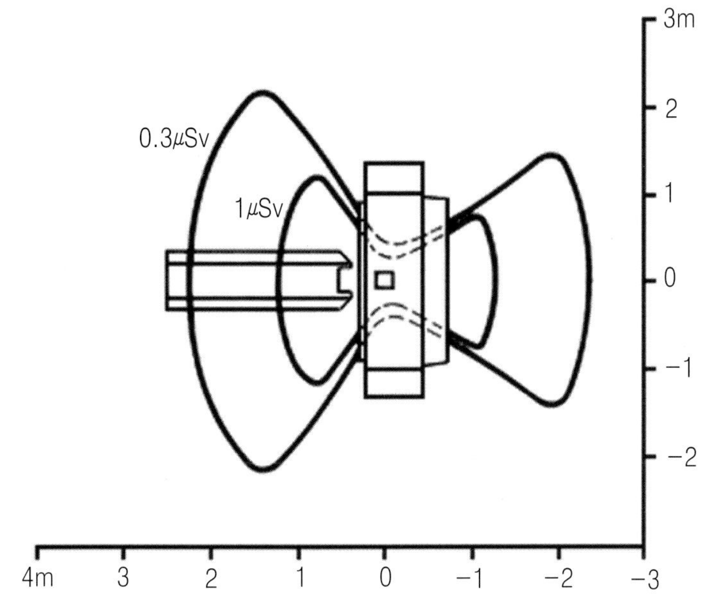

(a) Siemens사 장치의 개략적 선량분포도

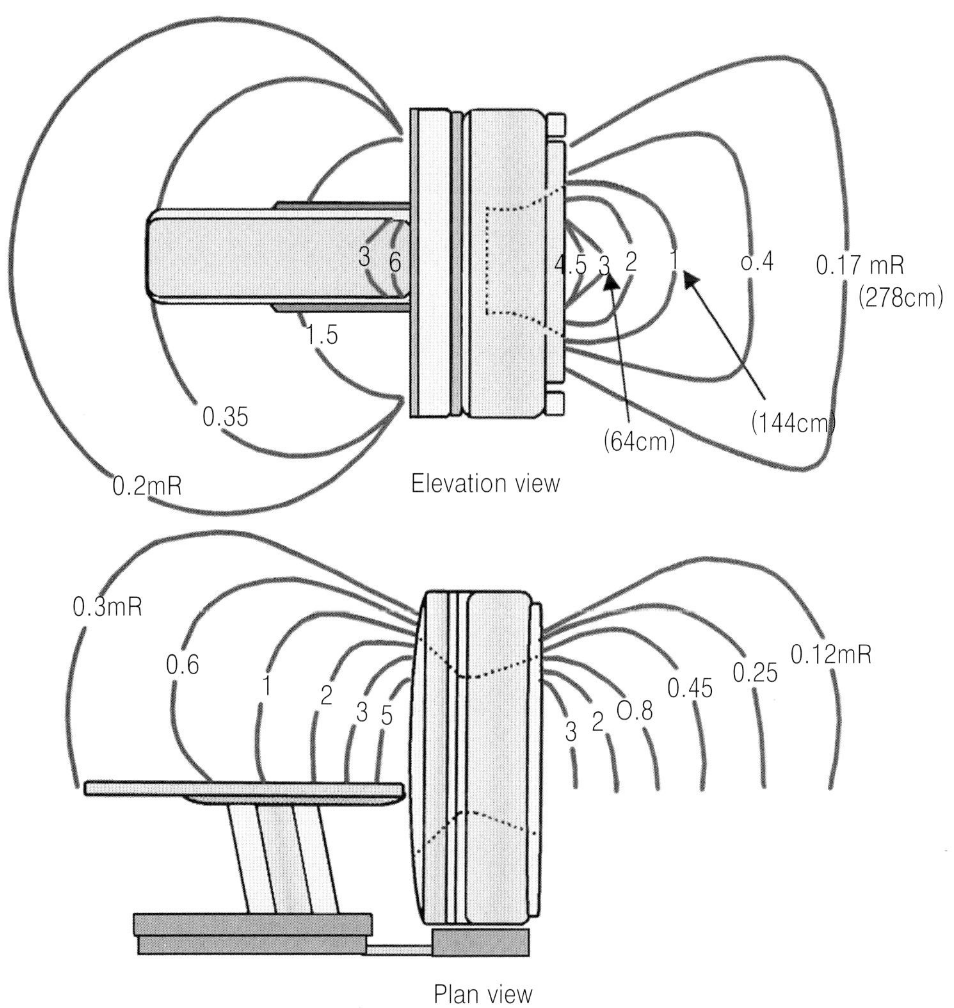

(b) GE사 장치의 두부 스캔

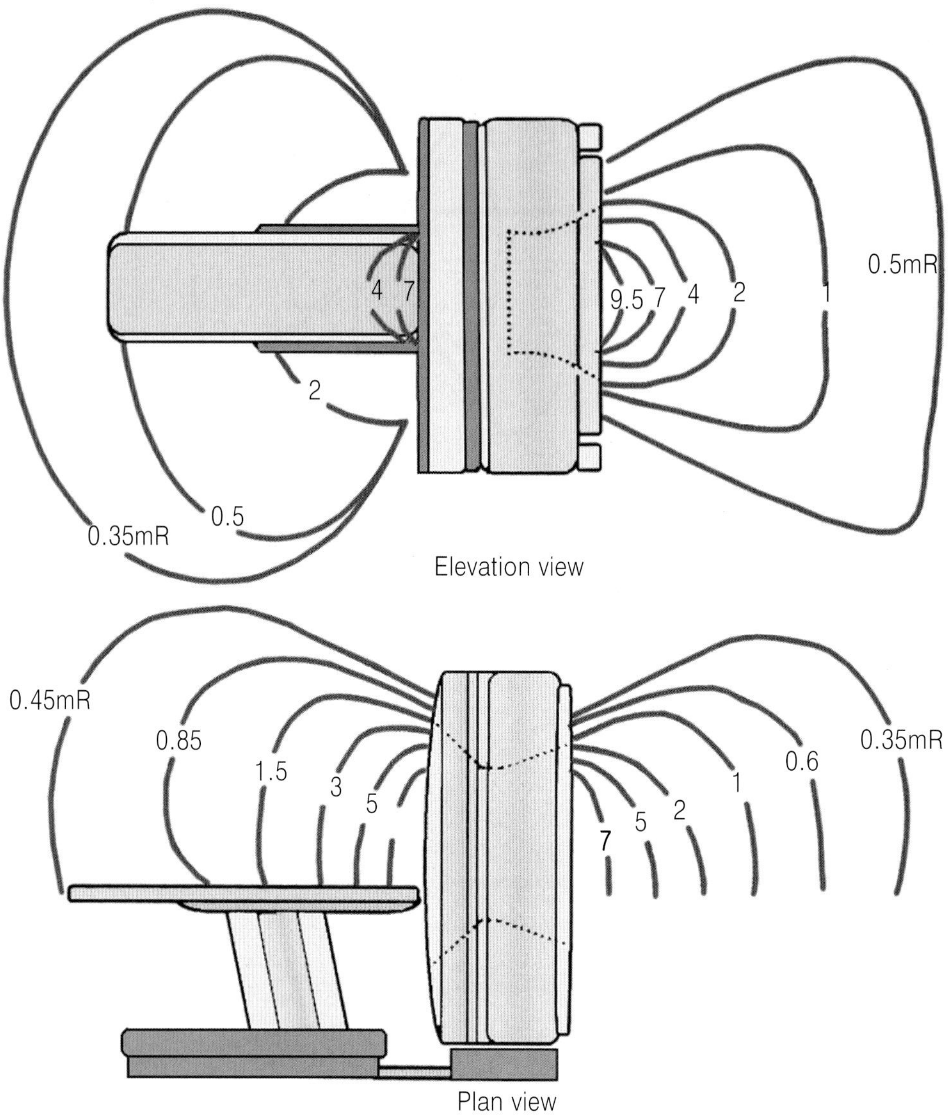

(c) GE사 장치의 body 스캔

그림 10-2 Single detector 나선형 CT의 전형적인 산란선량 분포도

(4) 진단용 방사선에 대한 차폐시설의 기준

설치장소(촬영실)의 벽, 천정, 바닥, 주위의 벽 외측에서 방사선 누설선량계는 주당 100mR(2.58 $\times 10^{-5}$C/Kg) 이하가 되어야 한다.

천정, 바닥, 벽 외측에 방사선 관계종사자가 아닌 사람(일반인)이 상주하거나 거주하는 경우에는 방사선 누설선량계는 주당 10mR 이하가 되어야 한다. 그러나 천정, 바닥, 벽 외측에 사람이 통행, 상주하지 않는 공간은 제외한다. 그리고 흉부전용 일반 X-선촬영장치와 같이 한 방향으로 고정하여 조사하는 장치의 경우 조사되는 방향에 한하여 차폐시설을 하되 누설선량은 주당 100mR 이하가 되어야 한다.

(5) CT실의 방사선 차폐 및 장해 방어용 기구

방사선 차폐시설인 방어벽은 장비의 유형과 사용되는 방사선의 에너지에 따라 달라지며 방어벽 두께를 산출하는 공식과 이에 관련된 원칙이 있으나 CT와는 직접적인 관계가 없으므로 여기서는 다루지 않기로 한다.

진단용 방사선을 사용하는 촬영실에서의 방어벽은 X-선 관전압이 보통 150kV 이하이므로 몇 mm 정도의 납 또는 그와 동등한 콘크리트나 벽돌이면 된다. 한편 메가 볼트 단위의 X-선과 코발트 치료장치는 보통 두께가 1m 이상의 콘크리트가 사용된다. 이는 고에너지를 사용하는 장치에서의 방사선 차폐를 위한 콘크리트 방어벽은 납에 비해 비용면에서 경제적이기 때문이다.

일반 방사선촬영실과 마찬가지로 CT실은 고관전압의 X-선 노출이 많이 이루어지고, 특히 X-선관이 360° 회전하면서 노출이 이루어짐에 따라 모든 방향에서의 방사선 피폭이 발생된다. 그러므로 촬영실내의 벽은 물론 바닥과 천정까지도 확실한 방사선 차폐가 필요하다.

그리고 촬영실과 조정실 사이의 납유리의 차폐도 적절해야 하며 누설선량도 기준치 이하여야 한다. CT실의 방어벽과 출입문은 진단용 방사선 촬영실의 방어벽과 동일하게 2mm 두께의 납이 주로 사용되고 있으며, 촬영실과 조정실 사이의 납유리의 두께는 1mm 정도이면 적합하다.

방어용 앞치마는 함납 고무제와 함납 염화비닐제의 두 가지가 있으나 0.25mm 이상의 납당량(허용차 : ±20%)을 함유해야 하며 0.25mm와 0.5mm의 납당량을 함유한 제품이 상용화되고 있다. 그리고 thyroid protector는 0.3mm 이상의 납당량을 함유해야 한다.

3) 설계시 고려사항

(1) 촬영실

① 바닥(floor)

촬영실에는 하중이 큰 갠트리를 설치할 수 있는 견고한 받침이 필요하다. 즉, 테이블과 갠트리는 100lbs/ft^2 (= 490kg/m^2) 수준 또는 이상의 floor support가 요구된다. 이러한 받침은 기존의 바닥에 30~50cm 두께의 콘크리트를 추가로 양생시켜 만드는 것이 좋다(minimum strength of concrete floors at 28 days for mounting floor anchors: 2,000psi).

바닥의 수평도(floor levelness)는 정확한 환자 positioning에 중요한 요소이며, 촬영실의 갠트리와 테이블 사이에 있는 어느 위치에서도 120인치(3,048mm)의 거리에서 0.3125인치(8mm) 이하라야 한다.

그리고 실내의 전선 케이블 및 배선을 가능한 보이지 않도록 하기 위하여 필요한 부위에 케이블용 닥트를 만들거나 access floor를 설치하는 방법이 사용된다.

또한 환자 출입문과 테이블 사이에는 크기가 큰 중환자실 침대의 이동이 가능한 공간이 필요하며, 갠트리 옆에는 장비의 수리나 X-선관의 교체작업이 가능한 공간이 준비되어야 한다.

CT검사에 필수적인 조영제 자동주입기를 바닥, 벽, 천정 중 어디에 배치할 것인가에 대한 구상과 배치공간이 확보되어 있어야 한다. 갠트리의 뒤쪽에는 검사에 필요한 액세서리와 진료재료의 수납장이 설치되어야 하며 검사시 환자가 편안한 마음을 가질 수 있도록 천정과 벽의 인테리어가 필수적이다. 또한 공간이 허락되면 탈의실의 구비도 고려되어야 하며 커튼이나 barrier로 대체되기도 한다.

바닥에는 점도가 높은 조영제로 인해 더러워져도 쉽게 청소가 가능하여 항상 청결한 검사실 분위기가 이루어질 수 있어야 한다. 이를 위해서는 싱크대의 설치가 필요하며 응급환자의 신속한 처치와 조영제 부작용에 의한 대처를 위해 벽에 산소나 suction 기구의 설치가 있어야 하며 defibrillator와 응급약품 등이 준비되어 있어야 한다. 그리고 촬영실과 조정실 사이에 설치되는 납유리는 환자의 관찰이 용이하도록 가능한 큰 것이 권고된다.

② 천정고(ceiling height)

GE사 LightSpeed의 경우 천정고는 108인치(2,743mm)가 권고되며, 갠트리 설치를 위한 최저 천정고는 90인치(2,286mm)가 필요하다.

③ 냉각율(cooling requirement)

GE사 LightSpeed를 예로 들기로 한다. 갠트리는 25,100BTU/hr(7,350W), 테이블은 700BTU/hr, power distribution unit(PDU)은 3,400BTU/hr의 냉각율이 권고되므로 촬영실 전체의 cooling requirement는 30,000BTU/hr 정도이다.

참고로 두개의 모니터를 갖는 콘솔의 냉각율은 6,800BTU/hr, remote color monitor는 1,178BTU/hr, advantage workstation은 256BTU/hr 정도가 필요하다. 그리고 UPS를 설치하는 경우 이는 5,000BTU/hr 정도가 필요하다.

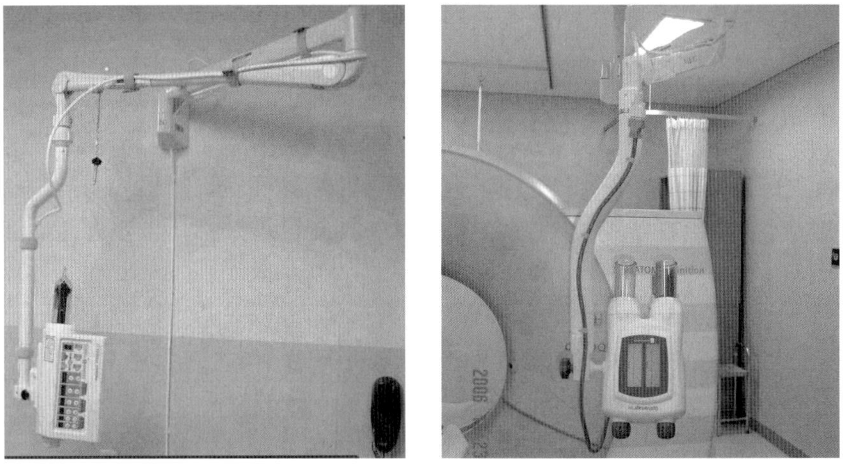

그림 10-3 벽 및 천정 부착형 조영제 주입기의 설치 예

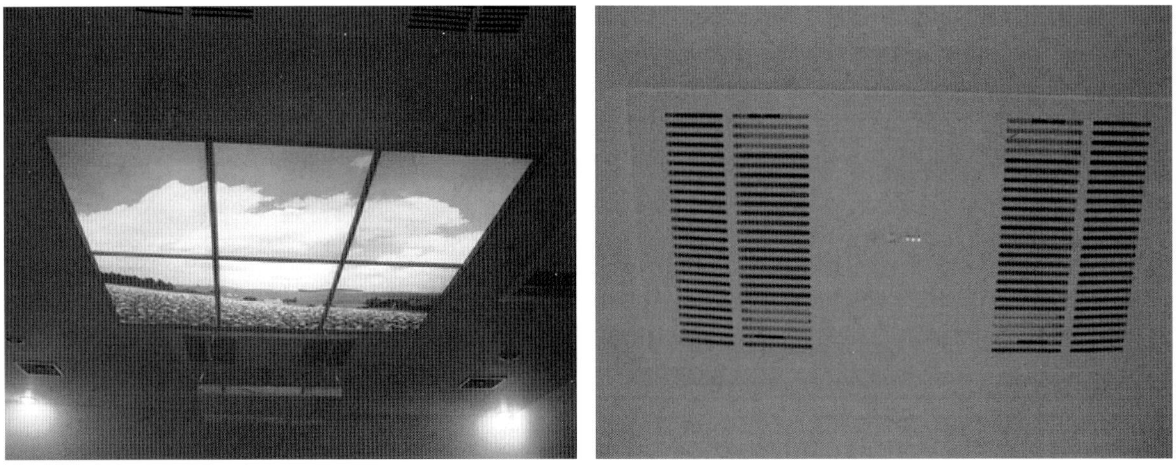

그림 10-4 CT실의 천정 인테리어와 일정한 온도유지를 위한 중앙공급식 냉방 시스템

④ 전자파 간섭(electro-magnetic interference; EMI)

장치가 제 성능을 유지하기 위해서는 갠트리는 static 자장이 10^{-4} tesla(1,000milligauss) 보다 적고, 피크치가 10^{-6} tesla 미만의 AC 자장에 설치되어야 한다.

참고로 콘솔/컴퓨터 장치는 static 자장이 10^{-3} tesla 미만의 장소에, 컬러 모니터는 static 자장이 5×10^{-5} tesla 미만인 장소에 설치되어야 한다. 그리고 자기저장매체는 static 자장이 10^{-3} tesla 미만의 장소에 보관되어야 한다.

(2) 조정실

조정실도 공간이 허락되는 한 넓고 모니터나 필름 관찰대의 영상관찰을 위하여 조명의 조절이 가능해야 한다. 또한 검사 중에 갠트리에 누워있는 환자와의 대화가 이루어져야 하므로 규정 이하의 소음이 유지되어야 한다. 검사 중 환자의 관찰이 용이하도록 가능하면 조정실의 높이가 촬영실의 바닥보다 30~50cm 정도 높은 것이 좋다.

CT실내의 모든 장소가 환기가 잘되어야 하며 조작대(console)를 비롯하여 영상 후처리용 워크스테이션, 병원정보시스템이 연동된 컴퓨터 단말기, 조영제의 적정 온도 유지용 온장고, 필름관찰대 등 많은 비품들이 놓아져야 하므로 최근 들어 더욱 많은 공간을 필요로 한다.

조정실내에 판독실의 역할을 겸하거나 하드카피 시스템을 비치하고자 하는 경우에는 여유공간의 확보가 더욱 필요하다.

(3) 기계실

CT장치의 기종과 모델에 따라 많은 차이를 갖는다. 기존의 CT장치는 별도의 구분된 기계실을 만들어 영상재구성 처리와 데이터 백업에 필요한 장치들, 항온항습장치들을 설치하였다. 그러나 X-선관의 냉각 시스템이나 기종에 따라 다소 차이는 있지만 구성장치가 소형화되고 있다. 이에 따라 기계실의 크기도 소형화되고 있는 경향이며 이의 필요성 조차 없는 장치가 있다.

그러나 보조기억매체의 저장과 소모재료의 보관공간으로서의 필요성은 여전히 있다. 그림 10-5는 CT실 설계도면의 일례이다. (a)는 좁은 공간에서의 설계인데, 촬영실 안에 전압배분장치(PDU)를 배치하고, 납유리와 납을 내장한 방어벽을 설치하여 조작대를 분리시켰다. 그리고 (b)는 정상적인 크기의 설계도이다.

(4) 간호처치실

주로 혈관이 약한 환자의 IV route를 마련하고, 허약체질이거나 조영제의 부작용으로 인해 환자간호가 필요한 경우, 조직생검 후 치치와 간호를 위한 장소로서 필요한 공간이다. 그러므로 응급처치가 가능하도록 기본약품과 기구, 침대, 산소와 suction시설이 준비되어 있어야 하며 접근이 쉽도록 처치실은 CT실 내에 위치하거나 가까이 있어야 한다.

(5) 대기실 및 복도

아늑하고 편안한 분위기에서 검사의 대기가 이루어지도록 한다. 특히 복부 CT검사의 경우 경구조영제의 복용 후 장으로 내려가는데 필요한 시간을 위해 인위적으로 대기하는 시간이 필요하므로 대기의 권태로움을 줄이기 위해 TV와 잡지의 비치가 필요하다. 그리고 대기환자와의 언어소통을 위한 장치의 설치가 필요하며 허약한 환자나 중환자의 관찰을 위해 CCD 카메라의 설치도 고려해 볼 수 있다.

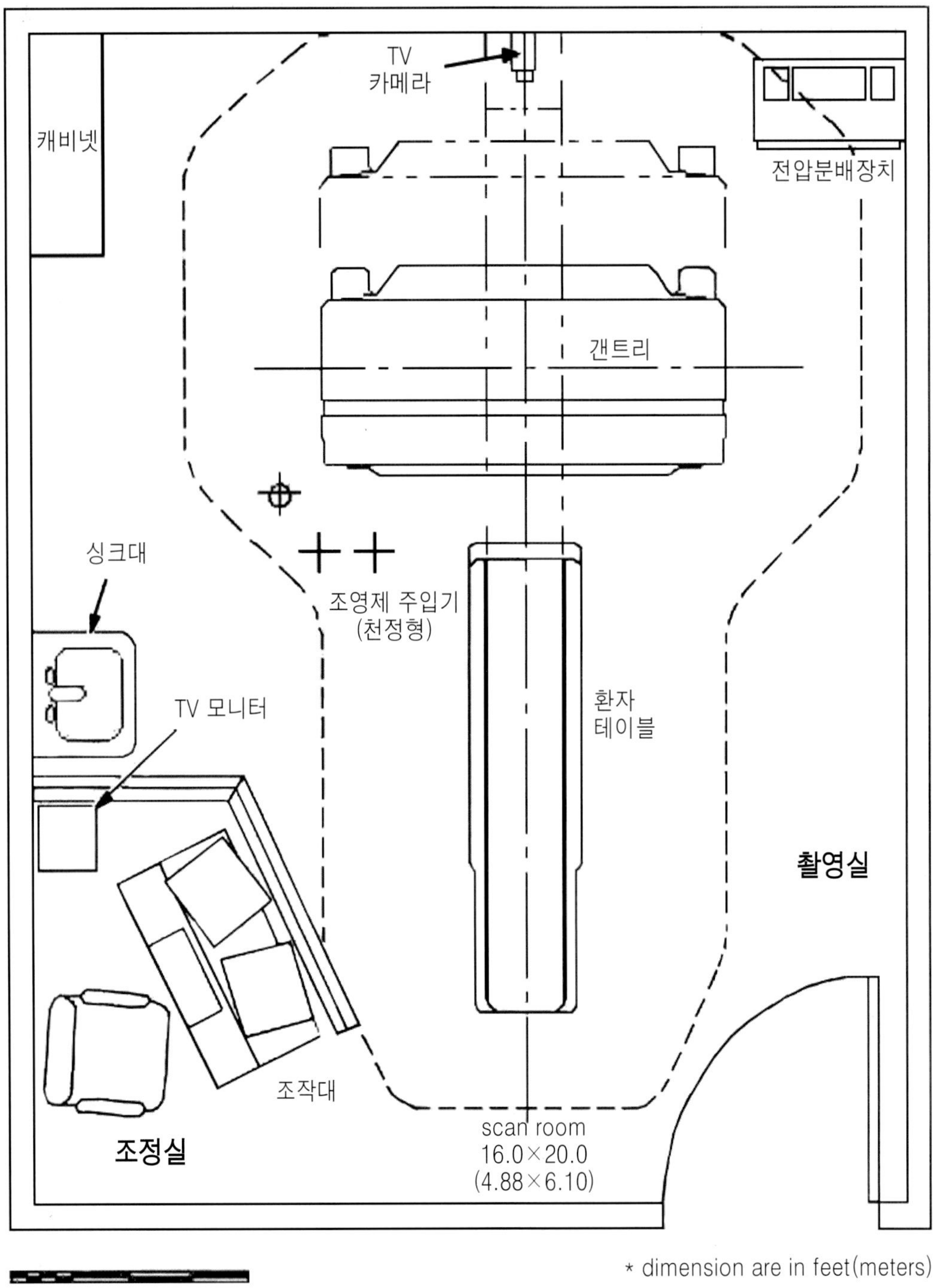

(a)

그림 10-5 CT장치의 system layout 예(1)

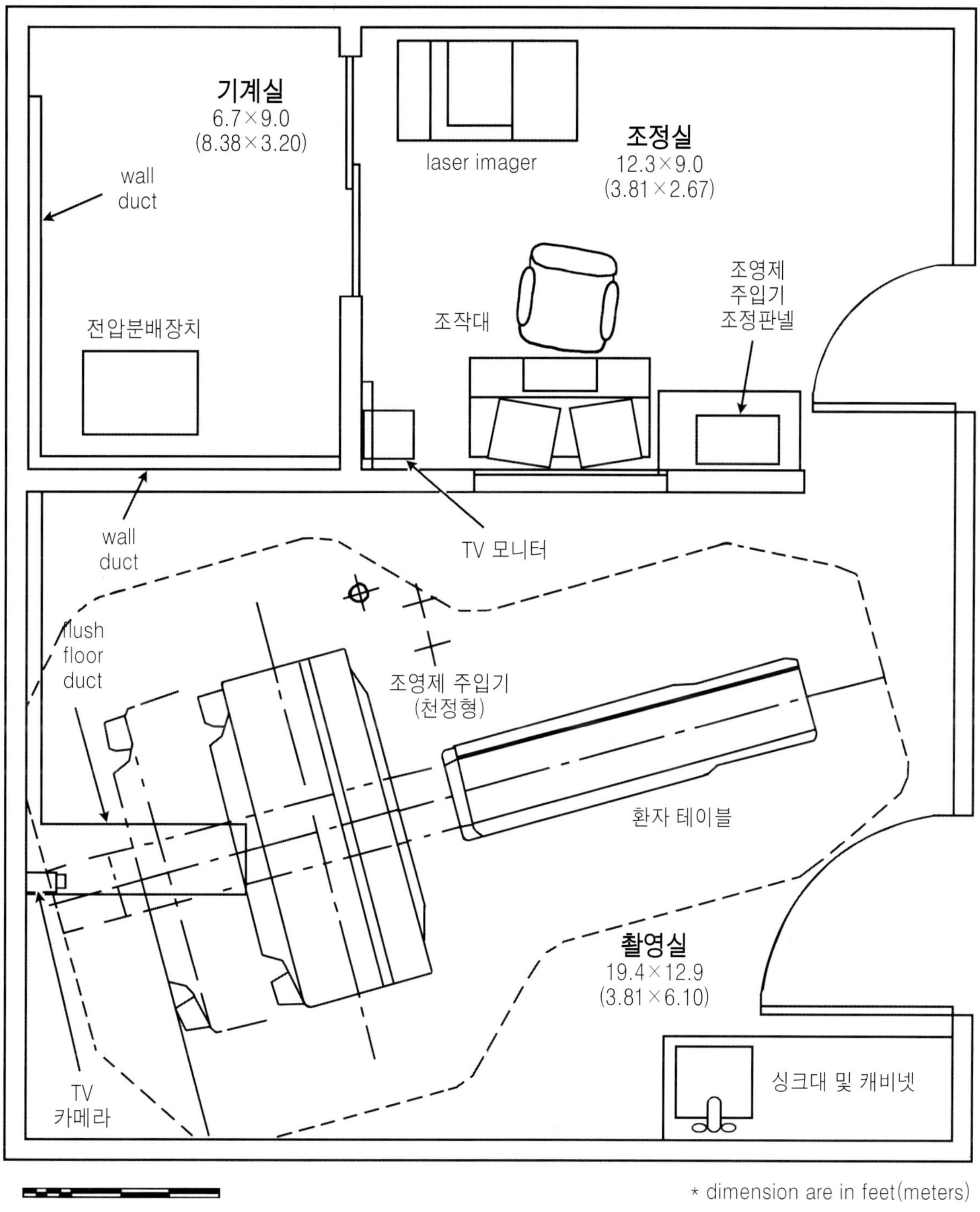

(b)

그림 10-5 CT장치의 system layout 예(2)

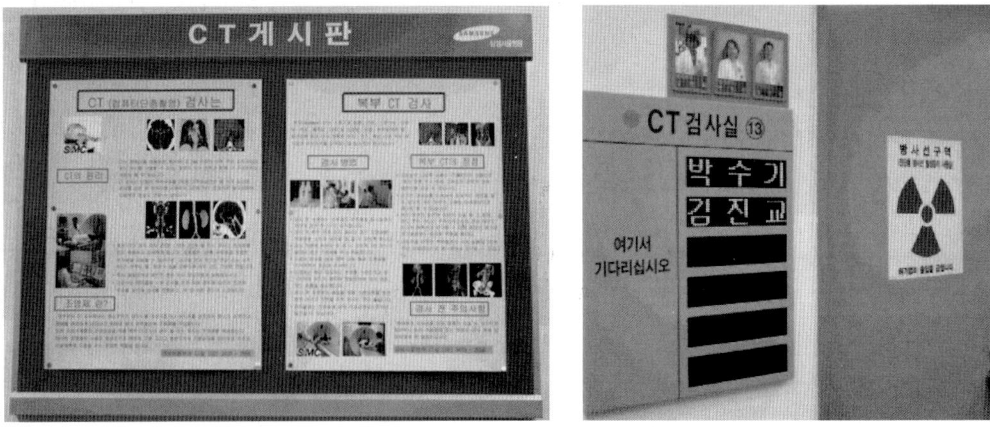

(a) (b)

그림 10-6 대기복도에 위치된 CT검사 안내판(a)과
검사실명제를 위해 검사실 출입문 옆에 배치된 검사자 사진 및 환자대기 전광판(b)

2. CT장치의 관리

CT검사에 관련된 방사선사의 주업무는 크게 환자스캔, 디스플레이 작업, 그리고 장치관리(management)의 3범주로 구분할 수 있다.

환자의 스캔은 환자를 positioning하고 스캔을 통한 영상 데이터를 얻는 작업이며, 주로 조작대(operating console)에서 행해진다. 영상의 디스플레이에는 영상의 관찰에 적절한 windowing으로 전시하거나 하드카피하거나 reformation 등의 후처리 작업이 해당된다.

그리고 장치관리에는 장치의 boot-up과 shut down, 스캔 프로토콜의 저장, 하드디스크의 용량관리, raw data 및 영상데이터의 삭제, 전송 및 저장(archive), tube warm-up, fast cal, calibration 등이 해당된다. 이러한 관리는 환자의 검사를 통한 진료를 신속하고 정확하게 시행할 수 있도록 하며 장치의 고장이나 질적 저하를 방지하여 경제적인 장치의 운영이 가능하도록 하는 사전 예방적인 성격을 갖는다.

1) 시스템 boot-up과 down procedure

(1) CT장치

장치의 boot-up 방법은 제조사 및 모델에 따라 많은 차이를 보이지만 다음은 GE사의 single detector 나선형 장치의 예를 들면, 먼저 배전반의 circuit break의 전원이 켜진 상태에서 main power를 켠다. 그 후 remote 판넬의 data processing과 X-ray and drives의 power를 켠다. 그리고 콘솔의 power와 워크스테이션의 하드디스크와 MOD의 power를 켠다. 최종적으로 워크스테이션의 가동에 필요한 login과 password를 입력한다. 이러한 boot-up에 필요한 시간은 장치의 모델에 따라 차이가 있으나 5~20분 정도 소요된다.

반면에 down procedure는 boot-up과 반대의 순서로 행해진다. MOD 등의 보조기억매체를 먼저 detach시킨 후 shutdown하며 최종적으로 컴퓨터에서의 작동이 끝난 후 배전반의 전원을 끈다. 그러나 장치의 안정성을 위해 X-선 발생시스템은 끄고 데이터를 관리하는 컴퓨터 쪽은 켠 상태로 유지시키기도 한다.

(2) 워커스테이션 및 조영제 주입기

시스템에서 원하는 방식과 순서에 의해 boot-up과 down시킨다. 조영제 자동주입기의 경우 connector tube와 syringe를 제거한 후 조작 판넬의 전원을 끈다.

(3) Laser imager 및 컬러 프린터

주로 laser imager는 조작대나 워크스테이션에서 인터페이스하고, 컬러 프린터는 워크스테이션에 인터페이스하여 CTA 등의 3차원 영상의 하드카피에 사용되고 있다. 이러한 하드카피 장치의 boot-up과 down 과정은 시스템에서 원하는 방식과 순서에 의해 시행한다.

2) Tube warm-up

(1) 정의

장치의 가동시 과부하에 의한 tube의 손상을 방지하고 tube housing과 anode를 열에 저항성을 갖도록 low technique에서 high technique까지 순차적으로 노출시켜 환자를 스캔하기 전에 tube의 온도를 올리는 작업이다. 이는 영상의 질을 높이고 소모품인 tube의 수명연장을 위하여 tube가 적정 온도에서 운용되도록 하기 위함이다.

GE사의 single detector 나선형 CT장치인 HiSpeed advantage 시스템의 경우 총 30슬라이스의 warming scan이 시행되는데, 100kVp와 100mA, 1초의 노출조건으로 25회 스캔과 120kVp, 200mA, 4초의 조건으로 5회 스캔을 auto scan 모드로 시행한다. 일반적으로 high version의 장치일수록 tube warm-up의 시간이 길어지는 경향이 있다.

(2) 시행 시기

Tube warm-up이 필요한 시기로는 매일 아침 환자검사 시작 전, 마지막 스캔 시행 후 2시간이 경과한 경우, tube가 식어 장치가 tube warm-up을 권고하는 경우, calibration의 시행전, calibration check나 fast cal을 시행하기 직전이다.

3) Calibration

(1) 정의

스캔 데이터를 이미지 데이터로 전환(영상의 재구성)시키는데 필요한 reference 정보를 수집(입력)하고 조정하는 작업으로 화질의 저하를 방지하고 데이터의 오류를 조정하기 위해 시행한다.

(2) 방법

Calibration은 장치 제조사나 모델에 따라 다양하게 실시되며 종류도 다양하다. 일반적인 calibration 방법은 air calibration을 먼저 시행한 후 small 팬텀과 large 팬텀의 순으로 시행된다.

GE사의 single detector 나선형 CT장치인 HiSpeed advantage 시스템의 경우 각 kVp(80, 100, 120, 140), 초점 크기(small, large), 슬라이스 두께(예를 들면 1, 3, 5, 7, 10mm) 그리고 스캔 타임(1, 2, 3, 4초)의 calibration factors를 조합하여 총 160개의 스캔을 시행하며 총 소요시간은 약 2시간 정도가 걸린다. 시행순서는 먼저 tube warm-up을 시행하고, air calibration, 25cm 직경의 water phantom calibration 그리고 48cm 직경의 폴리스티렌 재질의 large phantom calibration의 순이다.

마지막 단계에서 tube의 온도 차이에 따른 데이터 값의 오차를 줄여 동일한 quality의 영상을 얻기 위해 추가적으로 Q cal(quality calibration)을 시행하는 장비도 있다.

Calibration에 소요되는 시간을 단축하기 위해서는 사전에 백업을 받아둔 calibration 데이터를 시스템에 재설치하는 방법과 기존에 설치된 파일의 일부는 그대로 두고 필요한 부분만 시행하는 방법도 사용된다.

(3) 시행 시기

신규 장치를 설치하거나 X-선관의 교체 또는 초점의 크기나 위치를 변경한 경우, 검출기의 고장으로 인해 교체하거나 detector 채널의 변화나 상호 변경한 경우 그리고 calibration check 결과 artifact가 발생하거나 영상의 질이 현격히 저하된 경우에 시행한다.

4) Fast cal(fast calibration)

(1) 정의

Air scanning을 통해 새로운 air calibration 파일을 update시키는 것으로 high quality 영상을 유지하기 위하여 시행한다.

(2) 시행 시기

매일 아침 tube warm-up을 끝낸 후, calibration check 전, 장치의 calibration을 시행하기 전에 시행한다. 국내 대부분의 병원에서는 매일 또는 격일제 아침에 tube warm-up 후에 시행하고 있다.

5) Calibration check

Calibration 화일이 안전하게 유지되는가를 확인하기 위해 시행하는 것으로, calibration용 폴리스티렌 팬텀이나 물로 채워져 있는 QC팬텀을 스캔하여 artifact 발생유무나 영상의 질 저하 유무를 확인하는 작업이다.

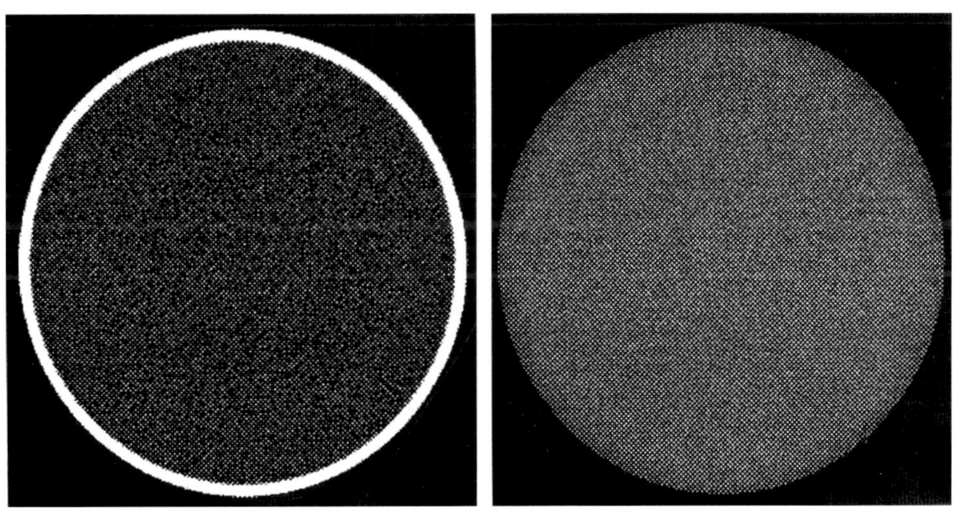

(a) 물 팬텀　　(b) 폴리스틸렌 팬텀

그림 10-7 Calibration check 영상

6) 하드디스크의 용량관리

장치의 하드디스크는 장치 모델에 따라 큰 차이는 있지만 한정된 용량을 갖고 있어 하드디스크의 용량이 최대로 차기 전에 삭제를 해야 한다. 이러한 작업은 콘솔에서 주로 remove 또는 delete라는 기능으로 행해지며, 일반적으로 오전의 검사 시작 전에 행해지나 검사도중 장치에서 경고가 있는 경우에 시행되고 있다.

CT장치의 하드디스크는 예전의 모델에서는 보통 스캔 데이터(raw data)를 보관하는 영역과 이미지 데이터를 보관하는 영역으로 분할되어 관리되며 이러한 영역의 비율은 다소 조정이 가능하다. 예를 들면 GE사의 single detector 나선형 장치의 경우 스캔 데이터는 300개 내지 2,000개 정도 보관되며, 최근의 MDCT에서는 많은 양의 retrospective reconstruction을 위해 수 천개 내지 수 만개의 데이터를 보관할 수 있도록 스캔 데이터의 보관 용량을 증가시키는 경향이다.

스캔 데이터를 reserve시키지 않은 경우 하드디스크의 스캔 데이터를 보관할 수 있는 용량이 다 차면 순서대로 앞에서부터 자동으로 지워지는 방식이 일반적으로 사용된다.

하드디스크의 영상 데이터 보관용량은 예전의 모델에서는 보통 수백 MB에서 수 GB의 용량(예를 들면, GE사 LightSpeed Qxi(4 MDCT) 모델의 경우 8GB의 하드디스크 용량과 512MB의 RAM)을 가지고 512×512 매트릭스의 영상을 수천 개 정도 보관이 가능하였으나, 이러한 용량은 검사량이 많은 대형병원에서는 용량이 충분하지 못해 검사한 환자 데이터를 몇 일 보관하지 못하는 실정이므로 장치의 구입시 하드디스크의 용량을 충분히 확보 가능하도록 설계하는 것이 좋다. 하지만 최근의 high version MDCT에서는 검사 당 슬라이스 수의 급격한 증가로 인해 수백 GB 이상의 용량을 갖는 대용량의 하드디스크(예를 들면, GE사의 LightSpeed Ultra 16 모델의 경우 146GB의 하드디스크 용량과 2GB의 RAM, LightSpeed VCT(64 MDCT)의 경우 803GB의 하드디스크 용량과 4GB의 RAM)가 사용되고 있다.

7) 데이터 저장 및 전송

하드디스크에서 백업장치로의 데이터 저장은 주로 archive, store, dump 등의 용어로 사용되며, 반면에 백업장치에서 주기억 장치인 하드디스크로의 전송은 retrieve, restore, load 등의 용어로 사용된다.

CT장치의 데이터 백업매체로는 마그네틱 광디스크(MOD), 디지털 오디오 테이프(DAT), 마그네틱 테이프, CD, DVD 등이 일반적으로 사용되고 있다. 이러한 보조기억장치는 제조사와 모델에 따라 일률적으로 정해지지만 마그네틱 광디스크는 접근시간(access time)이 빠르며 데이터의 보관에 신뢰성이 있는 반면 가격이 비싼 편이다. 반면에 디지털 오디오 테이프는 접근시간이 늦으며 테이프의 마멸이 있을 수 있고 습기에 약해 데이터의 보관에 신뢰성이 다소 떨어지지만 가격이 저렴하다.

또한 최근 들어 PACS의 보급으로 하드카피하는 경우가 많이 줄어들고 영상의 전송작업이 많이 늘어나고 있다. 최근에 도입되는 대부분의 CT장치는 PACS의 사용으로 하드카피 시스템을 타 모달리티와 공용으로 사용되며, CT전용 하드카피 시스템이 필요한 경우 간편하고 공간점유가 적은 건식 laser imager가 주로 사용되고 있다. 타 시스템으로의 영상전송은 주로 콘솔에서 수동 또는 자동으로 행해지며, 이러한 영상전송은 network, transfer 등의 용어를 사용하여 시행된다.

High version CT장비인 GE사 LightSpeed VCT의 전송속도(DICOM transfer rate)를 예를 들면, 16fps를 갖는다.

3. 건강보험과 CT수가

1) 건강보험

(1) 서론

1963년 법제화하여 시작된 강제적인 사회보험 방식인 우리나라 건강보험은 1977년 들어 500인 이상의 사업장을 대상으로 본격적으로 시행되었다. 이는 비교적 소득이 있어 안정적이고 경제적인 능력이 있는 계층부터 시작한 셈이었고, 1988년 농어촌 지역의 의료보험이 실시되고 그 후 2000년 7월 1일부터 의료보험의 통합을 이루게 되었다. 이러한 우리나라 건강보험의 특징은 저부담과 저급여 체계와 다지출 구조를 갖고 있다고 할 수 있다.

CT검사는 질병의 원인 및 진단 등 임상적 유용성이 있는 검사임에도 보험재정의 안정적 측면을 고려하여 비급여 대상 진료로 정하여 운용되어 오다가 국민의 건강보험 요양급여 욕구증가와 비급여 대상 진료로 인한 가계부담을 경감시키고자 1996년 1월 1일부터 요양급여 대상 진료로 전환되었다. 표 10-1은 2000년 12월말 현재 건강보험 심사평가원에 신고된 요양기관별 CT장치의 보유현황이다.

표 10-1 2000년 12월 심사평가원에 신고된 요양기관별 CT장치의 보유현황

(단위:개소, 대)

구 분	계	종합전문병원	종합병원	병원	의원	치과병원	보건소
전체 기관수	20,734	43	245	681	19,688	60	17
CT 보유기관수	1,171 (6%)	43 (100%)	239 (98%)	382 (56%)	504 (3%)	2 (3%)	1 (6%)
CT대수 (기관 평균)	1,308	91	284	402	528	2	1
	(1.12)	(2.12)	(1.19)	(1.05)	(1.05)	(1)	(1)
두부용	165	2	28	36	99	0	0
전신용	1,143	87	258	366	429	2	1

(2) CT의 보험급여의 인정범위

CT검사가 비급여 대상 진료에서 급여대상 진료로 전환됨에 따라 발생할 수 있는 과잉진료 및 환자의 불필요한 CT촬영의 요구로 인한 의료비의 증가를 억제하기 위해 부득이 CT촬영의 건강보험 적용 세부기준을 정하여 가벼운 질환 및 증상에는 단순 X-선촬영 등의 방법으로 진단을 하도록 하고, 건강진단 목적으로 촬영을 하는 경우 등은 요양급여에서 제외하고 있다. 그러나 악성종양의 진단 및 생명을 위협하는 응급질환 등을 포함하여 진료 담당의사의 전문 의학적 판단 하에 진단 및 치료방향의 설정을 위해 CT를 촬영한 경우에는 그 결과의 이상유무에 관계없이 요양급여 대상으로 하고 있다.

이와 관련하여 보건복지부에서는 진료비 심사결과 단순방사선촬영으로 진단이 가능한 경우에 CT촬영이 남용되는 사례가 있어 건강보험 급여대상을 분명히 하여 CT촬영으로 인한 의료비 지출을 최

소화하기 위해 1996년 10월 7일 CT의료보험급여 세부인정기준을 마련하였고 그 후 1999년 11월 29일 이를 보완 변경하여 발표하였다. 그러므로 의료기관에서는 환자 진료시 전산화단층촬영 진단의 보험급여기준 변경(유권해석)에 따라 CT촬영을 하여야 하며 환자들도 반드시 진료 담당의사의 지시를 따라야 한다.

① 일반기준

- 악성 종양과 감별을 요하는 종괴성 질환(양성종양, 육아종, 비전형적인 낭종, 농양 등)의 진단, 감별진단
- 악성 종양의 병기 결정 및 추적검사
- 급성 외상(뇌, 흉부, 복부, 골반강, 척추 등)
- 수술 또는 치료후 호전되지 않거나 심부 합병증이 의심될 때
- 선천성 질환 중 해부학적 구조 확인이 필요한 경우(안구, 안면, 측두골, 척추 및 체부의 심부)
- 대동맥 질환, 동맥류

② 뇌

- 뇌혈관 질환(뇌졸중, 뇌동정맥 기형, 뇌동맥류, 뇌출혈, 뇌허혈증, 뇌경색)
- 뇌막염, 뇌염, 뇌농양 등 염증성 질환(진균 및 기생충 질환 포함)
- 대사성 질환, 퇴행성 질환 및 회백질 질환, 저산소증으로 인한 뇌증의 진단
- 간질
- 수두증의 진단, 감별진단
- 합당한 증상 또는 신경학적 소견이 있어 뇌신경질환이 의심되는 경우
- 터키안내 양성종양, 낭종(선천성, 후천성) 또는 염증성 질환, 뇌하수체 호르몬 이상시, empty sella
- 중이염에서 진주종, 뇌막염 등의 합병증이 의심될 때
- 내이의 정밀 해부학적 구조 파악이 필수적일 때(혈관성 또는 원인불명의 이명, 원인불명의 청각장애 등)

③ 안면부

- 종괴 형성, 안와염증, 안구돌출(갑상선 기능 항진증 등)
- 타액선 결석
- 임상 소견상 수술을 요할 정도의 부비동염

④ 경부

- 원인불명의 심부 림프선 종대
- 기도폐쇄의 원인진단 및 범위 결정

⑤ 흉부

- 미만성 간질 폐질환, 원인불명의 기흉, 폐기종, 세기관지 질환, 기관계 이형성증
- 종격동 질환의 감별진단
- 단순 X-선 사진으로는 감별이 어려운 폐결절의 감별진단
- 단순 X-선 사진으로는 진단이 어려운 기관지 확장증의 확진 또는 수술전 해부학적 범위 결정
- 원인불명의 각혈, 무기폐, 늑막삼출액
- 종양과 감별이 어려운 소방형성 늑막삼출, 폐경화 등

- 기관지 이물
- 단순 X-선 사진상 폐문종대가 있어 감별진단을 필요로 할 때
- 교착성 심낭염
- 심낭 재수술시 흉벽과 심낭사이의 유착 확인
- 관동맥 우회로 수술 후 개통성 조사
- 단순 흉부X-선 및 객담 검사상 폐결핵의 활동성 여부를 결정하기 어려울 때

⑥ 복부 · 골반강

- 만성간염, 간경화증으로 조기 암이 의심될 때
- TIPS(간내 문맥정맥간 단락술)시
- 합병증이 의심되는 담관 또는 췌관의 확장
- 원인불명의 담도 또는 췌관의 확장
- 선행 검사상 원인을 알 수 없는 혈뇨
- 선행 검사상 원인을 알 수 없는 요로폐쇄
- 심부 헤르니아
- 허혈성 장질환
- 궁내막증
- 자궁외임신
- 정류고환

⑦ 상지 및 하지

- 해부학적으로 복잡한 부위의 골절(관절, 수족골, 안면, 두개기저, 측두골, 척추 등)
- 관절내 유리 골편의 확인
- 염증 또는 외상으로 관절 내 이상소견의 치료 전 평가 및 치료 후 경과 관찰
- 골연골증의 수술 전 진단 및 범위 결정
- 수술 후 내고정물의 정확한 위치 평가
- 골수염의 확동성 여부 결정
- 단순 X-선 사진 상 골절 유합의 평가가 어려울 때
- 만성 관절염, 척추분리증의 수술여부 정밀 평가

⑧ 척추

- 척수의 염증성, 기생충 질환
- 합당한 증상 또는 신경학적 증상이 있는 추간판 탈출증, 척추강 협착증, 퇴행성질환, 추간판 팽윤증 등의 진단 및 감별진단

⑨ 기타

위 항목에 포함되지 않는 질환들 중 진료 담당의사의 진단 및 치료방향 설정을 위해 부득이 촬영했을 때는 합당한 관련자료와 소견서를 첨부하여 촬영의 필요성이 인정된 경우에 해당되며, 해당 질병과 상관관계가 없는 부위를 촬영하는 경우는 CT촬영을 하였다 할지라도 의료보험급여로 불인정된다.

2) CT수가

(1) 환자부담금

CT수가는 크게 보험수가와 보험급여의 적용이 되지않아 각 의료기관에서 임의의 단일가로 정해진 일반수가의 두 가지로 분류된다. 건강보험에 적용되지 않는 일반환자의 CT검사비는 수가의 100%를 환자가 부담한다.

건강보험 적용을 받는 환자의 경우 2006년 국민건강보험법 시행령 별표 2의 제1호, 제4호, 제5호에 근거한 CT검사비의 환자부담율은 다음과 같다. 기본 환자의 입원 및 외래 검사시 50%이며, 중증질환자(암, 심장질환, 뇌혈관질환자)의 입원 및 외래검사시 환자부담금은 10%이다. 하지만 위의 3가지 질환이 모두 해당되는 것은 아니고 세부사항으로 각각의 특정 상병에 한한다. 그리고 6세 미만의 소아와 자연분만은 0%이다.

(2) 행위료

1999년 10월 15일에 개정되었고 2000년 12월 15일에 부위별로 세분화하여 재개정된 CT보험수가의 행위료(또는 기술료)는 두부, 안면 및 두개 기저부, 경부, 흉부, 복부(골반 포함), 척추, 상지, 하지, 생검 및 중재적 시술시 이용된 유도 CT, 특수전산화단층 CT, 그리고 제한적 CT의 11가지로 분류되어 있다. 여기서 특수전산화단층 CT에는 3차원 CT, CT 혈관조영술, 관절조영 CT 등이 해당되며, 제한적 CT에는 방사선 치료계획용 CT, femoral anteversion 및 tibial torsion CT 등이 해당된다.

2006년 10월 현재 두부 CT의 행위료는 72,170원이며, 안면 및 두개 기저부 CT와 흉부 CT는 각각 102,860원과 96,100원이다. 그리고 복부CT와 척추CT의 행위료는 각각 96,840원과 96,130원이다.

(3) 가산료

① 각 검사에 사용되는 소모재료(예, 조영제, 필름 등)는 실제가로 추가되며 PACS를 사용하는 경우 PACS료(2007년 현재 8,070원)가 별도로 추가된다.

② 조영증강 CT검사의 경우 10%의 조영제 주입료, 방사선과 전문의가 판독하는 경우 10%의 판독료, 만 8세 미만의 소아의 경우 경우 15%의 가산료가 행위료를 기준으로 추가된다.

③ 다중시기(이중 또는 삼중시기) CT를 시행한 경우 촬영료를 기준으로 30%의 가산료가 추가된다. 이 경우 조영제 주입료 가산은 인정되지 않는다.

④ 동일한 환자를 대상으로 2부위 또는 3부위의 척추 CT를 동시에 시행한 경우 촬영료가 50% 가산된다.

⑤ 제한적 CT의 경우 원래 부위의 행위료에 비해 50%가 감산되며, 2번째 부터의 유도 CT의 경우 처음 시행시 보다 촬영료가 50% 감산된다.

⑥ 의료기관의 규모에 따라서도 보험수가는 차등 적용되는데 3차 진료기관의 경우 촬영료의 30%가 가산된다.

⑦ 환자의 주관에 따라 선택진료를 신청할 수 있으며, CT검사의 선택진료비는 행위료의 25%이다.

(4) CT수가의 계산

예를 들어 성인 환자가 PACS 시스템을 운영하고 있는 3차진료기관에서 삼중시기로 시행하는 liver CT를 하고 영상의학과 전문의가 판독한 경우 2007년 2월 현재의 보험수가를 예를 들기로 한다.

① Liver CT

Liver CT는 복부 부위에 속하므로 행위료가 99,080원, 사용하는 조영제의 종류에 따라 약간의 차이는 있지만 150cc의 혈관조영제의 가격이 77,850원이고, 경구조영제 가격이 3,800원, PACS료가 8,070원이다.

Liver CT는 다중시기의 검사에 해당되므로 행위료가 30% 가산되고 전문의 판독료가 10% 가산되며, 3차진료기관 가산이 해당되므로 ((99,080×1.4)×1.3)+77,850+3,800+8,070=270,045원이 된다.

여기서 1.4는 다중시기 검사의 가산 30%와 전문의 판독료 10% 가산이 더해진 것이며, 1.3은 3차진료기관의 가산이다. 참고로 재료비 및 PACS료는 가산되지 않는다.

만일 1차진료기관에서 시행한 경우에는 3차진료기관 가산이 없어지므로 (99,080×1.4)+77,850+3,800+8,070=228,432원이 된다. 이와 더불어 환자가 선택진료를 신청한 경우 행위료의 25%인 32,201원이 검사료에 추가된다.

② C-spine CT

3차진료기관에서 이루어진 C-spine CT의 수가는 다음과 같다. 행위료가 98,350원이고, 10%의 전문의 판독료와 30%의 3차진료기관의 가산이 이루어지고 8,070원의 PACS료가 추가되므로 수가는 ((98,350×1.1)×1.3)+8,070=148,710원이 된다.

이와 더불어 환자가 선택진료를 신청한 경우 행위료의 25%인 24,587원이 검사료에 추가된다.

(5) 품질관리 검사와의 연관성

CT장치의 관리자 선정이 1995년 1월 6일 보건복지부령 제3호로 제정되고, 1996년 5월 18일에 개정된 제25호 그리고 2001년 1월 12일 재개정된 제186호의 규정에 따른 진단방사선발생장치의 안전관리에 관한 규칙에서는 CT장치를 사용하기 위해서는 진단용 방사선 발생장치의 검사 기준내의 전산화단층촬영장치의 기준에 따라 검사기관에서 행하는 검사를 받아야 한다. 이에 해당되는 검사항목으로는 8개이며 관전압, 관전류, 슬라이스 두께, 아티팩트 및 중심선정렬, CT number의 직선성, 고대조도 공간분해능, 잡음, 환자피폭선량이 해당된다.

그리고 2007년 3월 현재 의료법 제32조 3항과 보건복지부령 제235호, 제299호, 제386호에 의해 CT 등의 특수의료장비를 설치운영하고자 하는 경우 의료기관 개설자 또는 관리자는 보건복지부 장관에게 등록을 해야 하며, 의료기관에 상근하는 의사 1명을 장비관리자로 선임하여 품질관리 및 운영에 대한 관리를 시행하도록 규정하였다.

품질관리 검사기관으로부터 1년 주기의 서류검사(검사항목:인력검사, 정도관리 기록검사, 팬텀영상 검사)와 3년 주기로 시행하는 정밀검사(서류검사에 임상영상 검사를 추가함)로 분류하여 품질관리 검사를 받도록 하였다.

또한 의료기관의 개설자 등은 특수의료장비 설치 등록필증을 해당장비의 철거 후 1년까지, 영상출력물과 검사소견서, 품질검사에 관한 검사성적서, 약 30개의 정도관리 항목을 포함하는 특수의료장비 정도관리대장과 특수의료장비 수리 · 변경 이력대장을 작성하여 5년간 보존하도록 하고 있다.

팬텀검사, 임상영상검사의 항목 및 합격기준 그리고 정도관리항목에 대한 자세한 내용은 제6장과 7장 CT영상의 질 및 CT장치의 성능관리편을 참고하기 바란다.

참고문헌

건강보험심사평가원. CT 검사실태 분석 및 적정성 평가결과. 월간심평. 제27권, 2002(Oct); 8-11.

김성철. 방어시설의 검사방법. 대한방사선사협회 진단용 X-선장치 성능관리 심화과정. 1999; 62-68.

김지순. 진단용 방사선의 방어설계. 진단방사선 안전관리. 국립보건원. 1995.

김혁주. 진단용 방사선 시설에서의 성능보증 프로그램 가이드. 진단방사선 안전관리.국립보건원. 1995.

대한병원협회. 의료보험 요양급여기준 진료수가 및 약제비 산정기준. 대한병원협회. 1999. 11.

문창호. 병원 건축설계도 전문화 시대. 고려병원보 Feb 1989.

박정미. Radiation protection. 전공의를 위한 방사선 물리학(서울아산병원 방사선과학 연수강좌) 1997; 273-280.

박정병. 엑스선 컴퓨터 단층촬영(CT)장치의 연구개발동향. 대한전산화단층기술학회지. 제2권 제1호. 2000; 26-30.

보건복지부. 진단용 방사선 발생장치의 안전관리에 관한 규칙. 보건복지부령 제3호. 1995.

식품의약품 안전청 의료기기 평가부. 방사선 방어시설의 검사기준. 진단용 방사선 발생장치의 안전관리에 관한 규칙해설(방사선 안전관리 시리즈 No.5). 2001; 57-59.

이재욱, 조성범, 강준성. 미래를 위한 CT 설계. 대한전산화단층기술학회지. 제2권 제1호. 2000; 22-24.

유영민. 종합병원 방사선부에 관한 건축계획적 연구. 대한방사선기술학회지 제9권 제1호. 1986.

윤봉식. PACS로의 데이터 전송과 CT실 방사선사의 업무. 대한전산화단층기술학회지 제2권 제1호. 2002; 54-58.

임흥선. 개정된 CT 의료보험. 대한전산화단층기술학회지 제2권 제1호. 2000; 46-53.

전성수, 이길원, 박봉림. 전국병원의 CT 이용실태 분석. 대한전산화단층기술학회 창립학술대회. 1998; 83-92.

하동윤. CT에 관한 변화된 건강보험. 대한전산화단층기술학회 2001년 연수강좌(QC/QA). 2001; 1-19.

조평곤. 전산화단층촬영장치의 안전관리. 대한전산화단층기술학회 연수강좌 (QC & QA). 2000; 1-17.

Agfa-Gevaert. The highest productivity in computed radiography. Agfa-Gevaert NV report. 1994.

Brunnett CJ. CT design consideration and specifications. Picker international. CT engineering department, OH 1990.

Bushong SC. Radiologic science for technologists: physics biology and protection, 3rd edition. New York The CV Mosby company, 1984; 378-386.

Coulam C M, Erickson J J. Equipment considerations in computed tomography. The physical basis of medical imaging. Appleton Century Crofts. 1981; 312-229.

CT accreditation program. American College of Radiology. http://www.acr.org.

David W Piraino. Radiologist work flow. RSNA categorical course in electronic radiology practice. 1999; 113-119.

Euclid Seeram. Quality control for CT scanner. Computed tomogaphy: Physical principle, clinical application & quality control. W.B. Saunders company. 1995; 232-250.

General Electric Medical Systems. Periodic maintenance. CT-HiSpeed advantage technical reference. A training in partnership program. Milwaekee GE. vol.3, 1994; 83-88.

General Electric Medical Systems. Tube warm-up & calibration. CT-HiSpeed advantage technical reference. A training in partnership program. Milwaekee GE. vol.3, 1994; 3.1-3.39.

Langlotz CP, Seshadri S. Technology assessment methods for radiology systems. Radiol Clin North Am vol.34 1996; 495-544.

Lincolon L Berland. Criteria for selecting equipment. Practical CT technology and techniques. New York Raven press, 1987; 185-195.

Medrad. Envision CT injector operation manual. EOM 700 E. 2002.

Michael M Abiri. Hospital and clinical strategies. RSNA categorical course in electronic radiology practice. 1999; 121−124.

Siemens Aktiengesellschaft. The technology and performance of the Somatom Plus. Henkestrasse Germany Siemens medical engineering group. 1989.

Sprawls P. Principles of radiography for technologists. Rockville, MD, Aspen 1990.

Zelenik M E, Mathis J M, McDaniel E C. An infusion system foe improved vascular opacification during CT. Radiology vol.152. 1984; 816−817.

최신 CT영상기술학(이론 및 QC편)

2007년 4월 10일 초판인쇄
2007년 4월 20일 초판발행

지은이 : 김문찬
펴낸이 : 이상태
디자인 : 김연지
펴낸곳 : 청구문화사
주 소 : 120 831 서울특별시 시대문구 연희 1동 436-1
전 화 : 02-332-0541(代) 팩스 : 02-337-9577
등 록 : 1990년 11월 2일 제9-247호

가격 60,000원

ISBN 978-89-5616-205-8 93510